颞骨与侧颅底手术径路图谱

Atlas of Surgical Approaches of the Temporal Bone and Lateral Skull Base

汤文龙
邱书奇　　著
Mario Sanna

人民卫生出版社

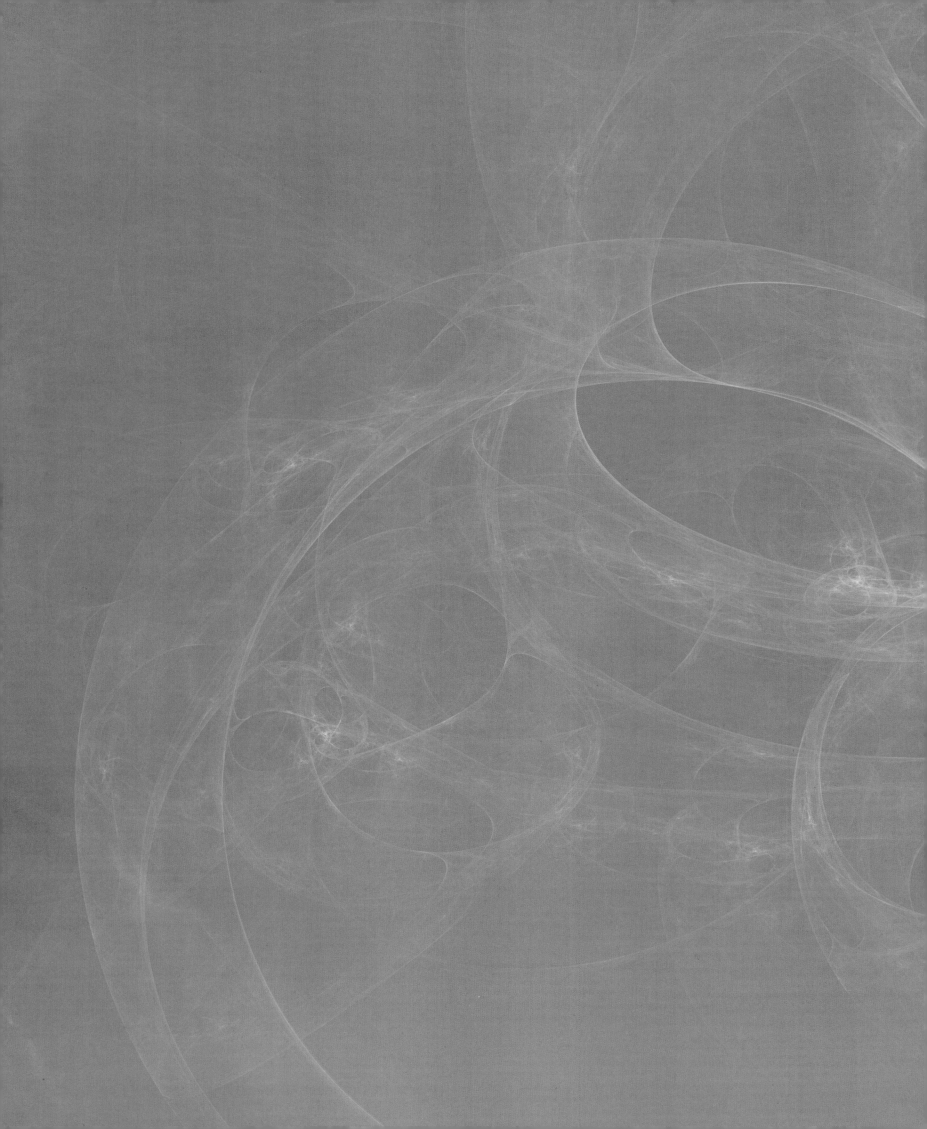

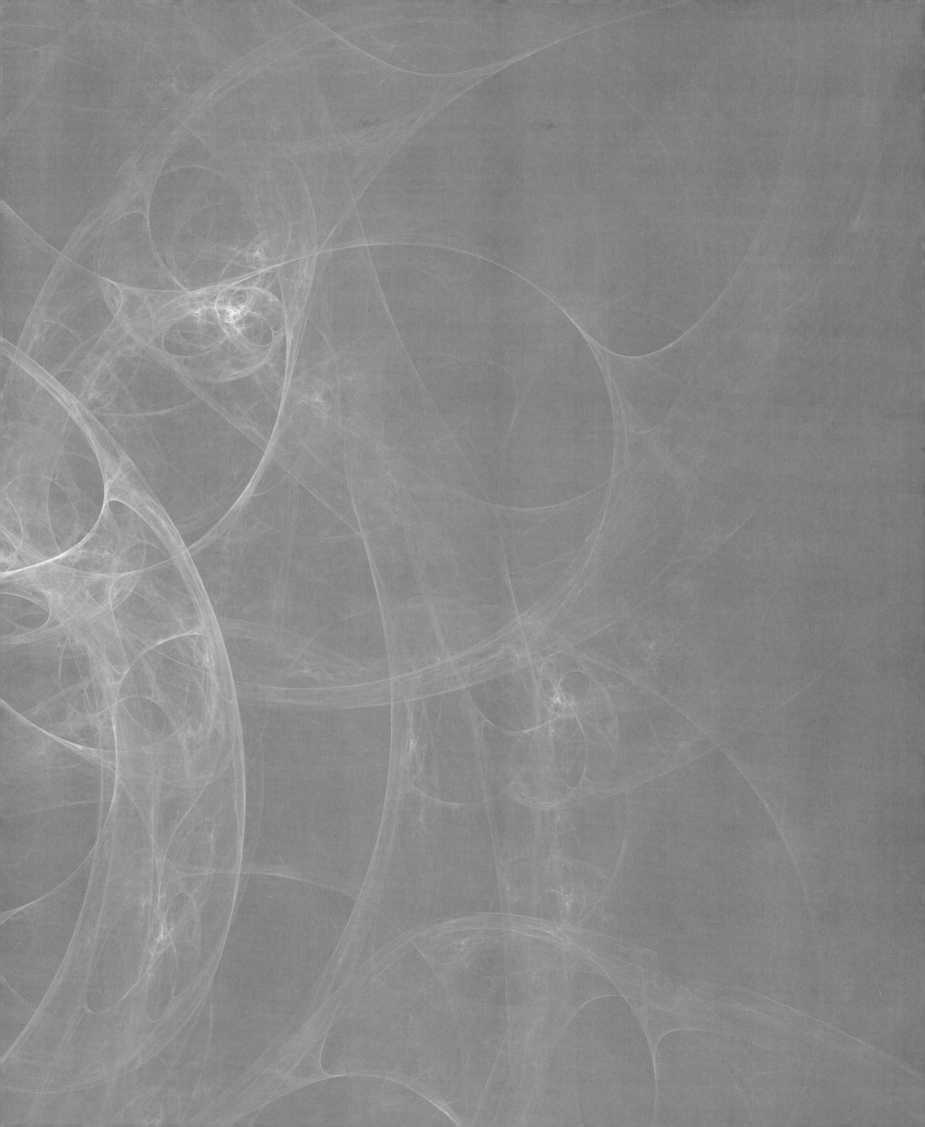

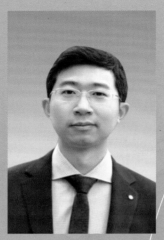

汤文龙，1988 年 6 月生，中共党员，医学硕士，硕士研究生导师。现任深圳市耳鼻咽喉研究所解剖学研究室主任，长治医学院附属和平医院神经外科医师。2012 年毕业于长治医学院临床医学系，2016 年取得遵义医学院耳鼻咽喉科学硕士学位，师从邱书奇教授。2016—2017 年赴意大利皮亚琴察 Gruppo Otologico 耳科中心学习，师从 Mario Sanna 教授。出版专著《侧颅底显微外科解剖图谱》（人民卫生出版社，2015），The Temporal Bone: Anatomical Dissection and Surgical Approaches（Thieme 出版社，2018）。先后主持省市级、粤港澳大湾区等基础研究课题多项，参与翻译著作 3 部，发表核心期刊论文 6 篇，举办国家级和省级继续教育学习班 6 期。长期从事颅脑及侧颅底临床应用解剖研究，主要研究方向为侧颅底显微外科解剖和内镜颅底解剖。

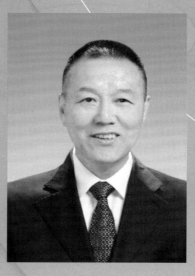

邱书奇，1953 年 1 月生，中共党员，二级教授，主任医师，硕士研究生导师，香港中文大学兼职副教授。现任深圳市龙岗区耳鼻咽喉医院院长，深圳市耳鼻咽喉研究所所长，香港中文大学深圳市耳鼻咽喉研究所联合研究中心主任，广东省临床重点专科、深圳市医学重点专科、深圳市重点实验室首席专家和学科带头人。获"深圳市名医"称号，广东省中西医学会耳鼻咽喉专业委员会副主任委员、深圳市医学会耳鼻咽喉专业委员会副主任委员。曾公派到日本琦玉医科大学研修并担任山西省人民医院耳鼻咽喉科主任多年，从事临床、教学、科研工作 40 余年，先后培养研究生 30 余名；主持国家级、省部级、粤港合作、深港合作等科研项目 30 余项，主编专著 1 部，发表论文 80 余篇。

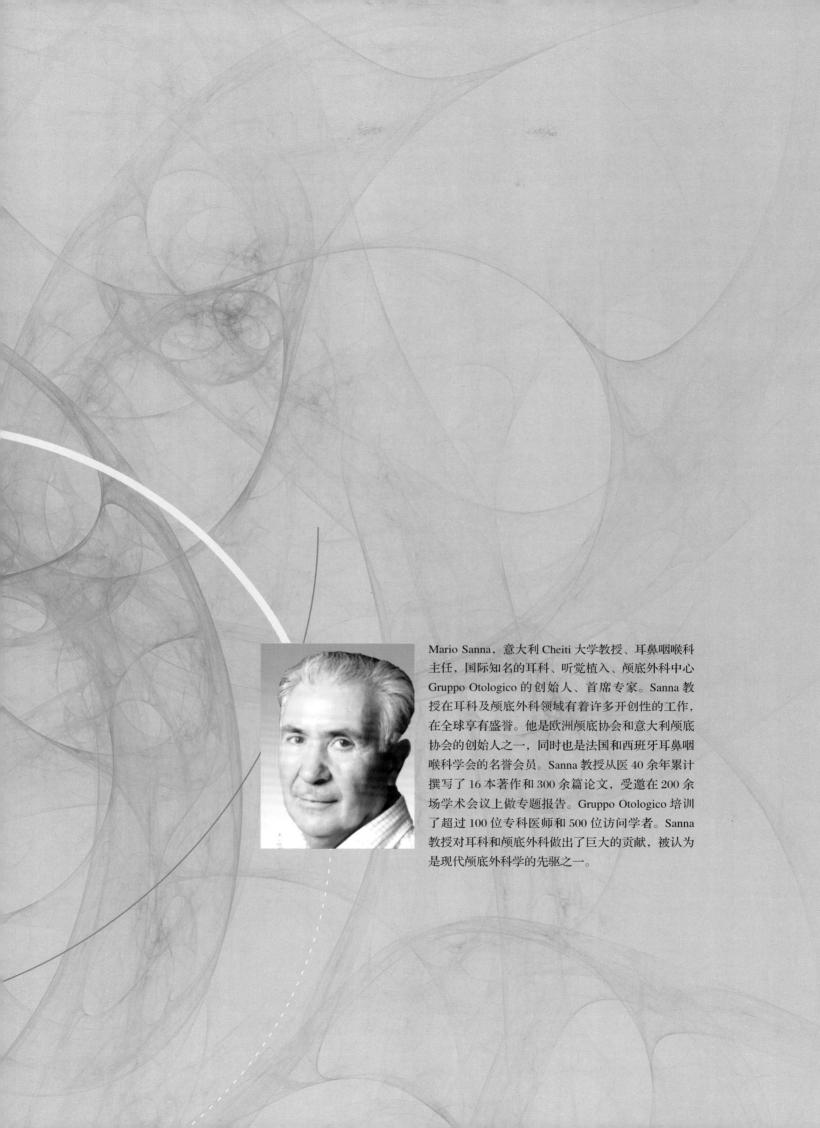

Mario Sanna，意大利 Cheiti 大学教授、耳鼻咽喉科主任，国际知名的耳科、听觉植入、颅底外科中心 Gruppo Otologico 的创始人、首席专家。Sanna 教授在耳科及颅底外科领域有着许多开创性的工作，在全球享有盛誉。他是欧洲颅底协会和意大利颅底协会的创始人之一，同时也是法国和西班牙耳鼻咽喉科学会的名誉会员。Sanna 教授从医 40 余年累计撰写了 16 本著作和 300 余篇论文，受邀在 200 余场学术会议上做专题报告。Gruppo Otologico 培训了超过 100 位专科医师和 500 位访问学者。Sanna 教授对耳科和颅底外科做出了巨大的贡献，被认为是现代颅底外科学的先驱之一。

Foreword 1

I am glad to see the forthcoming of this excellent book on Lateral Skull Base Surgery. Skull Base Surgery has evolved into an exciting new subspecialty. Inspired by pioneers like William House and Ugo Fisch, and having trained under them, I have seen the specialty evolve from a purely neurosurgical science to an integrated specialty in which neurotologists, head & neck surgeons, speech and language pathologists have an equal role. Surgery to the cerebellopontine angle and the lateral skull base has seen a paradigm shift with the addition of the transtemporal and infratemporal fossa approaches.

Dr. Wenlong Tang was with us as a fellow for a whole year. During his stay at Gruppo Otologico, he demonstrated his fine skills in anatomical dissections some of which is demonstrated in this book. His meticulous dissection done patiently over many months has produced high quality pictures that have been organized in a way that is useful for surgeons. The images have been photographed using high quality cameras and this amplifies the good dissections by Dr. Tang. This monograph will be a reference book for everyone from the novice to the experienced surgeon in Skull Base Surgery. I am sure that Dr. Tang has a bright future ahead in ENT and skull base surgery and I wish him the very best.

Mario Sanna MD
Director,
Gruppo Otologico,
Piacenza – Rome, Italy
Sep 3, 2019

Dr. Wenlong Tang published his first monograph entitled *Atlas of Lateral Skull Base Microsurgical Anatomy* in June 2015. The book demonstrates advanced microanatomy of the middle fossa and transmastoid dissection techniques.

Dr. Tang is the super-expert of the otologic and skull base surgery. He is expanding his hospital and ENT Institute in both basic and clinical field. Now, Dr. Tang is preparing for the publication of his second monograph which focuses on the microanatomy and surgical approaches of the temporal bone and related structures. Dr. Tang is very diligent and hardworking, and he possesses enormous talent in otologic skull base surgery.

I hope Atlas of Surgical Approaches of the *Temporal Bone and Lateral Skull Base* book will contribute to not only otologic surgeons, but also to the neurosurgical skull base surgeons.

Takanori Fukushima, MD, DMSc

Duke University Medical Center

Carolina Neuroscience Institute,

USA

Oct 1, 2019

颞骨解剖是现代耳显微外科学的基础，与此同时也是人体最复杂的解剖区域之一。其中涉及的重要结构、包含的三维关系，以及这些结构均隐藏于颞骨内需用磨钻才能暴露的特点，使得理解颞骨解剖成为一个艰巨的任务。因此，对于任何对耳科学、神经耳科学或颅底手术感兴趣的医生来说，颞骨显微解剖训练是每一位欲从事该领域手术医生的必经之路。最好的培训方法是在颞骨解剖实验室里，在尽可能接近于活体手术的环境下学习解剖。通过显微镜下的反复练习，提升对颞骨三维立体解剖的认知，同时也锻炼了手眼协调能力，并熟悉了手术显微镜、电钻和显微器械的使用。

本书包含与颞骨相关的详细解剖细节以及重要手术入路的全面、高质量、全彩色配图的详细步骤，以帮助初学者理解手术相关的颞骨解剖知识。为方便读者在实践操作中的使用，大部分手术径路特意展示了左、右两侧的解剖。这样一本能够指导和帮助入门颞骨解剖和耳科手术的参考书具有不凡的意义。

本书的作者曾于四年前出版了《侧颅底显微外科解剖图谱》一书，这种图文并茂的出版形式受到了广泛的好评。此次原书作者本着严谨求实的态度，以其多年来从事耳显微外科的临床和解剖经验积累，对颞骨显微解剖做了详尽细致的研究，再推新作。在本书付梓之际，我乐于为之作序，深信此书能够为推动我国耳显微外科的发展起到积极作用。

王正敏

中国科学院院士

2019 年 10 月 9 日

数个世纪以来，在耳科学不断发展完善的历史进程中，颞骨解剖无疑是任何耳外科手术及侧颅底手术进步之核心与基石。随着 20 世纪耳外科进入耳显微外科时代，颞骨显微解剖变得更加精确和深入，而近年来耳内镜外科学的兴起，使得内镜下观察颞骨解剖的视野更加广阔和细微。

颞骨解剖极其复杂，解剖结构细小深藏，耳囊、颈内动脉、面神经等重要结构埋藏于颞骨中不可透视，使得初学者对于解剖结构的理解和空间立体构象的概念建立成为难点。要想成为一名合格的耳外科医生，深刻理解和掌握颞骨解剖知识，并进行规范的颞骨解剖系统训练至关重要。

"解剖天才"汤文龙医生潜心于颅底解剖学研究已十余载，在他完成耳鼻咽喉科专业硕士学位后，于 2016 年赴意大利 Gruppo Otologico，跟随世界著名耳显微外科和侧颅底外科专家、在全世界享有"颞骨雕刻家"美誉的 Mario Sanna 教授进行了为期一年的学习。在 Sanna 教授的指导下，汤文龙医生进行了全面系统的颞骨与侧颅底解剖训练和临床相关手术学习，从而对于颞骨和侧颅底解剖有了更加深刻的理解和认识，并将自己亲手解剖及观摩手术的心得用图谱形式编撰成册。这是一本难得的详尽而又直观描述颞骨解剖及其毗邻解剖结构以及手术径路之图谱，它既包含了显微镜下颞骨解剖，同时又新增加了耳内镜下颞骨解剖。全书采用的 1 389 张高清彩色解剖图片，涵盖了从颞骨各个角度的逐层解剖观察及常用手术径路之详细注解。该书不仅是汤文龙医生十余年来颞骨及侧颅底解剖研究以及临床工作体会的全新总结，更饱含着这位青年才俊对于颞骨及侧颅底解剖研究的热情和为此所付出的心血与汗水。

本书的特色在于通过大量实际解剖操作的图片展现，一步一步地将解剖过程完整呈现和保留了下来，从解剖与手术两个角度对颞骨解剖及手术径路进行了全面细致的描述，可以帮助初学者建立起颞骨解剖立体构象及直观印象，消除在颞骨解剖学习及实践中的迷茫与困惑，提高初学者学习颞骨解剖的效率，是一本有关颞骨解剖学习的实用入门手册。我相信《颞骨与侧颅底手术径路图谱》的出版，必将为耳外科青年医师的成长起到积极的推动作用。为此，在本书付梓之际，我乐于为之作序，并向广大耳科学同仁以及有志于从事耳科学专业的医学生们推荐此书，并期望此书在推动国内耳外科学的发展中发挥积极作用。

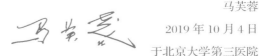

马芙蓉

2019 年 10 月 4 日

于北京大学第三医院

从事耳显微外科和侧颅底外科的医生都深知颞骨解剖训练对于手术成功的重要性，因为不论是中耳手术还是侧颅底手术，都会涉及颞骨解剖知识。颞骨内包含许多重要结构，这些结构均隐藏于骨质中需大量钻磨才能得以暴露，而颞骨与毗邻的众多神经血管结构之间的复杂关系，更加大了这一区域结构的复杂性和手术的难度。因此只有对颞骨的三维立体解剖有足够深刻的认知，才能精准、安全地处理该区域的病变。

2015 年我出版了《侧颅底显微外科解剖图谱》一书，想不到该书出版后不仅在读者中引起了热烈反响，更是受到了国内外耳鼻咽喉头颈外科和神经外科领域院士、专家对该书创新价值的认可。在《侧颅底显微外科解剖图谱》一书出版后不久，我便萌生了写一部专门面向初学者的颞骨与侧颅底解剖图书的想法，以弥补上本书中侧颅底解剖思考和认知上的欠缺。基于此，我在写作此书时的指导思想就是：言简意赅、通俗易懂、图文并茂、契合临床。

对于我而言，真正的深刻领悟颞骨和侧颅底解剖的真谛还是在 2016 年时有机会到意大利皮亚琴察 Gruppo Otologico 耳科中心进行访学的时候，我在 Mario Sanna 教授的悉心指导下进行为期一年系统深入的临床手术学习和侧颅底解剖研究。获得这次学习机会亦是机缘巧合，我是在 2015 年 4 月在上海举行的一次国际颅底会议上初识 Sanna 教授的，并有幸得到赴意大利皮亚琴察 Gruppo Otologico 进行为期一年的访学的机会，从而使我得以近距离感受 Sanna 教授卓越的手术天赋与人格魅力。Sanna 教授不仅是一位极具天赋的外科医生，更是一位伟大的老师。他乐于同从全世界前来观摩学习的医生分享自己的手术经验，在意大利学习期间，Sanna 教授教给我的不仅仅是各种不同手术径路和手术技巧，更重要的是教给我耳科和侧颅底手术径路的精髓。他非常强调在颞骨标本上进行解剖训练的重要性，在 Gruppo Otologico 每年都会定期举办颞骨解剖学习班和专题研讨会，我在意访学期间也有幸在 Sanna 教授的鼓励下作为专题讲者和颞骨解剖指导教师参与到这些课程中来。来自世界各地的学员们都对于颞骨解剖有着不同的见解，这为我编写本书带来了很多灵感和启发。

前言

结束在意大利的学习回国之后，我便开始着手本书的编写。全书共分 10 章，总计 1 389 张高清解剖图片，分别从颞骨的解剖和手术径路两个角度去加以描述，从概述颞骨解剖实验室和常用设备器械开始，依次描述颞骨内中耳、内耳、神经、血管解剖、耳后径路常用手术径路解剖、耳内镜下经耳道解剖以及与常见侧颅底手术相关的颅中窝径路、经迷路径路、经耳囊径路、乙状窦后径路和颞下窝径路的解剖。近年来耳内镜技术的兴起使得内镜下中耳解剖变得更为重要，因此我在术中特意增加了耳内镜下经耳道径路的章节，方便读者更全面的理解耳内镜下中耳解剖，并对比与显微镜下解剖的差别。本书中解剖名词采用中英文对照的形式，图片所标图注也采用英文缩写的形式，这样既有利于读者熟悉英文名词，更减少了数字标识阅读时反复查找对照的缺点，同时为本书走向世界做好准备。

在本书即将面世之际，我要在此感谢意大利 Mario Sanna 教授对本书编写给予的支持和帮助，感谢日本 Takanori Fukushima 教授对该图谱的赞赏并欣然应允为本书作序。感谢复旦大学眼耳鼻喉科医院的王正敏院士以及北京大学第三医院耳鼻咽喉头颈外科的马芙蓉教授为本书作序。感谢我的恩师邱书奇教授，自我开始学习耳显微外科技术起对我一如既往、全力以赴的支持和教导，并极力促成了我去意大利进修深造。

感谢人民卫生出版社以过人的胆识和敏锐的眼光选定出版此书，并以最好的质量、最快的速度出版此书，感谢五官编辑部在本书准备出版的过程中给予的帮助和提出的宝贵建议。

这本书从构思、布局、解剖、图片采集、后期标注处理和文字书写，历时三年多的时间。在实际书稿的编写过程中，最初的热情和积极性难免随着时间的推移渐渐消退，但是发自内心的使命感不停地鞭策激励着自己，同时也迫切地想把多年来对于颞骨和侧颅底解剖的理念和知识分享给同道们，由于作者本人资历尚浅，所以虽然在编写期间图片和文字进行了反复的删减和增补，力求完美，但仍显仓促。书中疏漏和不足，恳请广大同仁批评指正，已备日后完善。

汤文龙

2019 年 12 月

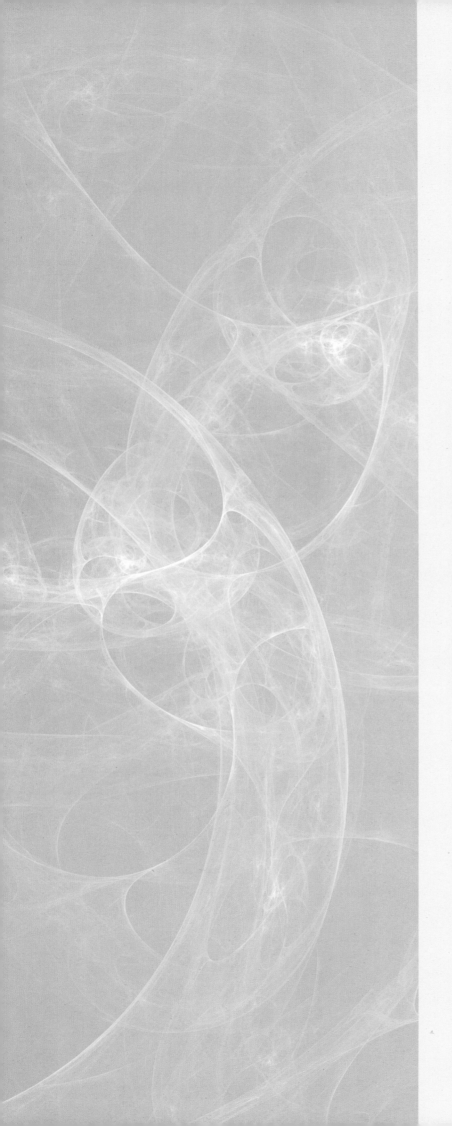

目录

颞骨解剖实验室与手术器械

Temporal Bone Dissection Laboratory and Instruments

1

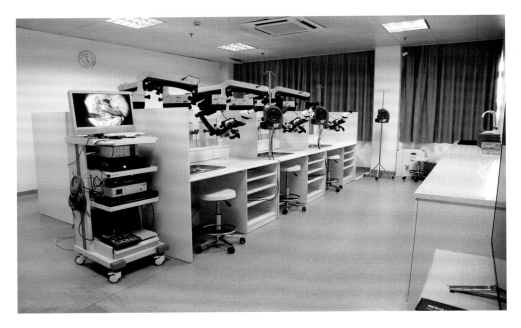

图 1.1 标准颞骨解剖实验室的整体布局和设备配置。实验室应该包括带水槽的解剖操作台、灵活且可调节高度的座椅、手术显微镜、动力系统、吸引系统、图像采集系统以及良好的水电和排风系统

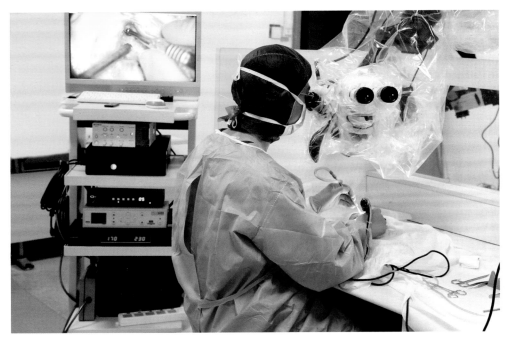

图 1.2 笔者进行颞骨解剖的场景和图像采集系统。术者的坐姿必须保持舒适以确保完成长时间的精细操作。座椅应该装有滚轮以便随时自由移动

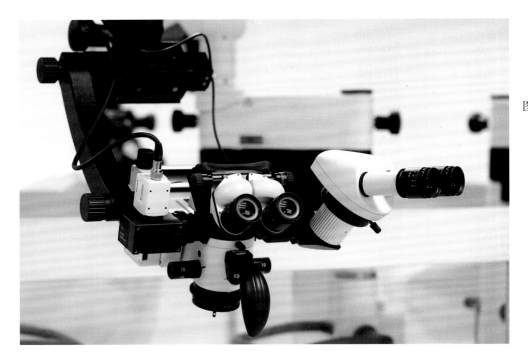

图 1.3 手术显微镜（Leica M400E，德国）。显微镜应具有卓越鲜明的图像对比和大景深，平衡系统设计简单灵活，可手动快速调焦、便于操作为宜。使用显微镜时，先调节目镜间的距离，使之与术者的瞳距一致。手术显微镜通过物镜缩小了瞳孔间的距离，这样使得术者可以通过狭窄的术野间隙获得镜下三维立体的景深。显微镜不应被作为静态工具，可根据实际解剖需要而随时调整角度，变换放大倍数。一般在低倍镜下可以更好地显示各解剖结构之间的相互关系，而高倍镜下则能够更加清晰地显示重要结构的细微局部

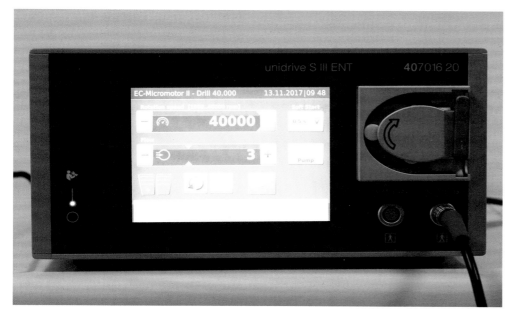

图 1.4 动力系统（Karl Storz UNIDRIVE S Ⅲ ENT 多功能动力系统，德国）。该系统内置冲洗泵和冷却泵，通过触摸屏可直接选择功能，同时可以连接两个电机，并可匹配多种手柄

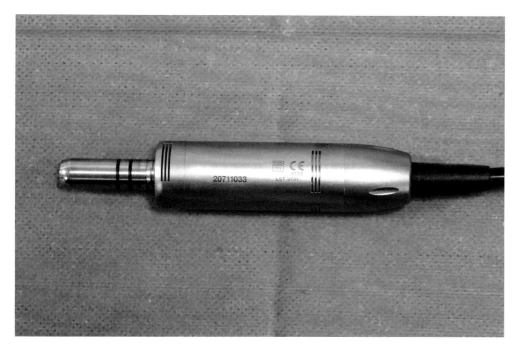

图 1.5 高性能微型电机 Ⅱ（Karl Storz，德国）。其与动力系统配套使用，最大扭矩 4N·cm，最高转速可达 40 000 转 /min

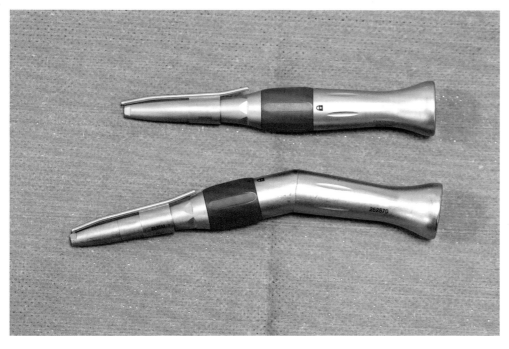

图 1.6 电钻手柄，包括直手柄和弯手柄两种，与高性能微型电机配合使用。在颞骨解剖中，直手柄较弯手柄更加常用，因为直手柄有更好的操控性，可完成绝大部分手术操作。弯手柄只有在极少数侧颅底径路深部操作中才会用到

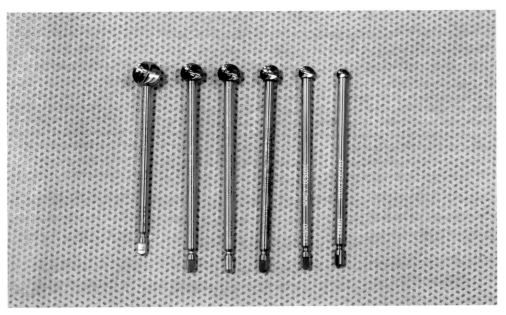

图 1.7　不同直径的切割钻头。磨切骨质的大部分操作都是用切割钻来完成的，这样可以提高磨骨的效率，缩短手术时间。尽可能使用大钻头，钻头越小越危险

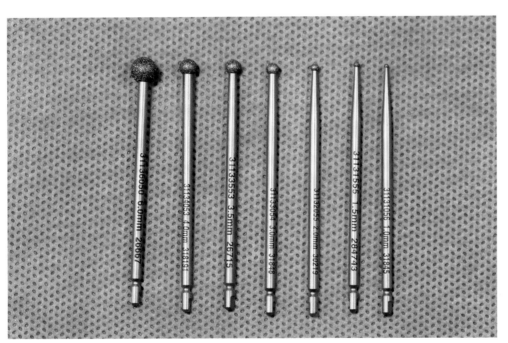

图 1.8　不同直径的金刚砂钻头。金刚砂钻头可用于精细和重要结构周围骨质的磨削上，此外干磨（不滴水）可以起到骨面止血的作用

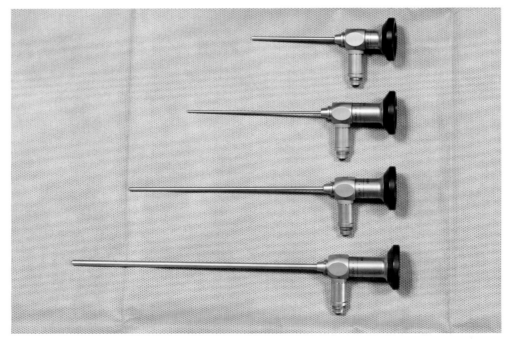

图 1.9　Hopkins 硬质内镜（Karl Storz，德国）。图中由上向下依次为 6cm、11cm、14cm、18cm Hopkins 硬质内镜，耳内镜手术中最为适合的内镜长度为 14cm

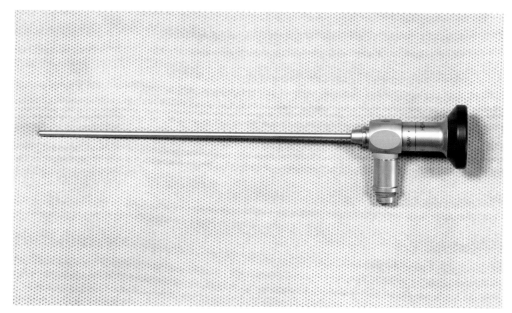

图 1.10 通常用于耳内镜手术的内镜直径有 2.7mm、3mm 和 4mm。内镜的直径越大，则显示出的图像质量越好，越为广角，同时可传递更多的光线至手术区域。目前推荐用于耳内镜手术的硬质内镜为直径 3mm，长度 14cm（Karl Storz，德国）

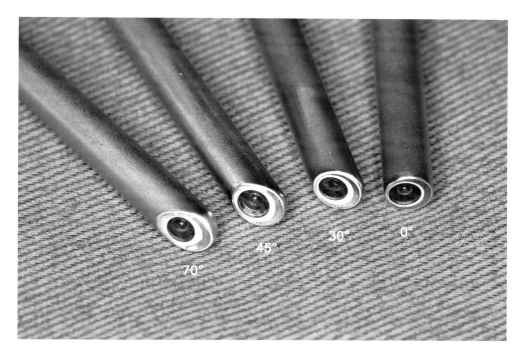

图 1.11 内镜镜头的角度包括 0°、30°、45°、70°。镜头角度越大，则越难操作且不易判断方位。耳内镜手术中最常用的内镜角度为 0°和 45°。其中 0°镜头可以提供内镜下操作所有重要步骤的图像，而 45°镜头主要用于探查是否存在病变残留和隐匿角落中结构的观察

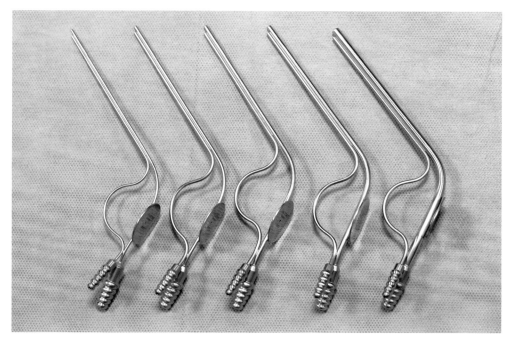

图 1.12 不同直径带指端控制的 Fisch 冲洗－吸引管。术腔及时的冲洗吸引可以起到清除骨屑的作用，同时冲洗可起到冷却的作用，避免被磨骨面下方重要结构的热损伤。在磨除骨质时，吸引器应该配合钻头位置的移动而相应的移动，而不是停留在一处固定不动。同时把吸引器置于重要结构与钻头之间可避免钻头滑脱使结构受损

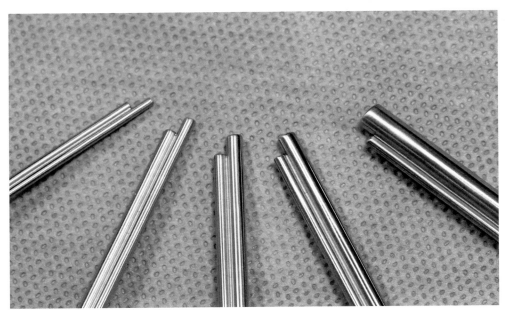

图 1.13 Fisch 冲洗 – 吸引管头端局部放大图像，该
吸引管由一个冲水管和一个吸引管两部分
组成

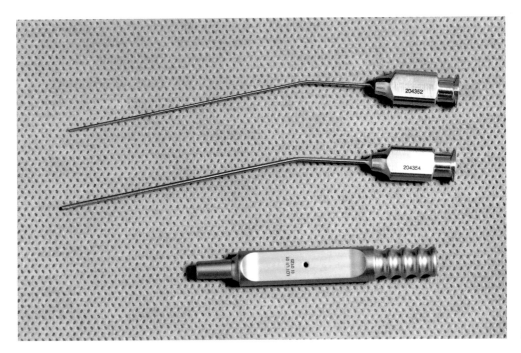

图 1.14 Fisch 精细吸引接头套管和吸引转接头

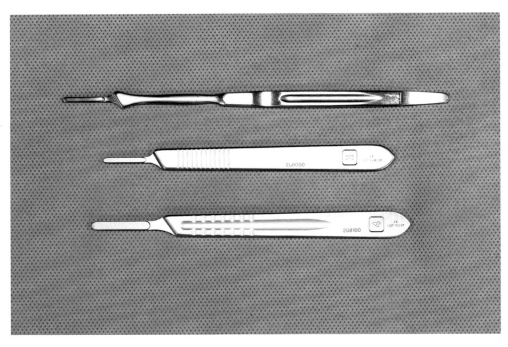

图 1.15 由上向下依次为 7 号、3 号和 4 号刀柄

颞骨与侧颅底手术径路图谱
Atlas of Surgical Approaches of the Temporal Bone and Lateral Skull Base

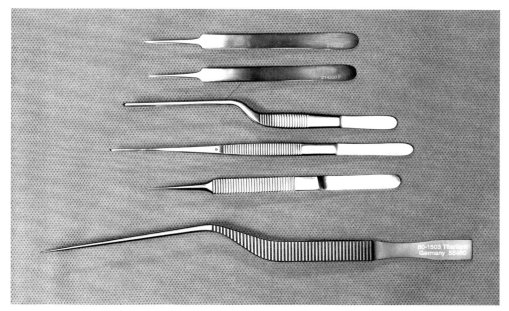

图 1.16 自上向下依次为钟表镊、钟表镊（软弹簧）、Lucae 枪状镊、Wulistein 有齿镊、浅部显微镊、Malis 深部显微镊

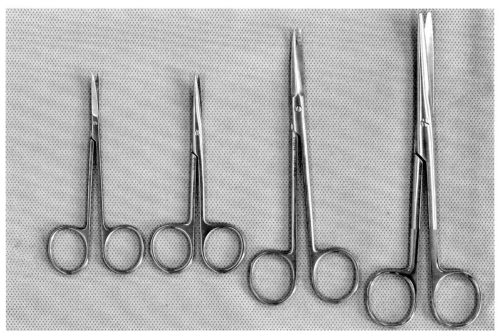

图 1.17 自左向右依次为 Fisch 小鼓室成形剪、Fisch 精细小鼓室成形剪、Wulistein 剪、Mayo 强弯剪

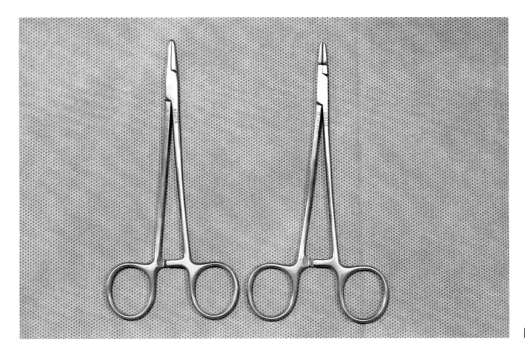

图 1.18 持针器，钨钢，长度 13cm

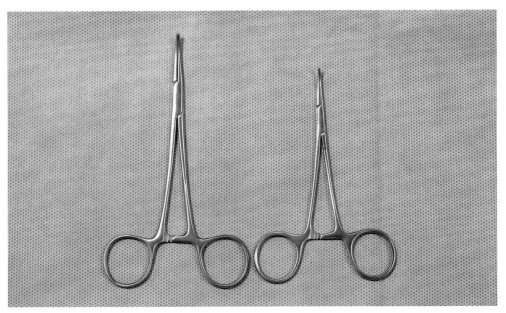

图 1.19 蚊式止血钳

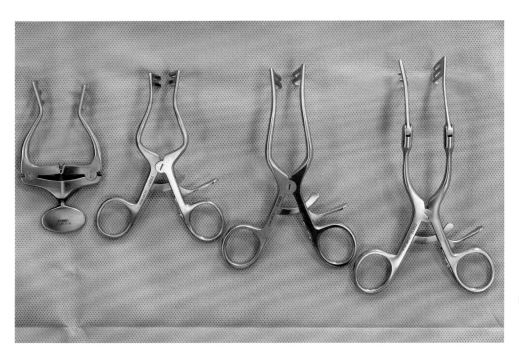

图 1.20 自左向右依次为 Jansen 牵开器、Plester 弯乳突牵开器、Fisch 弯乳突牵开器、Fisch 带关节乳突牵开器

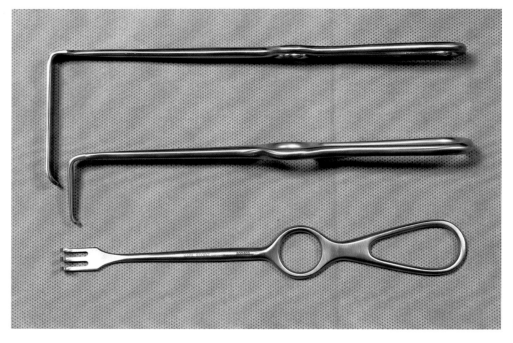

图 1.21 Langenbeck 拉钩和大号皮肤拉钩

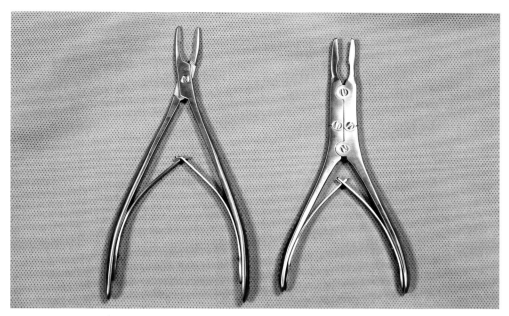

图 1.22 Lempert 咬骨钳（直）和 Luer–Ruskin 双关节咬骨钳（弯）

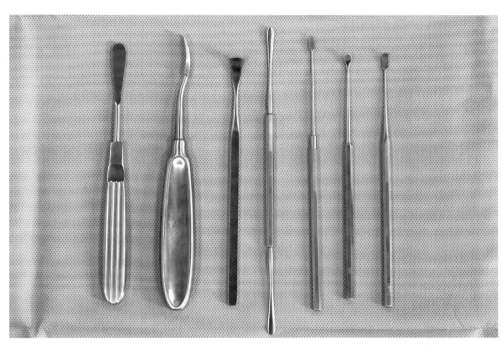

图 1.23 各种型号的剥离子和骨锉。自左向右依次为：Ⅰ. Jansen 骨膜剥离子、Ⅱ. Lempert 骨膜剥离子、Ⅲ. Fisch 骨膜剥离子、Ⅳ. 中隔剥离子、Ⅴ. Wulistein 骨膜剥离子、Ⅵ. Fisch 硬膜剥离子、Ⅶ. Fisch 骨锉

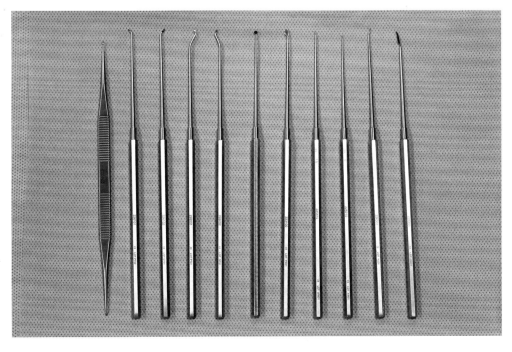

图 1.24 各种型号的显微器械，自左向右依次为：Ⅰ. House 双头刮匙（中号）；Ⅱ. Fisch 显微剥离子（左弯）；Ⅲ. Fisch 显微剥离子（右弯）；Ⅳ. Fisch 显微剥离子（双曲右弯）；Ⅴ. Fisch 显微剥离子（双曲左弯）、Ⅵ. 圆刀（45°）；Ⅶ. Plester 刀（Flag）；Ⅷ. 钩针（45°）；Ⅸ. 钩针（90°）、Ⅹ. Fisch 肌腱刀；Ⅺ. Plester 镰状刀

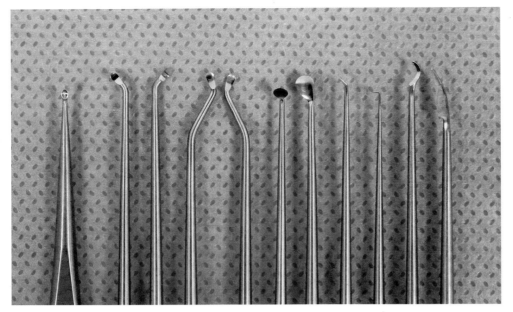

图 1.25 各种型号的显微器械尖端放大，自左向右依次为：Ⅰ. House 双头刮匙（中号）、Ⅱ. Fisch 显微剥离子（左弯）、Ⅲ. Fisch 显微剥离子（右弯）、Ⅳ. Fisch 显微剥离子（双曲右弯）、Ⅴ. Fisch 显微剥离子（双曲左弯）、Ⅵ. 圆刀（45°）、Ⅶ. Plester 刀（Flag）、Ⅷ. 钩针（45°）、Ⅸ. 钩针（90°）、Ⅹ. Fisch 肌腱刀、Ⅺ. Plester 镰状刀

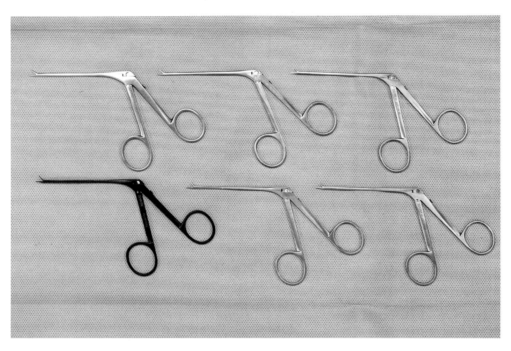

图 1.26 各种型号的鳄鱼钳，自左向右依次为：Ⅰ. Hartmann 鳄鱼钳（有齿）、Ⅱ. Fisch-Hartmann 鳄鱼钳（有齿）、Ⅲ. Fisch 小鳄鱼钳（平口）、Ⅳ. Fisch 小鳄鱼钳（平口，带防反射涂层）、Ⅴ. Fisch 大鳄鱼钳（有齿）、Ⅵ. Fisch 小鳄鱼钳（有齿）

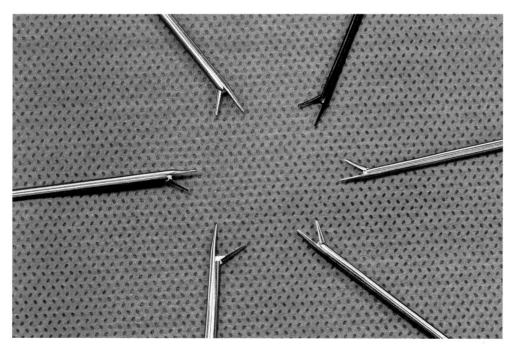

图 1.27 各种类型的鳄鱼钳头端局部放大

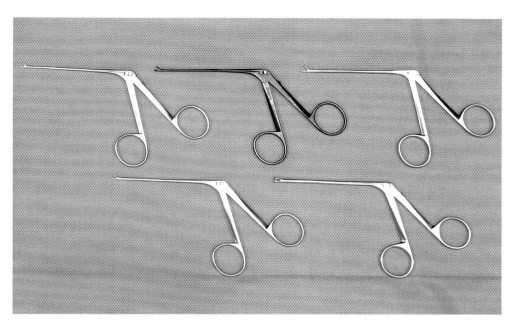

图 1.28 各种类型的活检钳

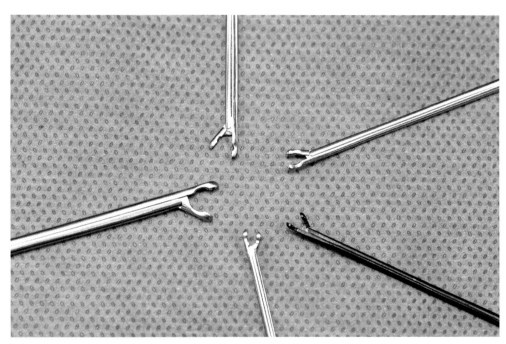

图 1.29 各种类型的活检钳头端局部放大

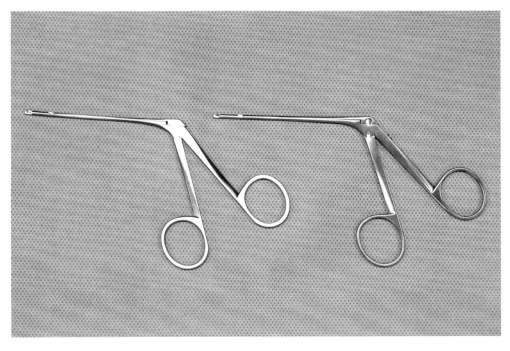

图 1.30 Fisch 锤骨咬骨钳和 House 锤骨咬骨钳

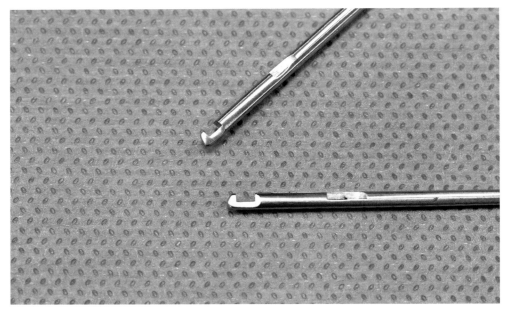

图 1.31 从上到下依次为 Fisch 锤骨咬骨钳和 House
锤骨咬骨钳头端局部放大

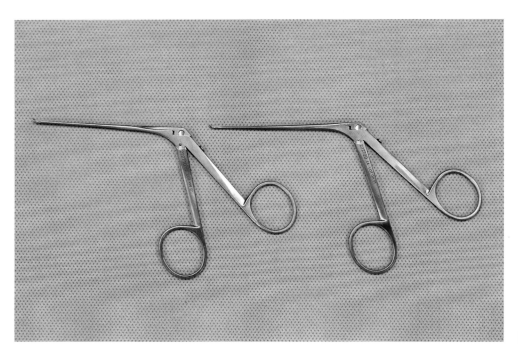

图 1.32 Fisch 足弓剪刀（左弯、右弯）

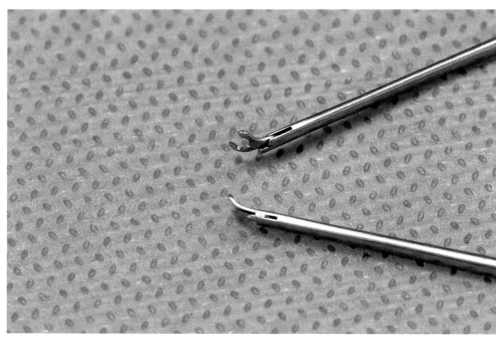

图 1.33 Fisch 足弓剪刀（左弯、右弯）头端局部放大

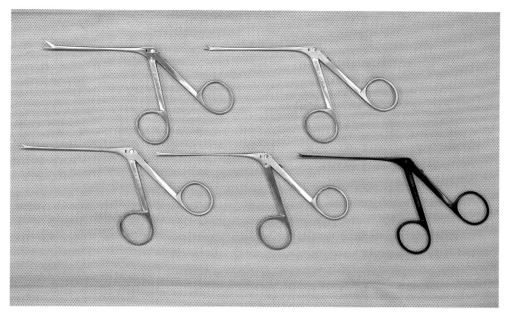

图 1.34 各种型号的鼓室成形显微剪刀，自左向右
　　　依次为：Ⅰ. Fisch–Bellucci 鼓室成形显微剪
　　　刀、Ⅱ. House–Bellucci 鼓室成形显微剪刀、
　　　Ⅲ. Fisch–Bellucci 小鼓室成形显微剪刀、
　　　Ⅳ. Bellucci 鼓室成形显微剪刀、Ⅴ. Fisch–
　　　Bellucci 超纤细鼓室成形显微剪刀。鼓室成
　　　形显微剪刀主要适用于鼓室内的剪切操作

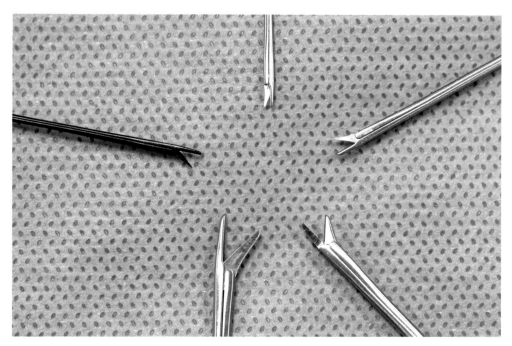

图 1.35 各种型号的鼓室成形显微剪刀头端局部
　　　放大

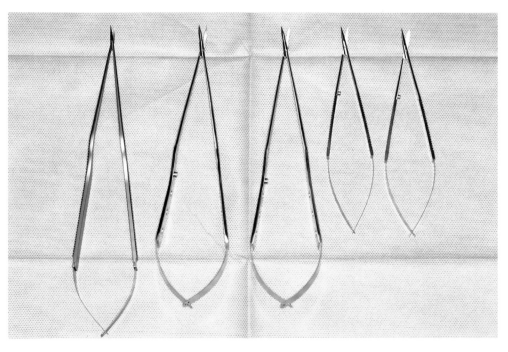

图 1.36 各种型号深部和浅部弹簧显微剪刀。弹簧
　　　显微剪主要用于颅内操作，可以精准、稳
　　　定的切割分离蛛网膜和肿瘤与神经血管间
　　　的粘连

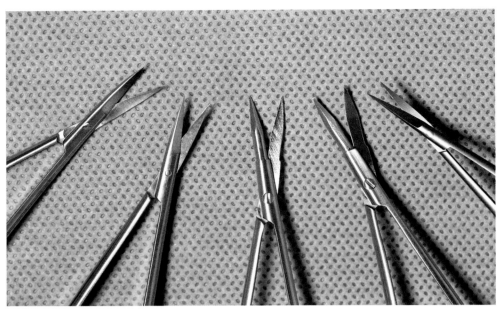

图 1.37 各种型号深部和浅部弹簧显微剪刀头端局
部放大

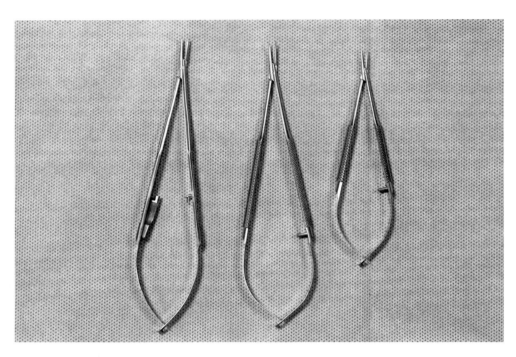

图 1.38 不同型号显微针持。用于显微镜下神经血
管的吻合重建

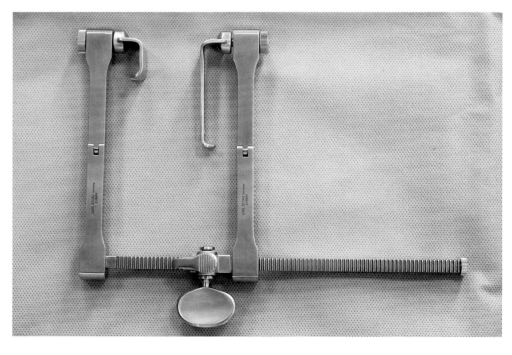

图 1.39 Fisch 颞下窝牵开器

颞骨与侧颅底手术径路图谱
Atlas of Surgical Approaches of the Temporal Bone and Lateral Skull Base

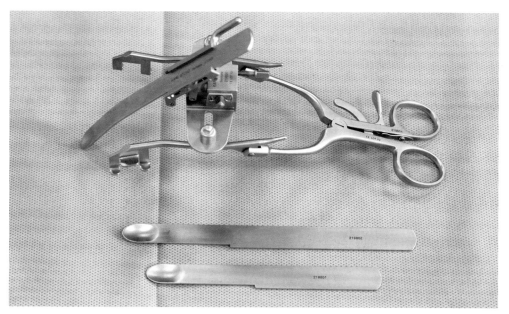

图 1.40 Fisch 颅中窝牵开器

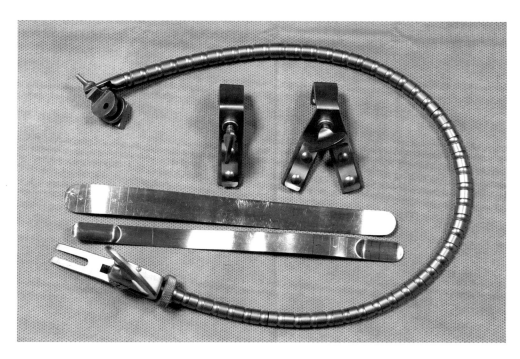

图 1.41 蛇形牵开器套件及脑压板

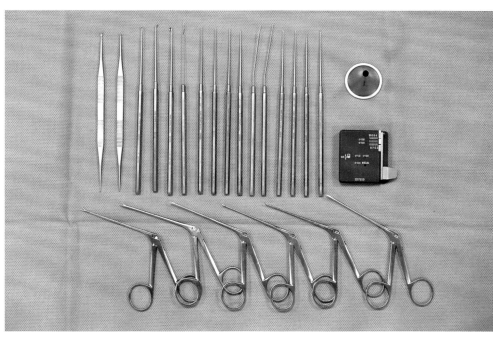

图 1.42 Fisch 镫骨手术器械包

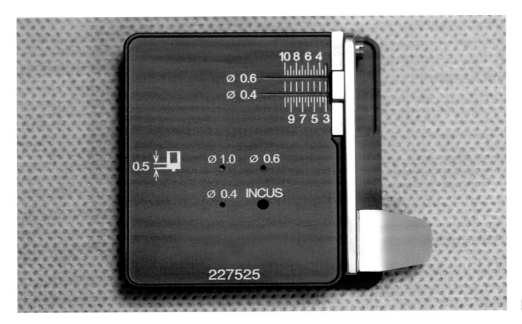

图 1.43 Fisch 切割台

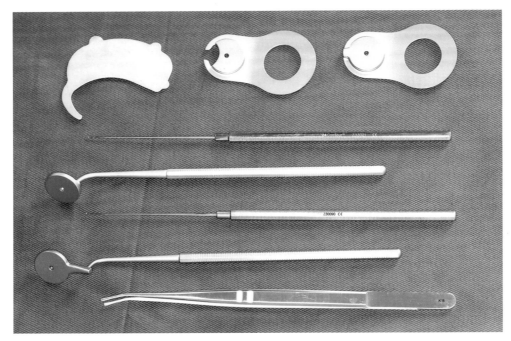

图 1.44 人工耳蜗植入术专用器械，包括处理器模型、两个植入体模型、两个电极叉、电极镊以及两个骨床深度测量器（带电极槽和不带电极槽）

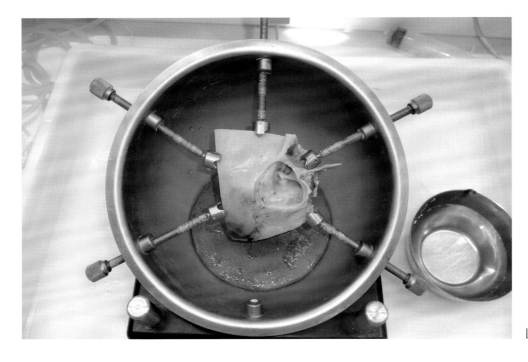

图 1.45 颞骨块固定器

颞骨解剖

Anatomy of the Temporal Bone

2

2.1 颞骨骨性结构

Osseous Structures of the Temporal Bone

颞骨由鳞部、乳突部、岩部和鼓部四部分构成。颞骨与蝶骨、顶骨、枕骨及颧骨连接，共同组成颅骨、颅底及面部。颞骨呈锥状，岩锥的不同侧面分别组成颅中窝底壁（上面）、颅后窝前界（后面）、颈部和颞下窝肌肉附着处（前下面）。此外，由头部皮肤肌肉覆盖的外侧面构成岩锥基底部。

鳞部

鳞部构成颅中窝外侧壁。鳞部由内、外两层骨皮质板和夹在中间的板障骨构成。鳞部的颧突伸向前方，与颧骨共同形成颧弓。颧突于鳞部的附着处有前缘和后缘，分别称为前根和后根。颞肌筋膜附着于颧弓的上缘，咬肌附着于颧弓的下缘。颧突的后根向后与外耳道上嵴融合；前根位于颞下颌关节的前缘，下颌窝位于两根之间颧突的下缘，前界为关节结节。颞肌附着处最下方的水平骨嵴称为颞线（乳突上嵴），颞线与颞骨颧突在同一条线上。颞线可作为大致定位颅中窝底的第一个标志。道上三角是一个呈筛状的凹陷区，位于颞线前部的下方和外耳道后上缘的后方，标志深部的鼓室窦。鳞部的颅内面呈凹形，与颞叶脑皮质沟回相吻合，向前与蝶骨大翼连接。鳞鼓裂位于鳞部内侧部的下颌窝与颞骨鼓部内侧部之间。岩鼓裂位于颞骨鼓部和岩部之间，鼓索向前经岩鼓裂离开鼓室。面神经颞支的根丝经过颧弓的外侧面，穿过颞肌筋膜浅层的皮下组织。

乳突部

乳突位于颞骨的后部，指向下，其形状与气化程度有关，为数条肌肉附着的附着点，由浅而深依次有胸锁乳突肌、头夹肌、头最长肌和二腹肌后腹的附着。引流乳突中央气房或骨窦的多个导血管穿过乳突的皮质，在乳突和颞骨鼓部前方交界区形成一个三角形区域（道上三角，Macewan 三角），即筛区。在近乳突的后界有一独立且明显的乳突导静脉孔，乳突导静脉孔与乙状窦沟相通，乙状窦沟在颞骨后内侧面较为明显。乳突内侧的下面成沟，为乳突切迹，有二腹肌后腹附着。切迹内侧的枕动脉沟，内有枕动脉走行。覆盖在二腹肌后腹前缘的筋膜向前与由茎乳孔出颅的面神经乳突段周围的结缔组织延续，可作为辨认面神经颅外初始段的标志。

乳突的内侧面有乙状窦形成的乙状窦沟。乙状窦代表乳突腔的后界，乙状窦与乳突腔的顶在岩骨嵴水平交汇。岩上窦、乙状窦和颅中窝硬脑膜之间夹角为窦脑膜角，窦脑膜角在暴露乳突腔内部结构时是一个重要的解剖标志。在下方，乙状窦向前内弯曲走行，经枕骨汇入颈静脉孔。颈静脉孔的上方即相当于颈静脉球的顶，构成了乳突的下界。

乳突腔的内侧界由密质骨形成的耳囊构成，内含骨迷路。经乳突腔暴露的颅后窝硬脑膜位于乙状窦、岩上窦、耳囊和颈静脉球之间，称为 Trautman 三角。

乳突内部由骨小梁构成，小梁之间的间隙汇合形成乳突气房，其中位于前内侧最大的气房为鼓窦，向前与鼓窦入口和上鼓室相通。外半规管位于鼓窦的内侧壁，鼓窦的顶壁由颅中窝底的鼓室盖构成。面神经乳突段经过鼓窦前下缘的附近。鼓窦的外侧壁位于道上三角的深部，由外耳道后方的颞骨鳞部构成。道上三角的上界为颅中窝底水平颞线，前下界为外耳道的后上缘，大致相当于面神经管降部或乳突部的位置，后界为经外耳道后缘的垂直切线。乳突气房可延伸至乙状窦后方和颞骨的鳞部、颧弓根、骨性外耳道的顶壁、颈静脉球附近的鼓室底以及围绕颈动脉管、咽鼓管和迷路的岩尖区域。

岩部

颞骨岩部呈楔形，位于蝶骨和枕骨之间。内含听觉和前庭迷路以及颈静脉窝、面神经管和颈动脉管。颞骨岩部有一个基底、一个尖端、三个面和三个缘。尖端位于蝶骨大翼和枕骨之间的夹角处，为颈动脉管内口所在位置，构成破裂孔的后外侧界。上面与颅中窝底相对，表面有三叉神经压迹，上有三叉神经节。压迹的前外侧构成颈动脉管的顶壁。三叉神经压迹的外侧为一浅的凹陷，形成部分内耳道的顶壁，以覆盖前半规管的弓状隆起为外侧界。弓状隆起的后外侧为鼓室盖，形成鼓窦、鼓室和鼓膜张肌半管的顶。从上方打开鼓室盖可暴露锤骨头、砧骨、面神经鼓室段、前半规管和外半规管。脑膜中动脉由蝶骨的棘孔入颅，是颅中窝表面的重要解剖标志。

面神经鼓室段起自膝神经节，终于锥隆起，神经在此处经外半规管下面转而向下移行为面神经第二膝和面神经乳突段。鼓室盖的前方有岩浅大神经形成的沟，该神经从弓状隆起的前方向前内，跨过颅中窝底走向破裂孔。在岩浅大神经穿经面神经裂孔离开膝神经节到达颅中窝底处确认该神经，它在颅中窝硬脑膜的下方行于蝶骨和岩骨的交界处的蝶岩沟内，恰位于岩段颈内动脉的上方和前外侧。有 15% 的颅中窝标本的膝神经节处骨质缺如，因此在从颅中窝底掀起硬脑膜的过程中可能暴露并损伤面神经和膝神经节。损伤穿经面神经裂孔营养面神经的脑膜中动脉分支和对岩浅大神经进行操作牵拉膝神经节时，同样可以造成面神经损伤。岩浅小神经来自鼓室丛，在面神经裂孔前方穿经鼓室小管，平行于岩浅大神经向前内侧走行。耳蜗位于颅中窝底的下方，位于面神经迷路段和岩浅大神经形成的耳蜗夹角内，即膝神经节的内侧、内耳道底的前方和岩段颈内动脉后曲的后上方。

内耳道口约位于基底和尖端中点处的岩骨后面。内耳道的外侧端被横嵴分为上、下两半，横嵴的上方进一步被称为 Bill 嵴的垂直嵴分为前方的面神经管和后方的前庭上区。蜗神经和前庭下神经在横嵴的下方穿内耳道外侧端。内耳道口后上方有一个小的骨性开口，即弓状下窝，内有自小脑前下动脉（anterior inferior cerebellar artery，AICA）发出的弓状下动脉经过，终于前半规管区。内耳道口的下外侧是前庭水管的开口，内有内淋巴管经过，后者向下开口于两层硬脑膜之间的内淋巴囊内。蜗水管内有外淋巴管，在颈静脉孔的前内侧位于内耳道口的下方，恰位于进入颈静脉孔中间部的舌咽神经通道的上方。

颞骨岩部的下面由于多个肌肉的附着而不规则。向内通过纤维软骨与斜坡连接，为腭帆提肌和咽鼓管软骨部的附着处，其后方为颈动脉管外口，外口的后面为容纳颈静脉球的颈静脉窝。舌咽神经鼓室支穿经的小孔位于颈动脉管和颈静脉孔之间的骨嵴上。颈静脉球外侧壁上有迷走神经耳支经过的乳突小管。

岩骨的上缘为岩骨嵴，上有岩上窦沟，容纳岩上窦走行。岩骨嵴为小脑幕的附着处，其内侧走行有三叉神经后根。岩骨的后下缘沿岩斜裂走行，为岩下窦所在的沟，连接海绵窦和颈静脉球前侧壁。颈静脉孔位于岩枕裂的下端，分为外侧较大乙状窦部，接受乙状窦的引流，以及内侧较小的岩下窦部，有岩下窦汇入。颈静脉孔中间部（神经部）位于乙状窦部与岩下窦部之间，内有舌咽神经、迷走神经和副神经穿过。岩骨的前缘外侧与鳞部连于岩鳞裂，内侧与蝶骨大翼相接。

骨迷路由三部分组成：前庭、半规管和耳蜗。前庭位于骨迷路的中央部，是一个小腔，由半规管的壶腹端和非壶腹端汇合而成。它位于内耳道底的外侧鼓室的内侧、耳蜗的后面和颈静脉球尖端的上方。半规管位于前庭的后上方。外半规管的前部位于面神经鼓室段的上方，可作为确定此段面神经位置的标志。后半规管在内耳道外侧端稍后方与外侧平行并接近岩骨的后表面。前半规管向上指向颅中窝底，通常与弓状隆起关系密切。每个半规管都有一个壶腹端和非壶腹端开口于前庭。外半规管和前半规管的前端与后半规管的下端为壶腹，由前庭神经支配。前半规管和后半规管的后端，即与壶腹相反的一端，汇合成为总脚开口于前庭。前庭上神经支配前半规管和外半规管的壶腹，前庭下神经的单孔支支配后壶腹。前庭神经还有分支至前庭内的椭圆囊和球囊。在完成颅中窝入路至内耳道的过程中，前半规管最容易受到损伤；在乙状窦后入路切除内耳道后壁暴露内耳道内部结构的过程中，前庭和后半规管可能受损伤。

颈内动脉在进入颈动脉管处被一层坚韧的结缔组织所包绕，使得在此处移动颈内动脉非常困难。颈内动脉的垂直段在颈动脉管内向上行至膝部，在此向前内侧弯曲形成水平段。咽鼓管和鼓膜张肌沿颈内动脉水平段的前缘平行走行，与颈内动脉之间由薄层骨质分隔。

鼓部

颞骨鼓部为侧颅底手术中充分暴露和控制颈静脉孔区和岩段颈内动脉的关键所在，颈动脉管和颈静脉孔位于鼓部的内侧。鼓部构成了骨性外耳道的前壁、底壁、部分后壁及顶壁，同时参与构成了中耳的前壁及底壁。开放的环形鼓部前缘参与形成外耳道内的鼓鳞裂和中耳内的岩鼓裂，鼓索从岩鼓裂出中耳。茎突为一被鼓部下缘鞘突所包裹的针状骨，突入颞下窝，为茎突舌肌、茎突咽肌和茎突舌骨肌的附着点。恰位于面神经出茎乳孔处的前方，并且外侧被腮腺覆盖。茎乳孔为面神经管的外口，开口于茎突和乳突之间。面神经经过茎突的外侧面，颈内动脉和颈内静脉位于茎突的内侧。切除茎突并将附着的肌肉翻向下方，可暴露刚离开颈静脉孔的颈内静脉和正进入颈动脉管位于鼓部内侧的颈内动脉。

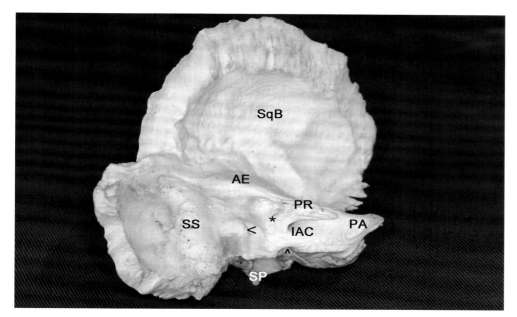

图 2.1.1　左侧颞骨后面观

SqB	squamosal portion of the temporal bone，颞骨鳞部
AE	arcuate eminence，弓状隆起
PR	petrous ridge，岩骨嵴
PA	petrous apex，岩尖
SS	sigmoid sulcus，乙状窦沟
IAC	internal auditory canal，内耳道
SP	styloid process，茎突
*	弓状下窝
<	内淋巴管开口
^	蜗水管

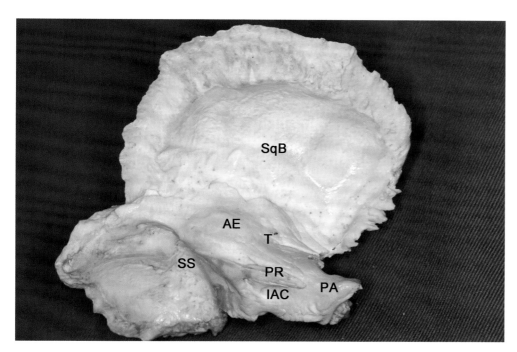

图 2.1.2　左侧颞骨后上面观

SqB	squamosal portion of the temporal bone，颞骨鳞部
AE	arcuate eminence，弓状隆起
T	tegmen，鼓室盖
PR	petrous ridge，岩骨嵴
PA	petrous apex，岩尖
SS	sigmoid sulcus，乙状窦沟
IAC	internal auditory canal，内耳道

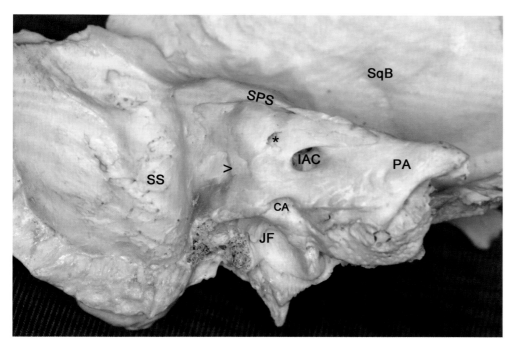

图 2.1.3　左侧颞骨后面放大观

SqB	squamosal portion of the temporal bone，颞骨鳞部
SPS	groove for superior petrosal sinus，岩上窦沟
PA	petrous apex，岩尖
SS	sigmoid sulcus，乙状窦沟
IAC	internal auditory canal，内耳道
CA	cochlear aqueduct，蜗水管
JF	jugular foramen，颈静脉孔
*	弓状下窝
>	内淋巴管开口

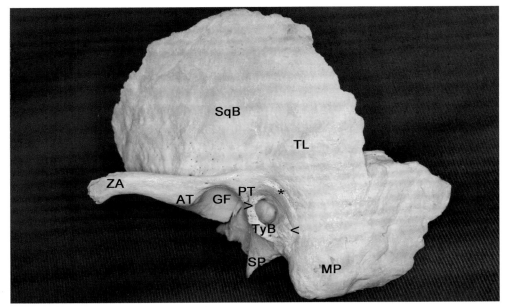

图 2.1.4　左侧颞骨外面观

SqB	squamosal portion of the temporal bone，颞骨鳞部	
ZA	zygomatic arch，颧弓	
AT	anterior zygomatic tubercle，颧弓前结节	
GF	glenoid fossa，下颌窝	
PT	posterior zygomatic tubercle，颧弓后结节	
TL	temporal line，颞线	
SP	styloid process，茎突	
TyB	tympanic portion of the temporal bone，颞骨鼓部	
MP	mastoid process，乳突	
>	鼓鳞裂	
<	鼓乳裂	
*	Henle 棘	

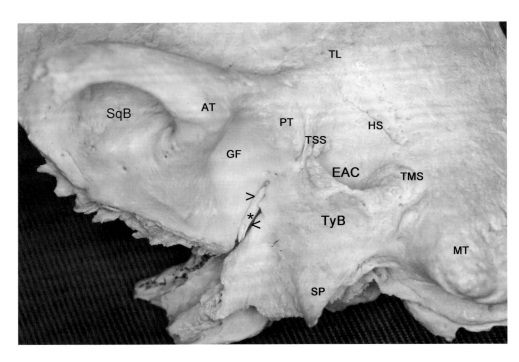

图 2.1.5　左侧颞骨下外面观

可见在构成下颌窝顶壁的颞骨鳞部与后方的颞骨鼓部之间有一小块岩骨骨质，从而分别形成了前方的岩鳞裂和后方的岩鼓裂

SqB	squamosal portion of the temporal bone，颞骨鳞部
AT	anterior zygomatic tubercle，颧弓前结节
GF	glenoid fossa，下颌窝
PT	posterior zygomatic tubercle，颧弓后结节
TL	temporal line，颞线
SP	styloid process，茎突
EAC	external auditory canal，外耳道
HS	Henle's spine，Henle 棘
TyB	tympanic portion of the temporal bone，颞骨鼓部
TSS	tympanosquamous suture，鼓鳞裂
TMS	tympanomastoid suture，鼓乳裂
MT	mastoid tip，乳突尖
>	岩鳞裂
<	岩鼓裂
*	岩骨

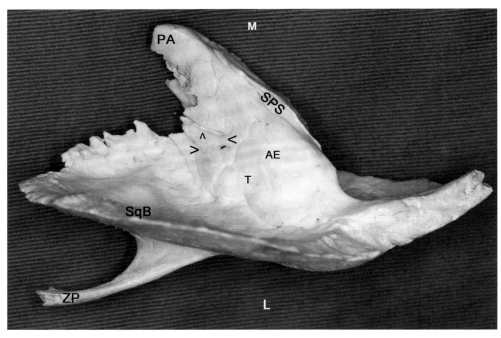

图 2.1.6　左侧颞骨上面观

PA	petrous apex，岩尖
SPS	groove for superior petrosal sinus，岩上窦沟
AE	arcuate eminence，弓状隆起
T	tegmen，鼓室盖
SqB	squamosal portion of the temporal bone，颞骨鳞部
ZP	zygomatic process，颞骨颧突
>	岩浅小神经沟
^	岩浅大神经沟
<	面神经裂孔

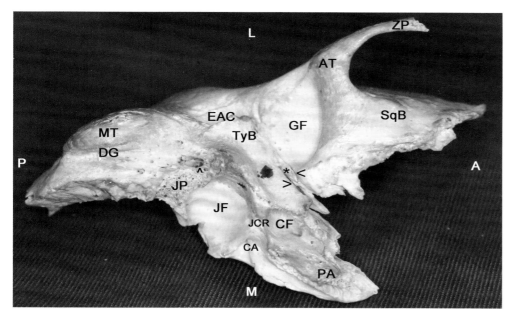

图 2.1.7 左侧颞骨下面观

ZP	zygomatic process,	颞骨颧突
AT	anterior zygomatic tubercle,	颧弓前结节
GF	glenoid fossa,	下颌窝
SqB	squamosal portion of the temporal bone,	颞骨鳞部
EAC	external auditory canal,	外耳道
TyB	tympanic bone of the temporal bone,	颞骨鼓部
MT	mastoid tip,	乳突尖
DG	digastric groove,	二腹肌沟
JP	jugular process,	颈静脉突
JF	jugular foramen,	颈静脉孔
JCR	jugulo-carotid ridge,	动静脉嵴
CA	cochlear aqueduct,	蜗水管
PA	petrous apex,	岩尖
<		岩鳞裂
>		岩鼓裂
CF	carotid foramen,	颈动脉管外口
*		岩骨

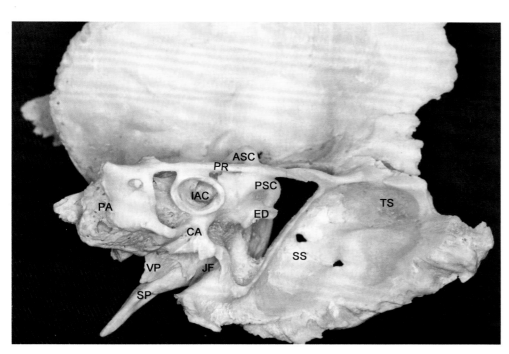

图 2.1.8 右侧颞骨后面观

已磨除颞骨的后壁，同时保留内耳道、半规管和耳蜗等内部结构

PA	petrous apex,	岩尖
PR	petrous ridge,	岩骨嵴
IAC	internal auditory canal,	内耳道
CA	cochlear aqueduct,	蜗水管
JF	jugular foramen,	颈静脉孔
ASC	anterior semicircular canal,	前半规管
PSC	posterior semicircular canal,	后半规管
ED	endolymphatic duct,	内淋巴管
VP	vaginal process,	鞘突
SP	styloid process,	茎突
SS	sigmoid sulcus,	乙状窦沟
TS	transverse sinus sulcus,	横窦沟

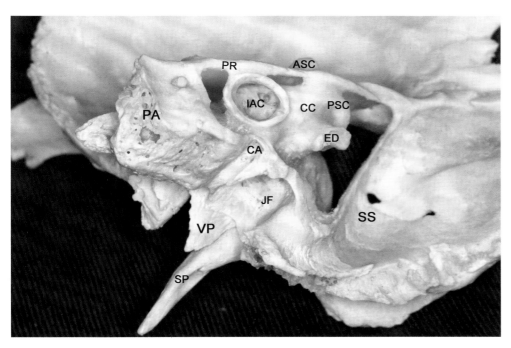

图 2.1.9 右侧颞骨后斜位观

已磨除颞骨的后壁，同时保留内耳道、半规管和耳蜗等内部结构

PA	petrous apex,	岩尖
PR	petrous ridge,	岩骨嵴
IAC	internal auditory canal,	内耳道
CA	cochlear aqueduct,	蜗水管
JF	jugular foramen,	颈静脉孔
ASC	anterior semicircular canal,	前半规管
PSC	posterior semicircular canal,	后半规管
CC	common crus,	总脚
ED	endolymphatic duct,	内淋巴管
VP	vaginal process,	鞘突
SP	styloid process,	茎突
SS	sigmoid sulcus,	乙状窦沟

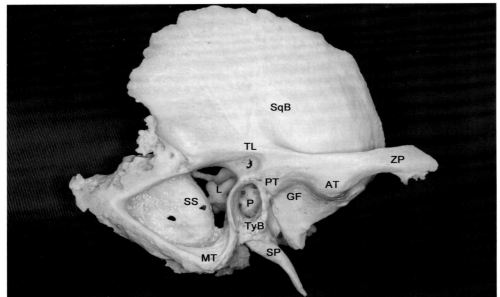

图 2.1.10 右侧颞骨外面观

已磨除颞骨的外侧壁，同时保留外耳道、半规管和耳蜗以及颅中窝、乙状窦和颅后窝表面的薄层骨板

SqB squamosal portion of the temporal bone，颞骨鳞部
TL temporal line，颞线
AT anterior zygomatic tubercle，颧弓前结节
GF glenoid fossa，下颌窝
PT posterior zygomatic tubercle，颧弓后结节
ZP zygomatic process，颞骨颧突
SS sigmoid sinus，乙状窦
L labyrinth，迷路
P promontory，鼓岬
TyB tympanic portion of the temporal bone，颞骨鼓部
SP styloid process，茎突
MT mastoid tip，乳突尖

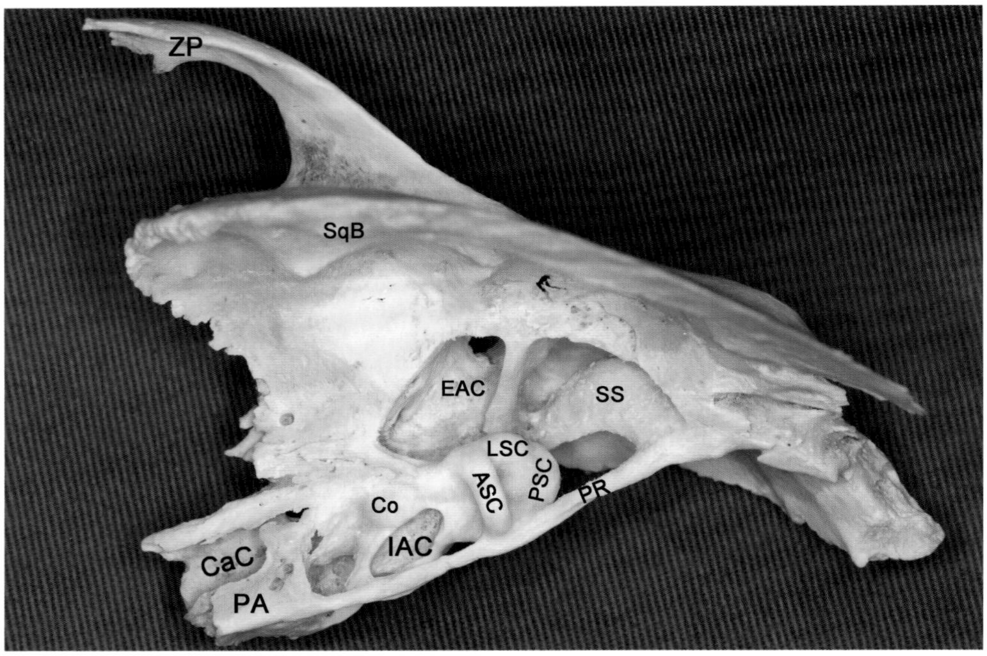

图 2.1.11 右侧颞骨上面观

磨除颅中窝底的骨质和气房并暴露骨性的耳囊、三个半规管以及内耳道

ZP zygomatic process，颞骨颧突
SqB squamosal portion of the temporal bone，颞骨鳞部
EAC external auditory canal，外耳道
SS sigmoid sinus，乙状窦
CaC carotid canal，颈动脉管
PA petrous apex，岩尖
Co cochlea，耳蜗
IAC internal auditory canal，内耳道
ASC anterior semicircular canal，前半规管
LSC lateral semicircular canal，外半规管
PSC posterior semicircular canal，后半规管
PR petrous ridge，岩骨嵴

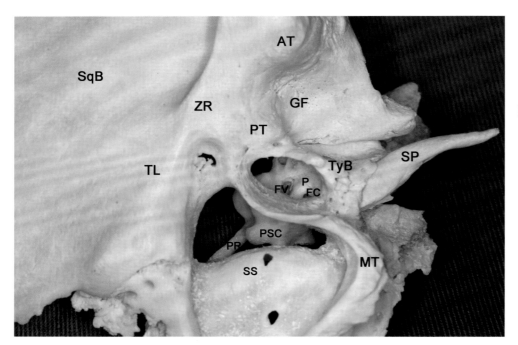

图 2.1.12 右侧颞骨手术体位侧面观

SqB squamosal portion of the temporal bone，颞骨鳞部
ZR zygomatic root，颧弓根
TL temporal line，颞线
AT anterior zygomatic tubercle，颧弓前结节
GF glenoid fossa，下颌窝
PT posterior zygomatic tubercle，颧弓后结节
TyB tympanic portion of the temporal bone，颞骨鼓部
SP styloid process，茎突
FV fenestra vestibuli，前庭窗
FC fenestra cochleae，蜗窗
P promontory，鼓岬
PR petrous ridge，岩骨嵴
PSC posterior semicircular canal，后半规管
SS sigmoid sinus，乙状窦
MT mastoid tip，乳突尖

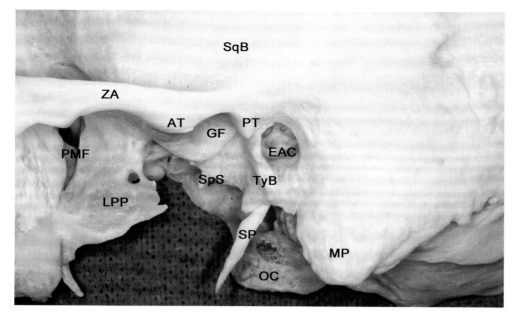

图 2.1.13　左侧颞骨与周围骨质外面观

SqB	squamosal portion of the temporal bone，颞骨鳞部
ZA	zygomatic arch，颧弓
AT	anterior zygomatic tubercle，颧弓前结节
GF	glenoid fossa，下颌窝
PT	posterior zygomatic tubercle，颧弓后结节
EAC	external auditory canal，外耳道
TyB	tympanic portion of the temporal bone，颞骨鼓部
SP	styloid process，茎突
SpS	spine of sphenoid bone，蝶骨棘
PMF	pterygomaxillary fissure，翼上颌裂
LPP	lateral pterygoid plate，翼突外侧板
OC	occipital condyle，枕髁
MP	mastoid process，乳突

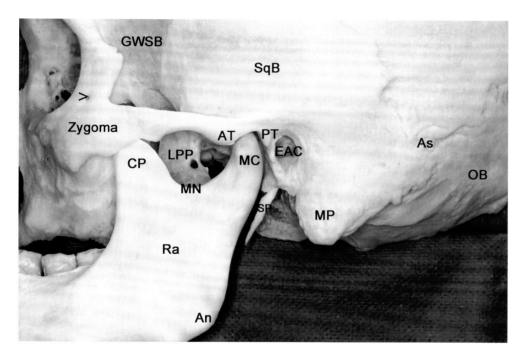

图 2.1.14　左侧颞骨与周围骨质外面观
　　　　　可见下颌骨髁突与下颌窝与骨性外耳道
　　　　　前方构成颞下颌关节

GWSB	greater wing of sphenoid bone，蝶骨大翼
SqB	squamosal portion of the temporal bone，颞骨鳞部
Zygoma	颧骨
LPP	lateral pterygoid plate，翼突外侧板
CP	coronoid process，冠突
MN	mandibular notch，下颌切迹
MC	mandibular condyle，下颌骨髁突
Ra	ramus of mandible，下颌支
An	angle of mandible，下颌角
AT	anterior zygomatic tubercle，颧弓前结节
PT	posterior zygomatic tubercle，颧弓后结节
EAC	external auditory canal，外耳道
SP	styloid process，茎突
MP	mastoid process，乳突
As	asterion，星点
OB	occipital bone，枕骨
>	颧面孔

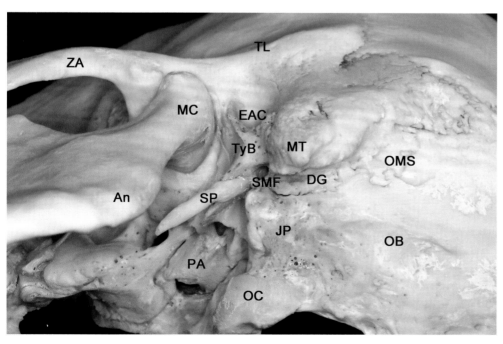

图 2.1.15　左侧颞骨与周围骨质下面观
　　　　　可见颞下颌关节与构成外耳道前壁的颞
　　　　　骨鼓部关系密切

ZA	zygomatic arch，颧弓
TL	temporal line，颞线
MC	mandibular condyle，下颌骨髁突
An	angle of mandible，下颌角
EAC	external auditory canal，外耳道
TyB	tympanic portion of the temporal bone，颞骨鼓部
SP	styloid process，茎突
SMF	stylomastoid foramen，茎乳孔
MT	mastoid tip，乳突尖
DG	digastric groove，二腹肌沟
OMS	occipitomastoid suture，枕乳缝
JP	jugular process，颈静脉突
PA	petrous apex，岩尖
OC	occipital condyle，枕髁
OB	occipital bone，枕骨

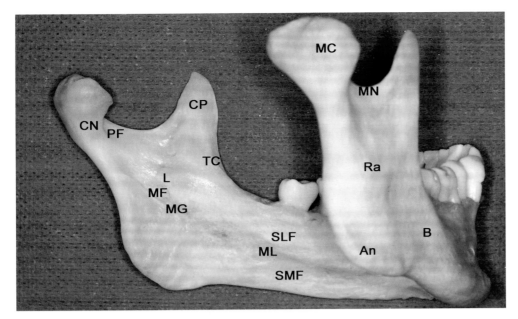

图 2.1.16 下颌骨后外侧观

MC	mandibular condyle，	下颌骨髁突
MN	mandibular notch，	下颌切迹
Ra	ramus of mandible，	下颌支
An	angle of mandible，	下颌角
B	body of mandible，	下颌体
CN	condyle neck，	下颌骨髁颈
PF	pterygoid fovea，	翼肌凹
CP	coronoid process，	冠突
TC	temporal crest，	颞肌嵴
L	lingula，	下颌小舌
MF	mandibular foramen，	下颌孔
MG	mylohyoid groove，	下颌舌骨沟
SLF	sublingual fossa，	舌下腺凹
ML	mylohyoid line，	下颌舌骨肌线
SMF	submandibular fossa，	下颌下腺凹

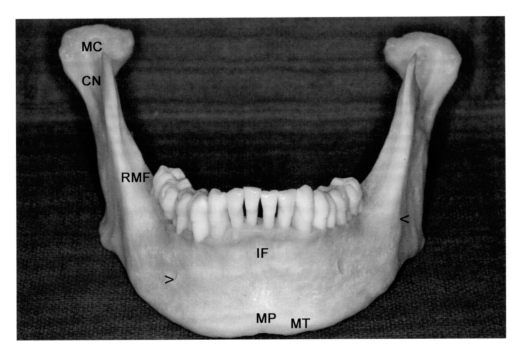

图 2.1.17 下颌骨前面观

MC	mandibular condyle，	下颌骨髁突
CN	condyle neck，	下颌骨髁颈
RMF	retromolar fossa，	磨牙后窝
IF	incisive fossa，	切牙窝
MP	mental protuberance，	颏隆凸
MT	mental tubercle，	颏结节
>		颏孔
<		外斜线

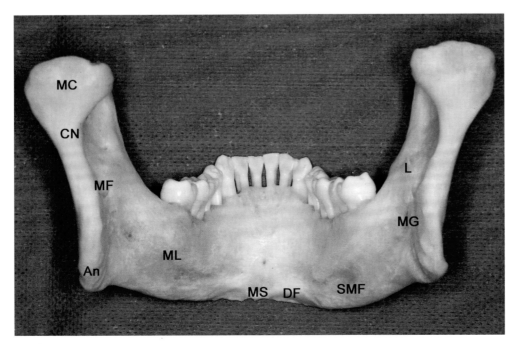

图 2.1.18 下颌骨后面观

MC	mandibular condyle，	下颌骨髁突
CN	condyle neck，	下颌骨髁颈
MF	mandibular foramen，	下颌孔
An	angle of mandible，	下颌角
ML	mylohyoid line，	下颌舌骨肌线
L	lingula，	下颌小舌
MG	mylohyoid groove，	下颌舌骨沟
SMF	submandibular fossa，	下颌下腺凹
MS	mental spines，	颏棘
DF	digastric fossa，	二腹肌窝

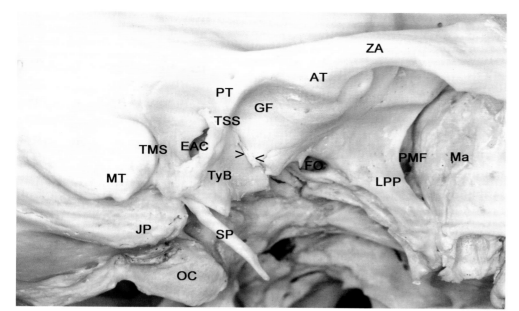

图 2.1.19 右侧颅底下外面观

ZA	zygomatic arch，颧弓
AT	anterior zygomatic tubercle，颧弓前结节
GF	glenoid fossa，下颌窝
PT	posterior zygomatic tubercle，颧弓后结节
TSS	tympanosquamous suture，鼓鳞裂
TMS	tympanomastoid suture，鼓乳裂
EAC	external auditory canal，外耳道
TyB	tympanic portion of the temporal bone，颞骨鼓部
SP	styloid process，茎突
MT	mastoid tip，乳突尖
JP	jugular process，颈静脉突
OC	occipital condyle，枕髁
FO	foramen ovale，卵圆孔
PMF	pterygomaxillary fissure，翼上颌裂
LPP	lateral pterygoid plate，翼突外侧板
Ma	maxilla，上颌骨
<	岩鳞裂
>	岩鼓裂

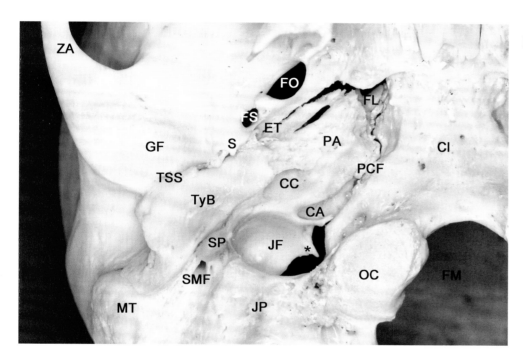

图 2.1.20 右侧颅底下面观

ZA	zygomatic arch，颧弓
GF	glenoid fossa，下颌窝
TSS	tympanosquamous suture，鼓鳞裂
TyB	tympanic portion of the temporal bone，颞骨鼓部
SP	styloid process，茎突
SMF	stylomastoid foramen，茎乳孔
MT	mastoid tip，乳突尖
JP	jugular process，颈静脉突
OC	occipital condyle，枕髁
FO	foramen ovale，卵圆孔
FS	foramen spinosum，棘孔
S	spine of sphenoid bone，蝶骨棘
ET	sulcus of eustachian tube，咽鼓管沟
FL	foramen lacerum，破裂孔
PA	petrous apex，岩尖
CC	carotid canal，颈动脉管
JF	jugular foramen，颈静脉孔
CA	cochlear aqueduct，蜗水管
PCF	petroclival fissure，岩斜裂
CI	clivus，斜坡
FM	foramen magnum，枕骨大孔
*	颈静脉孔内突

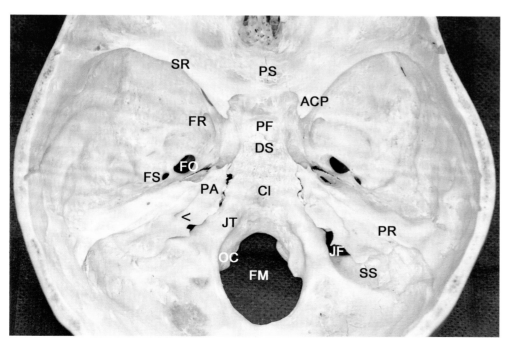

图 2.1.21 颅底上面观

SR	sphenoid ridge，蝶骨嵴
PS	planum sphenoidale，蝶骨平台
ACP	anterior clinoid process，前床突
FR	foramen rotundum，圆孔
PF	pituitary fossa，垂体窝
DS	dorsum sellae，鞍背
FO	foramen ovale，卵圆孔
FS	foramen spinosum，棘孔
PA	petrous apex，岩尖
CI	clivus，斜坡
JT	jugular tubercle，颈静脉结节
OC	occipital condyle，枕髁
FM	foramen magnum，枕骨大孔
JF	jugular foramen，颈静脉孔
PR	petrous ridge，岩骨嵴
SS	sigmoid sinus，乙状窦
<	内耳门

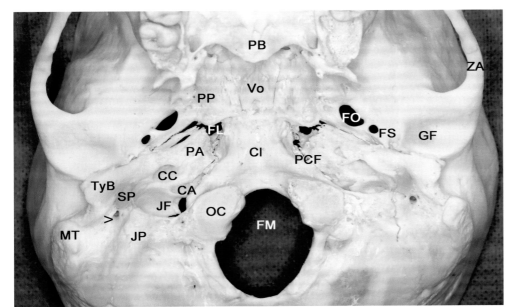

图 2.1.22 颅底下面观

PB	horizontal plate of palatine bone，腭骨水平板	
Vo	vomer，犁骨	
PP	pterygoid plate，翼突	
ZA	zygomatic arch，颧弓	
GF	glenoid fossa，下颌窝	
FL	foramen lacerum，破裂孔	
FO	foramen ovale，卵圆孔	
FS	foramen spinosum，棘孔	
PA	petrous apex，岩尖	
CC	carotid canal，颈动脉管	
JF	jugular foramen，颈静脉孔	
CA	cochlear aqueduct，蜗水管	
PCF	petroclival fissure，岩斜裂	
CI	clivus，斜坡	
FM	foramen magnum，枕骨大孔	
TyB	tympanic portion of the temporal bone，颞骨鼓部	
SP	styloid process，茎突	
MT	mastoid tip，乳突尖	
JP	jugular process，颈静脉突	
OC	occipital condyle，枕髁	
>	茎乳孔	

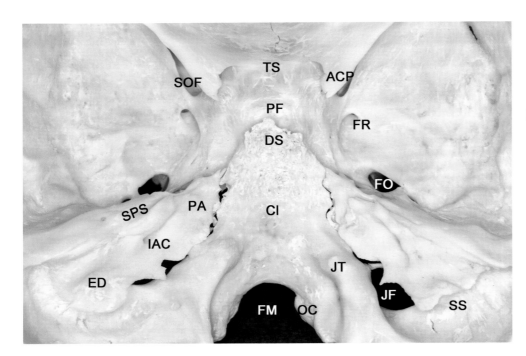

图 2.1.23 颅底上面放大观

SOF	superior orbital fissure，眶上裂
TS	tuberculum sellae，鞍结节
ACP	anterior clinoid process，前床突
PF	pituitary fossa，垂体窝
FR	foramen rotundum，圆孔
DS	dorsum sellae，鞍背
FO	foramen ovale，卵圆孔
SPS	groove for superior petrosal sinus，岩上窦沟
PA	petrous apex，岩尖
CI	clivus，斜坡
IAC	internal auditory canal，内耳道
ED	endolymphatic duct，内淋巴管
JT	jugular tubercle，颈静脉结节
FM	foramen magnum，枕骨大孔
OC	occipital condyle，枕髁
JF	jugular foramen，颈静脉孔
SS	sigmoid sinus，乙状窦

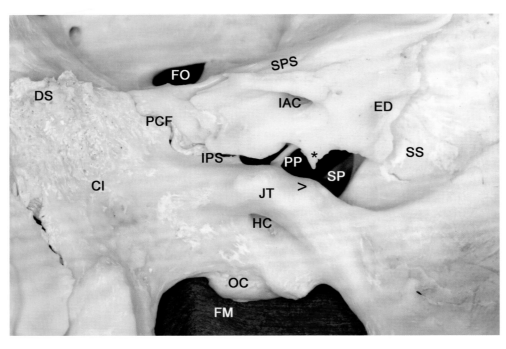

图 2.1.24 右侧颞骨及周围骨质后面观

DS	dorsum sellae，鞍背
FO	foramen ovale，卵圆孔
SPS	groove for superior petrosal sinus，岩上窦沟
CI	clivus，斜坡
PCF	petroclival fissure，岩斜裂
IPS	groove for inferior petrosal sinus，岩下窦沟
IAC	internal auditory canal，内耳道
ED	endolymphatic duct，内淋巴管
PP	petrosal part of jugular foramen，颈静脉孔岩部
SP	sigmoid part of jugular foramen，颈静脉孔乙状部
SS	sigmoid sinus，乙状窦
JT	jugular tubercle，颈静脉结节
HC	hypoglossal canal，舌下神经管
OC	occipital condyle，枕髁
FM	foramen magnum，枕骨大孔
*	颞骨颈内突
>	枕骨颈内突

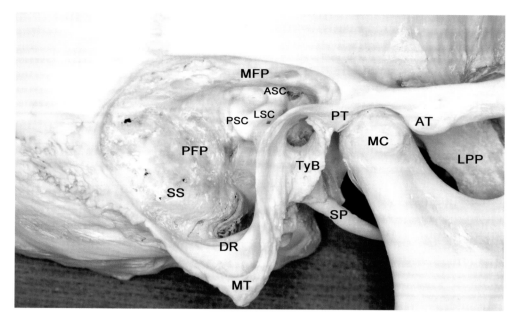

图 2.1.25　右侧颞骨外面观。已磨除颞骨的外侧壁，
　　　　　保留半规管和耳蜗以及颅中窝、乙状窦
　　　　　和颅后窝表面的薄层骨板

LPP	lateral pterygoid plate，翼突外侧板	
MC	mandibular condyle，下颌骨髁突	
AT	anterior zygomatic tubercle，颧弓前结节	
PT	posterior zygomatic tubercle，颧弓后结节	
ASC	anterior semicircular canal，前半规管	
LSC	lateral semicircular canal，外半规管	
PSC	posterior semicircular canal，后半规管	
MFP	middle fossa plate，颅中窝脑板	
PFP	posterior fossa plate，颅后窝脑板	
SS	sigmoid sinus，乙状窦	
TyB	tympanic portion of the temporal bone，颞骨鼓部	
SP	styloid process，茎突	
DR	digastric ridge，二腹肌嵴	
MT	mastoid tip，乳突尖	

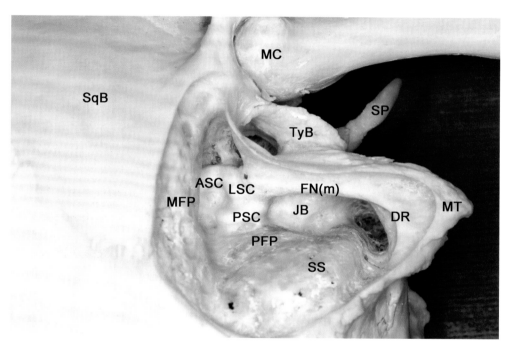

图 2.1.26　右侧颞骨外面观。已磨除颞骨的外侧

SqB	squamosal portion of the temporal bone，颞骨鳞部	
MC	mandibular condyle，下颌骨髁突	
ASC	anterior semicircular canal，前半规管	
LSC	lateral semicircular canal，外半规管	
PSC	posterior semicircular canal，后半规管	
MFP	middle fossa plate，颅中窝脑板	
PFP	posterior fossa plate，颅后窝脑板	
FN(m)	mastoid segment of the facial nerve，面神经乳突段	
JB	jugular bulb，颈静脉球	
SS	sigmoid sinus，乙状窦	
TyB	tympanic portion of the temporal bone，颞骨鼓部	
SP	styloid process，茎突	
DR	digastric ridge，二腹肌嵴	
MT	mastoid tip，乳突尖	

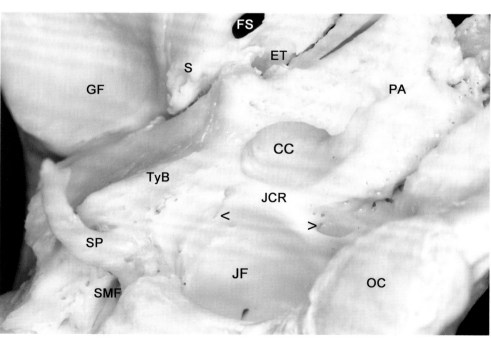

图 2.1.27　右侧颅底，颈静脉孔区下面观

GF	glenoid fossa，下颌窝	
FS	foramen spinosum，棘孔	
S	spine of sphenoid bone，蝶骨棘	
ET	sulcus of eustachian tube，咽鼓管沟	
PA	petrous apex，岩尖	
TyB	tympanic portion of the temporal bone，颞骨鼓部	
SP	styloid process，茎突	
SMF	stylomastoid foramen，茎乳孔	
OC	occipital condyle，枕髁	
CC	carotid canal，颈动脉管	
JF	jugular foramen，颈静脉孔	
JCR	jugulo-carotid ridge，动静脉嵴	
<	乳突小管（Arnold 神经通过）	
>	鼓室小管（Jacobson 神经通过）	

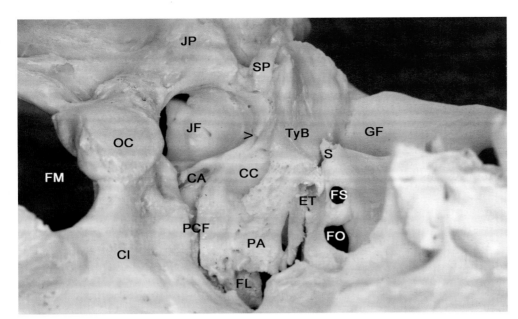

图 2.1.28 右侧颅底，颞骨岩部前下面观

JP	jugular process，颈静脉突
SP	styloid process，茎突
OC	occipital condyle，枕髁
JF	jugular foramen，颈静脉孔
TyB	tympanic portion of the temporal bone，颞骨鼓部
GF	glenoid fossa，下颌窝
FM	foramen magnum，枕骨大孔
CA	cochlear aqueduct，蜗水管
CC	carotid canal，颈动脉管
S	spine of sphenoid bone，蝶骨棘
FS	foramen spinosum，棘孔
ET	sulcus of eustachian tube，咽鼓管沟
CI	clivus，斜坡
PCF	petroclival fissure，岩斜裂
PA	petrous apex，岩尖
FO	foramen ovale，卵圆孔
FL	foramen lacerum，破裂孔
>	乳突小管（Arnold 神经通过）

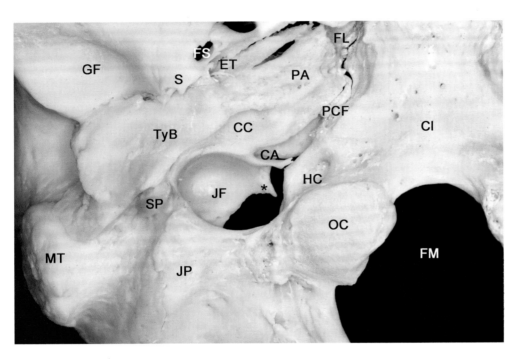

图 2.1.29 右侧颅底，颞骨岩部和鼓部下面观

GF	glenoid fossa，下颌窝
FS	foramen spinosum，棘孔
FL	foramen lacerum，破裂孔
S	spine of sphenoid bone，蝶骨棘
ET	sulcus of eustachian tube，咽鼓管沟
PA	petrous apex，岩尖
PCF	petroclival fissure，岩斜裂
TyB	tympanic portion of the temporal bone，颞骨鼓部
CC	carotid canal，颈动脉管
CA	cochlear aqueduct，蜗水管
CI	clivus，斜坡
SP	styloid process，茎突
JF	jugular foramen，颈静脉孔
HC	hypoglossal canal，舌下神经管
MT	mastoid tip，乳突尖
JP	jugular process，颈静脉突
OC	occipital condyle，枕髁
FM	foramen magnum，枕骨大孔
*	颈内突

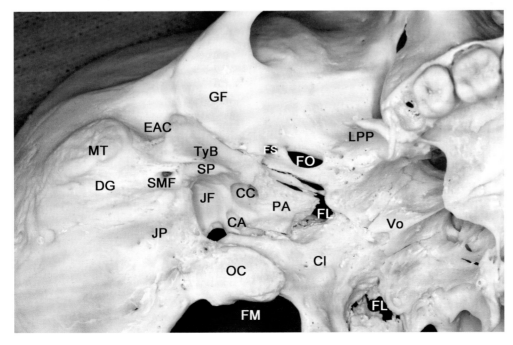

图 2.1.30 右侧颞骨与周围骨质下面观

GF	glenoid fossa，下颌窝
MT	mastoid tip，乳突尖
EAC	external auditory canal，外耳道
TyB	tympanic portion of the temporal bone，颞骨鼓部
FS	foramen spinosum，棘孔
FO	foramen ovale，卵圆孔
DG	digastric groove，二腹肌沟
SMF	stylomastoid foramen，茎乳孔
SP	styloid process，茎突
JF	jugular foramen，颈静脉孔
CC	carotid canal，颈动脉管
PA	petrous apex，岩尖
FL	foramen lacerum，破裂孔
JP	jugular process，颈静脉突
CA	cochlear aqueduct，蜗水管
CI	clivus，斜坡
OC	occipital condyle，枕髁
FM	foramen magnum，枕骨大孔
Vo	vomer，犁骨
LPP	lateral pterygoid plate，翼突外侧板

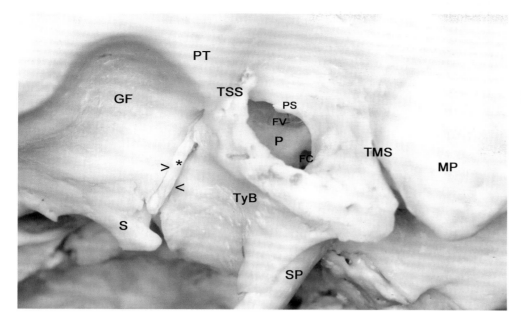

图 2.1.31 左侧颞骨，外耳道下外面观

GF	glenoid fossa，下颌窝	
PT	posterior zygomatic tubercle，颧弓后结节	
SP	styloid process，茎突	
S	spine of sphenoid bone，蝶骨棘	
TyB	tympanic portion of the temporal bone，颞骨鼓部	
TSS	tympanosquamous，suture，鼓鳞裂	
TMS	tympanomastoid suture，鼓乳裂	
MP	mastoid process，乳突	
PS	posterior spine，后棘	
FC	fenestra cochleae，蜗窗	
FV	fenestra vestibuli，前庭窗	
P	promontory，鼓岬	
*	岩骨	
>	岩鳞裂	
<	岩鼓裂	

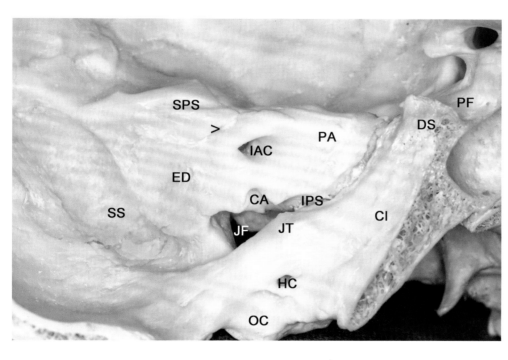

图 2.1.32 左侧颞骨及周围骨质后面观

SPS	groove for superior petrosal sinus，岩上窦沟	
IAC	internal auditory canal，内耳道	
PA	petrous apex，岩尖	
PF	pituitary fossa，垂体窝	
DS	dorsum sellae，鞍背	
SS	sigmoid sinus，乙状窦	
ED	endolymphatic duct，内淋巴管	
CA	cochlear aqueduct，蜗水管	
JF	jugular foramen，颈静脉孔	
JT	jugular tubercle，颈静脉结节	
CI	clivus，斜坡	
IPS	groove for inferior petrosal sinus，岩下窦沟	
HC	hypoglossal canal，舌下神经管	
OC	occipital condyle，枕髁	
>	弓状下窝	

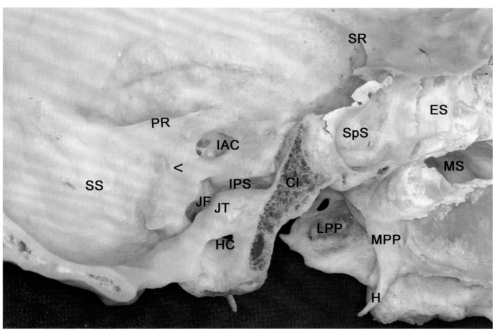

图 2.1.33 左侧颞骨及周围骨质后面观（另一标本）

SR	sphenoid ridge，蝶骨嵴	
PR	petrous ridge，岩骨嵴	
IAC	internal auditory canal，内耳道	
SpS	sphenoid sinus，蝶窦	
ES	ethmoid sinus，筛窦	
MS	maxillary sinus，上颌窦	
SS	sigmoid sinus，乙状窦	
JF	jugular foramen，颈静脉孔	
JT	jugular tubercle，颈静脉结节	
CI	clivus，斜坡	
IPS	groove for inferior petrosal sinus，岩下窦沟	
HC	hypoglossal canal，舌下神经管	
LPP	lateral pterygoid plate，翼突外侧板	
MPP	medial pterygoid plate，翼突内侧板	
H	pterygoid hamulus，翼突钩	
<	内淋巴管开口	

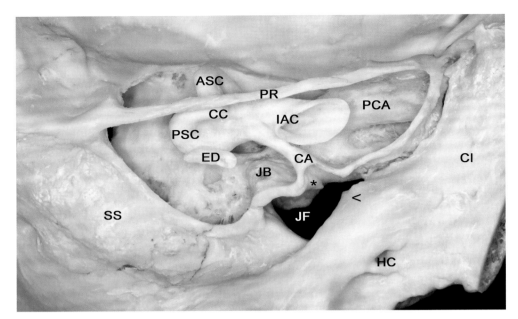

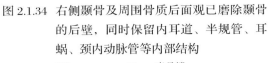

图 2.1.34 右侧颞骨及周围骨质后面观已磨除颞骨
的后壁，同时保留内耳道、半规管、耳
蜗、颈内动脉管等内部结构

PR	petrous ridge，岩骨嵴
ASC	anterior semicircular canal，前半规管
PSC	posterior semicircular canal，后半规管
CC	common crus，总脚
IAC	internal auditory canal，内耳道
PCA	petrous carotid artery，岩段颈内动脉
ED	endolymphatic duct，内淋巴管
SS	sigmoid sulcus，乙状窦沟
CA	cochlear aqueduct，蜗水管
JF	jugular foramen，颈静脉孔
JB	jugular bulb，颈静脉球
CI	clivus，斜坡
HC	hypoglossal canal，舌下神经管
*	颞骨颈内突
<	枕骨颈内突

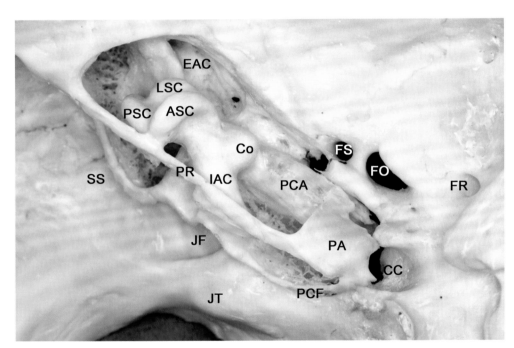

图 2.1.35 右侧颞骨及周围骨质上面观
磨除颅中窝底骨质和气房并轮廓化颈内
动脉、耳蜗、三个半规管以及内耳道

EAC	external auditory canal，外耳道
ASC	anterior semicircular canal，前半规管
LSC	lateral semicircular canal，外半规管
PSC	posterior semicircular canal，后半规管
PR	petrous ridge，岩骨嵴
IAC	internal auditory canal，内耳道
Co	cochlea，耳蜗
PCA	petrous carotid artery，岩段颈内动脉
SS	sigmoid sulcus，乙状窦沟
JF	jugular foramen，颈静脉孔
FS	foramen spinosum，棘孔
FO	foramen ovale，卵圆孔
FR	foramen rotundum，圆孔
PA	petrous apex，岩尖
CC	carotid canal，颈动脉管
PCF	petroclival fissure，岩斜裂
JT	jugular tubercle，颈静脉结节

2.2 中耳解剖
Anatomy of the Middle Ear

外耳道

外耳道从耳甲向内延伸至鼓膜，由两部分组成，外侧 1/3 为软骨部，内侧 2/3 为骨性部，外耳道骨性部的皮肤菲薄，厚度仅约 0.2mm，在分离过程中，需谨慎小心地保护。骨性外耳道的前部、下部和后部的大部分由颞骨的鼓部组成，故颞骨在骨性外耳道处形成了两条裂隙，鼓鳞裂位于前上，鼓乳裂位于后下，缝内由结缔组织充填形成了外耳道皮肤的隆起，在解剖过程中需进行锐性分离。下颌窝位于外耳道的前部，与外耳道仅隔一薄层骨板，下颌窝容纳下颌骨髁突并形成颞下颌关节。

鼓膜

鼓膜呈漏斗状，为薄的纤维组织膜，半透明、卵圆形，中心向内凹陷，分隔外耳道与鼓室，前下方向内倾斜。因此，外耳道的前下壁较后上壁长，且鼓膜与外耳道前壁所成的夹角较其与后壁所成的夹角小，前鼓膜外耳道夹角经常被外耳道前壁突出的骨质遮挡，而不易被探及。前鼓膜外耳道夹角的充分暴露是鼓膜修补术成功的关键。鼓膜紧张部分 3 层，外层为上皮层，内层为黏膜层，二者之间为纤维层，又称固有层。鼓膜分为两部分，包括紧张部和松弛部。鼓膜紧张部位于锤骨短突、锤骨前襞及锤骨后襞的下方，紧张部占整个鼓膜的大部分。鼓膜松弛部位于锤骨短突的上方。纤维层在鼓膜松弛部缺如。鼓膜紧张部周边固有层增厚形成了鼓环，鼓环附于鼓沟内，鼓沟上方有一缺口，名为鼓切迹（Rivinus 切迹），鼓切迹处鼓膜直接附着于颞骨鳞部，较松弛，名松弛部。鼓膜上隐窝（Prussak 间隙）位于鼓膜松弛部和锤骨颈之间，外界为鼓膜松弛部，内界为锤骨颈，上界为锤骨外侧韧带，下界为锤骨短突。上鼓室胆脂瘤时常经松弛部由此向内侵犯。锤骨柄尖部于鼓膜内侧的附着点为鼓膜外面的最凹陷处，称鼓膜脐。鼓膜脐前下方的三角形反光区称为光锥，由外来光线被鼓膜凹面集中反射所形成。

听骨链

锤骨

锤骨，形似锤，分头、颈和三个突起。锤骨头膨大呈椭圆形，位于上鼓室后间隙，头的后内侧为鞍状关节面，与砧骨相关节，形成锤砧关节。头的顶端圆隆，有锤骨上韧带皱襞附着。头的下方狭窄，为锤骨颈，锤骨柄为颈向下的延续，连接鼓膜的内面，尖端略向前外侧弯曲，因此形成鼓膜脐的形态。柄的起始部外侧短小的突起称锤骨短突，为鼓膜紧张部与松弛部的分界标志。由于其邻近外耳道上外侧壁，所以在行外耳道成形术时应小心避免碰触锤骨短突。柄的上端前内侧表面粗糙，为鼓膜张肌肌腱附着点，该肌的收缩将锤骨柄向内牵拉，增加鼓膜的紧张度，在一定程度上减少声音传导对内耳造成的损伤。颈的前面向下细长的突起，称锤骨前突，呈针状，有锤骨前韧带连于岩鼓裂。

砧骨

砧骨，形如砧，分一体和两脚，位于锤骨和镫骨之间，为开放鼓窦后首先看到的听小骨。砧骨体的前面为鞍状的关节面，与锤骨头的同名面相接形成锤砧关节。砧骨短脚向后突起，恰好位于外半规管隆起前方的砧骨窝内。砧骨长脚伸向下内方突入鼓室腔，与锤骨柄的方向近似，其下脚末端略膨大弯向内侧，称豆状突，朝内的关节面与镫骨头连接形成砧镫关节。砧骨由前方的锤骨和后方的砧骨后韧带支撑。

镫骨

镫骨，形似马镫，为人体最小的骨，分头、颈、两脚和一底。镫骨位于前庭窗，纳于龛内。镫骨头朝向外侧，其关节面与砧骨豆状突相关节，形成砧镫关节。镫骨肌附着于镫骨头后方和镫骨后脚之间。前庭窗是前庭及耳蜗前庭阶的门户，镫骨足板位于前庭窗内。前庭窗位于面神经管隆凸的下方、鼓岬后上方、匙突后方、锥隆起前方。镫骨足板与前庭窗之间由结缔组织填充，该结缔组织称为环状韧带。镫骨肌收缩将镫骨头向后牵拉，使镫骨与镫骨足板向后外翘起，增加环状韧带的张力，一定程度上减轻对内耳压力，缓解声音对内耳造成的损伤。

鼓室

鼓室介于鼓膜和内耳之间，分上、下、前、后、内、外六壁。中鼓室是位于鼓膜内侧的部分，以面神经的鼓室段为界，其上方为上鼓室。鼓膜紧张部下缘平面以下为下鼓室，前鼓室位于鼓膜的前方，有咽鼓管开口，恰好位于鼓膜张肌半管的下方。

鼓室腔

鼓室腔是一个狭窄的含气空腔，位于外侧的鼓膜以及内侧含有听觉和前庭迷路的鼓岬之间，向后与鼓窦交通，向前通过咽鼓管与鼻咽部交通，内含锤骨、砧骨和镫骨。鼓室的顶壁由一薄层骨板构成，称为鼓室盖，分隔颅中窝与鼓室，并构成鼓窦和鼓膜张肌的顶。鼓室底壁将鼓室与颈静脉球分开，底的内侧有舌咽神经鼓室支（Jacobson 神经）通过的孔道。外侧壁由鼓膜及其附着的鼓环构成。鼓环在鼓索经过的前小管和后小管的开口上方附近缺如。

上壁

上壁也称盖壁，由岩部的鼓室盖构成。鼓室盖为薄的骨板，分隔鼓室与颅中窝底，其向后延续为乳突窦的顶，向前参与构成鼓膜张肌的骨管。

下壁

下壁又称颈静脉壁，由形成颈静脉窝顶壁的颞骨岩部构成，将鼓室与颈静脉球分开。

前壁

鼓室的前壁狭窄，可经此进入咽鼓管，后者连接鼓室和鼻咽部。

咽鼓管

咽鼓管包括骨部和软骨部。骨部起自鼓室的前部，向前方和内侧延伸，在鳞部与岩部的交界处与软骨部相连。软骨部附着于岩骨和蝶骨大翼之间的蝶岩沟下缘，其基底位于鼻咽部外侧壁的黏膜下。岩段颈内动脉和咽鼓管均指向前内侧，但咽鼓管位于颈动脉管的前缘。

鼓膜张肌

鼓膜张肌及其骨性半管位于咽鼓管的上方，平行于岩段颈内动脉水平部。鼓膜张肌半管在上、骨性咽鼓管在下开口于鼓室前壁的上部。鼓膜张肌半管在鼓室的内侧壁向后外侧延伸，终止于前庭窗的上方。管的后端弯向外侧形成一个滑车状结构，即匙突，鼓膜张肌肌腱绕过匙突转向外侧附着于锤骨颈。

后壁

后鼓室存在一些深藏的隐窝。中间穿行的面神经将这些隐窝分为内侧的鼓室窦和外侧的面神经隐窝。这些隐窝也被骨嵴所分隔，它们汇聚于面神经的锥隆起部。该隆起内含有附着于镫骨头的镫骨肌。

鼓室窦

鼓室窦位于锥隆起、镫骨肌和面神经的内侧，后半规管和前庭的外侧。上界为岬小桥，下界为自茎突隆起伸向蜗窗龛后缘的骨嵴，即岬下脚。鼓室窦向后方的延伸是多变的，也可以向面神经内侧延伸。因为在绝大多数病例中并不能直接观察到它的底部，所以彻底清除这一区域的病变就需要丰富的经验。

面隐窝

面隐窝外界为骨性骨沟，内邻面神经管。磨除面隐窝后就可以开放后鼓室，进行完壁式鼓室成形术。面隐窝同样被连接锥隆起和鼓索隆起的鼓索嵴分为两部分。面隐窝向下的延伸是多变的，取决于鼓索由面神经分出的位置。

内壁

鼓室的内侧壁构成内耳和颞骨岩部的外侧界，表面有鼓岬、前庭窗、蜗窗和面神经管隆起。前庭窗位于鼓岬的后上方，连接鼓室与前庭，由镫骨足板封闭。蜗窗位于前庭窗的后下方，开口于悬垂的鼓岬边缘，即蜗窗龛的下方，由蜗窗膜封闭。

面神经

面神经鼓室段在鼓室腔内侧壁由咽鼓管上方到前庭窗上方走行。因为约 1/3 人的面神经鼓室段是裸露的，所以手术要格外小心。在前庭窗上方，面神经形成一个突起，有可能会遮盖镫骨足板。在前庭窗后缘，面神经向后下方弯曲走行，由内侧壁移向后壁。在这个转折点上，面神经位于外半规管的下外侧，与之平行走行。砧骨短脚就在面神经的外侧。

匙突

匙突相当于鼓膜张肌半管的后端。它位于锤骨颈的内侧，前庭窗的前上方和面神经鼓室段的下外方。该骨质突起处，鼓膜张肌腱几乎成直角向外弯曲附着于锤骨颈。

鼓岬

鼓岬是位于前庭窗前下方和蜗窗前方较明显的突起部分。它相当于耳蜗的底转。蜗轴朝向前外方。鼓室丛走行于鼓岬表面即耳蜗底转外侧隆起的表面。

前庭窗

镫骨足板位于前庭窗，将机械能传递到耳蜗的前庭阶。前庭窗位于由周围骨性突起围成的凹陷底部，下方是鼓岬，上方是面神经管，前方是匙突，后方是锥隆起。前庭窗的边缘与镫骨足板通过结缔组织相连，称为环状韧带。面神经的鼓室段就在前庭窗的上方，在接近于其后缘的位置，面神经转向下方直至茎乳孔。

蜗窗

蜗窗位于蜗窗龛内，在前庭窗下方。蜗窗是迷路向中耳的另一个开口。由于蜗窗的存在，耳蜗骨结构内的液体易受到机械振动的影响。蜗窗膜位于蜗窗龛的上方，而且多数位于水平面。因此，不去除蜗窗龛上部的悬骨，难以直接看到蜗窗膜。

外壁

称鼓膜壁，主要由鼓膜构成，鼓膜上方的颞骨鳞部构成鼓室上隐窝的外壁。鼓室上隐窝位于鼓膜上附着骨缘与鼓室盖的夹角处，上以鼓室盖与颅中窝分隔，内侧为外半规管隆凸和面神经凸，下方为砧骨窝及其后面不平坦的骨面，窝内容纳锤骨上半部、砧骨体及其短脚以及听小骨韧带等。

上鼓室

齿突是鼓室盖垂直向下的骨性隆起，尖端恰好指向锤骨头前方。齿突将上鼓室分为前、后两部分，前者亦称作上鼓室前隐窝。胆脂瘤常侵及此窝，如果术中没有足够开放该隐窝，则常常在该处残留病变。由于齿突位于面神经的上方，且齿突尖指向面神经，则齿突成为一个定位面神经的标志。上鼓室前隐窝底部容纳面神经膝神经节前部。鼓窦开口也称为鼓窦入口，位于上鼓室的后方。鼓窦入口向后连接鼓窦，其内侧壁有外半规管隆凸。砧骨窝是一个小的凹陷，位于上鼓室后部，内有砧骨短脚，通过砧骨后韧带固定于砧骨窝。

鼓窦

鼓窦连接上鼓室与乳突气房。鼓窦位于上鼓室的后方、颅中窝脑板的下方以及迷路的外侧。因鼓窦位置恒定，且鼓窦外侧无重要结构，所以鼓窦成为乳突开放术开始阶段的重要标志之一。外半规管隆凸可作为定位面神经最重要的标志之一。

鼓索

鼓索穿经的后小管在茎乳孔上方数毫米处起自面神经管，在面神经管前方上升，在锤骨柄上部水平开口于鼓室内。鼓索走行过程中与鼓膜和锤骨颈关系密切，走行于砧骨长脚外侧与锤骨柄之间，向前在岩鼓裂的内侧进入前小管，在蝶骨棘和翼外肌的内侧垂直下降，汇入舌神经。鼓索含味觉纤维和支配下颌下腺和舌下腺分泌的副交感神经纤维。

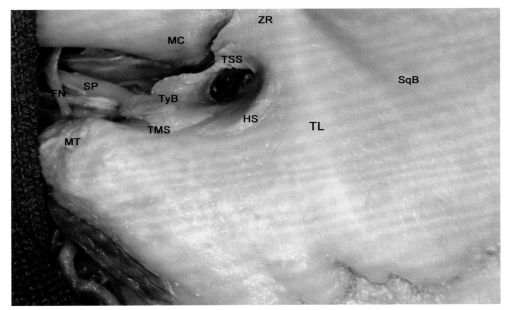

图 2.2.1 外耳道与周围结构毗邻关系

骨性外耳道的前部、下部和后部的大部分由颞骨的鼓部组成。下颌窝位于外耳道的前部，与外耳道仅隔一薄层骨板，下颌窝容纳下颌骨髁突并形成颞下颌关节

MC	mandibular condyle，下颌骨髁突
ZR	zygomatic root，颧弓根
SP	styloid process，茎突
TyB	tympanic portion of the temporal bone，颞骨鼓部
TSS	tympanosquamous suture，鼓鳞裂
TMS	tympanomastoid suture，鼓乳裂
HS	Henle's spine，Henle 棘
TL	temporal line，颞线
MT	mastoid tip，乳突尖
FN	facial nerve，面神经
SqB	squamosal portion of the temporal bone，颞骨鳞部

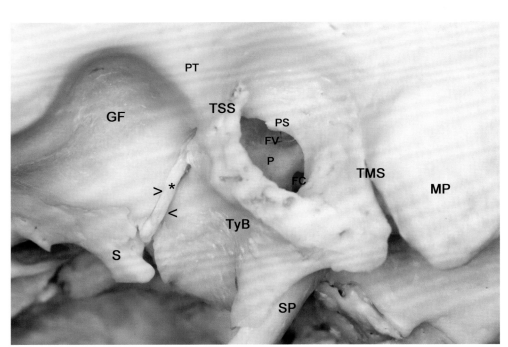

图 2.2.2 外耳道下外侧观

鼓鳞裂位于骨性外耳道前上，鼓乳裂位于其后下。图中 * 位置为岩骨凸入鼓部和鳞部之间的骨质，与前方的鳞部间形成岩鳞裂，与后方的颞骨鼓部间形成岩鼓裂

GF	glenoid fossa，下颌窝
PT	posterior zygomatic tubercle，颧弓后结节
SP	styloid process，茎突
S	spine of sphenoid bone，蝶骨棘
TyB	tympanic portion of the temporal bone，颞骨鼓部
TSS	tympanosquamous suture，鼓鳞裂
TMS	tympanomastoid suture，鼓乳裂
MP	mastoid process，乳突
PS	posterior spine，后棘
FC	fenestra cochleae，蜗窗
FV	fenestra vestibuli，前庭窗
P	promontory，鼓岬
*	岩骨
>	岩鳞裂
<	岩鼓裂

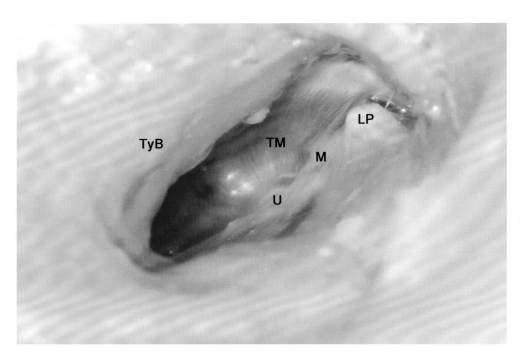

图 2.2.3 左侧鼓膜显微镜下观

前鼓膜外耳道夹角经常被外耳道前壁突出的骨质遮挡，而不易被探及

TyB	tympanic portion of the temporal bone，颞骨鼓部
TM	tympanic membrane，鼓膜
LP	lateral process of the malleus，锤骨短突
M	manubrium of the malleus，锤骨柄
U	umbo，鼓膜脐

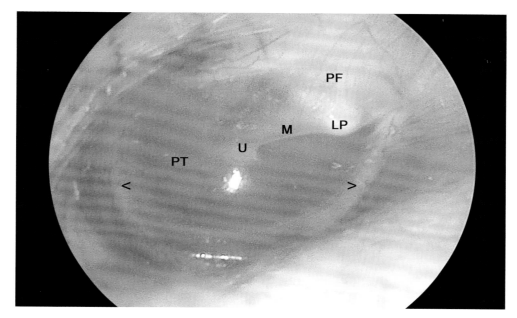

图 2.2.4　右侧正常鼓膜内镜下观

鼓膜分为两部分，包括紧张部和松弛部。
鼓膜紧张部位于锤骨短突、锤骨前襞及锤
骨后襞的下方，紧张部占整个鼓膜的大部
分。鼓膜松弛部位于锤骨短突的上方

PF	pars flaccida，鼓膜松弛部
PT	pars tensa，鼓膜紧张部
LP	lateral process of the malleus，锤骨短突
M	manubrium of the malleus，锤骨柄
U	umbo，鼓膜脐
<>	鼓环

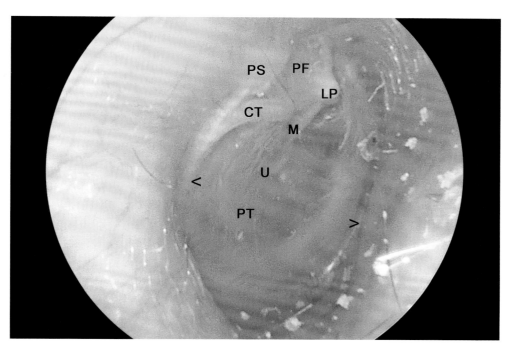

图 2.2.5　右侧正常鼓膜内镜下观

透过鼓膜可见鼓索走行于鼓膜内侧，后棘
的下方

PS	posterior spine，后棘
PF	pars flaccida，鼓膜松弛部
PT	pars tensa，鼓膜紧张部
LP	lateral process of the malleus，锤骨短突
M	manubrium of the malleus，锤骨柄
U	umbo，鼓膜脐
CT	chorda tympani，鼓索
<>	鼓环

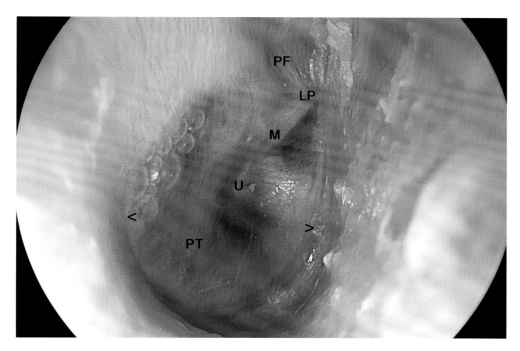

图 2.2.6　右侧正常鼓膜内镜下观

PF	pars flaccida，鼓膜松弛部
PT	pars tensa，鼓膜紧张部
LP	lateral process of the malleus，锤骨短突
M	manubrium of the malleus，锤骨柄
U	umbo，鼓膜脐
<>	鼓环

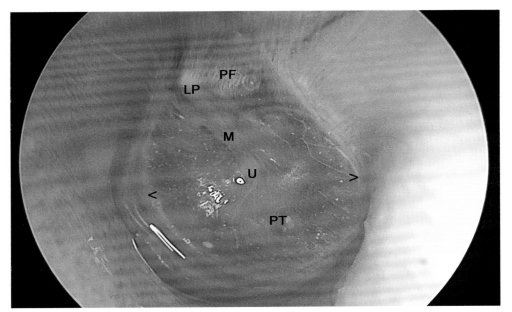

图 2.2.7　左侧正常鼓膜内镜下观

PF	pars flaccida，鼓膜松弛部
PT	pars tensa，鼓膜紧张部
LP	lateral process of the malleus，锤骨短突
M	manubrium of the malleus，锤骨柄
U	umbo，鼓膜脐
<>	鼓环

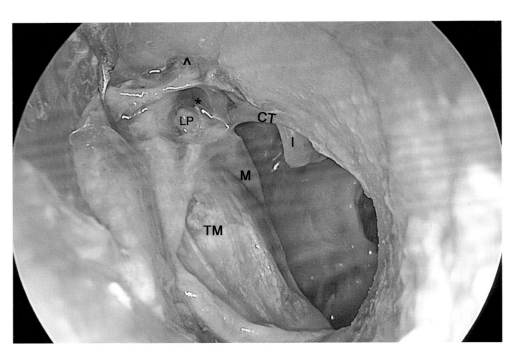

图 2.2.8　左侧标本，向前方翻开鼓膜 – 外耳道瓣，
暴露中耳腔和 Prussak 间隙。Prussak 间隙
位于鼓膜松弛部和锤骨颈之间，外界为鼓
膜松弛部，内界为锤骨颈，上界为锤骨外
侧韧带，下界为锤骨短突。上鼓室胆脂瘤
时常经松弛部由此向内侵犯

LP	lateral process of the malleus，锤骨短突
M	manubrium of the malleus，锤骨柄
CT	chorda tympani，鼓索
I	incus，砧骨
TM	tympanic membrane，鼓膜
*	Prussak 间隙
^	Rivinus 切迹

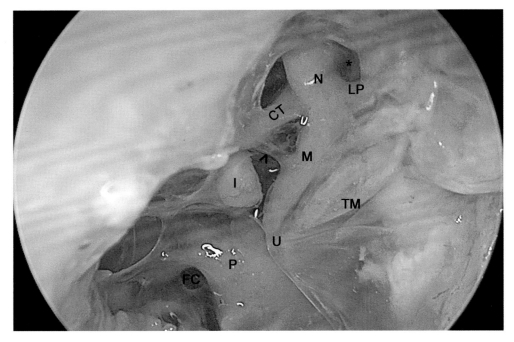

图 2.2.9　右侧标本，向前方翻开鼓膜 – 外耳道瓣，
暴露中耳腔和 Prussak 间隙。可见鼓索向
前走行于锤骨柄内侧

N	neck of the malleus，锤骨颈
LP	lateral process of the malleus，锤骨短突
M	manubrium of the malleus，锤骨柄
U	umbo，鼓膜脐
CT	chorda tympani，鼓索
I	incus，砧骨
TM	tympanic membrane，鼓膜
FC	fenestra cochleae，蜗窗
P	promontory，鼓岬
*	Prussak 间隙
^	锤骨后韧带

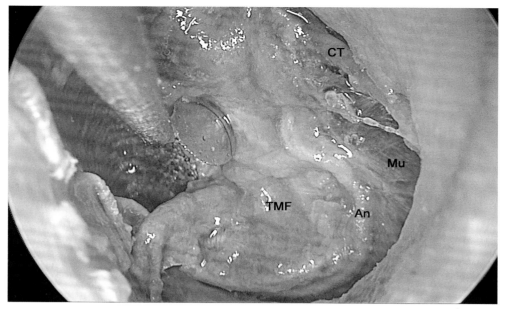

图 2.2.10 左侧标本，内镜下自鼓沟内分离鼓环，可见鼓环向内与中耳腔黏膜相延续

CT	chorda tympani，	鼓索
Mu	mucosa，	鼓室黏膜
An	annulus，	鼓环
TMF	tympanomeatal flap，	鼓膜 – 外耳道皮瓣

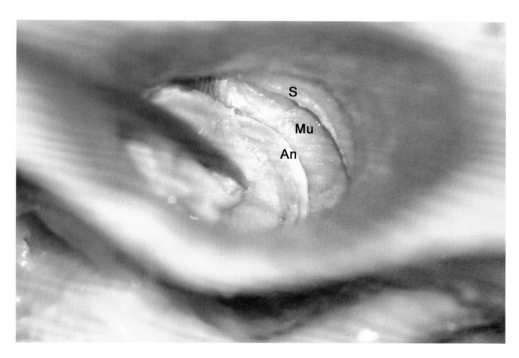

图 2.2.11 右侧标本，显微镜下自鼓沟内分离鼓环，以显示鼓环与鼓沟二者之间的关系。可见鼓环向内与咽鼓管周围黏膜相延续

S	sulcus，	鼓沟
Mu	mucosa，	鼓室黏膜
An	annulus，	鼓环

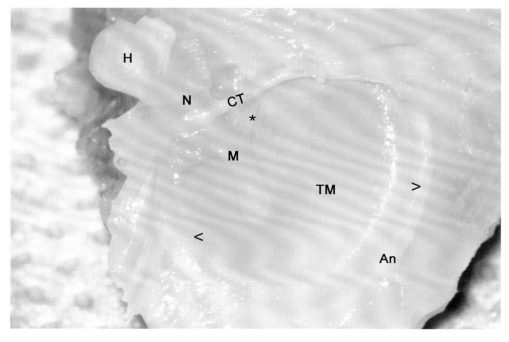

图 2.2.12 右侧鼓膜内面观

H	head of the malleus，	锤骨头
N	neck of the malleus，	锤骨颈
CT	chorda tympani，	鼓索
M	manubrium of the malleus，	锤骨柄
TM	tympanic membrane，	鼓膜
An	annulus，	鼓环
*		锤骨后韧带
<>		鼓环

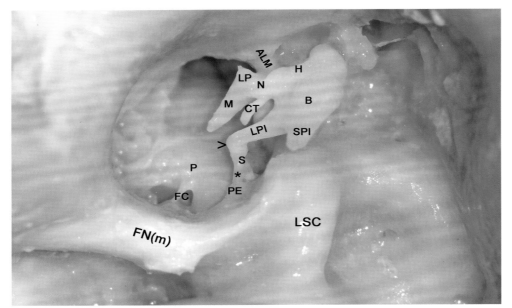

图 2.2.13 左侧中耳听骨链连接图

ALM	anterior ligament of malleus，锤骨前韧带
H	head of the malleus，锤骨头
N	neck of the malleus，锤骨颈
LP	lateral process of the malleus，锤骨短突
M	manubrium of the malleus，锤骨柄
B	body of incus，砧骨体
SPI	short process of incus，砧骨短脚
LPI	long process of incus，砧骨长脚
S	stapes，镫骨
CT	chorda tympani，鼓索
PE	pyramidal eminence，锥隆起
P	promontory，鼓岬
FC	fenestra cochleae，蜗窗
FN(m)	mastoid segment of facial nerve，面神经乳突段
LSC	lateral semicircular canal，外半规管
*	镫骨肌肌腱
>	砧镫关节

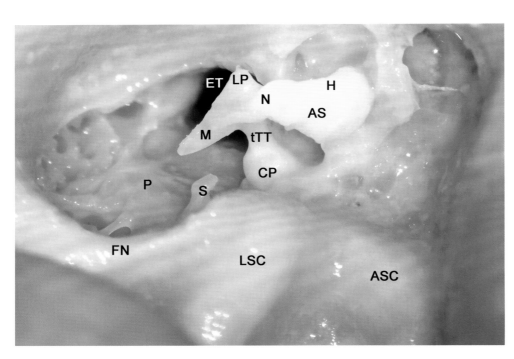

图 2.2.14 左侧中耳，已去除砧骨，观察锤骨形态

ET	eustachian tube，咽鼓管
H	head of the malleus，锤骨头
N	neck of the malleus，锤骨颈
LP	lateral process of the malleus，锤骨短突
M	manubrium of the malleus，锤骨柄
AS	articular surface，关节面
tTT	tendon of tensor tympani muscle，鼓膜张肌肌腱
CP	cochleariform process，匙突
S	stapes，镫骨
P	promontory，鼓岬
FN	facial nerve，面神经
LSC	lateral semicircular canal，外半规管
ASC	anterior semicircular canal，前半规管

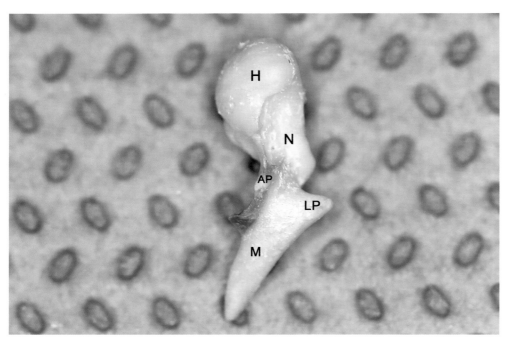

图 2.2.15 左侧锤骨前面观

H	head of the malleus，锤骨头
N	neck of the malleus，锤骨颈
AP	anterior process of the malleus，锤骨前突
LP	lateral process of the malleus，锤骨短突
M	manubrium of the malleus，锤骨柄

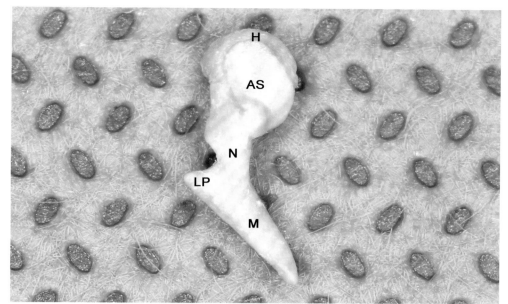

图 2.2.16 左侧锤骨后面观

H	head of the malleus，锤骨头
AS	articular surface，关节面
N	neck of the malleus，锤骨颈
LP	lateral process of the malleus，锤骨短突
M	manubrium of the malleus，锤骨柄

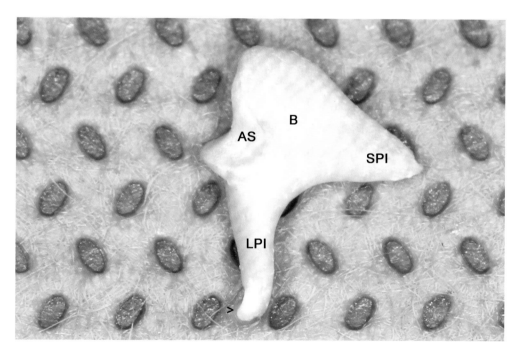

图 2.2.17 左侧砧骨外面观

AS	articular surface，关节面
B	body of incus，砧骨体
SPI	short process of incus，砧骨短脚
LPI	long process of incus，砧骨长脚
>	砧骨豆状突

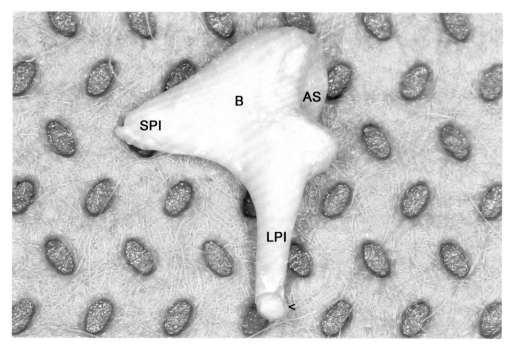

图 2.2.18 左侧砧骨内面观

AS	articular surface，关节面
B	body of incus，砧骨体
SPI	short process of incus，砧骨短脚
LPI	long process of incus，砧骨长脚
<	砧骨豆状突

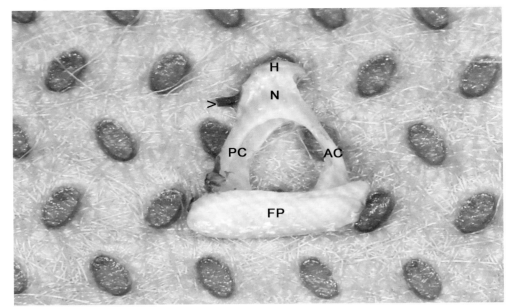

图 2.2.19 左侧镫骨上面观

H	head of stapes，镫骨头
N	neck of stapes，镫骨颈
AC	anterior crus，镫骨前脚
PC	posterior crus，镫骨后脚
FP	footplate of the stapes，镫骨足板
>	镫骨肌肌腱

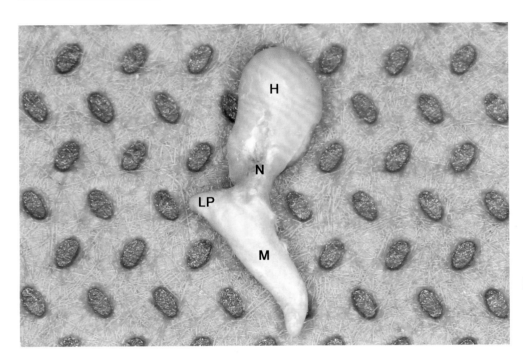

图 2.2.20 右侧锤骨前面观

H	head of the malleus，锤骨头
N	neck of the malleus，锤骨颈
LP	lateral process of the malleus，锤骨短突
M	manubrium of the malleus，锤骨柄

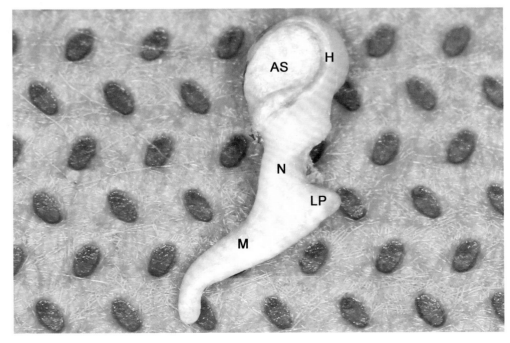

图 2.2.21 右侧锤骨后面观

H	head of the malleus，锤骨头
AS	articular surface，关节面
N	neck of the malleus，锤骨颈
LP	lateral process of the malleus，锤骨短突
M	manubrium of the malleus，锤骨柄

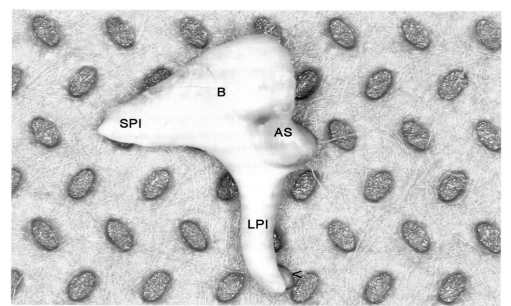

图 2.2.22 右侧砧骨外面观

AS	articular surface，关节面
B	body of incus，砧骨体
SPI	short process of incus，砧骨短脚
LPI	long process of incus，砧骨长脚
<	砧骨豆状突

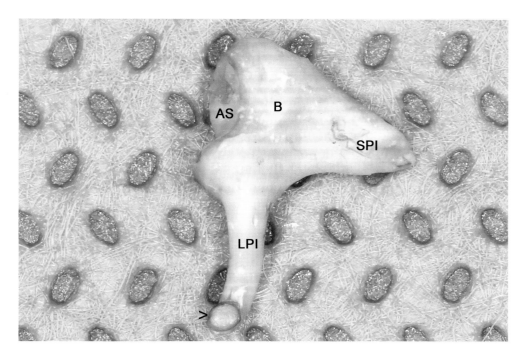

图 2.2.23 右侧砧骨内面观

AS	articular surface，关节面
B	body of incus，砧骨体
SPI	short process of incus，砧骨短脚
LPI	long process of incus，砧骨长脚
>	砧骨豆状突

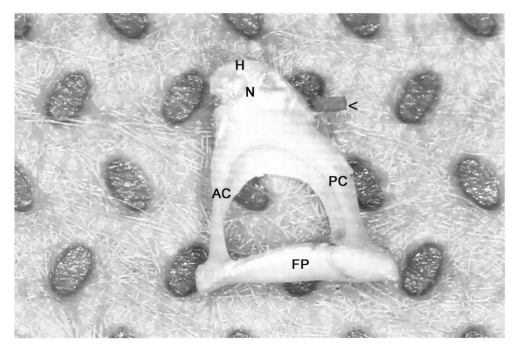

图 2.2.24 右侧镫骨后面观

H	head of stapes，镫骨头
N	neck of stapes，镫骨颈
AC	anterior crus，镫骨前脚
PC	posterior crus，镫骨后脚
FP	footplate of the stapes，镫骨足板
<	镫骨肌肌腱

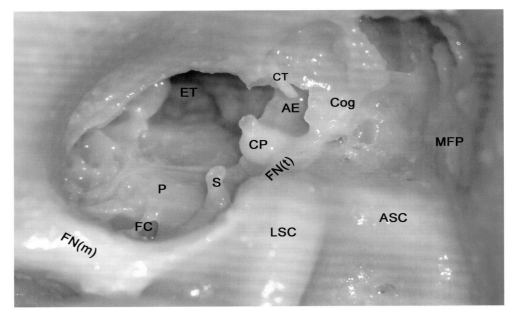

图 2.2.25 左侧标本，去除外耳道后壁和上壁、锤骨和砧骨后的鼓室腔

ET   eustachian tube，咽鼓管
CT   chorda tympani，鼓索
AE   anterior epitympanic compartment，上鼓室前间隙
Cog   齿突
CP   cochleariform process，匙突
MFP   middle fossa plate，颅中窝脑板
S   stapes，镫骨
P   promontory，鼓岬
FC   fenestra cochleae，蜗窗
FN(t)   tympanic segment of facial nerve，面神经鼓室段
FN(m)   mastoid segment of facial nerve，面神经乳突段
LSC   lateral semicircular canal，外半规管
ASC   anterior semicircular canal，前半规管

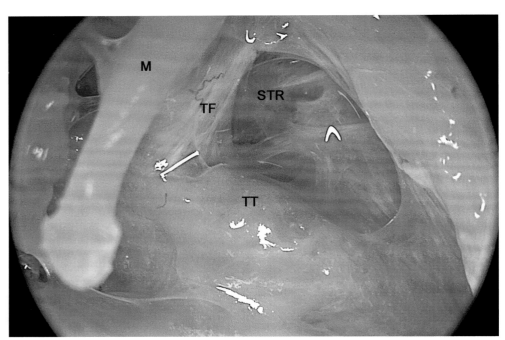

图 2.2.26 右侧标本，45°内镜下观察管上隐窝和鼓膜张肌皱襞

STR   supratubal recess，管上隐窝
TF   tensor fold，鼓膜张肌皱襞
M   manubrium of the malleus，锤骨柄
TT   tensor tympani muscle，鼓膜张肌

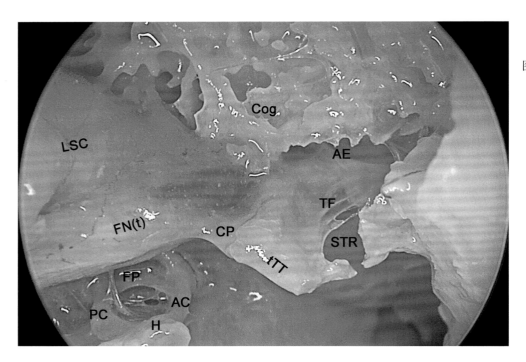

图 2.2.27 右侧标本，已去除锤骨，内镜下可见鼓膜张肌皱襞分隔上鼓室前间隙和管上隐窝。齿突是鼓室盖垂直向下的骨性隆起，尖端指向面神经鼓室段前端，将上鼓室分为前、后两部分

LSC   lateral semicircular canal，外半规管
FN(t)   tympanic segment of facial nerve，面神经鼓室段
Cog   齿突
AE   anterior epitympanic compartment，上鼓室前间隙
STR   supratubal recess，管上隐窝
TF   tensor fold，鼓膜张肌皱襞
CP   cochleariform process，匙突
tTT   tendon of tensor tympani muscle，鼓膜张肌肌腱
H   head of stapes，镫骨头
AC   anterior crus，镫骨前脚
PC   posterior crus，镫骨后脚
FP   footplate of the stapes，镫骨足板

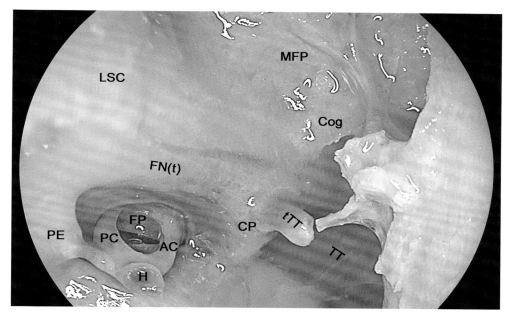

图 2.2.28 右侧标本，已去除砧骨和锤骨，观察上
鼓室结构

MFP	middle fossa plate，	颅中窝脑板
LSC	lateral semicircular canal，	外半规管
FN(t)	tympanic segment of facial nerve，	面神经鼓室段
Cog		齿突
CP	cochleariform process，	匙突
tTT	tendon of tensor tympani muscle，	鼓膜张肌肌腱
TT	tensor tympani muscle，	鼓膜张肌
H	head of stapes，	镫骨头
AC	anterior crus，	镫骨前脚
PC	posterior crus，	镫骨后脚
FP	footplate of the stapes，	镫骨足板
PE	pyramidal eminence，	锥隆起

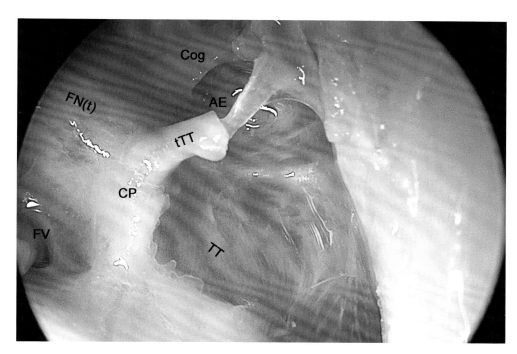

图 2.2.29 右侧标本，45°内镜下，自下向上观察上
鼓室前间隙

FN(t)	tympanic segment of facial nerve，	面神经鼓室段
Cog		齿突
AE	anterior epitympanic compartment，	上鼓室前间隙
CP	cochleariform process，	匙突
tTT	tendon of tensor tympani muscle，	鼓膜张肌肌腱
TT	tensor tympani muscle，	鼓膜张肌
FV	fenestra vestibuli，	前庭窗

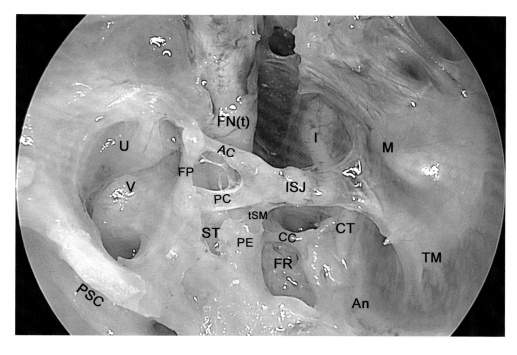

图 2.2.30 右侧标本，自前向后观察听骨链和鼓室
后壁结构

FN(t)	tympanic segment of facial nerve，	面神经鼓室段
U	utricle，	椭圆囊
V	vestibule，	前庭
M	malleus，	锤骨
I	incus，	砧骨
ISJ	incudostapedial joint，	砧镫关节
AC	anterior crus，	镫骨前脚
PC	posterior crus，	镫骨后脚
FP	footplate of the stapes，	镫骨足板
tSM	tendon of stapedius muscle，	镫骨肌肌腱
PE	pyramidal eminence，	锥隆起
ST	sinus tympani，	鼓室窦
CC	chordal crest，	鼓索嵴
FR	facial recess，	面隐窝
CT	chorda tympani，	鼓索
TM	tympanic membrane，	鼓膜
An	annulus，	鼓环
PSC	posterior semicircular canal，	后半规管

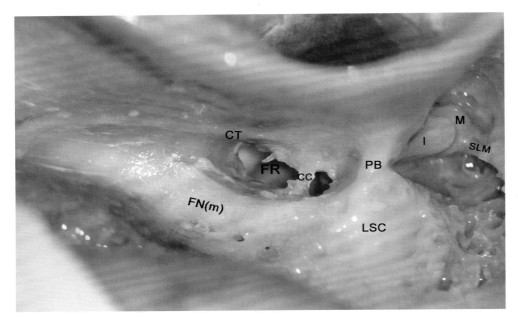

图 2.2.31　左侧标本，已完成完壁式鼓室成形术，开放面隐窝，可见鼓索嵴为一横跨鼓室后壁的骨嵴

M	malleus，锤骨
I	incus，砧骨
SLM	superior ligament of malleus，锤骨上韧带
PB	posterior buttress，后拱柱
CC	chordal crest，鼓索嵴
FR	facial recess，面隐窝
CT	chorda tympani，鼓索
FN(m)	mastoid segment of facial nerve，面神经乳突段
LSC	lateral semicircular canal，外半规管

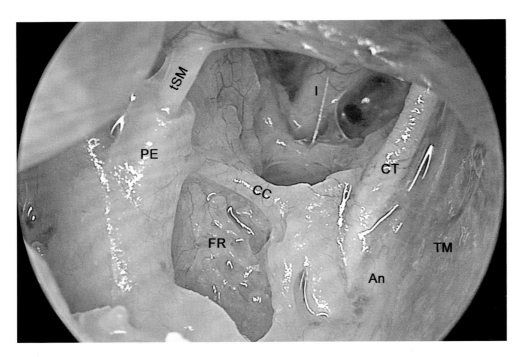

图 2.2.32　左侧标本，自前向后观察鼓室后壁，可见鼓索嵴为一横跨鼓室后壁的骨嵴。连接内侧的锥隆起和外侧的鼓索隆起，将面隐窝分为上、下两部分

I	incus，砧骨
tSM	tendon of stapedius muscle，镫骨肌肌腱
PE	pyramidal eminence，锥隆起
CC	chordal crest，鼓索嵴
FR	facial recess，面隐窝
CT	chorda tympani，鼓索
TM	tympanic membrane，鼓膜
An	annulus，鼓环

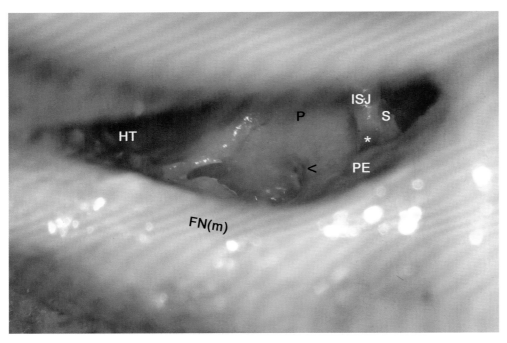

图 2.2.33　左侧标本，经面隐窝观察蜗窗区域

ISJ	incudostapedial joint，砧镫关节
S	stapes，镫骨
PE	pyramidal eminence，锥隆起
P	promontory，鼓岬
HT	hypotympanum，下鼓室
FN(m)	mastoid segment of facial nerve，面神经乳突段
*	镫骨肌肌腱
<	蜗窗龛

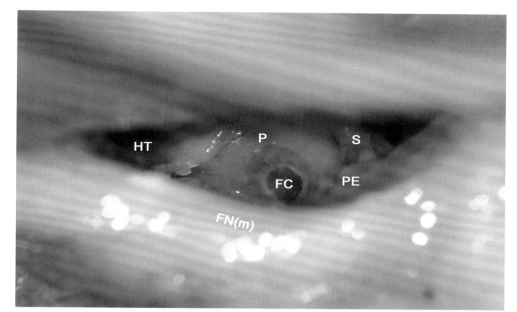

图 2.2.34 左侧标本，经面隐窝观察蜗窗膜，已去除蜗窗龛

S	stapes，镫骨	
FC	fenestra cochleae，蜗窗	
PE	pyramidal eminence，锥隆起	
P	promontory，鼓岬	
HT	hypotympanum，下鼓室	
FN(m)	mastoid segment of facial nerve，面神经乳突段	

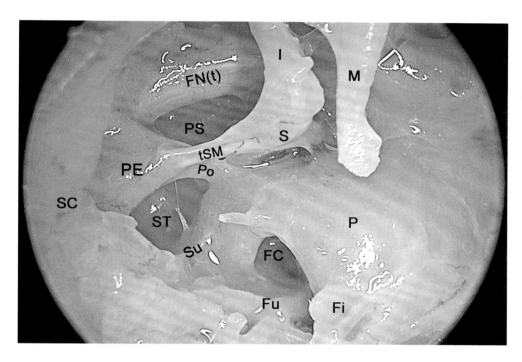

图 2.2.35 右侧中耳腔，观察后鼓室结构。注意本例标本中岬小桥呈桥状，后鼓室窦与鼓室窦在桥下相通

FN(t)	tympanic segment of facial nerve，面神经鼓室段
M	malleus，锤骨
I	incus，砧骨
S	stapes，镫骨
PS	posterior sinus，后鼓室窦
tSM	tendon of stapedius muscle，镫骨肌肌腱
PE	pyramidal eminence，锥隆起
Po	ponticulus，岬小桥
ST	sinus tympani，鼓室窦
Su	subiculum，岬下脚
FC	fenestra cochleae，蜗窗
P	promontory，鼓岬
Fu	fustis，龛下柱
Fi	finiculus，岬末脚
SC	styloid complex，茎突复合体

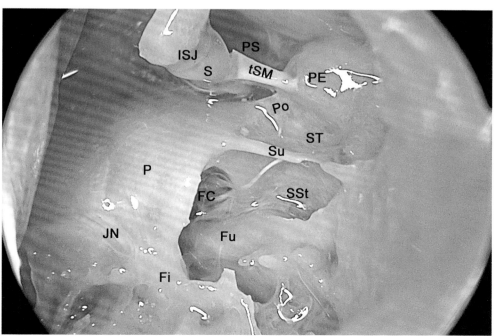

图 2.2.36 左侧中耳腔，观察后鼓室结构

ISJ	incudostapedial joint，砧镫关节
S	stapes，镫骨
PS	posterior sinus，后鼓室窦
tSM	tendon of stapedius muscle，镫骨肌肌腱
PE	pyramidal eminence，锥隆起
Po	ponticulus，岬小桥
ST	sinus tympani，鼓室窦
Su	subiculum，岬下脚
SSt	sinus subtympanicus，下鼓室窦
P	promontory，鼓岬
FC	fenestra cochleae，蜗窗
Fu	fustis，龛下柱
Fi	finiculus，岬末脚
JN	Jacobson's nerve，Jacobson 神经（鼓室丛）

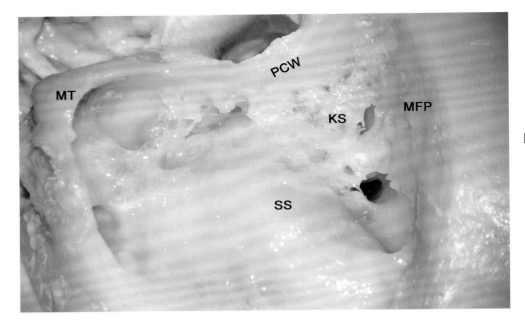

图 2.2.37　左侧标本，已完成完壁式术腔，可见
　　　　　　Körner 隔尚未打开，未暴露深部的鼓窦。
　　　　　　Körner 隔是在鼓室窦水平分隔乳突气房
　　　　　　与深部气房的一薄骨板。初学者容易将
　　　　　　Körner 隔误认为鼓窦内侧壁，致使浪费
　　　　　　了手术时间

MT　　mastoid tip，乳突尖
PCW　posterior canal wall，外耳道后壁
MFP　middle fossa plate，颅中窝脑板
SS　　sigmoid sinus，乙状窦
KS　　Körner septum，Körner 隔

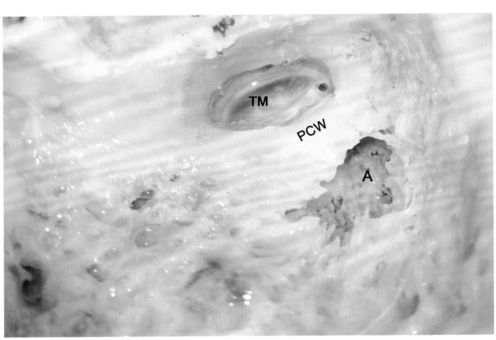

图 2.2.38　左侧标本，开放式术腔，已打开 Körner
　　　　　　隔，暴露其深面的鼓窦

TM　　tympanic membrane，鼓膜
PCW　posterior canal wall，外耳道后壁
A　　antrum，鼓窦

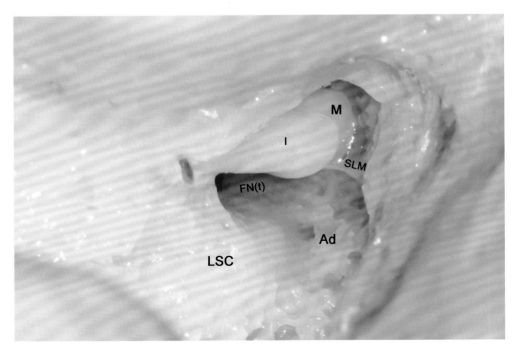

图 2.2.39　已完成上鼓室开放，暴露出上鼓室内容
　　　　　　纳的锤骨头、砧骨体和砧骨短脚。在砧
　　　　　　骨内侧可见面神经鼓室段。鼓窦入口连
　　　　　　接鼓窦与前方的上鼓室

M　　malleus，锤骨
I　　incus，砧骨
SLM　superior ligament of malleus，锤骨上韧带
FN(t)　tympanic segment of facial nerve，面神经
　　　　　鼓室段
LSC　lateral semicircular canal，外半规管
Ad　　aditus ad antrum，鼓窦入口

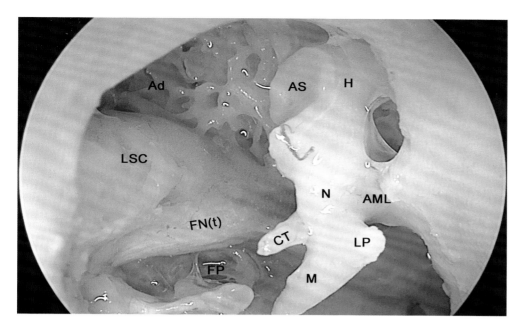

图 2.2.40 耳内镜下自中耳腔向后观察鼓窦入口，可见外半规管位于鼓窦入口的下方，面神经鼓室段走行于外半规管与前庭窗之间

H	head of the malleus，锤骨头
AS	articular surface，关节面
N	neck of the malleus，锤骨颈
LP	lateral process of the malleus，锤骨短突
M	manubrium of the malleus，锤骨柄
AML	anterior malleal ligament，锤骨前韧带
CT	chorda tympani，鼓索
FN(t)	tympanic segment of facial nerve，面神经鼓室段
FP	footplate of the stapes，镫骨足板
LSC	lateral semicircular canal，外半规管
Ad	aditus ad antrum，鼓窦入口

2.3 内耳解剖

Anatomy of the Inner Ear

内耳又称迷路，藏于颞骨岩部，内含听觉和前庭器官。按解剖和功能可分为耳蜗、前庭和半规管三个部分。从组织学上内耳分为骨迷路与膜迷路。骨迷路由密质骨构成。骨迷路内包含膜迷路，膜迷路内有听觉与位觉感受器。骨迷路与膜迷路之间充满外淋巴液，而膜迷路含有内淋巴液，内、外淋巴液互不相通。

骨迷路

骨迷路由致密的骨质构成，包括耳蜗、前庭和半规管三部分。

耳蜗

耳蜗位于前庭的前部，形似蜗壳，为迷路的最前部。蜗顶朝向前外方，位于鼓膜张肌内侧。其底朝向内耳道底，并有很多细孔。这些孔内有蜗神经通过。耳蜗的中央有一锥形的蜗轴，其周围有一蜗螺旋管（骨蜗管）绕其旋转 2.5～2.75 周，底周向中耳凸出形成鼓岬。纤细的骨螺旋板从蜗轴伸出，部分分隔骨蜗管。骨蜗管内的膜蜗管附着于蜗轴，其另一边附着于骨蜗管的外壁，骨蜗管即完整地被骨螺旋板和基底膜分为上、下两个腔。上腔又被前庭膜分为两个腔，故骨蜗管内共有三个管腔：上方为前庭阶，始于前庭；中间为膜蜗管，又名中阶，系膜迷路；下方名鼓阶，起自蜗窗，并为蜗窗膜所封闭。骨螺旋板顶端形成螺旋板钩，蜗轴顶端形成蜗轴板；螺旋板钩、蜗轴板和膜蜗管顶盲端共同围成蜗孔。前庭阶和鼓阶的外淋巴经蜗孔相通。蜗神经纤维通过蜗轴和骨螺旋板相接处的许多小孔到达螺旋神经节。耳蜗底转的最下部、蜗窗附近有蜗水管内口，其外口在岩部下面颈静脉窝和颈内动脉管之间的锥状窝内，鼓阶的外淋巴经蜗水管与蛛网膜下腔相通。

前庭

前庭位于耳蜗和半规管之间，略呈椭圆形，容纳椭圆囊及球囊。前下部较窄，借一椭圆孔与耳蜗的前庭阶相通；后上部稍宽，有 3 个骨半规管的 5 个开口。前庭的外壁即鼓室内壁的一部分，有前庭窗和蜗窗。内壁正对内耳道构成内耳道底。前庭腔内面有自前上向后下的斜形骨嵴，名前庭嵴。嵴的前方为球囊隐窝，内含球囊，后者位于镫骨足板的下面；窝壁有数个小孔称中筛斑（球囊筛区）。嵴的后方有椭圆囊隐窝，容纳椭圆囊；此窝壁及前庭嵴前上端有多数小孔称上筛斑（椭圆囊壶腹筛区）。椭圆囊隐窝下方有前庭水管内口，其外口（颅内开口）位于岩部后面的内淋巴囊开口。前庭水管内有内淋巴管与内淋巴囊相通。前庭嵴的后下端呈分叉状，其间有小窝名蜗隐窝，蜗隐窝与后半规管壶腹之间的区域称下筛斑（壶腹筛区）。

半规管

骨半规管位于前庭后方，为三个圆周 2/3 环状骨管，分别称前半规管、外半规管和后半规管，三者互相垂直。前半规管弓行向上，位于弓状隆起下方附近，其长轴与颞骨岩部长轴相垂直，指向颅中窝底。外半规管水平弓形向外，形成鼓窦入口内侧的外半规管隆凸，指向外耳道。后半规管弓形向后，与外半规管垂直，指向颅后窝。三个半规管各有两脚，脚膨大，一端称壶腹脚；另一端称单脚。前、后半规管的单骨脚合并为总骨脚，因此三个半规管以 5 个口开放于前庭。

位于鼓窦内侧壁的外半规管从前上至后下倾斜约 30°。迷路的骨囊较坚硬，不易被病变侵蚀、破坏。然而，因它邻近鼓窦，如病变侵犯鼓窦内侧壁，外半规管则成为最易受胆脂瘤等病变侵蚀的部位。外半规管前端为壶腹部，内含感觉细胞，开口于椭圆囊，位于上鼓室后部的内壁。

另外两个半规管所在平面与外半规管所在平面近乎垂直。后半规管位于外半规管的后方，且外半规管的后缘指向后半规管的中心。后半规管走行方向几乎平行于颅后窝硬脑膜，其壶腹部位于下端，恰好位于面神经乳突段的内侧。后半规管上端与前半规管的后端连接，形成总脚。

前半规管位于颅中窝脑板的下方，其壶腹位于其前端、外半规管壶腹的内上方。前半规管走行几乎垂直于颞骨岩部的长轴，前半规管位于鼓窦后方的较深处，因此，大多数情况下看不到前半规管。在去除了足够的迷路周围气房后，有些病例如岩部胆脂瘤，才能完全暴露前半规管。在极少数情况下，前半规管可有裂隙，与颅中窝硬脑膜直接相连。

前半规管和外半规管的壶腹位于上鼓室后部的内侧壁，所以在手术中，如果有磨除鼓室内壁的必要时，应特别小心避免磨开这两个壶腹。迷路结构中半规管壶腹对抗扰动能力远远低于半规管。

膜迷路

膜迷路由膜管和膜囊组成，借细小网状纤维束悬浮于外淋巴液中自成一密闭系统，称内淋巴系统。可分为椭圆囊、球囊、膜半规管及膜蜗管，各部相互连通。膜迷路内包含司平衡和听觉的结构，包括位觉斑、壶腹嵴、内淋巴囊和膜蜗管。

椭圆囊

椭圆囊位于前庭后上部，借结缔组织、微血管和前庭神经椭圆囊支附着于椭圆囊隐窝中。囊底与前壁贝壳形增厚的感觉上皮区即椭圆囊斑，分布有前庭神经椭圆囊支的神经纤维，感受位置觉，亦称位觉斑。位觉斑上有支柱细胞和毛细胞的神经上皮。前庭后壁有5孔，与3个半规管相通。前壁内侧有椭圆球囊管，连接球囊与内淋巴管，后者经前庭水管止于岩部后面硬脑膜内的内淋巴囊。内淋巴囊的位于前庭水管内，囊内面表皮上有较多皱襞，其中含有大量小血管及结缔组织，囊的另一半位于两层硬脑膜之间，囊壁较光滑。

球囊

球囊略呈球形，位于前庭前下方的球囊隐窝中，比椭圆囊略小。内前壁有球囊斑，前庭神经球囊支的纤维分布于此。后下部接内淋巴管及椭圆球囊管。球囊下端经连合管与蜗管相通。椭圆囊斑和球囊斑互相垂直，构造相同，由支柱细胞和毛细胞组成。毛细胞的纤毛较壶腹嵴的短，上方覆有一层胶质膜名耳石膜。

膜半规管

膜半规管附着于骨半规管的外侧壁，约占骨半规管腔隙的1/4，借5孔与椭圆囊相通。在骨壶腹的部位，膜半规管也膨大为膜壶腹，其内有一横位的镰状隆起名壶腹嵴。壶腹嵴上有高度分化的、由支柱细胞与毛细胞所组成的感觉上皮。

内淋巴管和内淋巴囊

内淋巴管位于前庭和内淋巴囊之间，呈Y形，与椭圆囊及球囊相通，称椭圆囊管和球囊管。内淋巴管起始端膨大称内淋巴窦，进入前庭水管后管腔变窄称峡部。内淋巴管终末端膨大部分为内淋巴囊，囊的一半位于前庭水管内，囊壁不光滑，表面有皱褶，称皱褶部；另一半位于后半规管下近乙状窦的两层脑膜之间，囊壁光滑，称平滑部，上皮较厚血管较少，囊周围由疏松结缔组织所包绕，含丰富血管。内淋巴囊在形态上分为近侧、中间和远侧三部。

膜蜗管

膜蜗管位于骨螺旋板与骨蜗管外壁之间，为耳蜗内螺旋形的膜质管道，又名中阶，内含内淋巴。此乃螺旋形的膜性盲管，两端均为盲端，顶部称顶盲端，前庭称前庭盲端。膜蜗管的横切面呈三角形，有上、下、外3壁：上壁为前庭膜，起自骨螺旋板，向外上止于骨蜗管的外侧壁；外壁为螺旋韧带，上覆假复层上皮，内含丰富的血管，名血管纹；下壁由骨螺旋板上面的骨膜增厚形成的螺旋缘和基底膜组成。基底膜起自螺旋板的游离缘，向外止于骨蜗管外壁的基底膜嵴。位于基底膜上的螺旋器又名Corti器，是听觉感受器的主要部分。

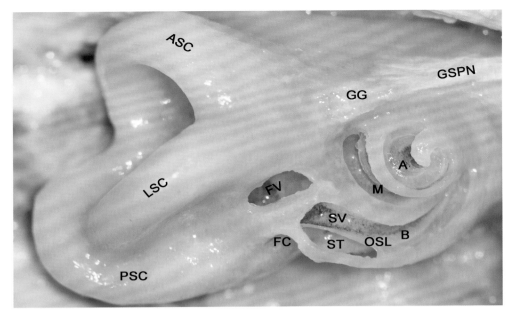

图 2.3.1 右侧颞骨，已轮廓化耳囊，开放耳蜗底转、中转和顶转

ASC	anterior semicircular canal，前半规管	
LSC	lateral semicircular canal，外半规管	
PSC	posterior semicircular canal，后半规管	
GG	geniculate ganglion，膝神经节	
GSPN	greater superficial petrosal nerve，岩浅大神经	
A	apical turn of cochlea，耳蜗顶转	
M	middle turn of cochlea，耳蜗中转	
B	basal turn of cochlea，耳蜗底转	
OSL	osseous spiral lamina，骨螺旋板	
SV	scala vestibuli，前庭阶	
ST	scala tympani，鼓阶	
FV	fenestra vestibuli，前庭窗	
FC	fenestra cochleae，蜗窗	

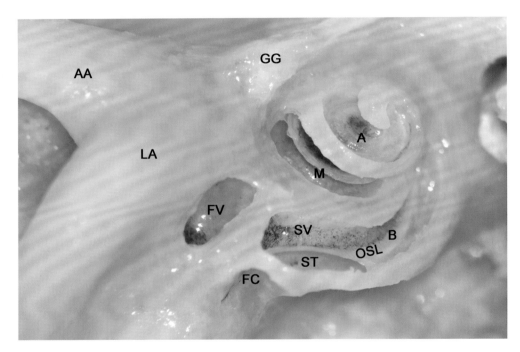

图 2.3.2 右侧耳蜗放大观，已开放耳蜗底转、中转和顶转。可见骨螺旋板分隔前庭阶和鼓阶

AA	ampullate end of anterior semicircular canal，前半规管壶腹端
LA	ampullate end of lateral semicircular canal 外半规管壶腹端
GG	geniculate ganglion，膝神经节
A	apical turn of cochlea，耳蜗顶转
M	middle turn of cochlea，耳蜗中转
B	basal turn of cochlea，耳蜗底转
OSL	osseous spiral lamina，骨螺旋板
SV	scala vestibuli，前庭阶
ST	scala tympani，鼓阶
FV	fenestra vestibuli，前庭窗
FC	fenestra cochleae，蜗窗

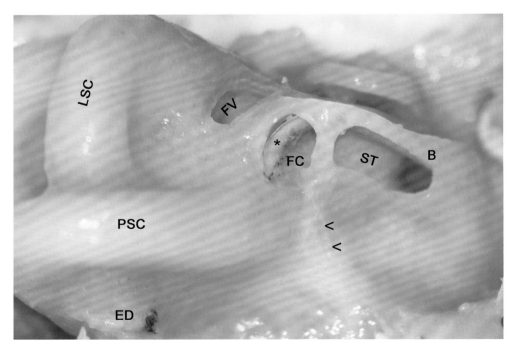

图 2.3.3 观察蜗窗与骨螺旋板之间的关系。耳蜗底转鼓阶的最下部、蜗窗附近有蜗水管内口

LSC	lateral semicircular canal，外半规管
PSC	posterior semicircular canal，后半规管
ED	endolymphatic duct，内淋巴管
FV	fenestra vestibuli，前庭窗
FC	fenestra cochleae，蜗窗
B	basal turn of cochlea，耳蜗底转
ST	scala tympani，鼓阶
*	骨螺旋板
<	蜗水管

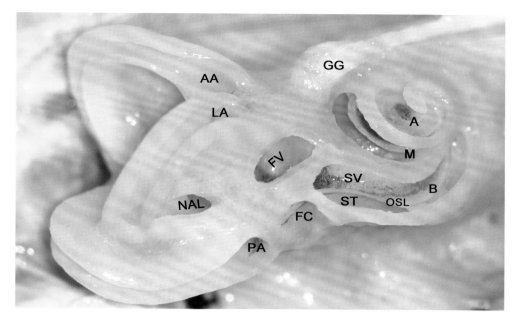

图 2.3.4 右侧迷路，已开放耳蜗及半规管

LA	ampullate end of lateral semicircular canal，外半规管壶腹端	
AA	ampullate end of anterior semicircular canal，前半规管壶腹端	
PA	ampullate end of posterior semicircular canal，后半规管壶腹端	
NAL	nonampullate end of lateral semicircular canal，外半规管非壶腹端	
GG	geniculate ganglion，膝神经节	
A	apical turn of cochlea，耳蜗顶转	
M	middle turn of cochlea，耳蜗中转	
B	basal turn of cochlea，耳蜗底转	
OSL	osseous spiral lamina，骨螺旋板	
SV	scala vestibuli，前庭阶	
ST	scala tympani，鼓阶	
FV	fenestra vestibuli，前庭窗	
FC	fenestra cochleae，蜗窗	

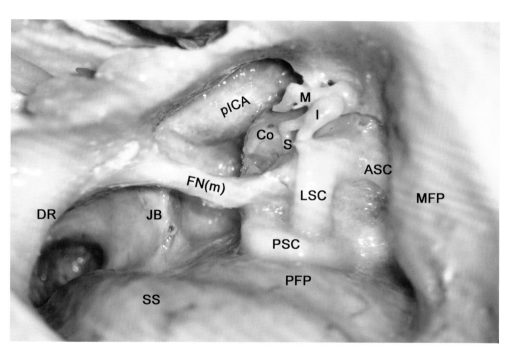

图 2.3.5 左侧开放式术腔，显示三个半规管之间互相垂直的位置关系

pICA	petrous segment of internal carotid artery，岩段颈内动脉	
Co	cochlea，耳蜗	
M	malleus，锤骨	
I	incus，砧骨	
S	stapes，镫骨	
FN(m)	mastoid segment of facial nerve，面神经乳突段	
ASC	anterior semicircular canal，前半规管	
LSC	lateral semicircular canal，外半规管	
PSC	posterior semicircular canal，后半规管	
DR	digastric ridge，二腹肌嵴	
JB	jugular bulb，颈静脉球	
SS	sigmoid sinus，乙状窦	
PFP	posterior fossa plate，颅后窝脑板	
MFP	middle fossa plate，颅中窝脑板	

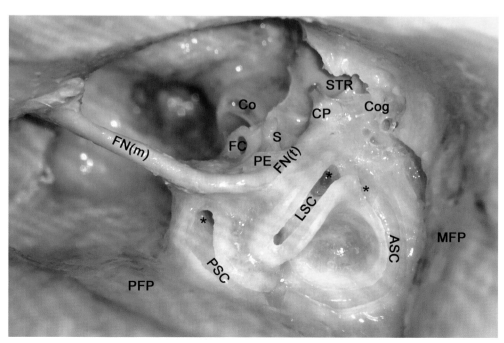

图 2.3.6 左侧标本，已开放三个半规管，注意半规管的壶腹端。外半规管和前半规管的前端为壶腹端，后半规管的下端为壶腹端，恰位于面神经乳突段内侧

Co	cochlea，耳蜗	
FC	fenestra cochleae，蜗窗	
S	stapes，镫骨	
PE	pyramidal eminence，锥隆起	
CP	cochleariform process，匙突	
Cog	齿突	
STR	supratubal recess，管上隐窝	
FN(t)	tympanic segment of facial nerve，面神经鼓室段	
FN(m)	mastoid segment of facial nerve，面神经乳突段	
ASC	anterior semicircular canal，前半规管	
LSC	lateral semicircular canal，外半规管	
PSC	posterior semicircular canal，后半规管	
PFP	posterior fossa plate，颅后窝脑板	
MFP	middle fossa plate，颅中窝脑板	
*	三个半规管的壶腹端	

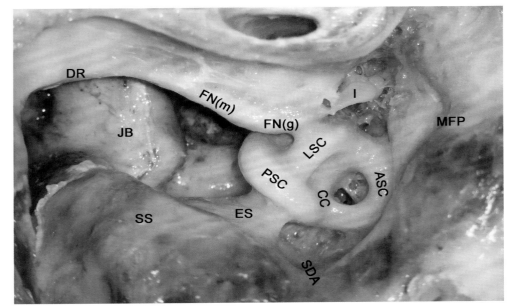

图 2.3.7 左侧标本，完壁式术腔，已轮廓化三个半
规管。注意面神经与外半规管和后半规管
的毗邻关系

DR	digastric ridge，二腹肌嵴
FN(m)	mastoid segment of facial nerve，面神经乳突段
FN(g)	second genu of facial nerve，面神经第二膝
I	incus，砧骨
ASC	anterior semicircular canal，前半规管
LSC	lateral semicircular canal，外半规管
PSC	posterior semicircular canal，后半规管
CC	common crus，总脚
ES	endolymphatic sac，内淋巴囊
MFP	middle fossa plate，颅中窝脑板
JB	jugular bulb，颈静脉球
SS	sigmoid sinus，乙状窦
SDA	sinodural angle，窦脑膜角

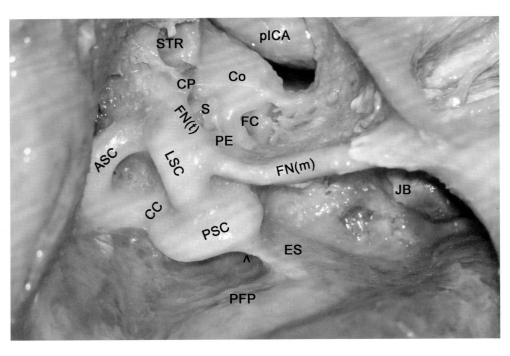

图 2.3.8 右侧标本，内淋巴囊从后半规管的内侧进
入颅后窝两层硬脑膜之间

STR	supratubal recess，管上隐窝
pICA	petrous segment of internal carotid artery，岩段颈内动脉
CP	cochleariform process，匙突
Co	cochlea，耳蜗
FC	fenestra cochleae，蜗窗
S	stapes，镫骨
PE	pyramidal eminence，锥隆起
FN(t)	tympanic segment of facial nerve，面神经鼓室段
FN(m)	mastoid segment of facial nerve，面神经乳突段
ASC	anterior semicircular canal，前半规管
LSC	lateral semicircular canal，外半规管
PSC	posterior semicircular canal，后半规管
CC	common crus，总脚
ES	endolymphatic sac，内淋巴囊
PFP	posterior fossa plate，颅后窝脑板
JB	jugular bulb，颈静脉球
^	内淋巴管

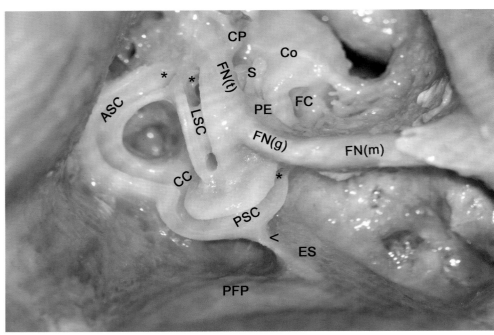

图 2.3.9 右侧标本，已开放三个半规管。上、后半
规管的非壶腹端合并为总脚

CP	cochleariform process，匙突
Co	cochlea，耳蜗
S	stapes，镫骨
PE	pyramidal eminence，锥隆起
FC	fenestra cochleae，蜗窗
FN(t)	tympanic segment of facial nerve，面神经鼓室段
FN(g)	second genu of facial nerve，面神经第二膝
FN(m)	mastoid segment of facial nerve，面神经乳突段
ASC	anterior semicircular canal，前半规管
LSC	lateral semicircular canal，外半规管
PSC	posterior semicircular canal，后半规管
CC	common crus，总脚
ES	endolymphatic sac，内淋巴囊
PFP	posterior fossa plate，颅后窝脑板
*	三个半规管壶腹端
<	内淋巴管

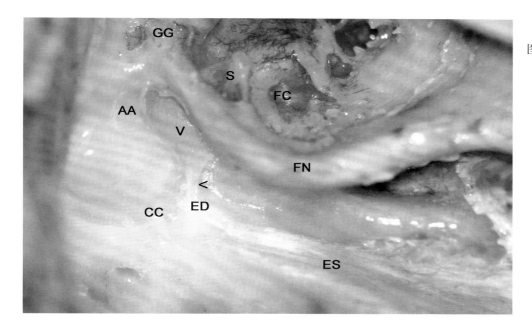

图 2.3.10 右侧标本，磨除外、后半规管，开放前庭。内淋巴管位于前庭和内淋巴囊之间，呈 Y 形，与椭圆囊及球囊相通，称椭圆囊管和球囊管。内淋巴管起始端膨大称内淋巴窦，进入前庭水管后管腔变窄称峡部。内淋巴管终末端膨大部分为内淋巴囊

GG   geniculate ganglion，膝神经节
FN   facial nerve，面神经
S   stapes，镫骨
FC   fenestra cochleae，蜗窗
AA   ampullate end of anterior semicircular canal，前半规管壶腹端
V   vestibule，前庭
CC   common crus，总脚
ED   endolymphatic duct，内淋巴管
ES   endolymphatic sac，内淋巴囊
<   内淋巴管分叉处

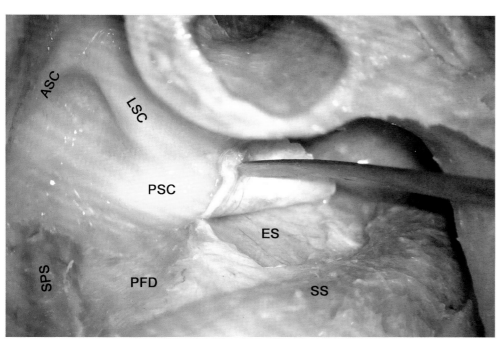

图 2.3.11 右侧标本，已开放内淋巴囊，可见内淋巴囊位于两层硬脑膜之间

ASC   anterior semicircular canal，前半规管
LSC   lateral semicircular canal，外半规管
PSC   posterior semicircular canal，后半规管
SPS   superior petrosal sinus，岩上窦
PFD   posterior fossa dura，颅后窝硬脑膜
ES   endolymphatic sac，内淋巴囊
SS   sigmoid sinus，乙状窦

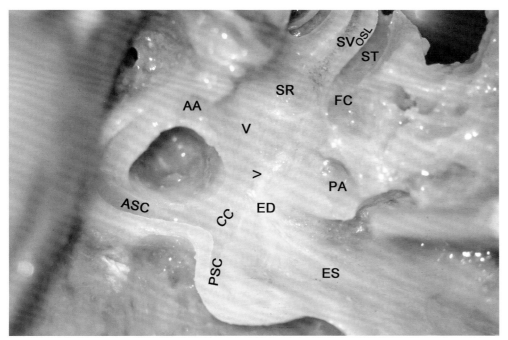

图 2.3.12 右侧标本，已去除外半规管和前庭外侧壁，暴露前庭内侧壁的结构

SV   scala vestibuli，前庭阶
ST   scala tympani，鼓阶
OSL   osseous spiral lamina，骨螺旋板
SR   spherical recess，球囊隐窝
FC   fenestra cochleae，蜗窗
AA   ampullate end of anterior semicircular canal，前半规管壶腹端
V   vestibule，前庭
PA   ampullate end of posterior semicircular canal，后半规管壶腹端
ASC   anterior semicircular canal，前半规管
PSC   posterior semicircular canal，后半规管
CC   common crus，总脚
ED   endolymphatic duct，内淋巴管
ES   endolymphatic sac，内淋巴囊
>   内淋巴管分叉处

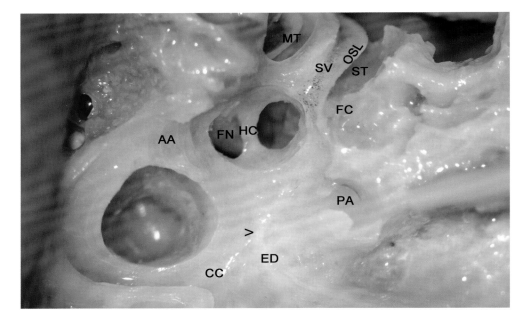

图 2.3.13　磨除球囊隐窝及邻近骨质，暴露内耳道底的横嵴和面神经

MT	middle turn of cochlea，耳蜗中转
SV	scala vestibuli，前庭阶
ST	scala tympani，鼓阶
OSL	osseous spiral lamina，骨螺旋板
FC	fenestra cochleae，蜗窗
AA	ampullate end of anterior semicircular canal，前半规管壶腹端
FN	facial nerve，面神经
HC	horizontal crest，横嵴
PA	ampullate end of posterior semicircular canal，后半规管壶腹端
CC	common crus，总脚
ED	endolymphatic duct，内淋巴管
>	内淋巴管分叉处

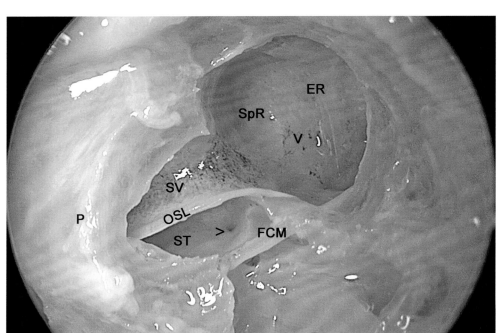

图 2.3.14　左侧中耳内镜观，已去除部分前庭外侧壁和鼓岬，暴露耳蜗底转和前庭内侧壁。骨螺旋板分隔耳蜗鼓阶和前庭阶。耳蜗底转的最下部、蜗窗附近有蜗水管内口

SpR	spherical recess，球囊隐窝
ER	elliptical recess，椭圆囊隐窝
V	vestibule，前庭
P	promontory，鼓岬
SV	scala vestibuli，前庭阶
ST	scala tympani，鼓阶
OSL	osseous spiral lamina，骨螺旋板
FCM	fenestra cochleae membrane，蜗窗膜
>	蜗水管

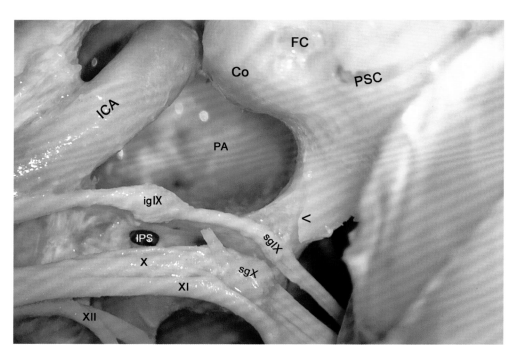

图 2.3.15　左侧标本，蜗水管外口在岩部下面颈静脉窝和颈内动脉管之间的锥状窝内，鼓阶的外淋巴经蜗水管与蛛网膜下腔相通

ICA	internal carotid artery，颈内动脉
Co	cochlea，耳蜗
FC	fenestra cochleae，蜗窗
PSC	posterior semicircular canal，后半规管
PA	petrous apex，岩尖
sgIX	superior ganglion of glossopharyngeal nerve，舌咽神经上神经节
igIX	inferior ganglion of glossopharyngeal nerve，舌咽神经下神经节
IPS	opening of inferior petrosal sinus，岩下窦开口
sgX	superior ganglion of vagus nerve，迷走神经上神经节
X	vagus nerve，迷走神经
XI	accessory nerve，副神经
XII	hypoglossal nerve，舌下神经
<	蜗水管

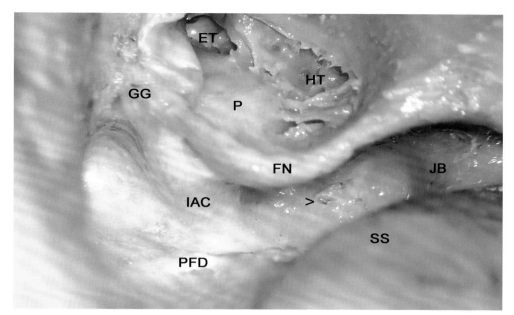

图 2.3.16 右侧标本，已磨除迷路，可见蜗水管位于颈静脉球前方，为定位内耳道下界的标志，舌咽神经刚好走行于蜗水管的下方

ET	eustachian tube，咽鼓管
GG	geniculate ganglion，膝神经节
FN	facial nerve，面神经
P	promontory，鼓岬
HT	hypotympanum，下鼓室
IAC	internal auditory canal，内耳道
PFD	posterior fossa dura，颅后窝硬脑膜
JB	jugular bulb，颈静脉球
SS	sigmoid sinus，乙状窦
>	蜗水管

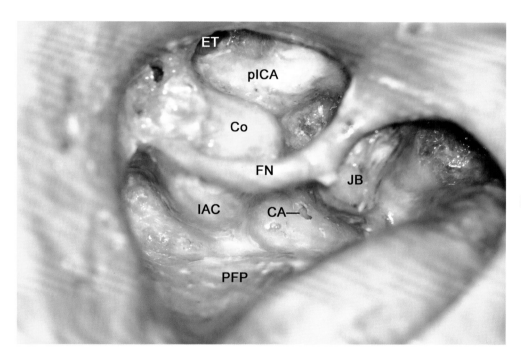

图 2.3.17 右侧标本，已磨除迷路，轮廓化内耳道和耳蜗，可见蜗水管位于颈静脉球前方

ET	eustachian tube，咽鼓管
pICA	petrous segment of internal carotid artery，岩段颈内动脉
Co	cochlea，耳蜗
FN	facial nerve，面神经
IAC	internal auditory canal，内耳道
PFP	posterior fossa plate，颅后窝脑板
CA	cochlear aqueduct，蜗水管
JB	jugular bulb，颈静脉球

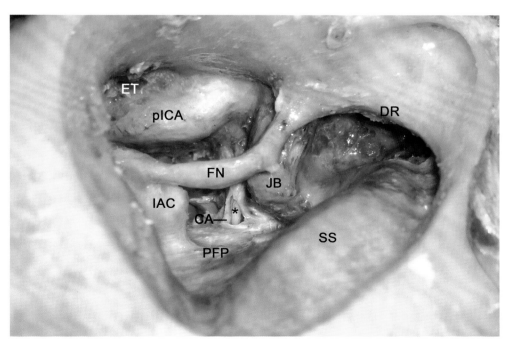

图 2.3.18 右侧经耳囊径路，可见蜗水管位于颈静脉球前方，舌咽神经刚好走行于蜗水管的下方

ET	eustachian tube，咽鼓管
pICA	petrous segment of internal carotid artery，岩段颈内动脉
FN	facial nerve，面神经
DR	digastric ridge，二腹肌嵴
IAC	internal auditory canal，内耳道
SS	sigmoid sinus，乙状窦
JB	jugular bulb，颈静脉球
CA	cochlear aqueduct，蜗水管
PFP	posterior fossa plate，颅后窝脑板
*	舌咽神经

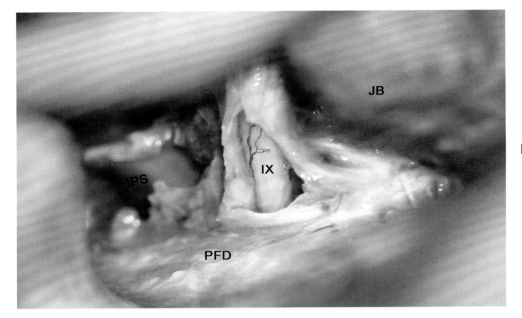

图 2.3.19 右侧标本放大观。蜗水管是定位舌咽神经的重要标志，舌咽神经刚好走行于蜗水管的下方。因此磨到蜗水管意味着已达到所需磨除的下界了。在实际手术中，开放蜗水管释放脑脊液，减少了颅内压力，有助于术野的暴露

IX	glossopharyngeal nerve，舌咽神经
IPS	inferior petrosal sinus，岩下窦
PFD	posterior fossa dura，颅后窝硬脑膜
JB	jugular bulb，颈静脉球

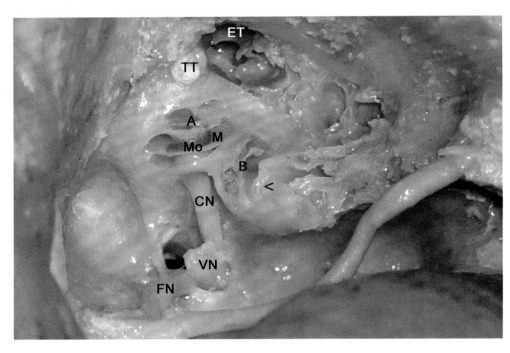

图 2.3.20 右侧经耳蜗径路，已将面神经向后改道，并开放耳蜗各转，可见蜗神经自内耳道底进入蜗轴。蜗顶恰位于鼓膜张肌的内侧

ET	eustachian tube，咽鼓管
TT	tensor tympani muscle，鼓膜张肌
A	apical turn of cochlea，耳蜗顶转
M	middle turn of cochlea，耳蜗中转
B	basal turn of cochlea，耳蜗底转
Mo	modiolus，蜗轴
CN	cochlear nerve，蜗神经
FN	facial nerve，面神经
VN	vestibular nerve，前庭神经
<	蜗窗膜

2.4 内耳道解剖
Anatomy of the Internal Auditory Canal

内耳道长约 1cm，由脑桥小脑角至颞骨岩部向外走行。内耳门位于岩部后面。后缘呈锐角，而前缘圆钝。颅后窝硬脑膜延续进入内耳道，包绕神经直至各神经进入相应孔道为止。内耳道内走行的神经包括面神经、蜗神经、前庭上神经和前庭下神经。内耳道长轴平行于外耳道长轴。内耳道的外端为内耳道底。横嵴将内耳道分为较小的上部区域和较大的下部区域。上部区域进一步被垂直嵴分为面神经通过的前部区域和前庭上神经通过的后部区域。垂直嵴也称为 Bill 嵴，以纪念 William House 首先提出它在经迷路径路中于内耳道底辨认面神经时的重要性。蜗神经穿行于内耳道底的前下部区域，该处存在有大量筛孔。前庭下神经走行于后下部区域。前庭下神经的后下方为支配后半规管壶腹的单孔神经走行的通道。因此内耳道底可分为四个象限：面神经位于前上部，蜗神经位于前下部，前庭上神经位于后上部，前庭下神经位于后下部。内耳道内也有迷路动脉、静脉以及小脑前下动脉袢通过。

该区域解剖为切除脑桥小脑角和内耳道内肿瘤提供了三种基本手术入路。一种是经过颅中窝和内耳道顶壁；另一种是经迷路和颞骨的后面；第三种是经过颅后窝和内耳道后壁。

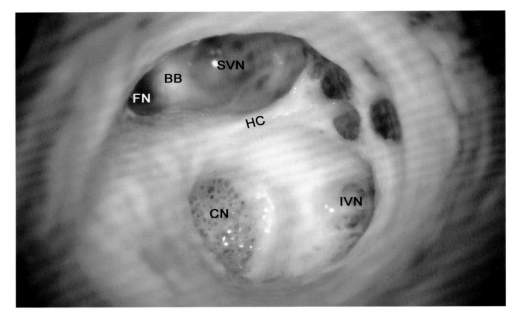

图 2.4.1 右耳，内耳道底内镜观

可见横嵴将内耳道底分为上、下两部分。横嵴上方又被 Bill 嵴分为前、后两部分，前方为面神经管，后方为前庭上区。横嵴下方，蜗神经区在前，前庭下区在后

FN　　facial nerve，面神经
BB　　Bill's bar，垂直嵴
SVN　superior vestibular nerve，前庭上神经
HC　　horizontal crest，横嵴
CN　　cochlear nerve，蜗神经
IVN　inferior vestibular nerve，前庭下神经

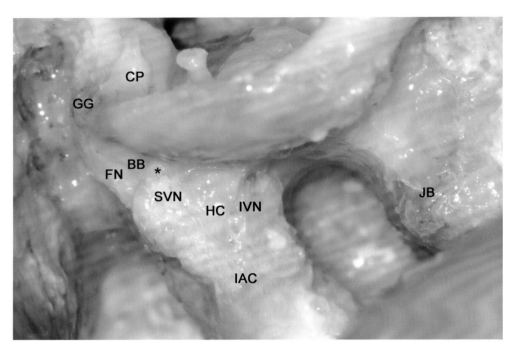

图 2.4.2 右侧经迷路径路，已轮廓化内耳道。显示内耳道底的结构，前庭上神经离开内耳道底时位于外侧，进入到一个细的骨管内，成为上壶腹神经，支配外半规管的壶腹

GG　　geniculate ganglion，膝神经节
CP　　cochleariform process，匙突
FN　　facial nerve，面神经
BB　　Bill's bar，垂直嵴
SVN　superior vestibular nerve，前庭上神经
HC　　horizontal crest，横嵴
IVN　inferior vestibular nerve，前庭下神经
IAC　internal auditory canal，内耳道
JB　　jugular bulb，颈静脉球
*　　　上壶腹神经

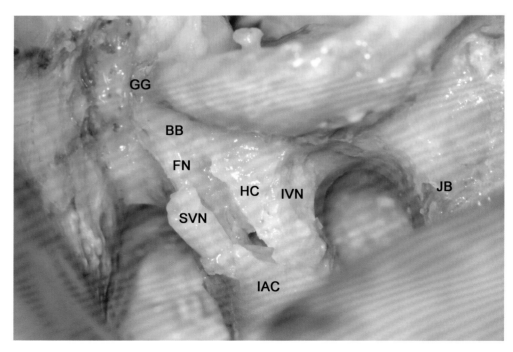

图 2.4.3 用钩针继续向内将前庭上神经与面神经分离开，建立一个清晰地分界面，可见面神经位于 Bill 嵴的前方

GG　　geniculate ganglion，膝神经节
BB　　Bill's bar，垂直嵴
FN　　facial nerve，面神经
SVN　superior vestibular nerve，前庭上神经
HC　　horizontal crest，横嵴
IVN　inferior vestibular nerve，前庭下神经
IAC　internal auditory canal，内耳道
JB　　jugular bulb，颈静脉球

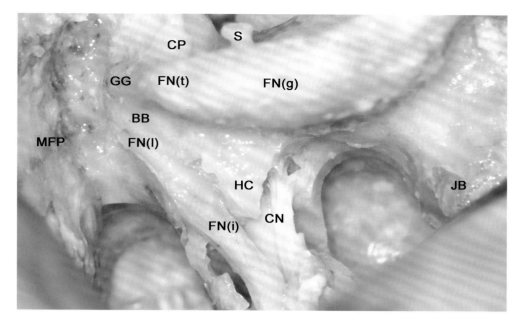

图 2.4.4　向后分离前庭上、下神经，暴露前方的面神经内耳道段和蜗神经

MFP	middle fossa plate，颅中窝脑板
GG	geniculate ganglion，膝神经节
CP	cochleariform process，匙突
S	stapes，镫骨
FN(t)	tympanic segment of facial nerve，面神经鼓室段
FN(g)	second genu of facial nerve，面神经第二膝
FN(l)	labyrinthine segment of facial nerve，面神经迷路段
FN(i)	internal auditory canal segment of facial nerve，面神经内耳道段
CN	cochlear nerve，蜗神经
BB	Bill's bar，垂直嵴
HC	horizontal crest，横嵴
JB	jugular bulb，颈静脉球

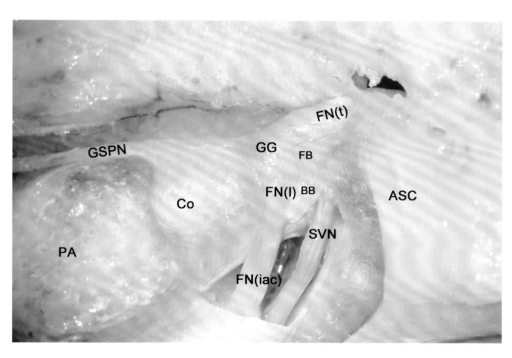

图 2.4.5　右侧颞骨、颅中窝观

已开放内耳道硬脑膜，暴露位于横嵴上的面神经和前庭上神经，二者由 Bill 嵴相隔。可见耳蜗恰位于岩浅大神经和面神经迷路段所成的夹角内

GSPN	greater superficial petrosal nerve，岩浅大神经
FN(t)	tympanic segment of facial nerve，面神经鼓室段
GG	geniculate ganglion，膝神经节
FN(l)	labyrinthine segment of facial nerve，面神经迷路段
FN(iac)	internal auditory canal segment of facial nerve，面神经内耳道段
SVN	superior vestibular nerve，前庭上神经
PA	petrous apex，岩尖
Co	cochlea，耳蜗
FB	Fukushima's bar，Fukushima 嵴
BB	Bill's bar，垂直嵴
ASC	anterior semicircular canal，前半规管

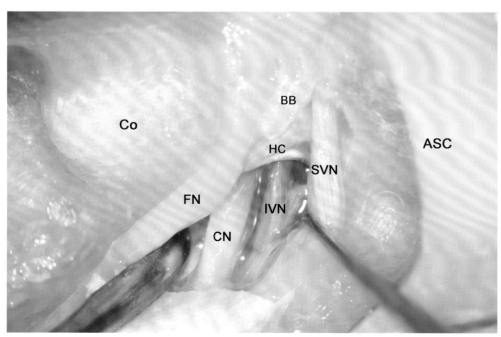

图 2.4.6　右侧颞骨、颅中窝观。分别牵开内耳道底前方的面神经和后方的前庭上神经，暴露出横嵴以及位于横嵴下方的蜗神经和前庭下神经

Co	cochlea，耳蜗
FN	facial nerve，面神经
CN	cochlear nerve，蜗神经
SVN	superior vestibular nerve，前庭上神经
BB	Bill's bar，垂直嵴
HC	horizontal crest，横嵴
IVN	inferior vestibular nerve，前庭下神经
ASC	anterior semicircular canal，前半规管

乙状窦

乙状窦是横窦的延伸，位于硬脑膜的内外两层之间。起于横窦末端，向前下弯曲，在乳突内侧面形成较深压迹。在其上端，乙状窦上方接受岩上窦的血流。几近中部后缘，乳突导静脉连接乙状窦和耳后静脉。乙状窦终止于颈静脉孔的后缘，此处膨大形成颈静脉球。颈静脉球位于颈静脉孔的后方，占据颈静脉孔最大部分，连接乙状窦和颈内静脉。

横窦

两侧横窦均起自枕内隆凸附近，一侧（多为右侧）是上矢状窦的直接延伸，另一侧是直窦的延伸。每一侧横窦均沿横窦沟向前外侧弯曲走行，至颞骨岩部的后外方，转行向下续为乙状窦。它位于小脑幕的附着缘，开始在枕骨鳞部的内面，然后行于乳突尖的深部。它呈轻度弯曲，凸侧向上，在向前伸展时逐渐增粗。横窦在截面上呈三角形，并且通常左、右侧大小不均，而引流上矢状窦的一侧窦腔较大。在其与乙状窦连接处有岩上窦汇入；横窦还接受大脑下静脉、小脑下静脉、板障静脉和下吻合静脉的静脉血。

岩上窦

岩上窦起自海绵窦的后上部，沿小脑幕于岩骨嵴的附着缘行向后外方，跨过三叉神经上方进入颞骨岩部上缘的岩上窦沟内，并向后汇入横窦。横窦在此处转弯而变为乙状窦。岩上窦接受小脑静脉、大脑下静脉和鼓室静脉，并与岩下窦和基底静脉丛相联系。

岩下窦

岩下窦将海绵窦的血引入颈内静脉。该窦起自海绵窦后下方，在颞骨岩部和枕骨基底部之间的沟内向后外行，穿过颈静脉孔的神经部，汇入颈静脉球前壁。还通过蜗小管和前庭水管接受迷路静脉，并且还接受来自延髓、脑桥和小脑下面的静脉属支。

颈静脉球

颈静脉球位于面神经乳突段的内侧和后半规管的下方。面神经和迷路间的距离不定，颈静脉球在下鼓室的位置亦多变。有时高位颈静脉球会凸入下鼓室，二者间骨壁缺如。应该牢记，通过颅底的第 IX 到第 XI 脑神经（舌咽、迷走和副神经）与此静脉系统相邻。

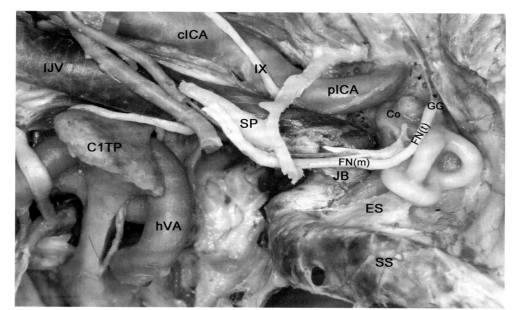

图 2.5.1 左侧标本，显示颈静脉球、乙状窦与周围结构间的毗邻关系

IX	glossopharyngeal nerve，舌咽神经
pICA	petrous segment of ICA，岩段颈内动脉
cICA	cervical segment of ICA，颈段颈内动脉
IJV	internal jugular vein，颈内静脉
SP	styloid process，茎突
hVA	horizontal segment of vertebral artery，椎动脉水平段
C1TP	transverse process of C₁，寰椎横突
Co	cochlea，耳蜗
GG	geniculate ganglion，膝神经节
FN(t)	tympanic segment of facial nerve，面神经鼓室段
FN(m)	mastoid segment of facial nerve，面神经乳突段
ES	endolymphatic sac，内淋巴囊
JB	jugular bulb，颈静脉球
SS	sigmoid sinus，乙状窦

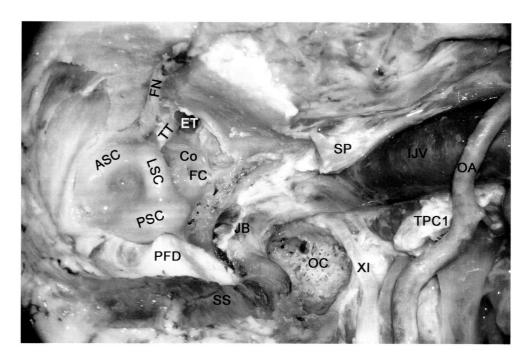

图 2.5.2 右侧颞下窝 A 型手术径路，向前改道面神经后，可从侧方充分暴露颈静脉球区域

FN	facial nerve，面神经
TT	tensor tympani muscle，鼓膜张肌
ET	eustachian tube，咽鼓管
IJV	internal jugular vein，颈内静脉
SP	styloid process，茎突
Co	cochlea，耳蜗
FC	fenestra cochleae，蜗窗
ASC	anterior semicircular canal，前半规管
LSC	lateral semicircular canal，外半规管
PSC	posterior semicircular canal，后半规管
PFD	posterior fossa dura，颅后窝硬脑膜
JB	jugular bulb，颈静脉球
SS	sigmoid sinus，乙状窦
OC	occipital condyle，枕髁
TPC1	transverse process of C1，寰椎横突
XI	accessory nerve，副神经
OA	occipital artery，枕动脉

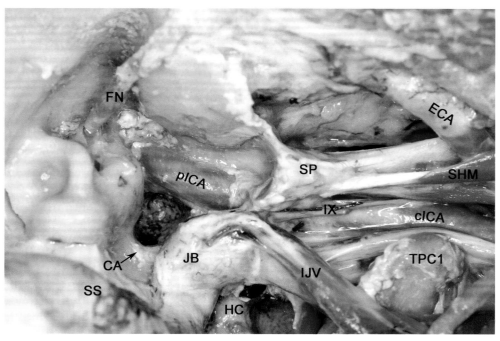

图 2.5.3 另一标本，显示右侧颞下窝 A 型手术径路从侧方暴露颈静脉孔区

FN	rerouted part of the facial nerve，改道后的面神经
pICA	petrous segment，岩段颈内动脉
SP	styloid process，茎突
SHM	stylohyoid muscle 茎突舌骨肌
IX	glossopharyngeal nerve，舌咽神经
ECA	external carotid artery，颈外动脉
cICA	cervical segment，颈段颈内动脉
SS	sigmoid sinus，乙状窦
IJV	internal jugular vein，颈内静脉
CA	cochlear aqueduct，蜗水管
JB	jugular bulb，颈静脉球
HC	hypoglossal canal，舌下神经管
TPC1	transverse process of C1，寰椎横突

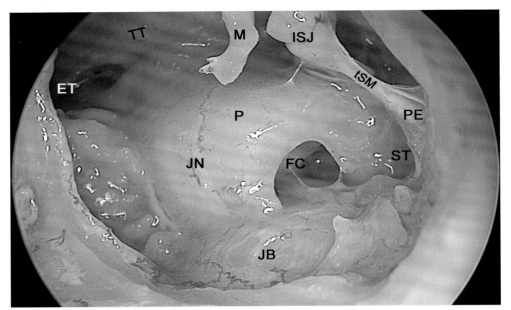

图 2.5.4 左侧中耳内镜观，可见高位颈静脉球突向
下鼓室，紧邻蜗窗龛和鼓岬

TT	tensor tympani muscle，鼓膜张肌
ET	eustachian tube，咽鼓管
M	malleus，锤骨
ISJ	incudostapedial joint，砧镫关节
tSM	tendon of stapedius muscle，镫骨肌肌腱
PE	pyramidal eminence，锥隆起
JN	Jacobson's nerve，Jacobson 神经（鼓室丛）
P	promontory，鼓岬
FC	fenestra cochleae，蜗窗
ST	sinus tympani，鼓室窦
JB	jugular bulb，颈静脉球

2.6 颞骨内面神经解剖

Anatomy of the Intratemporal Facial Nerve

颞骨内的面神经分为三段，它们经常妨碍颞骨内及其深方病变的暴露。第一段或称为迷路段位于颞骨岩部内，由内耳道底至膝神经节，位于前方的耳蜗和后方前庭之间。迷路段终止于膝神经节发出岩浅大神经处。此后神经沿鼓室的内侧壁转向外侧和后方，称为第二段或面神经鼓室段。鼓室段行于外半规管和前庭窗之间。经外半规管的中点下方，面神经转而垂直向下，穿乳突部附近的颞骨岩部，终止于茎乳孔，形成面神经的第三段，也称为乳突段或垂直段。

迷路段

迷路段为面神经最细和最短的一段。由内向外从内耳道底向膝神经节走行。这个狭窄骨管的界限为：前方为耳蜗，后方为前半规管，下方为前庭，上方为颅中窝底薄层骨质。膝神经节为一膨大部分，是面神经第一膝，含有面神经的感觉纤维的神经元。

鼓室段

面神经沿鼓室的内侧壁转向外侧和后方延续为鼓室段。该段面神经位于鼓室的内壁，向鼓室腔隆起，表面有一层薄层骨管。面神经鼓室段的起始部以上方的齿突和下方的匙突为标志。当神经向后走行时，向下倾斜，平行于外半规管隆突的下方。在面神经下方有鼓岬和前庭窗。当神经到达前庭窗水平时，开始向下弯曲形成第二膝。

乳突段

面神经在砧骨短脚内侧向下走行移行为乳突段。锥隆起内有镫骨肌，位于砧骨短脚的下方数毫米处，位于该段面神经起始处前方。面神经在出茎乳孔前位于二腹肌嵴前缘，此段为面神经在颞骨内走行的最后一段。在外耳道手术中，掌握面神经和鼓环之间的关系十分重要。后半规管壶腹位于面神经乳突段中部的内侧，乳突段的中部可达颈静脉球外侧面，因此面神经内侧、颈静脉球上方和后半规管下方之间空间大小就决定了是否可以经此处行面下后鼓室开放术。在此段的面神经的第一个分支是由神经腹侧发出的支配镫骨肌的镫骨肌支。鼓索是面神经的分支，含有支配下颌下腺和唾液腺的副交感纤维和支配舌前 2/3 和软腭的味觉纤维。鼓索在面神经的发出点可以是外半规管和茎乳孔之间的任意点。从面神经分出后，鼓索在鼓室后壁走行一小段后进入鼓室腔，跨过锤骨内侧和砧骨外侧之间走行进入岩鼓裂。

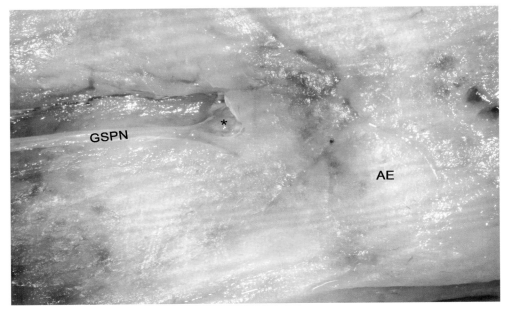

图 2.6.1 右侧颅中窝底上面观

可见膝神经节部分裸露于颅中窝表面。约有 10%～15% 的病例，分隔神经与颅中窝硬脑膜的骨板可有缺如，在颅中窝手术时损伤面神经的风险增加。面神经的第一个分支岩浅大神经在膝神经节的前缘发出

GSPN   greater superficial petrosal nerve，岩浅大神经
AE   arcuate eminence，弓状隆起
*   裸露的膝神经节

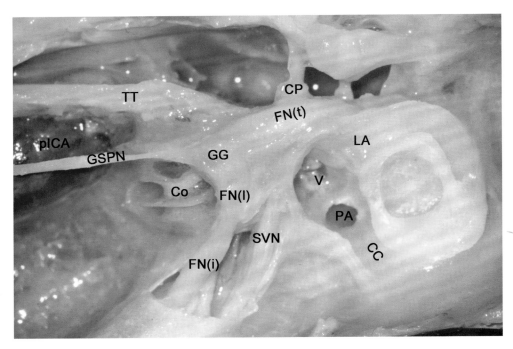

图 2.6.2 右侧标本，已去除颅中窝骨质，暴露出岩骨内面神经迷路段和鼓室段的走行

TT   tensor tympani muscle，鼓膜张肌
pICA   petrous segment of ICA，岩段颈内动脉
GSPN   greater superficial petrosal nerve，岩浅大神经
CP   cochleariform process，匙突
Co   cochlea，耳蜗
FN(t)   tympanic segment of facial nerve，面神经鼓室段
GG   geniculate ganglion，膝神经节
FN(l)   labyrinthine segment of facial nerve，面神经迷路段
FN(i)   internal auditory canal segment of facial nerve，面神经内耳道段
SVN   superior vestibular nerve，前庭上神经
V   vestibule，前庭
LA   ampullate end of LSC 外半规管壶腹端
PA   ampullate end of PSC，后半规管壶腹端
CC   common crus，总脚

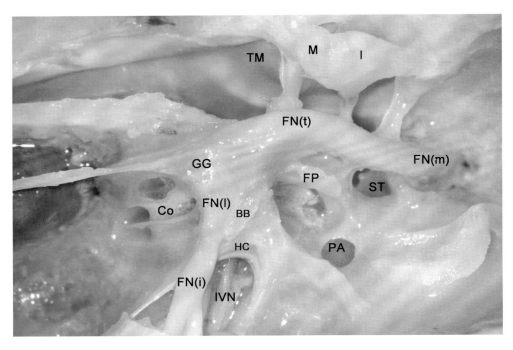

图 2.6.3 右侧标本，去除外半规管后，可暴露面神经乳突段的走行

M   malleus，锤骨
I   incus，砧骨
TM   tympanic membrane，鼓膜
Co   cochlea，耳蜗
GG   geniculate ganglion，膝神经节
FN(t)   tympanic segment of facial nerve，面神经鼓室段
FN(m)   mastoid segment of facial nerve，面神经乳突段
FN(l)   labyrinthine segment of facial nerve，面神经迷路
FN(i)   internal auditory canal segment of facial nerve，面神经内耳道段
IVN   inferior vestibular nerve，前庭下神经
BB   Bill's bar，垂直嵴
HC   horizontal crest，横嵴
FP   footplate of the stapes，镫骨足板
ST   sinus tympani，鼓室窦
PA   ampullate end of PSC，后半规管壶腹端

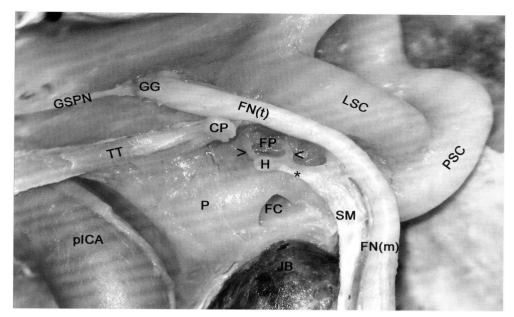

图 2.6.4 左侧颞骨，外侧面观。注意面神经鼓室段
和乳突段的走行

GSPN	greater superficial petrosal nerve，岩浅大神经
GG	geniculate ganglion，膝神经节
FN(t)	tympanic segment of facial nerve，面神经鼓室段
FN(m)	mastoid segment of facial nerve，面神经乳突段
TT	tensor tympani muscle，鼓膜张肌
CP	cochleariform process，匙突
pICA	petrous segment of ICA，岩段颈内动脉
LSC	lateral semicircular canal，外半规管
PSC	posterior semicircular canal，后半规管
FP	footplate of the stapes，镫骨足板
H	head of stapes，镫骨头
P	promontory，鼓岬
FC	fenestra cochleae，蜗窗
JB	jugular bulb，颈静脉球
SM	stapedius muscle，镫骨肌
>	镫骨前脚
<	镫骨后脚
*	镫骨肌肌腱

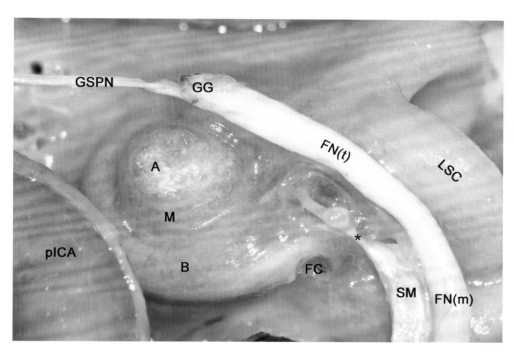

图 2.6.5 左侧颞骨外侧面观。注意面神经鼓室段与
耳蜗之间的关系

GSPN	greater superficial petrosal nerve，岩浅大神经
GG	geniculate ganglion，膝神经节
FN(t)	tympanic segment of facial nerve，面神经鼓室段
FN(m)	mastoid segment of facial nerve，面神经乳突段
A	apical turn of cochlea，耳蜗顶转
M	middle turn of cochlea，耳蜗中转
B	basal turn of cochlea，耳蜗底转
LSC	lateral semicircular canal，外半规管
pICA	petrous segment of ICA，岩段颈内动脉
SM	stapedius muscle，镫骨肌
FC	fenestra cochleae，蜗窗
*	镫骨肌肌腱

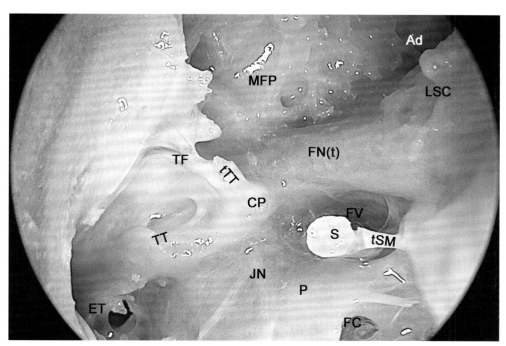

图 2.6.6 左侧中耳内镜观

注意面神经鼓室段与匙突、前庭窗和外半
规管间的关系

TF	tensor fold，鼓膜张肌皱襞
tTT	tendon of tensor tympani muscle，鼓膜张肌肌腱
LSC	lateral semicircular canal，外半规管
MFP	middle fossa plate，颅中窝脑板
Ad	aditus ad antrum，鼓窦入口
FN(t)	tympanic segment of facial nerve，面神经鼓室段
ET	eustachian tube，咽鼓管
TT	tensor tympani muscle，鼓膜张肌
CP	cochleariform process，匙突
S	stapes，镫骨
FV	fenestra vestibuli，前庭窗
tSM	tendon of stapedius muscle，镫骨肌肌腱
JN	Jacobson's nerve，Jacobson 神经（鼓室丛）
P	promontory，鼓岬
FC	fenestra cochleae，蜗窗

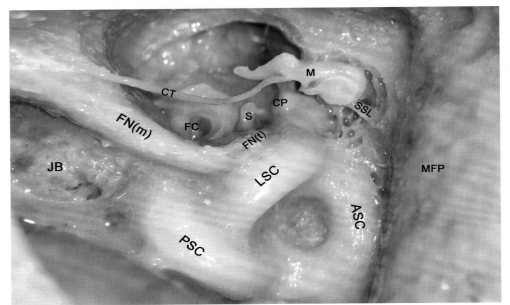

图 2.6.7 左侧颞骨外侧面观

可见鼓索从面神经茎乳孔处发出后，在鼓室后壁走行一小段后进入鼓室腔，跨过锤骨内侧向前走行进入岩鼓裂

M	malleus，锤骨	
SLM	superior ligament of malleus，锤骨上韧带	
CT	chorda tympani，鼓索	
CP	cochleariform process，匙突	
S	stapes，镫骨	
FC	fenestra cochleae，蜗窗	
JB	jugular bulb，颈静脉球	
FN(t)	tympanic segment of facial nerve，面神经鼓室段	
FN(m)	mastoid segment of facial nerve，面神经乳突段	
ASC	anterior semicircular canal，前半规管	
LSC	lateral semicircular canal，外半规管	
PSC	posterior semicircular canal，后半规管	
MFP	middle fossa plate，颅中窝脑板	

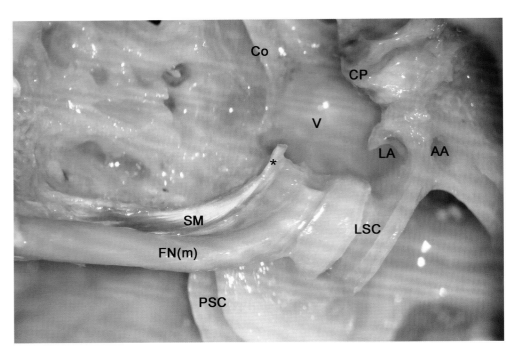

图 2.6.8 左侧颞骨，观察面神经乳突段与其腹侧的镫骨肌之间的关系

Co	cochlea，耳蜗	
CP	cochleariform process，匙突	
V	vestibule，前庭	
AA	ampullate end of ASC，前半规管壶腹端	
LA	ampullate end of LSC　外半规管壶腹端	
FN(m)	mastoid segment of facial nerve，面神经乳突段	
LSC	lateral semicircular canal，外半规管	
PSC	posterior semicircular canal，后半规管	
SM	stapedius muscle，镫骨肌	
*	镫骨肌肌腱	

2.7 颈内动脉解剖
Anatomy of the Internal Carotid Artery

颈总动脉通常在第 3 颈椎或第 4 颈椎水平分叉，分为颈外动脉和颈内动脉。颈部颈总动脉分叉处与床突上段颈内动脉分叉处之间颈内动脉的解剖可分段描述。对颈内动脉存在多种不同的编号和描述方法，一些方法仅对颅内段颈内动脉编号，而另外一些方法则对颈内动脉的整个行程编号；一些方法顺血流方向编号，其他方法则逆血流方向编号。Bouthillier 等按照动脉邻近的结构及穿行的组织进行分类，并且按照正常的血流方向进行编号，将颈内动脉分为 7 段，即：颈段（C1）、岩段（C2）、破裂孔段（C3）、海绵窦段（C4）、床突段（C5）、眼段（C6）和交通段（C7）。

颈段（C1）

颈段起始于颈总动脉分叉水平。C1 段包括了颈动脉球和上升的颈段两部分。颈动脉球是颈段颈内动脉的最近端，明显膨大扩张，上升的颈段则向头侧走行，迂曲或成祥较为常见。此段颈内动脉与颈内静脉和迷走神经相伴行走行于颈动脉鞘内。颈内动脉在颈动脉鞘内经常被静脉丛以及节后交感神经丛所包绕。C1 段向上行进入颈动脉管，在颈动脉管外口处颈动脉鞘分为两层，内层延续为颈动脉管的骨膜；外层则延续为颅底外面的骨膜。颈段终于颈静脉孔前方的颈动脉管外口，其进入颈动脉管处的前外侧由一称为鞘突的骨板构成，为颞骨鼓部的一部分。

岩段（C2）

岩段走行于岩骨的颈动脉管内，终于破裂孔后缘。破裂孔实际上是一个颅底外面的裂隙，由致密结缔组织所封闭。颈内动脉行于破裂孔上方，进入一个由骨和纤维软骨组织构成的垂直管腔而非真正穿过该孔。而在颅内面，由于颈动脉管顶壁的裂隙会使得确认岩段的终点变得十分困难，所以我们可以将岩段的终点界定于骨性破裂孔后唇的垂直线上。岩段颈内动脉走行于颈动脉管的骨膜内，二者之间含有静脉丛和交感神经丛。岩段颈内动脉可分为三个部分：垂直部、膝部和水平部。岩浅大神经走行于水平部的上方，二者之间由菲薄的骨板相隔。鼓膜张肌和咽鼓管同样平行于岩段颈内动脉水平部走行于岩骨内。耳蜗恰位于岩段膝部的后上方。

破裂孔段（C3）

破裂孔段起于颈动脉管末端，即骨性破裂孔后外侧缘的垂直线水平。该段颈内动脉走行于破裂孔上方而非穿过该孔。破裂孔段终于岩舌韧带上缘水平。该韧带连接于前方的蝶骨小舌和后方的岩尖之间。岩舌韧带实际上为颈动脉管骨膜的延续。在该韧带的远端，颈内动脉进入海绵窦。破裂孔段颈内动脉进入海绵窦之前位于三叉神经下方。接近 85% 的颈内动脉在 Meckel 囊及三叉神经节下方仅有硬脑膜相隔，没有骨质分隔神经与动脉。在其余情况下，神经和动脉之间的骨质也常薄如蝉翼。颈内动脉表面的骨质缺如常常延伸至三叉神经的外侧缘；骨质缺如达三叉神经第三支边缘者超过1/3。岩浅大神经走行于破裂孔段颈内动脉的前外侧，并向前进入翼管，与岩深神经共同组成翼管神经。

海绵窦段（C4）

海绵窦段起始于岩舌韧带的上缘，通常由 4 个部分组成：垂直部、后膝、水平部和前膝。海绵窦段终于近端硬脑膜环（下环），该环并不完全环绕颈内动脉，下环由前床突下内侧的硬脑膜构成。颈内动脉海绵窦段的分支包括脑膜垂体干、下外侧干和 McConnell 被膜动脉，其中脑膜垂体干为最大的分支，不经常发自海绵窦段的分支包括眼动脉和脑膜背侧动脉。

床突段（C5）

床突段起于近端硬脑膜环（下环），止于远端硬脑膜环（上环），可以通过磨除前床突骨质来暴露。上环的硬脑膜与邻近的硬脑膜相延续，形成镰状韧带、前床突上表面硬脑膜以及海绵窦的顶壁。覆盖前床突下缘并向内侧延伸构成硬脑膜下环或近端硬脑膜环的硬脑膜又称为颈内动脉动眼神经膜，此膜将前床突下缘与动眼神经分隔开，并且向内侧延伸包绕颈内动脉。此膜向内侧和前方延伸覆盖视柱的下表面，并构成下环的前部。覆盖视柱下缘的硬脑膜向内侧和后方融入覆盖颈动脉沟的硬脑膜，但在动脉的内侧面并不形成一个明显的下环，这与其在前缘和外侧缘明显不同。

眼段（C6）

眼段起自远端硬脑膜环（上环），终于后交通动脉起点近端。两条常起自眼段的动脉为眼动脉和垂体上动脉。一般情况下，眼动脉恰于上环的上方从颈内动脉前壁的内侧半发出。发出后向前外侧于视柱的上表面和视神经的下方走行。眼动脉也可能起自海绵窦段发出的下外侧干或者起自脑膜中动脉。垂体上动脉可以是单支或多个分支，供应垂体柄、垂体、视神经、视交叉和第三脑室底。

交通段（C7）

交通段起自后交通动脉起点的近端，止于颈内动脉分叉的两个分支：大脑前动脉和大脑中动脉。起自该段的主要分支包括后交通动脉和脉络膜前动脉。

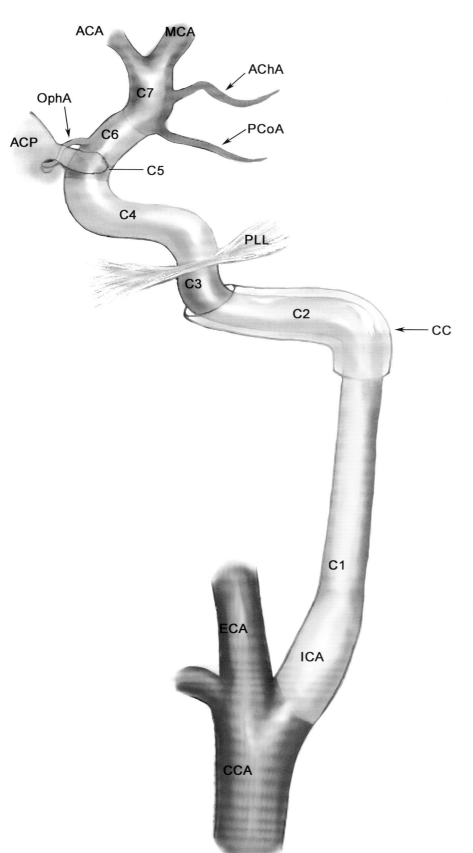

图 2.7.1 Bouthillier 等按照动脉邻近的结构及穿行的组织进行分类，并且按照正常的血流方向进行编号，将颈内动脉分为 7 段：

C1	cervical segment，	颈段
C2	petrous segment，	岩段
C3	lacerum segment，	破裂孔段
C4	cavernous segment，	海绵窦段
C5	clinoid segment，	床突段
C6	ophthalmic segment，	眼段
C7	communicating segment，	交通段
CCA	common carotid artery，	颈总动脉
ICA	internal carotid artery，	颈内动脉
ECA	external carotid artery，	颈外动脉
OphA	ophthalmic artery，	眼动脉
PCoA	posterior communicating artery，	后交通动脉
AChA	anterior choroidal artery，	脉络膜前动脉
ACA	anterior cerebral artery，	大脑前动脉
MCA	middle cerebral artery，	大脑中动脉
CC	carotid canal，	颈动脉管
PLL	petrolingual ligament，	岩舌韧带
ACP	anterior clinoid process，	前床突

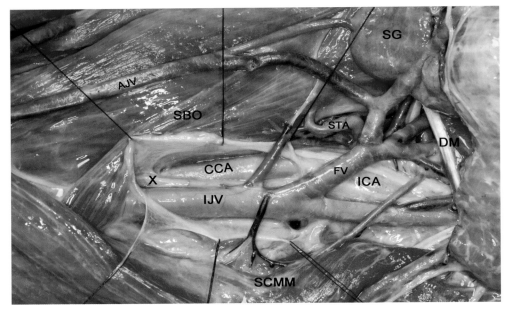

图 2.7.2 左侧标本，颈段（C1）起始于颈总动脉分叉水平。C1 近端明显膨大扩张，为颈动脉球。此段颈内动脉与颈内静脉和迷走神经相伴行走行于颈动脉鞘内

CCA	common carotid artery，颈总动脉
ICA	internal carotid artery，颈内动脉
AJV	anterior jugular vein，颈前静脉
IJV	internal jugular vein，颈内静脉
FV	facial vein，面静脉
SG	submandibular gland，下颌下腺
SBO	superior belly of omohyoid，肩胛舌骨肌上腹
STA	superior thyroid artery，甲状腺上动脉
DM	digastric muscle，二腹肌
X	vagus nerve，迷走神经
SCMM	sternocleidomastoid muscle，胸锁乳突肌

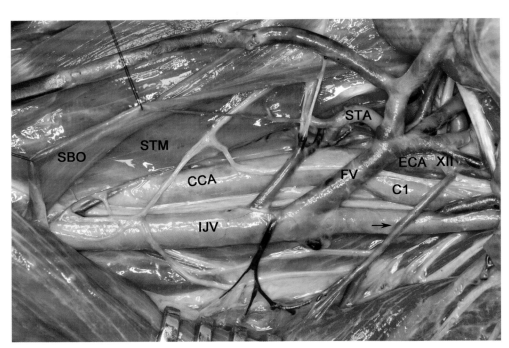

图 2.7.3 左侧标本，已充分暴露颈总动脉分叉以及伴行的颈内静脉

C1	cervical segment，颈段颈内动脉
ECA	external carotid artery，颈外动脉
CCA	common carotid artery，颈总动脉
IJV	internal jugular vein，颈内静脉
FV	facial vein，面静脉
SBO	superior belly of omohyoid，肩胛舌骨肌上腹
STM	sternothyroid muscle，胸骨甲状肌
STA	superior thyroid artery，甲状腺上动脉
XII	hypoglossal nerve，舌下神经
→	胸锁乳突肌支

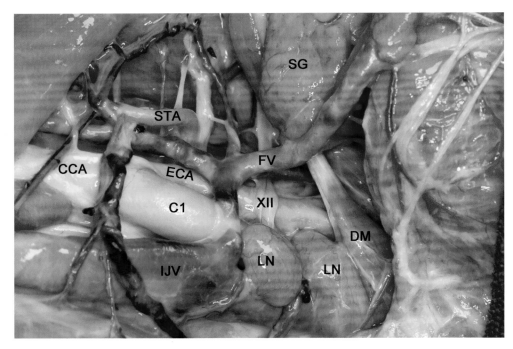

图 2.7.4 左侧标本，颈动脉三角放大观

C1	cervical segment，颈段颈内动脉
ECA	external carotid artery，颈外动脉
CCA	common carotid artery，颈总动脉
SG	submandibular gland，下颌下腺
STA	superior thyroid artery，甲状腺上动脉
FV	facial vein，面静脉
IJV	internal jugular vein，颈内静脉
DM	digastric muscle，二腹肌
LN	lymph node，淋巴结
XII	hypoglossal nerve，舌下神经

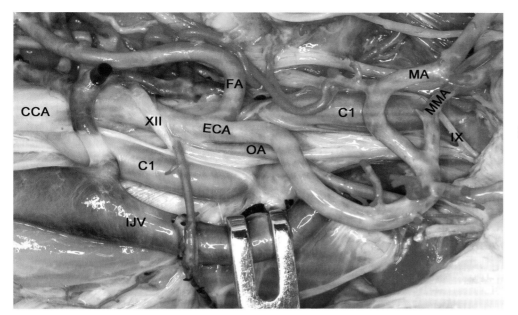

图 2.7.5 左侧标本，已去除下颌骨，向后牵开颈内静脉，可见上升的颈段颈内动脉向头侧迂曲走行

C1	cervical segment，颈段颈内动脉
ECA	external carotid artery，颈外动脉
CCA	common carotid artery，颈总动脉
IJV	internal jugular vein，颈内静脉
OA	occipital artery，枕动脉
FA	facial artery，面动脉
MA	maxillary artery，上颌动脉
MMA	middle meningeal artery，脑膜中动脉
XII	hypoglossal nerve，舌下神经
IX	glossopharyngeal nerve，舌咽神经

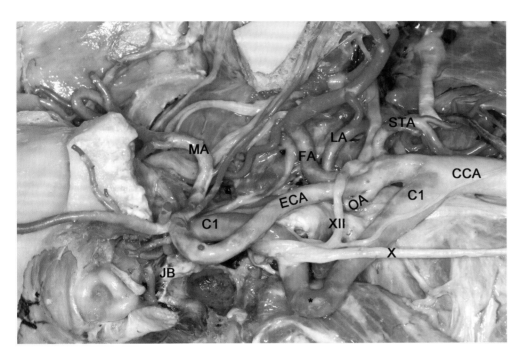

图 2.7.6 右侧标本，显示向后迂曲成袢的颈段颈内动脉（C1）

C1	cervical segment，颈段颈内动脉
ECA	external carotid artery，颈外动脉
CCA	common carotid artery，颈总动脉
IJV	internal jugular vein，颈内静脉
OA	occipital artery，枕动脉
FA	facial artery，面动脉
LA	lingual artery，舌动脉
STA	superior thyroid artery，甲状腺上动脉
MA	maxillary artery，上颌动脉
X	vagus nerve，迷走神经
XII	hypoglossal nerve，舌下神经
JB	jugular bulb，颈静脉球
*	颈段颈内动脉向后迂曲成袢

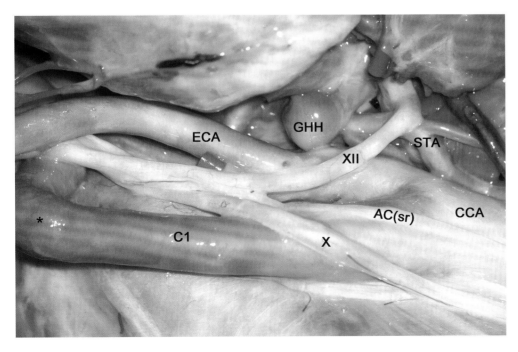

图 2.7.7 右侧标本，放大观。观察舌骨大角与颈总动脉分叉之间的关系

C1	cervical segment，颈段颈内动脉
ECA	external carotid artery，颈外动脉
CCA	common carotid artery，颈总动脉
GHH	greater horn of hyoid，舌骨大角
STA	superior thyroid artery，甲状腺上动脉
X	vagus nerve，迷走神经
XII	hypoglossal nerve，舌下神经
AC(sr)	superior root of ansa cervicalis，颈袢上根
*	颈段颈内动脉向后迂曲成袢

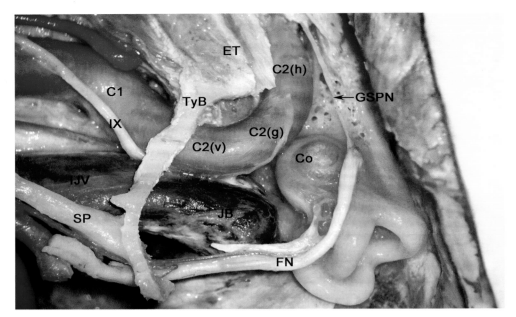

图 2.7.8 左侧标本，显示岩段颈内动脉与耳蜗和颈静脉球之间的关系。舌咽神经自颈内动脉和颈内静脉之间出颅

C1	cervical segment，颈段颈内动脉
C2(v)	vertical portion of petrous segment，岩段颈内动脉垂直部
C2(g)	genu of petrous segment，岩段颈内动脉膝部
C2(h)	horizontal portion of petrous segment，岩段颈内动脉水平部
ET	eustachian tube，咽鼓管
Co	cochlea，耳蜗
GSPN	greater superficial petrosal nerve，岩浅大神经
FN	facial nerve，面神经
IX	glossopharyngeal nerve，舌咽神经
IJV	internal jugular vein，颈内静脉
JB	jugular bulb，颈静脉球
SP	styloid process，茎突
TyB	tympanic portion of the temporal bone，颞骨鼓部

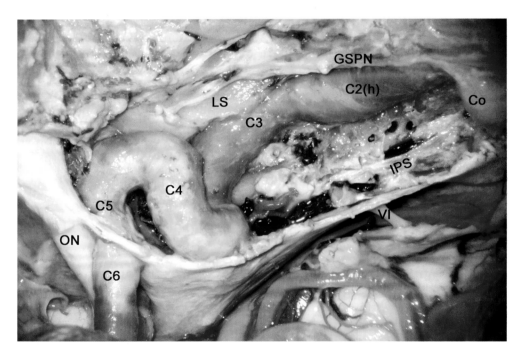

图 2.7.9 右侧标本，颅中窝径路观。已充分去除岩尖骨质和海绵窦外侧壁走行的神经，暴露岩段、破裂孔段、海绵窦段、床突段和眼段颈内动脉

C2(h)	horizontal portion of petrous segment，岩段颈内动脉水平部
C3	lacerum segment，破裂孔段颈内动脉
C4	cavernous segment，海绵窦段颈内动脉
C5	clinoid segment，床突段颈内动脉
C6	ophthalmic segment，眼段颈内动脉
LS	lingula of sphenoid，蝶骨小舌
GSPN	greater superficial petrosal nerve，岩浅大神经
Co	cochlea，耳蜗
IPS	inferior petrosal sinus，岩下窦
VI	abducent nerve，展神经
ON	optic nerve，视神经

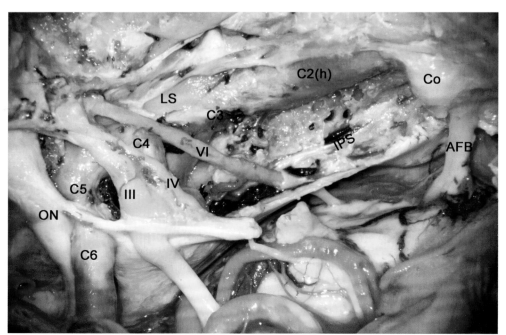

图 2.7.10 右侧标本，与图 2.7.9 对比，尚未去除海绵窦段颈内动脉外侧走行的展神经、滑车神经和动眼神经

C2(h)	horizontal portion of petrous segment，岩段水平部颈内动脉
C3	lacerum segment，破裂孔段颈内动脉
C4	cavernous segment，海绵窦段颈内动脉
C5	clinoid segment，床突段颈内动脉
C6	ophthalmic segment，眼段颈内动脉
LS	lingula of sphenoid，蝶骨小舌
Co	cochlea，耳蜗
IPS	inferior petrosal sinus，岩下窦
VI	abducent nerve，展神经
AFB	acousticofacial bundle，面听束
ON	optic nerve，视神经
IV	trochlear nerve，滑车神经
III	oculomotor nerve，动眼神经

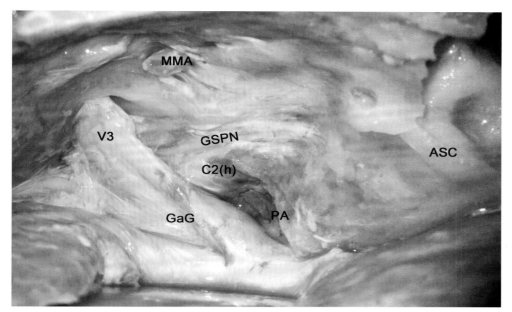

图 2.7.11 右侧标本，颅中窝径路观。可见岩段颈内动脉水平部裸露于颅底表面。岩浅大神经平行走行于 C2 的外侧

V3	mandibular nerve，下颌神经
GaG	gasserian ganglion，三叉神经半月节
MMA	middle meningeal artery，脑膜中动脉
GSPN	greater superficial petrosal nerve，岩浅大神经
C2(h)	horizontal portion of petrous segment，岩段颈内动脉水平部
PA	petrous apex，岩尖
ASC	anterior semicircular canal，前半规管

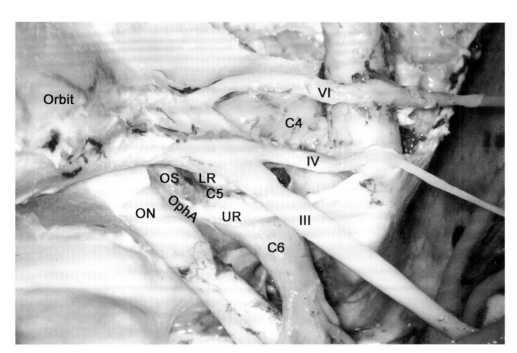

图 2.7.12 右侧标本，已去除前床突，可见床突段颈内动脉起于近端硬脑膜环（下环），止于远端硬脑膜环（上环）。眼段起自远端硬脑膜环（上环），终于后交通动脉起点近端。眼动脉恰于上环的上方从颈内动脉前壁的内侧半发出，发出后向前外侧于视柱的上表面和视神经的下方走行

C4	cavernous segment，海绵窦段颈内动脉
C5	clinoid segment，床突段颈内动脉
C6	ophthalmic segment，眼段颈内动脉
VI	abducent nerve，展神经
IV	trochlear nerve，滑车神经
III	oculomotor nerve，动眼神经
ON	optic nerve，视神经
OphA	ophthalmic artery，眼动脉
OS	optic strut，视柱
UR	upper ring，上环
LR	lower ring，下环
Orbit	眶

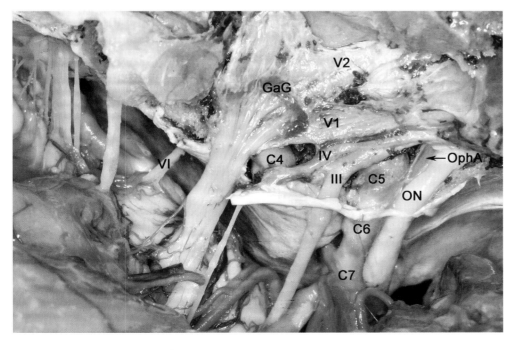

图 2.7.13 左侧标本，已磨除前床突并去除海绵窦外侧壁硬脑膜，可见蓝色的硅胶充填于海绵窦段颈内动脉的周围

C4	cavernous segment，海绵窦段颈内动脉
C5	clinoid segment，床突段颈内动脉
C6	ophthalmic segment，眼段颈内动脉
C7	communicating segment，交通段颈内动脉
GaG	gasserian ganglion，三叉神经半月节
V1	ophthalmic nerve，眼神经
V2	maxillary nerve，上颌神经
ON	optic nerve，视神经
III	oculomotor nerve，动眼神经
IV	trochlear nerve，滑车神经
VI	abducent nerve，展神经
OphA	ophthalmic artery，眼动脉

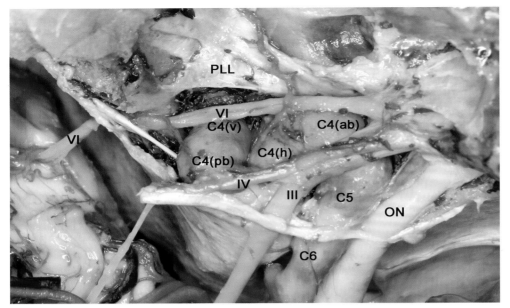

图 2.7.14 去除三叉神经，暴露出展神经和海绵窦
段颈内动脉

C4(v) vertical portion of cavernous segment，海绵窦段颈内动脉垂直部

C4(pb) posterior bend of cavernous segment，海绵窦段颈内动脉后曲

C4(h) horizontal portion of cavernous segment，海绵窦段颈内动脉水平部

C4(ab) anterior bend of cavernous segment，海绵窦段颈内动脉前曲

C5 clinoid segment，床突段颈内动脉

C6 ophthalmic segment，眼段颈内动脉

ON optic nerve，视神经

IV trochlear nerve，滑车神经

III oculomotor nerve，动眼神经

VI abducent nerve，展神经

PLL petrolingual ligament，岩舌韧带

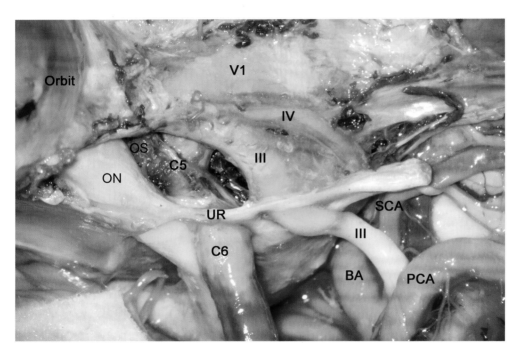

图 2.7.15 右侧标本，已去除前床突和海绵窦外侧
壁硬脑膜，暴露出海绵窦外侧壁走行的
动眼神经、滑车神经和眼神经。去除前
床突后，可见床突段颈内动脉

C5 clinoid segment，床突段颈内动脉

C6 ophthalmic segment，眼段颈内动脉

ON optic nerve，视神经

III oculomotor nerve，动眼神经

IV trochlear nerve，滑车神经

V1 ophthalmic nerve，眼神经

OS optic strut，视柱

UR upper ring，上环

Orbit 眶

BA basilar artery，基底动脉

PCA posterior cerebral artery，大脑后动脉

SCA superior cerebellar artery，小脑上动脉

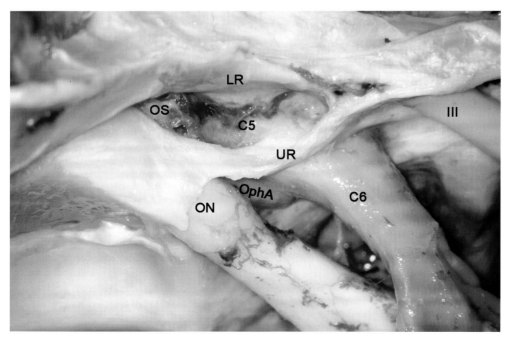

图 2.7.16 右侧标本，去除前床突后放大观。床突
段起于近端硬脑膜环（下环），止于远端
硬脑膜环（上环）。眼动脉恰于上环的上
方从颈内动脉前壁的内侧半发出。发出
后向前外侧于视柱的上表面和视神经的
下方走行

C5 clinoid segment，床突段颈内动脉

C6 ophthalmic segment，眼段颈内动脉

ON optic nerve，视神经

III oculomotor nerve，动眼神经

OS optic strut，视柱

UR upper ring，上环

LR lower ring，下环

OphA ophthalmic artery，眼动脉

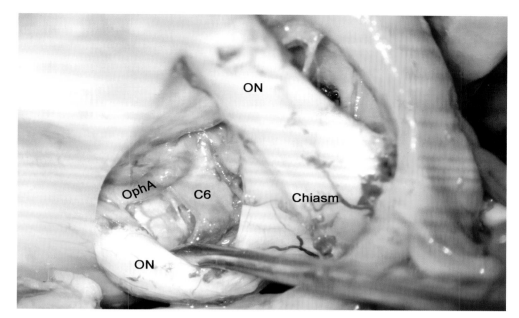

图 2.7.17　右侧翼点入路，可见对侧（左侧）的眼段颈内动脉及其起始处发出的眼动脉

C6　　ophthalmic segment，眼段颈内动脉
OphA　ophthalmic artery，眼动脉
ON　　optic nerve，视神经
Chiasm 视交叉

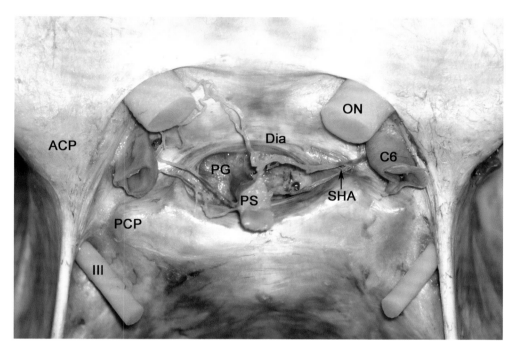

图 2.7.18　鞍区上面观，可见由眼段颈内动脉内侧壁发出的垂体上动脉，该动脉发出分支供应视神经、三脑室底和垂体柄等结构

C6　　ophthalmic segment，眼段颈内动脉
ON　　optic nerve，视神经
ACP　anterior clinoid process，前床突
PCP　posterior clinoid process，后床突
PG　　pituitary gland，垂体
PS　　pituitary stalk，垂体柄
SHA　superior hypophysial artery，垂体上动脉
Dia　　diaphragm，鞍隔
Ⅲ　　oculomotor nerve，动眼神经

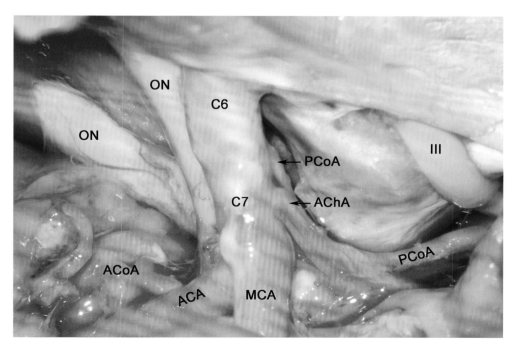

图 2.7.19　右侧翼点入路，牵开额叶，可暴露出颈内动脉的眼段和交通段

C6　　ophthalmic segment，眼段颈内动脉
C7　　communicating segment，交通段颈内动脉
PCoA　posterior communicating artery，后交通动脉
AChA　anterior choroidal artery，脉络膜前动脉
ACA　anterior cerebral artery，大脑前动脉
MCA　middle cerebral artery，大脑中动脉
ACoA　anterior communicating artery，前交通动脉
ON　　optic nerve，视神经
Ⅲ　　oculomotor nerve，动眼神经

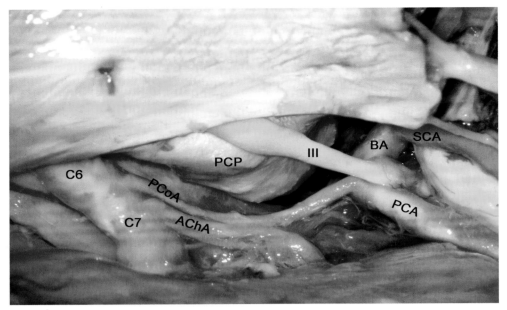

图 2.7.20　右侧颞下入路，牵开颞叶，可见走行于
　　　　　环池内的后交通动脉和脉络膜前动脉

C6　　ophthalmic segment，眼段颈内动脉
C7　　communicating segment，交通段颈内动脉
PCoA　posterior communicating artery，后交通动脉
AChA　anterior choroidal artery，脉络膜前动脉
III　　oculomotor nerve，动眼神经
PCP　posterior clinoid process，后床突
BA　　basilar artery，基底动脉
PCA　posterior cerebral artery，大脑后动脉
SCA　superior cerebellar artery，小脑上动脉

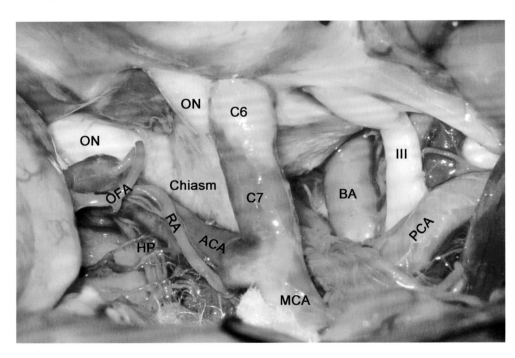

图 2.7.21　右侧眶颧入路，牵开额叶和颞叶，可暴
　　　　　露颈动脉池、视交叉池和脚间池内的神
　　　　　经血管走行

C6　　ophthalmic segment，眼段颈内动脉
C7　　communicating segment，交通段颈内动脉
III　　oculomotor nerve，动眼神经
BA　　basilar artery，基底动脉
PCA　posterior cerebral artery，大脑后动脉
ACA　anterior cerebral artery，大脑前动脉
MCA　middle cerebral artery，大脑中动脉
ON　　optic nerve，视神经
RA　　recurrent artery of Heubner，回返动脉
OFA　orbitofrontal artery，眶额动脉
HP　　hypothalamic perforators，下丘脑穿支动脉
Chiasm　optic chiasma，视交叉

2.8 颞骨与相邻结构侧面观

Lateral View of the Relationship of the Temporal Bone and adjacent structures

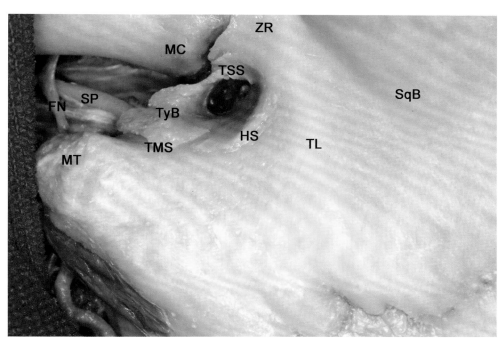

图 2.8.1 左侧标本，已去除软组织，暴露乳突皮质，确认表面骨性标志。骨性外耳道的前部、下部和后部的大部分由颞骨的鼓部构成

MC	mandibular condyle，下颌骨髁突
ZR	zygomatic root，颧弓根
SP	styloid process，茎突
TyB	tympanic portion of the temporal bone，颞骨鼓部
TSS	tympanosquamous suture，鼓鳞裂
TMS	tympanomastoid suture，鼓乳裂
HS	Henle's spine，Henle 棘
TL	temporal line，颞线
SqB	squamosal portion of the temporal bone，颞骨鳞部
MT	mastoid tip，乳突尖
FN	facial nerve，面神经

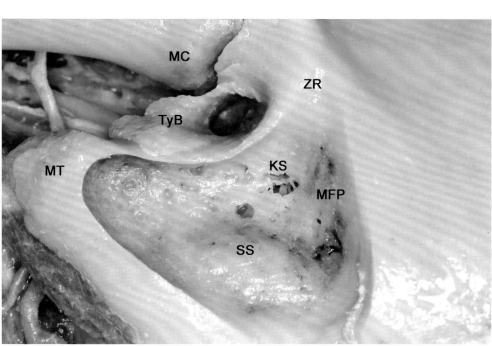

图 2.8.2 均匀磨除乳突皮质，确认乙状窦和颅中窝脑板。可见 Körner 隔尚未打开，未暴露深部的鼓窦。Körner 隔是在鼓窦水平分隔乳突气房与深部气房的一薄骨板

MC	mandibular condyle，下颌骨髁突
ZR	zygomatic root，颧弓根
TyB	tympanic portion of the temporal bone，颞骨鼓部
MT	mastoid tip，乳突尖
KS	Körner septum，Körner 隔
MFP	middle fossa plate，颅中窝脑板
SS	sigmoid sinus，乙状窦

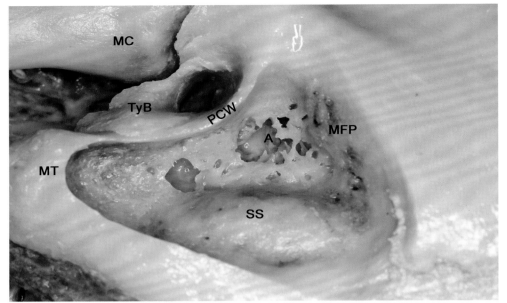

图 2.8.3　已打开 Körner 隔，暴露其深面的鼓窦

MC	mandibular condyle，下颌骨髁突
TyB	tympanic portion of the temporal bone，颞骨鼓部
PCW	posterior canal wall，外耳道后壁
MT	mastoid tip，乳突尖
A	antrum，鼓窦
MFP	middle fossa plate，颅中窝脑板
SS	sigmoid sinus，乙状窦

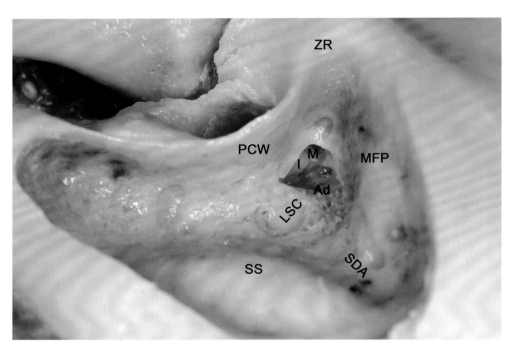

图 2.8.4　进一步扩大鼓窦，确认位于鼓窦内侧壁的外半规管隆凸。同时在已开放的后上鼓室中暴露砧骨短脚和锤骨头。已轮廓化窦脑膜角

ZR	zygomatic root，颧弓根
PCW	posterior canal wall，外耳道后壁
M	malleus，锤骨
I	incus，砧骨
Ad	aditus ad antrum，鼓窦入口
LSC	lateral semicircular canal，外半规管
MFP	middle fossa plate，颅中窝脑板
SS	sigmoid sinus，乙状窦
SDA	sinodural angle，窦脑膜角

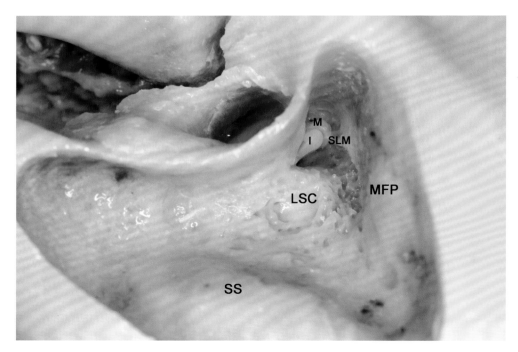

图 2.8.5　已完成上鼓室开放。可充分暴露锤骨头和砧骨体

M	malleus，锤骨
I	incus，砧骨
SLM	superior ligament of malleus，锤骨上韧带
LSC	lateral semicircular canal，外半规管
MFP	middle fossa plate，颅中窝脑板
SS	sigmoid sinus，乙状窦

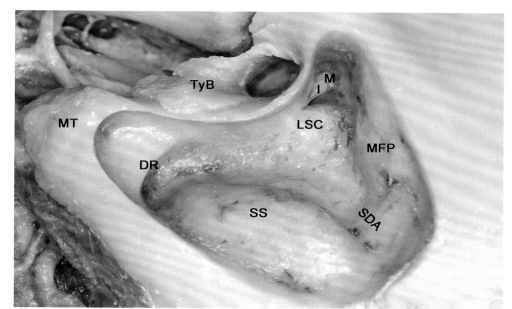

图 2.8.6 轮廓化二腹肌嵴。二腹肌嵴是定位面神经
乳突段的重要标志

MT	mastoid tip，乳突尖
DR	digastric ridge，二腹肌嵴
TyB	tympanic portion of the temporal bone，颞骨鼓部
M	malleus，锤骨
I	incus，砧骨
LSC	lateral semicircular canal，外半规管
MFP	middle fossa plate，颅中窝脑板
SS	sigmoid sinus，乙状窦
SDA	sinodural angle，窦脑膜角

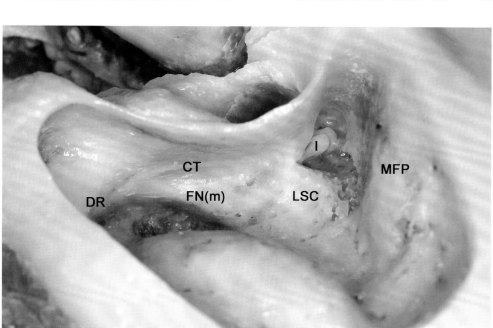

图 2.8.7 已轮廓化面神经乳突段和鼓索。术中一般
通过砧骨短脚和二腹肌嵴的前端之间的连
线来定位面神经乳突段

DR	digastric ridge，二腹肌嵴
CT	chorda tympani，鼓索
FN(m)	mastoid segment of facial nerve，面神经乳突段
I	incus，砧骨
LSC	lateral semicircular canal，外半规管
MFP	middle fossa plate，颅中窝脑板

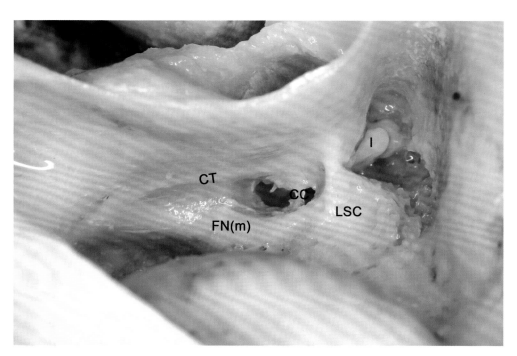

图 2.8.8 磨除位于鼓索和面神经乳突段之间的骨
质，行后鼓室开放术，可见鼓索嵴为一横
跨鼓室后壁的骨嵴

CT	chorda tympani，鼓索
FN(m)	mastoid segment of facial nerve，面神经乳突段
CC	chordal crest，鼓索嵴
I	incus，砧骨
LSC	lateral semicircular canal，外半规管

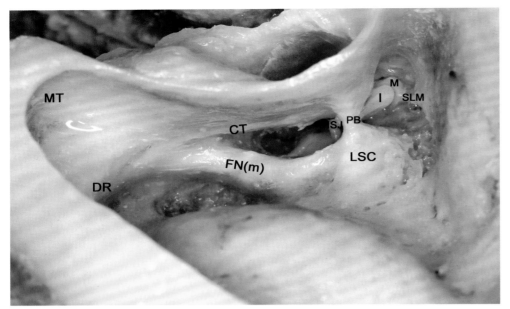

图 2.8.9 已完成后鼓室开放，通过面隐窝可见砧镫关节

CT	chorda tympani，鼓索
FN(m)	mastoid segment of facial nerve，面神经乳突段
M	malleus，锤骨
I	incus，砧骨
SLM	superior ligament of malleus，锤骨上韧带
LSC	lateral semicircular canal，外半规管
ISJ	incudostapedial joint，砧镫关节
PB	posterior buttress，后拱柱
MT	mastoid tip，乳突尖
DR	digastric ridge，二腹肌嵴

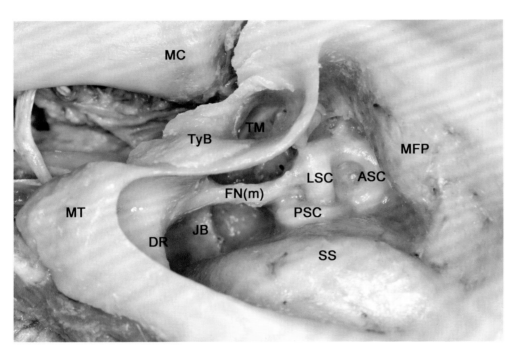

图 2.8.10 已轮廓化三个半规管并磨除面后气房，暴露出位于面神经乳突段内侧的颈静脉球

MC	mandibular condyle，下颌骨髁突
TyB	tympanic portion of the temporal bone，颞骨鼓部
TM	tympanic membrane，鼓膜
FN(m)	mastoid segment of facial nerve，面神经乳突段
ASC	anterior semicircular canal，前半规管
LSC	lateral semicircular canal，外半规管
PSC	posterior semicircular canal，后半规管
MFP	middle fossa plate，颅中窝脑板
JB	jugular bulb，颈静脉球
SS	sigmoid sinus，乙状窦
DR	digastric ridge，二腹肌嵴
MT	mastoid tip，乳突尖

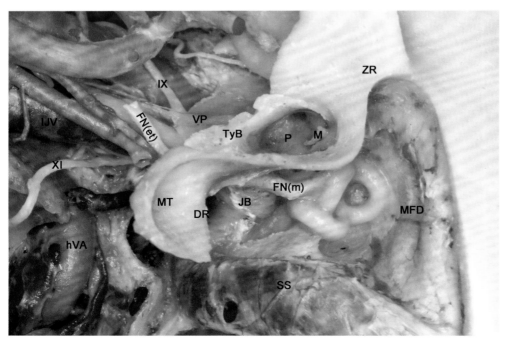

图 2.8.11 观察颞骨鼓部、外耳道、乳突尖与邻近结构间的位置关系

IJV	internal jugular vein，颈内静脉
IX	glossopharyngeal nerve，舌咽神经
XI	accessory nerve，副神经
ZR	zygomatic root，颧弓根
VP	vaginal process，鞘突
TyB	tympanic portion of the temporal bone，颞骨鼓部
P	promontory，鼓岬
M	malleus，锤骨
FN(m)	mastoid segment of facial nerve，面神经乳突段
MFD	middle fossa dura，颅中窝硬脑膜
JB	jugular bulb，颈静脉球
SS	sigmoid sinus，乙状窦
DR	digastric ridge，二腹肌嵴
MT	mastoid tip，乳突尖
FN(et)	extratemporal segment of facial nerve，面神经颞骨外段
hVA	horizontal segment of vertebral artery，椎动脉水平段

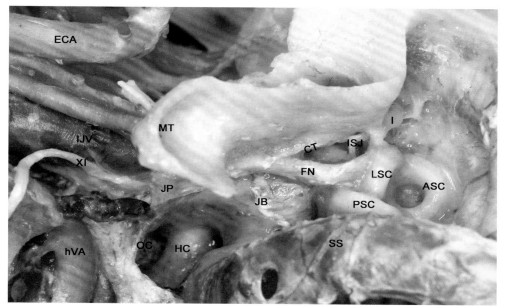

图 2.8.12 磨除枕髁，暴露颈静脉球后壁和舌下神经管。可见颈静脉球位于面神经乳突段的内侧、后半规管的下方

ECA	external carotid artery，颈外动脉	
IJV	internal jugular vein，颈内静脉	
XI	accessory nerve，副神经	
JB	jugular bulb，颈静脉球	
MT	mastoid tip，乳突尖	
JP	jugular process，颈静脉突	
CT	chorda tympani，鼓索	
FN	facial nerve，面神经	
ISJ	incudostapedial joint，砧镫关节	
I	incus，砧骨	
ASC	anterior semicircular canal，前半规管	
LSC	lateral semicircular canal，外半规管	
PSC	posterior semicircular canal，后半规管	
hVA	horizontal segment of vertebral artery，椎动脉水平段	
HC	hypoglossal canal，舌下神经管	
OC	occipital condyle，枕髁	
SS	sigmoid sinus，乙状窦	

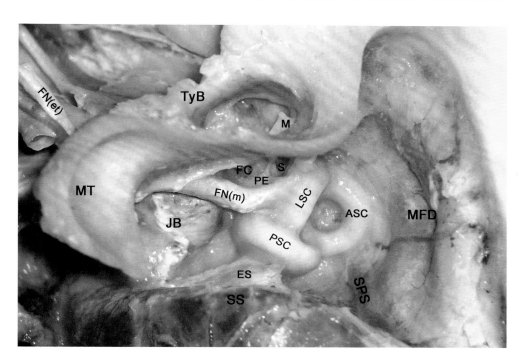

图 2.8.13 在后半规管水平，可见内淋巴囊从后半规管内侧进入两层硬脑膜之间

FN(et)	extratemporal segment，面神经颞外段
TyB	tympanic portion of the temporal bone，颞骨鼓部
M	malleus，锤骨
S	stapes，镫骨
FC	fenestra cochleae，蜗窗
PE	pyramidal eminence，锥隆起
FN(m)	mastoid segment，面神经乳突段
JB	jugular bulb，颈静脉球
MT	mastoid tip，乳突尖
ASC	anterior semicircular canal，前半规管
LSC	lateral semicircular canal，外半规管
PSC	posterior semicircular canal，后半规管
ES	endolymphatic sac，内淋巴囊
SPS	superior petrosal sinus，岩上窦
SS	sigmoid sinus，乙状窦
MFD	middle fossa dura，颅中窝硬脑膜

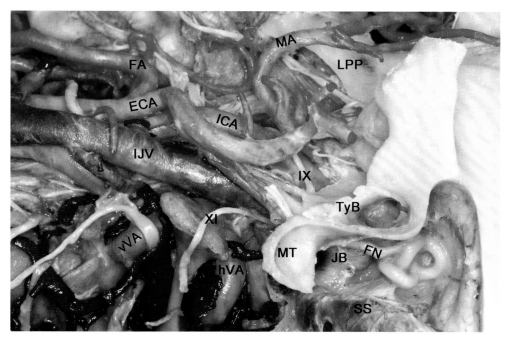

图 2.8.14 显示颈内静脉、颈内动脉与颞骨之间的关系

FA	facial artery，面动脉
MA	maxillary artery，上颌动脉
ECA	external carotid artery，颈外动脉
ICA	internal carotid artery，颈内动脉
IJV	internal jugular vein，颈内静脉
IX	glossopharyngeal nerve，舌咽神经
XI	accessory nerve，副神经
hVA	horizontal segment of vertebral artery，椎动脉水平段
vVA	vertical segment of vertebral artery，椎动脉垂直段
LPP	lateral pterygoid plate，翼突外侧板
FN	facial nerve，面神经
TyB	tympanic portion of the temporal bone，颞骨鼓部
JB	jugular bulb，颈静脉球
MT	mastoid tip，乳突尖
SS	sigmoid sinus，乙状窦

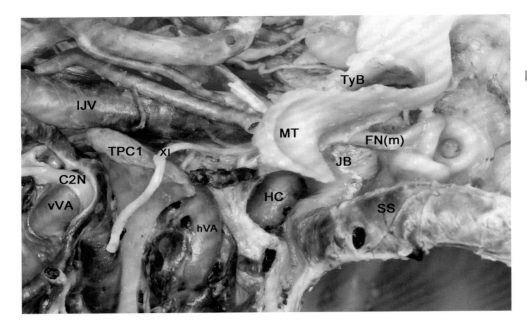

图 2.8.15 显示颈静脉球、舌下神经管、寰椎横突与椎动脉之间的关系

IJV	internal jugular vein，颈内静脉	
XI	accessory nerve，副神经	
hVA	horizontal segment of vertebral artery，椎动脉水平段	
vVA	vertical segment of vertebral artery，椎动脉垂直段	
C2N	C₂ ventral ramus，颈 2 神经腹侧支	
TPC1	transverse process of C1，寰椎横突	
TyB	tympanic portion of the temporal bone，颞骨鼓部	
MT	mastoid tip，乳突尖	
FN(m)	mastoid segment of facial nerve，面神经乳突段	
JB	jugular bulb，颈静脉球	
SS	sigmoid sinus，乙状窦	
HC	hypoglossal canal，舌下神经管	

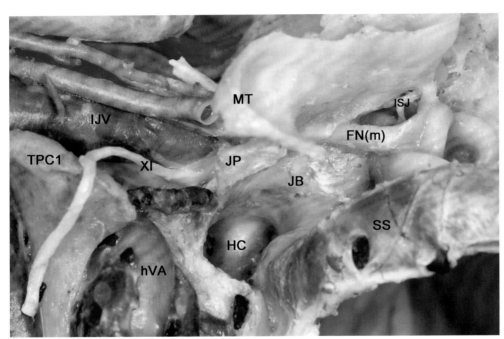

图 2.8.16 显示颈静脉突、颈静脉球和舌下神经管之间的关系

IJV	internal jugular vein，颈内静脉
XI	accessory nerve，副神经
hVA	horizontal segment of vertebral artery，椎动脉水平段
TPC1	transverse process of C1，寰椎横突
MT	mastoid tip，乳突尖
ISJ	incudostapedial joint，砧镫关节
JP	jugular process，颈静脉突
FN(m)	mastoid segment of facial nerve，面神经乳突段
JB	jugular bulb，颈静脉球
SS	sigmoid sinus，乙状窦
HC	hypoglossal canal，舌下神经管

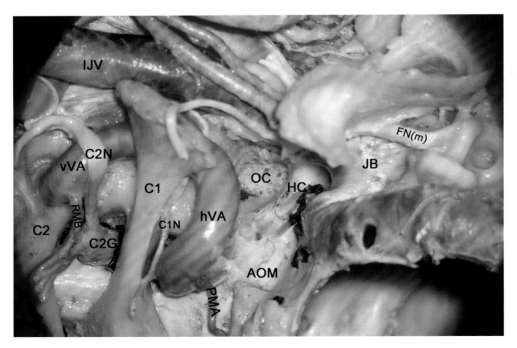

图 2.8.17 已去除椎动脉周围静脉丛，显示椎动脉、寰椎、枕髁和舌下神经管之间的关系

IJV	internal jugular vein，颈内静脉
hVA	horizontal segment of vertebral artery，椎动脉水平段
vVA	vertical segment of vertebral artery，椎动脉垂直段
FN(m)	mastoid segment of facial nerve，面神经乳突段
JB	jugular bulb，颈静脉球
HC	hypoglossal canal，舌下神经管
OC	occipital condyle，枕髁
AOM	atlanto-occipital membrane，寰枕筋膜
PMA	posterior meningeal artery，脑膜后动脉
RMB	radiculomuscular branch，神经根肌支
C1	atlas，寰椎
C2	axis，枢椎
C1N	C₁ ventral ramus，颈 1 神经腹侧支
C2N	C₂ ventral ramus，颈 2 神经腹侧支
C2G	C₂ ganglion，颈 2 神经节

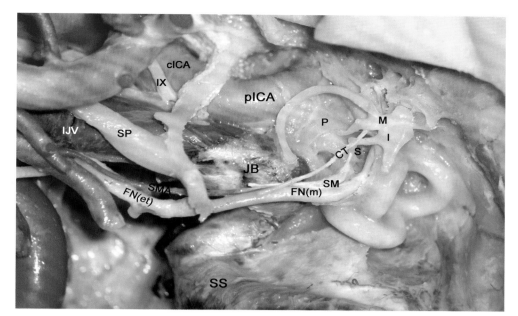

图 2.8.18 已去除乳突尖，可见茎突、颞骨鼓部和面神经阻碍了对于深部颈静脉球和颈内动脉的充分暴露

IX	glossopharyngeal nerve，舌咽神经
pICA	petrous segment of ICA，岩段颈内动脉
cICA	cervical segment of ICA，颈段颈内动脉
P	promontory，鼓岬
I	incus，砧骨
M	malleus，锤骨
S	stapes，镫骨
CT	chorda tympani，鼓索
SM	stapedius muscle，镫骨肌
SP	styloid process，茎突
IJV	internal jugular vein，颈内静脉
FN(m)	mastoid segment of facial nerve，面神经乳突段
FN(et)	extratemporal segment of facial nerve，面神经颞骨外段
SMA	stylomastoid artery，茎乳动脉
JB	jugular bulb，颈静脉球
SS	sigmoid sinus，乙状窦

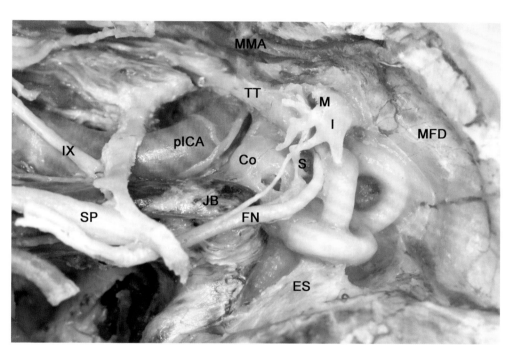

图 2.8.19 显示耳蜗、岩段颈内动脉和颈静脉球之间的位置关系

MMA	middle meningeal artery，脑膜中动脉
TT	tensor tympani muscle，鼓膜张肌
IX	glossopharyngeal nerve，舌咽神经
pICA	petrous segment of ICA，岩段颈内动脉
Co	cochlea，耳蜗
M	malleus，锤骨
I	incus，砧骨
S	stapes，镫骨
SP	styloid process，茎突
FN	facial nerve，面神经
ES	endolymphatic sac，内淋巴囊
MFD	middle fossa dura，颅中窝硬脑膜
JB	jugular bulb，颈静脉球

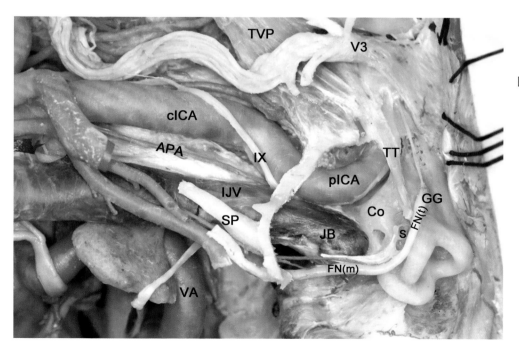

图 2.8.20 显示颈内动脉、颈内静脉、颈静脉球与耳蜗之间的位置关系

TVP	tensor veli palatini，腭帆张肌
V3	mandibular nerve，下颌神经
cICA	cervical segment of ICA，颈段颈内动脉
pICA	petrous segment of ICA，岩段颈内动脉
TT	tensor tympani muscle，鼓膜张肌
GG	geniculate ganglion，膝神经节
FN(t)	tympanic segment of facial nerve，面神经鼓室段
FN(m)	mastoid segment of facial nerve，面神经乳突段
IX	glossopharyngeal nerve，舌咽神经
APA	ascending pharyngeal artery 咽升动脉
Co	cochlea，耳蜗
S	stapes，镫骨
SP	styloid process，茎突
IJV	internal jugular vein，颈内静脉
JB	jugular bulb，颈静脉球
VA	vertebral artery，椎动脉

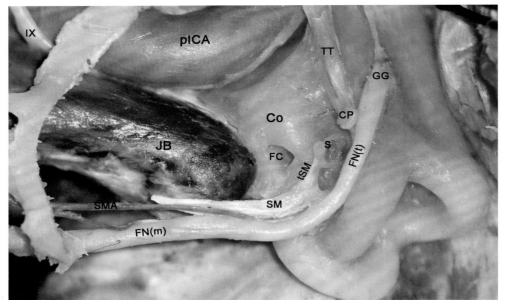

图 2.8.21 放大观。可见此例高位颈静脉球已到达蜗窗水平

IX	glossopharyngeal nerve，舌咽神经
pICA	petrous segment of ICA，岩段颈内动脉
TT	tensor tympani muscle，鼓膜张肌
CP	cochleariform process，匙突
GG	geniculate ganglion，膝神经节
FN(t)	tympanic segment of facial nerve，面神经鼓室段
FN(m)	mastoid segment of facial nerve，面神经乳突段
Co	cochlea，耳蜗
FC	fenestra cochleae，蜗窗
S	stapes，镫骨
tSM	tendon of stapedius muscle，镫骨肌肌腱
SM	stapedius muscle，镫骨肌
SMA	stylomastoid artery，茎乳动脉
JB	jugular bulb，颈静脉球

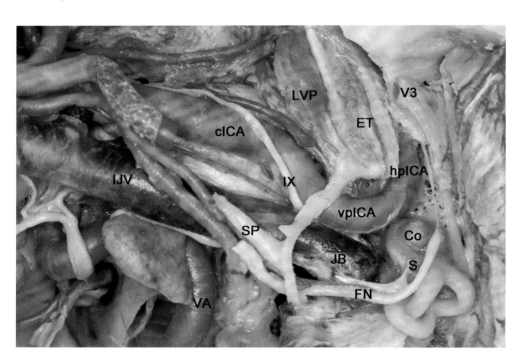

图 2.8.22 已将耳蜗轮廓化

cICA	cervical segment of ICA，颈段颈内动脉
LVP	levator veli palatini，腭帆提肌
ET	eustachian tube，咽鼓管
V3	mandibular nerve，下颌神经
IJV	internal jugular vein，颈内静脉
JB	jugular bulb，颈静脉球
IX	glossopharyngeal nerve，舌咽神经
hpICA	horizontal portion of petrous carotid artery，岩段颈内动脉水平部
vpICA	vertical portion of petrous carotid artery，岩段颈内动脉垂直部
Co	cochlea，耳蜗
S	stapes，镫骨
VA	vertebral artery，椎动脉
SP	styloid process，茎突
FN	facial nerve，面神经

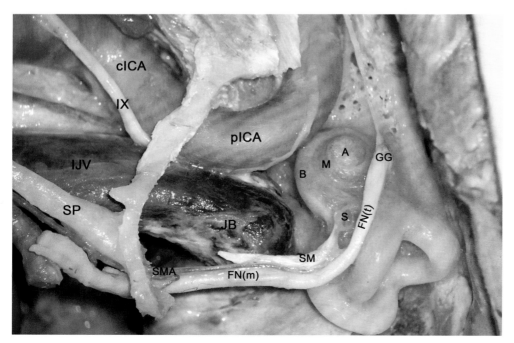

图 2.8.23 显示耳蜗底转与岩段颈内动脉膝部之间的关系

cICA	cervical segment of ICA，颈段颈内动脉
pICA	petrous segment of ICA，岩段颈内动脉
IX	glossopharyngeal nerve，舌咽神经
A	apical turn of cochlea，耳蜗顶转
M	middle turn of cochlea，耳蜗中转
B	basal turn of cochlea，耳蜗底转
IJV	internal jugular vein，颈内静脉
GG	geniculate ganglion，膝神经节
FN(t)	tympanic segment of facial nerve，面神经鼓室段
FN(m)	mastoid segment of facial nerve，面神经乳突段
JB	jugular bulb，颈静脉球
S	stapes，镫骨
SM	stapedius muscle，镫骨肌
SP	styloid process，茎突
SMA	stylomastoid artery，茎乳动脉

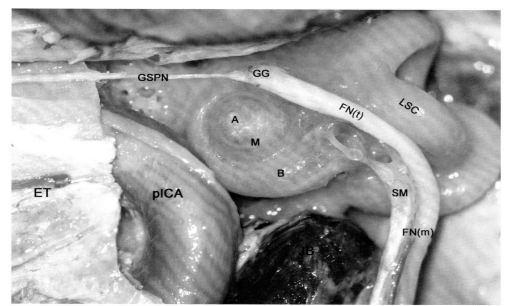

图 2.8.24 图 2.8.23 放大观

ET	eustachian tube，咽鼓管
pICA	petrous segment of ICA，岩段颈内动脉
A	apical turn of cochlea，耳蜗顶转
M	middle turn of cochlea，耳蜗中转
B	basal turn of cochlea，耳蜗底转
LSC	lateral semicircular canal，外半规管
GSPN	greater superficial petrosal nerve，岩浅大神经
GG	geniculate ganglion，膝神经节
FN(t)	tympanic segment of facial nerve，面神经鼓室段
FN(m)	mastoid segment of facial nerve，面神经乳突段
JB	jugular bulb，颈静脉球
SM	stapedius muscle，镫骨肌

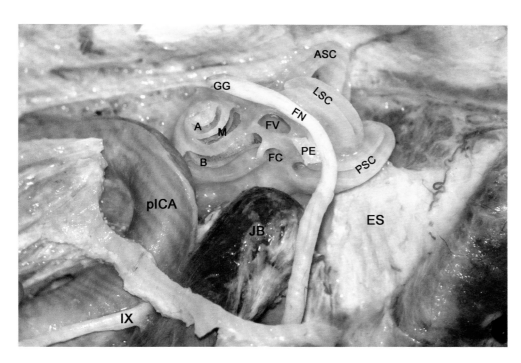

图 2.8.25 已开放三个半规管和耳蜗各转

pICA	petrous segment of ICA，岩段颈内动脉
IX	glossopharyngeal nerve，舌咽神经
A	apical turn of cochlea，耳蜗顶转
M	middle turn of cochlea，耳蜗中转
B	basal turn of cochlea，耳蜗底转
FV	fenestra vestibuli，前庭窗
FC	fenestra cochleae，蜗窗
PE	pyramidal eminence，锥隆起
ASC	anterior semicircular canal，前半规管
LSC	lateral semicircular canal，外半规管
PSC	posterior semicircular canal，后半规管
GG	geniculate ganglion，膝神经节
JB	jugular bulb，颈静脉球
ES	endolymphatic sac，内淋巴囊
FN	facial nerve，面神经

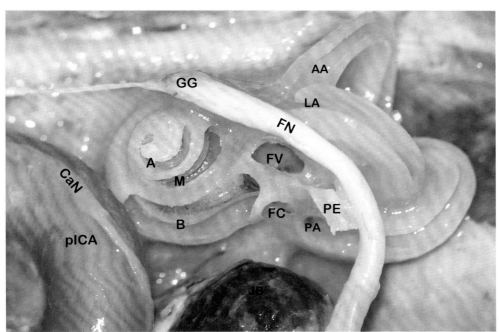

图 2.8.26 图 2.8.25 放大观

pICA	petrous segment of ICA，岩段颈内动脉
CaN	cartoid nerve，颈动脉交感神经
A	apical turn of cochlea，耳蜗顶转
M	middle turn of cochlea，耳蜗中转
B	basal turn of cochlea，耳蜗底转
FV	fenestra vestibuli，前庭窗
FC	fenestra cochleae，蜗窗
PE	pyramidal eminence，锥隆起
GG	geniculate ganglion，膝神经节
FN	facial nerve，面神经
JB	jugular bulb，颈静脉球
AA	ampullate end of ASC，前半规管壶腹端
LA	ampullate end of LSC；外半规管壶腹端
PA	ampullate end of PSC，后半规管壶腹端

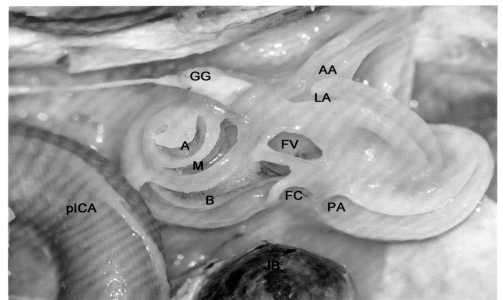

图 2.8.27 去除部分面神经，更好地展示三个半规管的空间结构关系

pICA	petrous segment of ICA，岩段颈内动脉	
A	apical turn of cochlea，耳蜗顶转	
M	middle turn of cochlea，耳蜗中转	
B	basal turn of cochlea，耳蜗底转	
FV	fenestra vestibuli，前庭窗	
FC	fenestra cochleae，蜗窗	
GG	geniculate ganglion，膝神经节	
JB	jugular bulb，颈静脉球	
AA	ampullate end of ASC，前半规管壶腹端	
LA	ampullate end of LSC；外半规管壶腹端	
PA	ampullate end of PSC，后半规管壶腹端	

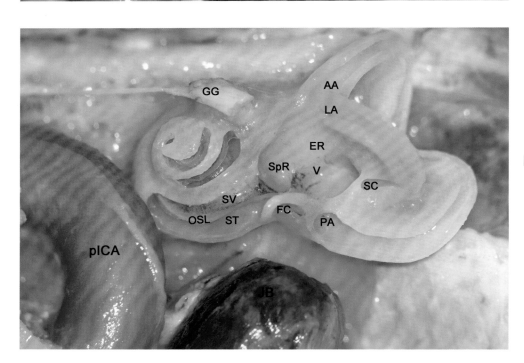

图 2.8.28 扩大前庭窗，暴露前庭内侧壁结构

pICA	petrous segment of ICA，岩段颈内动脉	
OSL	osseous spiral lamina，骨螺旋板	
SV	scala vestibuli，前庭阶	
ST	scala tympani，鼓阶	
V	vestibule，前庭	
SpR	spherical recess，球囊隐窝	
ER	elliptical recess，椭圆囊隐窝	
FC	fenestra cochleae，蜗窗	
GG	geniculate ganglion，膝神经节	
JB	jugular bulb，颈静脉球	
AA	ampullate end of ASC，前半规管壶腹端	
LA	ampullate end of LSC；外半规管壶腹端	
PA	ampullate end of PSC，后半规管壶腹端	
SC	singular crus，单脚	

2.9 颞骨与相邻结构上面观
Superior View of the Relationship of the Temporal Bone and adjacent structures

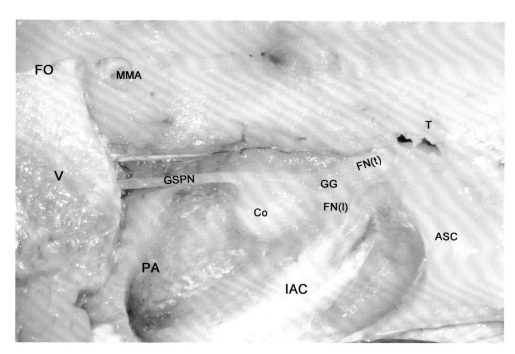

图 2.9.1　右侧颞骨标本上面观。已磨除弓状隆起与岩浅大神经之间的岩骨骨质，暴露内耳道

FO	foramen ovale，卵圆孔	
V	trigeminal nerve，三叉神经	
MMA	middle meningeal artery，脑膜中动脉	
GSPN	greater superficial petrosal nerve，岩浅大神经	
FN(t)	tympanic segment of facial nerve，面神经鼓室段	
GG	geniculate ganglion，膝神经节	
FN(l)	labyrinthine segment of facial nerve，面神经迷路段	
T	tegmen，鼓室盖	
PA	petrous apex，岩尖	
Co	cochlea，耳蜗	
IAC	internal auditory canal，内耳道	
ASC	anterior semicircular canal，前半规管	

图 2.9.2　放大观，确认 Bill 嵴和 Fukushima 嵴（膝状切迹）。在内耳道底横嵴上方，面神经位于 Bill 嵴的前方，而前庭上神经位于 Bill 嵴的后方。耳蜗位于面神经迷路段和岩浅大神经所成的夹角内

GSPN	greater superficial petrosal nerve，岩浅大神经	
FN(t)	tympanic segment of facial nerve，面神经鼓室段	
GG	geniculate ganglion，膝神经节	
FN(l)	labyrinthine segment of facial nerve，面神经迷路段	
Co	cochlea，耳蜗	
FB	Fukushima's bar，Fukushima 嵴	
BB	Bill's bar，垂直嵴	
SA	subarcuate artery，弓状下动脉	
ASC	anterior semicircular canal，前半规管	

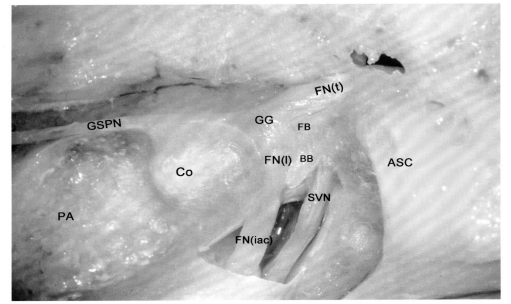

图 2.9.3 已开放内耳道硬脑膜，暴露出面神经内耳道段和前庭上神经

GSPN	greater superficial petrosal nerve，岩浅大神经
FN(t)	tympanic segment of facial nerve，面神经鼓室段
GG	geniculate ganglion，膝神经节
FN(l)	labyrinthine segment of facial nerve，面神经迷路段
FN(iac)	internal auditory canal segment of facial nerve，面神经内耳道段
SVN	superior vestibular nerve，前庭上神经
PA	petrous apex，岩尖
Co	cochlea，耳蜗
FB	Fukushima's bar，Fukushima 嵴
BB	Bill's bar，垂直嵴
ASC	anterior semicircular canal，前半规管

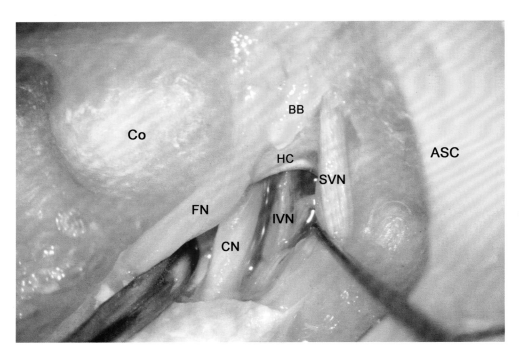

图 2.9.4 牵开面神经与前庭上神经，暴露出位于横嵴下方的蜗神经和前庭下神经

Co	cochlea，耳蜗
FN	facial nerve，面神经
CN	cochlear nerve，蜗神经
SVN	superior vestibular nerve，前庭上神经
BB	Bill's bar，垂直嵴
HC	horizontal crest，横嵴
IVN	inferior vestibular nerve，前庭下神经
ASC	anterior semicircular canal，前半规管

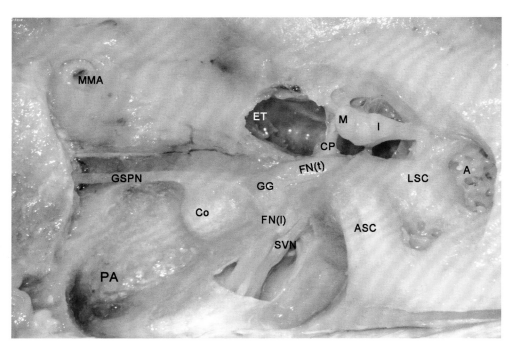

图 2.9.5 去除鼓室盖，暴露出上鼓室内容物和咽鼓管鼓室口

MMA	middle meningeal artery，脑膜中动脉
GSPN	greater superficial petrosal nerve，岩浅大神经
ET	eustachian tube，咽鼓管
CP	cochleariform process，匙突
M	malleus，锤骨
I	incus，砧骨
PA	petrous apex，岩尖
Co	cochlea，耳蜗
FN(t)	tympanic segment of facial nerve，面神经鼓室段
GG	geniculate ganglion，膝神经节
FN(l)	labyrinthine segment of facial nerve，面神经迷路段
SVN	superior vestibular nerve，前庭上神经
ASC	anterior semicircular canal，前半规管
LSC	lateral semicircular canal，外半规管
A	antrum，鼓窦

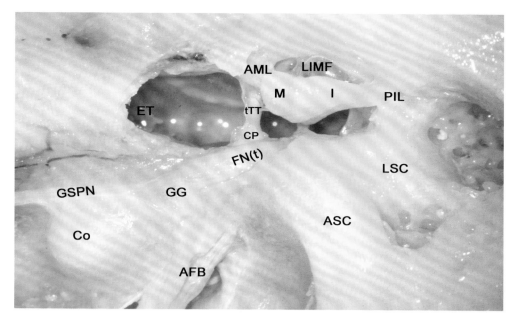

图 2.9.6 上鼓室区域放大观。可见锤砧关节。鼓膜张肌肌腱自匙突发出后，向外止于锤骨颈

GSPN	greater superficial petrosal nerve,	岩浅大神经
ET	eustachian tube,	咽鼓管
tTT	tendon of tensor tympani muscle,	鼓膜张肌肌腱
CP	cochleariform process,	匙突
M	malleus,	锤骨
I	incus,	砧骨
AML	anterior malleal ligament,	锤骨前韧带
LIMF	lateral incudomalleal fold,	砧锤外侧皱襞
PIL	posterior incudal ligament,	砧骨后韧带
Co	cochlea,	耳蜗
FN(t)	tympanic segment of facial nerve,	面神经鼓室段
GG	geniculate ganglion,	膝神经节
AFB	acousticofacial bundle,	面听束
ASC	anterior semicircular canal,	前半规管
LSC	lateral semicircular canal,	外半规管

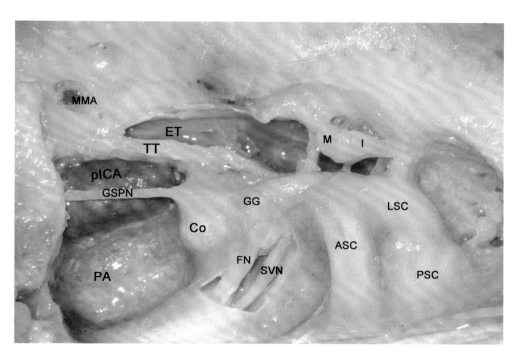

图 2.9.7 进一步去除岩尖骨质，暴露岩段颈内动脉。显示咽鼓管、鼓膜张肌、岩浅大神经与颈内动脉间的关系

MMA	middle meningeal artery,	脑膜中动脉
GSPN	greater superficial petrosal nerve,	岩浅大神经
pICA	petrous segment of ICA,	岩段颈内动脉
TT	tensor tympani muscle,	鼓膜张肌
ET	eustachian tube,	咽鼓管
M	malleus,	锤骨
I	incus,	砧骨
PA	petrous apex,	岩尖
Co	cochlea,	耳蜗
GG	geniculate ganglion,	膝神经节
FN	facial nerve,	面神经
SVN	superior vestibular nerve,	前庭上神经
ASC	anterior semicircular canal,	前半规管
LSC	lateral semicircular canal,	外半规管
PSC	posterior semicircular canal,	后半规管

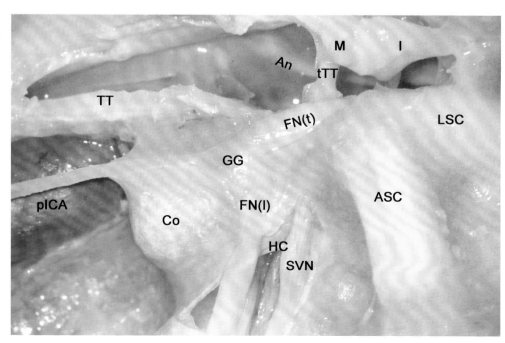

图 2.9.8 膝神经节区域放大观

pICA	petrous segment of ICA,	岩段颈内动脉
TT	tensor tympani muscle,	鼓膜张肌
An	annulus,	鼓环
tTT	tendon of tensor tympani muscle,	鼓膜张肌肌腱
M	malleus,	锤骨
I	incus,	砧骨
Co	cochlea,	耳蜗
GG	geniculate ganglion,	膝神经节
FN(t)	tympanic segment,	面神经鼓室段
FN(l)	labyrinthine segment,	面神经迷路段
SVN	superior vestibular nerve,	前庭上神经
ASC	anterior semicircular canal,	前半规管
LSC	lateral semicircular canal,	外半规管
HC	horizontal crest,	横嵴

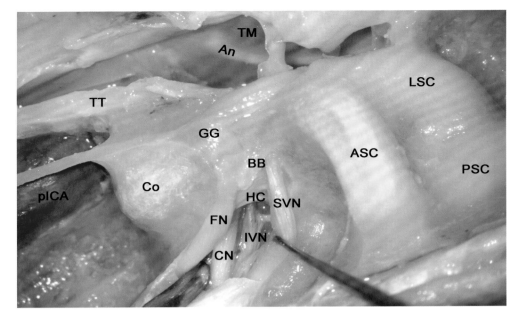

图 2.9.9 从上方显示内耳道内神经的位置关系

plCA	petrous segment of ICA，岩段颈内动脉
TT	tensor tympani muscle，鼓膜张肌
An	annulus，鼓环
TM	tympanic membrane，鼓膜
Co	cochlea，耳蜗
BB	Bill's bar，垂直嵴
HC	horizontal crest，横嵴
FN	facial nerve，面神经
CN	cochlear nerve，蜗神经
GG	geniculate ganglion，膝神经节
SVN	superior vestibular nerve，前庭上神经
IVN	inferior vestibular nerve，前庭下神经
ASC	anterior semicircular canal，前半规管
LSC	lateral semicircular canal，外半规管
PSC	posterior semicircular canal，后半规管

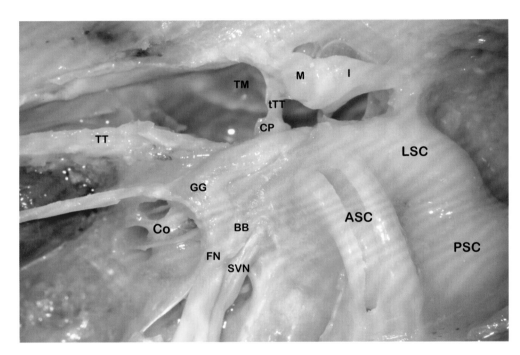

图 2.9.10 已开放耳蜗和前半规管

TT	tensor tympani muscle，鼓膜张肌
TM	tympanic membrane，鼓膜
tTT	tendon of tensor tympani muscle，鼓膜张肌肌腱
CP	cochleariform process，匙突
M	malleus，锤骨
I	incus，砧骨
Co	cochlea，耳蜗
BB	Bill's bar，垂直嵴
FN	facial nerve，面神经
GG	geniculate ganglion，膝神经节
SVN	superior vestibular nerve，前庭上神经
ASC	anterior semicircular canal，前半规管
LSC	lateral semicircular canal，外半规管
PSC	posterior semicircular canal，后半规管

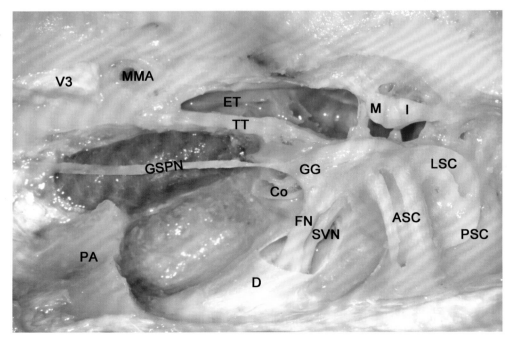

图 2.9.11 去除三叉神经，更好地显示岩段颈内动脉水平部

V3	mandibular nerve，下颌神经
MMA	middle meningeal artery，脑膜中动脉
TT	tensor tympani muscle，鼓膜张肌
ET	eustachian tube，咽鼓管
M	malleus，锤骨
I	incus，砧骨
GSPN	greater superficial petrosal nerve，岩浅大神经
Co	cochlea，耳蜗
PA	petrous apex，岩尖
FN	facial nerve，面神经
GG	geniculate ganglion，膝神经节
SVN	superior vestibular nerve，前庭上神经
D	dura，硬脑膜
ASC	anterior semicircular canal，前半规管
LSC	lateral semicircular canal，外半规管
PSC	posterior semicircular canal，后半规管

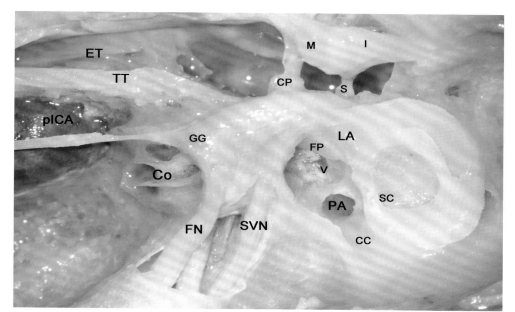

图 2.9.12 去除前半规管，暴露前庭腔。可见镫骨
足板封闭前庭窗

TT	tensor tympani muscle，鼓膜张肌
ET	eustachian tube，咽鼓管
pICA	petrous segment of ICA，岩段颈内动脉
CP	cochleariform process，匙突
M	malleus，锤骨
I	incus，砧骨
S	stapes，镫骨
Co	cochlea，耳蜗
GG	geniculate ganglion，膝神经节
FN	facial nerve，面神经
SVN	superior vestibular nerve，前庭上神经
FP	footplate of the stapes，镫骨足板
LA	ampullate end of lateral semicircular canal；外半规管壶腹端
PA	ampullate end of posterior semicircular canal，后半规管壶腹端
CC	common crus，总脚
SC	singular crus，单脚
V	vestibule，前庭

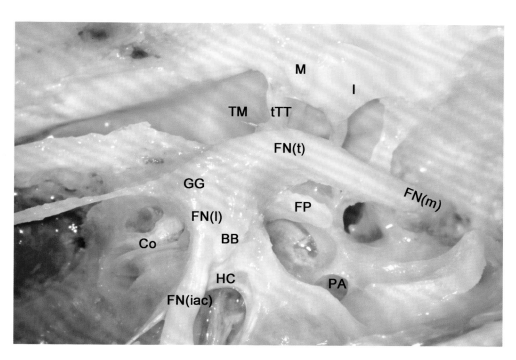

图 2.9.13 去除外半规管，显示面神经自内耳道段
至乳突段全程走行

M	malleus，锤骨
I	incus，砧骨
TM	tympanic membrane，鼓膜
tTT	tendon of tensor tympani muscle，鼓膜张肌肌腱
Co	cochlea，耳蜗
GG	geniculate ganglion，膝神经节
FN(t)	tympanic segment of facial nerve，面神经鼓室段
FN(m)	mastoid segment of facial nerve，面神经乳突段
FN(l)	labyrinthine segment of facial nerve，面神经迷路
FN(iac)	internal auditory canal segment of facial nerve，面神经内耳道段
BB	Bill's bar，垂直嵴
HC	horizontal crest，横嵴
FP	footplate of the stapes，镫骨足板
PA	ampullate end of PSC，后半规管壶腹端

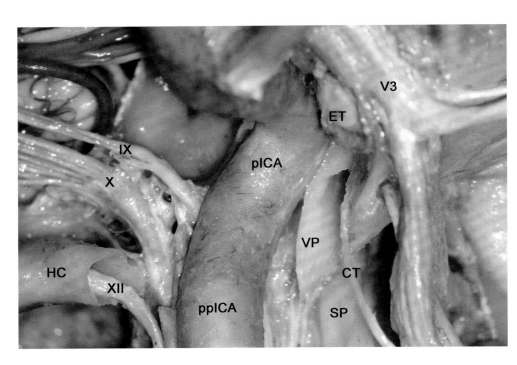

图 2.10.1 冠状位切开尸头，自前向后暴露颞骨及邻近结构的解剖关系。图中显示了颈内动脉与咽鼓管、后组脑神经之间的关系

V3	mandibular nerve，下颌神经
ET	eustachian tube，咽鼓管
pICA	petrous segment of ICA，岩段颈内动脉
ppICA	parapharyngeal segment of ICA，咽旁段颈内动脉
VP	vaginal process，鞘突
SP	styloid process，茎突
CT	chorda tympani，鼓索
IX	glossopharyngeal nerve，舌咽神经
X	vagus nerve，迷走神经
XII	hypoglossal nerve，舌下神经
HC	hypoglossal canal，舌下神经管

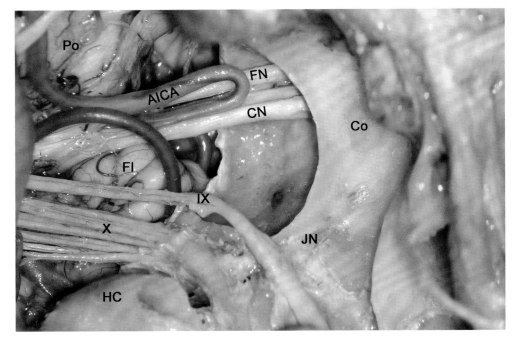

图 2.10.2 已去除前方的颈内动脉，注意观察耳蜗区域骨质颜色的变化。面听束向外走行进入内耳道底。舌咽神经、迷走神经走行于小脑绒球的前方，进入颈静脉孔神经部

Po	pons，脑桥
AICA	anteroinferior cerebellar artery，小脑前下动脉
FN	facial nerve，面神经
CN	cochlear nerve，蜗神经
Co	cochlea，耳蜗
Fl	flocculus，小脑绒球
IX	glossopharyngeal nerve，舌咽神经
X	vagus nerve，迷走神经
JN	Jacobson's nerve，Jacobson 神经（鼓室丛）
HC	hypoglossal canal，舌下神经管

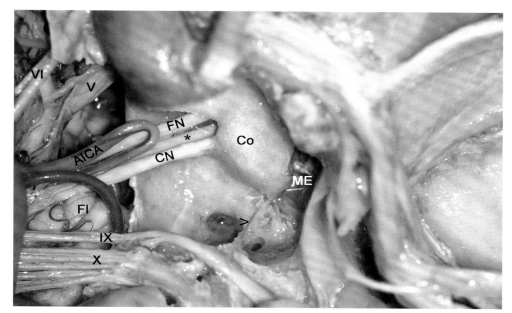

图 2.10.3 已轮廓化耳蜗，并从咽鼓管口方向开放中耳腔

V	trigeminal nerve，三叉神经
VI	abducent nerve，展神经
AICA	anteroinferior cerebellar artery，小脑前下动脉
FN	facial nerve，面神经
CN	cochlear nerve，蜗神经
Co	cochlea，耳蜗
ME	middle ear cavity，中耳腔
FI	flocculus，小脑绒球
IX	glossopharyngeal nerve，舌咽神经
X	vagus nerve，迷走神经
>	Jacobson 神经（鼓室丛）
*	前庭神经

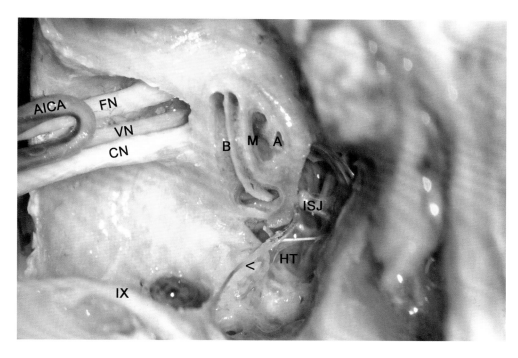

图 2.10.4 开放耳蜗，暴露耳蜗各转。可见蜗神经自内耳道底进入蜗轴。注意 Jacobson 神经自舌咽神经发出后向后走行于鼓岬表面

AICA	anteroinferior cerebellar artery，小脑前下动脉
FN	facial nerve，面神经
CN	cochlear nerve，蜗神经
VN	vestibular nerve，前庭神经
A	apical turn of cochlea，耳蜗顶转
M	middle turn of cochlea，耳蜗中转
B	basal turn of cochlea，耳蜗底转
HT	hypotympanum，下鼓室
IX	glossopharyngeal nerve，舌咽神经
ISJ	incudostapedial joint，砧镫关节
<	Jacobson 神经（鼓室丛）

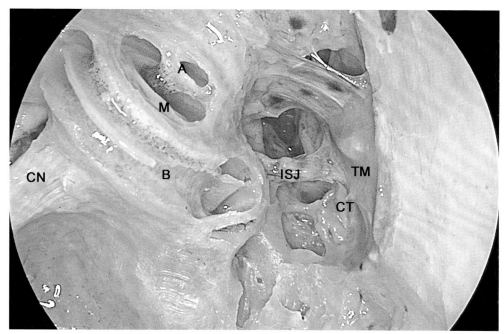

图 2.10.5 内镜下自前向后观察耳蜗与中耳腔。可见耳蜗底转位于鼓岬的内侧

CN	cochlear nerve，蜗神经
A	apical turn of cochlea，耳蜗顶转
M	middle turn of cochlea，耳蜗中转
B	basal turn of cochlea，耳蜗底转
ISJ	incudostapedial joint，砧镫关节
CT	chorda tympani，鼓索
TM	tympanic membrane，鼓膜

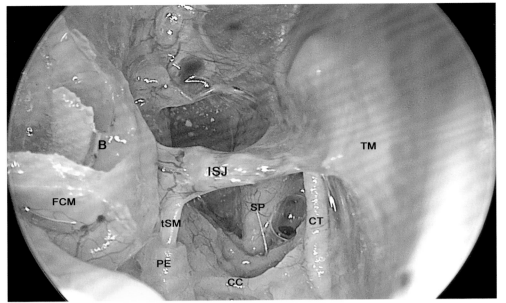

图 2.10.6 内镜下观察。可见鼓索嵴为一连接鼓索自后小管发出处与锥隆起之间的骨嵴。后方可见砧骨短脚纳于砧骨窝

B	basal turn of cochlea，耳蜗底转
FCM	fenestra cochleae membrane，蜗窗膜
ISJ	incudostapedial joint，砧镫关节
tSM	tendon of stapedius muscle，镫骨肌肌腱
PE	pyramidal eminence，锥隆起
SP	short process of incus，砧骨短脚
CC	chordal crest，鼓索嵴
CT	chorda tympani，鼓索
TM	tympanic membrane，鼓膜

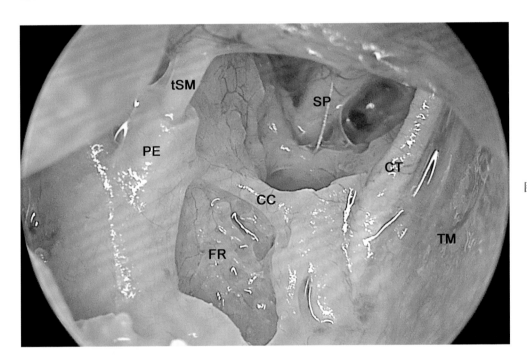

图 2.10.7 内镜下观察，可见鼓索嵴将面隐窝分为上、下两部分。镫骨肌肌腱自锥隆起发出，附着于镫骨后脚。注意观察鼓索与其外侧鼓膜之间的关系

tSM	tendon of stapedius muscle，镫骨肌肌腱
PE	pyramidal eminence，锥隆起
SP	short process of incus，砧骨短脚
CC	chordal crest，鼓索嵴
FR	facial recess，面隐窝
CT	chorda tympani，鼓索
TM	tympanic membrane，鼓膜

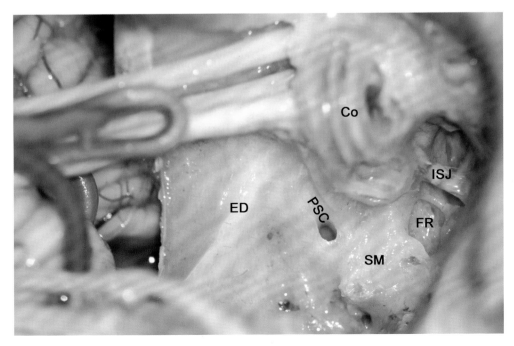

图 2.10.8 轮廓化内淋巴管并开放后半规管，显示二者之间的位置关系

Co	cochlea，耳蜗
ED	endolymphatic duct，内淋巴管
PSC	posterior semicircular canal，后半规管
SM	stapedius muscle，镫骨肌
ISJ	incudostapedial joint，砧镫关节
FR	facial recess，面隐窝

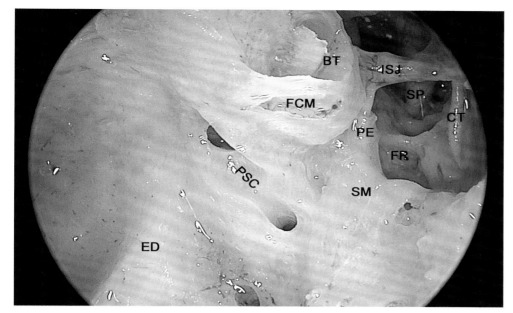

图 2.10.9 内镜下观察后半规管与内淋巴管之间的
位置关系

ED   endolymphatic duct，内淋巴管
PSC   posterior semicircular canal，后半规管
BT   basal turn of cochlea，耳蜗底转
FCM   fenestra cochleae membrane，蜗窗膜
ISJ   incudostapedial joint，砧镫关节
PE   pyramidal eminence，锥隆起
SM   stapedius muscle，镫骨肌
SP   short process of incus，砧骨短脚
FR   facial recess，面隐窝
CT   chorda tympani，鼓索

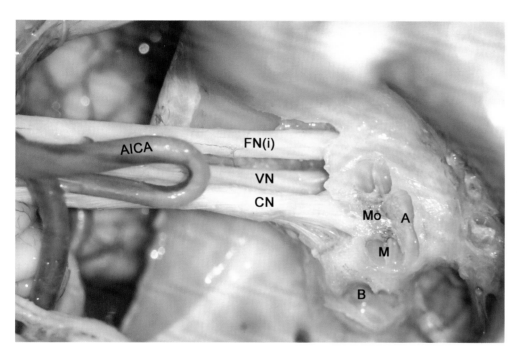

图 2.10.10 去除部分耳蜗，以更好地展示蜗神经进
入蜗轴处的细节

AICA   anteroinferior cerebellar artery，小脑前
下动脉
FN(i)   internal auditory canal segment of facial
nerve，面神经内耳道段
CN   cochlear nerve，蜗神经
VN   vestibular nerve，前庭神经
A   apical turn of cochlea，耳蜗顶转
M   middle turn of cochlea，耳蜗中转
B   basal turn of cochlea，耳蜗底转
Mo   modiolus，蜗轴

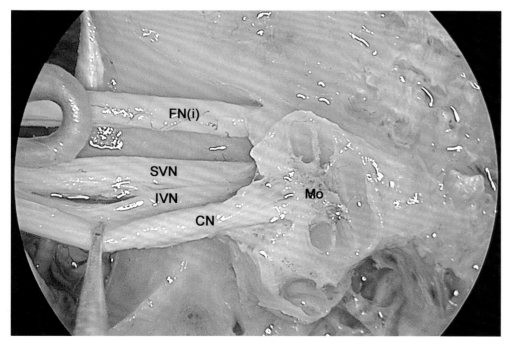

图 2.10.11 内镜下观察。向下方牵开蜗神经，以暴
露被遮挡的前庭上神经和前庭下神经

FN(i)   internal auditory canal segment of facial
nerve，面神经内耳道段
CN   cochlear nerve，蜗神经
SVN   superior vestibular nerve，前庭上神经
IVN   inferior vestibular nerve，前庭下神经
Mo   modiolus，蜗轴

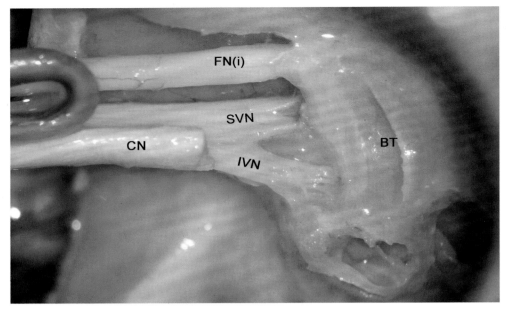

图 2.10.12　切除蜗神经，仅保留耳蜗底转。可见前
庭上神经与前庭下神经在内耳道底由横
嵴分隔，进入相应的孔道

FN(i)	internal auditory canal segment of facial nerve，面神经内耳道段	
CN	cochlear nerve，蜗神经	
SVN	superior vestibular nerve，前庭上神经	
IVN	inferior vestibular nerve，前庭下神经	
BT	basal turn of cochlea，耳蜗底转	

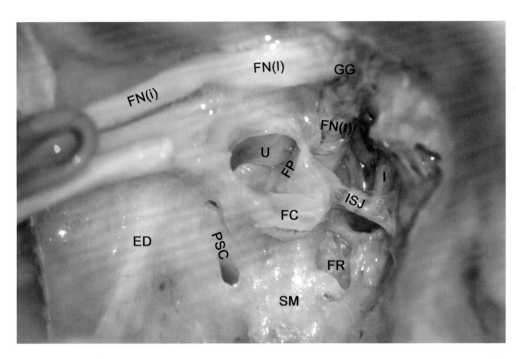

图 2.10.13　去除耳蜗，开放前庭腔。显示镫骨足板
与前庭腔内椭圆囊之间的关系

FN(i)	internal auditory canal segment of facial nerve，面神经内耳道段	
FN(l)	labyrinthine segment of facial nerve，面神经迷路	
GG	geniculate ganglion，膝神经节	
FN(t)	tympanic segment of facial nerve，面神经鼓室段	
ED	endolymphatic duct，内淋巴管	
PSC	posterior semicircular canal，后半规管	
U	utricle，椭圆囊	
FP	footplate of the stapes，镫骨足板	
FC	fenestra cochleae，蜗窗	
ISJ	incudostapedial joint，砧镫关节	
I	incus，砧骨	
FR	facial recess，面隐窝	
SM	stapedius muscle，镫骨肌	

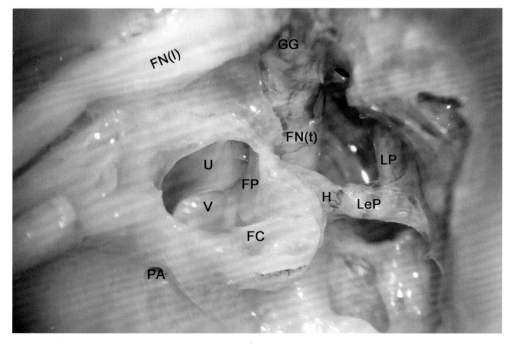

图 2.10.14　前庭腔放大观

FN(l)	labyrinthine segment of facial nerve，面神经迷路	
GG	geniculate ganglion，膝神经节	
FN(t)	tympanic segment of facial nerve，面神经鼓室段	
V	vestibule，前庭	
U	utricle，椭圆囊	
FP	footplate of the stapes，镫骨足板	
FC	fenestra cochleae，蜗窗	
PA	ampullate end of posterior semicircular canal，后半规管壶腹端	
H	head of stapes，镫骨头	
LP	long process of incus，砧骨长脚	
LeP	lenticular process，砧骨豆状突	

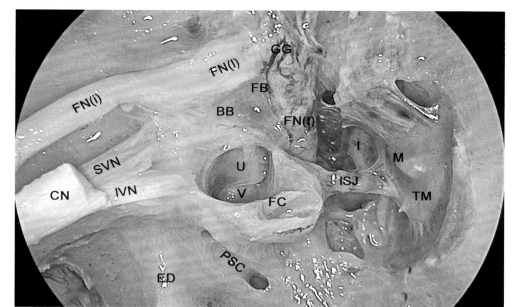

图 2.10.15 内镜下观察。辨认 Bill 嵴和 Fukushima 嵴

FN(i)	internal auditory canal segment of facial nerve，面神经内耳道段
FN(l)	labyrinthine segment of facial nerve，面神经迷路
GG	geniculate ganglion，膝神经节
FN(t)	tympanic segment of facial nerve，面神经鼓室段
CN	cochlear nerve，蜗神经
SVN	superior vestibular nerve，前庭上神经
IVN	inferior vestibular nerve，前庭下神经
FB	Fukushima's bar，Fukushima 嵴
BB	Bill's bar，垂直嵴
V	vestibule，前庭
U	utricle，椭圆囊
FC	fenestra cochleae，蜗窗
ED	endolymphatic duct，内淋巴管
PSC	posterior semicircular canal，后半规管
ISJ	incudostapedial joint，砧镫关节
I	incus，砧骨
M	malleus，锤骨
TM	tympanic membrane，鼓膜

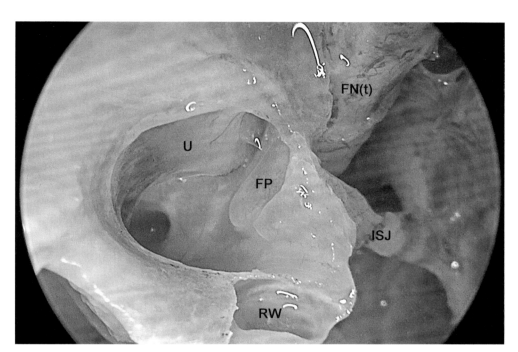

图 2.10.16 内镜下近距离观察前庭腔，显示椭圆囊与镫骨足板间的关系

FN(t)	tympanic segment of facial nerve，面神经鼓室段
U	utricle，椭圆囊
FP	footplate of the stapes，镫骨足板
FC	fenestra cochleae，蜗窗
ISJ	incudostapedial joint，砧镫关节

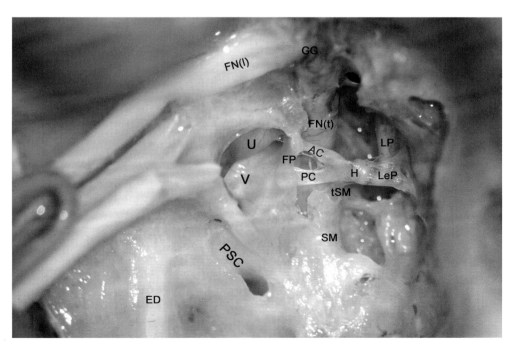

图 2.10.17 进一步去除鼓岬，以显示镫骨全貌以及砧镫关节

FN(l)	labyrinthine segment of facial nerve，面神经迷路
GG	geniculate ganglion，膝神经节
FN(t)	tympanic segment of facial nerve，面神经鼓室段
U	utricle，椭圆囊
V	vestibule，前庭
AC	anterior crus，镫骨前脚
PC	posterior crus，镫骨后脚
FP	footplate of the stapes，镫骨足板
H	head of stapes，镫骨头
LP	long process of incus，砧骨长脚
LeP	lenticular process，砧骨豆状突
tSM	tendon of stapedius muscle，镫骨肌肌腱
SM	stapedius muscle，镫骨肌
PSC	posterior semicircular canal，后半规管
ED	endolymphatic duct，内淋巴管

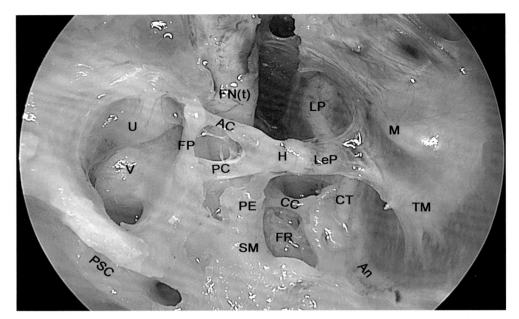

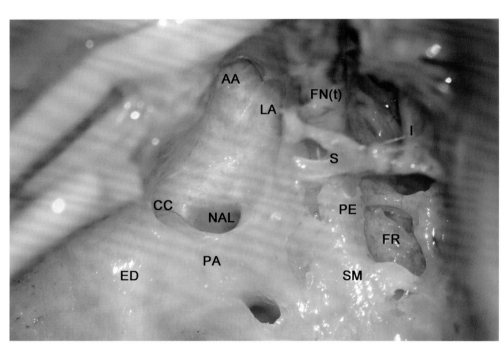

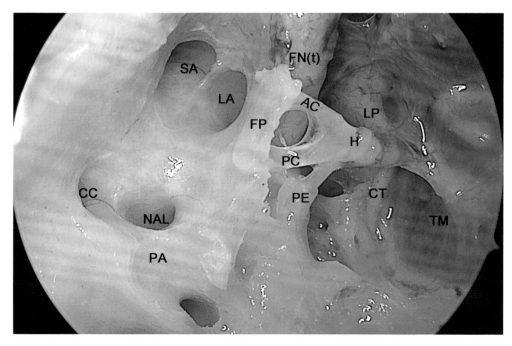

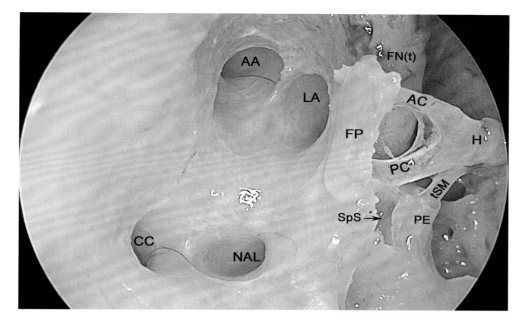

图 2.10.21　内镜下放大观。可见后鼓室气化可扩展入锥隆起下方形成锥下间隙

FN(t)	tympanic segment of facial nerve，面神经鼓室段	
AA	ampullate end of ASC，前半规管壶腹端	
LA	ampullate end of LSC，外半规管壶腹端	
CC	common crus，总脚	
NAL	nonampullate end of LSC，外半规管非壶腹端	
FP	footplate of the stapes，镫骨足板	
AC	anterior crus，镫骨前脚	
PC	posterior crus，镫骨后脚	
H	head of stapes，镫骨头	
tSM	tendon of stapedius muscle，镫骨肌肌腱	
PE	pyramidal eminence，锥隆起	
SpS	subpyramidal space，锥下间隙	

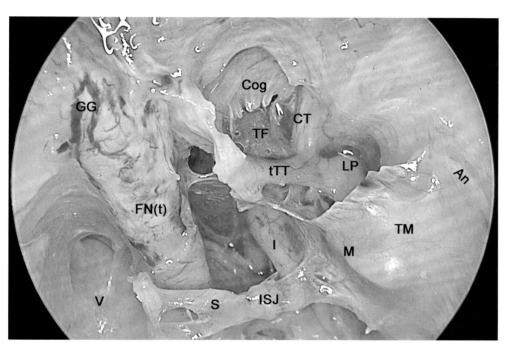

图 2.10.22　内镜下观察上鼓室前间隙和管上隐窝

GG	geniculate ganglion，膝神经节
FN(t)	tympanic segment of facial nerve，面神经鼓室段
Cog	齿突
TF	tensor fold，鼓膜张肌皱襞
CT	chorda tympani，鼓索
tTT	tendon of tensor tympani muscle，鼓膜张肌肌腱
LP	lateral process of the malleus，锤骨短突
M	manubrium of the malleus，锤骨柄
TM	tympanic membrane，鼓膜
An	annulus，鼓环
ISJ	incudostapedial joint，砧镫关节
I	incus，砧骨
S	stapes，镫骨
V	vestibule，前庭

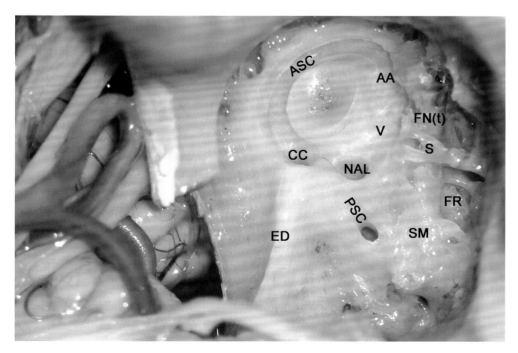

图 2.10.23　去除前庭，自前向后开放前半规管

ASC	anterior semicircular canal，前半规管
AA	ampullate end of ASC，前半规管壶腹端
CC	common crus，总脚
NAL	nonampullate end of LSC，外半规管非壶腹端
PSC	posterior semicircular canal，后半规管
V	vestibule，前庭
S	stapes，镫骨
ED	endolymphatic duct，内淋巴管
FN(t)	tympanic segment of facial nerve，面神经鼓室段
SM	stapedius muscle，镫骨肌
FR	facial recess，面隐窝

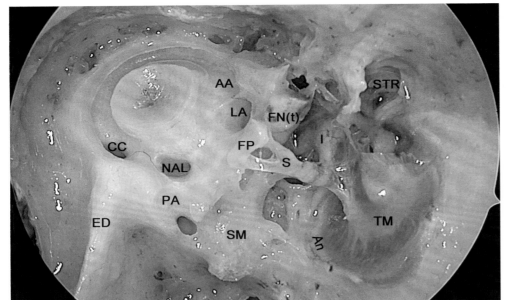

图 2.10.24　内镜下观察前半规管

AA	ampullate end of ASC，前半规管壶腹端
LA	ampullate end of LSC，外半规管壶腹端
CC	common crus，总脚
NAL	nonampullate end of LSC，外半规管非壶腹端
PA	ampullate end of PSC，后半规管壶腹端
ED	endolymphatic duct，内淋巴管
SM	stapedius muscle，镫骨肌
FP	footplate of the stapes，镫骨足板
S	stapes，镫骨
I	incus，砧骨
FN(t)	tympanic segment of facial nerve，面神经鼓室段
STR	supratubal recess，管上隐窝
TM	tympanic membrane，鼓膜
An	annulus，鼓环

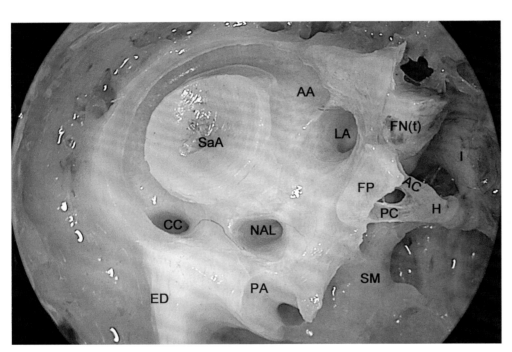

图 2.10.25　内镜下放大观

SaA	subarcuate artery，弓状下动脉
SA	ampullate end of ASC，前半规管壶腹端
LA	ampullate end of LSC，外半规管壶腹端
CC	common crus，总脚
NAL	nonampullate end of LSC，外半规管非壶腹端
PA	ampullate end of PSC，后半规管壶腹端
ED	endolymphatic duct，内淋巴管
FN(t)	tympanic segment of facial nerve，面神经鼓室段
FP	footplate of the stapes，镫骨足板
AC	anterior crus，镫骨前脚
PC	posterior crus，镫骨后脚
H	head of stapes，镫骨头
I	incus，砧骨
SM	stapedius muscle，镫骨肌

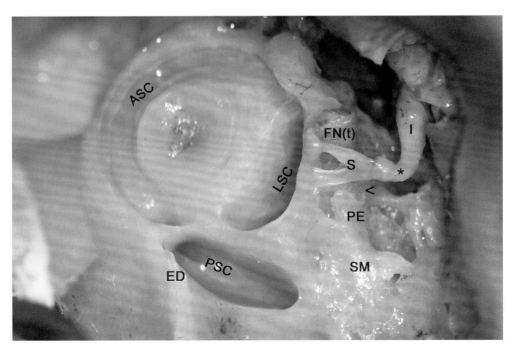

图 2.10.26　继续开放外半规管和后半规管

ASC	anterior semicircular canal，前半规管
LSC	lateral semicircular canal，外半规管
PSC	posterior semicircular canal，后半规管
ED	endolymphatic duct，内淋巴管
FN(t)	tympanic segment of facial nerve，面神经鼓室段
S	stapes，镫骨
I	incus，砧骨
PE	pyramidal eminence，锥隆起
SM	stapedius muscle，镫骨肌
<	镫骨肌肌腱
*	砧镫关节

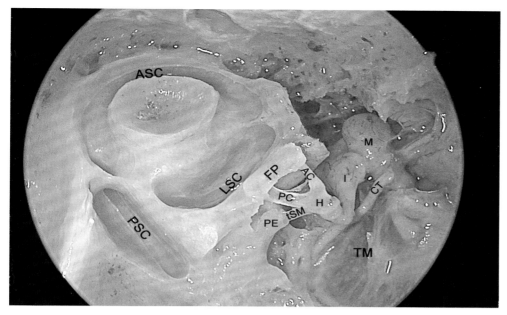

图 2.10.27 内镜下可更清晰的显示三个半规管之间的空间位置关系

ASC	anterior semicircular canal，前半规管	
LSC	lateral semicircular canal，外半规管	
PSC	posterior semicircular canal，后半规管	
FP	footplate of the stapes，镫骨足板	
AC	anterior crus，镫骨前脚	
PC	posterior crus，镫骨后脚	
H	head of stapes，镫骨头	
I	incus，砧骨	
M	malleus，锤骨	
tSM	tendon of stapedius muscle，镫骨肌肌腱	
PE	pyramidal eminence，锥隆起	
TM	tympanic membrane，鼓膜	
CT	chorda tympani，鼓索	

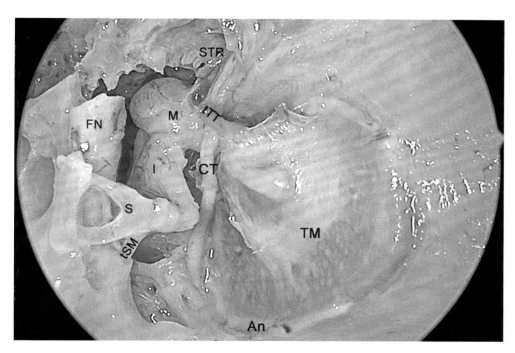

图 2.10.28 变换内镜角度，观察听骨链和鼓膜间的关系。可见鼓索走行于砧骨长脚和锤骨柄之间，跨过鼓膜张肌肌腱的上方

FN	facial nerve，面神经	
S	stapes，镫骨	
tSM	tendon of stapedius muscle，镫骨肌肌腱	
I	incus，砧骨	
M	malleus，锤骨	
STR	supratubal recess，管上隐窝	
tTT	tendon of tensor tympani muscle，鼓膜张肌肌腱	
TM	tympanic membrane，鼓膜	
CT	chorda tympani，鼓索	
An	annulus，鼓环	

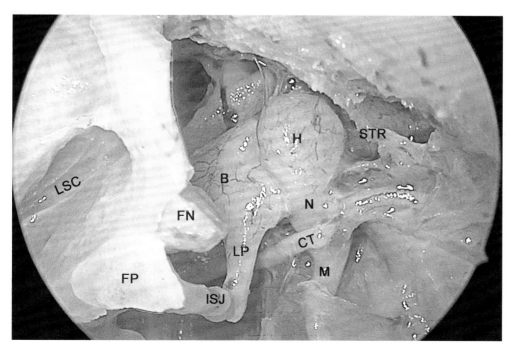

图 2.10.29 内镜下观察上鼓室内结构

LSC	lateral semicircular canal，外半规管	
FN	facial nerve，面神经	
FP	footplate of the stapes，镫骨足板	
ISJ	incudostapedial joint，砧镫关节	
B	body of incus，砧骨体	
LP	long process of incus，砧骨长脚	
H	head of the malleus，锤骨头	
N	neck of the malleus，锤骨颈	
M	manubrium of the malleus，锤骨柄	
STR	supratubal recess，管上隐窝	
CT	chorda tympani，鼓索	

耳后经乳突径路

Retroauricular Transmastoid Approaches

3

3.1 耳后径路基本步骤

General Retroauricular Procedures

本书所描述的中耳手术径路除耳内镜下采用经耳道径路以外，主要采取耳后径路，因为耳后切口相对于耳内切口更易暴露外耳道、鼓膜和中耳，而且对外观的影响最小。掌握耳后切口的标准操作，对于充分、安全的暴露中耳术腔十分重要。

手术步骤

1. 耳后皮肤切口的位置为距离耳郭后沟后方 0.5～1cm。在切皮之前，可先在皮肤上垂直于切口方向做标记，以确保术后缝合切口时有良好的皮肤对位。

2. 右耳手术时，用左手将耳郭向前牵拉，从上向下逆时针切开皮肤，反之亦然。切口需 180° 包绕外耳道，切口上下缘应充分向前延伸以使耳郭最大限度翻向前方。垂直切开皮肤直达皮下，注意保持皮下颞肌筋膜的完整性。

3. 用皮肤拉钩向前牵开耳郭，进一步分离时，将手术刀朝向外耳道，平行于乳突表面向前分离皮瓣，注意保护下方的结缔组织层，向前直至分离到外耳道软骨膜处。耳后切口应使耳郭充分前屈以提供良好的术野。

4. 获取移植材料（颞肌筋膜）。颞肌筋膜是常用的自体修补材料，耳后切口可提供足够大小的筋膜材料。完成耳后切口后，充分分离颞肌上方的皮下组织，助手用拉钩牵开筋膜上方皮肤。

5. 用手术刀或剪刀切取面积尽可能大的浅层筋膜，多数情况下只需取颞肌筋膜浅层，如果患者浅层筋膜过薄，则需连同深层筋膜一起切取，以获得足够厚且强韧的移植物。

6. 将获得的筋膜和明胶海绵置于压薄器中压数分钟，然后取出筋膜置于压舌板上调整其形状，通常要求筋膜为拇指盖大小，置于手术灯下脱水干燥以便于修剪和放置。

7. 直视下用乳突牵开器撑开耳后切口，最大限度暴露耳后肌骨膜层。通过外耳道后方的 L 形切口来完成蒂在前方的三角形肌骨膜瓣。一个切口沿颞线切开，与起于乳突尖上方的另一切口相连。

8. 用骨膜剥离子将三角形肌骨膜瓣向前分离至外耳道水平，调整牵开器位置，使牵开器同时向前固定住耳郭和肌骨膜瓣。如需行乳突切除术，则加用另一个牵开器以固定肌骨膜瓣的上下缘，充分暴露乳突。

9. 在显微镜下朝向鼓膜方向继续分离外耳道皮肤，在这一操作中，应从各个方向均匀分离皮瓣，外耳道皮肤与下方的鼓乳裂粘连紧密，可使用尖刀锐性分离，以免撕裂该处皮肤。

10. 显微镜下环形切开外耳道后部皮肤，将外耳道后壁切口的上缘和下缘分别向外延伸，形成蒂在外侧的外耳道皮瓣。重新放置牵开器，将外耳道皮瓣与耳郭一起向前推开固定。

11. 如果显微镜下可完全暴露鼓环前部，则可保持外耳道前壁皮肤完整。若鼓环前部由于前壁骨质隆起而暴露不全，则需要用尖刀切透并分离前壁皮肤，继续行外耳道成形术。

12. 向外侧剥离外耳道前壁皮肤，再次调整牵开器，以便更好地从侧方暴露骨性外耳道前壁。

13. 将内侧外耳道皮瓣朝向鼓膜方向均匀分离，当外耳道皮瓣分离下来后，用一圆形铝片置于外耳道皮瓣表面起保护作用，避免钻头将皮瓣撕裂。

14. 用大号切割钻头磨除包括鼓鳞裂的前嵴在内的外耳道上壁骨质。然后将手术床向术者对侧倾斜，继续磨除外耳道前壁隆起的骨质。磨除方向是先从外侧开始，逐渐向内移。

15. 在磨除过程中。注意将铝片逐渐内移完全覆盖住整个皮瓣。避免磨除过程中损伤邻近外耳道前壁的颞下颌关节和锤骨短突。

16. 接近鼓环时换小号金刚砂钻头进行磨除，平行于鼓环方向移动钻头，接近鼓环处的最后一点骨性凸起用刮匙刮除最为安全。

17. 外耳道骨质的磨除程度以不需要移动显微镜就能看到整个鼓环为标准。

18. 完成外耳道成形术后，可根据术中需要行完壁式乳突切除术。

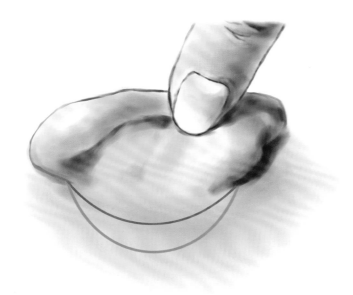

图 3.1.1 右侧尸头标本。耳后皮肤切口的位置为距离耳郭后沟后方 0.5 ~ 1cm，如图中红色实线所示。再次手术时，通常在前次手术遗留的瘢痕处做切口，部分病例如绿色实线所示，将皮肤切口稍向后移。在切皮之前，可先在皮肤上垂直于切口方向做标记，以确保术后缝合切口时有良好的皮肤对位

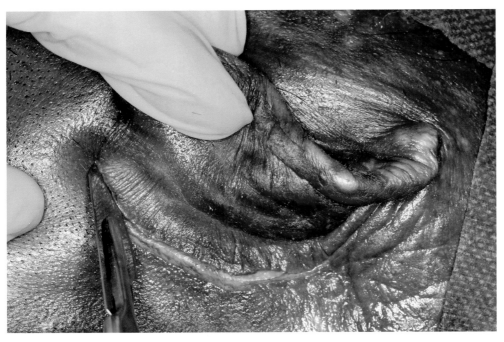

图 3.1.2 用左手将耳郭向前牵拉，从上向下逆时针切开皮肤。切口需 180°包绕外耳道，切口上下缘应充分向前延伸以使耳郭最大限度翻向前方。垂直切开皮肤直达皮下，注意保持皮下颞肌筋膜的完整性

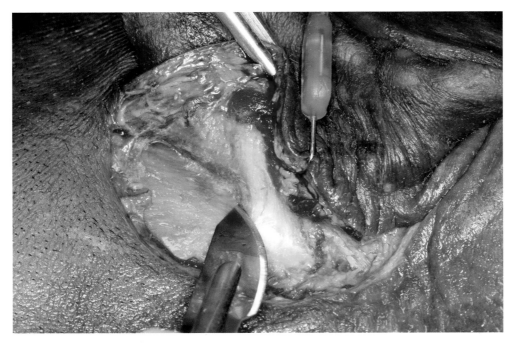

图 3.1.3 用皮肤拉钩向前牵开耳郭，进一步分离时，将手术刀朝向外耳道，平行于乳突表面向前分离皮瓣，注意保护下方的结缔组织层，向前直至分离到外耳道软骨膜处

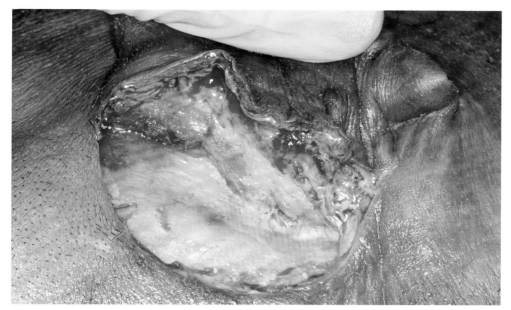

图 3.1.4 耳后切口应使耳郭充分前屈以提供良好的术野

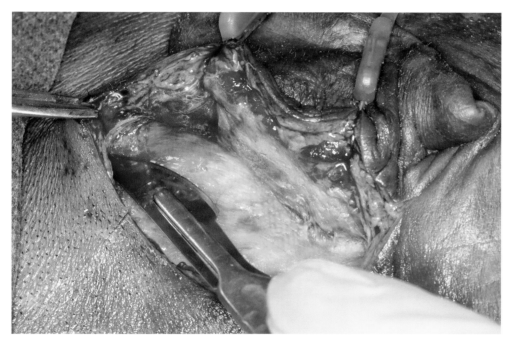

图 3.1.5 颞肌筋膜是常用的自体修补材料，耳后切口可提供足够大小的筋膜材料。完成耳后切口后，充分分离颞肌上方的皮下组织

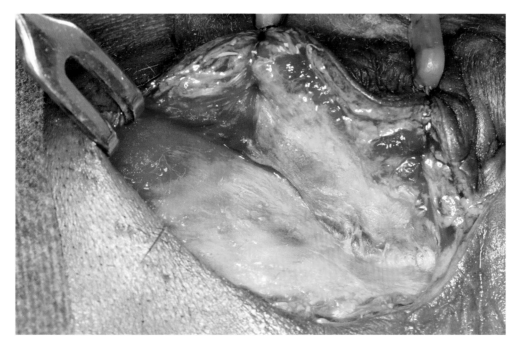

图 3.1.6 助手用拉钩牵开筋膜上方皮肤

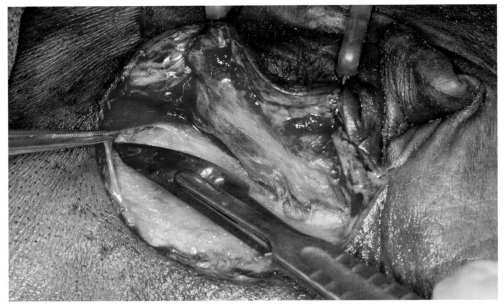

图 3.1.7 用手术刀切取颞肌筋膜浅层，保留深层
筋膜

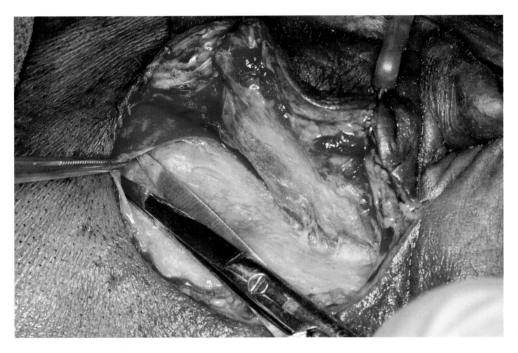

图 3.1.8 亦可用剪刀分离并切取颞肌筋膜浅层

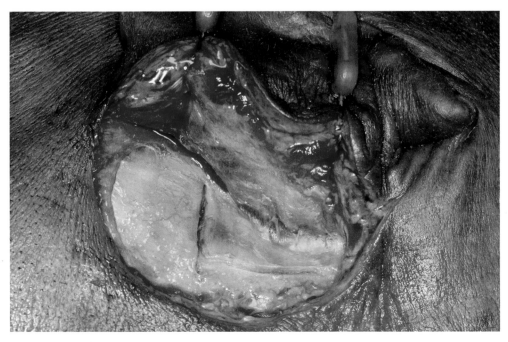

图 3.1.9 通过外耳道后方的 L 形切口来完成蒂在前
方的三角形肌骨膜瓣。一个切口沿颞线切
开，与起于乳突尖上方的另一切口相连

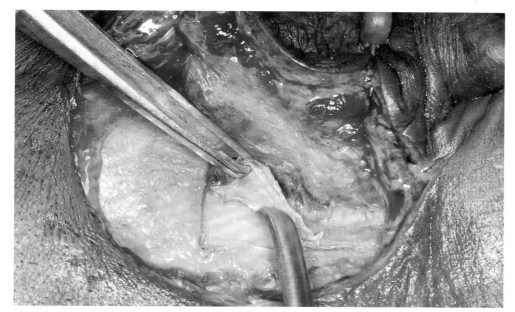

图 3.1.10 用骨膜剥离子将三角形肌骨膜瓣向前分离至外耳道水平

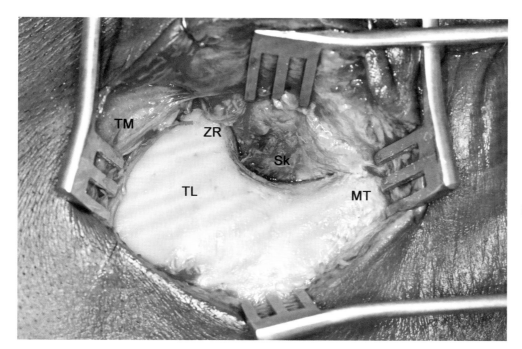

图 3.1.11 用牵开器同时向前固定住耳郭和肌骨膜瓣。如需行乳突切除术，则加用一个牵开器以固定肌骨膜瓣的上下缘，充分暴露乳突

TM   temporalis muscle，颞肌
ZR   zygomatic root，颧弓根
Sk   skin，外耳道皮肤
TL   temporal line，颞线
MT   mastoid tip，乳突尖

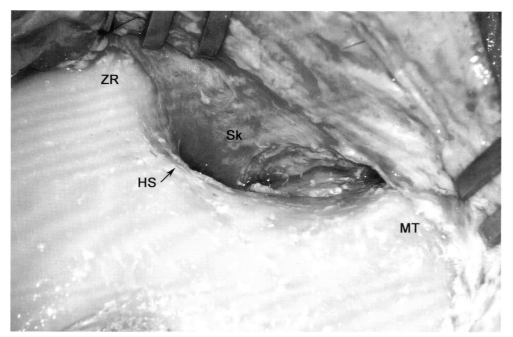

图 3.1.12 显微镜下朝向鼓膜方向继续分离外耳道皮肤，在这一操作中，应从各个方向均匀分离皮瓣。外耳道皮肤与下方的鼓乳裂粘连紧密，可使用尖刀锐性分离，以免撕裂该处皮肤

ZR   zygomatic root，颧弓根
Sk   skin，外耳道皮肤
HS   Henle's spine，Henle 棘
MT   mastoid tip，乳突尖

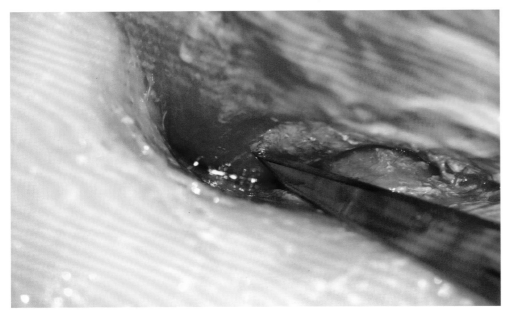

图 3.1.13 显微镜下用尖刀环形切开外耳道后部皮肤

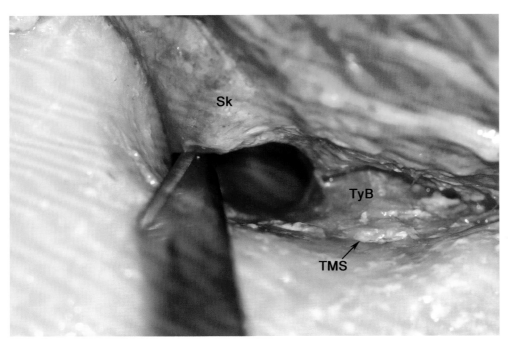

图 3.1.14 将外耳道后壁切口的上缘向外延伸

Sk skin，外耳道皮肤
TyB tympanic portion of the temporal bone，颞骨鼓部
TMS tympanomastoid suture，鼓乳裂

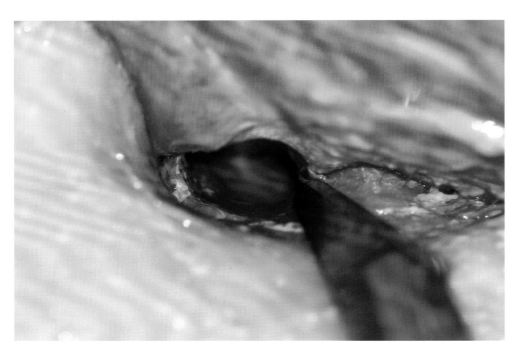

图 3.1.15 然后将外耳道后壁切口的下缘向外延伸

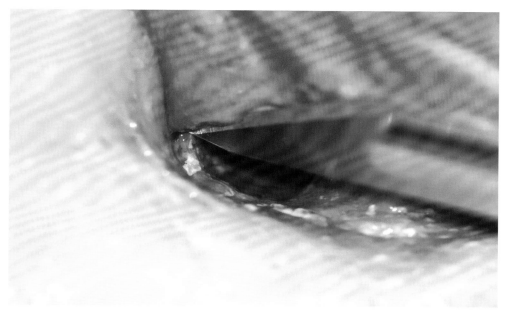

图 3.1.16 将后壁垂直切口的外侧端向前延伸少许切开

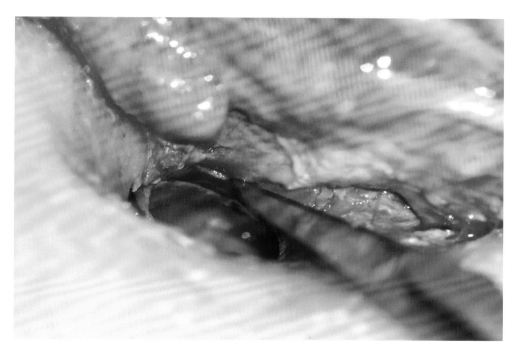

图 3.1.17 由于骨性前壁上突起的存在，使得外耳道较为狭小，不易暴露鼓环前部，因此需切开前壁皮肤并部分分离，行外耳道成形术

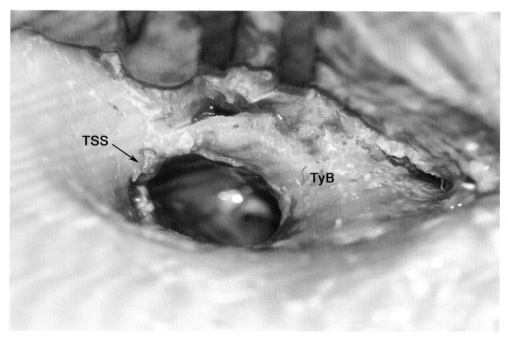

图 3.1.18 向外侧剥离外耳道前壁皮肤，再次调整牵开器，以便更好地从侧方暴露骨性外耳道前壁

TSS　tympanosquamous suture，鼓鳞裂
TyB　tympanic portion of the temporal bone，颞骨鼓部

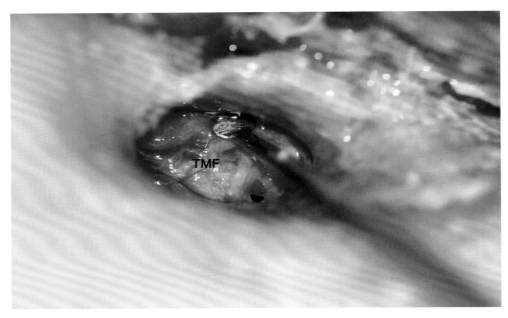

图 3.1.19　将内侧外耳道皮瓣朝向鼓膜方向均匀分离

TMF　tympanomeatal flap，鼓膜 – 外耳道皮瓣

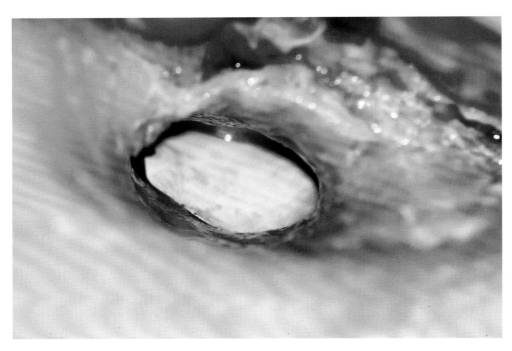

图 3.1.20　当外耳道皮瓣分离下来后，用一圆形铝片置于外耳道皮瓣表面起保护作用，避免钻头将皮瓣撕裂

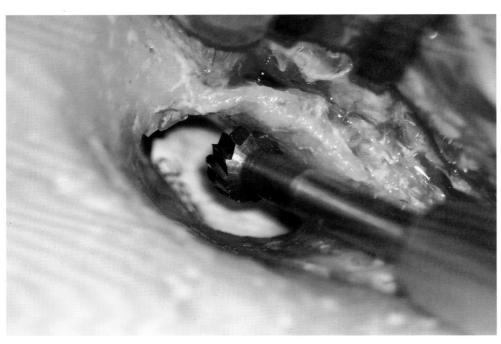

图 3.1.21　用大号切割钻头磨除包括鼓鳞裂的前嵴在内的外耳道上壁骨质。然后将手术床向术者对侧倾斜，继续磨除外耳道前壁的隆起的骨质。磨除方向是先从外侧开始，逐渐向内移

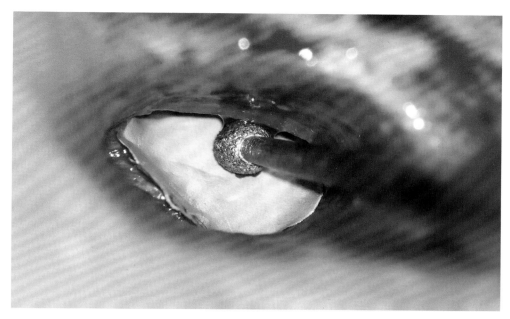

图 3.1.22 接近鼓环时换成小号金刚砂钻头进行磨除，平行于鼓环方向移动钻头，接近鼓环处的最后一点骨性凸起用刮匙刮除最为安全

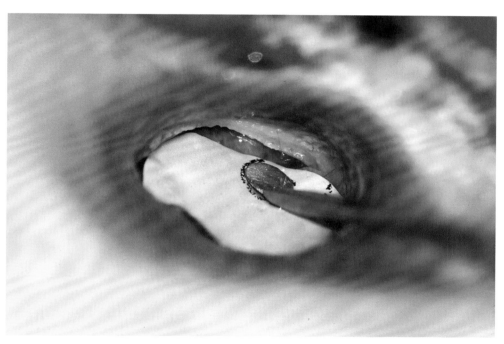

图 3.1.23 外耳道骨质的磨除程度以直至不需要移动显微镜就能看到整个鼓环为标准

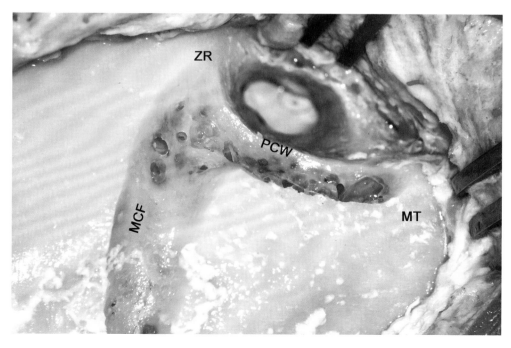

图 3.1.24 完成外耳道成形术后，可根据需要进一步行完壁式乳突切除术

ZR   zygomatic root，颧弓根
MCF   level of the middle cranial fossa，颅中窝水平
PCW   posterior canal wall，外耳道后壁
MT   mastoid tip，乳突尖

3.2 完壁式鼓室成形术

Canal Wall Up (Closed) Tympanoplasty

手术适应证

- 乳突气化良好的成人胆脂瘤及儿童胆脂瘤
- 需暴露乳突腔的慢性中耳炎
- 中鼓室胆脂瘤
- 小的上鼓室胆脂瘤
- 面神经减压术
- 人工耳蜗植入术
- 部分 B 型鼓室乳突副神经节瘤

手术步骤

1. 耳后皮肤切口的位置为距离耳郭后沟后方 0.5～1cm。在切皮之前，可先在皮肤上垂直于切口方向做标记，以确保术后缝合切口时有良好的皮肤对位。

2. 右耳手术时，用左手将耳郭向前牵拉，从上向下逆时针切开皮肤，反之亦然。切口需180°包绕外耳道，切口上下缘应充分向前延伸以使耳郭最大限度翻向前方。垂直切开皮肤直达皮下，注意保持皮下颞肌筋膜的完整性。

3. 用皮肤拉钩向前牵开耳郭，进一步分离时，将手术刀朝向外耳道，平行于乳突表面向前分离皮瓣，注意保护下方的结缔组织层，向前直至分离到外耳道软骨膜处。耳后切口应使耳郭充分前屈以提供良好的术野。

4. 直视下用乳突牵开器撑开耳后切口，最大限度暴露耳后肌骨膜层。通过外耳道后方的 L 形切口来完成蒂在前方的三角形肌骨膜瓣。一个切口沿颞线切开，与起于乳突尖上方的另一切口相连。

5. 用骨膜剥离子将三角形肌骨膜瓣向前分离至外耳道水平，调整牵开器位置，使牵开器同时向前固定住耳郭和肌骨膜瓣。如需行乳突切除术，则加用另一个牵开器以固定肌骨膜瓣的上下缘，充分暴露乳突。

6. 在显微镜下朝向鼓膜方向继续分离外耳道皮肤，在这一操作中，应从各个方向均匀分离皮瓣，外耳道皮肤与下方的鼓乳裂粘连紧密，可使用尖刀锐性分离，以免撕裂该处皮肤。

7. 显微镜下环形切开外耳道后部皮肤，将外耳道后壁切口的上缘和下缘分别向外延伸，形成蒂在外侧的外耳道皮瓣。重新放置牵开器，将外耳道皮瓣与耳郭一起向前推开固定。

8. 如果显微镜下可完全暴露鼓环前部，则可保持外耳道前壁皮肤完整。若鼓环前部由于前壁骨质隆起而暴露不全，则需要用尖刀切透并分离前壁皮肤，继续行外耳道成形术。

9. 向外侧剥离外耳道前壁皮肤，再次调整牵开器，以便更好地从侧方暴露骨性外耳道前壁。

10. 将内侧外耳道皮瓣朝向鼓膜方向均匀分离，当外耳道皮瓣分离下来后，用一圆形铝片置于外耳道皮瓣表面起保护作用，避免钻头将皮瓣撕裂。

11. 用大号切割钻头磨除包括鼓鳞裂的前嵴在内的外耳道上壁骨质。然后将手术床向术者对侧倾斜，继续磨除外耳道前壁的隆起的骨质。磨除方向是先从外侧开始，逐渐向内移。

12. 在磨除过程中。注意将铝片逐渐内移完全覆盖住整个皮瓣。避免磨除过程中损伤邻近外耳道前壁的颞下颌关节和锤骨短突。

13. 接近鼓环时换小号金刚砂钻头进行磨除，平行于鼓环方向移动钻头，接近鼓环处的最后一点骨性凸起用刮匙刮除最为安全。

14. 外耳道骨质的磨除程度以直至不需要移动显微镜就能看到整个鼓环为标准。

15. 完成外耳道成形术后，掀起鼓膜 – 外耳道瓣，进行中耳探查。

16. 分离砧镫关节，这一操作旨在避免在上鼓室进行砧骨和锤骨附近操作时发生感音神经性听力损失的风险。

17. 开始磨除乳突骨皮质。首先用大号切割钻平行于颞线方向确认颅中窝底平面，然后在切口后缘假想的乙状窦方向磨除骨质。由于没有任何可以参考的骨性外部标志定位乙状窦，所以，钻头磨除骨质的范围应该由颅中窝脑板水平的后缘到乳突尖之间的连线附近磨除骨质。在此处磨除骨质时的原则不变—钻头始终要平行于你所要寻找的结构，大量冲水以更好地辨认发蓝的乙状窦。这两个结构是比较连续、恒定、可靠的解剖标志，即便是硬化型乳突亦是如此。乙状窦在接近窦脑膜角水平时可以很表浅，需小心避免损伤。

18. 平行于外耳道后壁切线磨除骨质，这样就形成了一个三角形的进路区域。用大号切割钻头均匀地磨除这一三角形区域的乳突皮质骨。在此步手术操作时，要求均匀地、逐步地磨除三角形区域内的骨质，切忌在一点上深入磨除形成一个深洞。术腔边缘要求碟形化，这样可以获得尽可能大的视野。

19. 采用金刚砂钻头磨薄乙状窦骨板、颅中窝脑板和外耳道后壁。颅中窝底和乙状窦可以根据颜色和钻头磨削音调的变化来确认。初学者极易在磨薄外耳道后壁时将其骨质穿透，因此在磨薄外耳道最好在直视骨壁的情况下来完成，可通过术中将手术床向术者对侧倾斜来实现。应仔细观察磨骨过程中骨面特征的变化，即由气化的松质骨向密质骨、半透明骨板的逐步转变。注意，外耳道壁的表面并不平整，磨得太薄或穿透最常发生在此处。

20. 在行乳突切除术时需伴大量冲水以便及时将骨屑冲净以显示下方结构。术腔应碟形化。寻找鼓窦最安全的方法是沿颅中窝底向深面逐渐磨削，当颅中窝低位时，暴露鼓窦会变得更加困难，一定要小心注意是否有颅中窝硬脑膜的突出。在窦脑膜角区域，钻头移动的方向应该由内向外，以避免钻头向内滑动造成重要结构损伤。

21. 开放鼓窦后，即可确认位于其内侧壁的外半规管隆凸，此时将手术床转向术者对侧以看清位于鼓窦入口处的砧骨短脚。这两个结构是我们首先遇到的定位面神经的标志。由于水的折射作用，在还未旋转手术床之前，可以在鼓窦入口处有水存在的情况下提前看到砧骨短脚。辨认出砧骨短脚后可避免扩大鼓窦入口时钻头接触它。

22. 下一个需要辨认的标志是二腹肌嵴。在乳突尖磨除骨质时，由后向前进行磨除，直至整个二腹肌嵴暴露出来。可见面神经位于其前方。

23. 开始行后上鼓室开放术。保留外耳道上壁，从后方开放上鼓室。在此区域钻头移动的方向应始终由内向外，避免钻头滑脱损伤位于上鼓室外侧壁内侧的砧骨。注意砧骨短脚要比砧骨体更早暴露，同时砧骨短脚与其外侧的上鼓室外侧壁十分接近。要充分暴露上鼓室，砧骨外侧的骨质可用刮匙去除。

24. 上方的颅中窝脑板、下方的外耳道上壁和内侧的听骨链限制了上鼓室区域的操作空间。在这一区域操作应十分小心避免钻头或器械触碰到听骨链。如存在触碰听骨链的风险，需在行经外耳道中耳探查时事先分离砧镫关节。同时要小心避免磨穿外耳道上壁的骨质和颅中窝脑板骨质，若磨穿骨质需用软骨进行重建。

25. 开放后鼓室。磨薄外耳道后壁，辨认面神经乳突段时，开始可以采用大号切削钻头，钻头移动的方向应平行于神经走行方向。将面神经轮廓化但是不要暴露神经。一旦辨认出面神经乳突段走行后，则可以采用小号金刚砂钻头磨开面隐窝。在进行此步手术时，应该小心不要向前外方向过度磨切，否则会损伤到鼓环和鼓膜。但是，如果向内侧磨除太多又会损伤面神经。所以，应使用大小合适的钻头。在开放面隐窝时，应在面隐窝的上方保留后拱柱以覆盖和保护砧骨短脚，以免电钻不慎将其损伤。面隐窝开放完成时可用刮匙去除该骨柱。

26. 后鼓室开放的大小取决于后鼓室病变累及的范围。通常在面神经和鼓索之间开放面隐窝可以提供足够的空间处理砧镫关节和前庭窗区域病变，若需要处理蜗窗和下鼓室病变，则需要牺牲鼓索将面隐窝进一步向下方开放。

27. 对于后鼓室和鼓室窦区域病变的清理通常需采用联合径路，一手持吸引器，另一手持Fisch显微剥离子，同时通过外耳道和面隐窝两个通道进行清理，通过将手术床向术者方向倾斜，可取得观察鼓室窦最佳的视野。即便如此，由于面神经的阻碍，术者在显微镜下通常难以直视此区域病变，因此可借助30°或45°耳内镜经耳道观察此区域并用成角度器械内镜下清除病变。

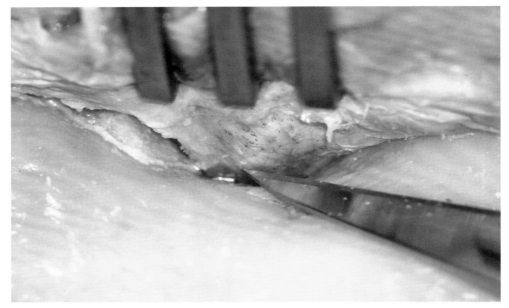

图 3.2.1 左侧尸头，已完成蒂在前方的三角形肌骨膜瓣。用骨膜剥离子将三角形肌骨膜瓣向前分离至外耳道水平，使牵开器同时向前固定住耳郭和肌骨膜瓣。在显微镜下朝向鼓膜方向继续分离外耳道皮肤，用尖刀环形切开外耳道后部皮肤，形成蒂在外侧的外耳道皮瓣

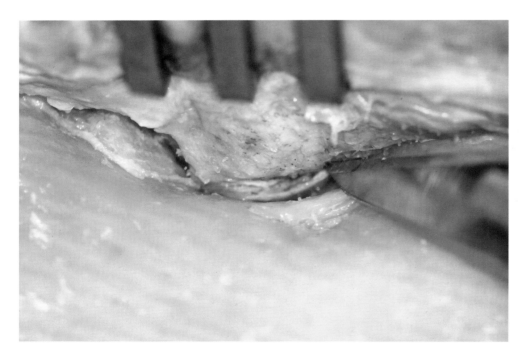

图 3.2.2 将外耳道后壁切口的上缘向外延伸

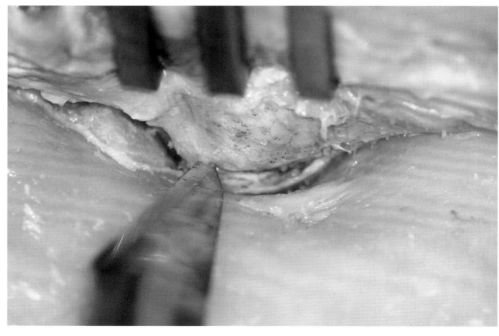

图 3.2.3 将外耳道后壁切口的下缘向外延伸

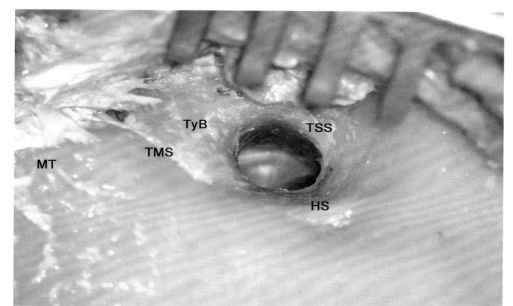

图 3.2.4 切开前壁皮肤并部分分离，向外侧剥离外耳道前壁皮肤，再次调整牵开器，以便更好地从侧方暴露骨性外耳道前壁

MT　mastoid tip，乳突尖
TyB　tympanic portion of the temporal bone，颞骨鼓部
TSS　tympanosquamous suture，鼓鳞裂
TMS　tympanomastoid suture，鼓乳裂
HS　Henle's spine Henle 棘

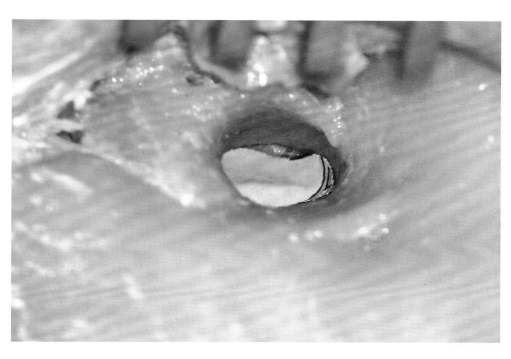

图 3.2.5 将内侧外耳道皮瓣朝向鼓膜方向均匀分离。然后用一圆形铝片置于外耳道皮瓣表面起保护作用，避免钻头将皮瓣撕裂

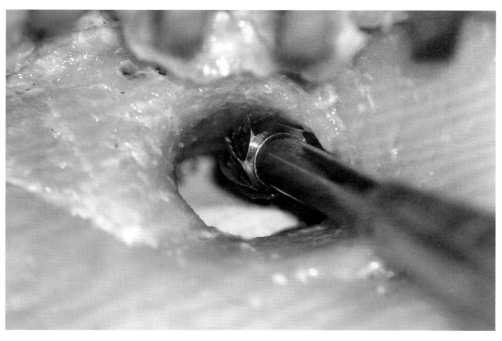

图 3.2.6 用大号切割钻头磨除包括鼓鳞裂的前嵴在内的外耳道上壁骨质。然后将手术床向术者对侧倾斜，继续磨除外耳道前壁的隆起的骨质。磨除方向是先从外侧开始，逐渐向内移

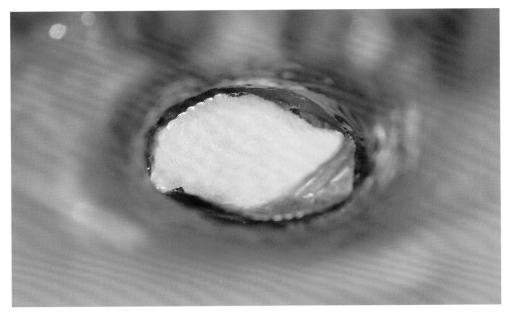

图 3.2.7 在磨除过程中。注意将铝片逐渐内移完全
覆盖住整个皮瓣

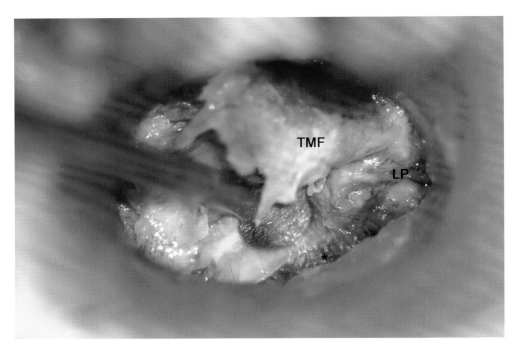

图 3.2.8 完成外耳道成形术后，掀起鼓膜 – 外耳道
瓣，进行中耳探查

TMF   tympanomeatal flap，鼓膜 – 外耳道皮瓣
LP   lateral process of the malleus，锤骨短突
*   鼓室黏膜

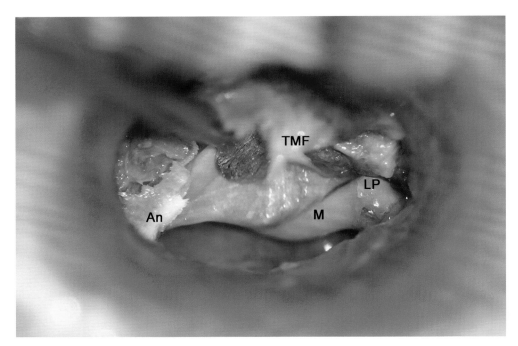

图 3.2.9 确认鼓环后，切断与鼓环相连的鼓室黏
膜，进一步向前翻开鼓膜 – 外耳道瓣，暴
露鼓室腔

TMF   tympanomeatal flap，鼓膜 – 外耳道皮瓣
LP   lateral process of the malleus，锤骨短突
An   annulus，鼓环
M   manubrium of the malleus，锤骨柄

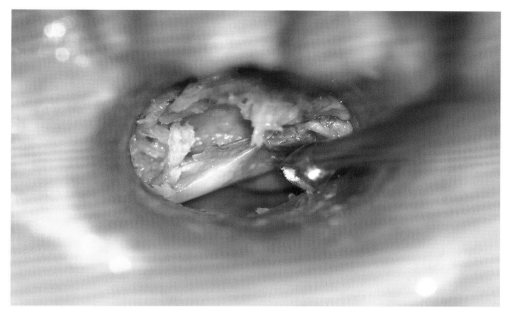

图 3.2.10 用刮匙去除一部分上鼓室外侧壁，以便更好地显露砧镫关节和鼓索

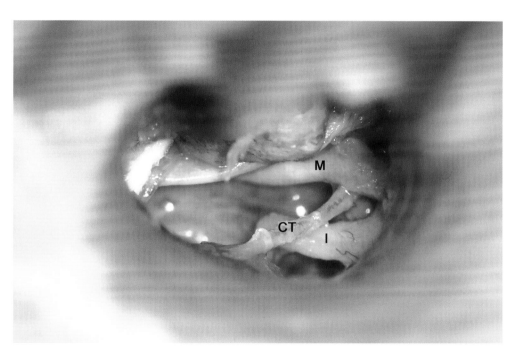

图 3.2.11 已暴露鼓索和下方的砧镫关节

M　　manubrium of the malleus，锤骨柄
I　　incus，砧骨
CT　　chorda tympani，鼓索

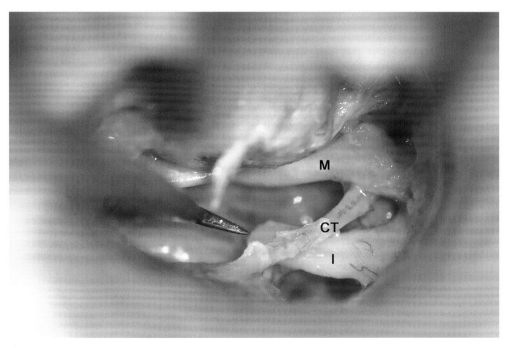

图 3.2.12 分离砧镫关节。这一操作旨在避免在上鼓室进行砧骨和锤骨附近操作时发生感音神经性听力损失的风险。多数情况下，砧骨长脚已被破坏吸收，分离砧镫关节是多余的

M　　manubrium of the malleus，锤骨柄
I　　incus，砧骨
CT　　chorda tympani，鼓索

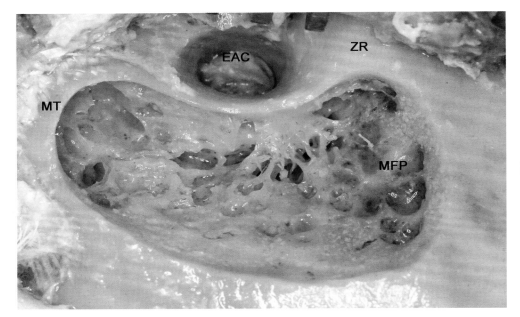

图 3.2.13　开始磨除乳突皮质骨。首先用大号切割钻平行于颞线方向确认颅中窝底平面。在此步手术操作时，要求均匀地、逐步地磨除骨质，术腔边缘要求碟形化，这样可以获得尽可能大的视野

EAC　external auditory canal，外耳道
ZR　zygomatic root，颧弓根
MT　mastoid tip，乳突尖
MFP　middle fossa plate，颅中窝脑板

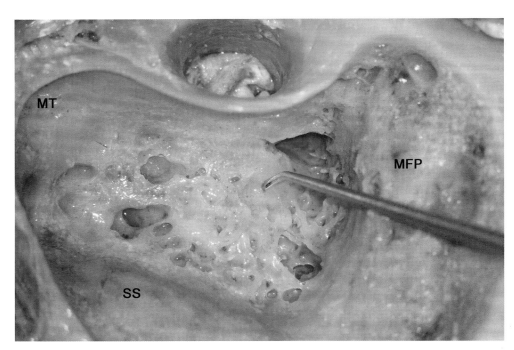

图 3.2.14　然后在切口后缘假想的乙状窦方向磨除骨质。平行于外耳道后壁切线磨除骨质并进一步去除乳突尖气房。开放鼓窦，暴露外半规管隆凸，如器械所示

MT　mastoid tip，乳突尖
MFP　middle fossa plate，颅中窝脑板
SS　sigmoid sinus，乙状窦

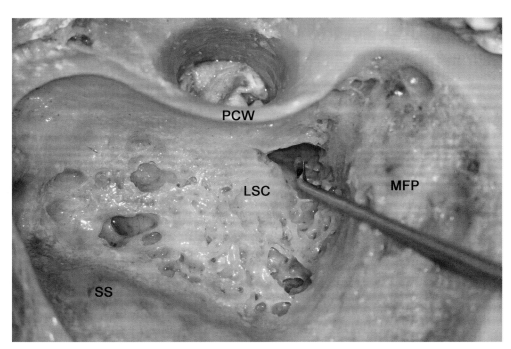

图 3.2.15　器械所指为鼓窦入口的方向

MFP　middle fossa plate，颅中窝脑板
PCW　posterior canal wall，外耳道后壁
SS　sigmoid sinus，乙状窦
LSC　lateral semicircular canal，外半规管

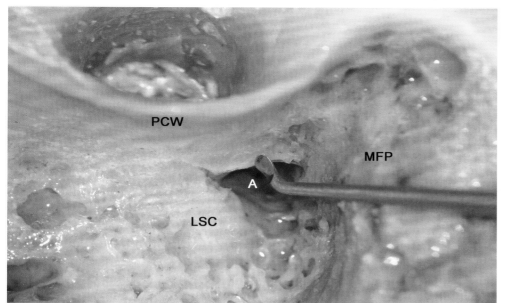

图 3.2.16 要进一步去除砧骨短脚外侧的骨质，开放后上鼓室

A antrum，鼓窦
MFP middle fossa plate，颅中窝脑板
PCW posterior canal wall，外耳道后壁
LSC lateral semicircular canal，外半规管

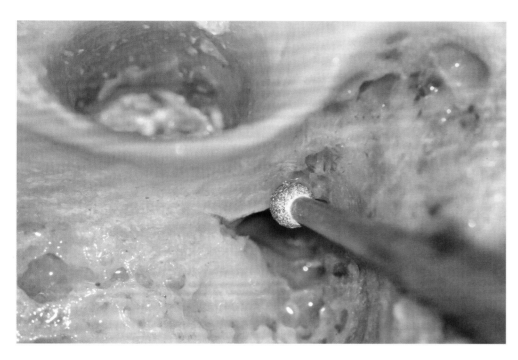

图 3.2.17 开始行后上鼓室开放术。保留外耳道上壁，从后方开放上鼓室。在此区域钻头移动的方向应始终由内向外，避免钻头滑脱损伤位于上鼓室外侧壁内侧的砧骨

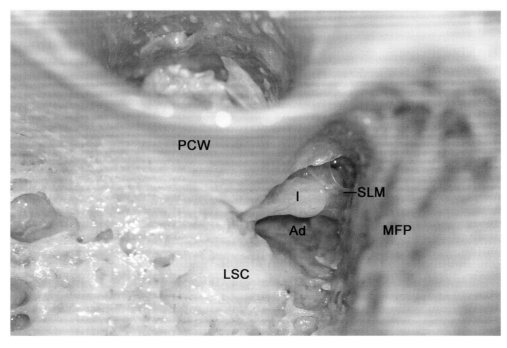

图 3.2.18 应尽早确认砧骨的位置，在砧骨体前方可见锤骨头。砧骨短脚与其外侧的上鼓室外侧壁十分接近

Ad aditus ad antrum，鼓窦入口
I incus，砧骨
SLM superior ligament of malleus，锤骨上韧带
MFP middle fossa plate，颅中窝脑板
PCW posterior canal wall，外耳道后壁
LSC lateral semicircular canal，外半规管

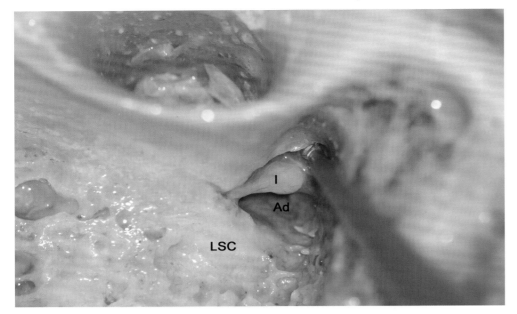

图 3.2.19 进一步充分暴露上鼓室，砧骨外侧的骨质可用刮匙去除

Ad aditus ad antrum，鼓窦入口
I incus，砧骨
LSC lateral semicircular canal，外半规管

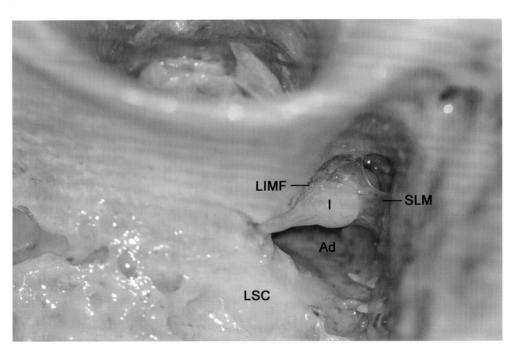

图 3.2.20 去除骨质后可见砧锤外侧皱襞和锤骨上韧带

Ad aditus ad antrum，鼓窦入口
I incus，砧骨
SLM superior ligament of malleus，锤骨上韧带
LIMF lateral incudomalleal fold，砧锤外侧皱襞
LSC lateral semicircular canal，外半规管

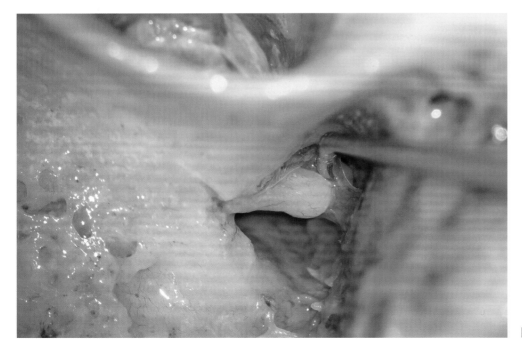

图 3.2.21 用剥离子分离锤砧关节，去除砧骨

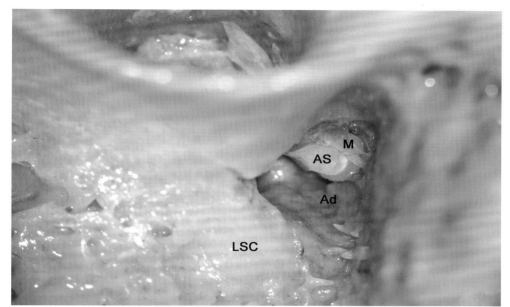

图 3.2.22 通过开放的后上鼓室，可以暴露锤骨和
面神经

Ad   aditus ad antrum，鼓窦入口
M   malleus，锤骨
AS   articular surface，锤骨关节面
LSC   lateral semicircular canal，外半规管

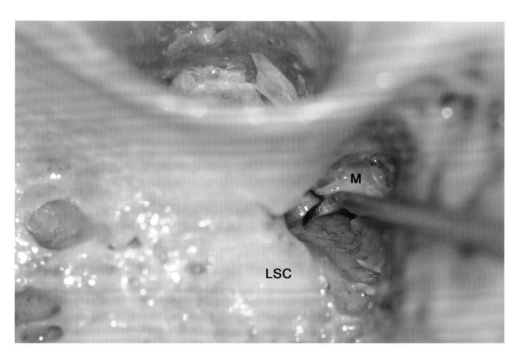

图 3.2.23 探针所指即为面神经鼓室段

M   malleus，锤骨
LSC   lateral semicircular canal，外半规管

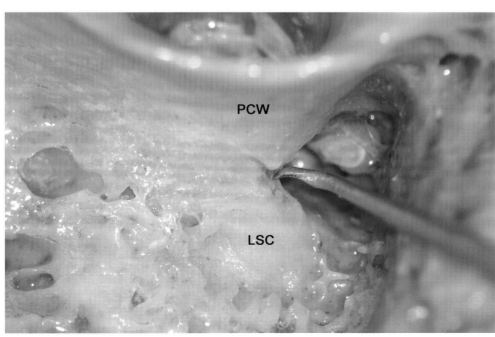

图 3.2.24 探针所示即为砧骨窝的位置

PCW   posterior canal wall，外耳道后壁
LSC   lateral semicircular canal，外半规管

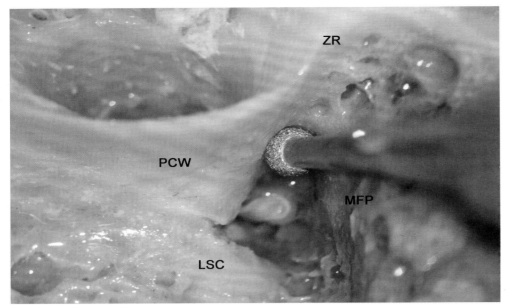

图 3.2.25 继续向前磨除位于颅中窝脑板和外耳道上壁之间的骨质，以便更好地暴露上鼓室前部

ZR   zygomatic root，颧弓根
PCW   posterior canal wall，外耳道后壁
LSC   lateral semicircular canal，外半规管
MFP   middle fossa plate，颅中窝脑板

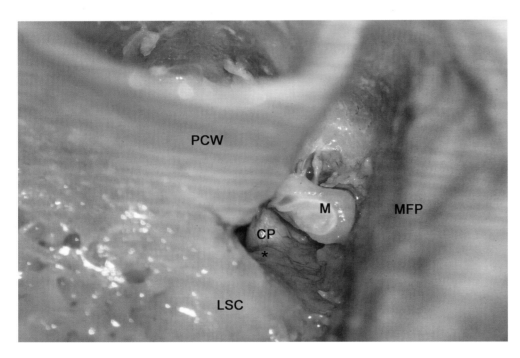

图 3.2.26 已充分磨除上鼓室外侧壁前部的骨质，前方可以一直磨到颧弓根水平。充分暴露锤骨头

M   malleus，锤骨
CP   cochleariform process，匙突
PCW   posterior canal wall，外耳道后壁
LSC   lateral semicircular canal，外半规管
MFP   middle fossa plate，颅中窝脑板
*   面神经鼓室段

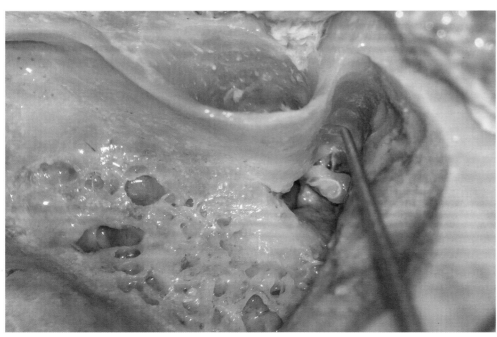

图 3.2.27 探针所指为骨性外耳道上壁。同时操作时要小心避免磨穿外耳道上壁的骨质和颅中窝脑板骨质，若磨穿骨质需用软骨进行重建

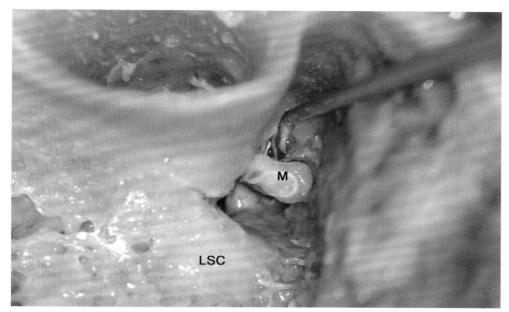

图 3.2.28　探针所指为锤骨头前方间隙，此处容易
　　　　　有病变残留，如需要可去除锤骨头进一
　　　　　步暴露上鼓室前间隙

M　　malleus，锤骨
LSC　lateral semicircular canal，外半规管

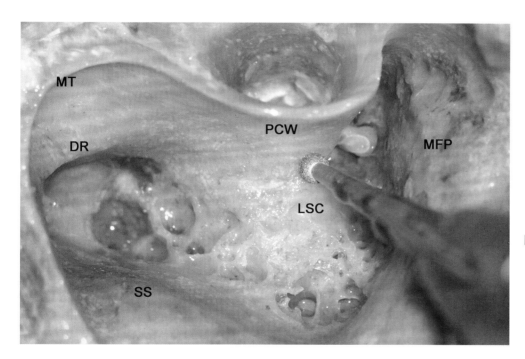

图 3.2.29　用金刚砂钻头将砧骨窝进一步向下方扩
　　　　　大从而开放后鼓室

PCW　posterior canal wall，外耳道后壁
LSC　lateral semicircular canal，外半规管
MFP　middle fossa plate，颅中窝脑板
SS　　sigmoid sinus，乙状窦
DR　　digastric ridge，二腹肌嵴
MT　　mastoid tip，乳突尖

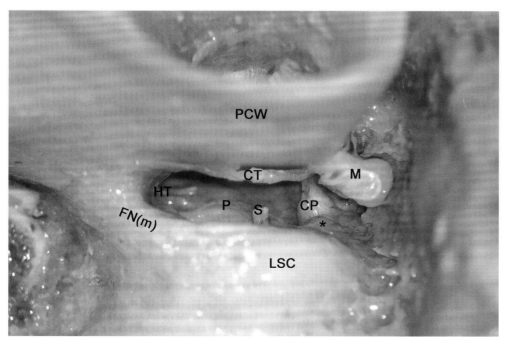

图 3.2.30　已完成后鼓室开放

PCW　posterior canal wall，外耳道后壁
M　　malleus，锤骨
CT　　chorda tympani，鼓索
CP　　cochleariform process，匙突
HT　　hypotympanum，下鼓室
P　　 promontory，鼓岬
S　　 stapes，镫骨
FN(m)　mastoid segment of facial nerve，面神经
　　　　乳突段
LSC　lateral semicircular canal，外半规管
*****　　面神经鼓室段

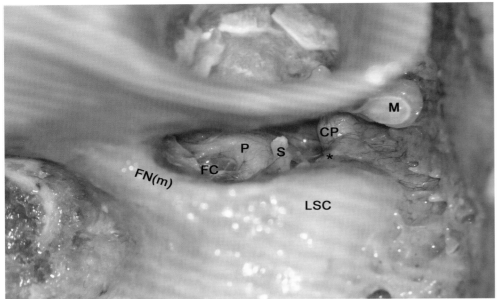

图 3.2.31 将手术床转向术者，便可观察到蜗窗区域

M	malleus，锤骨
CP	cochleariform process，匙突
FC	fenestra cochleae，蜗窗
P	promontory，鼓岬
S	stapes，镫骨
LSC	lateral semicircular canal，外半规管
FN(m)	mastoid segment of facial nerve，面神经乳突段
*	面神经鼓室段

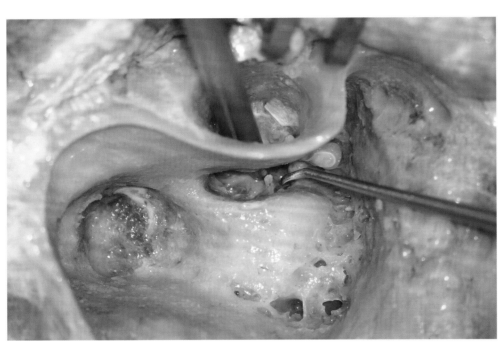

图 3.2.32 对于后鼓室和鼓室窦区域病变的清理通常需采用联合径路，一手持吸引器，另一手持 Fisch 显微剥离子，同时通过外耳道和面隐窝两个通道进行清理

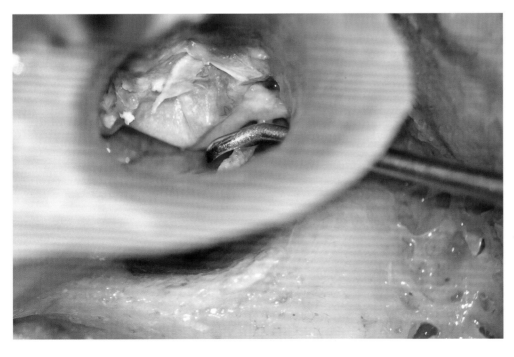

图 3.2.33 将手术床向术者方向倾斜，通过外耳道观察鼓室腔。器械可通过上鼓室和面隐窝向前伸入鼓室清除病变

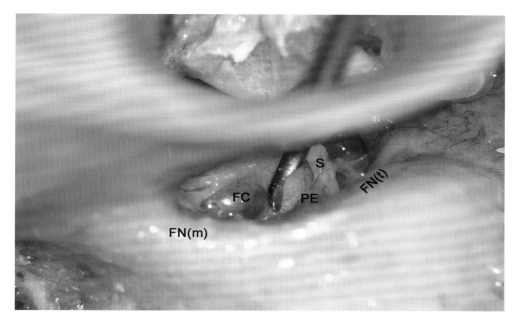

图 3.2.34 将手术床转向术者对侧，通过面隐窝观察鼓室腔。器械可通过外耳道伸入鼓室窦区域清除病变

FC   fenestra cochleae，蜗窗
S   stapes，镫骨
PE   pyramidal eminence，锥隆起
FN(m)   mastoid segment of facial nerve，面神经乳突段
FN(t)   tympanic segment of facial nerve，面神经鼓室段

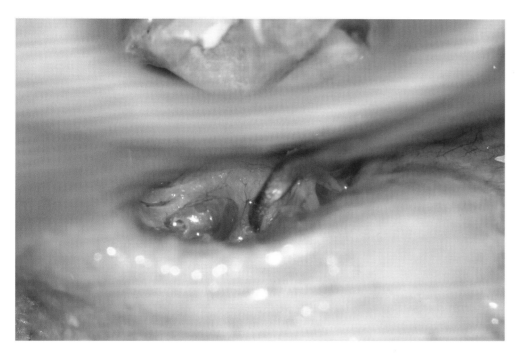

图 3.2.35 与上图对比，可见器械通过外耳道比器械通过面隐窝，对于鼓室窦区域操作的角度更佳

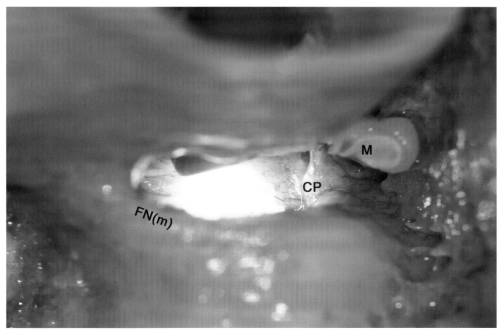

图 3.2.36 由于面神经的阻碍，术者在显微镜下通常难以直视鼓室窦区域病变，因此可借助 30°或 45°耳内镜经外耳道观察此区域并用成角度器械内镜下清除病变

M   malleus，锤骨
CP   cochleariform process，匙突
FN(m)   mastoid segment of facial nerve，面神经乳突段

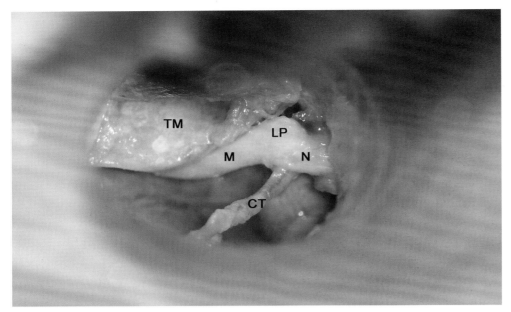

图 3.2.37 为进一步清理上鼓室前隐窝的病变，可剪断锤骨头

TM	tympanic membrane，鼓膜
M	manubrium of the malleus，锤骨柄
LP	lateral process of the malleus，锤骨短突
N	neck of the malleus，锤骨颈
CT	chorda tympani，鼓索

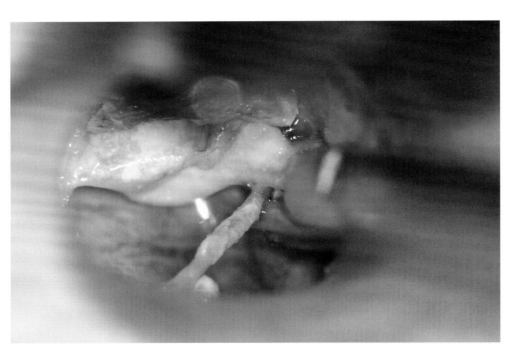

图 3.2.38 用锤骨咬骨钳自锤骨颈处切断锤骨

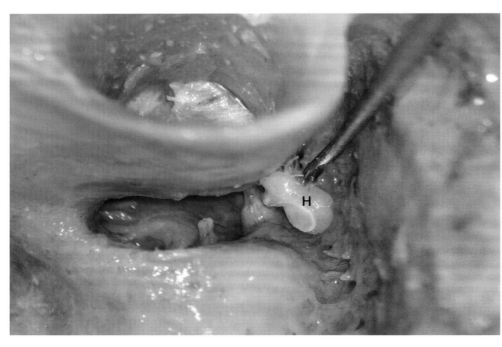

图 3.2.39 用剥离子取出已切断的锤骨头

| H | head of the malleus，锤骨头 |

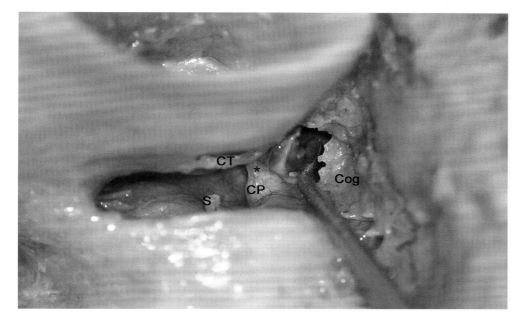

图 3.2.40 去除锤骨头后,可清晰地暴露出上鼓室前隐窝,即器械所指位置。可见齿突为鼓室盖垂直向下的骨性隆起,齿突将上鼓室分为前、后两部分,前者亦称作上鼓室前隐窝。齿突为定位面神经的标志。在面神经鼓室段下方可见匙突和鼓膜张肌肌腱

CT	chorda tympani,鼓索
CP	cochleariform process,匙突
Cog	齿突
S	stapes,镫骨
*	鼓膜张肌肌腱

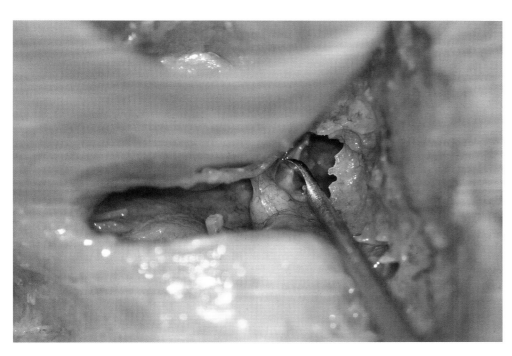

图 3.2.41 器械所指为鼓膜张肌皱襞,该结构分隔下方的管上隐窝和上方的上鼓室前隐窝

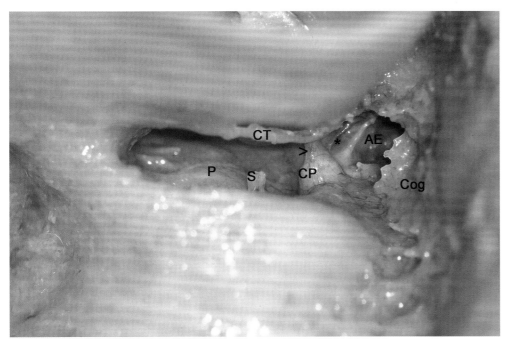

图 3.2.42 可见上鼓室前隐窝上方为鼓室盖(分隔颅中窝硬脑膜),外侧为颞骨鼓部和鼓索,内侧为分隔膝状窝的骨板,膝神经节位于此窝中。鼓膜张肌皱襞分隔其下方的管上隐窝

CT	chorda tympani,鼓索
AE	anterior epitympanic compartment,上鼓室前间隙
CP	cochleariform process,匙突
Cog	齿突
P	promontory,鼓岬
S	stapes,镫骨
>	鼓膜张肌肌腱
*	鼓膜张肌皱襞

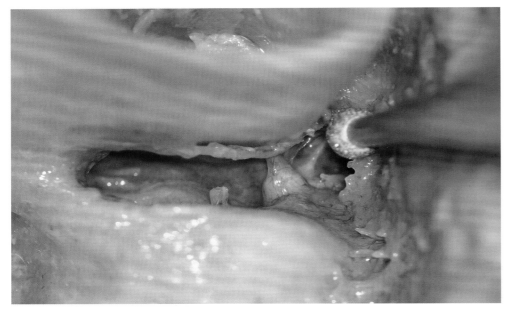

图 3.2.43 用金刚砂钻磨除齿突，以便更好地暴露前方的上鼓室前隐窝

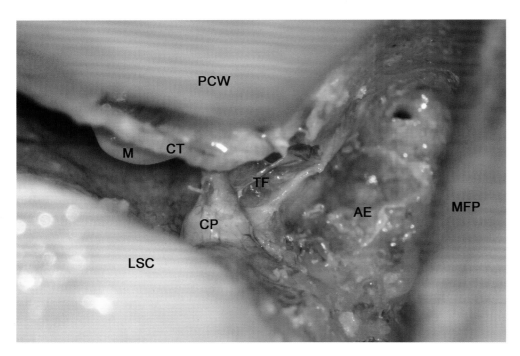

图 3.2.44 已去除齿突。已充分暴露上鼓室前间隙，可见下方的鼓膜张肌皱襞将上鼓室前间隙与下方的管上隐窝相分隔

PCW	posterior canal wall，外耳道后壁
M	manubrium of the malleus，锤骨柄
CT	chorda tympani，鼓索
AE	anterior epitympanic compartment，上鼓室前间隙
CP	cochleariform process，匙突
TF	tensor fold，鼓膜张肌皱襞
LSC	lateral semicircular canal，外半规管
MFP	middle fossa plate，颅中窝脑板

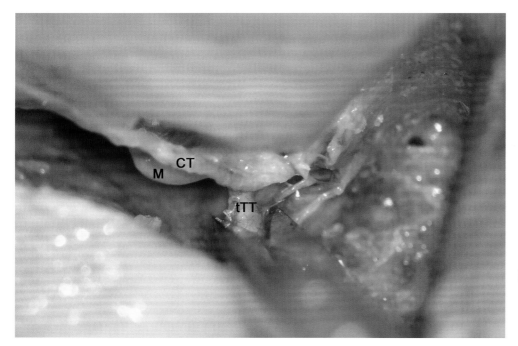

图 3.2.45 为暴露管上隐窝，需切断鼓膜张肌肌腱

M	manubrium of the malleus，锤骨柄
CT	chorda tympani，鼓索
tTT	tendon of tensor tympani muscle，鼓膜张肌肌腱

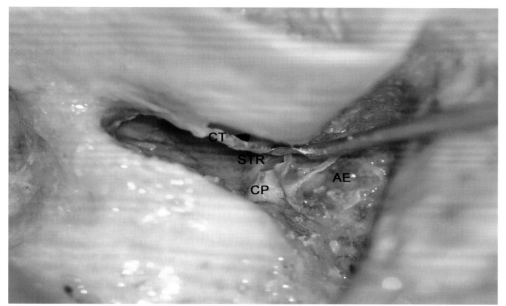

图 3.2.46 向外侧牵开锤骨柄和鼓索，暴露管上隐窝

CT   chorda tympani，鼓索
STR   supratubal recess，管上隐窝
AE   anterior epitympanic compartment，上鼓室前间隙
CP   cochleariform process，匙突

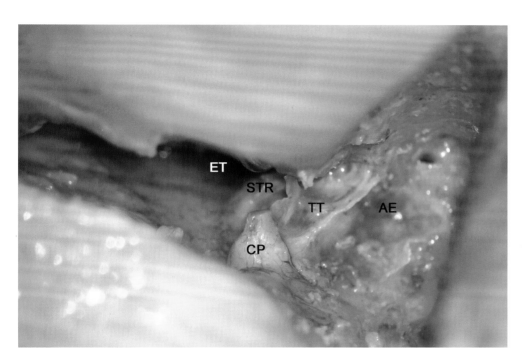

图 3.2.47 经外耳道牵开锤骨柄，暴露管上隐窝和咽鼓管口

ET   eustachian tube，咽鼓管
STR   supratubal recess，管上隐窝
TT   tensor tympani muscle，鼓膜张肌
AE   anterior epitympanic compartment，上鼓室前间隙
CP   cochleariform process，匙突

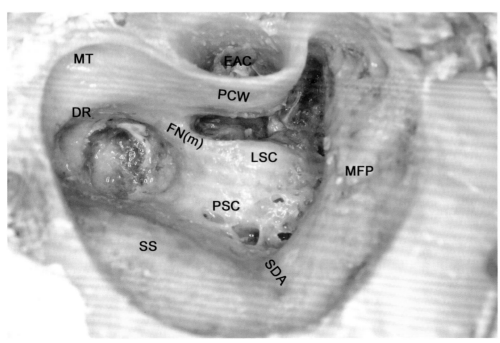

图 3.2.48 最终的完壁式术腔。术腔边缘碟形化，充分轮廓化窦脑膜角

EAC   external auditory canal，外耳道
MT   mastoid tip，乳突尖
PCW   posterior canal wall，外耳道后壁
MFP   middle fossa plate，颅中窝脑板
DR   digastric ridge，二腹肌嵴
SS   sigmoid sinus，乙状窦
SDA   sinodural angle，窦脑膜角
LSC   lateral semicircular canal，外半规管
PSC   posterior semicircular canal，后半规管
FN(m)   mastoid segment of facial nerve，面神经乳突段

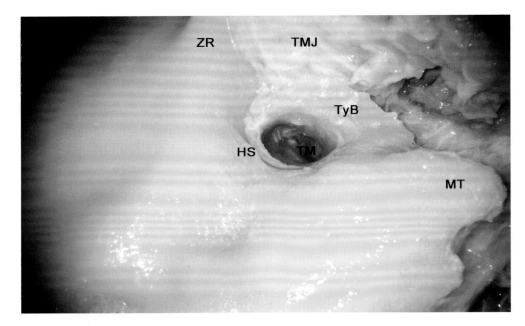

图 3.2.49 右侧标本，已充分暴露术区骨质。首先辨认乳突皮质表面标志。Henle 棘是外耳道后壁骨质的外界。Macewen 三角及筛区正好位于 Henle 棘后方，其深面就是鼓窦。颞线为颧弓的延续，大致相当于颅中窝底，是乳突切除的上界

ZR   zygomatic root，颧弓根
TMJ temporomandibular joint，颞下颌关节
TyB tympanic portion of the temporal bone，颞骨鼓部
HS   Henle's spine，Henle 棘
TM   tympanic membrane，鼓膜
MT   mastoid tip，乳突尖

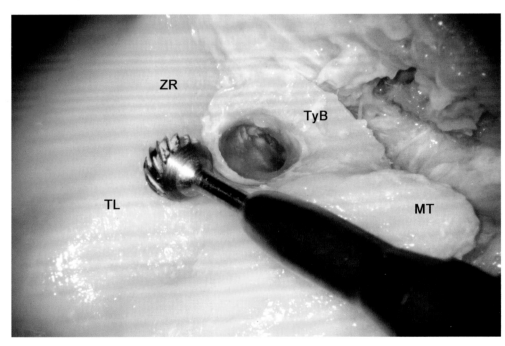

图 3.2.50 于 Henle 棘上方用大号切割钻头开放乳突

ZR   zygomatic root，颧弓根
TyB tympanic portion of the temporal bone，颞骨鼓部
TL   temporal line，颞线
MT   mastoid tip，乳突尖

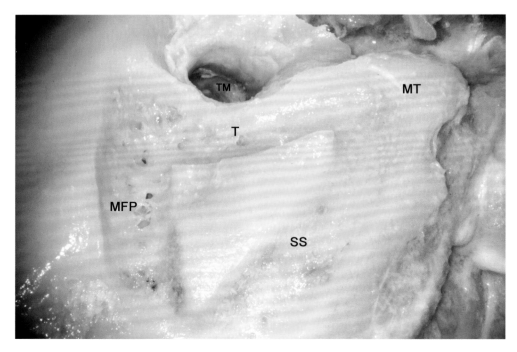

图 3.2.51 以颅中窝、乙状窦和外耳道后壁确定三角形乳突切除范围

TM   tympanic membrane，鼓膜
T   posterior tangent to the external auditory canal，外耳道后壁切线
MT   mastoid tip，乳突尖
MFP level of the middle fossa plate，颅中窝平面
SS   expected level of the sigmoid sinus，乙状窦假想线

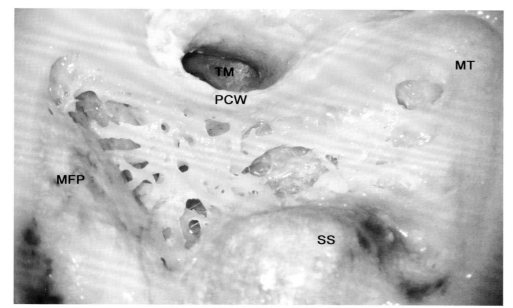

图 3.2.52 去除乳突皮质，暴露乳突气房。辨认颅中窝脑板和乙状窦板。乙状窦在接近窦脑膜角水平时可以很表浅，需小心避免损伤

TM	tympanic membrane，鼓膜	
PCW	posterior canal wall，外耳道后壁	
MT	mastoid tip，乳突尖	
MFP	middle fossa plate，颅中窝脑板	
SS	sigmoid sinus，乙状窦	

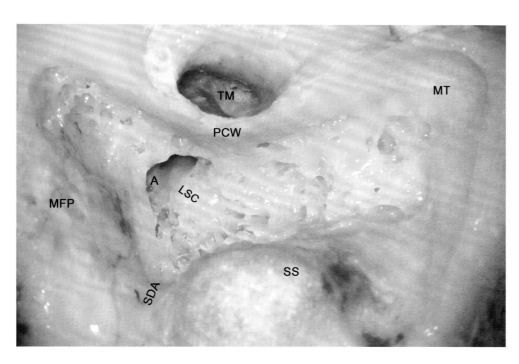

图 3.2.53 鼓窦已开放，暴露出外半规管隆凸

TM	tympanic membrane，鼓膜	
PCW	posterior canal wall，外耳道后壁	
MT	mastoid tip，乳突尖	
MFP	middle fossa plate，颅中窝脑板	
A	antrum，鼓窦	
LSC	lateral semicircular canal，外半规管	
SDA	sinodural angle，窦脑膜角	
SS	sigmoid sinus，乙状窦	

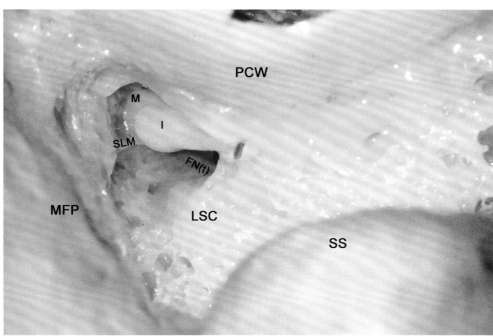

图 3.2.54 磨除颅中窝脑板与外耳道上壁之间的骨质，继续向前开放后上鼓室。注意在砧骨内侧可显露面神经鼓室段

PCW	posterior canal wall，外耳道后壁	
MFP	middle fossa plate，颅中窝脑板	
M	malleus，锤骨	
I	incus，砧骨	
SLM	superior ligament of malleus，锤骨上韧带	
FN(t)	tympanic segment of facial nerve，面神经鼓室段	
LSC	lateral semicircular canal，外半规管	
SS	sigmoid sinus，乙状窦	

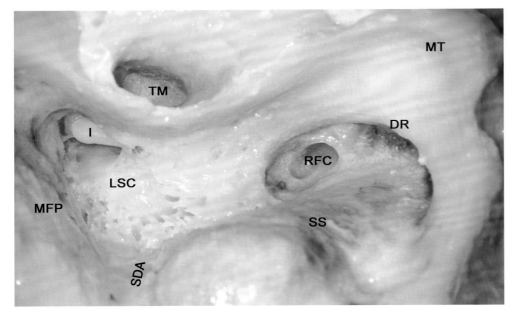

图 3.2.55 轮廓化二腹肌嵴。在乳突尖磨除骨质时，由后向前进行磨除，直至整个二腹肌嵴暴露出来，面神经即位于其前方。

TM	tympanic membrane，鼓膜	
MT	mastoid tip，乳突尖	
MFP	middle fossa plate，颅中窝脑板	
I	incus，砧骨	
LSC	lateral semicircular canal，外半规管	
DR	digastric ridge，二腹肌嵴	
RFC	retrofacial air cells，面后气房	
SDA	sinodural angle，窦脑膜角	
SS	sigmoid sinus，乙状窦	

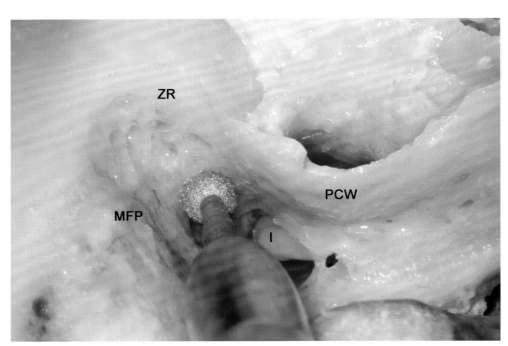

图 3.2.56 充分的磨除颧弓根区域骨质对于暴露上鼓室非常重要。注意钻头移动方向始终为自内向外，避免因钻头意外滑动而触碰听骨链

ZR	zygomatic root，颧弓根	
MFP	middle fossa plate，颅中窝脑板	
I	incus，砧骨	
PCW	posterior canal wall，外耳道后壁	

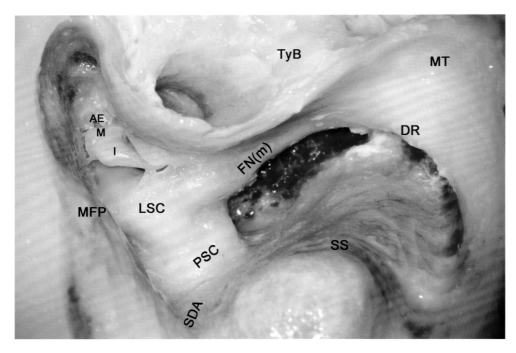

图 3.2.57 已充分磨除上鼓室外侧壁前部的骨质，前方可以一直磨到颧弓根水平。充分暴露锤骨头

MFP	middle fossa plate，颅中窝脑板	
AE	anterior epitympanic compartment，上鼓室前间隙	
M	malleus，锤骨	
I	incus，砧骨	
TyB	tympanic portion of the temporal bone，颞骨鼓部	
DR	digastric ridge，二腹肌嵴	
MT	mastoid tip，乳突尖	
LSC	lateral semicircular canal，外半规管	
PSC	posterior semicircular canal，后半规管	
FN(m)	mastoid segment of facial nerve，面神经乳突段	
SDA	sinodural angle，窦脑膜角	
SS	sigmoid sinus，乙状窦	

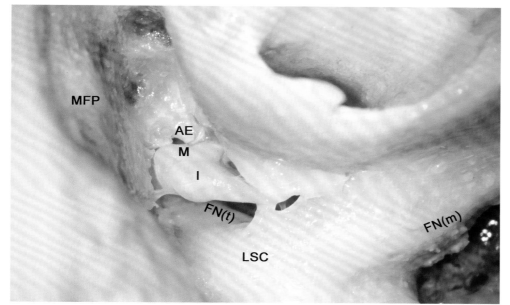

图 3.2.58　放大观。充分磨除颧弓根可暴露位于锤骨头前方的上鼓室前隐窝

MFP	middle fossa plate，颅中窝脑板
AE	anterior epitympanic compartment，上鼓室前间隙
M	malleus，锤骨
I	incus，砧骨
LSC	lateral semicircular canal，外半规管
FN(t)	tympanic segment of facial nerve，面神经鼓室段
FN(m)	mastoid segment of facial nerve，面神经乳突段

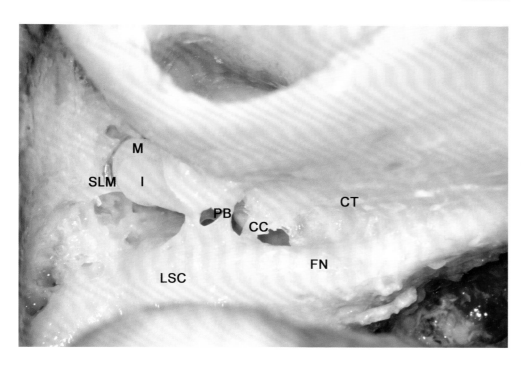

图 3.2.59　开始行后鼓室开放。面隐窝是由位于后方的面神经、前下方的鼓索和位于上方分隔面隐窝和砧骨的后拱柱三者界定的解剖结构。在磨除部分面隐窝骨质后，通常可在面隐窝中央看到鼓索嵴

M	malleus，锤骨
I	incus，砧骨
SLM	superior ligament of malleus，锤骨上韧带
PB	posterior buttress，后拱柱
CC	chordal crest，鼓索嵴
CT	chorda tympani，鼓索
LSC	lateral semicircular canal，外半规管
FN	facial nerve，面神经

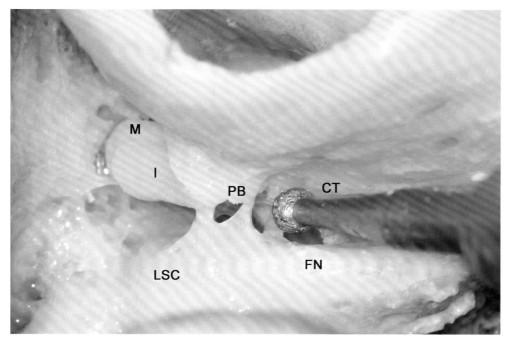

图 3.2.60　磨除鼓索嵴

M	malleus，锤骨
I	incus，砧骨
PB	posterior buttress，后拱柱
CT	chorda tympani，鼓索
LSC	lateral semicircular canal，外半规管
FN	facial nerve，面神经

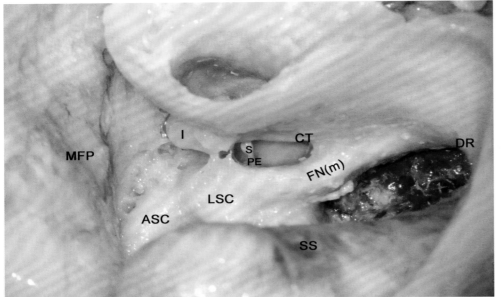

图 3.2.61　已完成后鼓室开放术

MFP	middle fossa plate，颅中窝脑板
I	incus，砧骨
S	stapes，镫骨
PE	pyramidal eminence，锥隆起
CT	chorda tympani，鼓索
ASC	anterior semicircular canal，前半规管
LSC	lateral semicircular canal，外半规管
FN(m)	mastoid segment of facial nerve，面神经乳突段
DR	digastric ridge，二腹肌嵴
SS	sigmoid sinus，乙状窦

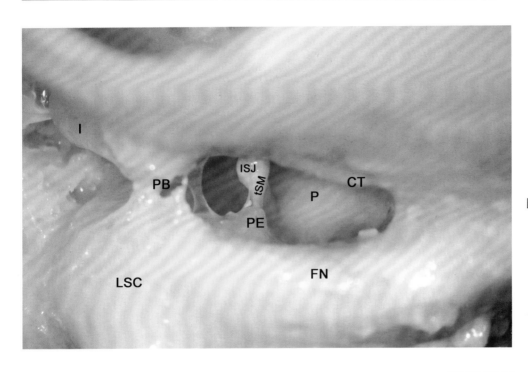

图 3.2.62　面隐窝区域放大观。通过面隐窝确认镫骨、镫骨肌腱、砧镫关节和鼓岬

I	incus，砧骨
PB	posterior buttress，后拱柱
ISJ	incudostapedial joint，砧镫关节
PE	pyramidal eminence，锥隆起
tSM	tendon of stapedius muscle，镫骨肌肌腱
CT	chorda tympani，鼓索
P	promontory，鼓岬
LSC	lateral semicircular canal，外半规管
FN	facial nerve，面神经

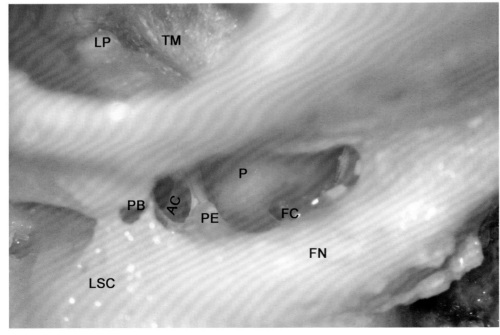

图 3.2.63　向术者方向旋转手术床，以便暴露蜗窗龛

LP	lateral process of the malleus，锤骨短突
AC	anterior crus，镫骨前脚
TM	tympanic membrane，鼓膜
PB	posterior buttress，后拱柱
PE	pyramidal eminence，锥隆起
P	promontory，鼓岬
FC	fenestra cochleae，蜗窗
LSC	lateral semicircular canal，外半规管
FN	facial nerve，面神经

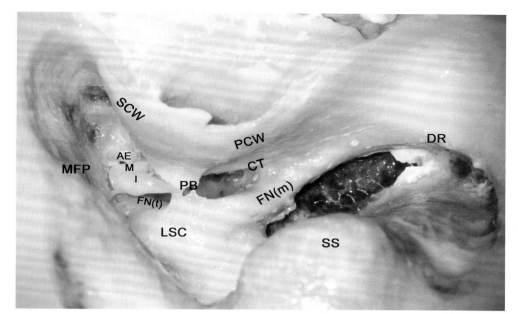

图 3.2.64 完壁式径路完成后的术腔

MFP　　middle fossa plate，颅中窝脑板
SCW　　superior canal wall，外耳道上壁
PCW　　posterior canal wall，外耳道后壁
AE　　　anterior epitympanic compartment，上鼓室前间隙
M　　　　malleus，锤骨
I　　　　incus，砧骨
PB　　　posterior buttress，后拱柱
LSC　　lateral semicircular canal，外半规管
CT　　　chorda tympani，鼓索
FN(t)　　tympanic segment of facial nerve，面神经鼓室段
FN(m)　mastoid segment of facial nerve，面神经乳突段
DR　　　digastric ridge，二腹肌嵴
SS　　　sigmoid sinus，乙状窦

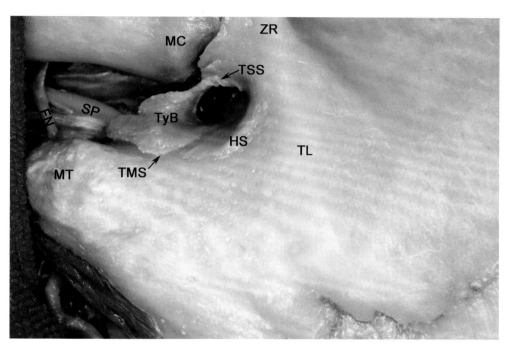

图 3.2.65 另一例左侧尸头标本。已充分暴露术区骨质。首先辨认乳突骨皮质表面标志。注意外耳道前壁紧邻颞下颌关节

MC　　　mandibular condyle，下颌骨髁突
ZR　　　zygomatic root，颧弓根
SP　　　styloid process，茎突
TyB　　tympanic portion of the temporal bone，颞骨鼓部
TSS　　tympanosquamous suture，鼓鳞裂
TMS　　tympanomastoid suture，鼓乳裂
HS　　　Henle's spine，Henle 棘
TL　　　temporal line，颞线
MT　　　mastoid tip，乳突尖
FN　　　facial nerve，面神经

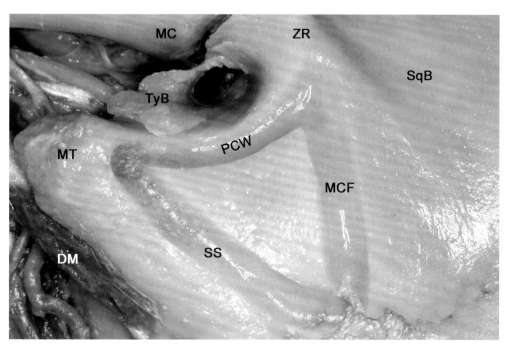

图 3.2.66 以颅中窝、乙状窦和外耳道后壁确定三角形乳突切除范围

MC　　　mandibular condyle，下颌骨髁突
ZR　　　zygomatic root，颧弓根
TyB　　tympanic portion of the temporal bone，颞骨鼓部
MT　　　mastoid tip，乳突尖
SqB　　squamosal portion of the bone，颞骨鳞部
DM　　　digastric muscle，二腹肌
PCW　　posterior canal wall，外耳道后壁
MCF　　level of the middle cranial fossa，颅中窝水平
SS　　　expected level of the sigmoid sinus，乙状窦假想线

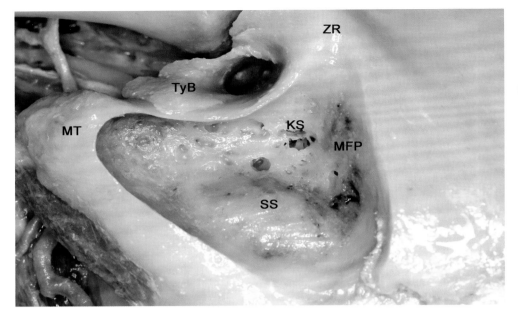

图 3.2.67 均匀磨除乳突皮质，暴露乳突气房。辨认颅中窝脑板和乙状窦板。乙状窦在接近窦脑膜角水平时可以很表浅，需小心避免损伤。Körner 隔是在鼓窦水平分隔乳突气房与深部鼓窦的一薄层骨板，初学者经常会将 Körner 隔误认为是鼓窦内侧壁

ZR	zygomatic root，颧弓根
TyB	tympanic portion of the temporal bone，颞骨鼓部
MT	mastoid tip，乳突尖
KS	Körner septum，Körner 隔
SS	sigmoid sinus，乙状窦
MFP	middle fossa plate，颅中窝脑板

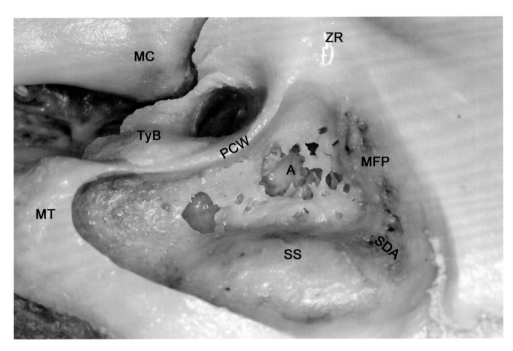

图 3.2.68 磨除 Körner 隔，即可暴露其深面的鼓窦。窦脑膜角已充分开放

MC	mandibular condyle，下颌骨髁突
ZR	zygomatic root，颧弓根
TyB	tympanic portion of the temporal bone，颞骨鼓部
PCW	posterior canal wall，外耳道后壁
MT	mastoid tip，乳突尖
SS	sigmoid sinus，乙状窦
MFP	middle fossa plate，颅中窝脑板
A	antrum，鼓窦
SDA	sinodural angle，窦脑膜角

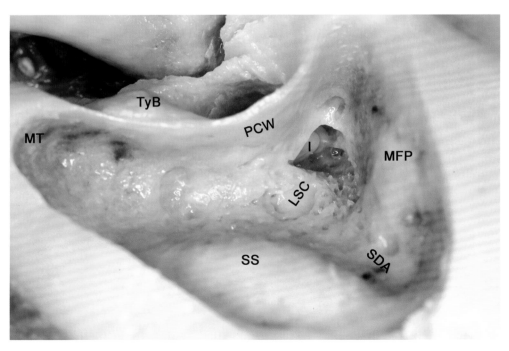

图 3.2.69 进一步开放鼓窦，暴露其内侧壁的外半规管隆凸和前方的砧骨短脚

TyB	tympanic portion of the temporal bone，颞骨鼓部
PCW	posterior canal wall，外耳道后壁
I	incus，砧骨
LSC	lateral semicircular canal，外半规管
MT	mastoid tip，乳突尖
SS	sigmoid sinus，乙状窦
MFP	middle fossa plate，颅中窝脑板
SDA	sinodural angle，窦脑膜角

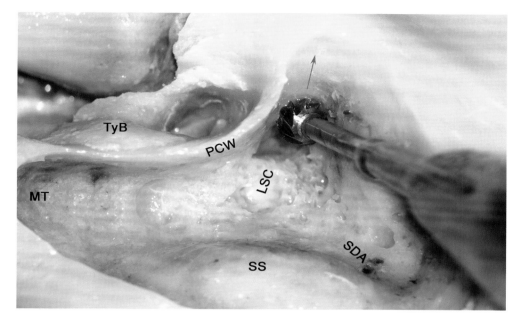

图 3.2.70 开始行后上鼓室开放术。保留外耳道上壁，从后方开放上鼓室。在此区域钻头移动的方向应始终由内向外（↑），避免钻头滑脱损伤位于上鼓室外侧壁内侧的砧骨

TyB　tympanic portion of the temporal bone，颞骨鼓部
PCW　posterior canal wall，外耳道后壁
LSC　lateral semicircular canal，外半规管
MT　mastoid tip，乳突尖
SS　sigmoid sinus，乙状窦
SDA　sinodural angle，窦脑膜角

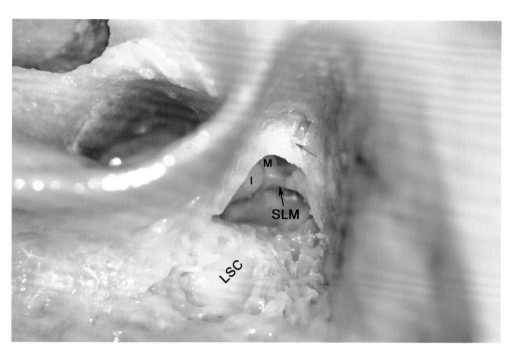

图 3.2.71 已部分开放上鼓室，暴露锤骨头。红色箭头所示为残余的上鼓室外侧壁，需换用合适大小的金刚砂钻头继续磨除

M　malleus，锤骨
I　incus，砧骨
SLM　superior ligament of malleus，锤骨上韧带
LSC　lateral semicircular canal，外半规管
←　上鼓室外侧壁

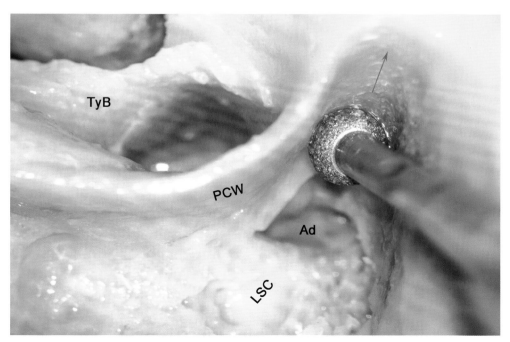

图 3.2.72 用合适大小的金刚砂钻头继续由内向外（↑）磨除上鼓室外侧壁

TyB　tympanic portion of the temporal portion，颞骨鼓部
PCW　posterior canal wall，外耳道后壁
Ad　aditus ad antrum，鼓窦入口
LSC　lateral semicircular canal，外半规管

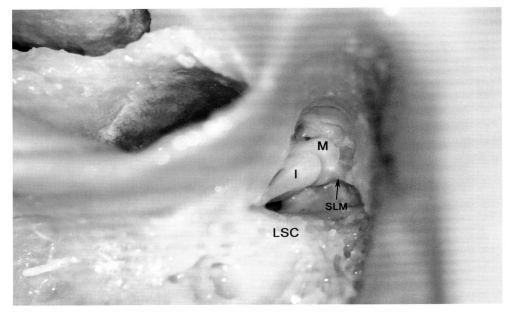

图 3.2.73 已充分暴露上鼓室，可见锤骨头与砧骨体

M	malleus，锤骨
I	incus，砧骨
SLM	superior ligament of malleus，锤骨上韧带
LSC	lateral semicircular canal，外半规管

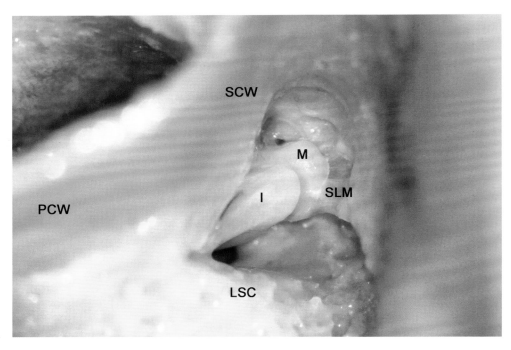

图 3.2.74 放大观。通过上鼓室切开，观察锤砧关节，还要注意面神经水平段和匙突（取出砧骨后更易看到）。操作时要小心避免磨穿外耳道上壁的骨质和颅中窝脑板骨质，若磨穿骨质需用软骨进行重建

SCW	superior canal wall，外耳道上壁
PCW	posterior canal wall，外耳道后壁
M	malleus，锤骨
I	incus，砧骨
SLM	superior ligament of malleus，锤骨上韧带
LSC	lateral semicircular canal，外半规管

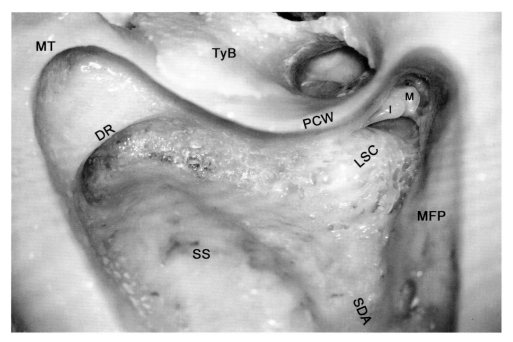

图 3.2.75 完壁式术腔整体观

MT	mastoid tip，乳突尖
DR	digastric ridge，二腹肌嵴
TyB	tympanic portion of the temporal bone，颞骨鼓部
PCW	posterior canal wall，外耳道后壁
M	malleus，锤骨
I	incus，砧骨
LSC	lateral semicircular canal，外半规管
SS	sigmoid sinus，乙状窦
MFP	middle fossa plate，颅中窝脑板
SDA	sinodural angle，窦脑膜角

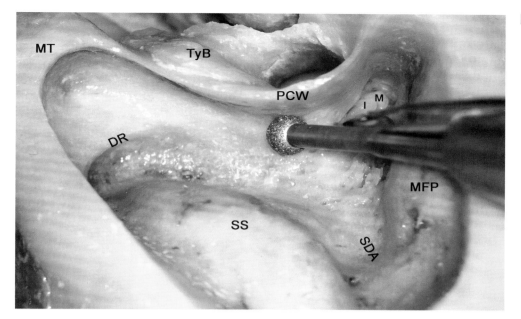

图 3.2.76 开始行后鼓室开放。用尽可能大的金刚砂钻头磨薄外耳道后壁。将钻头顺着外半规管到二腹肌嵴的方向，平行于面神经走行方向逐渐加深解剖平面。气化良好的标本上，在后拱柱的下方有时可以看到前哨气房，该气房通过面隐窝通向中耳腔。随着轮廓化的进行，面神经周围的密质骨逐渐被磨除，透过薄层骨板就可以看到被冲洗液强化的、白色的、纤维样外表的神经鞘膜

MT	mastoid tip，乳突尖
DR	digastric ridge，二腹肌嵴
TyB	tympanic portion of the temporal bone，颞骨鼓部
PCW	posterior canal wall，外耳道后壁
M	malleus，锤骨
I	incus，砧骨
SS	sigmoid sinus，乙状窦
MFP	middle fossa plate，颅中窝脑板
SDA	sinodural angle，窦脑膜角

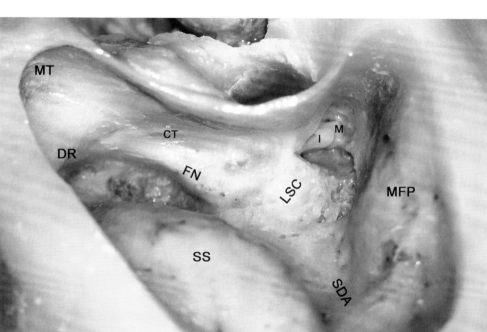

图 3.2.77 随着轮廓化的进行，面神经周围的密质骨逐渐被磨除，透过薄层骨板就可以看到被冲洗液强化的、白色的、纤维样外表的神经鞘膜。同时可在面神经前外侧确认鼓索的走行

MT	mastoid tip，乳突尖
DR	digastric ridge，二腹肌嵴
M	malleus，锤骨
I	incus，砧骨
CT	chorda tympani，鼓索
FN	facial nerve，面神经
LSC	lateral semicircular canal，外半规管
SS	sigmoid sinus，乙状窦
MFP	middle fossa plate，颅中窝脑板
SDA	sinodural angle，窦脑膜角

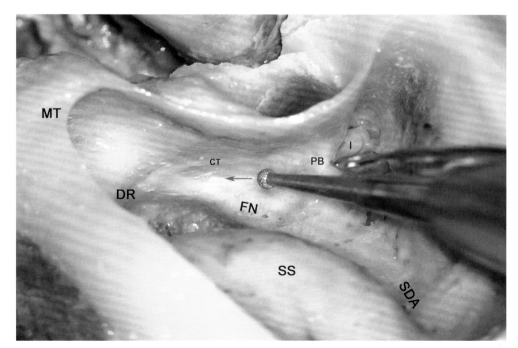

图 3.2.78 使用小号金刚砂钻头开放后鼓室，钻头移动方向如箭头所示，平行于面神经走行

MT	mastoid tip，乳突尖
DR	digastric ridge，二腹肌嵴
I	incus，砧骨
PB	posterior buttress，后拱柱
CT	chorda tympani，鼓索
FN	facial nerve，面神经
SS	sigmoid sinus，乙状窦
SDA	sinodural angle，窦脑膜角

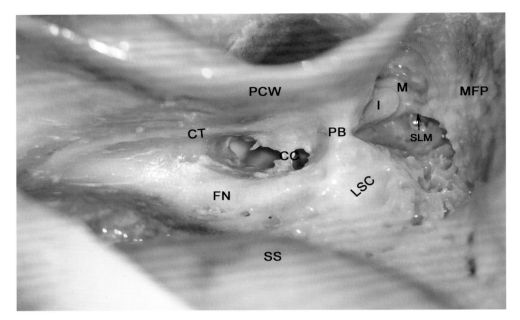

图 3.2.79 开放后鼓室，可见鼓索嵴为一横跨鼓室后壁的骨嵴。注意在砧骨窝的基底保留后拱柱以保护砧骨。砧骨短脚借助砧骨后韧带固定于砧骨窝

PCW	posterior canal wall，外耳道后壁	
M	malleus，锤骨	
I	incus，砧骨	
PB	posterior buttress，后拱柱	
SLM	superior ligament of malleus，锤骨上韧带	
MFP	middle fossa plate，颅中窝脑板	
CC	chordal crest，鼓索嵴	
CT	chorda tympani，鼓索	
FN	facial nerve，面神经	
LSC	lateral semicircular canal，外半规管	
SS	sigmoid sinus，乙状窦	

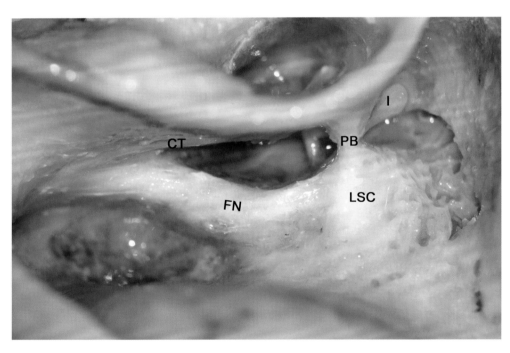

图 3.2.80 面隐窝已开放

I	incus，砧骨	
PB	posterior buttress，后拱柱	
CT	chorda tympani，鼓索	
FN	facial nerve，面神经	
LSC	lateral semicircular canal，外半规管	

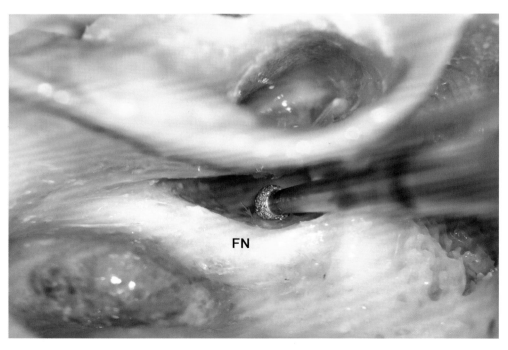

图 3.2.81 选用合适大小的钻头，深入到已开放的面隐窝，磨除箭头所示面神经前方、内侧凸出的骨缘。磨薄面神经前面的骨质可以改善包括鼓室窦在内的后鼓室的视野

FN   facial nerve，面神经

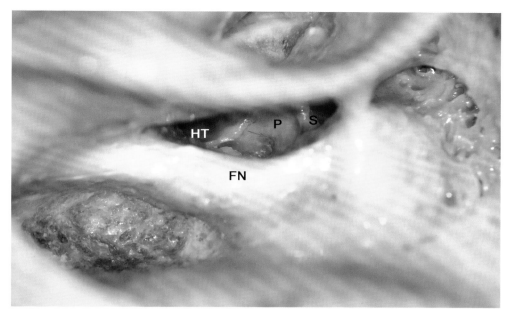

图 3.2.82 向术者方向旋转手术床，以便暴露蜗窗
龛、镫骨和锥隆起

S   stapes，镫骨
P   promontory，鼓岬
HT   hypotympanum，下鼓室
FN   facial nerve，面神经
→   蜗窗龛

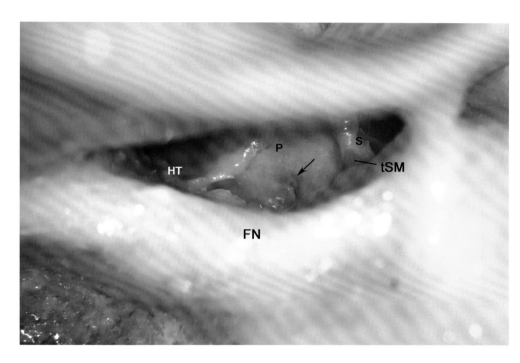

图 3.2.83 面隐窝放大观。通过面隐窝确认镫骨、
镫骨肌肌腱、砧镫关节、鼓岬和蜗窗龛

S   stapes，镫骨
tSM   tendon of stapedius muscle，镫骨肌肌腱
P   promontory，鼓岬
HT   hypotympanum，下鼓室
FN   facial nerve，面神经
→   蜗窗龛

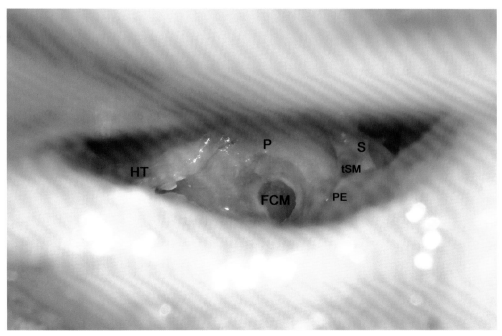

图 3.2.84 磨除蜗窗龛，完整暴露蜗窗膜

S   stapes，镫骨
tSM   tendon of stapedius muscle，镫骨肌肌腱
PE   pyramidal eminence，锥隆起
P   promontory，鼓岬
HT   hypotympanum，下鼓室
FCM   fenestra cochleae membrane，蜗窗膜

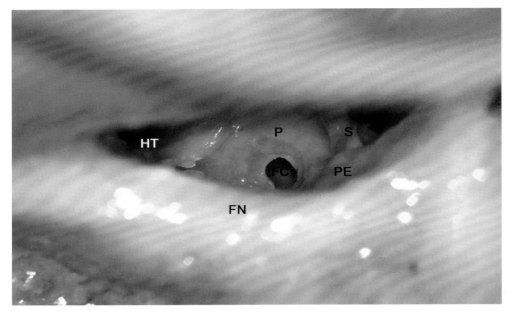

图 3.2.85 已去除蜗窗膜，可暴露耳蜗鼓阶

S	stapes，镫骨
PE	pyramidal eminence，锥隆起
P	promontory，鼓岬
FC	fenestra cochleae，蜗窗
HT	hypotympanum，下鼓室
FN	facial nerve，面神经

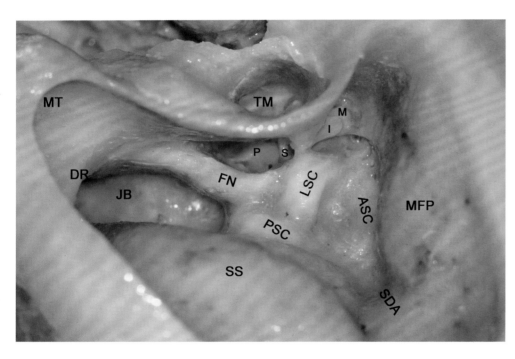

图 3.2.86 完成面隐窝开放后，术腔整体观

TM	tympanic membrane，鼓膜
M	malleus，锤骨
I	incus，砧骨
S	stapes，镫骨
FN	facial nerve，面神经
P	promontory，鼓岬
ASC	anterior semicircular canal，前半规管
LSC	lateral semicircular canal，外半规管
PSC	posterior semicircular canal，后半规管
MFP	middle fossa plate，颅中窝脑板
JB	jugular bulb，颈静脉球
SS	sigmoid sinus，乙状窦
SDA	sinodural angle，窦脑膜角
DR	digastric ridge，二腹肌嵴
MT	mastoid tip，乳突尖

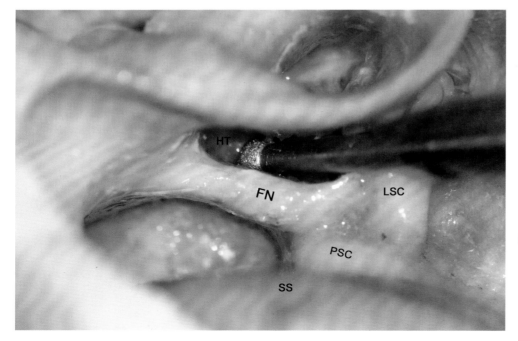

图 3.2.87 行向下扩大的后鼓室开放术至下鼓室，
进一步去除面神经内侧的骨质

HT	hypotympanum，下鼓室
FN	facial nerve，面神经
LSC	lateral semicircular canal，外半规管
PSC	posterior semicircular canal，后半规管
SS	sigmoid sinus，乙状窦

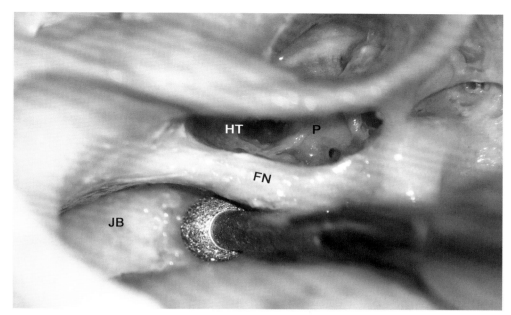

图 3.2.88 行面后鼓室开放术，去除面神经内侧
骨质

HT　　hypotympanum，下鼓室
P　　　promontory，鼓岬
FN　　facial nerve，面神经
JB　　jugular bulb，颈静脉球

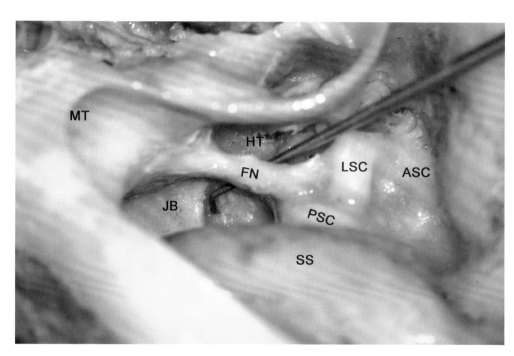

图 3.2.89 已完全去除面神经内侧的骨质

MT　　mastoid tip，乳突尖
HT　　hypotympanum，下鼓室
FN　　facial nerve，面神经
JB　　jugular bulb，颈静脉球
SS　　sigmoid sinus，乙状窦
ASC　anterior semicircular canal，前半规管
LSC　lateral semicircular canal，外半规管
PSC　posterior semicircular canal，后半规管

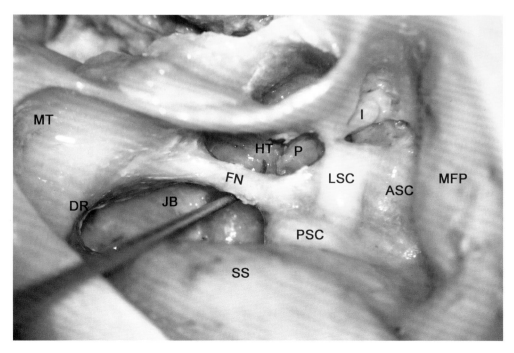

图 3.2.90 扩大的后鼓室开放术联合面后鼓室开放
术为下鼓室的操作提供了更大的操作
空间

MT　　mastoid tip，乳突尖
DR　　digastric ridge，二腹肌嵴
FN　　facial nerve，面神经
HT　　hypotympanum，下鼓室
P　　　promontory，鼓岬
I　　　incus，砧骨
JB　　jugular bulb，颈静脉球
SS　　sigmoid sinus，乙状窦
ASC　anterior semicircular canal，前半规管
LSC　lateral semicircular canal，外半规管
PSC　posterior semicircular canal，后半规管
MFP　middle fossa plate，颅中窝脑板

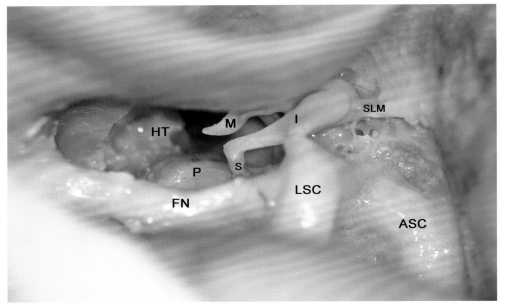

图 3.2.91 用刮匙去除用来保护砧骨的后拱柱，可更好地暴露鼓室内结构

FN	facial nerve，面神经
HT	hypotympanum，下鼓室
P	promontory，鼓岬
SLM	superior ligament of malleus，锤骨上韧带
M	malleus，锤骨
I	incus，砧骨
S	stapes，镫骨
LSC	lateral semicircular canal，外半规管
ASC	anterior semicircular canal，前半规管

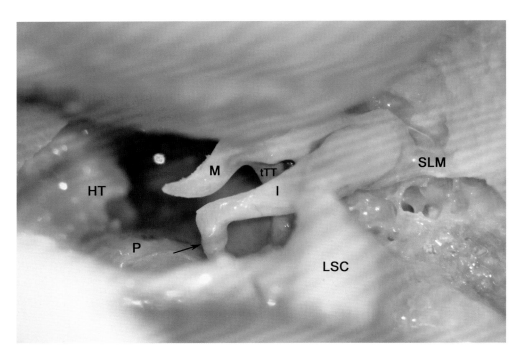

图 3.2.92 放大观。通过面隐窝确认镫骨、镫骨肌肌腱、砧骨长脚、砧镫关节、匙突和鼓膜张肌肌腱

HT	hypotympanum，下鼓室
tTT	tendon of tensor tympani muscle，鼓膜张肌肌腱
P	promontory，鼓岬
SLM	superior ligament of malleus，锤骨上韧带
M	malleus，锤骨
I	incus，砧骨
LSC	lateral semicircular canal，外半规管
→	砧镫关节

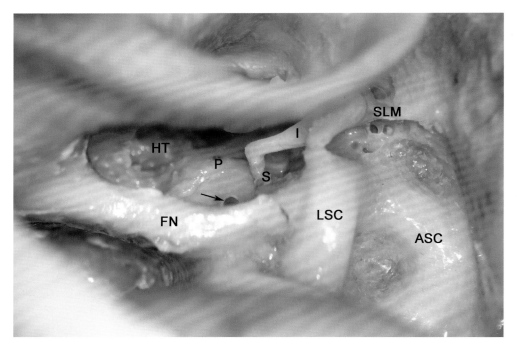

图 3.2.93 向术者方向旋转手术床，以便暴露蜗窗龛

FN	facial nerve，面神经
HT	hypotympanum，下鼓室
P	promontory，鼓岬
SLM	superior ligament of malleus，锤骨上韧带
I	incus，砧骨
S	stapes，镫骨
LSC	lateral semicircular canal，外半规管
ASC	anterior semicircular canal，前半规管
→	蜗窗

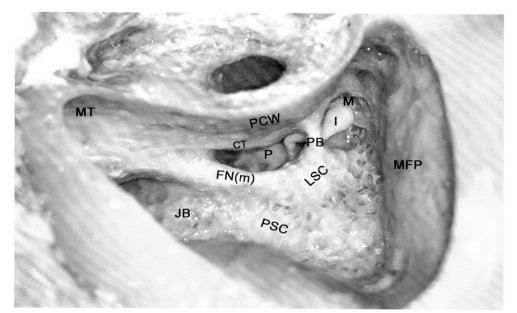

图 3.2.94 另一左侧标本，我们在这一例标本中联合使用内镜进行观察。术腔整体观，已完成完壁式乳突切除术、上鼓室和后鼓室开放

MT	mastoid tip，乳突尖
PCW	posterior canal wall，外耳道后壁
M	malleus，锤骨
I	incus，砧骨
P	promontory，鼓岬
PB	posterior buttress，后拱柱
LSC	lateral semicircular canal，外半规管
PSC	posterior semicircular canal，后半规管
CT	chorda tympani，鼓索
FN(m)	mastoid segment of facial nerve，面神经乳突段
JB	jugular bulb，颈静脉球
MFP	middle fossa plate，颅中窝脑板

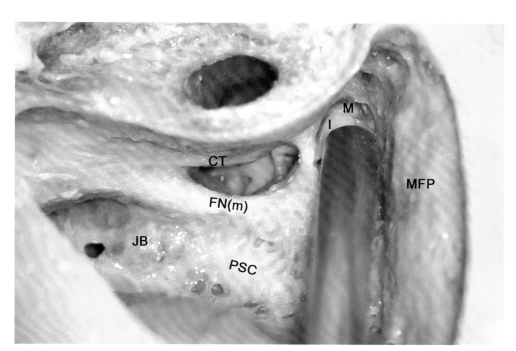

图 3.2.95 用内镜观察已开放的上鼓室区域

M	malleus，锤骨
I	incus，砧骨
PSC	posterior semicircular canal，后半规管
CT	chorda tympani，鼓索
FN(m)	mastoid segment of facial nerve，面神经乳突段
JB	jugular bulb，颈静脉球
MFP	middle fossa plate，颅中窝脑板

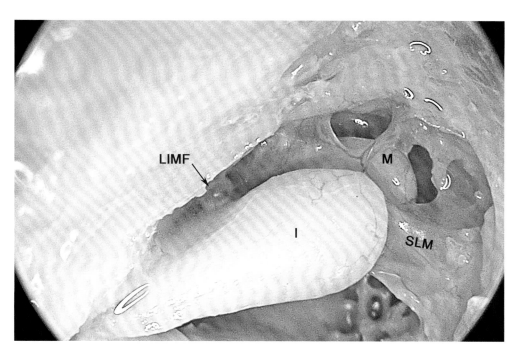

图 3.2.96 0°内镜下可见上鼓室内的锤砧关节。同时可清晰显示出砧锤外侧皱襞和锤骨上韧带

LIMF	lateral incudomalleal fold，砧锤外侧皱襞
SLM	superior ligament of malleus，锤骨上韧带
M	malleus，锤骨
I	incus，砧骨

耳后经乳突径路
Retroauricular Transmastoid Approaches

149

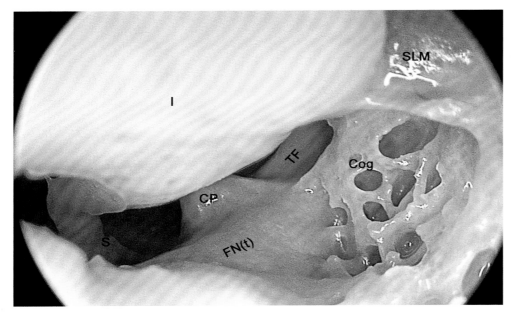

图 3.2.97 内镜下通过砧骨内侧狭窄的间隙进行观察，可清晰观察到面神经鼓室段、匙突、齿突和前方的鼓膜张肌皱襞

SLM	superior ligament of malleus，锤骨上韧带
I	incus，砧骨
S	stapes，镫骨
TF	tensor fold，鼓膜张肌皱襞
Cog	齿突
CP	cochleariform process，匙突
FN(t)	tympanic segment of facial nerve，面神经鼓室段

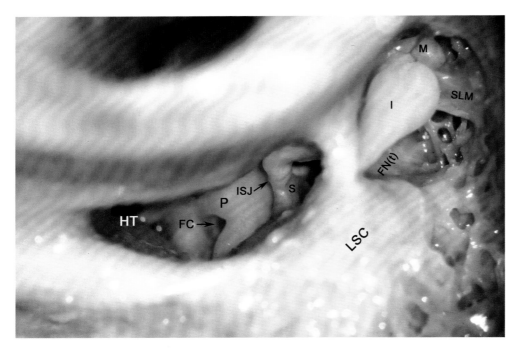

图 3.2.98 显微镜下观察面隐窝区域，可见镫骨、砧镫关节、鼓岬和蜗窗

SLM	superior ligament of malleus，锤骨上韧带
M	malleus，锤骨
I	incus，砧骨
S	stapes，镫骨
ISJ	incudostapedial joint，砧镫关节
P	promontory，鼓岬
FC	fenestra cochleae，蜗窗
HT	hypotympanum，下鼓室
FN(t)	tympanic segment of facial nerve，面神经鼓室段
LSC	lateral semicircular canal，外半规管

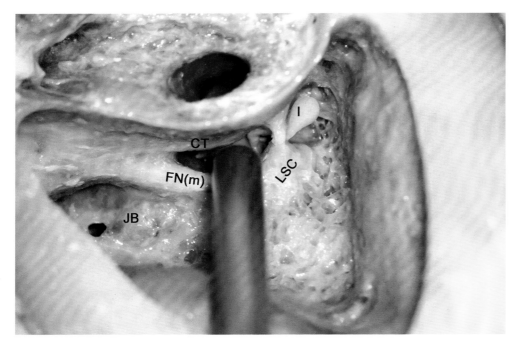

图 3.2.99 将内镜置于面隐窝处，观察鼓室内结构

I	incus，砧骨
CT	chorda tympani，鼓索
FN(m)	mastoid segment of facial nerve，面神经乳突段
LSC	lateral semicircular canal，外半规管
JB	jugular bulb，颈静脉球

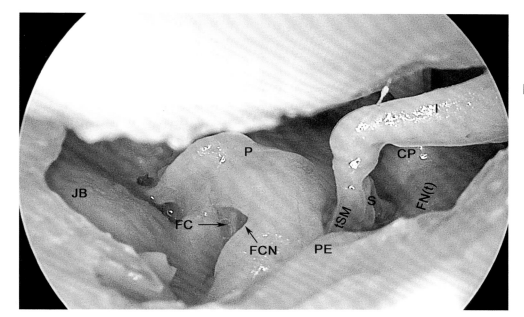

图 3.2.100　内镜下可清晰显露面神经鼓室段、匙突、镫骨、镫骨肌肌腱、锥隆起和蜗窗。注意在下鼓室可见高位颈静脉球紧邻蜗窗下方

I	incus，	砧骨
CP	cochleariform process，	匙突
P	promontory，	鼓岬
S	stapes，	镫骨
tSM	tendon of stapedius muscle，	镫骨肌肌腱
PE	pyramidal eminence，	锥隆起
FC	fenestra cochleae，	蜗窗
FCN	fenestra cochleae niche，	蜗窗龛
JB	jugular bulb，	颈静脉球
FN(t)	tympanic segment of facial nerve，	面神经鼓室段

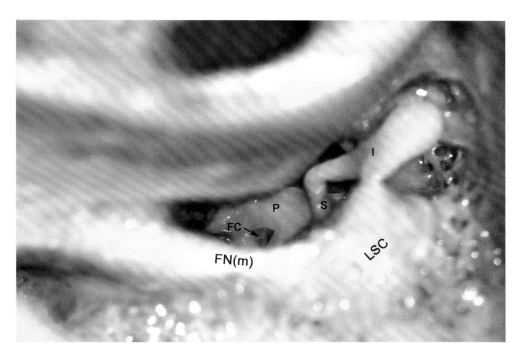

图 3.2.101　已去除后拱柱

I	incus，	砧骨
P	promontory，	鼓岬
S	stapes，	镫骨
FC	fenestra cochleae，	蜗窗
FN(m)	mastoid segment of facial nerve，	面神经乳突段
LSC	lateral semicircular canal，	外半规管

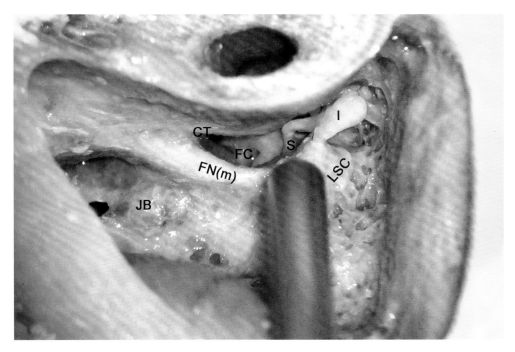

图 3.2.102　去除后拱柱后再用内镜进行观察

I	incus，	砧骨
S	stapes，	镫骨
FC	fenestra cochleae，	蜗窗
CT	chorda tympani，	鼓索
FN(m)	mastoid segment of facial nerve，	面神经乳突段
LSC	lateral semicircular canal，	外半规管
JB	jugular bulb，	颈静脉球

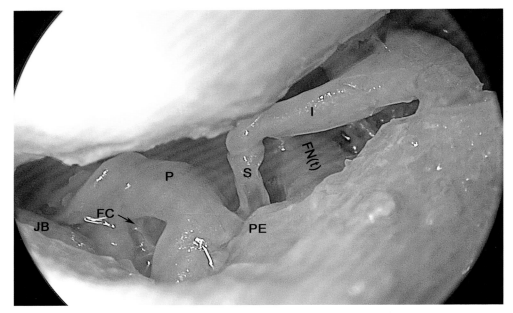

图 3.2.103　内镜下可见砧骨长脚和其内侧的面神经鼓室段。镫骨紧邻面神经鼓室段下方

I	incus，砧骨
S	stapes，镫骨
PE	pyramidal eminence，锥隆起
FN(t)	tympanic segment of facial nerve，面神经鼓室段
P	promontory，鼓岬
FC	fenestra cochleae，蜗窗
JB	jugular bulb，颈静脉球

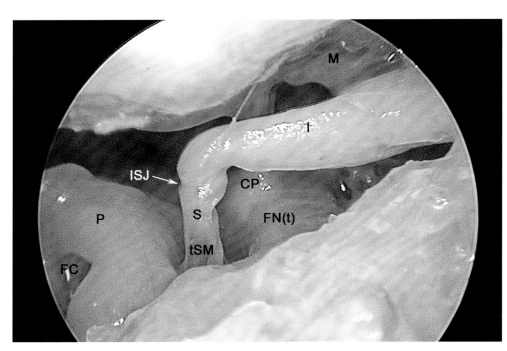

图 3.2.104　将内镜向前推进，可暴露前方的匙突

M	malleus，锤骨
I	incus，砧骨
S	stapes，镫骨
tSM	tendon of stapedius muscle，镫骨肌肌腱
ISJ	incudostapedial joint，砧镫关节
CP	cochleariform process，匙突
FN(t)	tympanic segment of facial nerve，面神经鼓室段
P	promontory，鼓岬
FC	fenestra cochleae，蜗窗

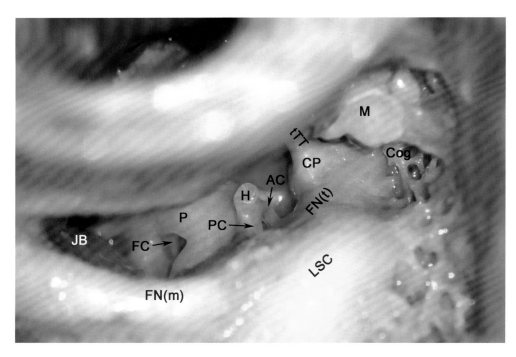

图 3.2.105　去除砧骨后，可暴露前方的锤骨头和齿突。在面神经鼓室段下方可见镫骨，鼓室段前端可见匙突和附着其上的鼓膜张肌肌腱。于下鼓室可见蜗窗和高位颈静脉球

M	malleus，锤骨
tTT	tendon of tensor tympani muscle，鼓膜张肌肌腱
CP	cochleariform process，匙突
Cog	齿突
AC	anterior crus，镫骨前脚
PC	posterior crus，镫骨后脚
H	head of stapes，镫骨头
FN(t)	tympanic segment of facial nerve，面神经鼓室段
FN(m)	mastoid segment of facial nerve，面神经乳突段
P	promontory，鼓岬
FC	fenestra cochleae，蜗窗
JB	jugular bulb，颈静脉球
LSC	lateral semicircular canal，外半规管

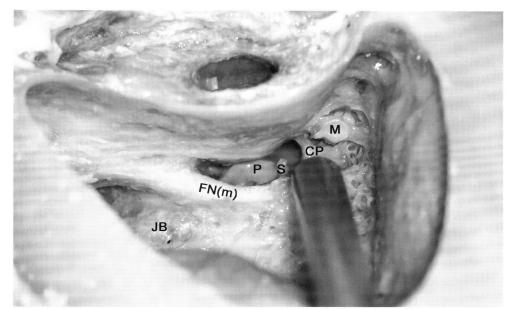

图 3.2.106 置入内镜进行观察

M	malleus，锤骨
CP	cochleariform process，匙突
P	promontory，鼓岬
S	stapes，镫骨
FN(m)	mastoid segment of facial nerve，面神经乳突段
JB	jugular bulb，颈静脉球

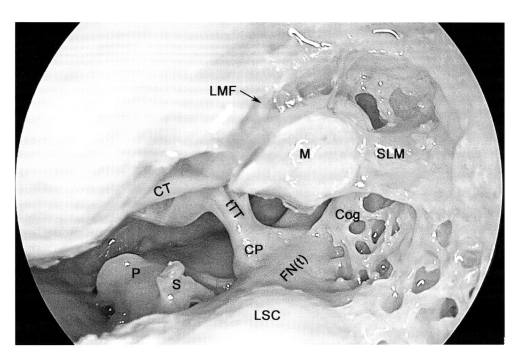

图 3.2.107 通过内镜的广角视野，可见鼓室外侧壁的鼓膜、鼓索及锤骨柄。可见鼓膜张肌肌腱呈直角绕过匙突附着于锤骨柄内侧。鼓索跨过锤骨柄向前走行于鼓膜张肌肌腱上方。齿突位于面神经乳突段上方，将上鼓室分为前后两部分

M	malleus，锤骨
LMF	lateral malleal fold，锤骨外侧皱襞
SLM	superior ligament of malleus，锤骨上韧带
CT	chorda tympani，鼓索
tTT	tendon of tensor tympani muscle，鼓膜张肌腱
CP	cochleariform process，匙突
Cog	齿突
FN(t)	tympanic segment of facial nerve，面神经鼓室段
P	promontory，鼓岬
S	stapes，镫骨
LSC	lateral semicircular canal，外半规管

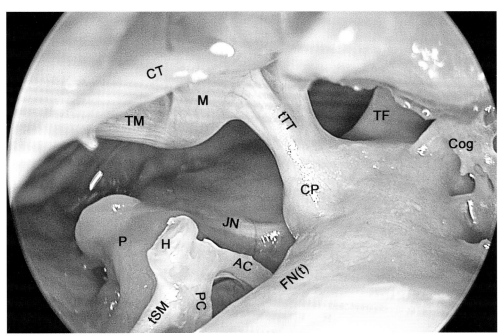

图 3.2.108 向前推进内镜，以便更好地从内侧观察鼓室外侧壁，可见鼓膜张肌肌腱附着于锤骨柄内侧。于面神经鼓室段下方可见镫骨和走行于鼓岬表面的 Jacobson 神经（鼓室丛）

M	malleus，锤骨
TM	tympanic membrane，鼓膜
CT	chorda tympani，鼓索
tTT	tendon of tensor tympani muscle，鼓膜张肌肌腱
CP	cochleariform process，匙突
TF	tensor fold，鼓膜张肌皱襞
Cog	齿突
JN	Jacobson's nerve，Jacobson 神经（鼓室丛）
P	promontory，鼓岬
H	head of stapes，镫骨头
AC	anterior crus，镫骨前脚
PC	posterior crus，镫骨后脚
tSM	tendon of stapedius muscle，镫骨肌肌腱
FN(t)	tympanic segment of facial nerve，面神经鼓室段

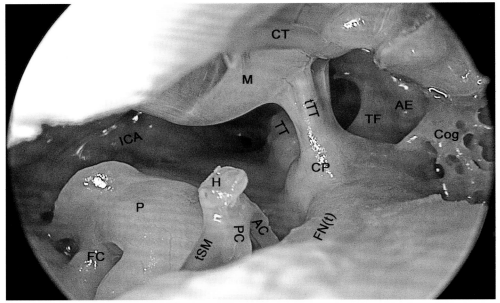

图 3.2.109　调整内镜角度，可暴露位于齿突前方的上鼓室前间隙和鼓膜张肌皱襞。在深面鼓室前下方可见隆起的岩段颈内动脉

M	malleus，锤骨	
TT	tensor tympani muscle，鼓膜张肌	
AE	anterior epitympanic compartment，上鼓室前间隙	
tTT	tendon of tensor tympani muscle，鼓膜张肌肌腱	
CT	chorda tympani，鼓索	
CP	cochleariform process，匙突	
TF	tensor fold，鼓膜张肌皱襞	
Cog	齿突	
P	promontory，鼓岬	
H	head of stapes，镫骨头	
AC	anterior crus，镫骨前脚	
PC	posterior crus，镫骨后脚	
tSM	tendon of stapedius muscle，镫骨肌肌腱	
FN(t)	tympanic segment of facial nerve，面神经鼓室段	
FC	fenestra cochleae，蜗窗	
ICA	internal carotid artery，颈内动脉	

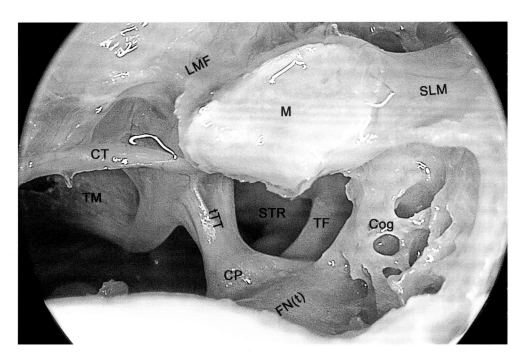

图 3.2.110　向前推进内镜，可见位于开窗型的鼓膜张肌皱襞下方的管上隐窝

M	malleus，锤骨
LMF	lateral malleal fold，锤骨外侧皱襞
STR	supratubal recess，管上隐窝
tTT	tendon of tensor tympani muscle，鼓膜张肌肌腱
TM	tympanic membrane，鼓膜
CT	chorda tympani，鼓索
CP	cochleariform process，匙突
TF	tensor fold，鼓膜张肌皱襞
Cog	齿突
FN(t)	tympanic segment of facial nerve，面神经鼓室段
SLM	superior ligament of malleus，锤骨上韧带

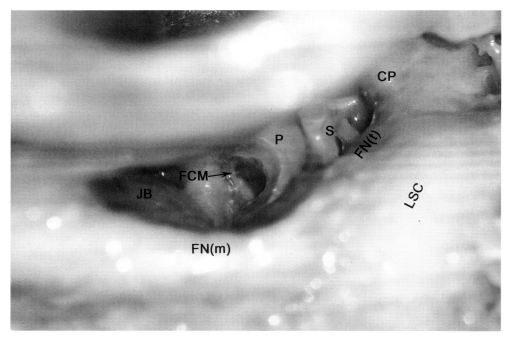

图 3.2.111　磨除蜗窗龛，暴露出完整的蜗窗膜

CP	cochleariform process，匙突
S	stapes，镫骨
P	promontory，鼓岬
FCM	fenestra cochleae membrane，蜗窗膜
JB	jugular bulb，颈静脉球
FN(t)	tympanic segment of facial nerve，面神经鼓室段
FN(m)	mastoid segment of facial nerve，面神经乳突段
LSC	lateral semicircular canal，外半规管

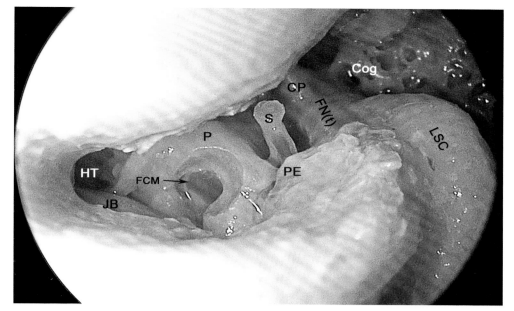

图 3.2.112　内镜下观察蜗窗膜及周围结构

CP	cochleariform process，匙突	
Cog	齿突	
S	stapes，镫骨	
P	promontory，鼓岬	
FCM	fenestra cochleae membrane，蜗窗膜	
JB	jugular bulb，颈静脉球	
HT	hypotympanum，下鼓室	
FN(t)	tympanic segment of facial nerve，面神经鼓室段	
LSC	lateral semicircular canal，外半规管	
PE	pyramidal eminence，锥隆起	

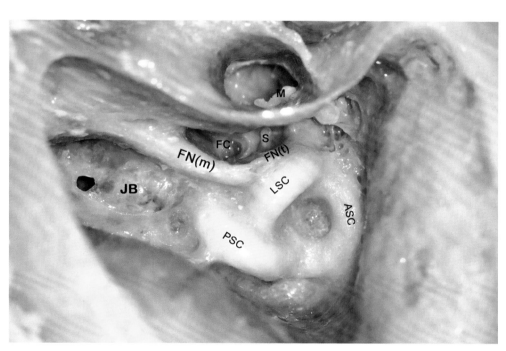

图 3.2.113　显微镜下观察完壁式术腔整体观

M	malleus，锤骨
S	stapes，镫骨
FC	fenestra cochleae，蜗窗
JB	jugular bulb，颈静脉球
FN(t)	tympanic segment of facial nerve，面神经鼓室段
FN(m)	mastoid segment of facial nerve，面神经乳突段
ASC	anterior semicircular canal，前半规管
LSC	lateral semicircular canal，外半规管
PSC	posterior semicircular canal，后半规管

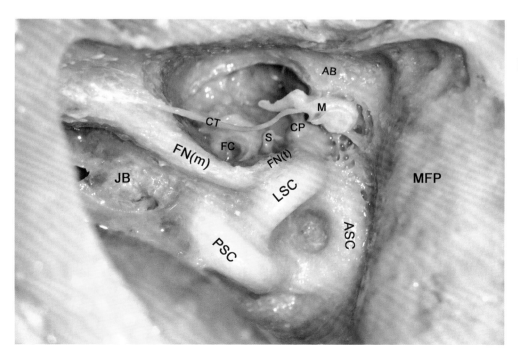

图 3.2.114　出于解剖目的去除外耳道后壁，暴露出鼓索与面神经的位置关系。鼓索在茎乳孔附近自面神经发出后行于面神经前外侧进入鼓室，跨过锤骨颈内侧向前走行，穿鼓室前壁进入岩鼓裂

AB	anterior buttress，前拱柱
M	malleus，锤骨
CT	chorda tympani，鼓索
CP	cochleariform process，匙突
S	stapes，镫骨
FC	fenestra cochleae，蜗窗
JB	jugular bulb，颈静脉球
FN(t)	tympanic segment of facial nerve，面神经鼓室段
FN(m)	mastoid segment of facial nerve，面神经乳突段
ASC	anterior semicircular canal，前半规管
LSC	lateral semicircular canal，外半规管
PSC	posterior semicircular canal，后半规管
MFP	middle fossa plate，颅中窝脑板

3.3 开放式鼓室成形术

Canal Wall Down (Open) Tympanoplasty

手术适应证

- 胆脂瘤型中耳炎合并下列情况者

  —硬化型乳突

  —广泛的上鼓室侵蚀性病变

  —完壁式鼓室成形术后复发

  —双侧胆脂瘤型中耳炎

  —伴有较大的迷路瘘

  —严重的感音神经性听力损失

- 侵犯中耳的良性病变

手术步骤

如果术前就计划行开放式鼓室成形术，则乳突切除术有两种方式，两种方式可获得同样的术腔。

经乳突：和完壁式鼓室成形术的步骤一样，先行完壁式乳突切除术和上鼓室开放术，然后用电钻或咬骨钳将已经磨薄的外耳道后壁去除。

经外耳道：首先磨除外耳道后上方骨质识别颅中窝脑板。沿着颅中窝脑板向后达窦脑膜角，随后识别乙状窦逐步开放乳突腔。

1. 耳后皮肤切口的位置为距离耳郭后沟后方 0.5～1cm。在切皮之前，可先在皮肤上垂直于切口方向做标记，以确保术后缝合切口时有良好的皮肤对位。

2. 右耳手术时，用左手将耳郭向前牵拉，从上向下逆时针切开皮肤，反之亦然。切口需 180°包绕外耳道，切口上下缘应充分向前延伸以使耳郭最大限度翻向前方。垂直切开皮肤直达皮下，注意保持皮下颞肌筋膜的完整性。

3. 用皮肤拉钩向前牵开耳郭，进一步分离时，将手术刀朝向外耳道，平行于乳突表面向前分离皮瓣，注意保护下方的结缔组织层，向前直至分离到外耳道软骨膜处。耳后切口应使耳郭充分前屈以提供良好的术野。

4. 直视下用乳突牵开器撑开耳后切口，最大限度暴露耳后肌骨膜层。通过外耳道后方的 L 形切口来完成蒂在前方的三角形肌骨膜瓣。一个切口沿颞线切开，与起于乳突尖上方的另一切口相连。

5. 用骨膜剥离子将三角形肌骨膜瓣向前分离至外耳道水平，调整牵开器位置，使牵开器同时向前固定住耳郭和肌骨膜瓣。如需行乳突切除术，则加用另一个牵开器以固定肌骨膜瓣的上下缘，充分暴露乳突。

6. 在显微镜下朝向鼓膜方向继续分离外耳道皮肤，在这一操作中，应从各个方向均匀分离皮瓣，外耳道皮肤与下方的鼓乳裂粘连紧密，可使用尖刀锐性分离，以免撕裂该处皮肤。

7. 显微镜下环形切开外耳道后部皮肤，将外耳道后壁切口的上缘和下缘分别向外延伸，形成蒂在外侧的外耳道皮瓣。重新放置牵开器，将外耳道皮瓣与耳郭一起向前推开固定。

8. 暴露乳突皮质后，开始磨除骨质。经乳突径路，开始进行的手术步骤同完壁式鼓室成形术。当完成完壁式鼓室成形术后，可采用大号切割钻头磨除外耳道后壁直达面神经走行的高度为止，面神经走行以二腹肌嵴和外半规管作为定位标志。当快要接近面神经时，要将钻头换成金刚砂钻头，继续平行于面神经走行的方向磨除骨质，并注意大量冲水和吸引。可以用同样的方法处理外耳道上壁，注意不要触碰到听骨链。此步完成后，应检查并确认听骨链是否完整和连续。

9. 若一开始行经外耳道径路，先将内侧外耳道皮瓣朝向鼓膜方向均匀分离，当外耳道皮瓣分离下来后，用一圆形铝片置于外耳道皮瓣表面起保护作用，避免钻头将皮瓣撕裂。

10. 由前向后平行于颞线磨除外耳道上壁骨质，直到显露出颅中窝脑板，然后沿着颅中窝脑板向后方的窦脑膜角方向磨切。

11. 然后开始处理外耳道后壁。用大号切割钻头逐渐磨低外耳道后壁接近鼓环水平。要在听骨链表面保留一薄层骨板，即面神经桥，以暴露下方的听骨链。如果还继续向内侧过分磨切骨质就有可能损伤面神经，因为此时尚无任何标志来判断和定位面神经。

12. 开放鼓窦，轮廓化乙状窦。在开放乳突腔的过程中，应始终保持碟形化术腔，逐渐深入，术腔周边的悬垂骨质应该切除并保持术腔边缘圆钝光滑。

13. 轮廓化二腹肌嵴，它是定位面神经乳突段的另一标志，位于乙状窦下部的前界。

14. 用剥离子自后向前分离鼓膜 – 外耳道皮瓣，在磨低面神经嵴前，可以用刮匙去除覆盖听骨链外侧的面神经桥，这样可以安全的显露下方的听骨链和面神经鼓室段。面神经鼓室段可作为磨低面神经嵴的一个标志。

15. 用小号钻头磨除前拱柱，小心注意不要碰到后方的听骨链。

16. 接下来用大号金刚砂钻头磨低面神经嵴。进行此步操作时，要谨记钻头移动的方向应该始终平行于面神经走行的方向。并且要大量冲水和吸引以期尽早确定面神经的走行方向。面神经磨低到什么程度，应该根据病变具体情况来定。

17. 假如外耳道前壁或下壁有明显的突起而影响视野或引流，就应该行外耳道成形术。靠外侧切开外耳道皮肤，将外耳道前壁皮肤朝向鼓环方向与骨性外耳道分离。用铝箔片保护向内侧卷曲的皮瓣。磨低外耳道前壁或者下壁，或者将两者都磨低，使得术腔圆润。磨除外耳道前壁骨质时小心不要暴露位于其前方的颞下颌关节。

18. 在完成开放式乳突切除术后，最后术腔的形状应该是呈倒三角形。术腔周边呈圆钝光滑的碟形术腔，术腔边缘没有悬垂的骨质。

19. 在完成开放式乳突切除术后行外耳道成形术。

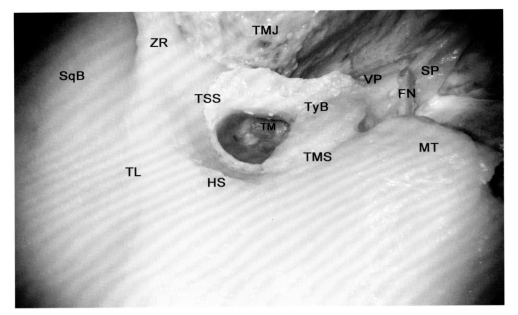

图 3.3.1 右侧标本，已充分暴露术区骨质。首先辨
认乳突皮质表面标志。Henle 棘是外耳道
后壁骨质的外界。颞线为颧弓的延续，大
致相当于颅中窝底，是乳突切除的上界

SqB	squamosal portion of the temporal bone，颞骨鳞部
ZR	zygomatic root，颧弓根
TMJ	temporomandibular joint，颞下颌关节
VP	vaginal process，鞘突
SP	styloid process，茎突
TyB	tympanic portion of the temporal bone，颞骨鼓部
TSS	tympanosquamous suture，鼓鳞裂
TMS	tympanomastoid suture，鼓乳裂
HS	Henle's spine Henle，棘
TM	tympanic membrane，鼓膜
TL	temporal line，颞线
MT	mastoid tip，乳突尖
FN	facial nerve，面神经

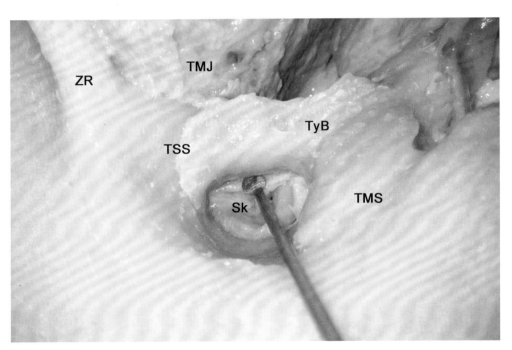

图 3.3.2 先将内侧外耳道皮瓣朝向鼓膜方向均匀
分离

ZR	zygomatic root，颧弓根
TMJ	temporomandibular joint，颞下颌关节
TyB	tympanic portion of the temporal bone，颞骨鼓部
TSS	tympanosquamous suture，鼓鳞裂
TMS	tympanomastoid suture，鼓乳裂
Sk	skin，外耳道皮肤

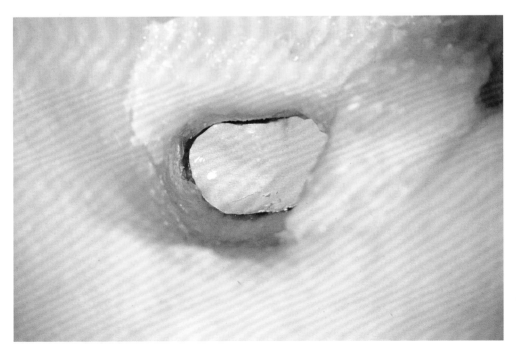

图 3.3.3 当外耳道皮瓣分离下来后，用一圆形铝箔
片置于外耳道皮瓣表面起保护作用，避免
钻头将皮瓣撕裂

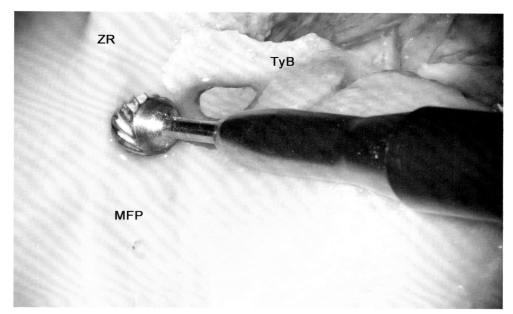

图 3.3.4 用大号切割钻头，由前向后平行于颞线磨
除外耳道上壁骨质

ZR	zygomatic root，颧弓根	
TyB	tympanic portion of the temporal bone，颞骨鼓部	
MFP	level of the middle fossa plate，颅中窝平面	

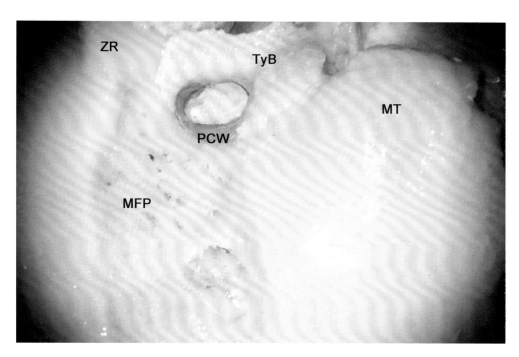

图 3.3.5 磨除外耳道上壁骨质直至显露出颅中窝脑
板，然后沿着颅中窝脑板向后方的窦脑膜
角方向磨切

ZR	zygomatic root，颧弓根
TyB	tympanic portion of the temporal bone，颞骨鼓部
PCW	posterior canal wall，外耳道后壁
MFP	middle fossa plate，颅中窝脑板
MT	mastoid tip，乳突尖

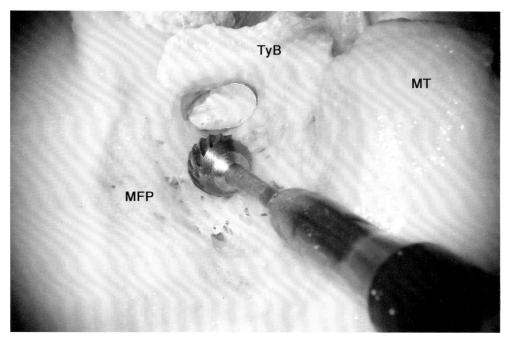

图 3.3.6 然后开始磨除外耳道后壁骨质。用大号切
割钻头逐渐磨低外耳道后壁接近鼓环水平

TyB	tympanic portion of the temporal bone，颞骨鼓部
MFP	middle fossa plate，颅中窝脑板
MT	mastoid tip，乳突尖

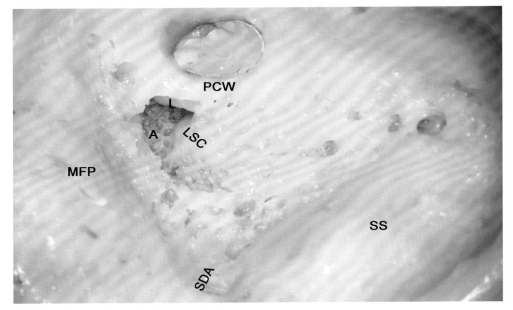

图 3.3.7 轮廓化乙状窦，开放鼓窦，暴露位于鼓窦
　　　　 内侧壁的外半规管隆凸，尽早确认砧骨的
　　　　 位置。要在听骨链表面保留一薄层骨板，
　　　　 即面神经桥。如果还继续向内侧过分磨切
　　　　 骨质就有可能损伤听骨链

MFP	middle fossa plate，颅中窝脑板	
PCW	posterior canal wall，外耳道后壁	
I	incus，砧骨	
A	antrum，鼓窦	
LSC	lateral semicircular canal，外半规管	
SDA	sinodural angle，窦脑膜角	
SS	sigmoid sinus，乙状窦	

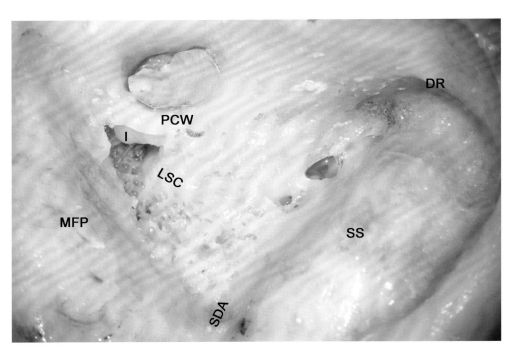

图 3.3.8 轮廓化二腹肌嵴，它是定位面神经乳突段
　　　　 的另一标志，位于乙状窦下部的前界。在
　　　　 开放乳突腔的过程中，应始终保持碟形化
　　　　 术腔，逐渐深入，术腔周边的悬垂骨质应
　　　　 该切除并保持术腔边缘圆钝光滑

MFP	middle fossa plate，颅中窝脑板	
PCW	posterior canal wall，外耳道后壁	
I	incus，砧骨	
LSC	lateral semicircular canal，外半规管	
SDA	sinodural angle，窦脑膜角	
SS	sigmoid sinus，乙状窦	
DR	digastric ridge，二腹肌嵴	

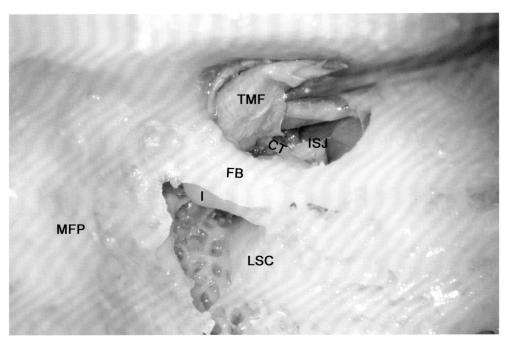

图 3.3.9 用剥离子自后向前分离鼓膜 – 外耳道皮瓣

MFP	middle fossa plate，颅中窝脑板	
TMF	tympanomeatal flap，鼓膜 – 外耳道皮瓣	
CT	chorda tympani，鼓索	
FB	facial bridge，面神经桥	
I	incus，砧骨	
ISJ	incudostapedial joint，砧镫关节	
LSC	lateral semicircular canal，外半规管	

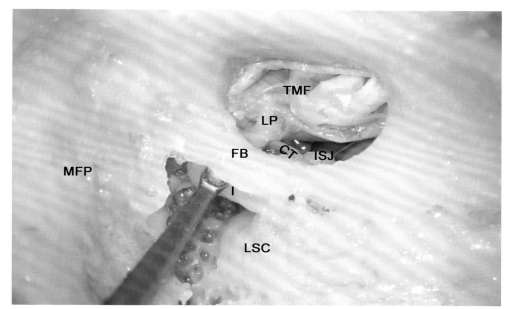

图 3.3.10 在磨低面神经嵴前，可以用刮匙去除覆盖听骨链外侧的面神经桥，这样可以安全的显露下方的听骨链和面神经鼓室段

MFP	middle fossa plate，	颅中窝脑板
TMF	tympanomeatal flap，	鼓膜 – 外耳道皮瓣
LP	lateral process of the malleus，	锤骨短突
CT	chorda tympani，	鼓索
FB	facial bridge，	面神经桥
I	incus，	砧骨
ISJ	incudostapedial joint，	砧镫关节
LSC	lateral semicircular canal，	外半规管

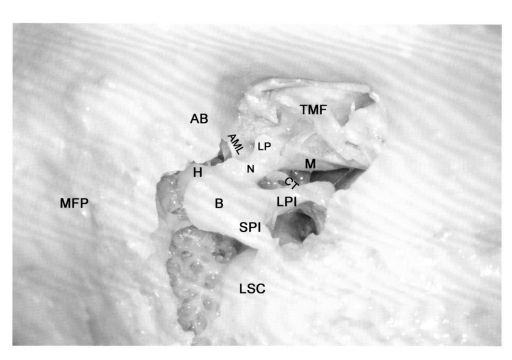

图 3.3.11 已去除面神经桥，暴露下方听骨链

MFP	middle fossa plate，	颅中窝脑板
AB	anterior buttress，	前拱柱
AML	anterior malleal ligament，	锤骨前韧带
TMF	tympanomeatal flap，	鼓膜 – 外耳道皮瓣
H	head of the malleus，	锤骨头
N	neck of the malleus，	锤骨颈
LP	lateral process of the malleus，	锤骨短突
M	manubrium of the malleus，	锤骨柄
CT	chorda tympani，	鼓索
B	body of incus，	砧骨体
SPI	short process of incus，	砧骨短脚
LPI	long process of incus，	砧骨长脚
LSC	lateral semicircular canal，	外半规管

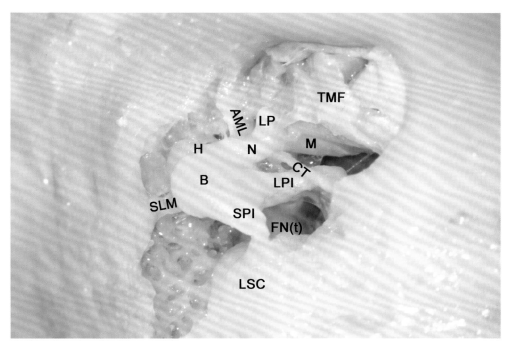

图 3.3.12 用小号钻头磨除前拱柱，小心注意不要碰到后方的听骨链

AML	anterior malleal ligament，	锤骨前韧带
SLM	superior ligament of malleus，	锤骨上韧带
TMF	tympanomeatal flap，	鼓膜 – 外耳道皮瓣
H	head of the malleus，	锤骨头
N	neck of the malleus，	锤骨颈
LP	lateral process of the malleus，	锤骨短突
M	manubrium of the malleus，	锤骨柄
CT	chorda tympani，	鼓索
B	body of incus，	砧骨体
SPI	short process of incus，	砧骨短脚
LPI	long process of incus，	砧骨长脚
FN(t)	tympanic segment of facial nerve，	面神经鼓室段
LSC	lateral semicircular canal，	外半规管

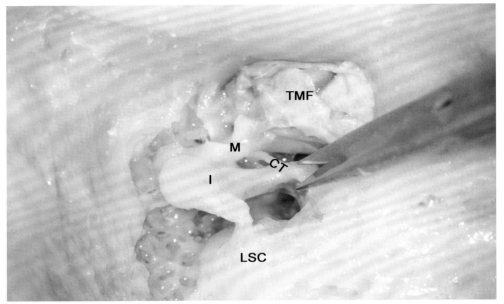

图 3.3.13　剪断鼓索

TMF	tympanomeatal flap，鼓膜 – 外耳道皮瓣
M	malleus，锤骨
CT	chorda tympani，鼓索
I	incus，砧骨
LSC	lateral semicircular canal，外半规管

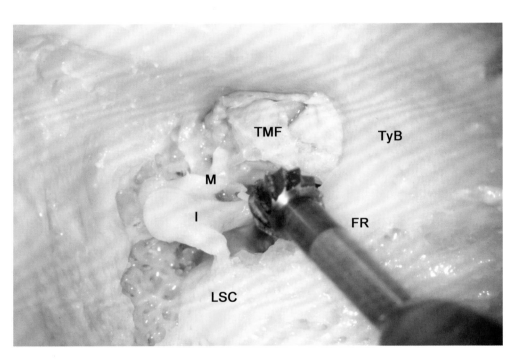

图 3.3.14　进一步磨低面神经嵴。进行此步操作时，要谨记钻头移动的方向应该始终平行于面神经走行的方向。并且要大量冲水和吸引以期尽早确定面神经的走行方向

TMF	tympanomeatal flap，鼓膜 – 外耳道皮瓣
TyB	tympanic portion of the temporal bone，颞骨鼓部
M	malleus，锤骨
I	incus，砧骨
LSC	lateral semicircular canal，外半规管
FR	facial ridge，面神经嵴

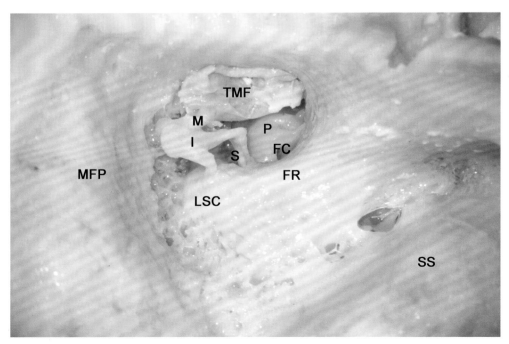

图 3.3.15　已充分磨低面神经嵴，暴露蜗窗区域。鼓膜 – 外耳道瓣位于前方

MFP	middle fossa plate，颅中窝脑板
TMF	tympanomeatal flap，鼓膜 – 外耳道皮瓣
M	malleus，锤骨
I	incus，砧骨
S	stapes，镫骨
P	promontory，鼓岬
FC	fenestra cochleae，蜗窗
LSC	lateral semicircular canal，外半规管
FR	facial ridge，面神经嵴
SS	sigmoid sinus，乙状窦

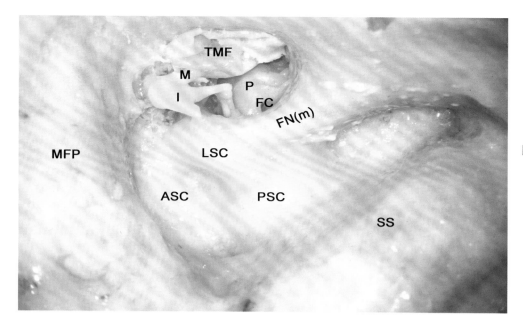

图 3.3.16 轮廓化三个半规管，去除面后气房

MFP	middle fossa plate，	颅中窝脑板
TMF	tympanomeatal flap，	鼓膜 - 外耳道皮瓣
M	malleus，	锤骨
I	incus，	砧骨
P	promontory，	鼓岬
FC	fenestra cochleae，	蜗窗
FN(m)	mastoid segment of facial nerve，	面神经乳突段
ASC	anterior semicircular canal，	前半规管
LSC	lateral semicircular canal，	外半规管
PSC	posterior semicircular canal，	后半规管
SS	sigmoid sinus，	乙状窦

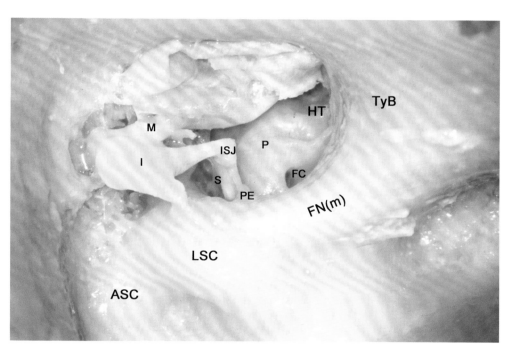

图 3.3.17 图 3.3.16 放大观

M	malleus，	锤骨
I	incus，	砧骨
S	stapes，	镫骨
ISJ	incudostapedial joint，	砧镫关节
PE	pyramidal eminence，	锥隆起
P	promontory，	鼓岬
FC	fenestra cochleae，	蜗窗
HT	hypotympanum，	下鼓室
FN(m)	mastoid segment of facial nerve，	面神经乳突段
ASC	anterior semicircular canal，	前半规管
LSC	lateral semicircular canal，	外半规管
TyB	tympanic portion of the temporal bone，	颞骨鼓部

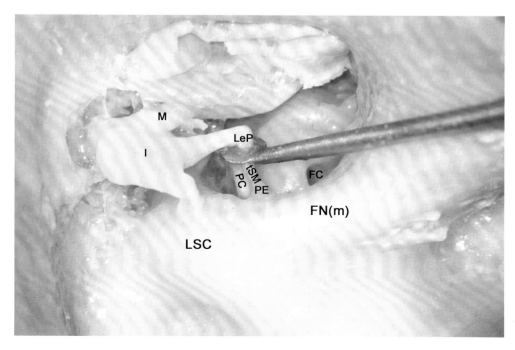

图 3.3.18 自后向前，平行于镫骨肌肌腱方向分离砧镫关节

M	malleus，	锤骨
I	incus，	砧骨
LeP	lenticular process of incus，	砧骨豆状突
PC	posterior crus，	镫骨后脚
tSM	tendon of stapedius muscle，	镫骨肌肌腱
PE	pyramidal eminence，	锥隆起
FC	fenestra cochleae，	蜗窗
FN(m)	mastoid segment of facial nerve，	面神经乳突段
LSC	lateral semicircular canal，	外半规管

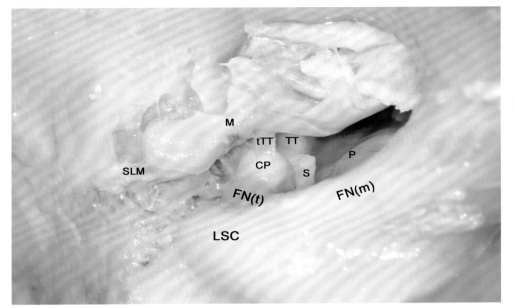

图 3.3.19 已去除砧骨，可暴露面神经鼓室段、匙突和鼓膜张肌肌腱等结构

SLM　superior ligament of malleus，锤骨上韧带
M　　malleus，锤骨
S　　 stapes，镫骨
P　　 promontory，鼓岬
CP　 cochleariform process，匙突
tTT　tendon of tensor tympani muscle，鼓膜张肌肌腱
TT　 tensor tympani muscle，鼓膜张肌
FN(t)　tympanic segment of facial nerve，面神经鼓室段
FN(m)　mastoid segment of facial nerve，面神经乳突段
LSC　lateral semicircular canal，外半规管

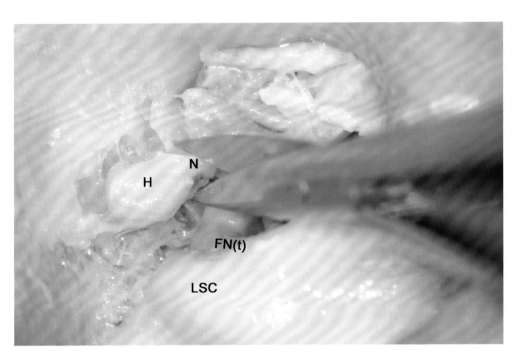

图 3.3.20 自锤骨颈处剪断锤骨

H　　head of the malleus，锤骨头
N　　neck of the malleus，锤骨颈
FN(t)　tympanic segment of facial nerve，面神经鼓室段
LSC　lateral semicircular canal，外半规管

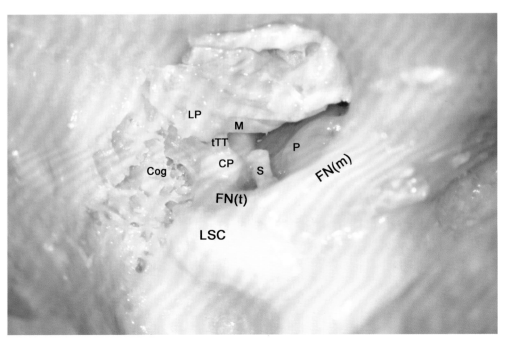

图 3.3.21 已去除锤骨头，可进一步暴露齿突前方的上鼓室前间隙。可见鼓膜张肌肌腱附着于锤骨柄内侧

Cog　齿突
LP　 lateral process of the malleus，锤骨短突
M　　manubrium of the malleus，锤骨柄
S　　 stapes，镫骨
P　　 promontory，鼓岬
tTT　tendon of tensor tympani muscle，鼓膜张肌肌腱
CP　 cochleariform process，匙突
FN(t)　tympanic segment of facial nerve，面神经鼓室段
FN(m)　mastoid segment of facial nerve，面神经乳突段
LSC　lateral semicircular canal，外半规管

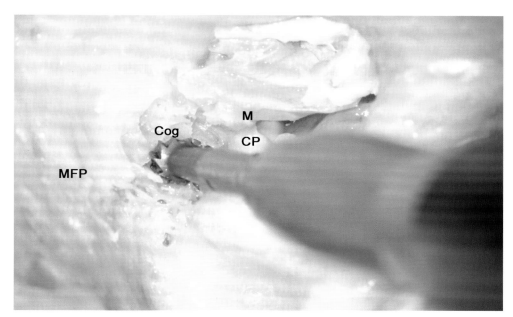

图 3.3.22 磨除齿突以充分暴露上鼓室前间隙

MFP	middle fossa plate，颅中窝脑板
Cog	齿突
M	manubrium of the malleus，锤骨柄
CP	cochleariform process，匙突

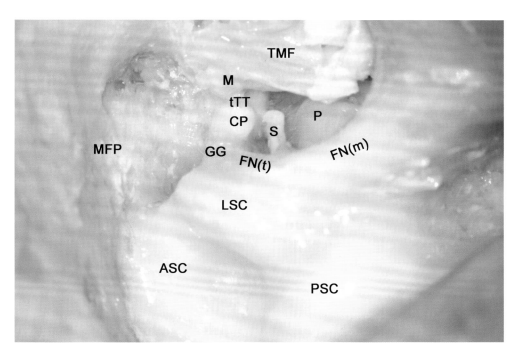

图 3.3.23 已磨除齿突和迷路上气房，注意保护上方的颅中窝脑板和下方的膝神经节

MFP	middle fossa plate，颅中窝脑板
TMF	tympanomeatal flap，鼓膜－外耳道皮瓣
M	manubrium of the malleus，锤骨柄
tTT	tendon of tensor tympani muscle，鼓膜张肌肌腱
CP	cochleariform process，匙突
S	stapes，镫骨
P	promontory，鼓岬
GG	geniculate ganglion，膝神经节
FN(t)	tympanic segment of facial nerve，面神经鼓室段
FN(m)	mastoid segment of facial nerve，面神经乳突段
ASC	anterior semicircular canal，前半规管
LSC	lateral semicircular canal，外半规管
PSC	posterior semicircular canal，后半规管

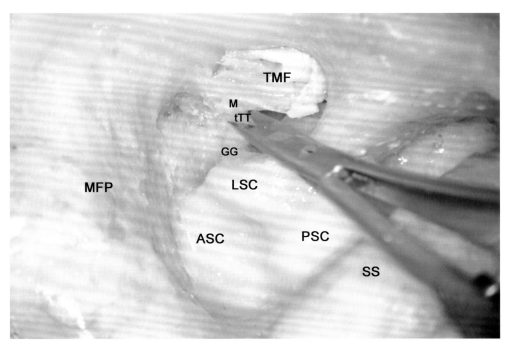

图 3.3.24 用显微剪刀剪断鼓膜张肌肌腱

MFP	middle fossa plate，颅中窝脑板
TMF	tympanomeatal flap，鼓膜－外耳道皮瓣
M	manubrium of the malleus，锤骨柄
tTT	tendon of tensor tympani muscle，鼓膜张肌肌腱
GG	geniculate ganglion，膝神经节
ASC	anterior semicircular canal，前半规管
LSC	lateral semicircular canal，外半规管
PSC	posterior semicircular canal，后半规管
SS	sigmoid sinus，乙状窦

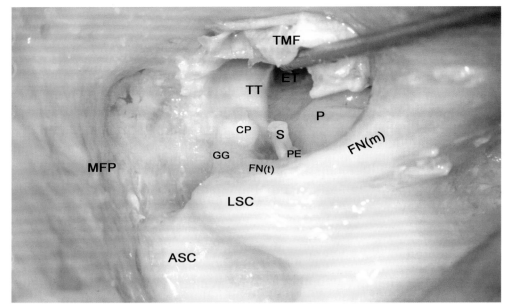

图 3.3.25 将锤骨柄和鼓膜向前牵开，可清楚地暴露管上隐窝、鼓膜张肌半管和咽鼓管口

MFP	middle fossa plate，	颅中窝脑板
TMF	tympanomeatal flap，	鼓膜－外耳道皮瓣
ET	eustachian tube，	咽鼓管
TT	tensor tympani muscle，	鼓膜张肌
P	promontory，	鼓岬
CP	cochleariform process，	匙突
S	stapes，	镫骨
PE	pyramidal eminence，	锥隆起
GG	geniculate ganglion，	膝神经节
FN(t)	tympanic segment of facial nerve，	面神经鼓室段
FN(m)	mastoid segment of facial nerve，	面神经乳突段
ASC	anterior semicircular canal，	前半规管
LSC	lateral semicircular canal，	外半规管

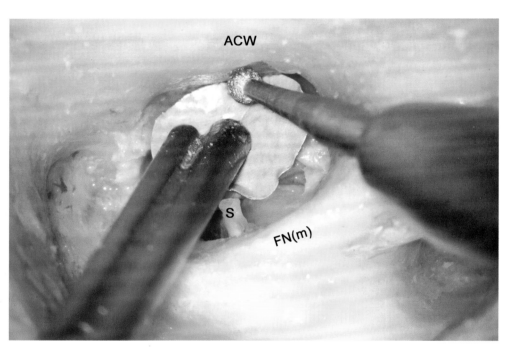

图 3.3.26 外耳道前壁或下壁有明显的突起而影响视野或引流，就应该行外耳道成形术。将外耳道前壁皮肤朝向鼓环方向与骨性外耳道分离。用铝箔片保护向内侧卷曲的皮瓣。磨低外耳道前壁或者下壁，或者将两者都磨低，使得术腔圆润

ACW	anterior canal wall，	外耳道前壁
S	stapes，	镫骨
FN(m)	mastoid segment of facial nerve，	面神经乳突段

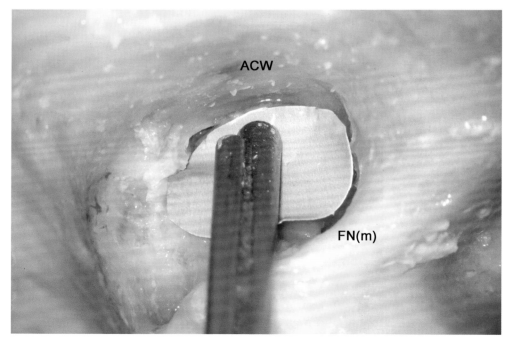

图 3.3.27 已完成外耳道成形术，注意磨除外耳道前壁骨质时小心不要暴露位于其前方的颞下颌关节

ACW	anterior canal wall，	外耳道前壁
FN(m)	mastoid segment of facial nerve，	面神经乳突段

3.4 改良 Bondy 技术
Modified Bondy's Technique

手术适应证

• 具有正常听力或听力较好的上鼓室胆脂瘤，伴完整的鼓膜、听骨链和鼓室腔。

• 听力较好或唯一听力耳的上鼓室胆脂瘤，听骨链轻微受损。

• 外耳道炎症后造成的双侧外耳道狭窄病例。

手术步骤

1. 使用前面章节描述的两种开放式技术之一完成乳突切除，将面神经嵴充分磨低至鼓环水平。

2. 去除乳突尖气房，气化明显的乳突腔内应填充以软骨或骨粉。

3. 在行乳突切除术中，进行上鼓室后部切开时，注意不要触动完整的听骨链。钻头应该从接近听骨链的位置移动到其他区域，而绝不要朝听骨链方向移动钻头。

4. 如果需要骨性外耳道成形，则将外耳道前壁的皮肤横断并翻向鼓膜。尽量扩大外耳道前下壁使之成为一个圆滑的术腔。在磨除骨质时，可以使用铝箔片覆盖保护鼓膜－外耳道皮瓣。

5. 从鼓沟中分离部分后上方的鼓环，并探查鼓室腔。

6. 用刮匙去除面神经桥（即残留的外耳道后壁），注意操作时不要损伤听骨链。

7. 去除前、后拱柱。充分开放上鼓室前间隙，并进一步磨低面神经嵴。

8. 外耳道成形（耳甲腔成形）有助于术后获得足够宽敞向外开放的术腔。收集耳甲腔成形时切除的耳甲腔软骨用于之后的重建。

9. 将一片软骨置于砧骨体和锤骨头内侧的上鼓室中。软骨是为了防止术后重建的鼓膜内陷到听骨链的后方。这个区域不应该使用骨粉，以避免听骨链固定。咽鼓管和鼓室内使用明胶海绵填塞。

10. 纵行切开颞肌筋膜，一瓣置于砧骨体和锤骨头的内侧，前方延伸到鼓膜前上象限的下方。另一瓣置于砧骨长脚的外侧和锤骨柄的内侧，内植法修补。

11. 尽量将筋膜向后方延展以覆盖裸露的骨面。复位鼓膜－外耳道皮瓣覆盖颞肌筋膜。

12. 行外耳道成形术（耳甲腔成形）以获得术后较为宽敞向外开放的术腔。将耳郭复位，用鼻窥镜撑开耳甲腔并固定。在耳郭的耳甲腔表面做切口。切口平行于耳轮脚的方向，从外耳道后壁的中间朝向对耳轮切开皮肤、耳甲腔软骨和结缔组织。切口的长度与术腔有关，腔越大切口越长，至少在去除耳甲腔软骨后，示指能很容易地通过，但是切口不能延伸至对耳轮。

13. 用镊子夹住皮肤，并用鼓室成形剪将其从软骨表面分离。再将软骨与其另一面的软组织分离，使软骨游离。待软骨充分暴露后，切口两侧各取出一块软骨，其大小取决于术腔的大小和形状。注意需要保留耳轮脚处的软骨，否则可能导致术后畸形。

14. 从耳后切口处将外耳道内皮瓣向后翻转，固定于术腔内合适的地方。最后将皮瓣的上方和下方用可吸收缝线缝合固定于颞肌骨膜层。确保裸露的软骨边缘必须被耳甲腔皮肤或者软组织覆盖。

15. 缝合外耳道皮瓣后，整个耳甲腔软骨的中心被向后上和后下牵拉，因此可能会导致整个耳郭向前翻转，使得术后耳郭向前突出。为了避免这样的外形改变，可以在耳道外侧的深部软组织缝几针，从而将耳郭向后牵拉。

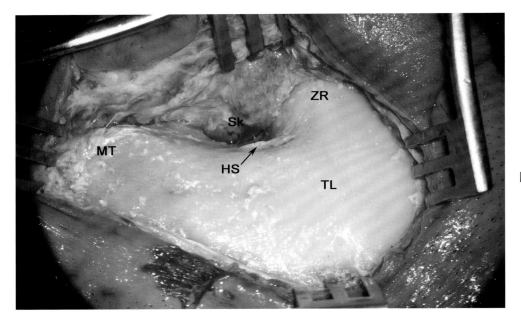

图 3.4.1 左侧尸头标本，行耳后切口。用牵开器同时向前固定住耳郭和肌骨膜瓣。如需行乳突切除术，则加用一个牵开器以固定肌骨膜瓣的上下缘，充分暴露乳突

MT	mastoid tip，乳突尖
Sk	skin，外耳道皮肤
ZR	zygomatic root，颧弓根
HS	Henle's spine，Henle 棘
TL	temporal line，颞线

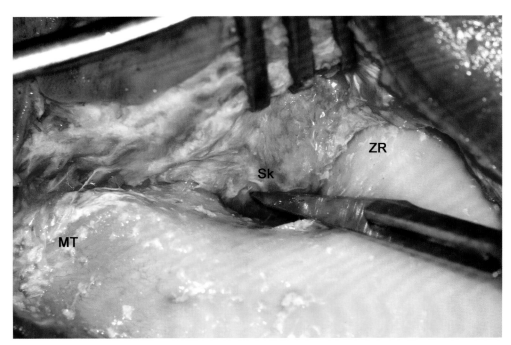

图 3.4.2 显微镜下朝向鼓膜方向继续分离外耳道皮肤，用尖刀环形切开外耳道后部皮肤

MT	mastoid tip，乳突尖
Sk	skin，外耳道皮肤
ZR	zygomatic root，颧弓根

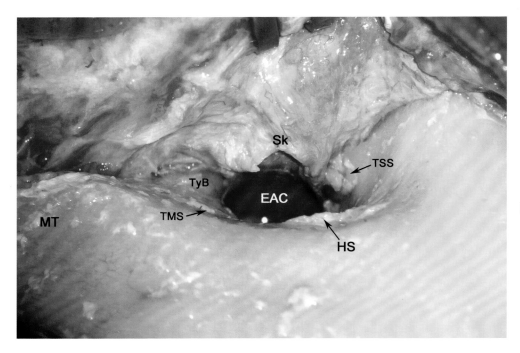

图 3.4.3 将外耳道后壁切口的上缘和下缘分别向外延伸，形成蒂在外侧的外耳道皮瓣

MT	mastoid tip，乳突尖
Sk	skin，外耳道皮肤
TyB	tympanic portion of the temporal bone，颞骨鼓部
EAC	external auditory canal，外耳道
TSS	tympanosquamous suture，鼓鳞裂
TMS	tympanomastoid suture，鼓乳裂
HS	Henle's spine Henle 棘

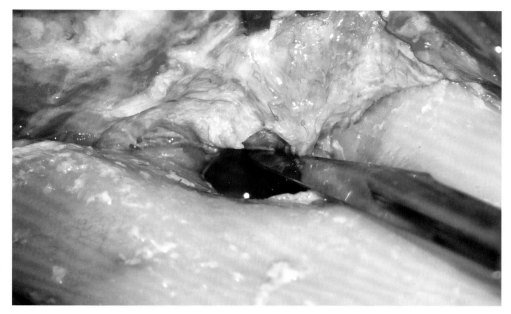

图 3.4.4 由于骨性前壁上突起的存在，使得外耳道较为狭小，不易暴露鼓环前部，因此需切开前壁皮肤并部分分离，行外耳道成形术

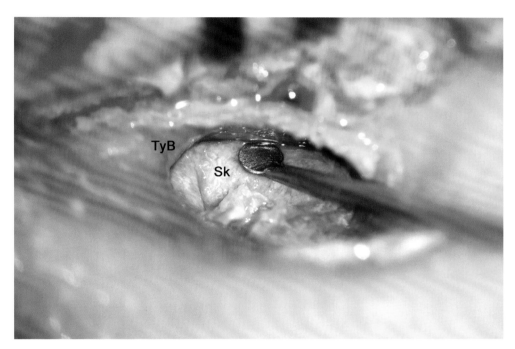

图 3.4.5 将内侧外耳道皮瓣朝向鼓膜方向均匀分离

TyB tympanic portion of the temporal bone，颞骨鼓部

Sk skin，外耳道皮肤

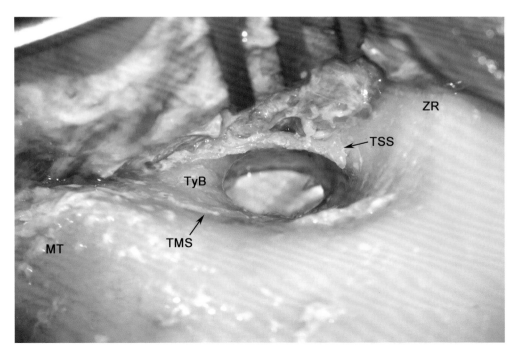

图 3.4.6 当外耳道皮瓣分离下来后，用一圆形铝箔片置于外耳道皮瓣表面起保护作用，避免钻头将皮瓣撕裂。调整牵开器位置，以便更好地从侧方暴露骨性外耳道前壁

MT mastoid tip，乳突尖

TyB tympanic portion of the temporal bone，颞骨鼓部

TSS tympanosquamous suture，鼓鳞裂

TMS tympanomastoid suture，鼓乳裂

ZR zygomatic root，颧弓根

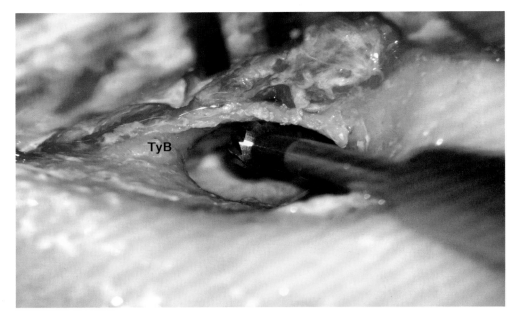

图 3.4.7 用大号切割钻头磨除包括鼓鳞裂的前嵴在
内的外耳道上壁骨质。然后将手术床向术
者对侧倾斜，继续磨除外耳道前壁的隆起
的骨质。磨除方向是先从外侧开始，逐渐
向内移

TyB   tympanic portion of the temporal bone，颞
骨鼓部

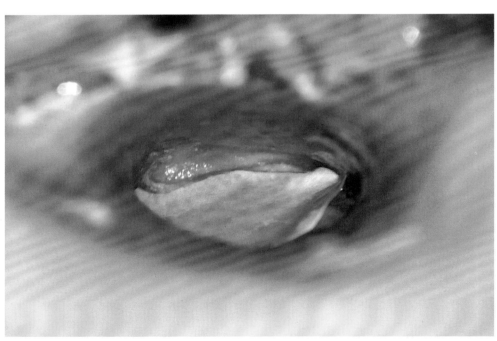

图 3.4.8 外耳道骨质的磨除程度以直至不需要移动
显微镜就能看到整个鼓环为标准

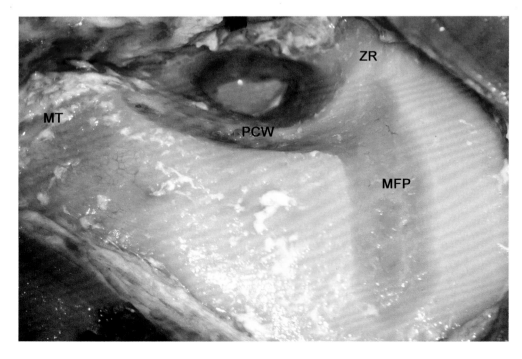

图 3.4.9 行乳突切除术，首先确定颅中窝脑板的
位置

MT   mastoid tip，乳突尖
PCW   posterior canal wall，外耳道后壁
MFP   middle fossa plate，颅中窝脑板
ZR   zygomatic root，颧弓根

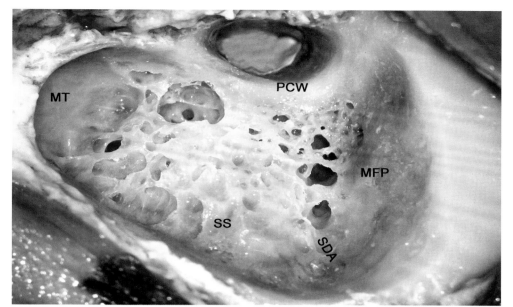

图 3.4.10　然后在切口后缘假想的乙状窦方向磨除
　　　　　骨质。磨低外耳道后壁骨质并去除乳突
　　　　　尖气房

MT　　mastoid tip，乳突尖
PCW　posterior canal wall，外耳道后壁
MFP　middle fossa plate，颅中窝脑板
SS　　sigmoid sinus，乙状窦
SDA　sinodural angle，窦脑膜角

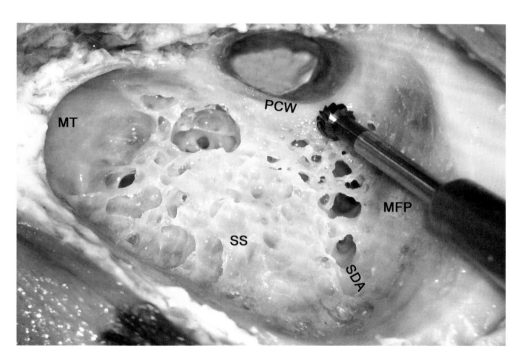

图 3.4.11　磨除位于鼓窦外侧的气房以开放鼓窦

MT　　mastoid tip，乳突尖
PCW　posterior canal wall，外耳道后壁
MFP　middle fossa plate，颅中窝脑板
SS　　sigmoid sinus，乙状窦
SDA　sinodural angle，窦脑膜角

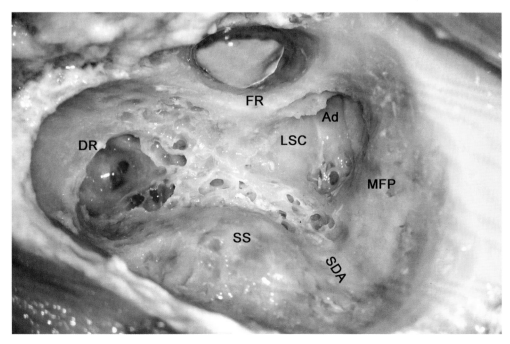

图 3.4.12　开放鼓窦，暴露鼓窦入口和外半规管隆
　　　　　凸。充分轮廓化窦脑膜角

FR　　facial ridge，面神经嵴
Ad　　aditus ad antrum，鼓窦入口
LSC　lateral semicircular canal，外半规管
DR　　digastric ridge，二腹肌嵴
MFP　middle fossa plate，颅中窝脑板
SS　　sigmoid sinus，乙状窦
SDA　sinodural angle，窦脑膜角

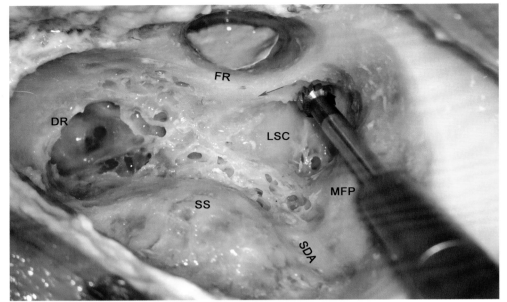

图 3.4.13 进一步开放鼓窦，磨低外耳道后壁，注意钻头移动方向要平行于面神经嵴

FR   facial ridge，面神经嵴
LSC   lateral semicircular canal，外半规管
DR   digastric ridge，二腹肌嵴
MFP   middle fossa plate，颅中窝脑板
SS   sigmoid sinus，乙状窦
SDA   sinodural angle，窦脑膜角

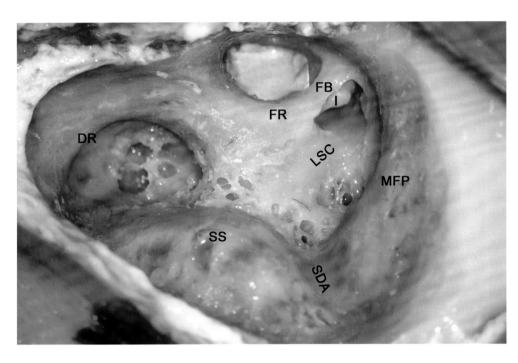

图 3.4.14 确认砧骨的位置，在听骨链表面保留一薄层骨板，即面神经桥。如果还继续向内侧过分磨切骨质就有可能损伤听骨链

FB   facial bridge，面神经桥
FR   facial ridge，面神经嵴
I   incus，砧骨
LSC   lateral semicircular canal，外半规管
DR   digastric ridge，二腹肌嵴
MFP   middle fossa plate，颅中窝脑板
SS   sigmoid sinus，乙状窦
SDA   sinodural angle，窦脑膜角

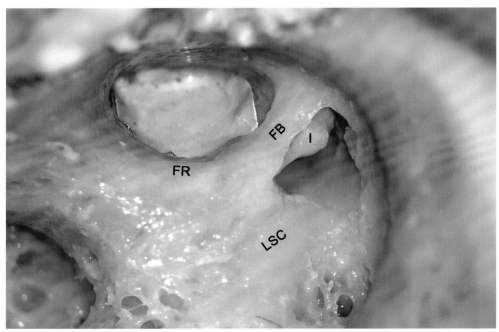

图 3.4.15 放大观

FB   facial bridge，面神经桥
FR   facial ridge，面神经嵴
I   incus，砧骨
LSC   lateral semicircular canal，外半规管

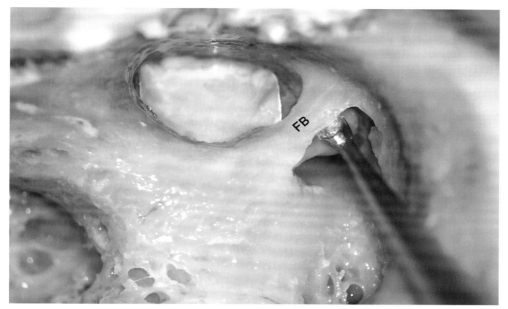

图 3.4.16 用刮匙去除覆盖听骨链外侧的面神经桥，安全的显露下方的听骨链和面神经鼓室段

FB facial bridge，面神经桥

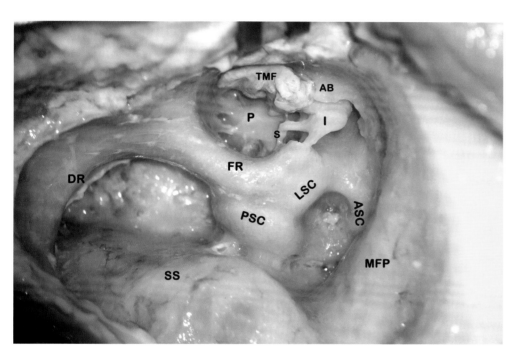

图 3.4.17 向前分离鼓膜–外耳道瓣，进一步磨低面神经嵴。进行此步操作时，要谨记钻头移动的方向应该始终平行于面神经走行的方向

TMF	tympanomeatal flap，鼓膜–外耳道皮瓣	
AB	anterior buttress，前拱柱	
I	incus，砧骨	
S	stapes，镫骨	
P	promontory，鼓岬	
ASC	anterior semicircular canal，前半规管	
LSC	lateral semicircular canal，外半规管	
PSC	posterior semicircular canal，后半规管	
FR	facial ridge，面神经嵴	
DR	digastric ridge，二腹肌嵴	
SS	sigmoid sinus，乙状窦	
MFP	middle fossa plate，颅中窝脑板	

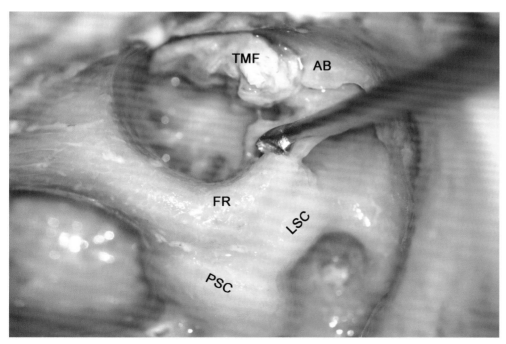

图 3.4.18 用刮匙去除砧骨短脚附着处的面神经嵴，操作时不要损伤听骨链

TMF	tympanomeatal flap，鼓膜–外耳道皮瓣	
AB	anterior buttress，前拱柱	
FR	facial ridge，面神经嵴	
LSC	lateral semicircular canal，外半规管	
PSC	posterior semicircular canal，后半规管	

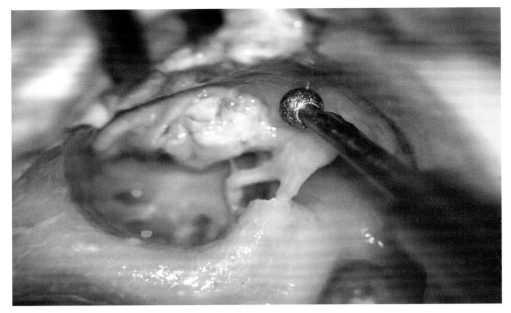

图 3.4.19 去除前拱柱，充分开放上鼓室前间隙，并进一步磨低面神经嵴

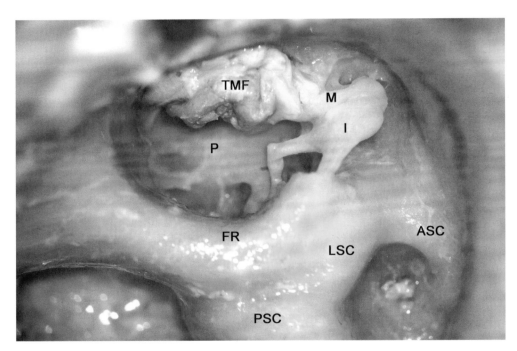

图 3.4.20 已去除前拱柱，充分开放上鼓室

TMF	tympanomeatal flap，鼓膜 – 外耳道皮瓣
M	malleus，锤骨
I	incus，砧骨
P	promontory，鼓岬
FR	facial ridge，面神经嵴
ASC	anterior semicircular canal，前半规管
LSC	lateral semicircular canal，外半规管
PSC	posterior semicircular canal，后半规管

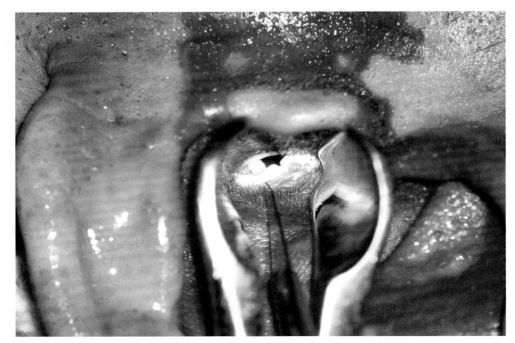

图 3.4.21 将耳郭复位，用鼻窥镜撑开耳甲腔并固定。在耳郭的耳甲腔表面做切口。切口平行于耳轮脚的方向，从外耳道后壁的中间朝向对耳轮切开皮肤、耳甲腔软骨和结缔组织

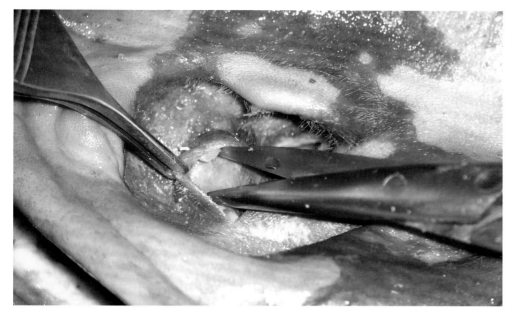

图 3.4.22 用镊子夹住皮肤，并用鼓室成形剪将其从软骨分离。再将软骨与其另一面的软组织分离，使软骨游离。待软骨充分暴露后，切口两侧各取出一块软骨

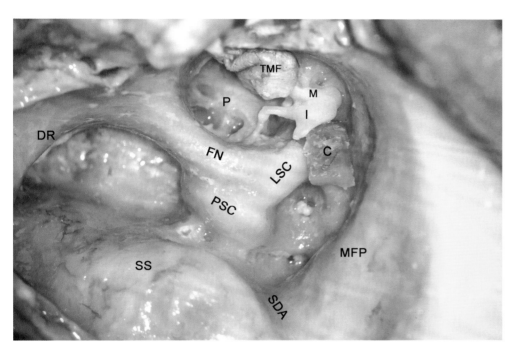

图 3.4.23 将从耳甲腔取出软骨修剪后置于砧骨体和锤骨头内侧的上鼓室中。软骨是为了防止术后重建的鼓膜内陷到听骨链的后方

TMF	tympanomeatal flap，鼓膜–外耳道皮瓣
M	malleus，锤骨
I	incus，砧骨
C	cartilage，软骨
P	promontory，鼓岬
DR	digastric ridge，二腹肌嵴
FN	facial nerve，面神经
LSC	lateral semicircular canal，外半规管
PSC	posterior semicircular canal，后半规管
SS	sigmoid sinus，乙状窦
SDA	sinodural angle，窦脑膜角
MFP	middle fossa plate，颅中窝脑板

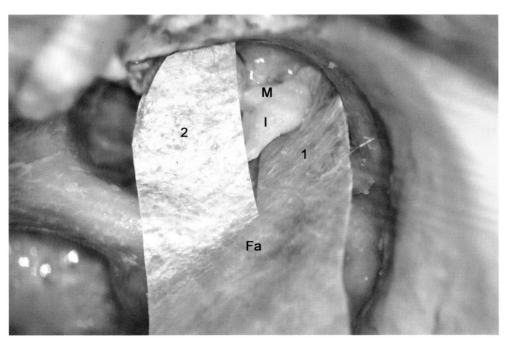

图 3.4.24 纵行切开颞肌筋膜，瓣 1 置于砧骨体和锤骨头的内侧，前方延伸到鼓膜前上象限的下方。瓣 2 置于砧骨长脚的外侧和锤骨柄的内侧

M	malleus，锤骨
I	incus，砧骨
Fa	fascia，筋膜

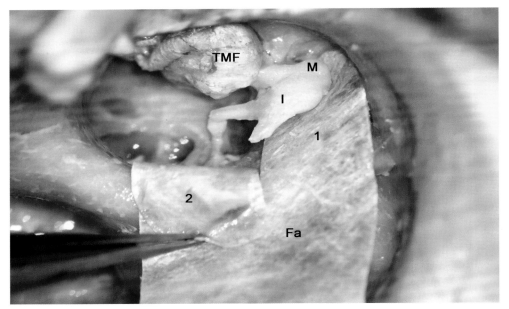

图 3.4.25 用钟表镊夹住瓣 2，以便将其放置于砧骨长脚与锤骨柄之间

TMF　tympanomeatal flap，鼓膜 – 外耳道皮瓣
M　malleus，锤骨
I　incus，砧骨
Fa　fascia，筋膜

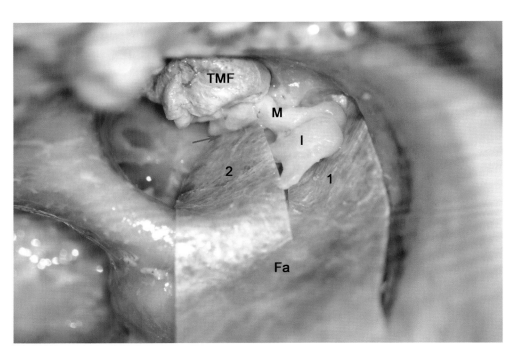

图 3.4.26 已将瓣 2 放置于砧骨长脚与锤骨柄之间。箭头所示，可见瓣 2 置于锤骨柄的内侧

TMF　tympanomeatal flap，鼓膜 – 外耳道皮瓣
M　malleus，锤骨
I　incus，砧骨
Fa　fascia，筋膜

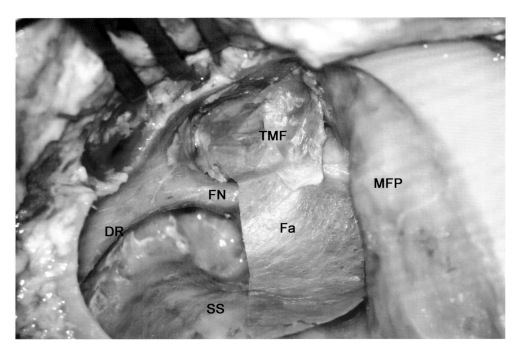

图 3.4.27 尽量将筋膜向后方延展以覆盖裸露的骨面。复位鼓膜 – 外耳道皮瓣覆盖颞肌筋膜

TMF　tympanomeatal flap，鼓膜 – 外耳道皮瓣
FN　facial nerve，面神经
Fa　fascia，筋膜
DR　digastric ridge，二腹肌嵴
MFP　middle fossa plate，颅中窝脑板
SS　sigmoid sinus，乙状窦

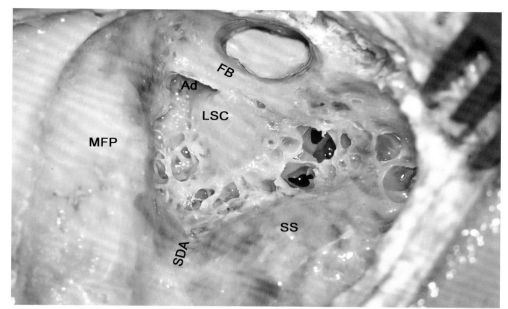

图 3.4.28 另一右侧尸头标本。已行开放式乳突切除术，磨低外耳道后壁

FB	facial bridge，面神经桥
Ad	aditus ad antrum，鼓窦入口
LSC	lateral semicircular canal，外半规管
MFP	middle fossa plate，颅中窝脑板
SS	sigmoid sinus，乙状窦
SDA	sinodural angle，窦脑膜角

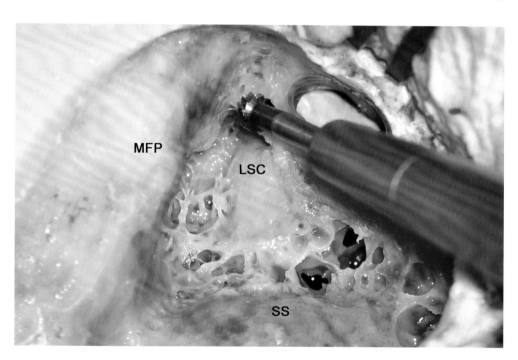

图 3.4.29 进一步开放鼓窦，注意不要触碰到听骨链

LSC	lateral semicircular canal，外半规管
MFP	middle fossa plate，颅中窝脑板
SS	sigmoid sinus，乙状窦

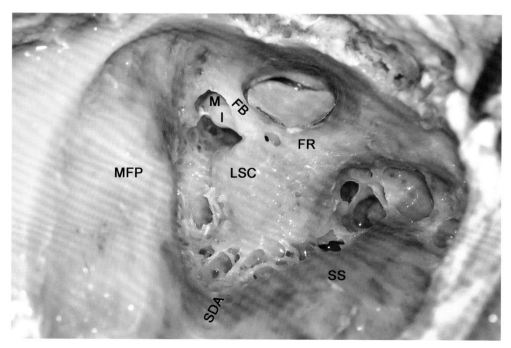

图 3.4.30 确认砧骨的位置，在听骨链表面保留一薄层骨板，即面神经桥。如果还继续向内侧过分磨切骨质就有可能损伤听骨链

FB	facial bridge，面神经桥
FR	facial ridge，面神经嵴
M	malleus，锤骨
I	incus，砧骨
LSC	lateral semicircular canal，外半规管
MFP	middle fossa plate，颅中窝脑板
SS	sigmoid sinus，乙状窦
SDA	sinodural angle，窦脑膜角

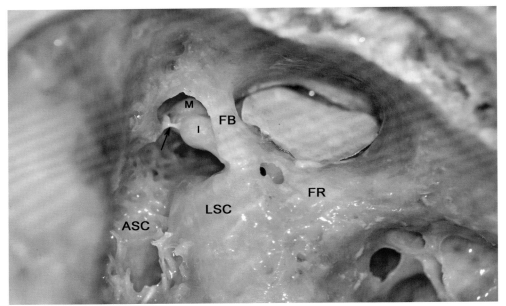

图 3.4.31 放大观

FB	facial bridge，面神经桥
FR	facial ridge，面神经嵴
M	malleus，锤骨
I	incus，砧骨
ASC	anterior semicircular canal，前半规管
LSC	lateral semicircular canal，外半规管
→	锤骨上韧带

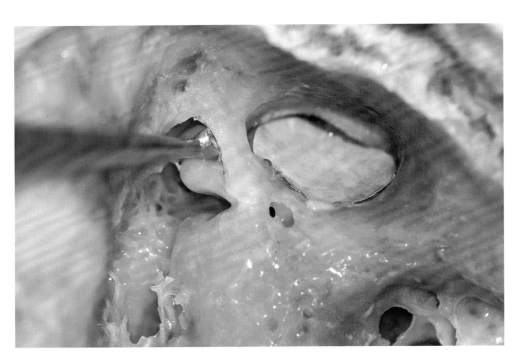

图 3.4.32 用刮匙去除覆盖听骨链外侧的面神经桥，安全的显露下方的听骨链和面神经鼓室段

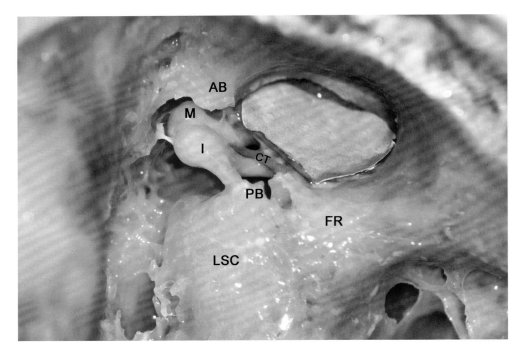

图 3.4.33 已去除面神经桥，暴露下方听骨链

AB	anterior buttress，前拱柱
PB	posterior buttress，后拱柱
FR	facial ridge，面神经嵴
M	malleus，锤骨
I	incus，砧骨
CT	chorda tympani，鼓索
LSC	lateral semicircular canal，外半规管
→	锤骨上韧带

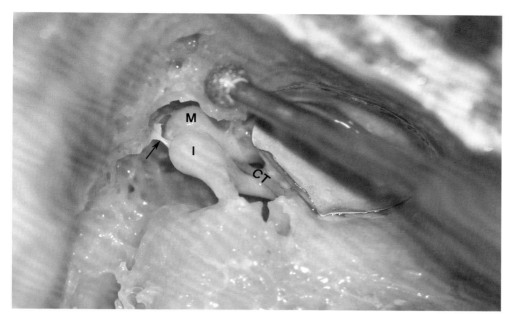

图 3.4.34 用小号钻头磨除前拱柱

M	malleus，锤骨
I	incus，砧骨
CT	chorda tympani，鼓索
→	锤骨上韧带

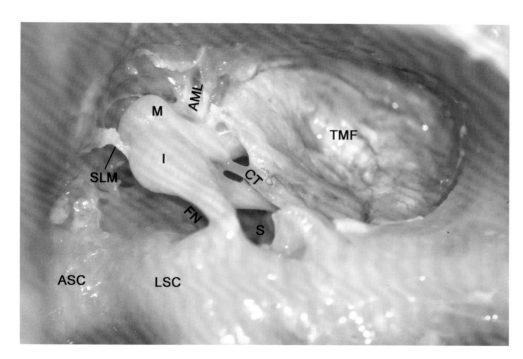

图 3.4.35 取出覆盖于鼓膜 – 外耳道瓣表面的铝箔片

AML	anterior malleal ligament，锤骨前韧带
SLM	superior ligament of malleus，锤骨上韧带
M	malleus，锤骨
I	incus，砧骨
S	stapes，镫骨
CT	chorda tympani，鼓索
TMF	tympanomeatal flap，鼓膜 – 外耳道皮瓣
FN	facial nerve，面神经
ASC	anterior semicircular canal，前半规管
LSC	lateral semicircular canal，外半规管

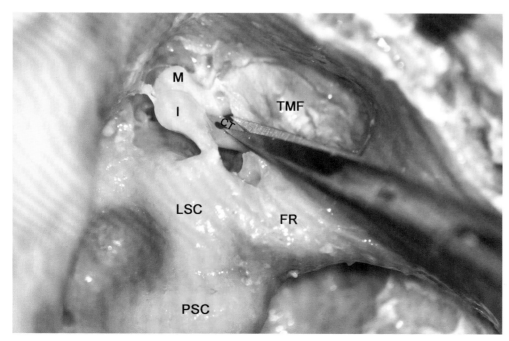

图 3.4.36 剪断鼓索

M	malleus，锤骨
I	incus，砧骨
CT	chorda tympani，鼓索
TMF	tympanomeatal flap，鼓膜 – 外耳道皮瓣
FR	facial ridge，面神经嵴
LSC	lateral semicircular canal，外半规管
PSC	posterior semicircular canal，后半规管

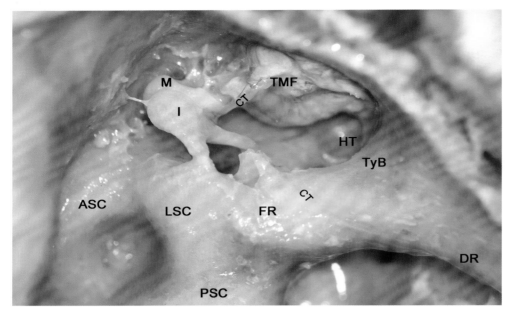

图 3.4.37 将鼓膜 – 外耳道皮瓣翻向前方以暴露鼓室

M	malleus，锤骨
I	incus，砧骨
CT	chorda tympani，鼓索
TMF	tympanomeatal flap，鼓膜 – 外耳道皮瓣
HT	hypotympanum，下鼓室
TyB	tympanic portion of the temporal bone，颞骨鼓部
FR	facial ridge，面神经嵴
ASC	anterior semicircular canal，前半规管
LSC	lateral semicircular canal，外半规管
PSC	posterior semicircular canal，后半规管
DR	digastric ridge，二腹肌嵴

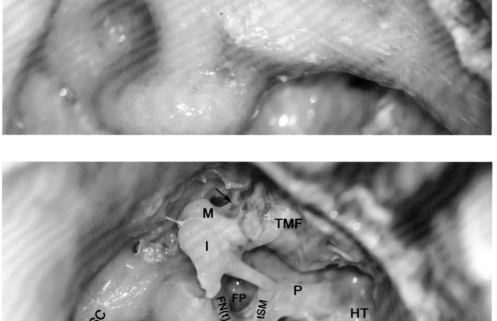

图 3.4.38 用刮匙去除残余的面神经嵴

图 3.4.39 去除后拱柱并充分磨低面神经嵴，注意操作中保持听骨链的完整性

TMF	tympanomeatal flap，鼓膜 – 外耳道皮瓣
M	malleus，锤骨
I	incus，砧骨
P	promontory，鼓岬
FC	fenestra cochleae，蜗窗
FP	footplate of the stapes，镫骨足板
tSM	tendon of stapedius muscle，镫骨肌肌腱
PE	pyramidal eminence，锥隆起
HT	hypotympanum，下鼓室
ASC	anterior semicircular canal，前半规管
LSC	lateral semicircular canal，外半规管
PSC	posterior semicircular canal，后半规管
FN(t)	tympanic segment of facial nerve，面神经鼓室段
FN(m)	mastoid segment of facial nerve，面神经乳突段
→	锤骨前韧带

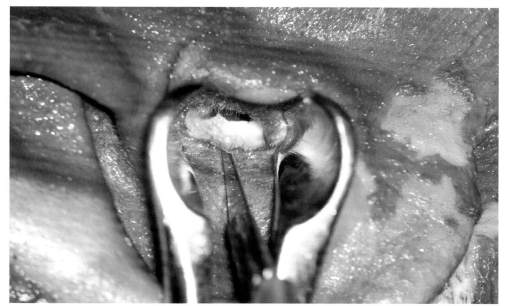

图 3.4.40 将耳郭复位，用鼻窥镜撑开耳甲腔并固定。在耳郭的耳甲腔表面做切口。切口平行于耳轮脚的方向，从外耳道后壁的中间朝向对耳轮切开皮肤、耳甲腔软骨和结缔组织

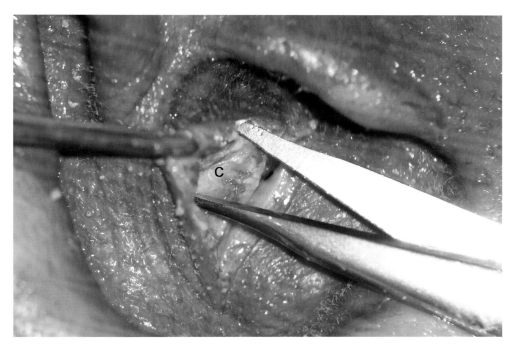

图 3.4.41 用镊子夹住上方切缘的皮肤，并用鼓室成形剪将其从软骨分离

C　　cartilage，耳甲腔软骨

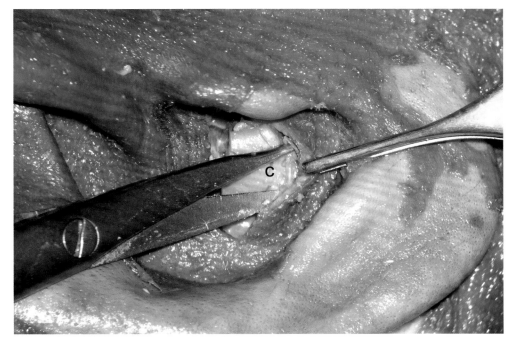

图 3.4.42 再将下方切缘的皮肤与软骨分离。待软骨充分暴露后，切口两侧各取出一块软骨

C　　cartilage，耳甲腔软骨

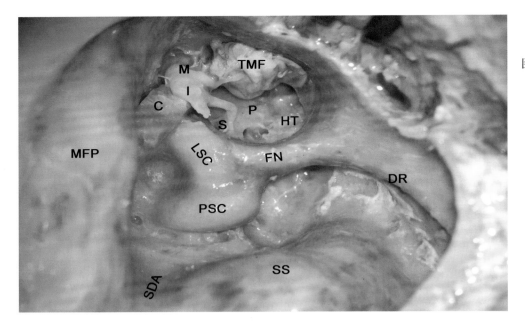

图 3.4.43 将从耳甲腔取出软骨修剪后置于砧骨体和锤骨头内侧的上鼓室中。软骨是为了防止术后重建的鼓膜内陷到听骨链的后方

C   cartilage，软骨
TMF   tympanomeatal flap，鼓膜－外耳道皮瓣
M   malleus，锤骨
I   incus，砧骨
S   stapes，镫骨
P   promontory，鼓岬
HT   hypotympanum，下鼓室
LSC   lateral semicircular canal，外半规管
PSC   posterior semicircular canal，后半规管
FN   facial nerve，面神经
DR   digastric ridge，二腹肌嵴
MFP   middle fossa plate，颅中窝脑板
SS   sigmoid sinus，乙状窦
SDA   sinodural angle，窦脑膜角

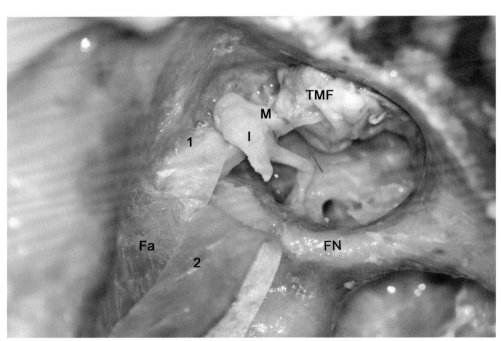

图 3.4.44 纵行切开颞肌筋膜，瓣 1 置于砧骨体和锤骨头的内侧，前方延伸到鼓膜前上象限的下方。瓣 2 置于砧骨长脚的外侧和锤骨柄的内侧（红色箭头所指间隙）

TMF   tympanomeatal flap，鼓膜－外耳道皮瓣
M   malleus，锤骨
I   incus，砧骨
FN   facial nerve，面神经
Fa   fascia，筋膜

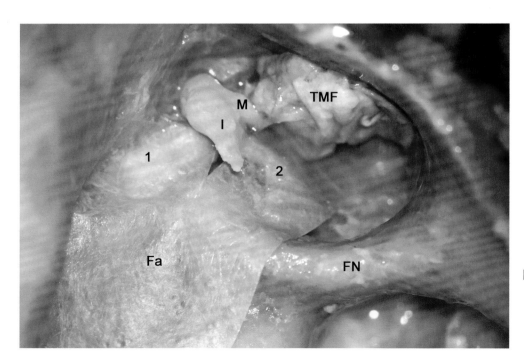

图 3.4.45 已将瓣 2 放置于砧骨长脚与锤骨柄之间

TMF   tympanomeatal flap，鼓膜－外耳道皮瓣
M   malleus，锤骨
I   incus，砧骨
FN   facial nerve，面神经
Fa   fascia，筋膜

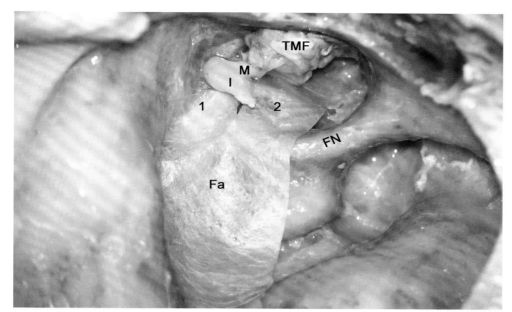

图 3.4.46 尽量将筋膜向后方延展以覆盖裸露的
　　　　 骨面

TMF tympanomeatal flap，鼓膜 – 外耳道皮瓣
M malleus，锤骨
I incus，砧骨
FN facial nerve，面神经
Fa fascia，筋膜

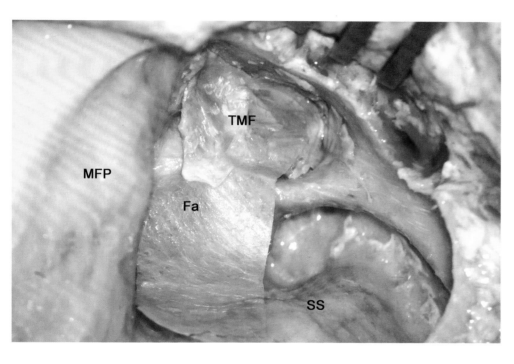

图 3.4.47 复位鼓膜 – 外耳道皮瓣覆盖颞肌筋膜

TMF tympanomeatal flap，鼓膜 – 外耳道皮瓣
Fa fascia，筋膜
MFP middle fossa plate，颅中窝脑板
SS sigmoid sinus，乙状窦

3.5 根治性乳突切除术

Radical Mastoidectomy

根治性乳突切除术需要在开放式鼓室成形术的基础上去除中耳腔的全部内容物，包括除镫骨足板之外的传音系统，并封闭咽鼓管。

手术适应证

- 术前极重度听力损失或无实用听力的老年患者，手术的唯一目的就是获得干耳、消除隐患。

- 耳蜗瘘管。

- 中耳胆脂瘤位置深在，位于器械难以到达，非常难以清理的部位，如鼓室窦区域。

- 胆脂瘤合并颅内并发症

- 中耳和乳突的良性肿瘤同时合并重度感音神经性听力损失。

手术步骤

1. 按照之前介绍的开放式鼓室成形术的步骤，先行乳突开放并去除外耳道后壁。

2. 去除除镫骨以外的所有传音结构，清除中耳黏膜以避免术后中耳渗液。

3. 用外耳道成形术中取出的耳甲腔软骨填塞封闭咽鼓管口再用骨膜和骨蜡加固封闭。

4. 用筋膜覆盖中耳，其内侧不应残留任何气腔。筋膜覆盖面积应尽可能广泛，以遮盖裸露的骨面，但要避免覆盖有上皮组织的区域，避免术后胆脂瘤形成。

5. 用残余的鼓膜－外耳道皮瓣覆盖于筋膜和术腔骨壁表面。

6. 最后行外耳道成形术。

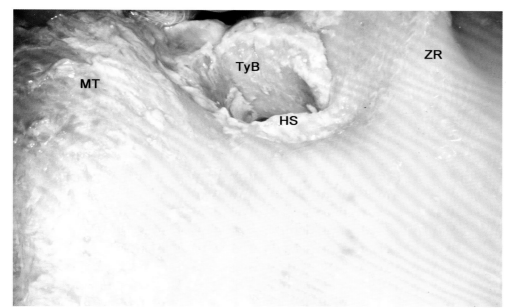

图 3.5.1 左侧标本，已充分暴露术区骨质。首先辨认乳突皮质表面标志

ZR   zygomatic root，颧弓根
TyB   tympanic portion of the temporal bone，颞骨鼓部
HS   Henle's spine，Henle 棘
MT   mastoid tip，乳突尖

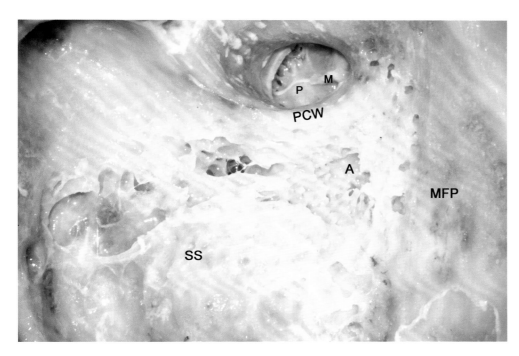

图 3.5.2 首先行开放式乳突切除术，磨低外耳道后壁，暴露颅中窝脑板、乙状窦和鼓窦

M   malleus，锤骨
P   promontory，鼓岬
PCW   posterior canal wall，外耳道后壁
A   antrum，鼓窦
MFP   middle fossa plate，颅中窝脑板
SS   sigmoid sinus，乙状窦

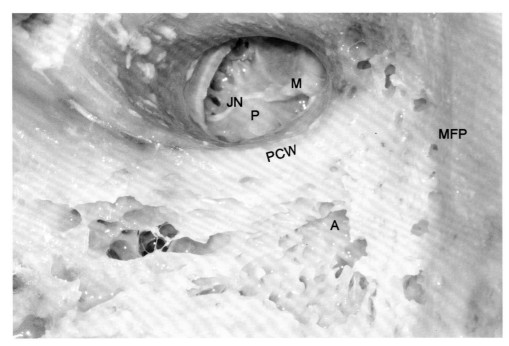

图 3.5.3 放大观

M   malleus，锤骨
P   promontory，鼓岬
JN   Jacobson's nerve，Jacobson 神经（鼓室丛）
PCW   posterior canal wall，外耳道后壁
A   antrum，鼓窦
MFP   middle fossa plate，颅中窝脑板

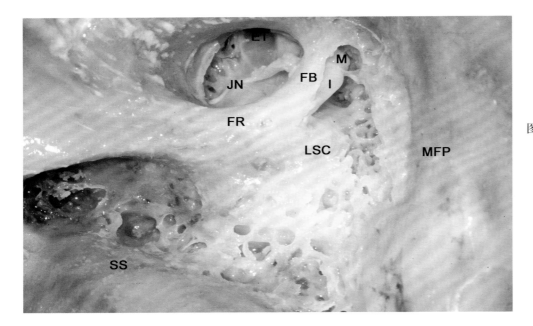

图 3.5.4 开放上鼓室，确认砧骨和锤骨的位置。要在听骨链表面保留一薄层骨板，即面神经桥。如果还继续向内侧过分磨切骨质就有可能损伤听骨链

ET	eustachian tube，咽鼓管
M	malleus，锤骨
I	incus，砧骨
JN	Jacobson's nerve，Jacobson 神经（鼓室丛）
FB	facial bridge，面神经桥
FR	facial ridge，面神经嵴
LSC	lateral semicircular canal，外半规管
MFP	middle fossa plate，颅中窝脑板
SS	sigmoid sinus，乙状窦

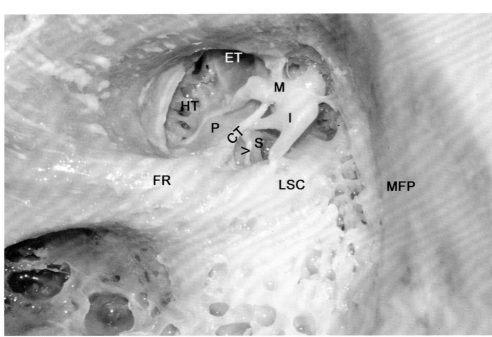

图 3.5.5 去除面神经桥，充分暴露听骨链

ET	eustachian tube，咽鼓管
P	promontory，鼓岬
HT	hypotympanum，下鼓室
M	malleus，锤骨
I	incus，砧骨
S	stapes，镫骨
CT	chorda tympani，鼓索
FR	facial ridge，面神经嵴
LSC	lateral semicircular canal，外半规管
MFP	middle fossa plate，颅中窝脑板
>	镫骨肌肌腱

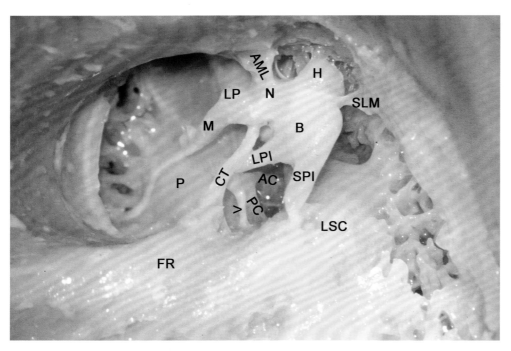

图 3.5.6 放大观

AML	anterior malleal ligament，锤骨前韧带
SLM	superior ligament of malleus，锤骨上韧带
P	promontory，鼓岬
CT	chorda tympani，鼓索
H	head of the malleus，锤骨头
N	neck of the malleus，锤骨颈
LP	lateral process of the malleus，锤骨短突
M	manubrium of the malleus，锤骨柄
B	body of incus，砧骨体
SPI	short process of incus，砧骨短脚
LPI	long process of incus，砧骨长脚
FR	facial ridge，面神经嵴
AC	anterior crus，镫骨前脚
PC	posterior crus，镫骨后脚
LSC	lateral semicircular canal，外半规管
>	镫骨肌肌腱

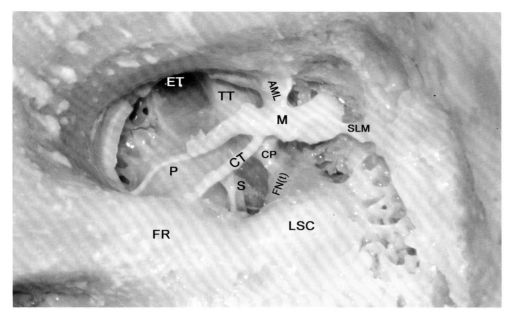

图 3.5.7 分离砧镫关节，去除砧骨，可清晰暴露出面神经鼓室段

ET	eustachian tube，咽鼓管
TT	tensor tympani muscle，鼓膜张肌
CP	cochleariform process，匙突
AML	anterior malleal ligament，锤骨前韧带
SLM	superior ligament of malleus，锤骨上韧带
M	malleus，锤骨
S	stapes，镫骨
P	promontory，鼓岬
CT	chorda tympani，鼓索
FN(t)	tympanic segment of facial nerve，面神经鼓室段
FR	facial ridge，面神经嵴
LSC	lateral semicircular canal，外半规管

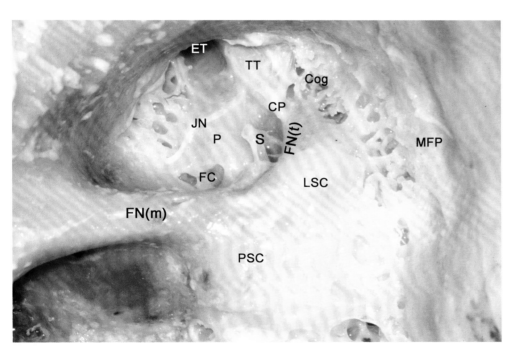

图 3.5.8 根治性乳突切除术后术腔，已将锤骨和鼓索去除，还需进一步根据术中实际情况去除镫骨底上结构

ET	eustachian tube，咽鼓管
TT	tensor tympani muscle，鼓膜张肌
JN	Jacobson's nerve，Jacobson 神经（鼓室丛）
Cog	齿突
CP	cochleariform process，匙突
S	stapes，镫骨
P	promontory，鼓岬
FC	fenestra cochleae，蜗窗
FN(t)	tympanic segment of facial nerve，面神经鼓室段
FN(m)	mastoid segment of facial nerve，面神经乳突段
LSC	lateral semicircular canal，外半规管
PSC	posterior semicircular canal，后半规管
MFP	middle fossa plate，颅中窝脑板

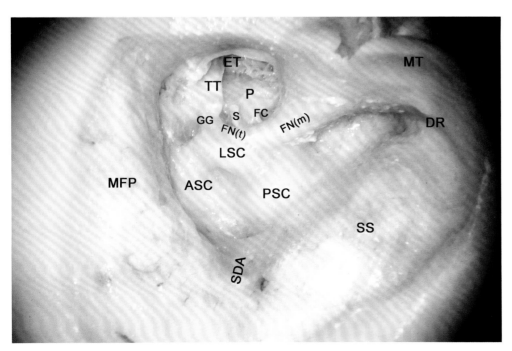

图 3.5.9 右侧尸头标本，根治性乳突切除术后术腔

ET	eustachian tube，咽鼓管
TT	tensor tympani muscle，鼓膜张肌
P	promontory，鼓岬
S	stapes，镫骨
FC	fenestra cochleae，蜗窗
GG	geniculate ganglion，膝神经节
FN(t)	tympanic segment of facial nerve，面神经鼓室段
FN(m)	mastoid segment of facial nerve，面神经乳突段
ASC	anterior semicircular canal，前半规管
LSC	lateral semicircular canal，外半规管
PSC	posterior semicircular canal，后半规管
MFP	middle fossa plate，颅中窝脑板
SDA	sinodural angle，窦脑膜角
SS	sigmoid sinus，乙状窦
MT	mastoid tip，乳突尖
DR	digastric ridge，二腹肌嵴

3.6 岩骨次全切除术

Subtotal Petrosectomy

岩骨次全切除术就是在根治性乳突切除术的基础上封闭外耳道和咽鼓管，彻底去除颞骨内所有气房，仅保留内耳结构。需要去除的颞骨内气房包括：面后气房、迷路后气房、迷路下气房、迷路上气房、咽鼓管周围气房和颈内动脉周围气房。需要强调的是该术式需保留颅中窝脑板和乙状窦表面覆盖的骨板。

手术适应证

- 开放式术腔且无实用听力的难治性炎症
- 多次手术无实用听力的慢性中耳炎
- 伴有巨大乳突腔的复发性胆脂瘤
- 自发性、外伤后或医源性脑脊液耳漏
- 大的脑膜脑膨出
- 颅中窝硬脑膜的广泛暴露
- 特殊病例的人工耳蜗植入
- B3 级副神经节瘤

手术步骤

1. 耳后切口充分暴露乳突皮质，常规做 T 形肌骨膜瓣，再将肌骨膜瓣向前分离至骨与软骨交界处并于此处横断外耳道。分离皮肤与周围软骨和皮下组织，向外翻出外耳道皮肤并用 3-0 缝线严密缝合。将保留下来的外耳道软骨对折后缝合作为外耳道盲袋封闭的第二层材料。

2. 用骨膜剥离子将剩余的肌骨膜瓣与乳突分开，将肌骨膜瓣用 2-0 丝线与皮肤切缘缝合。

3. 显微镜下用剥离子仔细分离骨性外耳道表面的皮肤，自后向前翻起鼓环以暴露锤骨短突、鼓索和砧镫关节。

4. 用鼓室成形显微剪刀剪断鼓索，并用 45° 角钩针或关节刀离断砧镫关节。

5. 用锤骨咬骨钳于锤骨颈处切断锤骨，然后剪断鼓膜张肌肌腱。

6. 将鼓膜和外耳道袖套状皮肤一并完整去除。检查外耳道有无上皮组织残留。

7. 行开放式乳突切除术，开放鼓窦，轮廓化颅中窝脑板和乙状窦板。

8. 轮廓化二腹肌嵴并磨低面神经嵴。去除砧骨和锤骨头。

9. 所有与中耳和乳突相关的气房均应去除。气房按如下顺序依次去除：面后气房、迷路后气房、迷路上气房、迷路下气房、咽鼓管周围气房和颈内动脉周围气房。

10. 去除镫骨板上结构并封闭咽鼓管，以腹部脂肪填塞术腔，逐层缝合关闭术腔。

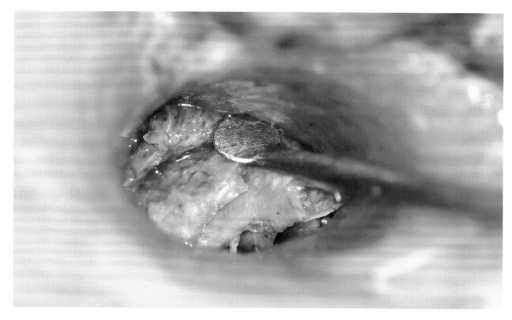

图 3.6.1 右侧尸头标本，行耳后切口，横断外耳道，显微镜下用剥离子仔细分离骨性外耳道表面的皮肤

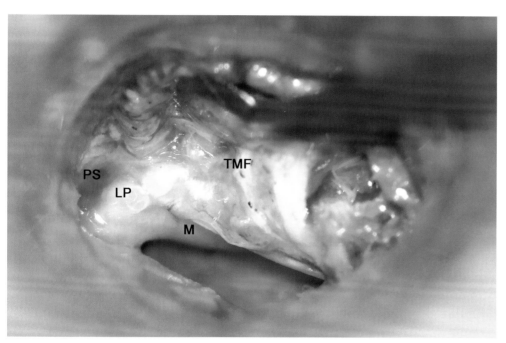

图 3.6.2 自后向前翻起鼓环以暴露锤骨短突、鼓索和砧镫关节

TMF	tympanomeatal flap，鼓膜 – 外耳道皮瓣
PS	Prussak space，Prussak 间隙
LP	lateral process of the malleus，锤骨短突
M	manubrium of the malleus，锤骨柄

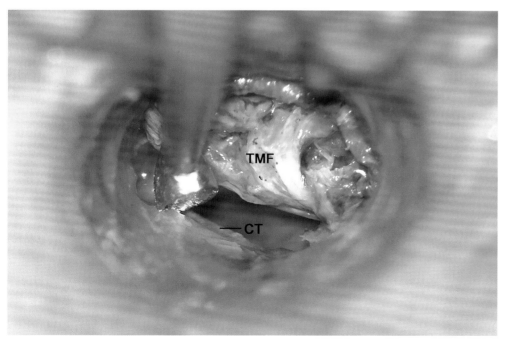

图 3.6.3 为更好地显露鼓索及砧镫关节，可用刮匙去除少量上鼓室后外侧壁骨质

| TMF | tympanomeatal flap，鼓膜 – 外耳道皮瓣 |
| CT | chorda tympani，鼓索 |

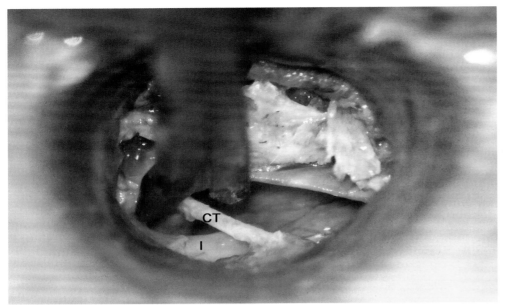

图 3.6.4 小范围的上鼓室切开后，用鼓室成形显微
　　　　剪刀剪断鼓索

CT chorda tympani，鼓索
I incus，砧骨

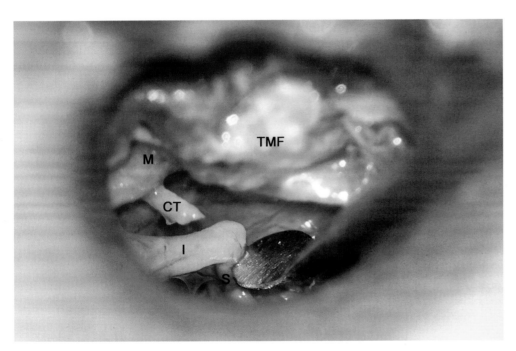

图 3.6.5 用关节刀自后向前平行于镫骨肌肌腱方向
　　　　离断砧镫关节

M manubrium of the malleus，锤骨柄
I incus，砧骨
CT chorda tympani，鼓索
TMF tympanomeatal flap，鼓膜 – 外耳道皮瓣
S stapes，镫骨

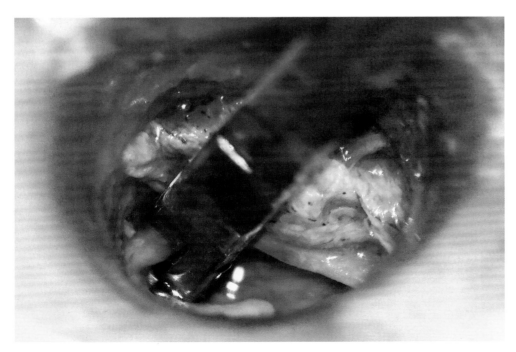

图 3.6.6 用锤骨咬骨钳于锤骨颈处切断锤骨

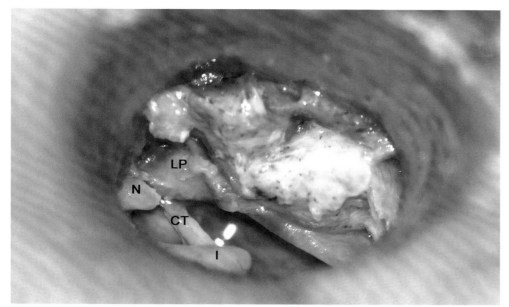

图 3.6.7 已将锤骨切断

N	neck of the malleus，锤骨颈
LP	lateral process of the malleus，锤骨短突
CT	chorda tympani，鼓索
I	incus，砧骨

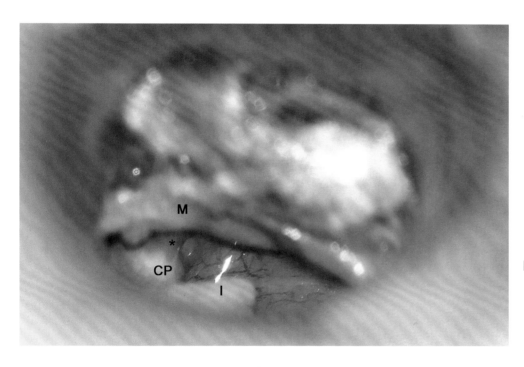

图 3.6.8 向术者对侧旋转手术床，更好地显露出匙突和鼓膜张肌肌腱

M	manubrium of the malleus，锤骨柄
I	incus，砧骨
CP	cochleariform process，匙突
*	鼓膜张肌肌腱

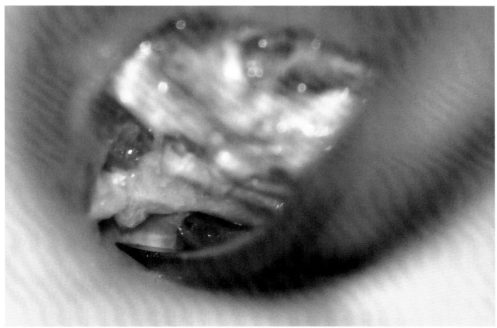

图 3.6.9 剪断鼓膜张肌肌腱

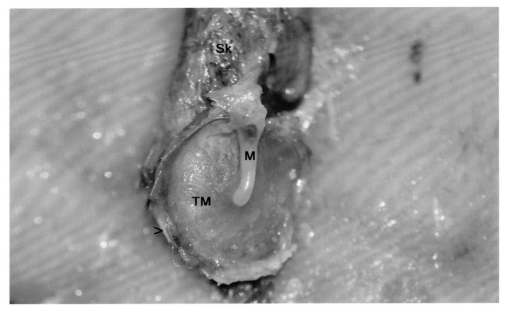

图 3.6.10 将鼓膜和外耳道袖套状皮肤一并完整去
除。检查外耳道有无上皮组织残留

M	manubrium of the malleus，锤骨柄
TM	tympanic membrane，鼓膜
Sk	skin，外耳道皮肤
>	鼓环

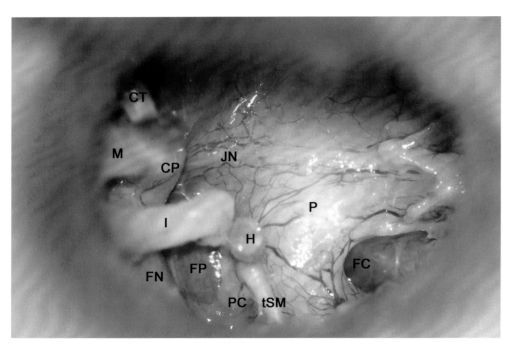

图 3.6.11 去除鼓膜 – 外耳道皮瓣后，可显露中耳
腔内容物

CT	chorda tympani，鼓索
M	manubrium of the malleus，锤骨柄
CP	cochleariform process，匙突
JN	Jacobson's nerve，Jacobson 神经（鼓室丛）
I	incus，砧骨
P	promontory，鼓岬
FN	facial nerve，面神经
FP	footplate of the stapes，镫骨足板
H	head of stapes，镫骨头
PC	posterior crus，镫骨后脚
tSM	tendon of stapedius muscle，镫骨肌肌腱
FC	fenestra cochleae，蜗窗

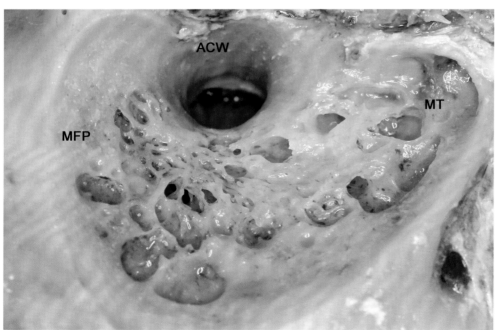

图 3.6.12 行开放式乳突切除术，首先去除乳突皮
质暴露乳突气房

ACW	anterior canal wall，外耳道前壁
MFP	middle fossa plate，颅中窝脑板
MT	mastoid tip，乳突尖

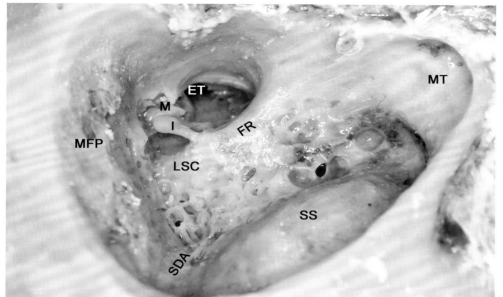

图 3.6.13 开放鼓窦，轮廓化颅中窝脑板、乙状窦板和二腹肌嵴，磨低面神经嵴

MFP	middle fossa plate，颅中窝脑板
MT	mastoid tip，乳突尖
ET	eustachian tube，咽鼓管
M	malleus，锤骨
I	incus，砧骨
FR	facial ridge，面神经嵴
LSC	lateral semicircular canal，外半规管
SS	sigmoid sinus，乙状窦
SDA	sinodural angle，窦脑膜角

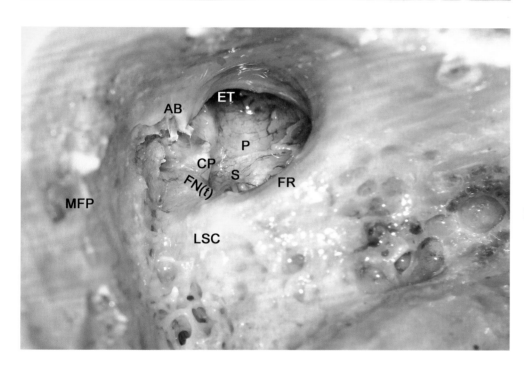

图 3.6.14 已去除砧骨和锤骨头

MFP	middle fossa plate，颅中窝脑板
AB	anterior buttress，前拱柱
ET	eustachian tube，咽鼓管
P	promontory，鼓岬
CP	cochleariform process，匙突
S	stapes，镫骨
FN(t)	tympanic segment of facial nerve，面神经鼓室段
FR	facial ridge，面神经嵴
LSC	lateral semicircular canal，外半规管

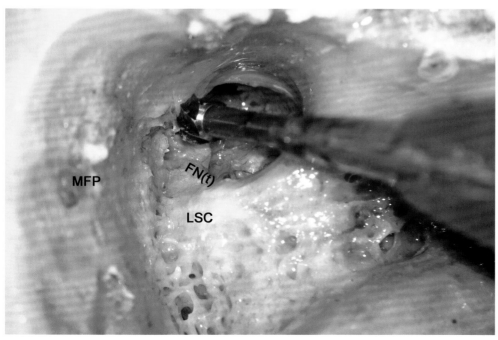

图 3.6.15 磨除前拱柱

MFP	middle fossa plate，颅中窝脑板
FN(t)	tympanic segment of facial nerve，面神经鼓室段
LSC	lateral semicircular canal，外半规管

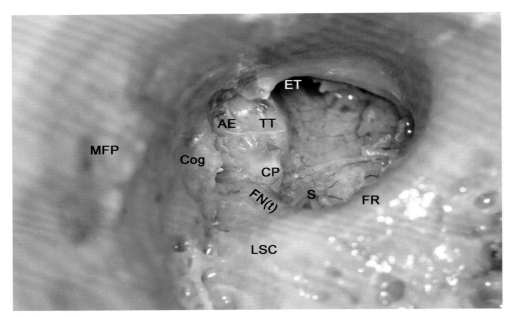

图 3.6.16 已磨除前拱柱，更好地显露上鼓室前间隙

MFP	middle fossa plate，颅中窝脑板	
ET	eustachian tube，咽鼓管	
AE	anterior epitympanic compartment，上鼓室前间隙	
TT	tensor tympani muscle，鼓膜张肌	
Cog	齿突	
CP	cochleariform process，匙突	
S	stapes，镫骨	
FN(t)	tympanic segment of facial nerve，面神经鼓室段	
FR	facial ridge，面神经嵴	
LSC	lateral semicircular canal，外半规管	

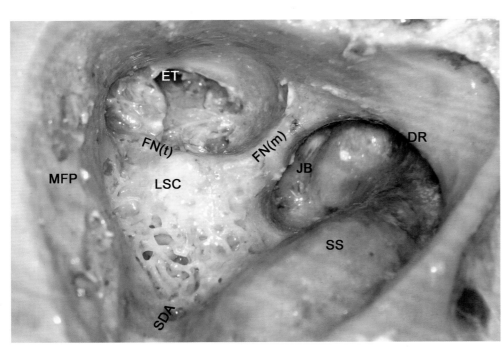

图 3.6.17 已磨除面后气房，轮廓化面神经乳突段和颈静脉球后壁

MFP	middle fossa plate，颅中窝脑板
ET	eustachian tube，咽鼓管
FN(t)	tympanic segment of facial nerve，面神经鼓室段
FN(m)	mastoid segment of facial nerve，面神经乳突段
LSC	lateral semicircular canal，外半规管
JB	jugular bulb，颈静脉球
SS	sigmoid sinus，乙状窦
SDA	sinodural angle，窦脑膜角
DR	digastric ridge，二腹肌嵴

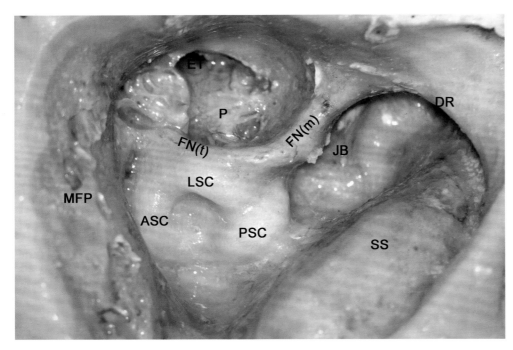

图 3.6.18 继续去除迷路后气房、迷路上气房，轮廓化三个半规管。注意保持颅中窝脑板和乙状窦表面骨板的完整性

MFP	middle fossa plate，颅中窝脑板
ET	eustachian tube，咽鼓管
P	promontory，鼓岬
FN(t)	tympanic segment of facial nerve，面神经鼓室段
FN(m)	mastoid segment of facial nerve，面神经乳突段
ASC	anterior semicircular canal，前半规管
LSC	lateral semicircular canal，外半规管
PSC	posterior semicircular canal，后半规管
JB	jugular bulb，颈静脉球
SS	sigmoid sinus，乙状窦
DR	digastric ridge，二腹肌嵴

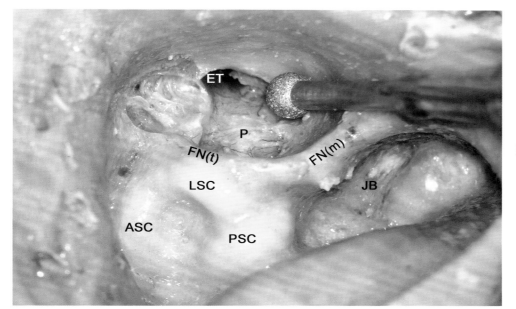

图 3.6.19 开始磨除咽鼓管周围气房和颈内动脉周围气房

ET	eustachian tube，咽鼓管
P	promontory，鼓岬
FN(t)	tympanic segment of facial nerve，面神经鼓室段
FN(m)	mastoid segment of facial nerve，面神经乳突段
ASC	anterior semicircular canal，前半规管
LSC	lateral semicircular canal，外半规管
PSC	posterior semicircular canal，后半规管
JB	jugular bulb，颈静脉球

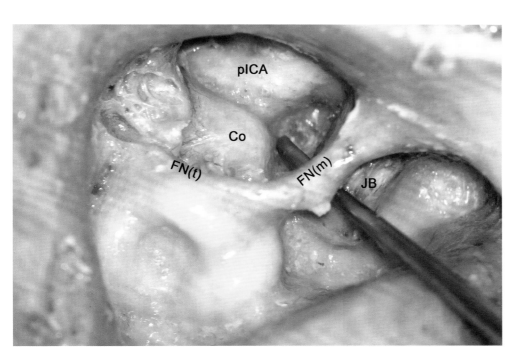

图 3.6.20 行面后鼓室开放，进一步去除位于面神经内侧的迷路下气房。如图中器械所示，可见联合面后鼓室开放术为下鼓室和颈内动脉区域的操作提供更大的操作空间

pICA	petrous segment of internal carotid artery，岩段颈内动脉
Co	cochlea，耳蜗
FN(t)	tympanic segment of facial nerve，面神经鼓室段
FN(m)	mastoid segment of facial nerve，面神经乳突段
JB	jugular bulb，颈静脉球

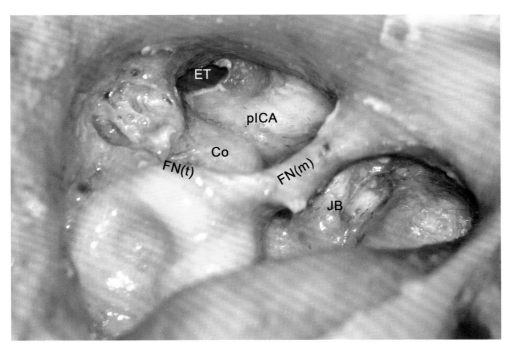

图 3.6.21 轮廓化岩段颈内动脉，将手术床转向术者对侧，可显示颈内动脉与咽鼓管间的毗邻关系

ET	eustachian tube，咽鼓管
pICA	petrous segment of internal carotid artery，岩段颈内动脉
Co	cochlea，耳蜗
FN(t)	tympanic segment of facial nerve，面神经鼓室段
FN(m)	mastoid segment of facial nerve，面神经乳突段
JB	jugular bulb，颈静脉球

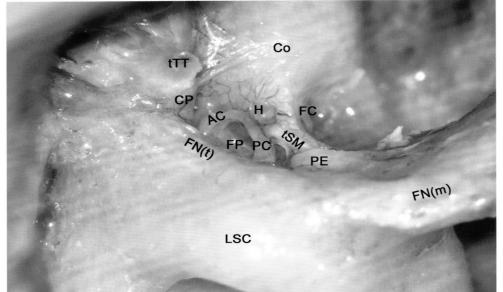

图 3.6.22 放大观，显示镫骨板上结构

Co	cochlea，耳蜗
tTT	tendon of tensor tympani muscle，鼓膜张肌肌腱
CP	cochleariform process，匙突
FP	footplate of the stapes，镫骨足板
AC	anterior crus，镫骨前脚
PC	posterior crus，镫骨后脚
H	head of stapes，镫骨头
tSM	tendon of stapedius muscle，镫骨肌肌腱
PE	pyramidal eminence，锥隆起
FC	fenestra cochleae，蜗窗
FN(t)	tympanic segment of facial nerve，面神经鼓室段
FN(m)	mastoid segment of facial nerve，面神经乳突段
LSC	lateral semicircular canal，外半规管

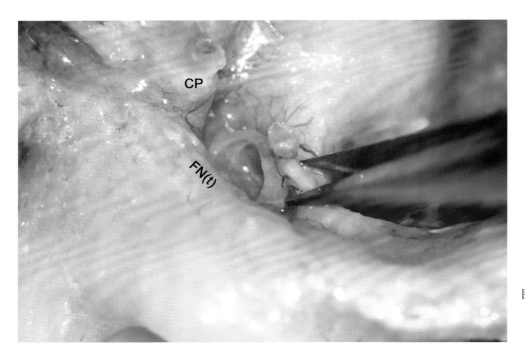

图 3.6.23 切断镫骨肌肌腱

CP	cochleariform process，匙突
FN(t)	tympanic segment of facial nerve，面神经鼓室段

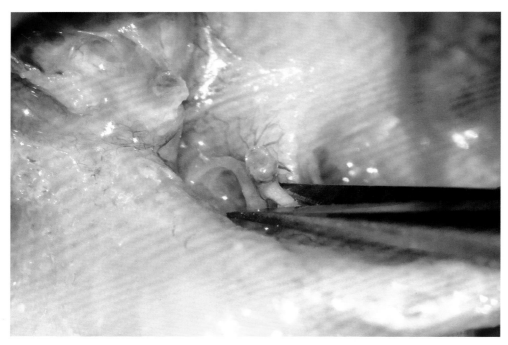

图 3.6.24 依次切断镫骨后脚和前脚

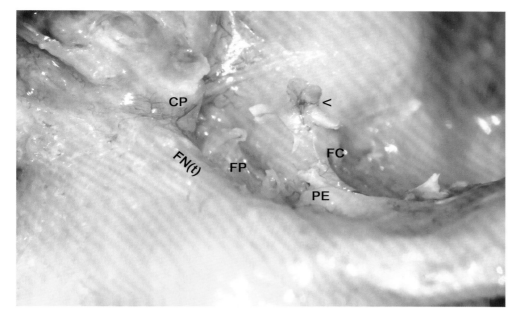

图 3.6.25 已去除镫骨足板上结构，保留镫骨底封
闭前庭。去除镫骨足板上结构可避免在
该区域操作时不小心使镫骨足板脱位

CP	cochleariform process，匙突
FN(t)	tympanic segment of facial nerve，面神经鼓室段
FP	footplate of the stapes，镫骨足板
PE	pyramidal eminence，锥隆起
FC	fenestra cochleae，蜗窗
<	镫骨板上结构

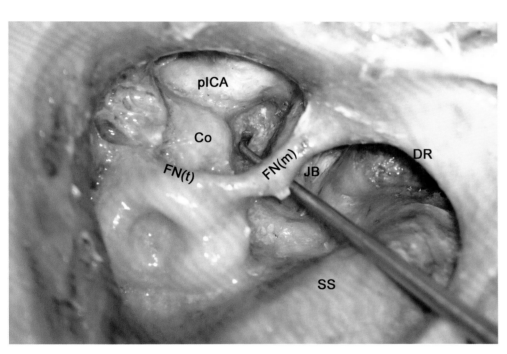

图 3.6.26 器械所指为位于颈内动脉、颈静脉球和
耳蜗三者之间的岩尖骨质

pICA	petrous segment of internal carotid artery，岩段颈内动脉
Co	cochlea，耳蜗
FN(t)	tympanic segment of facial nerve，面神经鼓室段
FN(m)	mastoid segment of facial nerve，面神经乳突段
JB	jugular bulb，颈静脉球
SS	sigmoid sinus，乙状窦
DR	digastric ridge，二腹肌嵴

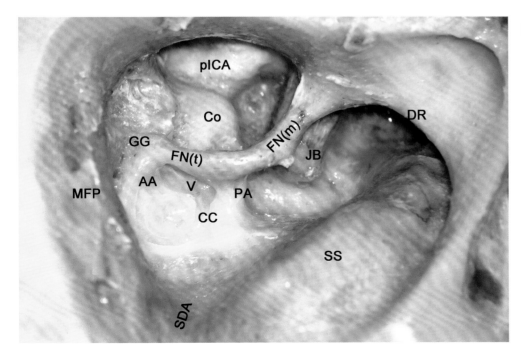

图 3.6.27 岩骨次全切除术有两种类型：一种是保
留耳囊的，另一种是不保留耳囊的。在
保留耳囊的基础上可继续磨除迷路，如
图，已开放前庭

pICA	petrous segment of internal carotid artery，岩段颈内动脉
Co	cochlea，耳蜗
GG	geniculate ganglion，膝神经节
FN(t)	tympanic segment of facial nerve，面神经鼓室段
FN(m)	mastoid segment of facial nerve，面神经乳突段
AA	ampullate end of anterior semicircular canal，前半规管壶腹端
PA	ampullate end of posterior semicircular canal，后半规管壶腹端
CC	common crus，总脚
V	vestibule，前庭
JB	jugular bulb，颈静脉球
SS	sigmoid sinus，乙状窦
DR	digastric ridge，二腹肌嵴
MFP	middle fossa plate，颅中窝脑板
SDA	sinodural angle，窦脑膜角

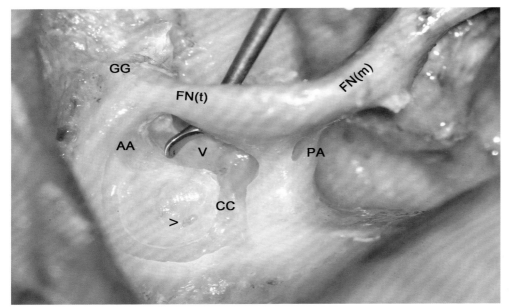

图 3.6.28 图中探针从前庭窗伸入前庭腔内。注意后半规管壶腹恰好位于面神经内侧

GG	geniculate ganglion，膝神经节
FN(t)	tympanic segment of facial nerve，面神经鼓室段
FN(m)	mastoid segment of facial nerve，面神经乳突段
AA	ampullate end of anterior semicircular canal，前半规管壶腹端
PA	ampullate end of posterior semicircular canal，后半规管壶腹端
CC	common crus，总脚
V	vestibule，前庭
>	弓状下动脉

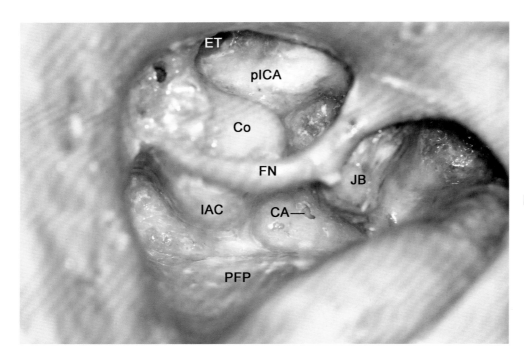

图 3.6.29 磨除迷路，轮廓化内耳道，于内耳道下方可见已被开放的蜗水管开口

ET	eustachian tube，咽鼓管
pICA	petrous segment of internal carotid artery，岩段颈内动脉
Co	cochlea，耳蜗
FN	facial nerve，面神经
IAC	internal auditory canal，内耳道
CA	cochlear aqueduct，蜗水管
PFP	posterior fossa plate，颅后窝脑板
JB	jugular bulb，颈静脉球

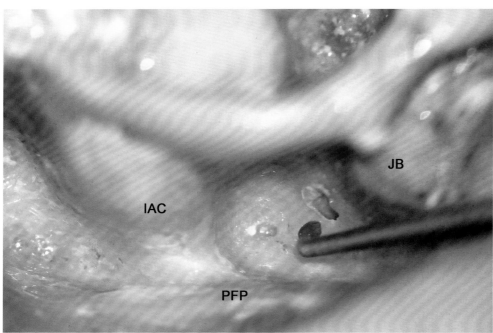

图 3.6.30 放大观。探针所指即为蜗水管

IAC	internal auditory canal，内耳道
PFP	posterior fossa plate，颅后窝脑板
JB	jugular bulb，颈静脉球

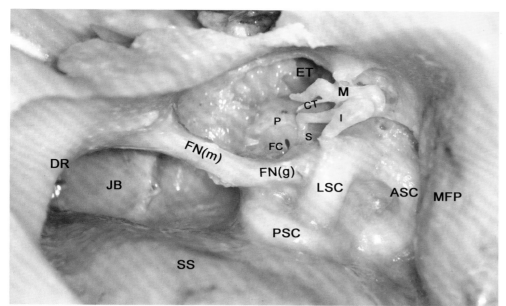

图 3.6.31 另一左侧尸头标本。已行岩骨次全切除术

ET eustachian tube，咽鼓管
M   malleus，锤骨
I   incus，砧骨
S   stapes，镫骨
CT chorda tympani，鼓索
P   promontory，鼓岬
FC fenestra cochleae，蜗窗
FN(g) second genu of facial nerve，面神经第二膝
FN(m) mastoid segment of facial nerve，面神经乳突段
ASC anterior semicircular canal，前半规管
LSC lateral semicircular canal，外半规管
PSC posterior semicircular canal，后半规管
JB jugular bulb，颈静脉球
SS sigmoid sinus，乙状窦
DR digastric ridge，二腹肌嵴
MFP middle fossa plate，颅中窝脑板

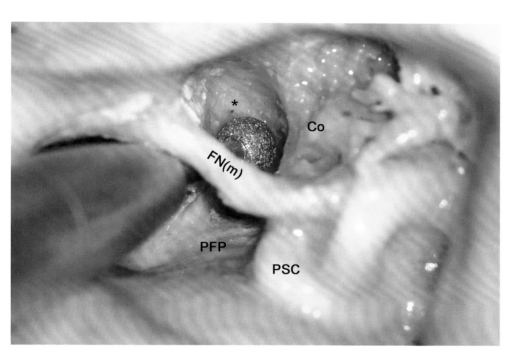

图 3.6.32 行面后鼓室开放术后，可通过面神经内侧空间，用大号金刚砂钻头磨除颈内动脉周围气房，轮廓化岩段颈内动脉。注意避免高速旋转的钻杆损伤面神经

Co   cochlea，耳蜗
FN(m) mastoid segment of facial nerve，面神经乳突段
PSC posterior semicircular canal，后半规管
PFP posterior fossa plate，颅后窝脑板
*   部分暴露的岩段颈内动脉

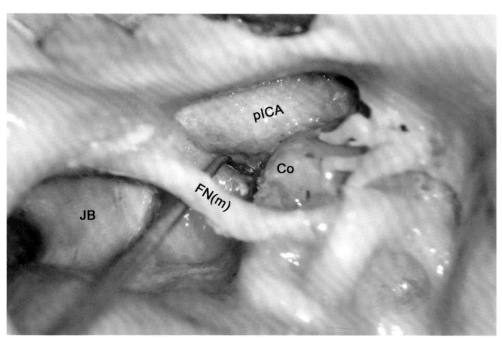

图 3.6.33 器械所指为位于颈内动脉、颈静脉球和耳蜗三者之间的岩尖骨质

pICA petrous segment of internal carotid artery，岩段颈内动脉
Co   cochlea，耳蜗
FN(m) mastoid segment of facial nerve，面神经乳突段
JB   jugular bulb，颈静脉球

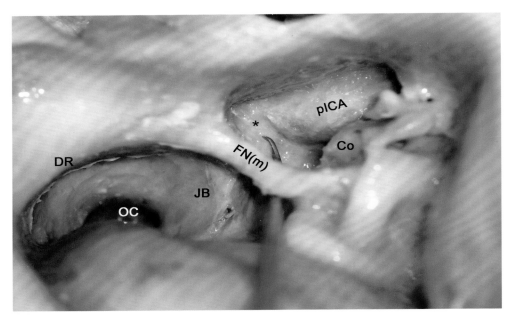

图 3.6.34 探针所指为分隔颈静脉球和岩段颈内动
脉的动静脉嵴

pICA petrous segment of internal carotid artery，
岩段颈内动脉
Co cochlea，耳蜗
FN(m) mastoid segment of facial nerve，面神经
乳突段
JB jugular bulb，颈静脉球
DR digastric ridge，二腹肌嵴
OC occipital condyle，枕髁
* 动静脉嵴

3.7 外耳道整块切除术

En Bloc Excision of the External Auditory Canal

手术适应证

● 外耳道恶性肿瘤（Pittsburg 外耳道鳞状细胞癌修订分期标准中的 T_1 或 T_2 期肿瘤）。

手术步骤

1. 首先行完壁式乳突切除术。

2. 行后鼓室开放术，并向下方进一步扩展直至充分暴露下鼓室。

3. 向前下方继续延伸后鼓室开放范围，磨除颞骨鼓部下部的骨质，将其与鼓室内侧壁分离，向前直至到达颞下颌关节。

4. 去除乳突尖，注意不要损伤茎乳孔附近的面神经。在一些同时行腮腺浅叶切除术的病例中，需要解剖颞骨外段的面神经。

5. 分离砧镫关节，以避免在上鼓室区域进行磨骨时造成感音神经性听力损失。

6. 继续向前扩大上鼓室切开范围，直至暴露颞下颌关节。

7. 剪断附着于锤骨上的鼓膜张肌肌腱。此步骤是为了在切除外耳道时更加安全，避免因肌腱牵拉导致鼓膜撕裂从而使肿瘤残留的风险。

8. 前压外耳道，骨折其前壁最后的附着点。

9. 检查中耳和随标本一起切除的鼓膜内侧面，以确认无任何肿瘤的残余。

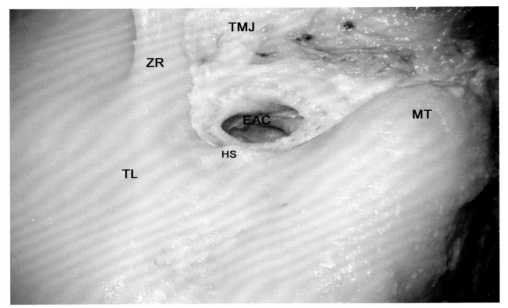

图 3.7.1 右侧标本。暴露乳突皮质，注意外耳道前壁与颞下颌关节之间的关系

ZR	zygomatic root，颧弓根
TMJ	temporomandibular joint，颞下颌关节
TL	temporal line，颞线
HS	Henle's spine，Henle 棘
EAC	external auditory canal，外耳道
MT	mastoid tip，乳突尖

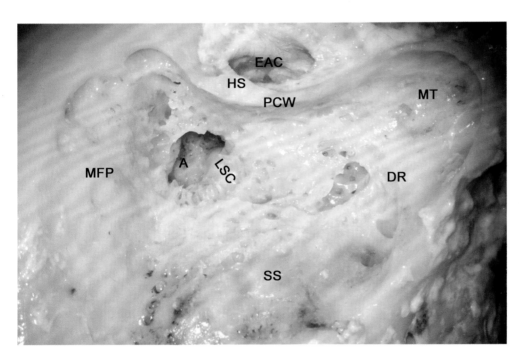

图 3.7.2 首先行完壁式乳突切除术。暴露颅中窝脑板和乙状窦，开放鼓窦

HS	Henle's spine，Henle，棘
EAC	external auditory canal，外耳道
PCW	posterior canal wall，外耳道后壁
MT	mastoid tip，乳突尖
MFP	middle fossa plate，颅中窝脑板
A	antrum，鼓窦
LSC	lateral semicircular canal，外半规管
DR	digastric ridge，二腹肌嵴
SS	sigmoid sinus，乙状窦

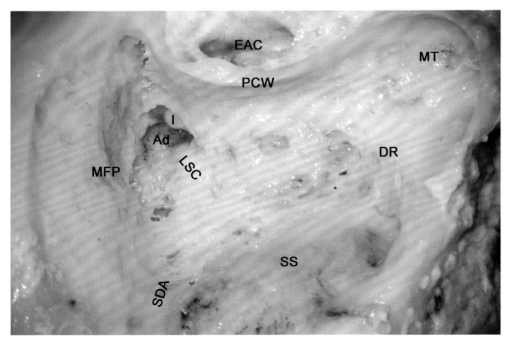

图 3.7.3 进一步开放鼓窦，尽早识别砧骨短脚和外半规管隆凸。轮廓化二腹肌嵴

EAC	external auditory canal，外耳道
PCW	posterior canal wall，外耳道后壁
MT	mastoid tip，乳突尖
MFP	middle fossa plate，颅中窝脑板
I	incus，砧骨
Ad	aditus ad antrum，鼓窦入口
LSC	lateral semicircular canal，外半规管
DR	digastric ridge，二腹肌嵴
SS	sigmoid sinus，乙状窦
SDA	sinodural angle，窦脑膜角

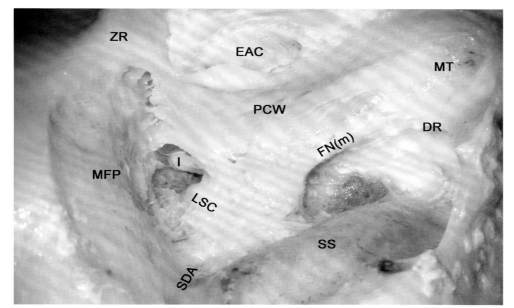

图 3.7.4 确认面神经乳突段的走行

ZR	zygomatic root，	颧弓根
EAC	external auditory canal，	外耳道
PCW	posterior canal wall，	外耳道后壁
MT	mastoid tip，	乳突尖
MFP	middle fossa plate，	颅中窝脑板
I	incus，	砧骨
LSC	lateral semicircular canal，	外半规管
FN(m)	mastoid segment of facial nerve，	面神经乳突段
DR	digastric ridge，	二腹肌嵴
SS	sigmoid sinus，	乙状窦
SDA	sinodural angle，	窦脑膜角

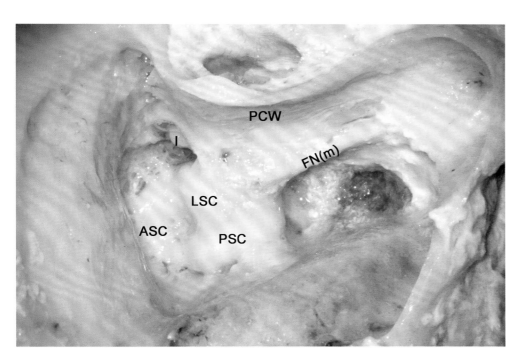

图 3.7.5 轮廓化三个半规管

PCW	posterior canal wall，	外耳道后壁
I	incus，	砧骨
ASC	anterior semicircular canal，	前半规管
LSC	lateral semicircular canal，	外半规管
PSC	posterior semicircular canal，	后半规管
FN(m)	mastoid segment of facial nerve，	面神经乳突段

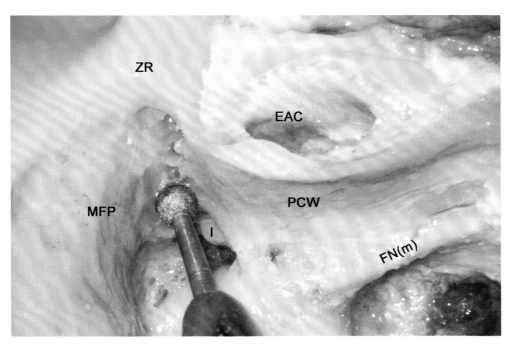

图 3.7.6 开始行后上鼓室开放术。注意保留外耳道上壁完整性。在此区域钻头移动的方向应始终由内向外，避免钻头滑脱损伤位于上鼓室外侧壁内侧的砧骨

ZR	zygomatic root，	颧弓根
EAC	external auditory canal，	外耳道
PCW	posterior canal wall，	外耳道后壁
MFP	middle fossa plate，	颅中窝脑板
I	incus，	砧骨
FN(m)	mastoid segment of facial nerve，	面神经乳突段

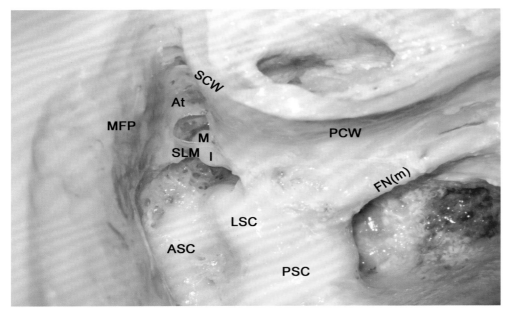

图 3.7.7 已完成上鼓室开放，暴露锤砧关节

SCW	superior canal wall，外耳道上壁
PCW	posterior canal wall，外耳道后壁
MFP	middle fossa plate，颅中窝脑板
At	attic，上鼓室
SLM	superior ligament of malleus，锤骨上韧带
M	malleus，锤骨
I	incus，砧骨
FN(m)	mastoid segment of facial nerve，面神经乳突段
ASC	anterior semicircular canal，前半规管
LSC	lateral semicircular canal，外半规管
PSC	posterior semicircular canal，后半规管

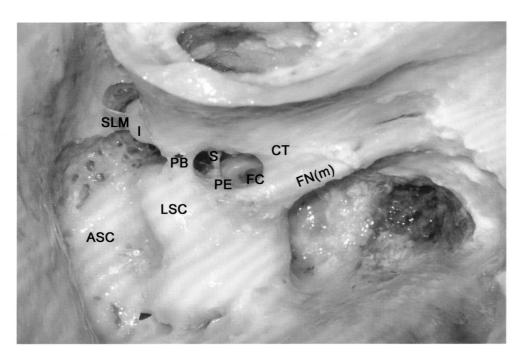

图 3.7.8 开始行后鼓室开放术。可见砧镫关节和蜗窗

SLM	superior ligament of malleus，锤骨上韧带
I	incus，砧骨
PB	posterior buttress，后拱柱
S	stapes，镫骨
PE	pyramidal eminence，锥隆起
FC	fenestra cochleae，蜗窗
CT	chorda tympani，鼓索
FN(m)	mastoid segment of facial nerve，面神经乳突段
ASC	anterior semicircular canal，前半规管
LSC	lateral semicircular canal，外半规管

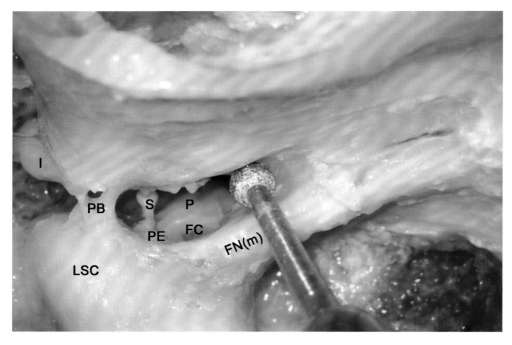

图 3.7.9 继续向下磨除骨质，行扩大的后鼓室开放术

I	incus，砧骨
PB	posterior buttress，后拱柱
S	stapes，镫骨
PE	pyramidal eminence，锥隆起
FC	fenestra cochleae，蜗窗
P	promontory，鼓岬
FN(m)	mastoid segment of facial nerve，面神经乳突段
LSC	lateral semicircular canal，外半规管

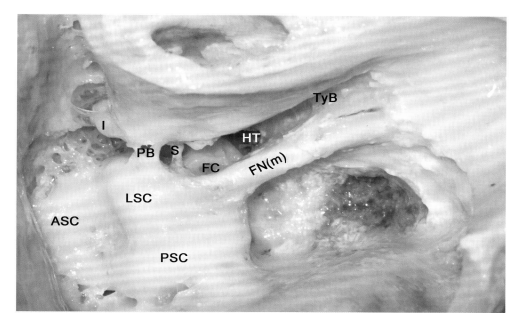

图 3.7.10 已完成扩大的后鼓室开放术。在此区域操作应注意保持面神经乳突段、外耳道后下壁和鼓环的完整性

I   incus, 砧骨
PB   posterior buttress, 后拱柱
S   stapes, 镫骨
FC   fenestra cochleae, 蜗窗
HT   hypotympanum, 下鼓室
TyB   tympanic portion of the temporal bone, 颞骨鼓部
FN(m)   mastoid segment of facial nerve, 面神经乳突段
ASC   anterior semicircular canal, 前半规管
LSC   lateral semicircular canal, 外半规管
PSC   posterior semicircular canal, 后半规管

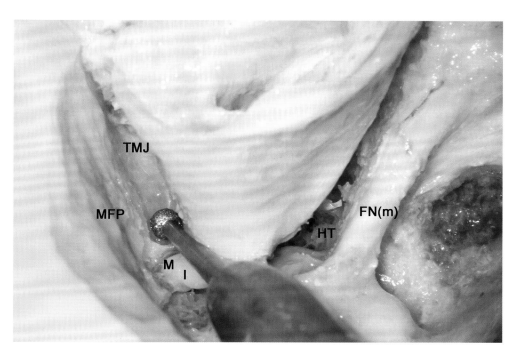

图 3.7.11 继续向前扩大上鼓室切开范围，直至暴露出前方的颞下颌关节。此步操作应注意保护颅中窝脑板和外耳道上壁

TMJ   temporomandibular joint, 颞下颌关节
MFP   middle fossa plate, 颅中窝脑板
M   malleus, 锤骨
I   incus, 砧骨
HT   hypotympanum, 下鼓室
FN(m)   mastoid segment of facial nerve, 面神经乳突段

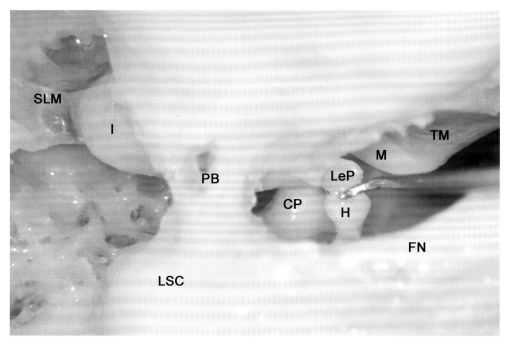

图 3.7.12 自后向前分离砧镫关节

SLM   superior ligament of malleus, 锤骨上韧带
I   incus, 砧骨
PB   posterior buttress, 后拱柱
CP   cochleariform process, 匙突
LeP   lenticular process of incus, 砧骨豆状突
H   head of stapes, 镫骨头
M   manubrium of the malleus, 锤骨柄
TM   tympanic membrane, 鼓膜
LSC   lateral semicircular canal, 外半规管
FN   facial nerve, 面神经

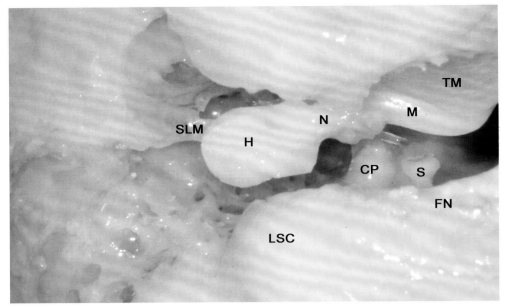

图 3.7.13 去除后拱柱，取出砧骨，暴露前方的锤骨和匙突

SLM	superior ligament of malleus，锤骨上韧带
H	head of the malleus，锤骨头
N	neck of the malleus，锤骨颈
M	manubrium of the malleus，锤骨柄
TM	tympanic membrane，鼓膜
CP	cochleariform process，匙突
S	stapes，镫骨
LSC	lateral semicircular canal，外半规管
FN	facial nerve，面神经

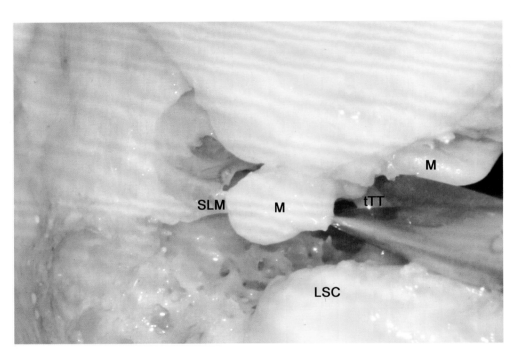

图 3.7.14 剪断附着于锤骨内侧的鼓膜张肌肌腱。然后向前轻压外耳道，使骨壁骨折，将外耳道与颞下颌关节分离

SLM	superior ligament of malleus，锤骨上韧带
M	malleus，锤骨
tTT	tendon of tensor tympani muscle，鼓膜张肌肌腱
LSC	lateral semicircular canal，外半规管

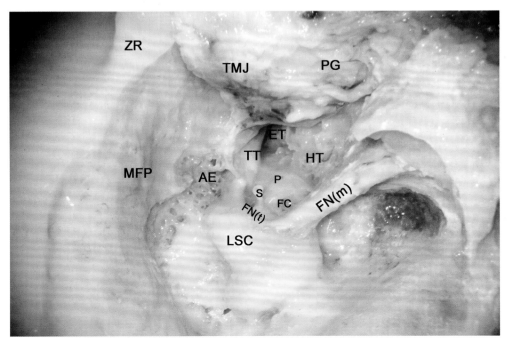

图 3.7.15 手术完成后术腔

ZR	zygomatic root，颧弓根
TMJ	temporomandibular joint，颞下颌关节
PG	parotid gland，腮腺
ET	eustachian tube，咽鼓管
TT	tensor tympani muscle，鼓膜张肌
HT	hypotympanum，下鼓室
MFP	middle fossa plate，颅中窝脑板
AE	anterior epitympanic compartment，上鼓室前间隙
P	promontory，鼓岬
S	stapes，镫骨
FC	fenestra cochleae，蜗窗
FN(t)	tympanic segment of facial nerve，面神经鼓室段
FN(m)	mastoid segment of facial nerve，面神经乳突段
LSC	lateral semicircular canal，外半规管

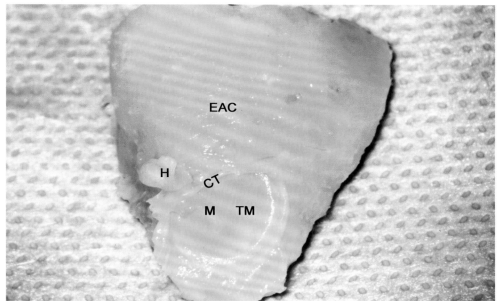

图 3.7.16　外耳道整块切除后连同完整的鼓膜的外观

EAC	external auditory canal，外耳道
H	head of the malleus，锤骨头
CT	chorda tympani，鼓索
M	manubrium of the malleus，锤骨柄
TM	tympanic membrane，鼓膜

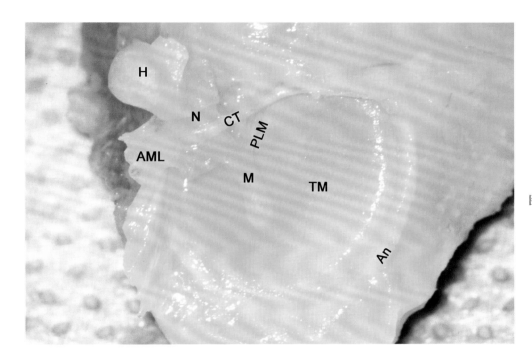

图 3.7.17　放大观，外耳道整块切除应保证鼓膜和鼓环的完整性

H	head of the malleus，锤骨头
N	neck of the malleus，锤骨颈
AML	anterior malleal ligament，锤骨前韧带
CT	chorda tympani，鼓索
M	manubrium of the malleus，锤骨柄
PLM	posterior ligament of the malleus，锤骨后韧带
TM	tympanic membrane，鼓膜
An	annulus，鼓环

3.8 面神经减压术
Facial Nerve Decompression

面神经可以通过不同的手术方法自面神经管中游离。本节将介绍经乳突和经迷路径路的面神经减压术。

手术适应证

● 纵行颞骨骨折合并面神经麻痹的患者，即骨折线平行于面神经鼓室段或乳突段但不累及神经近端的病例。

● 局限于乳突段或鼓室段的面神经肿瘤。

● 经迷路径路的面神经减压术适用于面神经全程均需减压而无实用听力的病例。

手术步骤

经乳突径路面神经减压术

1. 首先行完壁式鼓室成形术和扩大的后鼓室开放术。

2. 用金刚砂钻头在充分吸引和冲洗配合下，将面神经骨管270°轮廓化。

3. 面神经第二膝的轮廓化主要从前方及外侧面进行。外半规管邻近面神经第二膝的后上方，避免开放管腔。同时需注意钻头不要触碰紧贴面神经第二膝外侧的砧骨短脚。使用小号金刚砂钻头低速并远离砧骨进行骨质磨除，磨薄面神经第二膝前外侧面的骨质。

4. 磨除面神经鼓室段是需要非常精细的操作。这一段面神经的减压要从下述结构之间的狭窄空间进行，外侧为砧骨体，内侧为外半规管前部、外半规管及前半规管壶腹，上方为颅中窝脑板。用小号金刚砂钻头来最大限度的利用这一狭窄的术野。钻头调至低速旋转，远离听骨链的方向磨除。

5. 用 Fisch 显微剥离子去除面神经表面覆盖的蛋壳化骨质，从而暴露面神经自膝神经节至茎乳孔的全程鞘膜。

6. 磨除迷路上气房，可增加对于面神经膝神经节和迷路段的暴露。但磨除该处骨质时，应避免开放前半规管和外半规管壶腹，同时避免损伤紧邻的颅中窝脑板。

7. 进行此步操作时，将吸引器头换成小号带侧孔的吸引头。

8. 用神经鞘膜刀将面神经的鞘膜切开，从而完成对面神经的充分减压。

经迷路径路面神经减压术

该术式实际是完壁式鼓室成形术与经迷路径路的结合。首先通过完壁式鼓室成形术来进行面神经乳突段、鼓室段和膝神经节的减压。然后进行迷路切除和内耳道的暴露来对面神经迷路段和内耳道段进行减压。

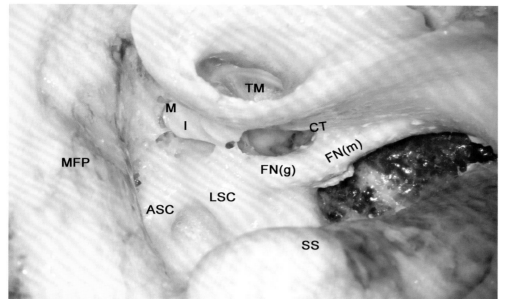

图 3.8.1 右侧颞骨，已行完璧式鼓室成形术和扩大的后鼓室开放术。已初步轮廓化面神经第二膝和面神经乳突段

MFP	middle fossa plate，颅中窝脑板
TM	tympanic membrane，鼓膜
M	malleus，锤骨
I	incus，砧骨
CT	chorda tympani，鼓索
FN(g)	second genu of facial nerve，面神经第二膝
FN(m)	mastoid segment of facial nerve，面神经乳突段
ASC	anterior semicircular canal，前半规管
LSC	lateral semicircular canal，外半规管
SS	sigmoid sinus，乙状窦

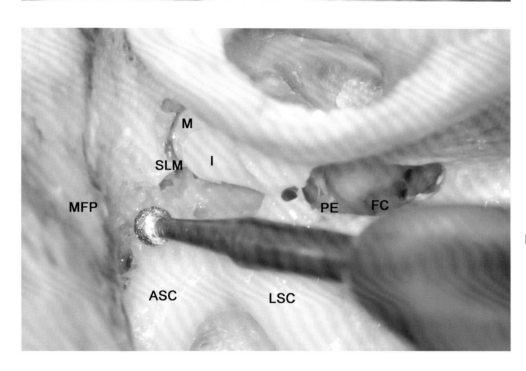

图 3.8.2 用金刚砂钻头仔细磨除迷路上气房

MFP	middle fossa plate，颅中窝脑板
SLM	superior ligament of malleus，锤骨上韧带
M	malleus，锤骨
I	incus，砧骨
PE	pyramidal eminence，锥隆起
FC	fenestra cochleae，蜗窗
ASC	anterior semicircular canal，前半规管
LSC	lateral semicircular canal，外半规管

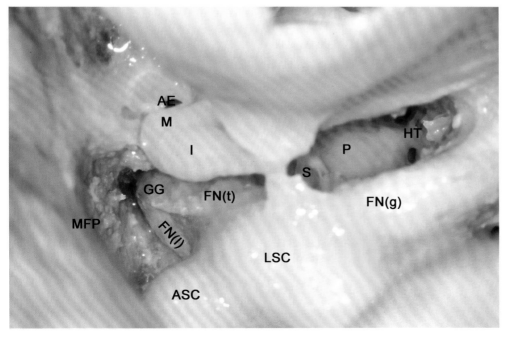

图 3.8.3 已充分磨除迷路上气房，暴露出面神经膝神经节和迷路段以及部分鼓室段

MFP	middle fossa plate，颅中窝脑板
AE	anterior epitympanic compartment，上鼓室前间隙
M	malleus，锤骨
I	incus，砧骨
S	stapes，镫骨
P	promontory，鼓岬
HT	hypotympanum，下鼓室
ASC	anterior semicircular canal，前半规管
LSC	lateral semicircular canal，外半规管
FN(l)	labyrinthine segment of the facial nerve，面神经迷路段
GG	geniculate ganglion，膝神经节
FN(t)	tympanic segment of the facial nerve，面神经鼓室段
FN(g)	second genu of facial nerve，面神经第二膝

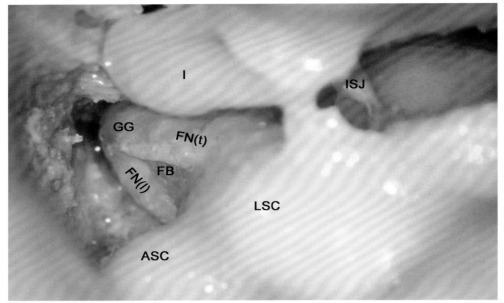

图 3.8.4 膝神经节区域放大观

I	incus，砧骨
ISJ	incudostapedial joint，砧镫关节
FN(l)	labyrinthine segment of the facial nerve，面神经迷路段
GG	geniculate ganglion，膝神经节
FN(t)	tympanic segment of the facial nerve，面神经鼓室段
FB	Fukushima's bar，Fukushima 嵴
ASC	anterior semicircular canal，前半规管
LSC	lateral semicircular canal，外半规管

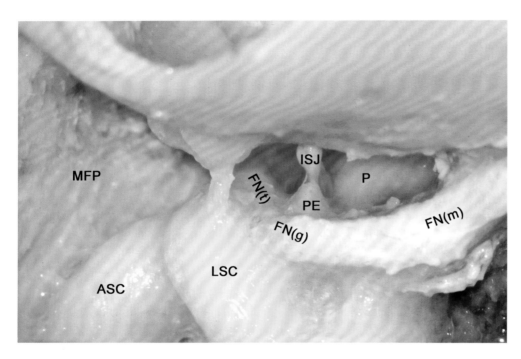

图 3.8.5 调整显微镜角度，以便更好地观察面神经鼓室段

MFP	middle fossa plate，颅中窝脑板
ISJ	incudostapedial joint，砧镫关节
PE	pyramidal eminence，锥隆起
P	promontory，鼓岬
FN(t)	tympanic segment of the facial nerve，面神经鼓室段
FN(g)	second genu of facial nerve，面神经第二膝
FN(m)	mastoid segment of facial nerve，面神经乳突段
ASC	anterior semicircular canal，前半规管
LSC	lateral semicircular canal，外半规管

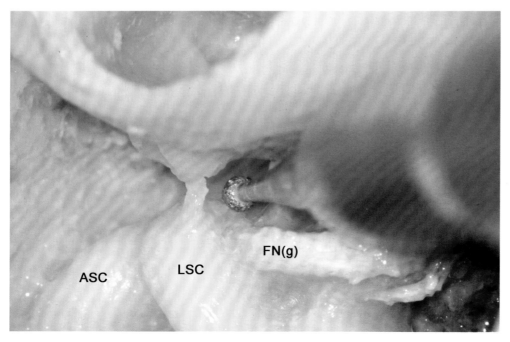

图 3.8.6 磨除面神经鼓室段需要非常精细的操作。这一段面神经的减压要从下述结构之间的狭窄空间进行，外侧为砧骨体，内侧为外半规管前部、外半规管及前半规管壶腹，上方为颅中窝脑板。用小号金刚砂钻头来最大限度的利用这一狭窄的术野。钻头调至低速旋转，远离听骨链的方向磨除

FN(g)	second genu of facial nerve，面神经第二膝
ASC	anterior semicircular canal，前半规管
LSC	lateral semicircular canal，外半规管

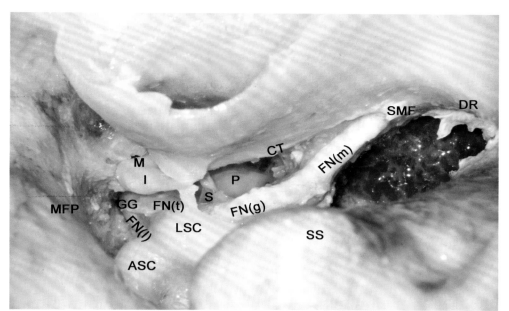

图 3.8.7 已完全暴露面神经自迷路段至茎乳孔的全程鞘膜

MFP	middle fossa plate，颅中窝脑板
M	malleus，锤骨
I	incus，砧骨
S	stapes，镫骨
P	promontory，鼓岬
CT	chorda tympani，鼓索
ASC	anterior semicircular canal，前半规管
LSC	lateral semicircular canal，外半规管
FN(l)	labyrinthine segment of the facial nerve，面神经迷路段
GG	geniculate ganglion，膝神经节
FN(t)	tympanic segment of the facial nerve，面神经鼓室段
FN(g)	second genu of facial nerve，面神经第二膝
FN(m)	mastoid segment of facial nerve，面神经乳突段
SMF	stylomastoid foramen，茎乳孔
DR	digastric ridge，二腹肌嵴
SS	sigmoid sinus，乙状窦

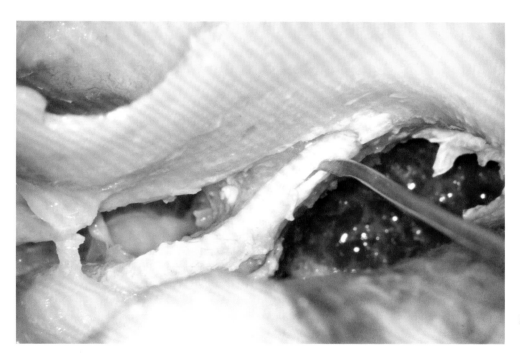

图 3.8.8 用神经鞘膜刀将面神经的鞘膜切开，完成对面神经的充分减压

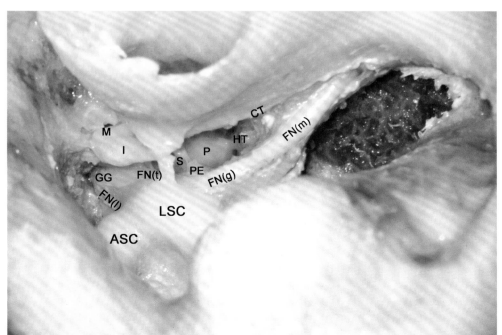

图 3.8.9 已全程切开鞘膜，完成对面神经的减压

M	malleus，锤骨
I	incus，砧骨
S	stapes，镫骨
PE	pyramidal eminence，锥隆起
P	promontory，鼓岬
HT	hypotympanum，下鼓室
CT	chorda tympani，鼓索
ASC	anterior semicircular canal，前半规管
LSC	lateral semicircular canal，外半规管
FN(l)	labyrinthine segment of the facial nerve，面神经迷路段
GG	geniculate ganglion，膝神经节
FN(t)	tympanic segment of the facial nerve，面神经鼓室段
FN(g)	second genu of facial nerve，面神经第二膝
FN(m)	mastoid segment of facial nerve，面神经乳突段

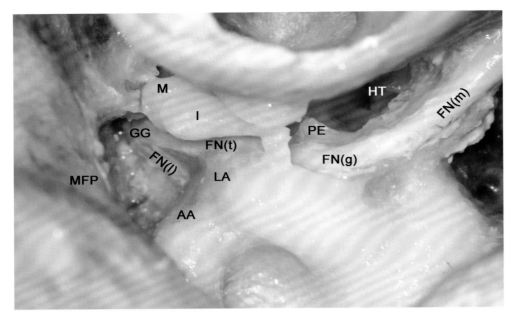

图 3.8.10 迷路上气房与前半规管、外半规管壶腹
关系密切，术中应避免开放或过多扰动
半规管壶腹端

MFP	middle fossa plate，颅中窝脑板
M	malleus，锤骨
I	incus，砧骨
PE	pyramidal eminence，锥隆起
HT	hypotympanum，下鼓室
AA	ampullate end of anterior semicircular canal，前半规管壶腹端
LA	ampullate end of lateral semicircular canal；外半规管壶腹端
FN(l)	labyrinthine segment of facial nerve，面神经迷路段
GG	geniculate ganglion，膝神经节
FN(t)	tympanic segment of facial nerve，面神经鼓室段
FN(g)	second genu of facial nerve，面神经第二膝
FN(m)	mastoid segment of facial nerve，面神经乳突段

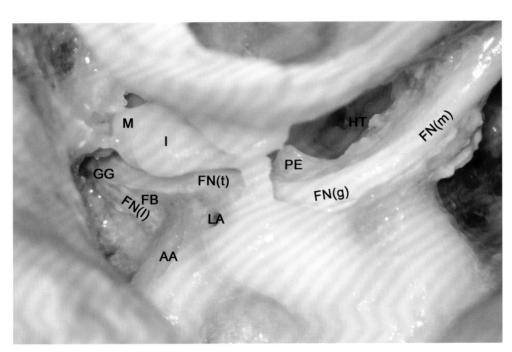

图 3.8.11 开放前半规管和外半规管壶腹，以显示
两个壶腹与面神经迷路段和鼓室段之间
的关系

M	malleus，锤骨
I	incus，砧骨
PE	pyramidal eminence，锥隆起
HT	hypotympanum，下鼓室
AA	ampullate end of anterior semicircular canal，前半规管壶腹端
LA	ampullate end of lateral semicircular canal；外半规管壶腹端
FB	Fukushima's bar，Fukushima 嵴
FN(l)	labyrinthine segment of facial nerve，面神经迷路段
GG	geniculate ganglion，膝神经节
FN(t)	tympanic segment of facial nerve，面神经鼓室段
FN(g)	second genu of facial nerve，面神经第二膝
FN(m)	mastoid segment of facial nerve，面神经乳突段

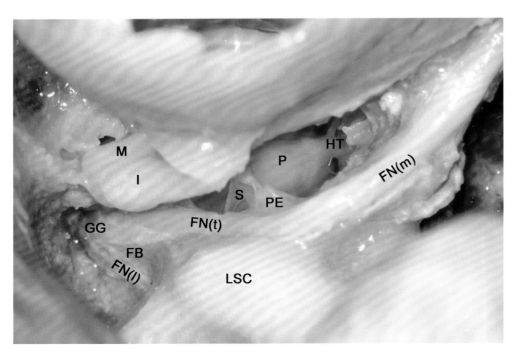

图 3.8.12 去除后拱柱，可更好地显露面神经鼓
室段

M	malleus，锤骨
I	incus，砧骨
S	stapes，镫骨
PE	pyramidal eminence，锥隆起
HT	hypotympanum，下鼓室
P	promontory，鼓岬
FB	Fukushima's bar，Fukushima 嵴
FN(l)	labyrinthine segment of facial nerve，面神经迷路段
GG	geniculate ganglion，膝神经节
FN(t)	tympanic segment of facial nerve，面神经鼓室段
FN(m)	mastoid segment of facial nerve，面神经乳突段
LSC	lateral semicircular canal，外半规管

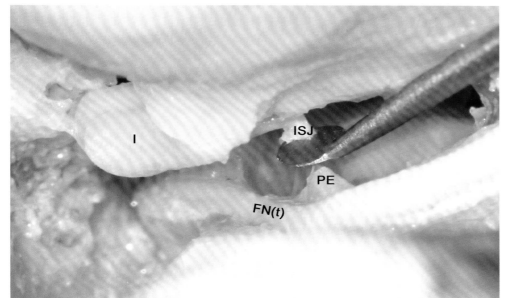

图 3.8.13 对于面神经鼓室段减压，出于安全考虑，亦可先分离砧镫关节，去除砧骨，待减压完成后再行听骨链重建

I	incus，砧骨
ISJ	incudostapedial joint，砧镫关节
PE	pyramidal eminence，锥隆起
FN(t)	tympanic segment of facial nerve，面神经鼓室段

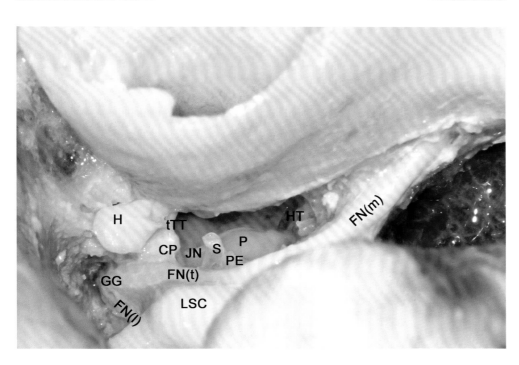

图 3.8.14 可见去除砧骨后可使面神经鼓室段得到更好的控制

H	head of the malleus，锤骨头
tTT	tendon of tensor tympani muscle，鼓膜张肌肌腱
CP	cochleariform process，匙突
JN	Jacobson's nerve，Jacobson 神经（鼓室丛）
S	stapes，镫骨
PE	pyramidal eminence，锥隆起
P	promontory，鼓岬
HT	hypotympanum，下鼓室
FN(l)	labyrinthine segment of facial nerve，面神经迷路段
GG	geniculate ganglion，膝神经节
FN(t)	tympanic segment of facial nerve，面神经鼓室段
FN(m)	mastoid segment of facial nerve，面神经乳突段
LSC	lateral semicircular canal，外半规管

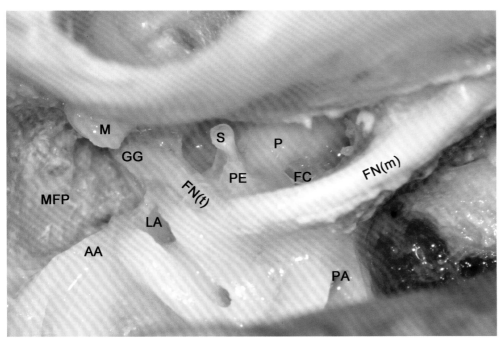

图 3.8.15 开放三个半规管，显示外半规管与后半规管和面神经的毗邻关系

MFP	middle fossa plate，颅中窝脑板
M	malleus，锤骨
S	stapes，镫骨
PE	pyramidal eminence，锥隆起
P	promontory，鼓岬
FC	fenestra cochleae，蜗窗
GG	geniculate ganglion，膝神经节
FN(t)	tympanic segment of facial nerve，面神经鼓室段
FN(m)	mastoid segment of facial nerve，面神经乳突段
LA	ampullate end of lateral semicircular canal；外半规管壶腹端
AA	ampullate end of anterior semicircular canal，前半规管壶腹端
PA	ampullate end of posterior semicircular canal，后半规管壶腹端

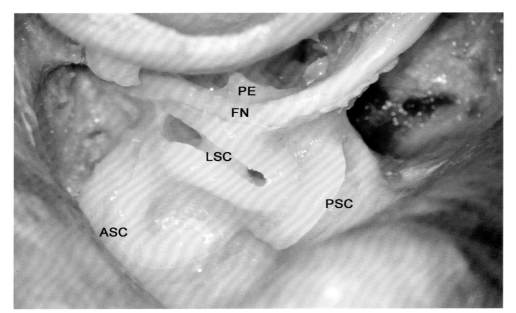

图 3.8.16 开始行迷路切除和内耳道的暴露来对面神经迷路段和内耳道段进行减压

PE	pyramidal eminence，锥隆起
FN	facial nerve，面神经
ASC	anterior semicircular canal，前半规管
LSC	lateral semicircular canal，外半规管
PSC	posterior semicircular canal，后半规管

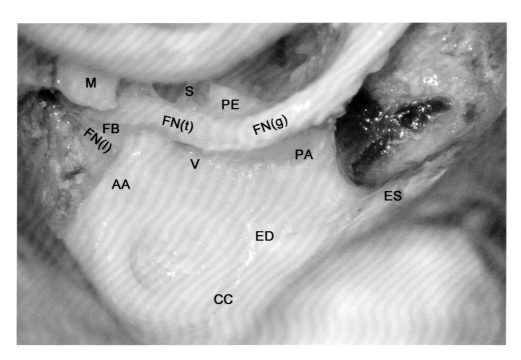

图 3.8.17 已去除部分迷路，暴露前庭

M	malleus，锤骨
S	stapes，镫骨
PE	pyramidal eminence，锥隆起
FB	Fukushima's bar，Fukushima 嵴
FN(l)	labyrinthine segment of facial nerve，面神经迷路段
FN(t)	tympanic segment of facial nerve，面神经鼓室段
FN(g)	second genu of facial nerve，面神经第二膝
AA	ampullate end of anterior semicircular canal，前半规管壶腹端
PA	ampullate end of posterior semicircular canal，后半规管壶腹端
V	vestibule，前庭
ED	endolymphatic duct，内淋巴管
ES	endolymphatic sac，内淋巴囊
CC	common crus，总脚

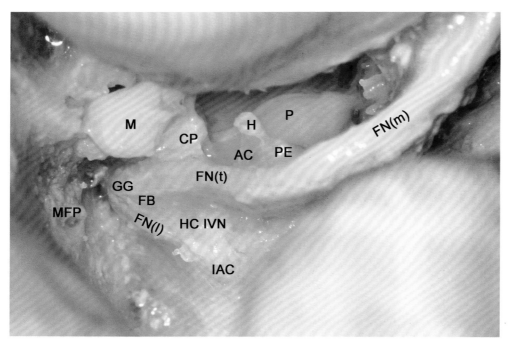

图 3.8.18 已磨除内耳道底骨质

M	malleus，锤骨
CP	cochleariform process，匙突
H	head of stapes，镫骨头
AC	anterior crus，镫骨前脚
PE	pyramidal eminence，锥隆起
P	promontory，鼓岬
MFP	middle fossa plate，颅中窝脑板
FB	Fukushima's bar，Fukushima 嵴
IAC	internal auditory canal，内耳道
FN(l)	labyrinthine segment of facial nerve，面神经迷路段
GG	geniculate ganglion，膝神经节
FN(t)	tympanic segment of facial nerve，面神经鼓室段
FN(m)	mastoid segment of facial nerve，面神经乳突段
HC	horizontal crest，横嵴
IVN	inferior vestibular nerve，前庭下神经

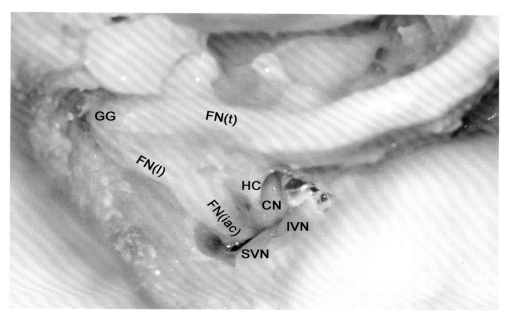

图 3.8.19 用钩针向后仔细分离前庭上神经和前庭下神经，显露前方的面神经内耳道段和蜗神经。至此已完成面神经自内耳道段至茎乳孔的全程减压

FN(iac) internal auditory canal segment of facial nerve，面神经内耳道段

FN(l) labyrinthine segment of facial nerve，面神经迷路段

GG geniculate ganglion，膝神经节

FN(t) tympanic segment of facial nerve，面神经鼓室段

HC horizontal crest，横嵴

CN cochlear nerve，蜗神经

SVN superior vestibular nerve，前庭上神经

IVN inferior vestibular nerve 前庭下神经

3.9 人工耳蜗植入术
Cochlear Implantation

手术适应证

● 语前聋患者的选择标准：

—植入年龄通常为 12 个月至 6 岁。植入年龄越小效果越佳，但要特别预防麻醉意外、失血过多、骨内外面神经损伤等并发症。目前不建议为 6 个月以下的患儿植入人工耳蜗，但脑膜炎导致的听力损失因面临耳蜗骨化的风险，建议在手术条件完备的情况下尽早手术。6 岁以上的儿童或青少年需要有一定的听力言语基础，自幼有助听器配戴史和听觉言语康复训练史。

—双耳重度或极重度感音神经性听力损失。经综合听力学评估，重度听力损失患儿配戴助听器 3～6 个月无效或者效果不理想，应行人工耳蜗植入；极重度听力损失患儿可考虑直接行人工耳蜗植入。

—无手术禁忌证。

—监护人和（或）植入者本人对人工耳蜗植入有正确的认识和适当的期望值。

—具备听觉言语康复教育的条件。

● 语后聋患者的选择标准：

—各年龄段的语后聋患者。

—双耳重度或极重度感音神经性听力损失，依靠助听器不能进行正常听觉言语交流。

—无手术禁忌证。

—植入者本人和（或）监护人对人工耳蜗植入有正确的认识和适当的期望值。

● 需行岩骨次全切除术封闭中耳腔的人工耳蜗植入术适应证：

—伴或不伴炎症的根治术后或开放式术后。

—复发的胆脂瘤。

—前期手术治疗无效的慢性中耳炎。

—难治的外耳道炎。

—解剖异常，如面神经畸形、颈内动脉畸形、颈静脉球高位。

—部分耳蜗骨化病例，术中需要更好地暴露手术视野。

—脑脊液漏（脑脊液井喷），伴或不伴有内耳畸形。

手术解剖

1. 耳蜗形似蜗壳，为迷路的最前部，位于前庭的前方。从蜗底至顶部长约 5mm，底的横径为 9mm。蜗顶朝向鼓室内侧壁的前上区。其底朝向内耳道底，并有很多细孔。这些孔内有蜗神经通过。耳蜗的中央有一锥形的蜗轴，其周围有一蜗螺旋管（骨蜗管）绕其旋转 $2^{1/2}\sim2^{3/4}$ 周。纤细的骨螺旋板从蜗轴伸出，部分分隔骨蜗管。骨蜗管内的膜蜗管附着于蜗轴，其另一边附着于骨蜗管的外壁。这样在骨蜗管内形成了三个纵行的通道，中部的称蜗管，终于蜗顶且其上、下方的通道在蜗顶经一狭窄的裂隙蜗孔相通。听觉感受器位于蜗管壁上，位于蜗管上、下的外淋巴通道为前庭阶和鼓阶。前者与前庭相延续，后者由蜗窗的第二鼓膜与鼓室相隔。

2. 蜗轴为耳蜗中央的支柱。其宽的底部位于内耳道底附近，此处相当于通过蜗神经束的螺旋孔列。来自蜗管基部的神经束通过螺旋孔列内的小孔，来自蜗管顶转的神经束通过螺旋孔列中心的中央孔。从螺旋孔列的孔起始的小管行于蜗轴内并依次离开中心进入骨螺旋板的底部，在此处小管增大互相融合，形成蜗轴螺旋管又称 Rosenthal 管，随骨螺旋板而行。管内有螺旋神经节。与螺旋孔列的中央孔相续的管通过蜗轴中央直至蜗顶。

3. 骨蜗管又称蜗螺旋管，绕蜗轴旋转约 $2^{1/2}\sim2^{3/4}$ 周。其第一周凸向鼓室位于鼓岬的深面。该管长约 35mm，由蜗底向蜗顶逐渐缩细并终于蜗顶。蜗管起始部的直径约为 3mm。骨蜗管的底部有 3 个开口：蜗窗朝向鼓室，由第二鼓膜封闭；前庭窗为镫骨底所占据；蜗水管为小的漏斗形管，开口于颞骨岩部的下面。有小静脉在此汇入岩下窦，该管连接蛛网膜下腔和鼓阶。

4. 骨螺旋板为蜗轴向骨蜗管的突出部，形似螺钉的螺纹。此板未达骨蜗管的对侧壁而约达其一半处附着于蜗管。骨螺旋板的宽度由底向顶逐渐缩小，终于钩状的螺旋板钩。螺旋板钩也为蜗孔的部分边界。经蜗孔前庭阶与鼓阶相通。经蜗轴螺旋管有很多小管放射状地通过骨螺旋板至其边缘，管内有蜗神经的纤维束通行。

5. 膜蜗管又名中阶，位于骨螺旋板与骨蜗管外壁之间，也在前庭阶与鼓阶之间，内含内淋巴。此管为螺旋形的膜性盲管，两端均为盲端。顶部称顶盲端，而位于蜗隐窝内的前庭部称前庭盲端，前庭盲端将前庭窗与蜗窗分隔。膜蜗管的横切面呈三角形，有上、下、外 3 壁：上壁为前庭膜，又称 Reissner 膜。起自骨螺旋板，向外上止于骨蜗管的外侧壁；外侧壁由螺旋韧带、血管纹组成，包括螺旋凸以及外沟；下壁由骨螺旋板上的骨膜增厚形成的螺旋缘和基底膜组成。基底膜起自骨螺旋板游离缘之鼓唇，向外止于骨蜗管外壁的基底膜嵴。位于基底膜上的螺旋器又称 Corti 器，是由内、外毛细胞，支持细胞和盖膜等组成，是听觉感受器的主要部分，骨螺旋板及其相对的基底膜嵴则自蜗底至蜗顶逐渐变窄，而基底膜纤维在蜗顶较蜗底者为长，亦即基底膜的宽度由蜗底向蜗顶逐渐增宽，这与基底膜的不同部位具有不同的固有频率有关。

手术步骤

1. 做皮肤切口之前，摆放好植入体模型和耳后言语处理器的位置，以确定植入体的放置位置。耳后需为言语处理器留出足够的空间。

2. 耳后切口向上延长，以便暴露足够面积的颅骨来放置植入体。

3. 分层切开皮肤和皮下组织。用骨膜剥离子分离颅骨骨膜，避免将其撕裂。暴露颞骨鳞部和顶骨后下部。

4. 行完壁式乳突切除术。行乳突切除术是为了开放面隐窝，因此与标准完壁式术腔相比，人工耳蜗植入的术腔要尽可能小。

5. 首先确认面神经乳突段。用合适大小的钻头在外半规管和二腹肌嵴之间磨除骨质。为了避免损伤面神经，钻头磨切的方向应该平行于面神经走行的方向，同时大量冲水，以减少热损伤同时获得尽可能好的视野。接近面神经时应使用金刚砂钻头。

6. 定位面神经后，换成小号钻头，开始进行后鼓室开放术，如同切除胆脂瘤的手术中开放后鼓室一样，面隐窝开放的范围有以下四个解剖标志：内侧界为面神经，外侧界为鼓环，上界为覆盖砧骨短脚的骨小柱，下界为鼓索。

7. 开放面隐窝以后，要评估由此间隙所显露蜗窗的范围是否充分。如果通过后鼓室开放能够看到蜗窗下缘，就说明面隐窝开放的比较充分。否则，就要牺牲鼓索，后鼓室开放范围继续向下扩大直至显露出完整的蜗窗龛。

8. 用防水彩笔以及植入体模板来标记接收／刺激器所要植入骨床的位置和范围，磨除局部骨质。移植床的位置要设计在已完成的乳突术腔的后方和稍上方。一开始的磨除工作使用大号切割钻头；用植入体测试深度足够时，则改为使用金刚砂钻头磨平移植床的边缘。

9. 磨除蜗窗龛上方悬垂的骨质，充分暴露蜗窗膜。采用足够长的小号金刚砂钻头以完成此步操作。

10. 用防水彩笔以及植入体模板来标记植入体所要植入骨床的位置和范围，磨除局部骨质。移植床的位置要设计在已完成的乳突术腔的后方和稍上方。一开始的磨除工作使用大号切割钻头；用植入体测试深度足够时，则改为使用金刚砂钻头磨平移植床的边缘。

11. 在移植床两侧的边缘钻出两个孔道，穿入粗丝线，在移植床上形成交叉。

12. 将植入体放入移植床内固定，并系紧缝线固定。

13. 确认蜗窗膜，使用小钩针从后外侧缘向中间打开蜗窗膜，开放鼓阶。

14. 用电极镊将电极轻轻插入已开放的蜗窗。为了将电极插入到理想的位置，电极导丝的方向始终应该朝向下方——也就是术耳为右耳时于位于术者的右侧，反之亦然。

15. 在实际手术中插入电极后，需留出时间以便听力师检测电极阻抗来判断电极植入位置是否正确。确认电极植入位置正确后，可以抽出导丝。

16. 抽出导丝后，取一小块结缔组织封闭蜗窗。如需要，可加用生物胶固定。这一步有助于电极的固定，减少脑脊液漏和脑膜炎的发生，减低术后眩晕的发生率。

采用另一块结缔组织分隔电极和面神经以降低面神经受电脉冲刺激的影响。

17. 脑膜炎致听力损失病例中偶见耳蜗骨化。大部分耳蜗骨化灶局限于耳蜗底转。这种情况下，采用小号金刚砂钻头，并将钻柄调整得足够长，向前内侧方向磨除蜗窗和骨化部分，沿假想的耳蜗底转磨出一条通路。同时必须小心钻杆不要损伤面神经，要不断地检查磨除的位置是否正确，利用磨除的骨质的密度和颜色的变化进行判断。一旦确认打开了鼓阶，或者看到呈红色的颈内动脉，或者磨的深度超过了8mm，则应该立即停止继续磨除骨质。原因是超过了此距离后，耳蜗开始转向内上，再继续磨除骨质，不仅会损伤颈内动脉，而且毫无意义，因为，之后插入的电极也会偏离蜗轴。

18. 若耳蜗完全骨化，需要确认耳蜗各转，此时可采用岩骨次全切除术。

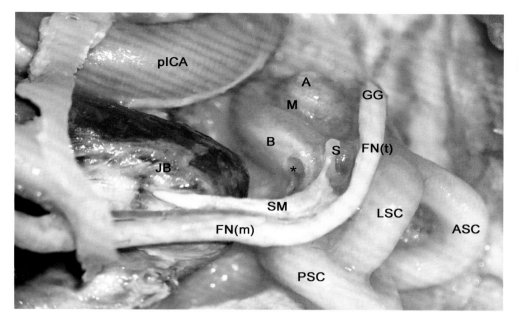

图 3.9.1 左侧标本，已将耳蜗各转轮廓化，显示耳蜗与周围结构间的毗邻关系

pICA	petrous segment of internal carotid artery，岩段颈内动脉
JB	jugular bulb，颈静脉球
A	apical turn of cochlea，耳蜗顶转
M	middle turn of cochlea，耳蜗中转
B	basal turn of cochlea，耳蜗底转
SM	stapedius muscle，镫骨肌
S	stapes，镫骨
GG	geniculate ganglion，膝神经节
FN(t)	tympanic segment of facial nerve，面神经鼓室段
FN(m)	mastoid segment of facial nerve，面神经乳突段
ASC	anterior semicircular canal，前半规管
LSC	lateral semicircular canal，外半规管
PSC	posterior semicircular canal，后半规管
*	蜗窗膜

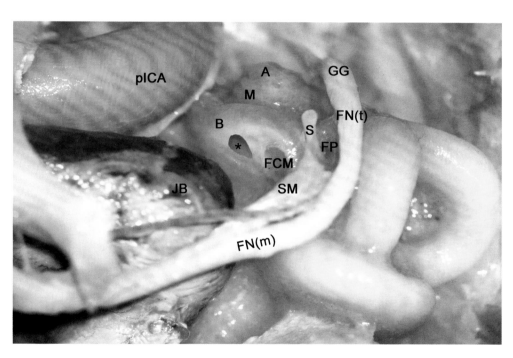

图 3.9.2 显示耳蜗鼓阶造孔处与蜗窗膜之间的关系

pICA	petrous segment of internal carotid artery，岩段颈内动脉
JB	jugular bulb，颈静脉球
A	apical turn of cochlea，耳蜗顶转
M	middle turn of cochlea，耳蜗中转
B	basal turn of cochlea，耳蜗底转
SM	stapedius muscle，镫骨肌
S	stapes，镫骨
FP	footplate of the stapes，镫骨足板
FCM	fenestra cochleae membrane，蜗窗膜
GG	geniculate ganglion，膝神经节
FN(t)	tympanic segment of facial nerve，面神经鼓室段
FN(m)	mastoid segment of facial nerve，面神经乳突段
*	耳蜗鼓阶造孔处

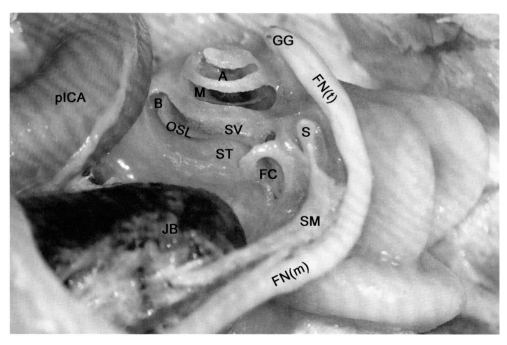

图 3.9.3 已充分开放耳蜗各转，可见骨螺旋板分隔前庭阶和鼓阶

pICA	petrous segment of internal carotid artery，岩段颈内动脉
JB	jugular bulb，颈静脉球
A	apical turn of cochlea，耳蜗顶转
M	middle turn of cochlea，耳蜗中转
B	basal turn of cochlea，耳蜗底转
SM	stapedius muscle，镫骨肌
S	stapes，镫骨
OSL	osseous spiral lamina，骨螺旋板
SV	scala vestibuli，前庭阶
ST	scala tympani，鼓阶
FC	fenestra cochleae，蜗窗
GG	geniculate ganglion，膝神经节
FN(t)	tympanic segment of facial nerve，面神经鼓室段
FN(m)	mastoid segment of facial nerve，面神经乳突段

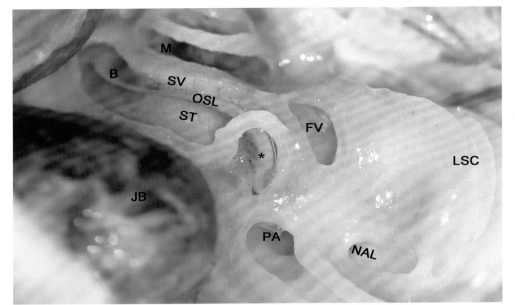

图 3.9.4 蜗窗区域放大观。注意骨螺旋板恰好位于蜗窗的上缘

M	middle turn of cochlea，耳蜗中转
B	basal turn of cochlea，耳蜗底转
OSL	osseous spiral lamina，骨螺旋板
SV	scala vestibuli，前庭阶
ST	scala tympani，鼓阶
LSC	lateral semicircular canal，外半规管
JB	jugular bulb，颈静脉球
PA	ampullate end of posterior semicircular canal，后半规管壶腹端
NAL	nonampullate end of lateral semicircular canal，外半规管非壶腹端
FV	fenestra vestibuli，前庭窗
*	骨螺旋板

图 3.9.5 电极通过蜗窗插入鼓阶内

B	basal turn of cochlea，耳蜗底转
ST	scala tympani，鼓阶
FC	fenestra cochleae，蜗窗
H	head of stapes，镫骨头
tSM	tendon of stapedius muscle，镫骨肌肌腱
SM	stapedius muscle，镫骨肌
LSC	lateral semicircular canal，外半规管
JB	jugular bulb，颈静脉球
FN(t)	tympanic segment of facial nerve，面神经鼓室段

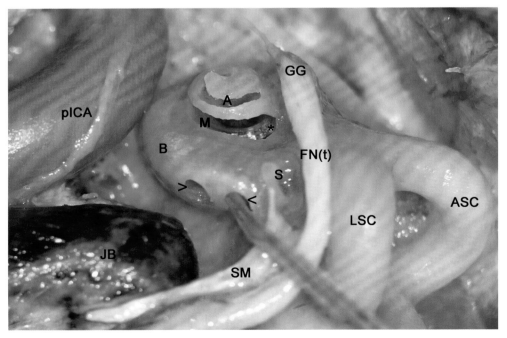

图 3.9.6 将电极完全插入鼓阶后，可见电极尖端位于耳蜗中转水平

pICA	petrous segment of internal carotid artery，岩段颈内动脉
JB	jugular bulb，颈静脉球
A	apical turn of cochlea，耳蜗顶转
M	middle turn of cochlea，耳蜗中转
B	basal turn of cochlea，耳蜗底转
SM	stapedius muscle，镫骨肌
S	stapes，镫骨
GG	geniculate ganglion，膝神经节
FN(t)	tympanic segment of facial nerve，面神经鼓室段
ASC	anterior semicircular canal，前半规管
LSC	lateral semicircular canal，外半规管
>	耳蜗鼓阶造孔处
<	蜗窗
*	电极尖端

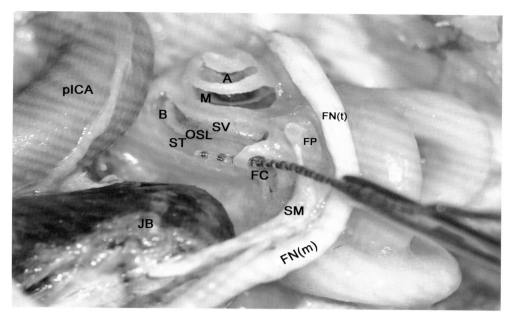

图 3.9.7 插入电极时，为了将电极插入到理想的位置，电极导丝的方向始终应该朝向下方——也就是术耳为左耳时宜位于术者的左侧

pICA	petrous segment of internal carotid artery，岩段颈内动脉
JB	jugular bulb，颈静脉球
A	apical turn of cochlea，耳蜗顶转
M	middle turn of cochlea，耳蜗中转
B	basal turn of cochlea，耳蜗底转
SV	scala vestibuli，前庭阶
ST	scala tympani，鼓阶
OSL	osseous spiral lamina，骨螺旋板
FC	fenestra cochleae，蜗窗
SM	stapedius muscle，镫骨肌
FP	footplate of the stapes，镫骨足板
FN(t)	tympanic segment of facial nerve，面神经鼓室段
FN(m)	mastoid segment of facial nerve，面神经乳突段

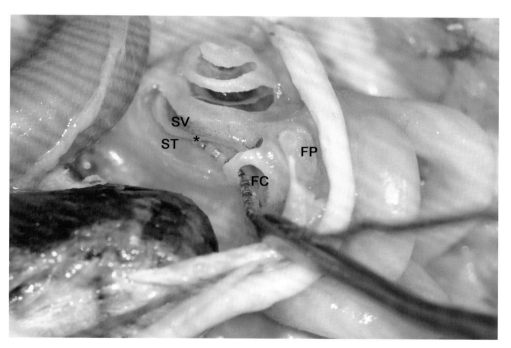

图 3.9.8 如果电极插入方向过于朝向前上方，则电极尖会损伤到基底膜、骨螺旋板和蜗轴

SV	scala vestibuli，前庭阶
ST	scala tympani，鼓阶
FC	fenestra cochleae，蜗窗
FP	footplate of the stapes，镫骨足板
*	骨螺旋板

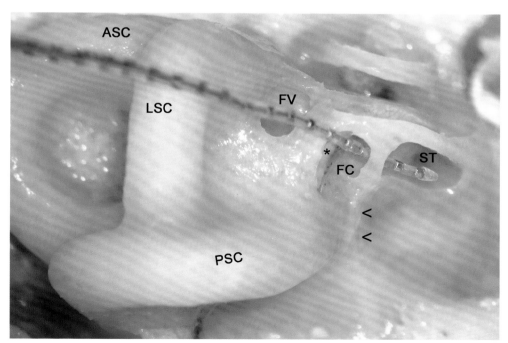

图 3.9.9 另一右侧标本，插入电极时，为了将电极插入到理想的位置，电极导丝的方向始终应该朝向下方，即术耳为右耳时于位于术者的右侧

ASC	anterior semicircular canal，前半规管
LSC	lateral semicircular canal，外半规管
PSC	posterior semicircular canal，后半规管
FV	fenestra vestibuli，前庭窗
FC	fenestra cochleae，蜗窗
ST	scala tympani，鼓阶
*	骨螺旋板
<	蜗水管

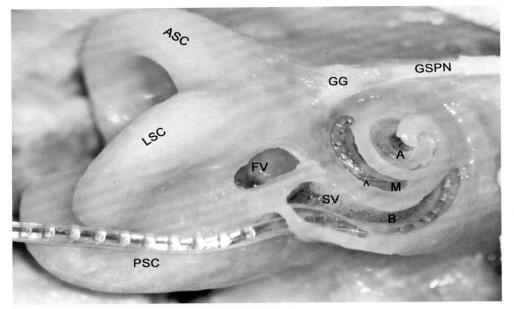

图 3.9.10 将电极完全插入后，可见电极尖端位于耳蜗中转水平

ASC	anterior semicircular canal，前半规管	
LSC	lateral semicircular canal，外半规管	
PSC	posterior semicircular canal，后半规管	
FV	fenestra vestibuli，前庭窗	
GG	geniculate ganglion，膝神经节	
GSPN	greater superficial petrosal nerve，岩浅大神经	
SV	scala vestibuli，前庭阶	
A	apical turn of cochlea，耳蜗顶转	
M	middle turn of cochlea，耳蜗中转	
B	basal turn of cochlea，耳蜗底转	
^	电极尖端	

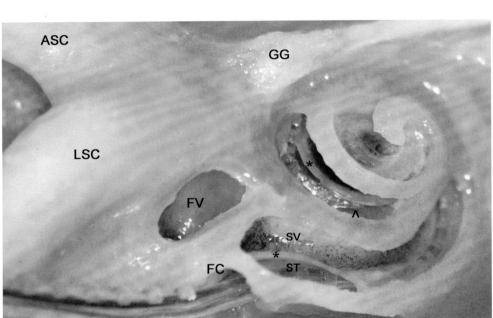

图 3.9.11 放大观。注意电极的走行，呈逆时针螺旋状环绕蜗轴向上到达中转水平

ASC	anterior semicircular canal，前半规管
LSC	lateral semicircular canal，外半规管
FV	fenestra vestibuli，前庭窗
FC	fenestra cochleae，蜗窗
GG	geniculate ganglion，膝神经节
SV	scala vestibuli，前庭阶
ST	scala tympani，鼓阶
*	骨螺旋板
^	电极尖端

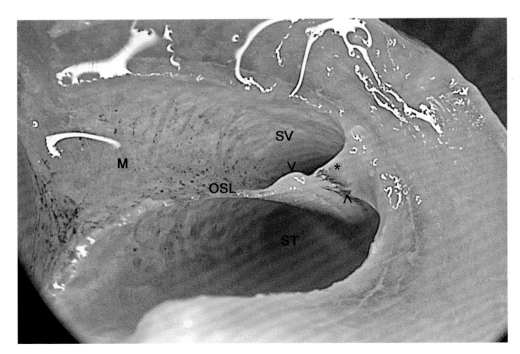

图 3.9.12 内镜下观察耳蜗鼓阶、前庭阶和基底膜

M	modiolus，蜗轴
SV	scala vestibuli，前庭阶
ST	scala tympani，鼓阶
OSL	osseous spiral lamina，骨螺旋板
*	蜗管
V	螺旋板缘
^	基底膜

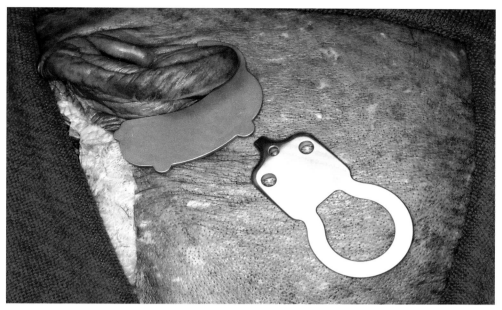

图 3.9.13 左侧尸头，做皮肤切口之前，摆放好植入体模型和耳后言语处理器的位置，以确定植入体的放置位置。耳后需为言语处理器留出足够的空间

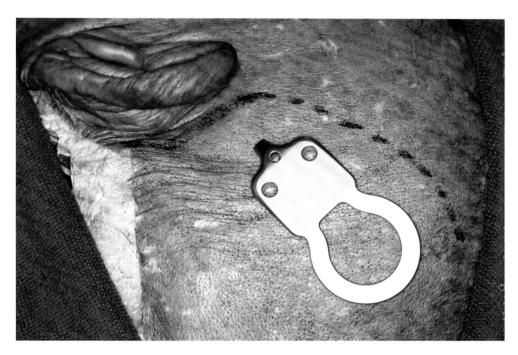

图 3.9.14 耳后切口向上延长，以便暴露足够面积的颅骨来放置植入体

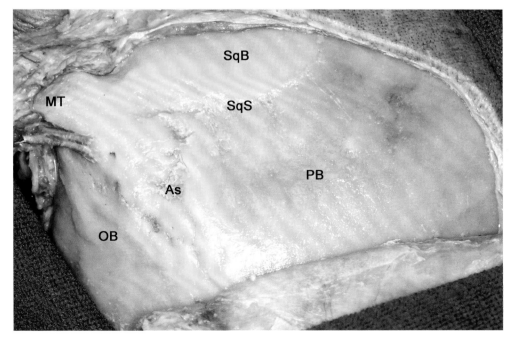

图 3.9.15 分层切开皮肤和皮下组织。用骨膜剥离子分离颅骨骨膜，避免将其撕裂。暴露颞骨鳞部和顶骨后下部

MT	mastoid tip，乳突尖
SqB	squamosal portion of the temporal bone，颞骨鳞部
SqS	squamosal suture，鳞状缝
PB	parietal bone，顶骨
As	asterion，星点
OB	occipital bone，枕骨

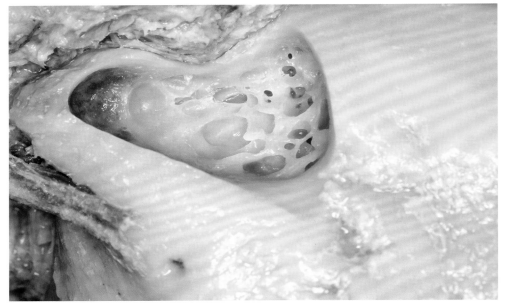

图 3.9.16　行完壁式乳突切除术。行乳突切除术是为了开放面隐窝，因此与标准完壁式术腔相比，人工耳蜗植入的术腔要尽可能小

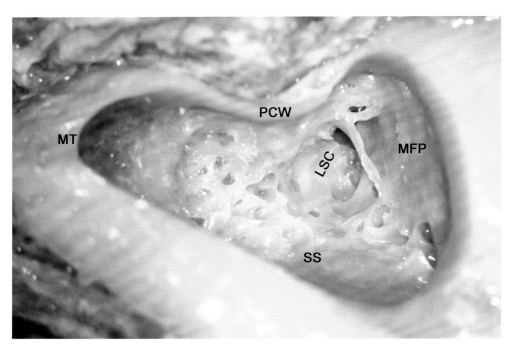

图 3.9.17　为保证乳突切除术和后鼓室开放术的安全性，需要首先辨认重要解剖标志。尽管后上鼓室切开术不是必需的，但是我们需要暴露砧骨短脚和外半规管来确定面神经的走行

MT　　mastoid tip，乳突尖
PCW　posterior canal wall，外耳道后壁
LSC　lateral semicircular canal，外半规管
MFP　middle fossa plate，颅中窝脑板
SS　　sigmoid sinus，乙状窦

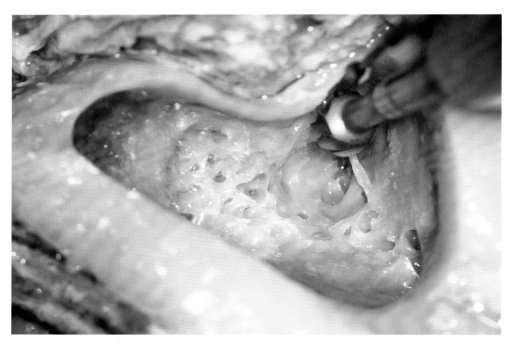

图 3.9.18　进一步开放后上鼓室

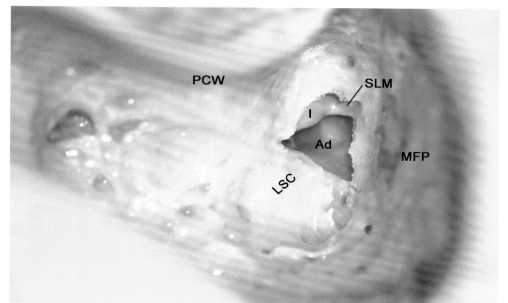

图 3.9.19　已显露砧骨短脚和外半规管

PCW	posterior canal wall，外耳道后壁
I	incus，砧骨
SLM	superior ligament of malleus，锤骨上韧带
Ad	aditus ad antrum，鼓窦入口
LSC	lateral semicircular canal，外半规管
MFP	middle fossa plate，颅中窝脑板

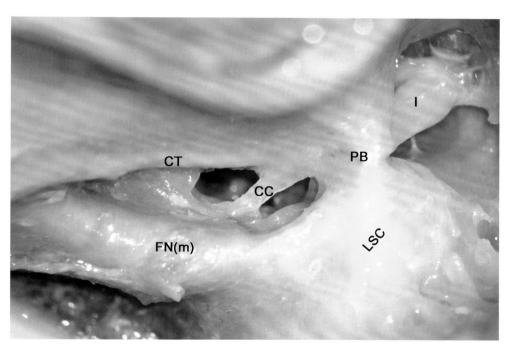

图 3.9.20　行后鼓室开放术，保留后拱柱

I	incus，砧骨
CT	chorda tympani，鼓索
PB	posterior buttress，后拱柱
CC	chordal crest，鼓索嵴
FN(m)	mastoid segment of facial nerve，面神经乳突段
LSC	lateral semicircular canal，外半规管

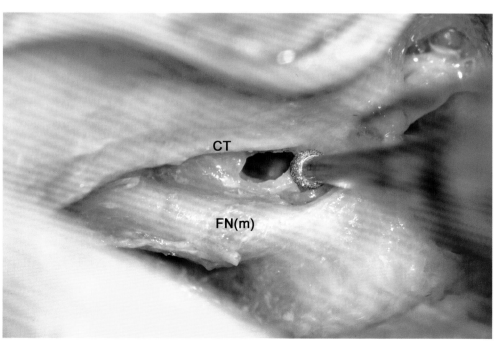

图 3.9.21　用小号金刚砂钻头进一步开放后鼓室

| CT | chorda tympani，鼓索 |
| FN(m) | mastoid segment of facial nerve，面神经乳突段 |

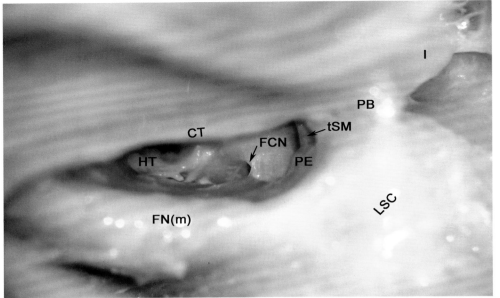

图 3.9.22 已完成后鼓室开放术。可见蜗窗龛和下
鼓室

CT	chorda tympani，鼓索
PB	posterior buttress，后拱柱
I	incus，砧骨
HT	hypotympanum，下鼓室
FCN	fenestra cochleae niche，蜗窗龛
tSM	tendon of stapedius muscle，镫骨肌肌腱
PE	pyramidal eminence，锥隆起
FN(m)	mastoid segment of facial nerve，面神经乳突段
LSC	lateral semicircular canal，外半规管

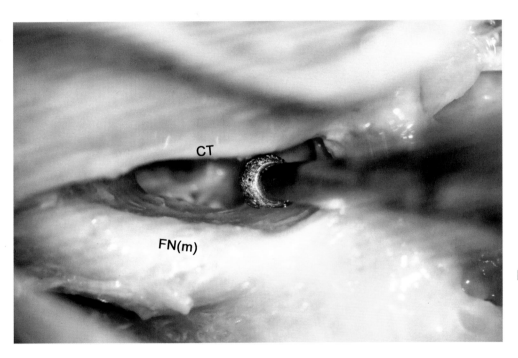

图 3.9.23 继续磨除面神经前内侧的骨质，以便更
好地暴露蜗窗龛区域，利于下一步操作

CT	chorda tympani，鼓索
FN(m)	mastoid segment of facial nerve，面神经乳突段

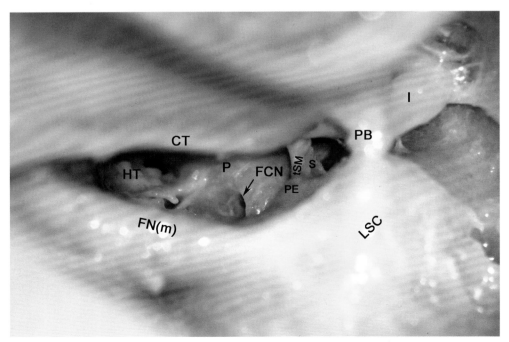

图 3.9.24 充分磨除骨质后，可同时暴露出蜗窗龛
和砧镫关节

CT	chorda tympani，鼓索
PB	posterior buttress，后拱柱
I	incus，砧骨
HT	hypotympanum，下鼓室
P	promontory，鼓岬
FCN	fenestra cochleae niche，蜗窗龛
tSM	tendon of stapedius muscle，镫骨肌肌腱
PE	pyramidal eminence，锥隆起
S	stapes，镫骨
FN(m)	mastoid segment of facial nerve，面神经乳突段
LSC	lateral semicircular canal，外半规管

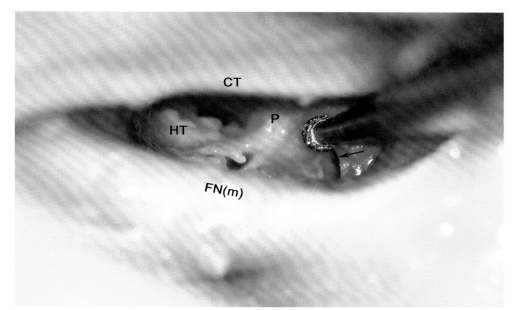

图 3.9.25 用足够长度的小号金刚砂钻头磨除蜗窗膜上方的悬垂骨质

CT chorda tympani，鼓索
HT hypotympanum，下鼓室
P promontory，鼓岬
FN(m) mastoid segment of facial nerve，面神经乳突段
← 蜗窗龛

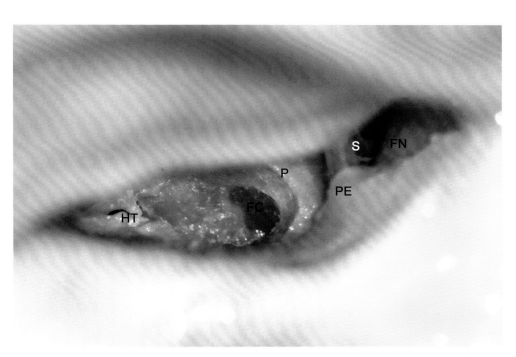

图 3.9.26 磨除悬垂骨质后，充分暴露蜗窗膜

HT hypotympanum，下鼓室
FC fenestra cochleae，蜗窗
P promontory，鼓岬
S stapes，镫骨
PE pyramidal eminence，锥隆起
FN facial nerve，面神经

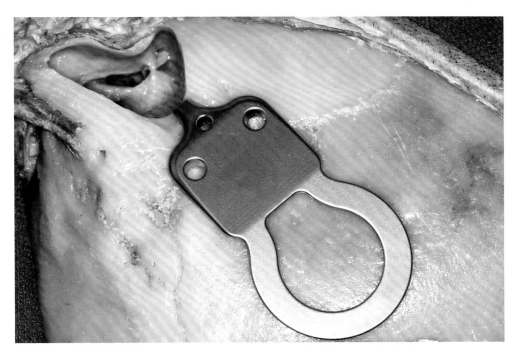

图 3.9.27 开放蜗窗膜之前，首先定位植入体的位置。将植入体模型放置在暴露的颅骨上

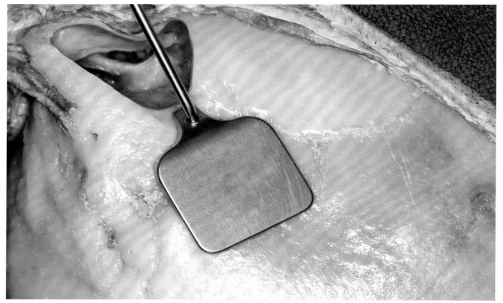

图 3.9.28　由于植入体内侧面有一个凸起，因此需要磨出一个移植床。将模具放置在颅骨上，用防水笔在颅骨上画出形状

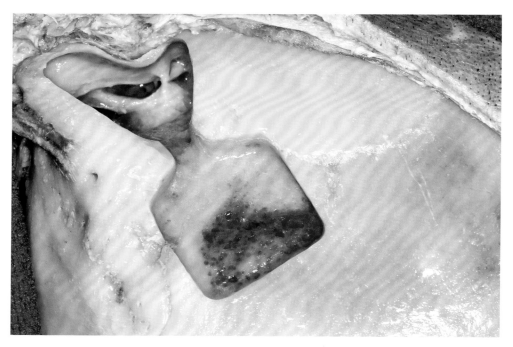

图 3.9.29　已将移植床磨好，应注意避免损伤到硬脑膜，尤其是儿童

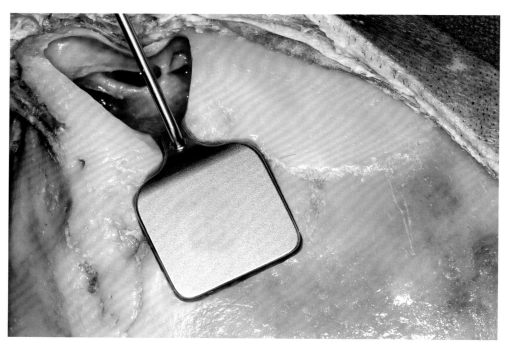

图 3.9.30　再次放入模具，以评估骨床的深度是否合适

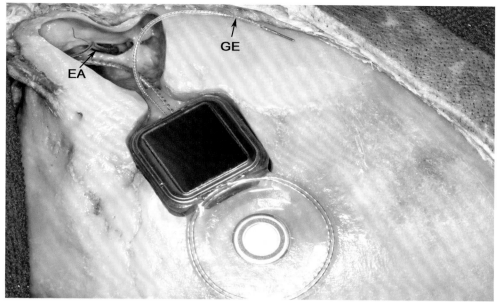

图 3.9.31 放入植入体，将植入体放入移植床内固定，并系紧缝线固定

EA　electrode array，电极
GE　ground electrode，地线

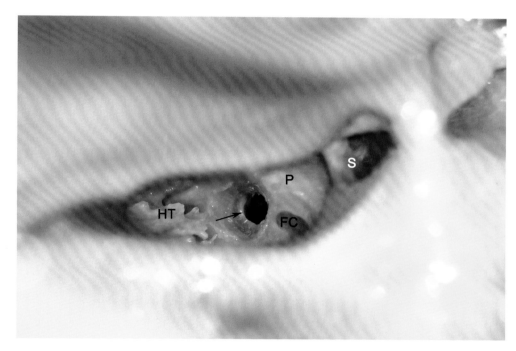

图 3.9.32 部分型号的植入体更适合通过蜗窗前下方的耳蜗鼓阶造孔植入电极，注意在行耳蜗鼓阶开窗时，勿开窗在前庭阶

HT　hypotympanum，下鼓室
FC　fenestra cochleae，蜗窗
P　promontory，鼓岬
S　stapes，镫骨
→　耳蜗鼓阶造孔处

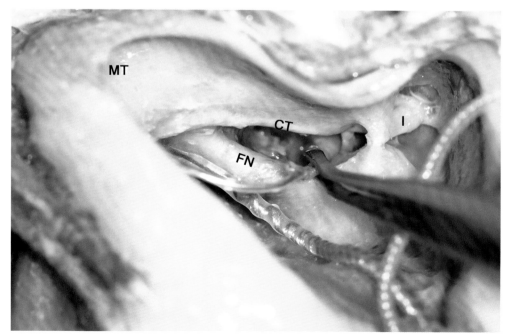

图 3.9.33 用电极镊将电极轻轻插入已开放的蜗窗。为了将电极插入到理想的位置，电极插入的方向始终应该朝向下方

MT　mastoid tip，乳突尖
CT　chorda tympani，鼓索
I　incus，砧骨
FN　facial nerve，面神经

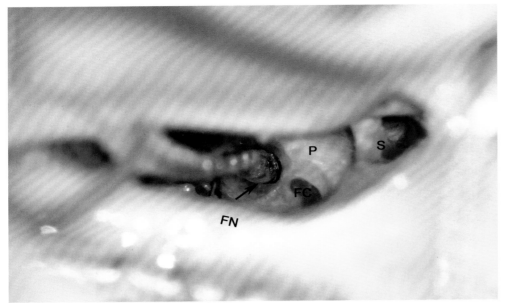

图 3.9.34 已完成电极植入，箭头所指为电极最后
一个刻度的位置

P   promontory，鼓岬
FC   fenestra cochleae，蜗窗
S   stapes，镫骨
FN   facial nerve，面神经

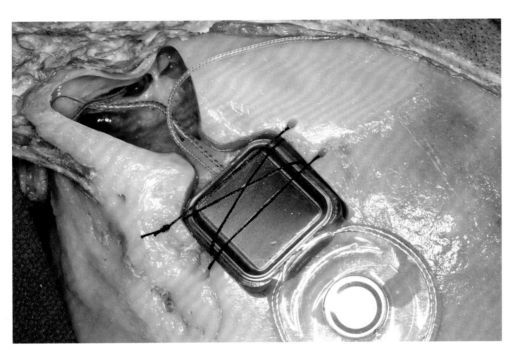

图 3.9.35 显示已植入的电极和固定好的植入体。
将地线置于颞肌下方

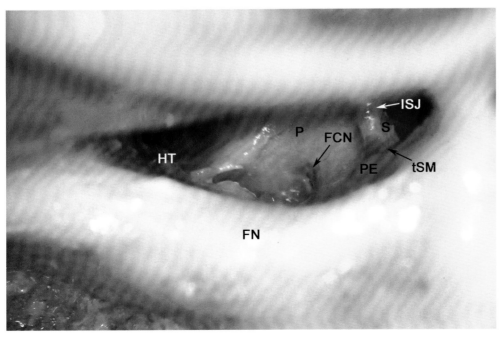

图 3.9.36 另一左侧尸头标本，以展示经蜗窗电极
植入。已完成后鼓室开放，并暴露出蜗
窗龛和砧镫关节

HT   hypotympanum，下鼓室
P   promontory，鼓岬
FCN   fenestra cochleae niche，蜗窗龛
ISJ   incudostapedial joint，砧镫关节
S   stapes，镫骨
tSM   tendon of stapedius muscle，镫骨肌肌腱
PE   pyramidal eminence，锥隆起
FN   facial nerve，面神经

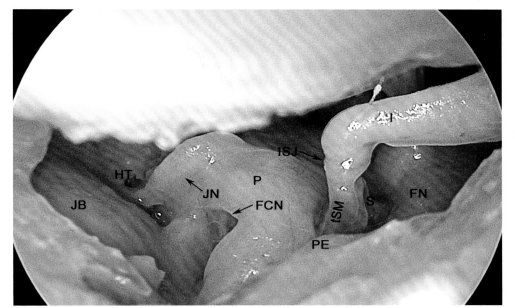

图 3.9.37 内镜下可更加清晰地显示蜗窗区域的解剖结构

JB	jugular bulb，颈静脉球
HT	hypotympanum，下鼓室
JN	Jacobson's nerve，Jacobson 神经（鼓室丛）
P	promontory，鼓岬
FCN	fenestra cochleae niche，蜗窗龛
ISJ	incudostapedial joint，砧镫关节
I	incus，砧骨
S	stapes，镫骨
tSM	tendon of stapedius muscle，镫骨肌肌腱
PE	pyramidal eminence，锥隆起
FN	facial nerve，面神经

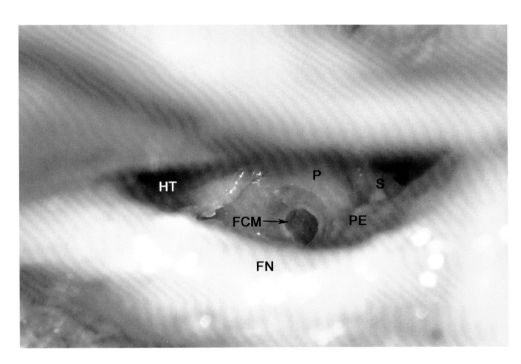

图 3.9.38 用小号金刚砂钻头小心磨除蜗窗周围悬垂骨质，完整地暴露蜗窗膜

HT	hypotympanum，下鼓室
FCM	fenestra cochleae membrane，蜗窗膜
P	promontory，鼓岬
S	stapes，镫骨
PE	pyramidal eminence，锥隆起
FN	facial nerve，面神经

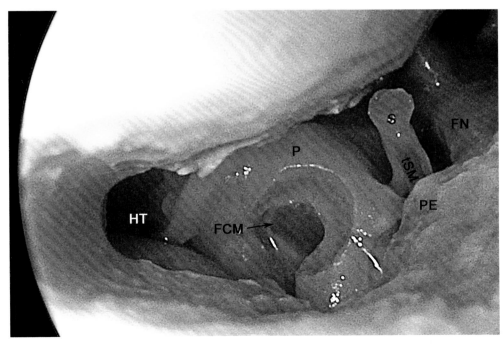

图 3.9.39 内镜下观察蜗窗膜

HT	hypotympanum，下鼓室
FCM	fenestra cochleae membrane，蜗窗膜
P	promontory，鼓岬
S	stapes，镫骨
tSM	tendon of stapedius muscle，镫骨肌肌腱
PE	pyramidal eminence，锥隆起
FN	facial nerve，面神经

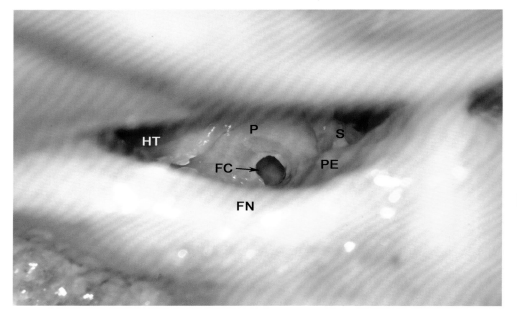

图 3.9.40 用钩针从边缘仔细分离蜗窗膜，开放蜗窗

HT	hypotympanum，	下鼓室
FC	fenestra cochleae，	蜗窗
P	promontory，	鼓岬
S	stapes，	镫骨
PE	pyramidal eminence，	锥隆起
FN	facial nerve，	面神经

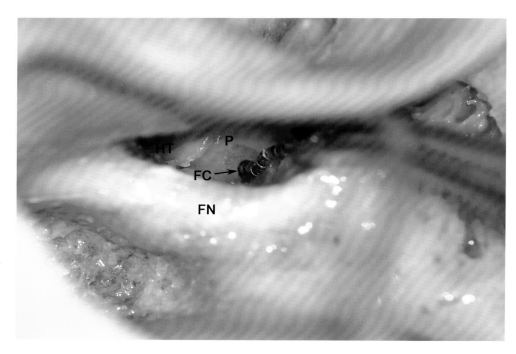

图 3.9.41 用电极镊将电极轻轻插入已开放的蜗窗。为了将电极插入到理想的位置，电极插入的方向始终应该朝向下方

HT	hypotympanum，	下鼓室
FC	fenestra cochleae，	蜗窗
P	promontory，	鼓岬
FN	facial nerve，	面神经

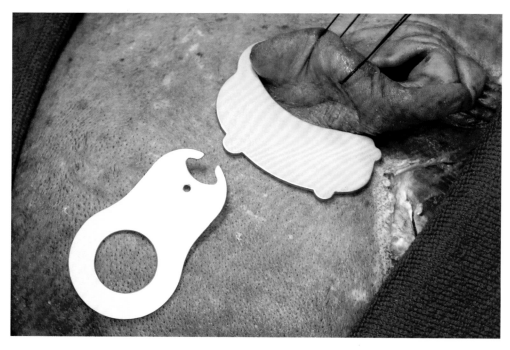

图 3.9.42 右侧尸头标本。做皮肤切口之前，摆放好植入体模型和耳后言语处理器的位置，以确定植入体的放置位置。耳后需为言语处理器留出足够的空间

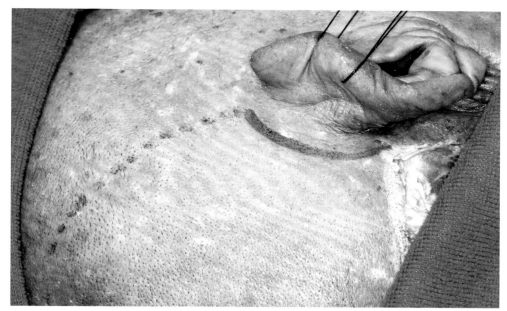

图 3.9.43 耳后切口向上延长，以便暴露足够面积的颅骨来放置植入体

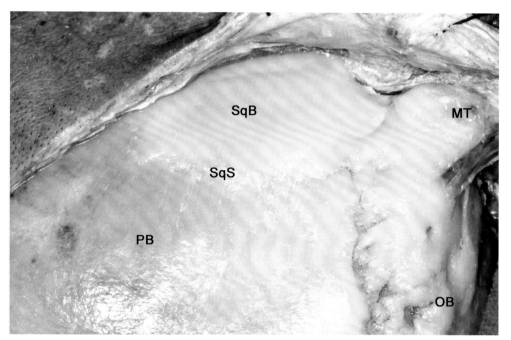

图 3.9.44 分层切开皮肤和皮下组织。用骨膜剥离子分离颅骨骨膜，避免将其撕裂。暴露颞骨鳞部和顶骨后下部

MT	mastoid tip，乳突尖
SqB	squamosal portion of the temporal bone，颞骨鳞部
SqS	squamosal suture，鳞状缝
PB	parietal bone，顶骨
OB	occipital bone，枕骨

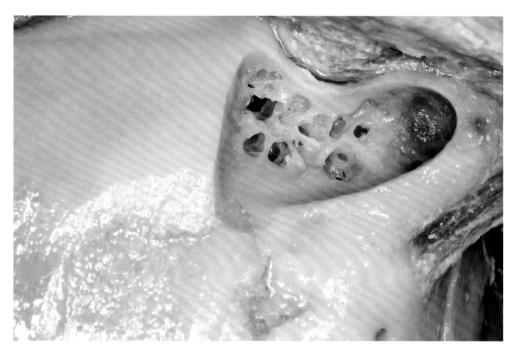

图 3.9.45 行完壁式乳突切除术。行乳突切除术是为了开放面隐窝，因此与标准完壁式术腔相比，人工耳蜗植入的术腔要尽可能小

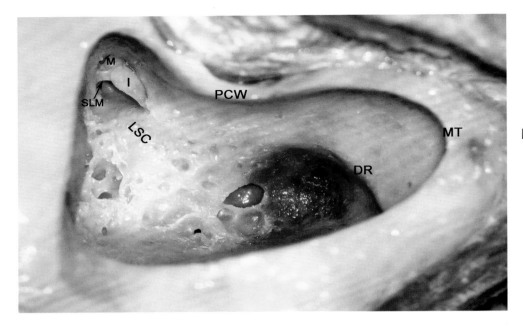

图 3.9.46 为保证乳突切除术和后鼓室开放术的安全性，需要首先辨认重要解剖标志。轮廓化二腹肌嵴。尽管后上鼓室切开术不是必需的，但是我们需要暴露砧骨短脚和外半规管来确定面神经的走行

M	malleus，锤骨
I	incus，砧骨
SLM	superior ligament of malleus，锤骨上韧带
LSC	lateral semicircular canal，外半规管
PCW	posterior canal wall，外耳道后壁
DR	digastric ridge，二腹肌嵴
MT	mastoid tip，乳突尖

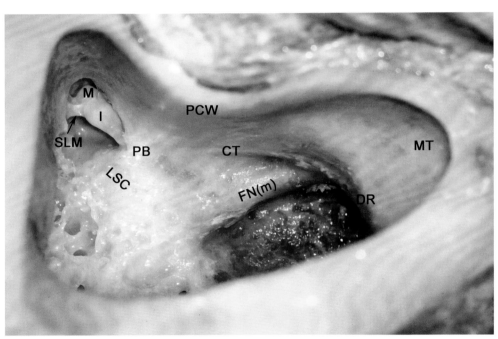

图 3.9.47 确认鼓索和面神经乳突段

M	malleus，锤骨
I	incus，砧骨
SLM	superior ligament of malleus，锤骨上韧带
LSC	lateral semicircular canal，外半规管
PB	posterior buttress，后拱柱
PCW	posterior canal wall，外耳道后壁
CT	chorda tympani，鼓索
FN(m)	mastoid segment of facial nerve，面神经乳突段
DR	digastric ridge，二腹肌嵴
MT	mastoid tip，乳突尖

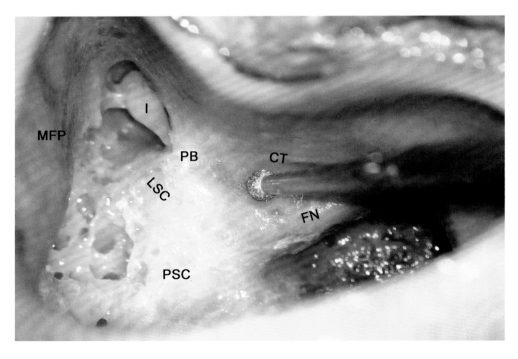

图 3.9.48 用合适大小的钻头在外半规管和二腹肌嵴之间磨除骨质。为了避免损伤面神经，钻头移动的方向应该平行于面神经走行的方向

I	incus，砧骨
MFP	middle fossa plate，颅中窝脑板
LSC	lateral semicircular canal，外半规管
PB	posterior buttress，后拱柱
CT	chorda tympani，鼓索
FN	facial nerve，面神经
PSC	posterior semicircular canal，后半规管

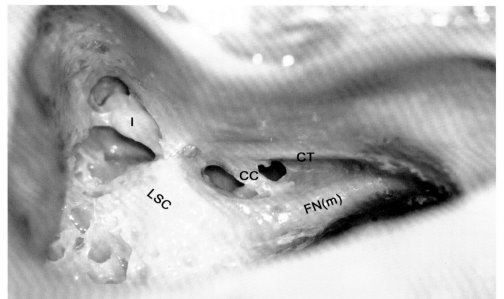

图 3.9.49 开放后鼓室，可见鼓索嵴为一横跨鼓室后壁的骨嵴。在砧骨窝处保留后拱柱以保护砧骨

I incus，砧骨
LSC lateral semicircular canal，外半规管
CC chordal crest，鼓索嵴
CT chorda tympani，鼓索
FN(m) mastoid segment of facial nerve，面神经乳突段

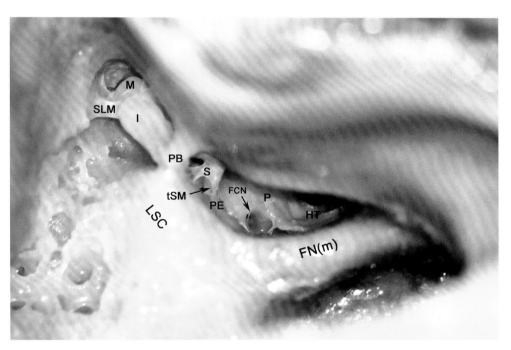

图 3.9.50 充分开放后鼓室，可经面隐窝同时显露蜗窗龛和砧镫关节

M malleus，锤骨
I incus，砧骨
SLM superior ligament of malleus，锤骨上韧带
LSC lateral semicircular canal，外半规管
PB posterior buttress，后拱柱
S stapes，镫骨
tSM tendon of stapedius muscle，镫骨肌肌腱
PE pyramidal eminence，锥隆起
FCN fenestra cochleae niche，蜗窗龛
P promontory，鼓岬
HT hypotympanum，下鼓室
FN(m) mastoid segment of facial nerve，面神经乳突段

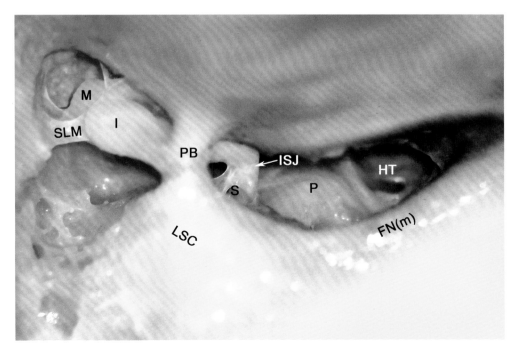

图 3.9.51 变换显微镜角度，可更好地观察砧镫关节

M malleus，锤骨
I incus，砧骨
SLM superior ligament of malleus，锤骨上韧带
PB posterior buttress，后拱柱
LSC lateral semicircular canal，外半规管
S stapes，镫骨
ISJ incudostapedial joint，砧镫关节
P promontory，鼓岬
HT hypotympanum，下鼓室
FN(m) mastoid segment of facial nerve，面神经乳突段

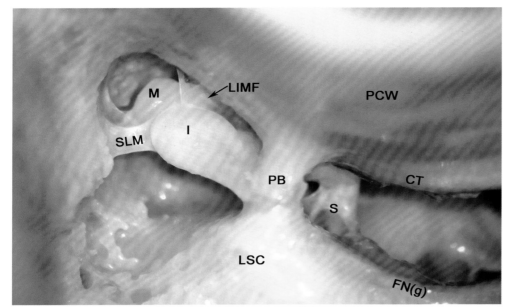

图 3.9.52 上鼓室放大观。可见锤砧关节以及锤骨上韧带和砧锤外侧皱襞

M	malleus，锤骨
I	incus，砧骨
SLM	superior ligament of malleus，锤骨上韧带
LIMF	lateral incudomalleal fold，砧锤外侧皱襞
PB	posterior buttress，后拱柱
PCW	posterior canal wall，外耳道后壁
LSC	lateral semicircular canal，外半规管
S	stapes，镫骨
CT	chorda tympani，鼓索
FN(g)	second genu of facial nerve，面神经第二膝

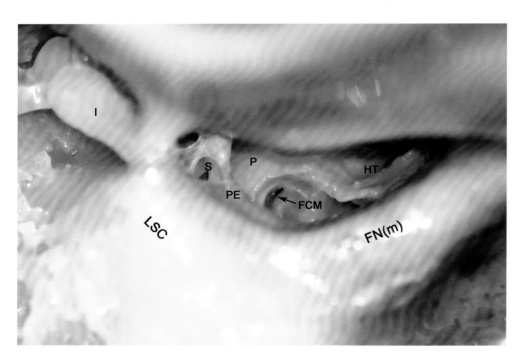

图 3.9.53 用小号金刚砂钻小心磨除蜗窗周围悬垂骨质，完整地暴露蜗窗膜

I	incus，砧骨
LSC	lateral semicircular canal，外半规管
S	stapes，镫骨
PE	pyramidal eminence，锥隆起
P	promontory，鼓岬
FCM	fenestra cochleae membrane，蜗窗膜
HT	hypotympanum，下鼓室
FN(m)	mastoid segment of facial nerve，面神经乳突段

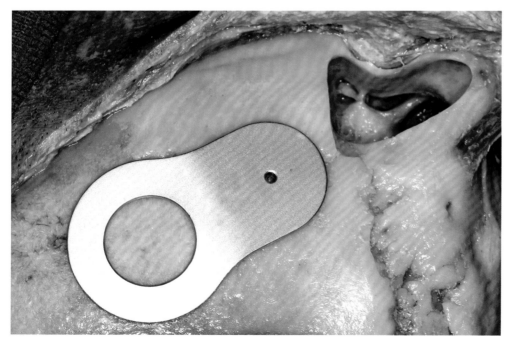

图 3.9.54 开放蜗窗膜之前，首先定位植入体的位置。将植入体模型放置在暴露的颅骨上

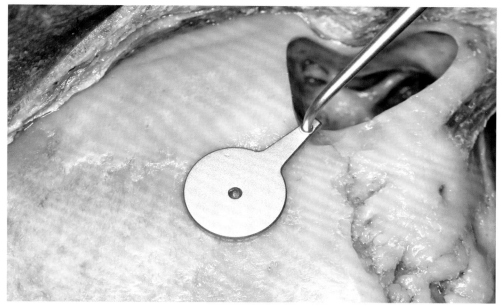

图 3.9.55　由于植入体内侧面有一个凸起，因此需要磨出一个移植床。将模具放置在颅骨上，用记号笔在颅骨上画出形状

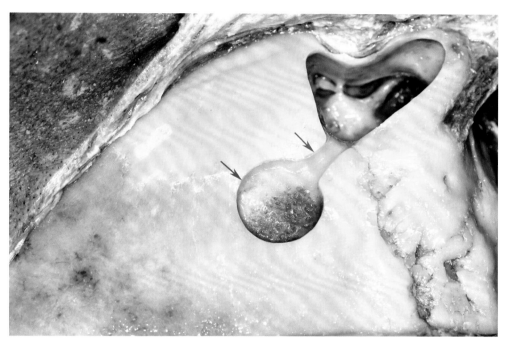

图 3.9.56　已将移植床磨好，应注意避免损伤到硬脑膜，尤其是儿童。蓝色箭头所示为磨好的移植床，红色箭头为电极槽

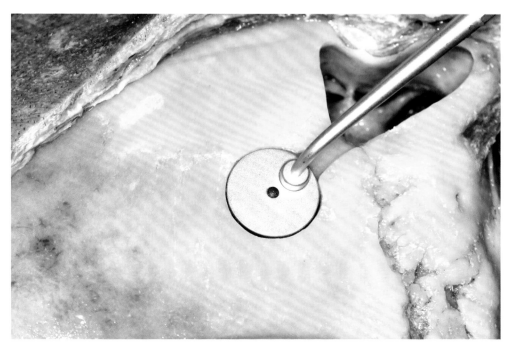

图 3.9.57　再次放入模具，以评估移植床的深度是否合适

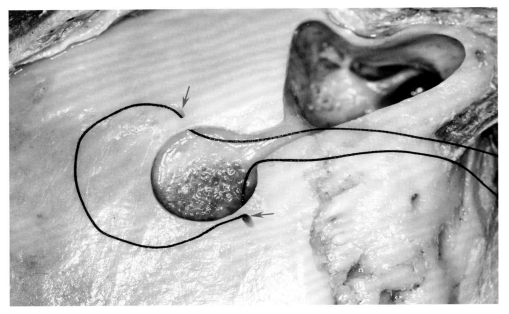

图 3.9.58 在移植床两侧的边缘钻出两个孔道，穿入粗丝线，在移植床上形成交叉

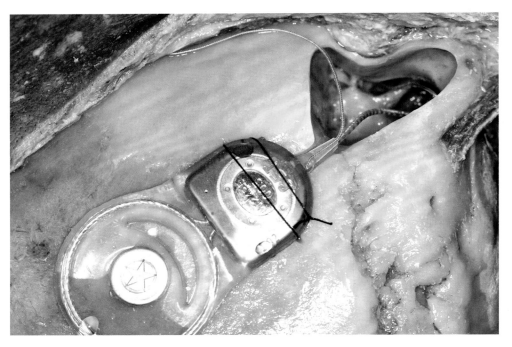

图 3.9.59 将植入体放入移植床内固定，并系紧缝线固定

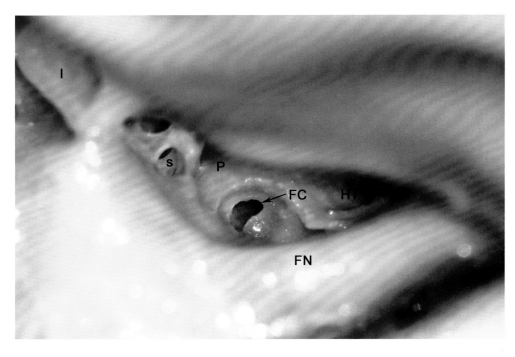

图 3.9.60 用钩针从边缘仔细分离蜗窗膜，开放蜗窗

I	incus，砧骨
S	stapes，镫骨
P	promontory，鼓岬
FC	fenestra cochleae，蜗窗
HT	hypotympanum，下鼓室
FN	facial nerve，面神经

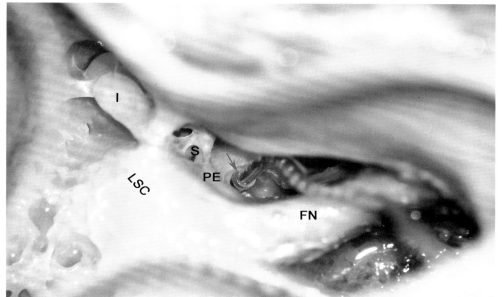

图 3.9.61 已完成电极植入，红色箭头所指为电极
　　　　　最后一个刻度的位置

I	incus，砧骨
S	stapes，镫骨
LSC	lateral semicircular canal，外半规管
PE	pyramidal eminence，锥隆起
FN	facial nerve，面神经

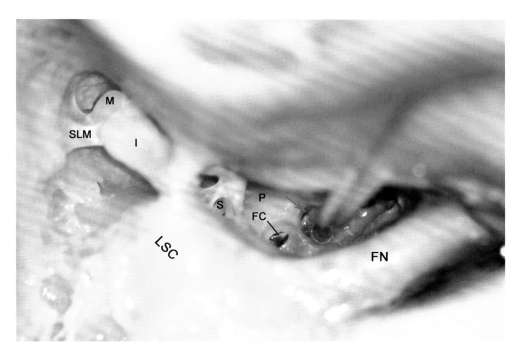

图 3.9.62 部分型号的植入体电极更适合通过蜗窗
　　　　　前下方的耳蜗鼓阶造孔植入电极，注意
　　　　　在行耳蜗鼓阶开窗时，勿开窗在前庭阶。
　　　　　红色箭头所示为耳蜗鼓阶造孔处

SLM	superior ligament of malleus，锤骨上韧带
M	malleus，锤骨
I	incus，砧骨
S	stapes，镫骨
P	promontory，鼓岬
FC	fenestra cochleae，蜗窗
LSC	lateral semicircular canal，外半规管
FN	facial nerve，面神经

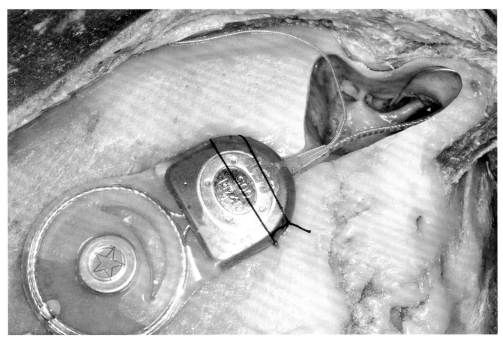

图 3.9.63 显示已植入的电极和固定好的植入体。
　　　　　将地线埋于颞肌下方

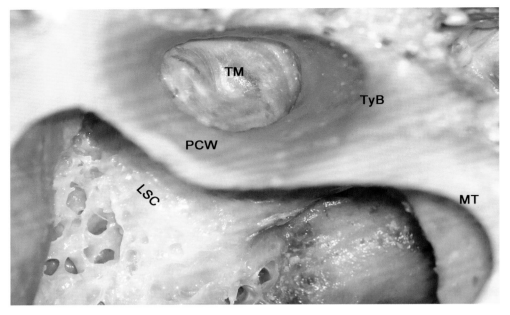

图 3.9.64　假如耳蜗骨化，可采用经外耳道和经乳
　　　　　突联合径路以判断耳蜗各转

TM	tympanic membrane，鼓膜
PCW	posterior canal wall，外耳道后壁
TyB	tympanic portion of the temporal bone，颞骨鼓部
LSC	lateral semicircular canal，外半规管
MT	mastoid tip，乳突尖

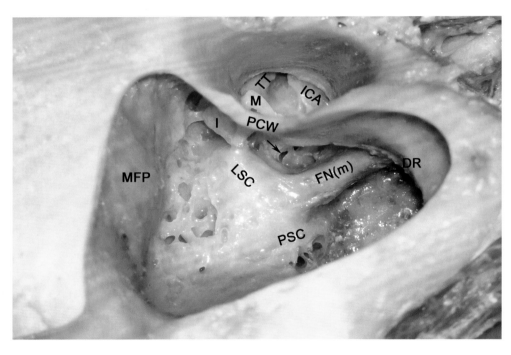

图 3.9.65　已分离鼓膜，暴露锤骨柄和鼓室腔

TT	tensor tympani muscle，鼓膜张肌
M	malleus，锤骨
ICA	internal carotid artery，颈内动脉
I	incus，砧骨
PCW	posterior canal wall，外耳道后壁
MFP	middle fossa plate，颅中窝脑板
LSC	lateral semicircular canal，外半规管
FN(m)	mastoid segment of facial nerve，面神经乳突段
DR	digastric ridge，二腹肌嵴
PSC	posterior semicircular canal，后半规管
→	蜗窗

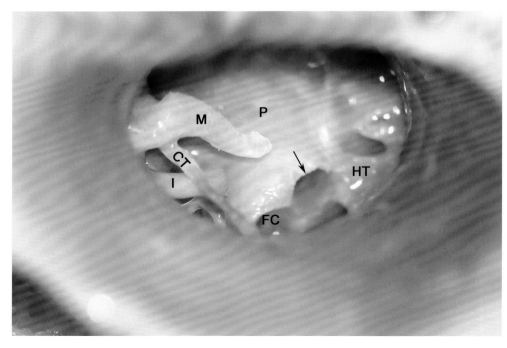

图 3.9.66　放大观，经外耳道进行观察

M	malleus，锤骨
I	incus，砧骨
CT	chorda tympani，鼓索
P	promontory，鼓岬
FC	fenestra cochleae，蜗窗
HT	hypotympanum，下鼓室
→	耳蜗鼓阶造孔处

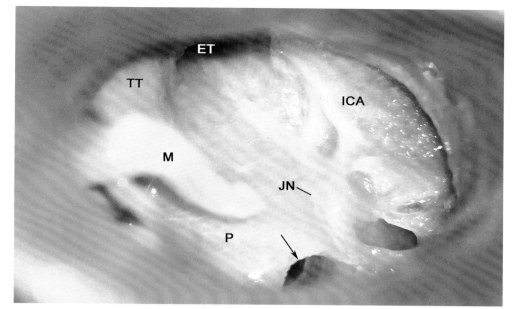

图 3.9.67 观察鼓室内侧壁。鼓岬相当于耳蜗底转，注意其表面走行的 Jacobson 神经和位于鼓岬前下方的颈内动脉隆起。耳蜗鼓阶造孔处位于鼓岬的下部

ET	eustachian tube，咽鼓管
TT	tensor tympani muscle，鼓膜张肌
ICA	internal carotid artery，颈内动脉
M	malleus，锤骨
P	promontory，鼓岬
JN	Jackobson's nerve，Jackobson 神经（鼓室丛）
→	耳蜗鼓阶造孔处

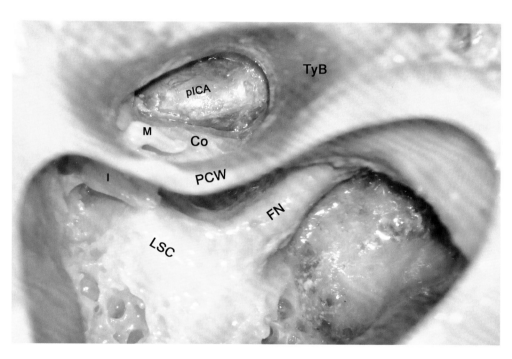

图 3.9.68 经外耳道首先轮廓化岩段颈内动脉，从而可确定耳蜗所处的位置

M	malleus，锤骨
pICA	petrous segment of internal carotid artery，岩段颈内动脉
Co	cochlea，耳蜗
TyB	tympanic portion of the temporal bone，颞骨鼓部
I	incus，砧骨
PCW	posterior canal wall，外耳道后壁
LSC	lateral semicircular canal，外半规管
FN	facial nerve，面神经

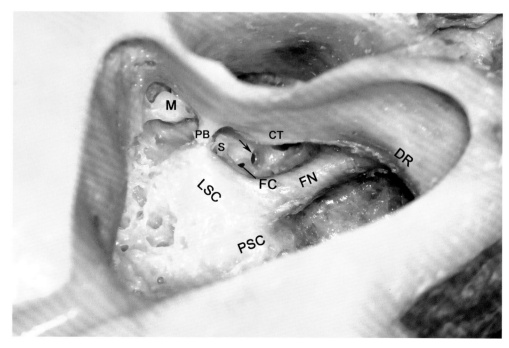

图 3.9.69 分离砧镫关节，去除砧骨

M	malleus，锤骨
PB	posterior buttress，后拱柱
S	stapes，镫骨
FC	fenestra cochleae，蜗窗
LSC	lateral semicircular canal，外半规管
CT	chorda tympani，鼓索
FN	facial nerve，面神经
PSC	posterior semicircular canal，后半规管
DR	digastric ridge，二腹肌嵴
→	耳蜗鼓阶造孔处

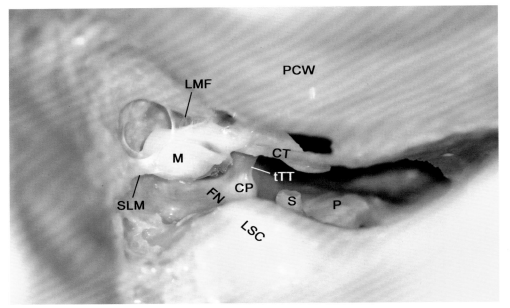

图 3.9.70 去除后拱柱，可清晰暴露锤骨、鼓膜张肌肌腱和匙突等结构

PCW posterior canal wall，外耳道后壁
SLM superior ligament of malleus，锤骨上韧带
LMF lateral malleal fold，锤骨外侧皱襞
M malleus，锤骨
CT chorda tympani，鼓索
S stapes，镫骨
P promontory，鼓岬
tTT tendon of tensor tympani muscle，鼓膜张肌肌腱
CP cochleariform process，匙突
FN facial nerve，面神经
LSC lateral semicircular canal，外半规管

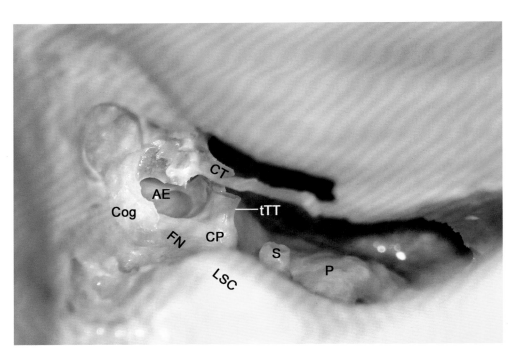

图 3.9.71 剪断鼓膜张肌肌腱，去除锤骨。去除锤骨后可暴露位于齿突前方的上鼓室前间隙

CT chorda tympani，鼓索
AE anterior epitympanic compartment，上鼓室前间隙
Cog 齿突
CP cochleariform process，匙突
S stapes，镫骨
P promontory，鼓岬
tTT tendon of tensor tympani muscle，鼓膜张肌肌腱
FN facial nerve，面神经
LSC lateral semicircular canal，外半规管

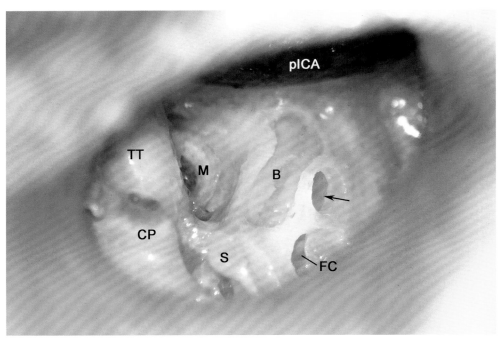

图 3.9.72 将显微镜移回经外耳道术野。磨除耳蜗表面的最外层骨质，可见耳蜗底转、中转。耳蜗顶转被鼓膜张肌所遮盖

pICA petrous segment of internal carotid artery，岩段颈内动脉
TT tensor tympani muscle，鼓膜张肌
CP cochleariform process，匙突
M middle turn of cochlea，耳蜗中转
B basal turn of cochlea，耳蜗底转
S stapes，镫骨
FC fenestra cochleae，蜗窗
← 耳蜗鼓阶造孔处

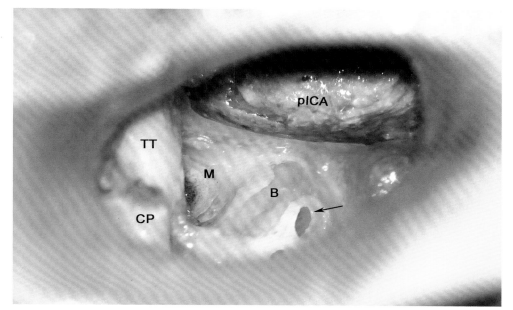

图 3.9.73　将手术床转向术者对侧，以便经外耳道更好地观察岩段颈内动脉。注意观察耳蜗底转与前方岩段颈内动脉之间的关系

pICA	petrous segment of internal carotid artery，岩段颈内动脉
TT	tensor tympani muscle，鼓膜张肌
CP	cochleariform process，匙突
M	middle turn of cochlea，耳蜗中转
B	basal turn of cochlea，耳蜗底转
←	耳蜗鼓阶造孔处

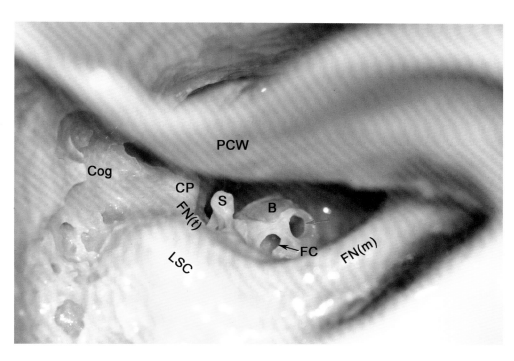

图 3.9.74　继续将手术床向术者对侧旋转，经面隐窝观察已被轮廓化的耳蜗底转

PCW	posterior canal wall，外耳道后壁
Cog	齿突
CP	cochleariform process，匙突
FN(t)	tympanic segment of facial nerve，面神经鼓室段
FN(m)	mastoid segment of facial nerve，面神经乳突段
LSC	lateral semicircular canal，外半规管
S	stapes，镫骨
B	basal turn of cochlea，耳蜗底转
FC	fenestra cochleae，蜗窗
←	耳蜗鼓阶造孔处

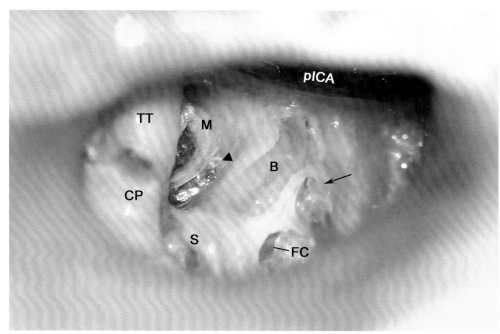

图 3.9.75　插入电极，可见电极的走行呈逆时针螺旋状环绕蜗轴向上到达中转水平

pICA	petrous segment of internal carotid artery，岩段颈内动脉
TT	tensor tympani muscle，鼓膜张肌
CP	cochleariform process，匙突
S	stapes，镫骨
M	middle turn of cochlea，耳蜗中转
B	basal turn of cochlea，耳蜗底转
FC	fenestra cochleae，蜗窗
▲	电极尖端
←	耳蜗鼓阶造孔处

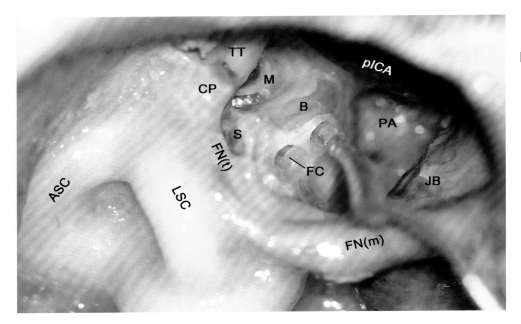

图 3.9.76 处理骨化耳蜗人工耳蜗植入的另一个选择是通过岩骨次全切除术以确认耳蜗各转的位置

pICA	petrous segment of internal carotid artery，岩段颈内动脉
TT	tensor tympani muscle，鼓膜张肌
CP	cochleariform process，匙突
FN(t)	tympanic segment of facial nerve，面神经鼓室段
FN(m)	mastoid segment of facial nerve，面神经乳突段
ASC	anterior semicircular canal，前半规管
LSC	lateral semicircular canal，外半规管
S	stapes，镫骨
M	middle turn of cochlea，耳蜗中转
B	basal turn of cochlea，耳蜗底转
PA	petrous apex，岩尖
JB	jugular bulb，颈静脉球
FC	fenestra cochleae，蜗窗

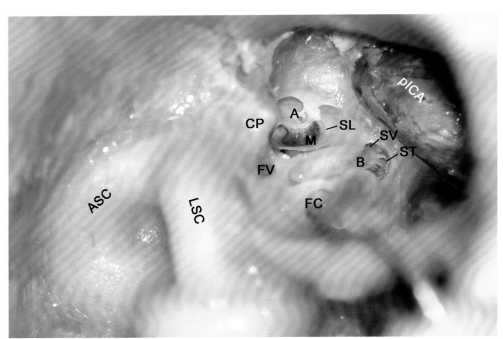

图 3.9.77 去除鼓膜张肌可暴露耳蜗顶转

pICA	petrous segment of internal carotid artery，岩段颈内动脉
CP	cochleariform process，匙突
ASC	anterior semicircular canal，前半规管
LSC	lateral semicircular canal，外半规管
A	apical turn of cochlea，耳蜗顶转
M	middle turn of cochlea，耳蜗中转
B	basal turn of cochlea，耳蜗底转
SV	scala vestibuli，前庭阶
ST	scala tympani，鼓阶
SL	spiral lamina，螺旋板
FV	fenestra vestibuli，前庭窗
FC	fenestra cochleae，蜗窗

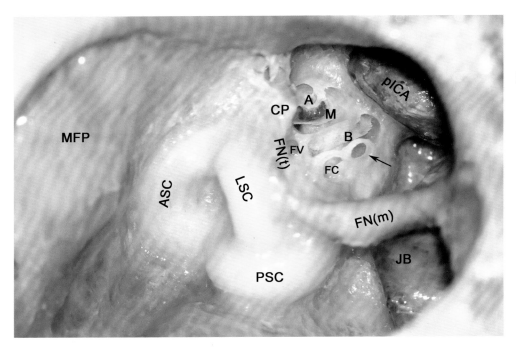

图 3.9.78 注意耳蜗底转在距离蜗窗不远处，在颈内动脉附近开始向上旋转

MFP	middle fossa plate，颅中窝脑板
pICA	petrous segment of internal carotid artery，岩段颈内动脉
CP	cochleariform process，匙突
ASC	anterior semicircular canal，前半规管
LSC	lateral semicircular canal，外半规管
PSC	posterior semicircular canal，后半规管
A	apical turn of cochlea，耳蜗顶转
M	middle turn of cochlea，耳蜗中转
B	basal turn of cochlea，耳蜗底转
FV	fenestra vestibuli，前庭窗
FC	fenestra cochleae，蜗窗
FN(t)	tympanic segment of facial nerve，面神经鼓室段
FN(m)	mastoid segment of facial nerve，面神经乳突段
JB	jugular bulb，颈静脉球
←	耳蜗鼓阶造孔处

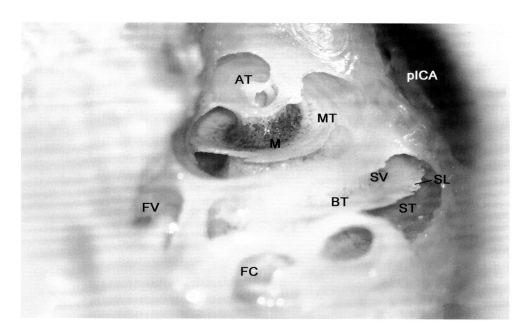

图 3.9.79 放大观，观察耳蜗各转

pICA	petrous segment of internal carotid artery，岩段颈内动脉
AT	apical turn of cochlea，耳蜗顶转
MT	middle turn of cochlea，耳蜗中转
BT	basal turn of cochlea，耳蜗基底转
M	modiolus，蜗轴
SV	scala vestibuli，前庭阶
ST	scala tympani，鼓阶
SL	spiral lamina，螺旋板
FV	fenestra vestibuli，前庭窗
FC	fenestra cochleae，蜗窗

内镜下经耳道径路

Endoscopic Transcanal Approach

4

4.1 耳内镜下中耳解剖

Endoscopic Middle Ear Dissection

中耳的空间非常狭小，尽管手术显微镜能提供术中照明和放大解剖结构，但也有明显的限制，医师只能直视前方而不能看到周围的结构，显微镜的直线视野导致中耳手术中出现盲区。这些限制可借助内镜的辅助所克服，通过不同角度的内镜以及内镜灵活而广角的视野，使得术者可以清晰观察到周围角落中的结构，提供了一个与显微镜下完全不同的观察角度。内镜下一些隐藏的结构易被探查，如鼓室窦、上鼓室前间隙和管上隐窝等，这些结构在传统显微镜入路中很难暴露。

根据与中鼓室的关系，我们可以把中耳分成几个解剖亚区：中鼓室是使用耳内镜或显微镜经外耳道可直接观察到的部分，其后方为后鼓室，上方为上鼓室，前方为前鼓室，下方为下鼓室。

手术解剖

1. 后鼓室　后鼓室结构复杂，由岬下脚分为上后鼓室和下后鼓室。上后鼓室又可分为四个腔隙：其中两个间隙位于面神经乳突段及锥隆起的前内侧，两个位于其后外侧。锥隆起是后鼓室的支点，从锥隆起伸出两个骨性结构：鼓索嵴横行向外达鼓索隆起，分隔上方的面隐窝和下方的外侧鼓室窦；岬小桥横向内达鼓岬，分隔上方的后鼓室窦和下方的鼓室窦。

鼓室窦位于锥隆起、镫骨肌和面神经的内侧，后半规管和前庭的外侧。上界为岬小桥，下界为自茎突隆起伸向蜗窗龛后缘的骨嵴，即岬下脚。耳内镜从对侧以45°角进入外耳道，即可观察到鼓室窦和岬小桥的内侧。

岬小桥是连接锥隆起和鼓岬的骨嵴，分隔鼓室窦与上方的后鼓室窦。岬小桥有三种类型：经典型，此型岬小桥完整，分隔鼓室窦与后鼓室窦；不完全型，此型鼓室窦与后鼓室窦汇合融为一体；交通型，此型岬小桥像一座骨桥，桥下鼓室窦与后鼓室窦相交通。

岬下脚是蜗窗龛后唇伸至茎突隆起的骨嵴，分隔鼓室窦与下后鼓室窦。岬下脚存在时分隔鼓室窦与下后鼓室窦，岬下脚不存在时鼓室窦与下后鼓室窦融合。桥状岬下脚少见，当其存在时鼓室窦与下后鼓室窦桥下相交通。

锥下间隙为后鼓室气化扩展进入锥隆起下方的隐窝。该间隙的外界为锥隆起的内侧面，内侧界为鼓室内侧壁，下方为岬小桥，后上界为面神经骨管。它可能直接与鼓室窦或后鼓室窦相通，这取决于岬小桥的位置和形态。锥下间隙越深手术残留胆脂瘤的风险越大。因此，

对此解剖间隙的充分认识有助于减少术中胆脂瘤残留的风险。

下后鼓室由下鼓室窦组成，位于上方的岬下脚和下方的岬末脚之间。下鼓室窦在后上的岬下脚和前下的岬末脚之间形成边界清楚的间隙，其后外界为茎突隆起，后内界为听囊，向前内开放于蜗窗龛。自蜗窗龛向茎突隆起方向发出一光滑的骨柱，即龛下柱。岬末脚为一个连接耳蜗底转（鼓岬）与鼓室颈静脉壁的骨嵴，与蜗窗龛前柱连接。茎突隆起从颈静脉壁与乳突壁之间交界处发出，根据茎突隆起和颈静脉球的发育程度，二者与鼓室窦和蜗窗龛的形态关系密切。

2. 上鼓室　上鼓室是中鼓室上方颞骨气化的部分。通过齿突，可将上鼓室分为两个分界清楚的间隙：较大的后间隙和较小的前间隙。砧骨体、砧骨短脚及锤骨头占据了上鼓室后间隙的大部。

上鼓室后间隙容纳锤砧关节。外侧上鼓室后部较狭窄，被锤砧外侧皱襞进一步分为上下两个部分：外侧上鼓室上部和外侧上鼓室下部。外侧上鼓室下部的上界为锤砧外侧皱襞，位于内侧的砧骨体和短脚与外侧的盾板内侧面之间。外侧上鼓室下部位置较低，与鼓室隔相连，并与下方的中鼓室相通。中鼓室为外侧上鼓室下部提供通气。外侧上鼓室上部的下界为锤砧外侧皱襞。内侧上鼓室上部及内侧上鼓室合称为上鼓室上部。外侧上鼓室上部通过下方的鼓峡与中鼓室相通，向后连接鼓窦入口，它的上界是鼓室盖，下界为面神经鼓室段，外侧界为上鼓室外侧骨壁。整个上鼓室上部通过鼓峡通气。

上鼓室前间隙常被胆脂瘤累及，术中容易残留。上鼓室前间隙上方为鼓室盖，外侧为颞骨鼓部，内侧为分隔膝状窝的骨板，膝神经节位于此窝中。鼓膜张肌皱襞将其与下方的管上隐窝相分隔。

鼓膜张肌皱襞解剖变异很大，大多数标本中鼓膜张肌皱襞从鼓膜张肌半管向外延伸至前鼓室外侧面，向后附着于匙突和鼓膜张肌肌腱，向前延伸至颧弓根骨质，成为上鼓室底。由于鼓膜张肌皱襞的角度不同，其下方的管上隐窝可大可小。鼓膜张肌皱襞的外侧部与鼓索最前部关系密切，此处鼓索平行于鼓膜张肌向前进入岩鼓裂。鼓索皱襞向外嵌入锤骨前韧带皱襞。鼓膜张肌皱襞阻止了上鼓室前间隙与管上隐窝的交通，管上隐窝属于前鼓室，上方为上鼓室前间隙。鼓膜张肌皱襞完整时，上鼓室前间隙唯一的通气路径是经鼓峡。有25%的病例中鼓膜张肌皱襞不完整使来自咽鼓管额外的通气路径直达上鼓室。

齿突是前后上鼓室的分界，为源自鼓室盖的骨性分隔，垂直指向匙突，位于锤骨头前方。齿突有不同的形态，与周围结构（膝神经节、鼓膜张肌皱襞和管上隐窝）关系也不同，齿突可以是倾斜走行，前上附着于鼓室盖最前部，向后下指向匙突。有些病例中齿突完整，鼓膜张肌皱襞呈垂直位附着于齿突，这时的齿突是上鼓室前间隙和管上隐窝的分界。还有些病例中齿突完整，而鼓膜张肌皱襞水平走向附着于鼓膜张肌半管，于是齿突与鼓膜张肌皱襞没有直接关系，而是将上鼓室前间隙与上鼓室后间隙分隔开。还有患者齿突不完整或退化，紧邻上鼓室前间隙的鼓室盖。

3. **前鼓室** 前鼓室是在中鼓室前方、上鼓室前间隙下方和下鼓室前上方的中耳气化部分。匙突和鼓膜张肌皱襞及鼓膜张肌半管为前鼓室的上界，后界通常认为是鼓岬。前鼓室在中耳手术中不如其他间隙重要，因为中耳慢性疾病很少累及此间隙，然而，有些重要结构位于其中。前鼓室分为两个部分：上方的管上隐窝和下方的咽鼓管口。

管上隐窝是一个大小不等的独立区域，与鼓膜张肌皱襞的走向有关。鼓膜张肌皱襞越是垂直，管上隐窝越大。若鼓膜张肌皱襞呈水平位附着于鼓膜张肌半管，则不存在管上隐窝。

咽鼓管鼓室部起于前鼓室，通常直径11~12mm。有不同形状，如长方形、三角形和不规则形。咽鼓管开口的内侧和上方有颈内动脉走行。表面骨质可较厚也可气化成气房。这种变异很重要，因为在某些病例中隆起的岩段颈内动脉可能是裸露的。45°镜下可见咽鼓管口，发育良好时可直接观察到咽鼓管峡部。

4. **下鼓室** 下鼓室是鼓室腔位于颞骨鼓部与岩部连接处鼓膜以下的部分。通常形状为不规则珊瑚状，自后方的岬末脚朝向前方的咽鼓管口走行。下鼓室的底连接下鼓室的内外壁并分隔鼓室腔与颈静脉球。由于底壁骨性隐窝的出现，下鼓室下壁的深度变异较大。高位颈静脉球不同程度地突入鼓室腔，抬高鼓室腔底壁以至于下鼓室腔明显变小或消失。大部分下鼓室前壁是由其入咽鼓管口的岩部骨质形成。气房开向下鼓室，常可扩展至通向颞骨岩部的管下气房系统。部分病例前壁由位于咽鼓管鼓室口水平的岩段颈内动脉骨管构成。

5. **上鼓室隔** 上鼓室隔由三个锤骨韧带皱襞（前、外、后），砧骨后韧带皱襞和两个单纯皱襞（鼓膜张肌皱襞和锤砧外侧皱襞）以及锤骨和砧骨一起组成。由于上鼓室隔的存在，所以咽鼓管的通气到达中下鼓室后，只能通过鼓峡到达上鼓室。

中鼓室直接确保了外侧上鼓室下部的通气。靠近颅侧是外侧上鼓室上部，其下界为锤砧外侧皱襞。这一解剖区域连同内侧上鼓室合称上鼓室上部。上鼓室上部与中鼓室经其下方的鼓峡相通，向后与鼓窦入口相通。

上鼓室下部是以 Prussak 间隙为代表的较小腔隙。Prussak 间隙位于鼓膜松弛部和锤骨颈之间，外界为鼓膜松弛部，内界为锤骨颈，上界为锤骨外侧皱襞，下界为锤骨短突。解剖和生理上都与上鼓室上部被锤骨外侧韧带皱襞的拱顶相隔。上鼓室下部经中鼓室后部通气。所以上鼓室两个部分各有其独立的通气道。

鼓膜张肌皱襞在上鼓室隔中有着重要地位，其阻隔了属于前鼓室的管上隐窝和上方的前上鼓室之间的通气。鼓膜张肌皱襞完整时前上鼓室唯一的通气通道是鼓峡。根据 Palva 的研究，鼓膜张肌皱襞仅在25%的病例中不完整，提供了从管上隐窝到达上鼓室的额外通气路径。鼓膜张肌皱襞的外侧与鼓索关系密切，此处鼓索平行于鼓膜张肌向前进入岩鼓裂。鼓膜张肌皱襞因其解剖特点，故在中耳生理上非常重要，可使前上鼓室与前鼓室之间的通气完全隔绝。在鼓峡阻塞所致的病理性通气不良的中耳手术中，基本原则是切开鼓膜张肌皱襞中部，以便创建一个前鼓室与上鼓室前间隙的额外通气通道。

6. 面神经 内镜入路有助于更好地观察和理解面神经从膝神经节到第二膝的鼓室段在鼓室腔内的走行及其与上鼓室间隙和中耳结构间关系。内镜下通过面神经鼓室段与匙突之间的位置关系，可分为匙突前段和匙突后段。

面神经鼓室段匙突前段：膝神经节位于上鼓室前间隙底，恰好在匙突的前上方，水平走行平行于鼓膜张肌半管。去除锤骨头和砧骨可以暴露整个面神经鼓室段，尤其是切除锤骨可使匙突段和膝神经节区良好显露。匙突是定位膝神经节的重要标志。

面神经鼓室段匙突后段：去除砧骨和锤骨头后，内镜经外耳道可直接达到面神经鼓室后段，此区域外侧直接暴露于术者视野正前方。不去除听骨链而能暴露面神经的唯一部位是匙突后段的最后方，与第二膝和锥隆起紧邻的部位。此段即为上鼓室后间隙的底。相对于鼓膜张肌半管的走行方向稍倾斜，于前庭窗和镫骨上方从前方的匙突下降至后方的锥隆起，即第二膝处。匙突后段平行于外半规管，后者为内镜下定位鼓窦入口的标志。

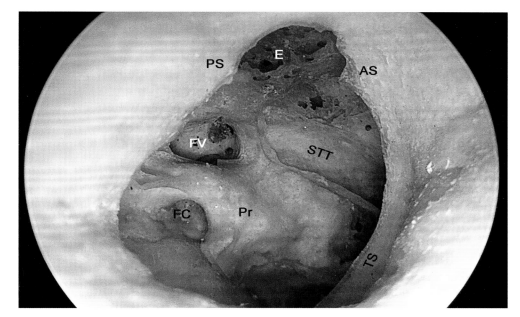

图 4.1.1 右侧骨性中耳腔，去除听骨链后内镜观

E	epitympanum，上鼓室
PS	posterior spine，后棘
AS	anterior spine，前棘
FV	fenestra vestibuli，前庭窗
FC	fenestra cochleae，蜗窗
Pr	promontory，鼓岬
STT	semicanal for tensor tympani，鼓膜张肌半管
TS	tympanic sulcus，鼓沟

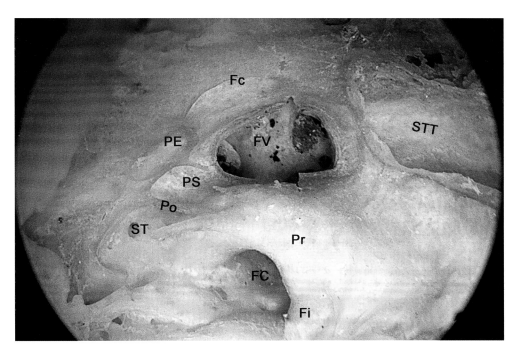

图 4.1.2 右侧骨性中耳腔，后鼓室内镜观。可见面神经管在前庭窗上方部分缺如。本例标本中岬小桥呈桥状，鼓室窦与后鼓室窦在岬小桥下交通

Fc	facial canal 面神经管
PE	pyramidal eminence，锥隆起
FV	fenestra vestibuli，前庭窗
FC	fenestra cochleae，蜗窗
STT	semicanal for tensor tympani，鼓膜张肌半管
PS	posterior sinus，后鼓室窦
Po	ponticulus，岬小桥
ST	sinus tympani，鼓室窦
Pr	promontory，鼓岬
Fi	finiculus，岬末脚

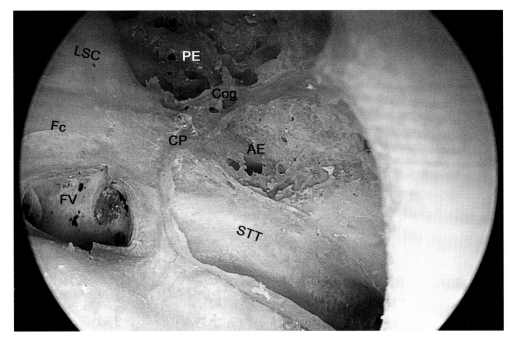

图 4.1.3 右侧骨性中耳腔，上鼓室前间隙和前鼓室内镜观。可见齿突自鼓室盖向下垂直指向匙突，将上鼓室分为前后两部分。鼓膜张肌半管位于前鼓室内侧壁

LSC	lateral semicircular canal，外半规管
Fc	facial canal，面神经管
FV	fenestra vestibuli，前庭窗
CP	cochleariform process，匙突
Cog	齿突
AE	anterior epitympanic compartment，上鼓室前间隙
PE	posterior epitympanic compartment，上鼓室后间隙
STT	semicanal for tensor tympani，鼓膜张肌半管

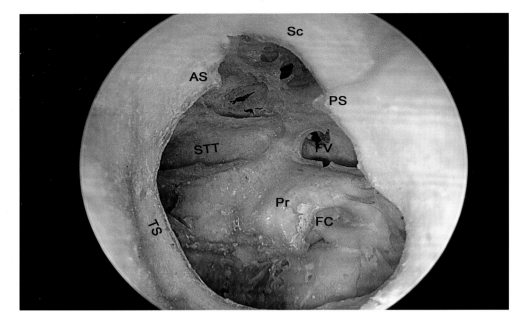

图 4.1.4 左侧骨性中耳腔，去除听骨链后内镜观。在鼓沟与 Rivinus 切迹的连接处可见到前后两个明显的骨棘，即前棘和后棘。前棘位于鼓环的前端，为 Rivinus 切迹的前界；后棘位于鼓环的后端，为 Rivinus 切迹的后界，二者之间的上部即为鼓膜松弛部，下部为鼓膜紧张部

Sc	scutum，	盾板
AS	anterior spine，	前棘
PS	posterior spine，	后棘
FV	fenestra vestibuli，	前庭窗
STT	semicanal for tensor tympani，	鼓膜张肌半管
Pr	promontory，	鼓岬
FC	fenestra cochleae，	蜗窗
TS	tympanic sulcus，	鼓沟

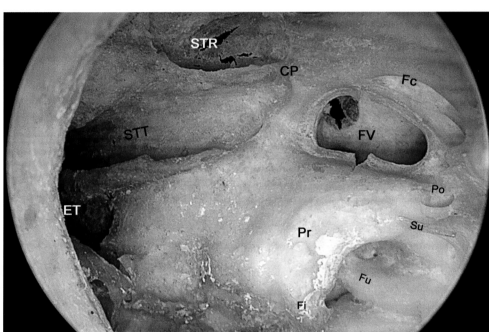

图 4.1.5 左侧骨性中耳腔，去除听骨链后内镜放大观。可见管上隐窝恰位于鼓膜张肌半管的上方，鼓膜张肌皱襞的下方。鼓膜张肌半管位于咽鼓管上内侧。自蜗窗龛向茎突隆起方向发出一光滑的骨柱，即龛下柱

STR	supratubal recess，	管上隐窝
CP	cochleariform process，	匙突
Fc	facial canal，	面神经管
STT	semicanal for tensor tympani，	鼓膜张肌半管
FV	fenestra vestibuli，	前庭窗
ET	eustachian tube，	咽鼓管
Pr	promontory，	鼓岬
Po	ponticulus，	岬小桥
Su	subiculum，	岬下脚
Fu	fustis，	龛下柱
Fi	finiculus，	岬末脚

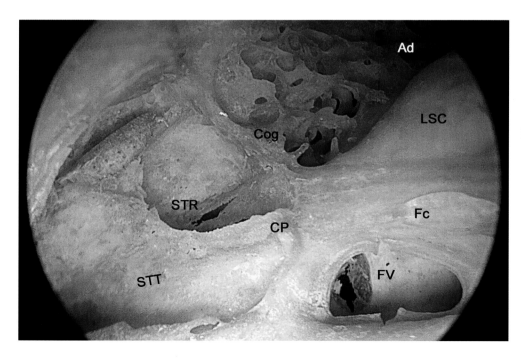

图 4.1.6 左侧骨性中耳腔，上鼓室内镜观。齿突是前后上鼓室的分界，为源自鼓室盖的骨性分隔，垂直指向匙突。上鼓室后部向后与鼓窦相通。面神经鼓室段走行于外半规管和前庭窗之间，可见本例标本中面神经管在前庭窗上方部分缺如

Ad	aditus ad antrum，	鼓窦入口
LSC	lateral semicircular canal，	外半规管
STR	supratubal recess，	管上隐窝
Cog		齿突
CP	cochleariform process，	匙突
Fc	facial canal，	面神经管
STT	semicanal for tensor tympani，	鼓膜张肌半管
FV	fenestra vestibuli，	前庭窗

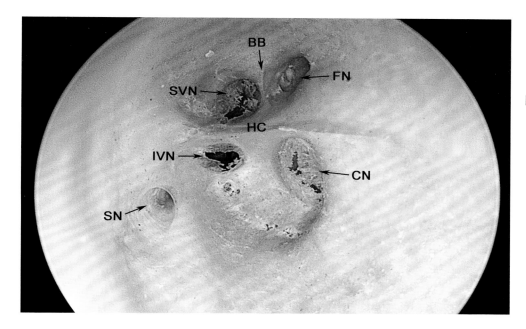

图 4.1.7 左耳，内耳道底，内镜观。横嵴将内耳道底分为上、下两部分。横嵴上方又被 Bill 嵴分为前、后两部分，前方为面神经管，后方为前庭上区。横嵴下方，蜗神经区在前，前庭下区在后。在前庭下区的后下方有容纳前庭下神经单孔支走行的单孔。单孔支支配后半规管壶腹

FN	facial nerve，面神经
SVN	superior vestibular nerve，前庭上神经
IVN	inferior vestibular nerve，前庭下神经
CN	cochlear nerve，蜗神经
BB	Bill's bar，垂直嵴
HC	horizontal crest，横嵴
SN	singular nerve，单孔神经

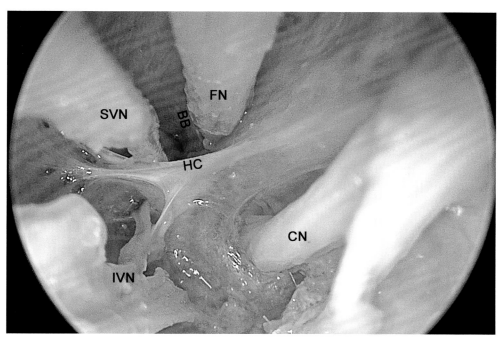

图 4.1.8 左耳，内镜下观察内耳道底神经走行。横嵴将内耳道底分为上、下两部分。横嵴上方又被 Bill 嵴分为前、后两部分，前方有面神经走行，后方走行有前庭上神经。横嵴下方，蜗神经在前，前庭下神经在后

FN	facial nerve，面神经
SVN	superior vestibular nerve，前庭上神经
IVN	inferior vestibular nerve，前庭下神经
CN	cochlear nerve，蜗神经
BB	Bill's bar，垂直嵴
HC	horizontal crest，横嵴

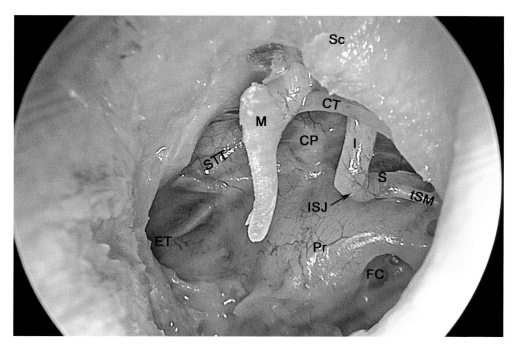

图 4.1.9 另一左侧中耳内镜观。已去除鼓膜，保留完整的听骨链。可见在内镜广角的视野下，使得术者可以经外耳道观察到周围角落中的解剖结构，提供了一个与显微镜下完全不同的观察角度

Sc	scutum，盾板
M	malleus，锤骨
CT	chorda tympani，鼓索
ET	eustachian tube，咽鼓管
STT	semicanal for tensor tympani，鼓膜张肌半管
CP	cochleariform process，匙突
I	incus，砧骨
S	stapes，镫骨
ISJ	incudostapedial joint，砧镫关节
tSM	tendon of stapedius muscle，镫骨肌肌腱
Pr	promontory，鼓岬
FC	fenestra cochleae，蜗窗

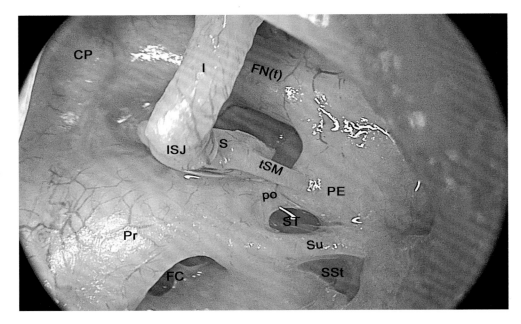

图 4.1.10 内镜下观察后鼓室。岬小桥是连接锥隆起和鼓岬的骨嵴，分隔鼓室窦与上方的后鼓室窦。岬下脚是蜗窗龛后唇伸至茎突隆起的骨嵴，分隔鼓室窦与下鼓室窦。匙突后段面神经的后段位于锥隆起后上方。此段于前庭窗和镫骨上方从前方的匙突下降至后方的锥隆起，即面神经第二膝处

CP	cochleariform process，	匙突
FN(t)	tympanic segment of facial nerve，	面神经鼓室段
I	incus，	砧骨
S	stapes，	镫骨
ISJ	incudostapedial joint，	砧镫关节
tSM	tendon of stapedius muscle，	镫骨肌肌腱
PE	pyramidal eminence，	锥隆起
Pr	promontory，	鼓岬
FC	fenestra cochleae，	蜗窗
Po	ponticulus，	岬小桥
ST	sinus tympani，	鼓室窦
Su	subiculum，	岬下脚
SSt	sinus subtympanicus，	下鼓室窦

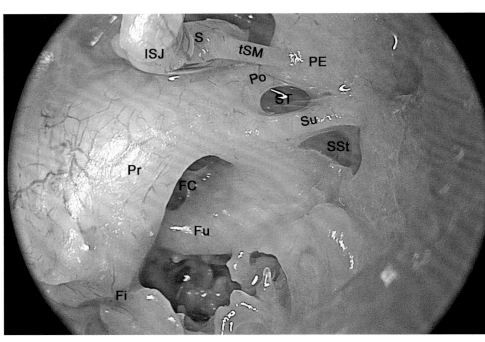

图 4.1.11 内镜下观察下后鼓室。下后鼓室由下鼓室窦组成，位于上方的岬下脚和下方的岬末脚之间。自蜗窗龛向茎突隆起方向发出一光滑的骨柱，即龛下柱。岬末脚为一个连接鼓岬与鼓室颈静脉壁的骨嵴，与蜗窗龛前柱连接

S	stapes，	镫骨
ISJ	incudostapedial joint，	砧镫关节
tSM	tendon of stapedius muscle，	镫骨肌肌腱
PE	pyramidal eminence，	锥隆起
Pr	promontory，	鼓岬
FC	fenestra cochleae，	蜗窗
Po	ponticulus，	岬小桥
ST	sinus tympani，	鼓室窦
Su	subiculum，	岬下脚
SSt	sinus subtympanicus，	下鼓室窦
Fu	fustis，	龛下柱
Fi	finiculus，	岬末脚

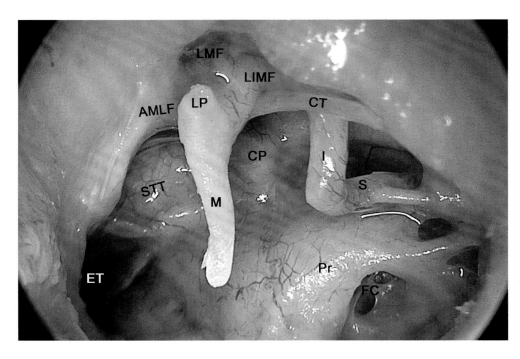

图 4.1.12 内镜下观察前鼓室和外侧上鼓室下部。外侧上鼓室下部的上界为锤砧外侧皱襞，位于内侧的砧骨体和短脚与外侧的盾板内侧面之间

AMLF	anterior malleal ligamental fold，	锤骨前韧带皱襞
LMF	lateral malleal fold，	锤骨外侧皱襞
LIMF	lateral incudomalleal fold，	砧锤外侧皱襞
LP	lateral process of the malleus，	锤骨短突
M	manubrium of the malleus，	锤骨柄
I	incus，	砧骨
S	stapes，	镫骨
STT	semicanal for tensor tympani，	鼓膜张肌半管
CP	cochleariform process，	匙突
ET	eustachian tube，	咽鼓管
Pr	promontory，	鼓岬
FC	fenestra cochleae，	蜗窗
CT	chorda tympani，	鼓索

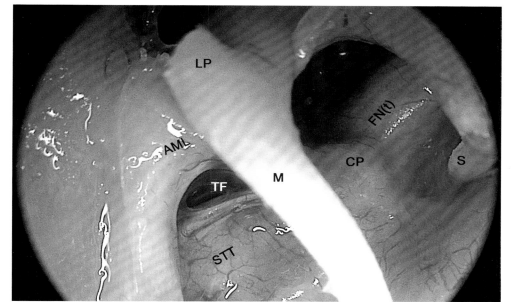

图 4.1.13 45°内镜下观察管上隐窝和砧骨长脚前方的前峡。可见本例标本中鼓膜张肌皱襞为开窗型

AML	anterior malleal ligament，锤骨前韧带
TF	tensor fold，鼓膜张肌皱襞
LP	lateral process of the malleus，锤骨短突
M	manubrium of the malleus，锤骨柄
S	stapes，镫骨
STT	semicanal for tensor tympani，鼓膜张肌半管
CP	cochleariform process，匙突
FN(t)	tympanic segment of facial nerve，面神经鼓室段

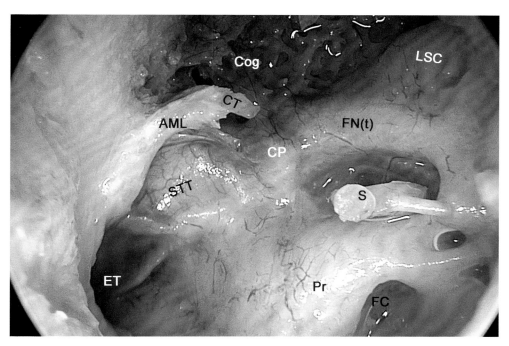

图 4.1.14 去除锤骨和砧骨，内镜下观察上鼓室和前鼓室

AML	anterior malleal ligament，锤骨前韧带
CT	chorda tympani，鼓索
Cog	齿突
CP	cochleariform process，匙突
STT	semicanal for tensor tympani，鼓膜张肌半管
LSC	lateral semicircular canal，外半规管
FN(t)	tympanic segment of facial nerve，面神经鼓室段
S	stapes，镫骨
ET	eustachian tube，咽鼓管
Pr	promontory，鼓岬
FC	fenestra cochleae，蜗窗

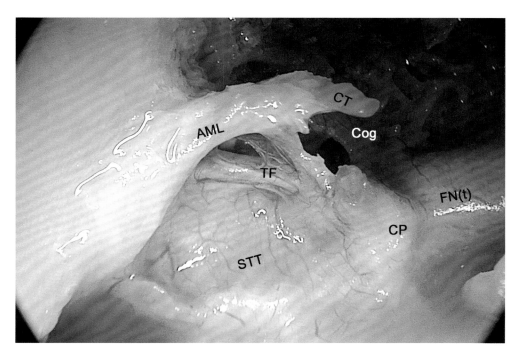

图 4.1.15 45°内镜下观察管上隐窝。可见鼓索在入岩鼓裂之前与锤骨前韧带相伴行。鼓膜张肌皱襞解剖变异很大，大多数标本中鼓膜张肌皱襞从鼓膜张肌半管向外延伸至前鼓室外侧面，向后附着于匙突和鼓膜张肌肌腱

AML	anterior malleal ligament，锤骨前韧带
CT	chorda tympani，鼓索
Cog	齿突
TF	tensor fold，鼓膜张肌皱襞
CP	cochleariform process，匙突
STT	semicanal for tensor tympani，鼓膜张肌半管
FN(t)	tympanic segment of facial nerve，面神经鼓室段

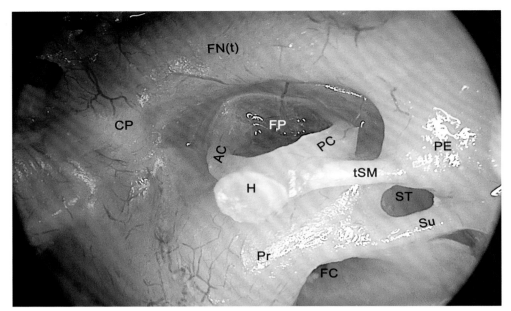

图 4.1.16　内镜下观察前庭窗区域。可见前庭窗位于上方的面神经鼓室段与下方的鼓岬之间。镫骨足板嵌于前庭窗内。镫骨肌肌腱自锥隆起发出后附着于镫骨后脚

FN(t)	tympanic segment of facial nerve，面神经鼓室段
CP	cochleariform process，匙突
H	head of stapes，镫骨头
AC	anterior crus，镫骨前脚
PC	posterior crus，镫骨后脚
FP	footplate of the stapes，镫骨足板
PE	pyramidal eminence，锥隆起
tSM	tendon of stapedius muscle，镫骨肌肌腱
ST	sinus tympani，鼓室窦
Su	subiculum，岬下脚
Pr	promontory，鼓岬
FC	fenestra cochleae，蜗窗

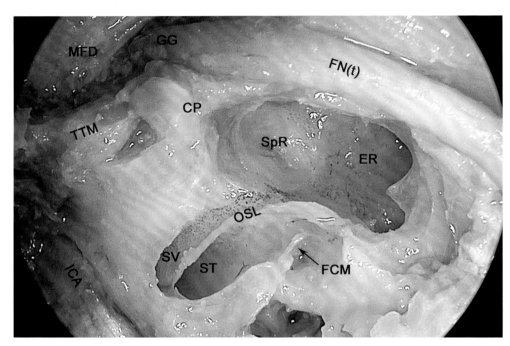

图 4.1.17　已去除镫骨、扩大前庭窗以暴露前庭；磨除部分鼓岬骨质以显露耳蜗底转。球囊隐窝标志着球囊神经进入骨迷路的位置，这一分隔球囊区和内耳道的区域骨质菲薄

MFD	middle fossa dura，颅中窝硬膜
GG	geniculate ganglion，膝神经节
FN(t)	tympanic segment of facial nerve，面神经鼓室段
TTM	tensor tympani muscle，鼓膜张肌
CP	cochleariform process，匙突
ICA	internal carotid artery，颈内动脉
SpR	spherical recess，球囊隐窝
ER	elliptical recess，椭圆囊隐窝
SV	scala vestibuli，前庭阶
ST	scala tympani，鼓阶
OSL	osseous spiral lamina，骨螺旋板
FCM	fenestra cochleae membrane，蜗窗膜

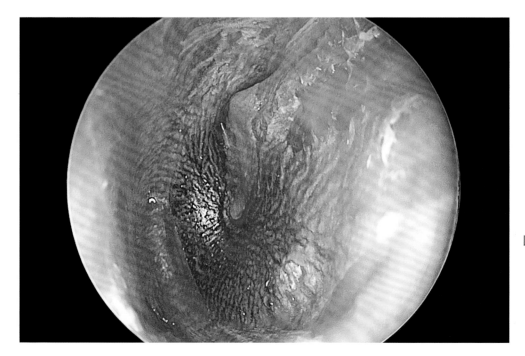

图 4.1.18　下面模拟在实际手术中所采用的手术步骤进行耳内镜下尸头解剖。大部分解剖操作是在 3mm，0°内镜下完成的，而 45°内镜通常用来观察后鼓室结构。左侧标本，内镜下初步评估外耳道的大小和形状以及鼓膜的形态

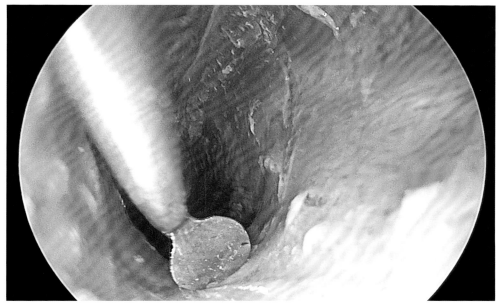

图 4.1.19　自 11 点钟方向至 6 点钟方向用圆刀做外耳道皮肤切口

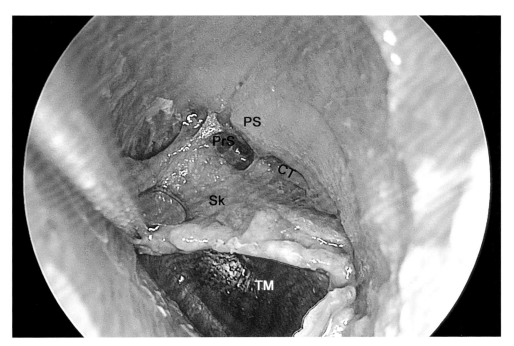

图 4.1.20　用剥离子自外而内轻柔的分离外耳道皮肤，尽量避免撕裂菲薄的皮肤。通常自外耳道的后上部开始掀开皮肤。暴露后棘和鼓索以及鼓环起始处

PS　posterior spine，后棘
PrS　Prussak's space，Prussak 间隙
CT　chorda tympani，鼓索
Sk　skin，外耳道皮肤
TM　tympanic membrane，鼓膜

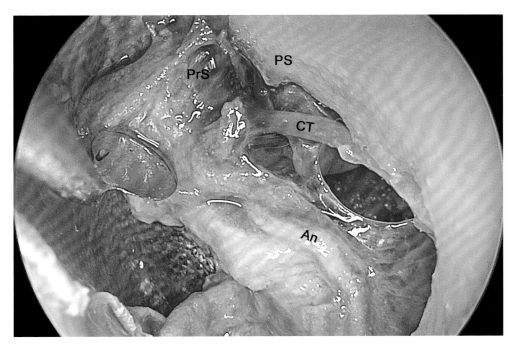

图 4.1.21　暴露纤维鼓环，并将其自鼓沟中掀开，需注意保持鼓环的完整性。通过掀开外耳道上部皮肤最内侧部分以及鼓膜松弛部，可暴露 Prussak 间隙。辨认中耳黏膜，将其划开即可进入中耳腔

PS　posterior spine，后棘
PrS　Prussak's space，Prussak 间隙
CT　chorda tympani，鼓索
An　annulus，鼓环

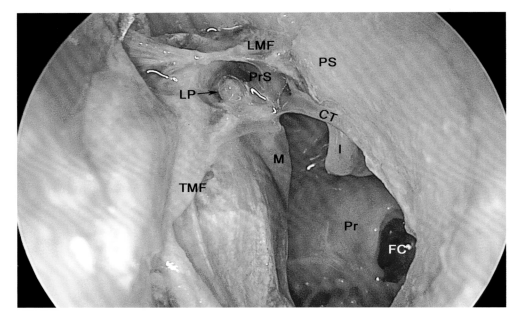

图 4.1.22 Prussak 间隙位于鼓膜松弛部和锤骨颈之间，外界为鼓膜松弛部，内界为锤骨颈，上界为锤骨外侧皱襞，下界为锤骨短突。继续向上掀开外耳道最上部的皮肤以便获得一个基底在前方的皮瓣

LMF	lateral malleal fold，	锤骨外侧皱襞
PS	posterior spine，	后棘
PrS	Prussak's space，	Prussak 间隙
LP	lateral process of the malleus，	锤骨短突
CT	chorda tympani，	鼓索
TMF	tympanomeatal flap，	鼓膜 – 外耳道皮瓣
M	manubrium of the malleus，	锤骨柄
I	incus，	砧骨
Pr	promontory，	鼓岬
FC	fenestra cochleae，	蜗窗

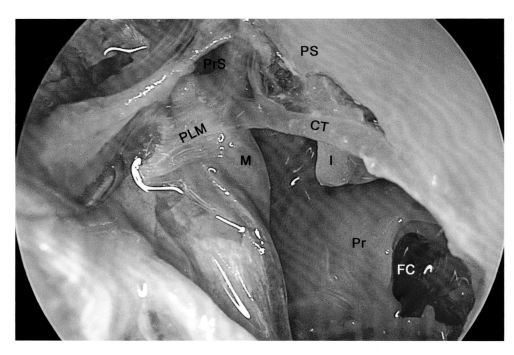

图 4.1.23 暴露锤骨后韧带并分离之，从而可以游离皮瓣继续进行解剖操作

PS	posterior spine，	后棘
PrS	Prussak's space，	Prussak 间隙
PLM	posterior ligament of the malleus，	锤骨后韧带
CT	chorda tympani，	鼓索
M	manubrium of the malleus，	锤骨柄
I	incus，	砧骨
Pr	promontory，	鼓岬
FC	fenestra cochleae，	蜗窗

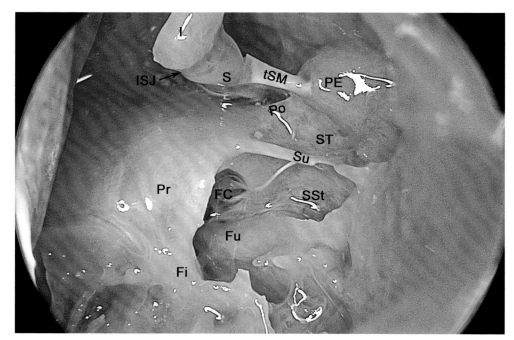

图 4.1.24 现在可以完全暴露中耳内侧面

I	incus，	砧骨
S	stapes，	镫骨
ISJ	incudostapedial joint，	砧镫关节
tSM	tendon of stapedius muscle，	镫骨肌肌腱
PE	pyramidal eminence，	锥隆起
Po	ponticulus，	岬小桥
ST	sinus tympani，	鼓室窦
Su	subiculum，	岬下脚
SSt	sinus subtympanicus，	下鼓室窦
Pr	promontory，	鼓岬
FC	fenestra cochleae，	蜗窗
Fu	fustis，	龛下柱
Fi	finiculus，	岬末脚

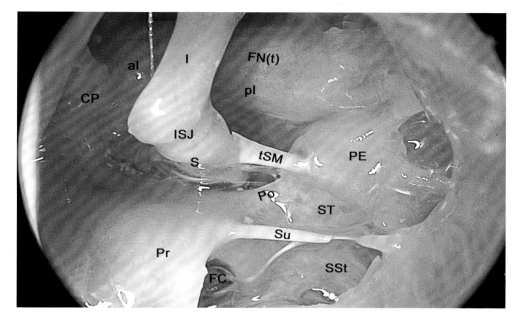

图 4.1.25 通过使用 45°硬质内镜观察后鼓室和蜗窗
区域

CP	cochleariform process，匙突	
FN(t)	tympanic segment of facial nerve，面神经鼓室段	
al	anterior isthmus，前峡	
pl	posterior isthmus，后峡	
I	incus，砧骨	
S	stapes，镫骨	
ISJ	incudostapedial joint，砧镫关节	
tSM	tendon of stapedius muscle，镫骨肌肌腱	
PE	pyramidal eminence，锥隆起	
Po	ponticulus，岬小桥	
ST	sinus tympani，鼓室窦	
Su	subiculum，岬下脚	
SSt	sinus subtympanicus，下鼓室窦	
Pr	promontory，鼓岬	
FC	fenestra cochleae，蜗窗	

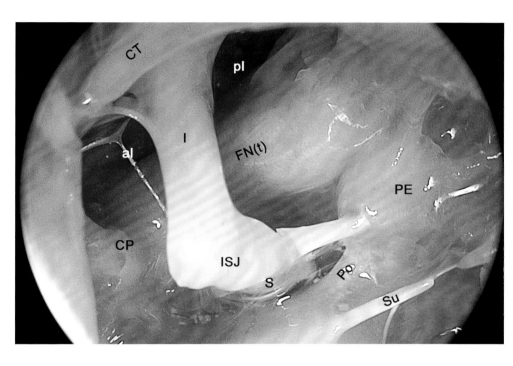

图 4.1.26 通过使用 45°硬质内镜观察峡部区域

CT	chorda tympani，鼓索	
CP	cochleariform process，匙突	
FN(t)	tympanic segment of facial nerve，面神经鼓室段	
al	anterior isthmus，前峡	
pl	posterior isthmus，后峡	
I	incus，砧骨	
S	stapes，镫骨	
ISJ	incudostapedial joint，砧镫关节	
PE	pyramidal eminence，锥隆起	
Po	ponticulus，岬小桥	
Su	subiculum，岬下脚	

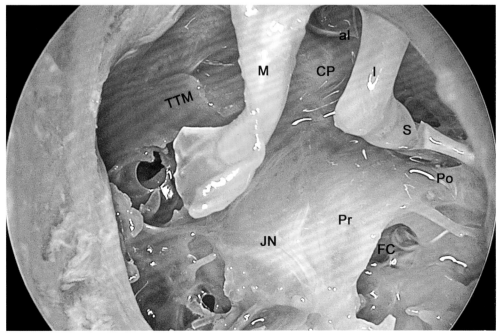

图 4.1.27 为了掀开皮瓣，必须将鼓膜从其附着的
锤骨柄上分离。为达到分离目的，可以
使用鳄鱼钳牵拉鼓膜，或者使用钩针进
行分离。已将鼓膜－外耳道瓣完全自
锤骨柄上游离下来。这样可以得到足够
的空间通过内镜到达鼓室腔的任何一个
部分

TTM	tensor tympani muscle，鼓膜张肌	
CP	cochleariform process，匙突	
al	anterior isthmus，前峡	
M	manubrium of the malleus，锤骨柄	
I	incus，砧骨	
S	stapes，镫骨	
Po	ponticulus，岬小桥	
JN	Jacobson's nerve，Jacobson 神经（鼓室丛）	
Pr	promontory，鼓岬	
FC	fenestra cochleae，蜗窗	

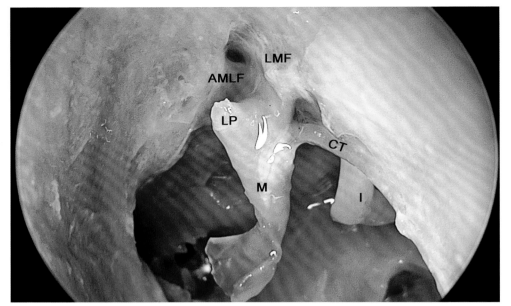

图 4.1.28 观察位于 Prussak 间隙上方的锤骨外侧皱襞和前方的锤骨前韧带皱襞

AMLF	anterior malleal ligamental fold，锤骨前韧带皱襞
LMF	lateral malleal fold，锤骨外侧皱襞
LP	lateral process of the malleus，锤骨短突
M	manubrium of the malleus，锤骨柄
I	incus，砧骨
CT	chorda tympani，鼓索

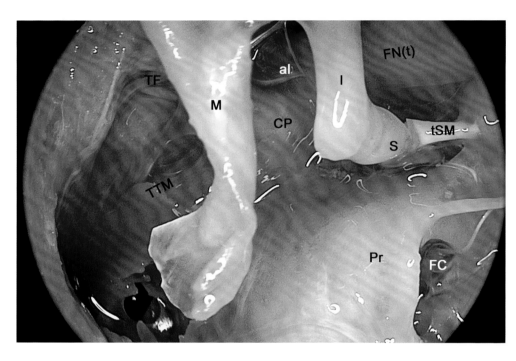

图 4.1.29 45°硬质内镜下观察前鼓室和咽鼓管区，亦可观察到部分鼓膜张肌皱襞

TF	tensor fold，鼓膜张肌皱襞
M	manubrium of the malleus，锤骨柄
I	incus，砧骨
S	stapes，镫骨
tSM	tendon of stapedius muscle，镫骨肌肌腱
TTM	tensor tympani muscle，鼓膜张肌
CP	cochleariform process，匙突
al	anterior isthmus，前峡
FN(t)	tympanic segment of facial nerve，面神经鼓室段
Pr	promontory，鼓岬
FC	fenestra cochleae，蜗窗

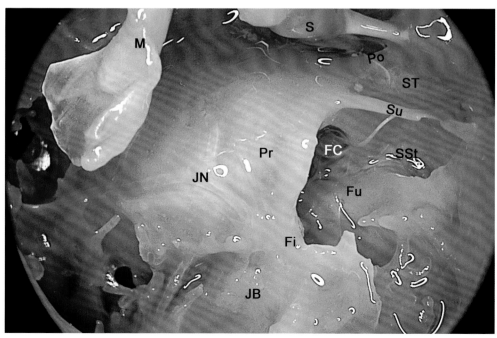

图 4.1.30 通过使用 0°硬质内镜观察后鼓室和蜗窗区域。可见 Jacobson 神经走行于鼓岬表面

M	manubrium of the malleus，锤骨柄
S	stapes，镫骨
Po	ponticulus，岬小桥
ST	sinus tympani，鼓室窦
Su	subiculum，岬下脚
SSt	sinus subtympanicus，下鼓室窦
Fu	fustis，龛下柱
Fi	finiculus，岬末脚
JN	Jacobson's nerve，Jacobson 神经（鼓室丛）
Pr	promontory，鼓岬
FC	fenestra cochleae，蜗窗
JB	jugular bulb，颈静脉球

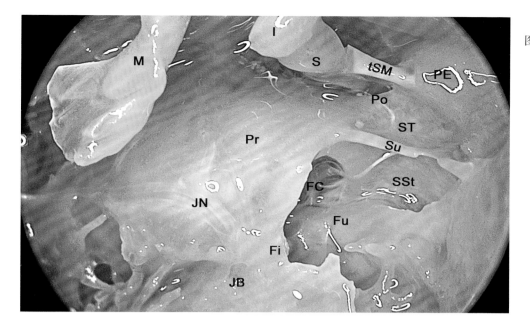

图 4.1.31 下后鼓室由下鼓室窦组成，位于上方的岬下脚和下方的岬末脚之间。自蜗窗龛向茎突隆起方向发出一光滑的骨柱，即龛下柱。岬末脚为一个连接鼓岬与鼓室颈静脉壁的骨嵴，与蜗窗龛前柱连接

M	manubrium of the malleus，锤骨柄
I	incus，砧骨
S	stapes，镫骨
tSM	tendon of stapedius muscle，镫骨肌肌腱
PE	pyramidal eminence，锥隆起
Po	ponticulus，岬小桥
ST	sinus tympani，鼓室窦
Su	subiculum，岬下脚
SSt	sinus subtympanicus，下鼓室窦
Fu	fustis，龛下柱
Fi	finiculus，岬末脚
JN	Jacobson's nerve，Jacobson 神经（鼓室丛）
Pr	promontory，鼓岬
FC	fenestra cochleae，蜗窗
JB	jugular bulb，颈静脉球

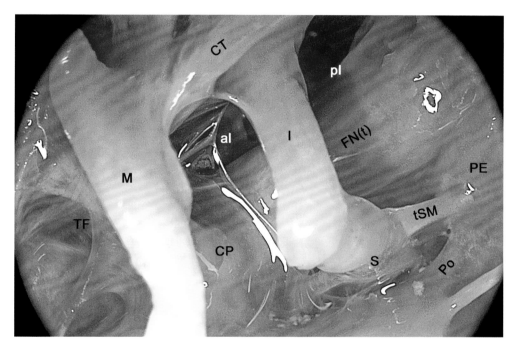

图 4.1.32 45°硬质内镜下观察峡部区域。可见鼓索走行于锤骨柄和砧骨长脚之间。前方可见形态完整的鼓膜张肌皱襞

CT	chorda tympani，鼓索
M	manubrium of the malleus，锤骨柄
I	incus，砧骨
S	stapes，镫骨
tSM	tendon of stapedius muscle，镫骨肌肌腱
PE	pyramidal eminence，锥隆起
Po	ponticulus，岬小桥
TF	tensor fold，鼓膜张肌皱襞
CP	cochleariform process，匙突
al	anterior isthmus，前峡
pl	posterior isthmus，后峡
FN(t)	tympanic segment of facial nerve，面神经鼓室段

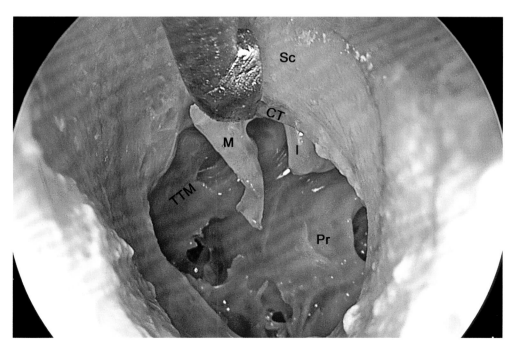

图 4.1.33 用刮匙行上鼓室外侧壁切除术以便更好地观察外侧上鼓室下部的解剖结构

Sc	scutum，盾板
CT	chorda tympani，鼓索
M	manubrium of the malleus，锤骨柄
I	incus，砧骨
TTM	tensor tympani muscle，鼓膜张肌
Pr	promontory，鼓岬

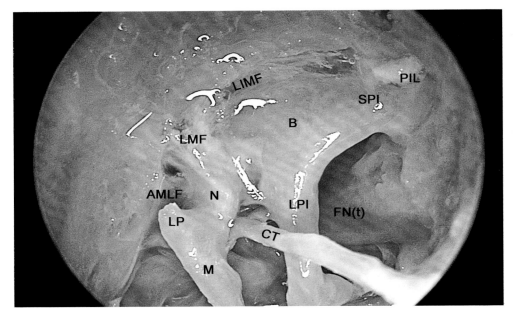

图 4.1.34 去除 Rivinus 切迹最上部和后部的骨质以辨认上鼓室隔外侧的韧带和皱襞

AMLF	anterior malleal ligamental fold，锤骨前韧带皱襞
LMF	lateral malleal fold，锤骨外侧皱襞
LIMF	lateral incudomalleal fold，砧锤外侧皱襞
PIL	posterior incudal ligament，砧骨后韧带
LP	lateral process of the malleus，锤骨短突
N	neck of the malleus，锤骨颈
M	manubrium of the malleus，锤骨柄
B	body of incus，砧骨体
SC	short process of incus，砧骨短脚
LCI	long process of incus，砧骨长脚
CT	chorda tympani，鼓索
FN(t)	tympanic segment，面神经鼓室段

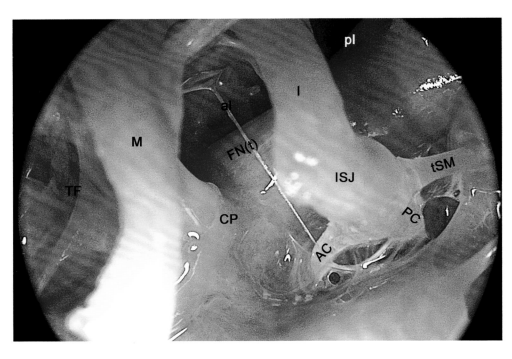

图 4.1.35 45°硬质内镜下观察峡部区域。可见面神经鼓室段位于匙突和镫骨上方

TF	tensor fold，鼓膜张肌皱襞
CP	cochleariform process，匙突
al	anterior isthmus，前峡
pl	posterior isthmus，后峡
M	manubrium of the malleus，锤骨柄
I	incus，砧骨
ISJ	incudostapedial joint，砧镫关节
AC	anterior crus，镫骨前脚
PC	posterior crus，镫骨后脚
tSM	tendon of stapedius muscle，镫骨肌肌腱
FN(t)	tympanic segment of facial nerve，面神经鼓室段

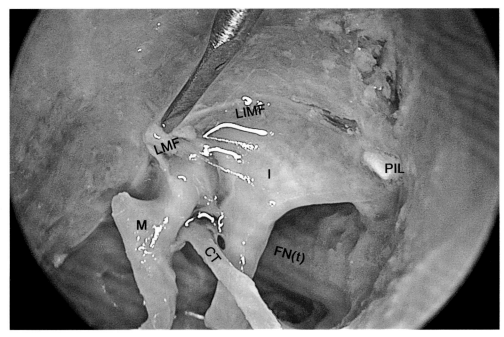

图 4.1.36 将砧锤外侧皱襞和锤骨外侧皱襞从其外侧附着处切断并去除

LMF	lateral malleal fold，锤骨外侧皱襞
LIMF	lateral incudomalleal fold，砧锤外侧皱襞
PIL	posterior incudal ligament，砧骨后韧带
M	malleus，锤骨
I	incus，砧骨
CT	chorda tympani，鼓索
FN(t)	tympanic segment of facial nerve，面神经鼓室段

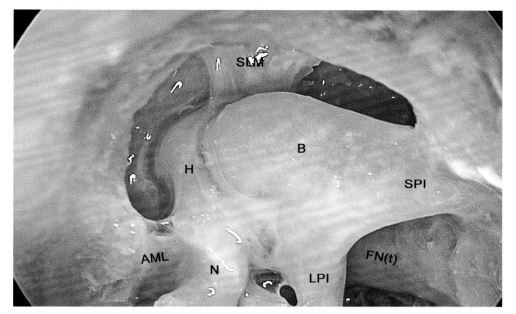

图 4.1.37 去除砧锤外侧皱襞和锤骨外侧皱襞后可显露锤砧关节。通过这些操作可以获得进入上鼓室上方和外侧以及鼓膜张肌皱襞上方的路径

SLM	superior ligament of malleus，锤骨上韧带
AML	anterior malleal ligament，锤骨前韧带
H	head of the malleus，锤骨头
N	neck of the malleus，锤骨颈
B	body of incus，砧骨体
SPI	short process of incus，砧骨短脚
LPI	long process of incus，砧骨长脚
FN(t)	tympanic segment of facial nerve，面神经鼓室段

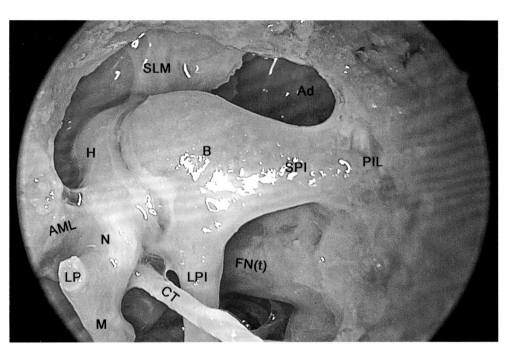

图 4.1.38 进一步开放上鼓室后部以增加中耳内侧面最后外侧部分的暴露，显露鼓窦入口。注意通过砧骨短脚来定位鼓窦入口的位置

SLM	superior ligament of malleus，锤骨上韧带
AML	anterior malleal ligament，锤骨前韧带
PIL	posterior incudal ligament，砧骨后韧带
H	head of the malleus，锤骨头
N	neck of the malleus，锤骨颈
LP	lateral process of the malleus，锤骨短突
M	manubrium of the malleus，锤骨柄
B	body of incus，砧骨体
SPI	short process of incus，砧骨短脚
LPI	long process of incus，砧骨长脚
CT	chorda tympani，鼓索
FN(t)	tympanic segment of facial nerve，面神经鼓室段
Ad	aditus ad antrum，鼓窦入口

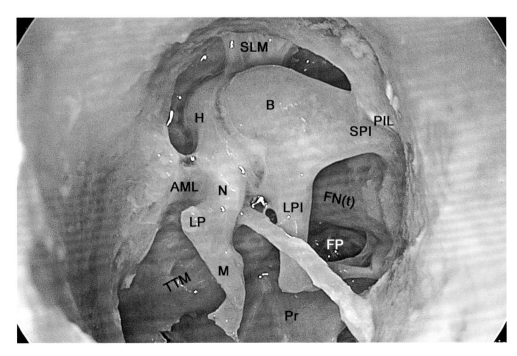

图 4.1.39 0°内镜下听骨链整体观。可见砧骨体、砧骨短脚及锤骨头占据了上鼓室后间隙的大部

SLM	superior ligament of malleus，锤骨上韧带
AML	anterior malleal ligament，锤骨前韧带
PIL	posterior incudal ligament，砧骨后韧带
H	head of the malleus，锤骨头
N	neck of the malleus，锤骨颈
LP	lateral process of the malleus，锤骨短突
M	manubrium of the malleus，锤骨柄
B	body of incus，砧骨体
SPI	short process of incus，砧骨短脚
LPI	long process of incus，砧骨长脚
FP	footplate of the stapes，镫骨足板
FN(t)	tympanic segment of facial nerve，面神经鼓室段
TTM	tensor tympani muscle，鼓膜张肌
Pr	promontory，鼓岬

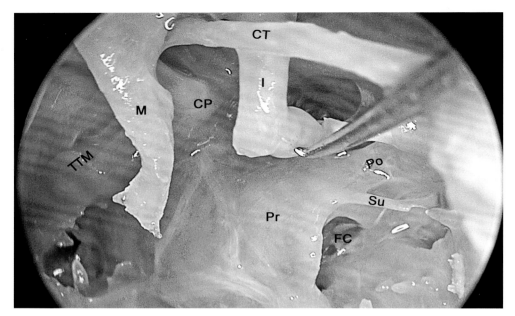

图 4.1.40　用钩针分离砧镫关节。使用相同的钩针分离锤砧关节

CT	chorda tympani，鼓索
M	malleus，锤骨
I	incus，砧骨
TTM	tensor tympani muscle，鼓膜张肌
CP	cochleariform process，匙突
Pr	promontory，鼓岬
Po	ponticulus，岬小桥
Su	subiculum，岬下脚
FC	fenestra cochleae，蜗窗

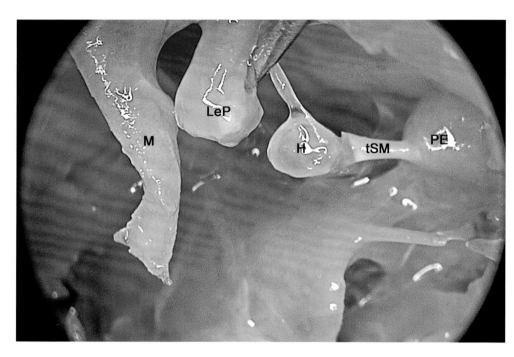

图 4.1.41　为去除砧骨，需首先将砧骨长脚向外旋转

M	malleus，锤骨
LeP	lenticular process of the incus，砧骨豆状突
H	head of stapes，镫骨头
tSM	tendon of stapedius muscle，镫骨肌肌腱
PE	pyramidal eminence，锥隆起

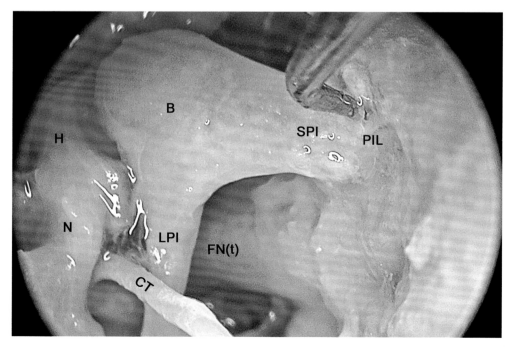

图 4.1.42　分离砧骨后韧带

H	head of the malleus，锤骨头
N	neck of the malleus，锤骨颈
B	body of incus，砧骨体
SPI	short process of incus，砧骨短脚
LPI	long process of incus，砧骨长脚
PIL	posterior incudal ligament，砧骨后韧带
FN(t)	tympanic segment of facial nerve，面神经鼓室段
CT	chorda tympani，鼓索

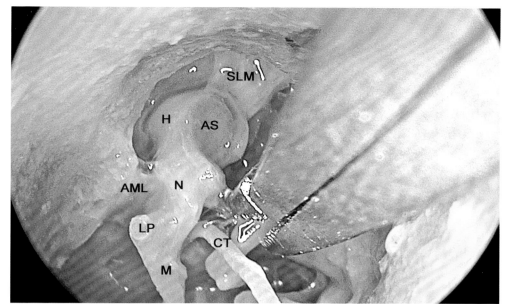

图 4.1.43 用耳钳取出砧骨

SLM	superior ligament of malleus，锤骨上韧带	
AML	anterior malleal ligament，锤骨前韧带	
H	head of the malleus，锤骨头	
AS	articular surface，关节面	
N	neck of the malleus，锤骨颈	
LP	lateral process of the malleus，锤骨短突	
M	manubrium of the malleus，锤骨柄	
CT	chorda tympani，鼓索	

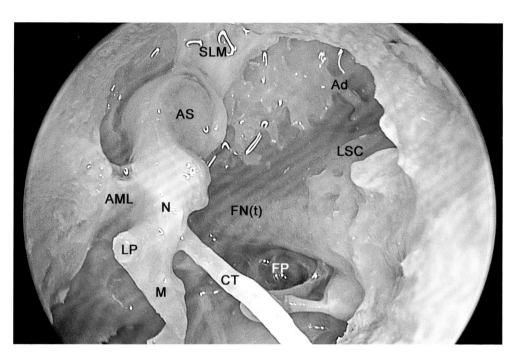

图 4.1.44 可见去除砧骨后，增加了对面神经鼓室段、外半规管、上鼓室后部以及鼓窦入口区域的暴露

SLM	superior ligament of malleus，锤骨上韧带	
Ad	aditus ad antrum，鼓窦入口	
LSC	lateral semicircular canal，外半规管	
FN(t)	tympanic segment of facial nerve，面神经鼓室段	
AML	anterior malleal ligament，锤骨前韧带	
AS	articular surface，关节面	
N	neck of the malleus，锤骨颈	
LP	lateral process of the malleus，锤骨短突	
M	manubrium of the malleus，锤骨柄	
FP	footplate of the stapes，镫骨足板	
CT	chorda tympani，鼓索	

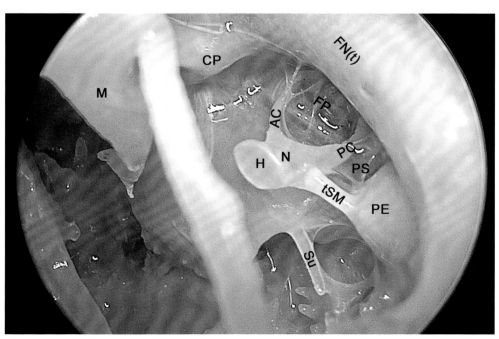

图 4.1.45 45°内镜下自上向下观察位于面神经下方的前庭窗区域。可见镫骨足板嵌于前庭窗内，镫骨肌肌腱自锥隆起发出后附着于镫骨后脚。本例标本中岬下脚为桥状，鼓室窦与后下鼓室于桥下相通

M	manubrium of the malleus，锤骨柄	
CP	cochleariform process，匙突	
FN(t)	tympanic segment of facial nerve，面神经鼓室段	
H	head of stapes，镫骨头	
N	neck of stapes，镫骨颈	
AC	anterior crus，镫骨前脚	
PC	posterior crus，镫骨后脚	
FP	footplate of the stapes，镫骨足板	
PS	posterior sinus，后鼓室窦	
tSM	tendon of stapedius muscle，镫骨肌肌腱	
PE	pyramidal eminence，锥隆起	
Su	subiculum，岬下脚	

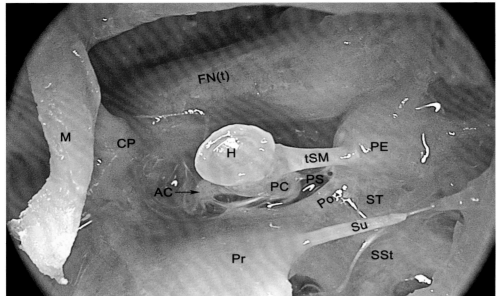

图 4.1.46　0°内镜下后鼓室上部和前庭窗区域放大观

M	manubrium of the malleus，锤骨柄	
CP	cochleariform process，匙突	
FN(t)	tympanic segment of facial nerve，面神经鼓室段	
H	head of stapes，镫骨头	
AC	anterior crus，镫骨前脚	
PC	posterior crus，镫骨后脚	
PS	posterior sinus，后鼓室窦	
tSM	tendon of stapedius muscle，镫骨肌肌腱	
PE	pyramidal eminence，锥隆起	
Po	ponticulus，岬小桥	
ST	sinus tympani，鼓室窦	
Su	subiculum，岬下脚	
SSt	sinus subtympanicus，下鼓室窦	
Pr	promontory，鼓岬	

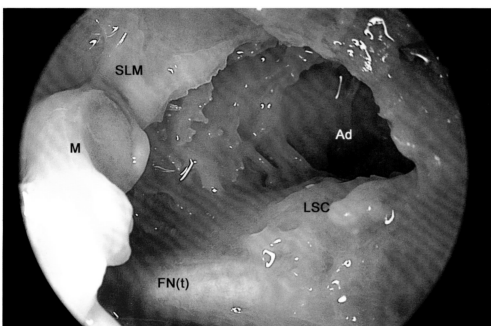

图 4.1.47　45°内镜向后观察鼓室窦

SLM	superior ligament of malleus，锤骨上韧带
M	malleus，锤骨
FN(t)	tympanic segment of facial nerve，面神经鼓室段
Ad	aditus ad antrum，鼓窦入口
LSC	lateral semicircular canal，外半规管

图 4.1.48　用锤骨咬骨钳自锤骨颈处咬断锤骨

H	head of the malleus，锤骨头
N	neck of the malleus，锤骨颈
LP	lateral process of the malleus，锤骨短突
M	manubrium of the malleus，锤骨柄
FN(t)	tympanic segment of facial nerve，面神经鼓室段
FP	footplate of the stapes，镫骨足板
CT	chorda tympani，鼓索
TTM	tensor tympani muscle，鼓膜张肌
ET	eustachian tube，咽鼓管
Pr	promontory，鼓岬

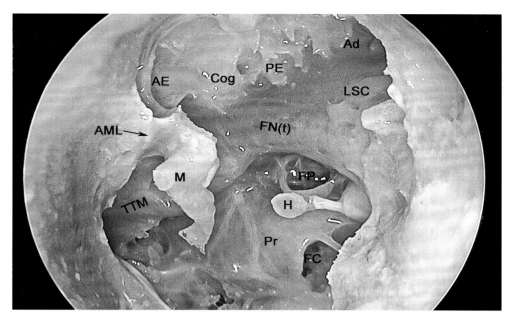

图 4.1.49 用耳钳取出锤骨头。这一操作可以扩大到达上鼓室前间隙和膝神经节的路径

AE	anterior epitympanic compartment，上鼓室前间隙
PE	posterior epitympanic compartment，上鼓室后间隙
Cog	齿突
Ad	aditus ad antrum，鼓窦入口
LSC	lateral semicircular canal，外半规管
AML	anterior malleal ligament，锤骨前韧带
M	malleus，锤骨
FN(t)	tympanic segment of facial nerve，面神经鼓室段
H	head of stapes，镫骨头
FP	footplate of the stapes，镫骨足板
TTM	tensor tympani muscle，鼓膜张肌
Pr	promontory，鼓岬
FC	fenestra cochleae，蜗窗

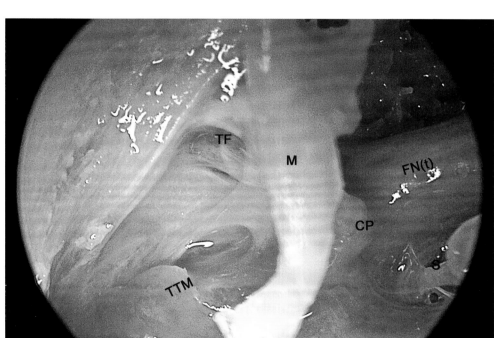

图 4.1.50 45°内镜下观察管上隐窝。鼓膜张肌皱襞从鼓膜张肌半管向外延伸至前鼓室外侧面，向后附着于匙突和鼓膜张肌肌腱

TF	tensor fold，鼓膜张肌皱襞
M	malleus，锤骨
FN(t)	tympanic segment of facial nerve，面神经鼓室段
TTM	tensor tympani muscle，鼓膜张肌
CP	cochleariform process，匙突
S	stapes，镫骨

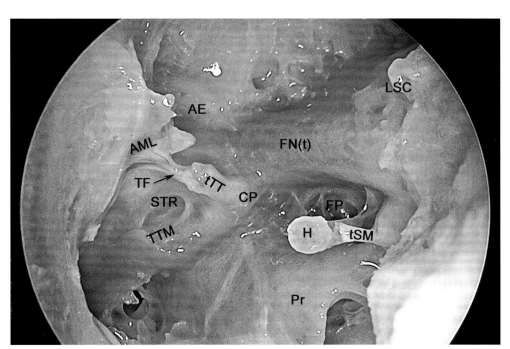

图 4.1.51 剪断鼓膜张肌肌腱，然后用耳钳取出锤骨柄，观察上鼓室前间隙，包括齿突、管上隐窝和鼓膜张肌半管区域

AML	anterior malleal ligament，锤骨前韧带
TF	tensor fold，鼓膜张肌皱襞
STR	supratubal recess，管上隐窝
AE	anterior epitympanic compartment，上鼓室前间隙
tTT	tendon of tensor tympani muscle，鼓膜张肌肌腱
LSC	lateral semicircular canal，外半规管
FN(t)	tympanic segment of facial nerve，面神经鼓室段
TTM	tensor tympani muscle，鼓膜张肌
CP	cochleariform process，匙突
FP	footplate of the stapes，镫骨足板
H	head of stapes，镫骨头
tSM	tendon of stapedius muscle，镫骨肌肌腱
Pr	promontory，鼓岬

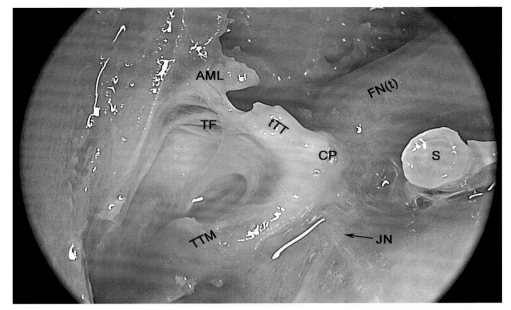

图 4.1.52 鼓膜张肌皱襞从鼓膜张肌半管向外延伸至前鼓室外侧面，向后附着于匙突和鼓膜张肌肌腱

AML	anterior malleal ligament，锤骨前韧带
TF	tensor fold，鼓膜张肌皱襞
tTT	tendon of tensor tympani muscle，鼓膜张肌肌腱
FN(t)	tympanic segment of facial nerve，面神经鼓室段
TTM	tensor tympani muscle，鼓膜张肌
CP	cochleariform process，匙突
S	stapes，镫骨
JN	Jacobson's nerve，Jacobson 神经（鼓室丛）

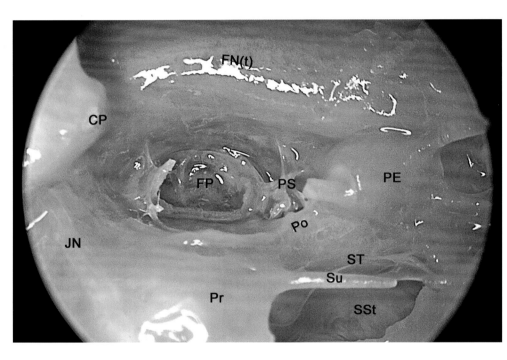

图 4.1.53 剪断镫骨前、后脚和镫骨肌肌腱，暴露嵌于前庭窗内的镫骨足板。岬小桥是连接锥隆起和鼓岬的骨嵴，分隔鼓室窦与上方的后鼓室窦

CP	cochleariform process，匙突
FN(t)	tympanic segment of facial nerve，面神经鼓室段
JN	Jacobson's nerve，Jacobson 神经（鼓室丛）
FP	footplate of the stapes，镫骨足板
PS	posterior sinus，后鼓室窦
PE	pyramidal eminence，锥隆起
Po	ponticulus，岬小桥
ST	sinus tympani，鼓室窦
Su	subiculum，岬下脚
SSt	sinus subtympanicus，下鼓室窦
Pr	promontory，鼓岬

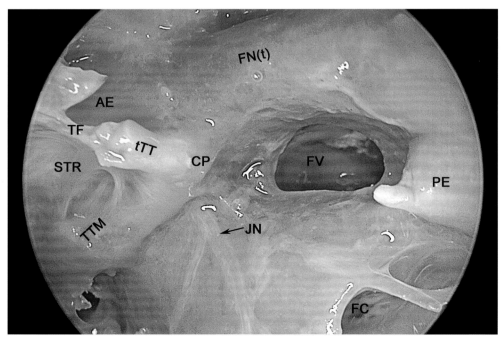

图 4.1.54 去除镫骨足板可以到达内耳

STR	supratubal recess，管上隐窝
AE	anterior epitympanic compartment，上鼓室前间隙
TF	tensor fold，鼓膜张肌皱襞
tTT	tendon of tensor tympani muscle，鼓膜张肌肌腱
CP	cochleariform process，匙突
TTM	tensor tympani muscle，鼓膜张肌
FN(t)	tympanic segment of facial nerve，面神经鼓室段
FV	fenestra vestibuli，前庭窗
PE	pyramidal eminence，锥隆起
JN	Jacobson's nerve，Jacobson 神经（鼓室丛）
FC	fenestra cochleae，蜗窗

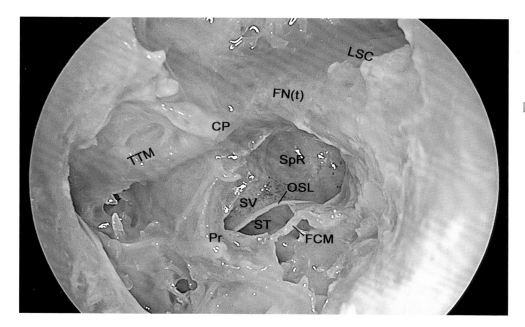

图 4.1.55　扩大前庭窗，增加对于骨迷路内侧壁的暴露，观察球囊和前庭区域。去除部分鼓岬，暴露部分耳蜗底转，可见骨螺旋板分隔上方的前庭阶和下方的鼓阶

CP	cochleariform process，匙突
TTM	tensor tympani muscle，鼓膜张肌
FN(t)	tympanic segment of facial nerve，面神经鼓室段
LSC	lateral semicircular canal，外半规管
SpR	spherical recess，球囊隐窝
SV	scala vestibuli，前庭阶
ST	scala tympani，鼓阶
OSL	osseous spiral lamina，骨螺旋板
FCM	fenestra cochleae membrane，蜗窗膜
Pr	promontory，鼓岬

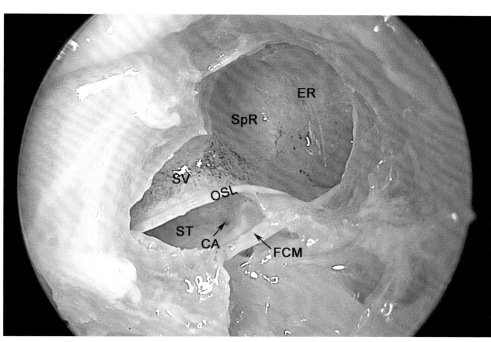

图 4.1.56　放大观，可见蜗水管位开口于鼓阶蜗窗膜附近

SpR	spherical recess，球囊隐窝
ER	elliptical recess，椭圆囊隐窝
SV	scala vestibuli，前庭阶
ST	scala tympani，鼓阶
OSL	osseous spiral lamina，骨螺旋板
CA	cochlear aqueduct，蜗水管
FCM	fenestra cochleae membrane，蜗窗膜

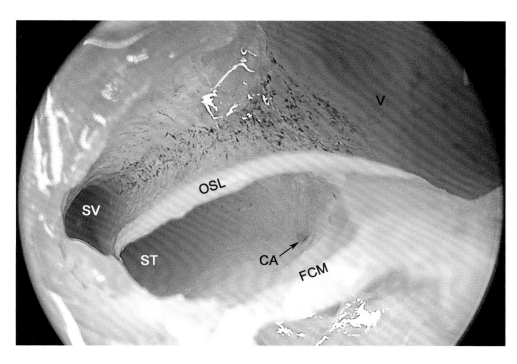

图 4.1.57　45°内镜下耳蜗底转放大观

SV	scala vestibuli，前庭阶
ST	scala tympani，鼓阶
OSL	osseous spiral lamina，骨螺旋板
V	vestibule，前庭
CA	cochlear aqueduct，蜗水管
FCM	fenestra cochleae membrane，蜗窗膜

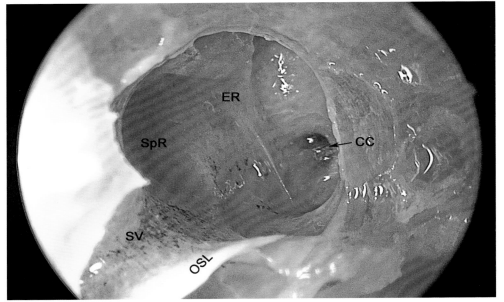

图 4.1.58 45°内镜下观察前庭,可见前庭后壁上的
总脚开口

SV	scala vestibuli,前庭阶
SpR	spherical recess,球囊隐窝
ER	elliptical recess,椭圆囊隐窝
CC	common crus,总脚
OSL	osseous spiral lamina,骨螺旋板

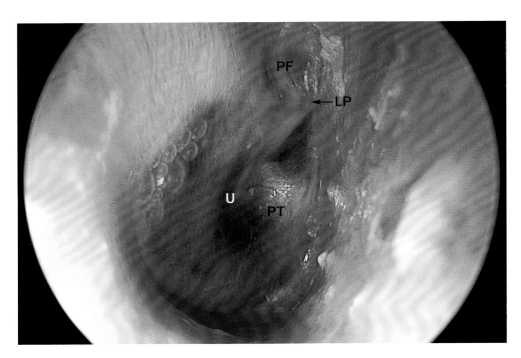

图 4.1.59 另一右侧标本,内镜下初步评估外耳道
的大小和形状以及鼓膜的形态

PF	pars flaccida,鼓膜松弛部
PT	pars tensa,鼓膜紧张部
LP	lateral process of the malleus,锤骨短突
U	umbo,鼓膜脐部

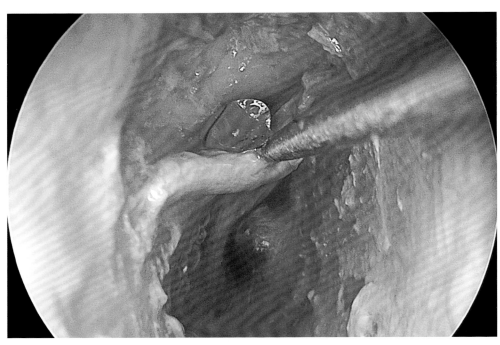

图 4.1.60 用圆刀做外耳道后壁的皮肤切口

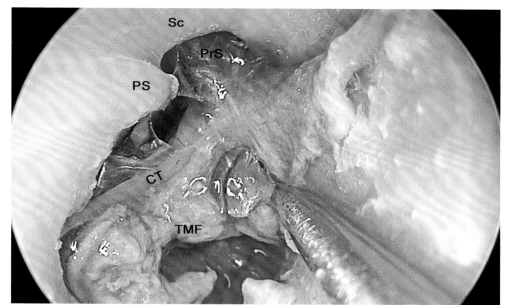

图 4.1.61 用剥离子自外而内轻柔的分离外耳道皮
肤，尽量避免撕裂菲薄的皮肤。通常自
外耳道的后上部开始掀开皮肤。暴露后
棘和鼓索以及鼓环起始处

Sc   scutum，盾板
PS   posterior spine，后棘
PrS   Prussak's space，Prussak 间隙
CT   chorda tympani，鼓索
TMF   tympanomeatal flap，鼓膜 – 外耳道皮瓣

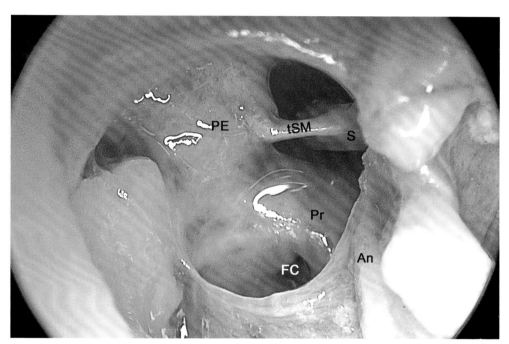

图 4.1.62 将纤维鼓环自鼓沟中掀开，注意保持鼓
环的完整性。辨认中耳黏膜，将其划开
即可进入中耳腔。可见本例标本中耳腔
发育并不完全

PE   pyramidal eminence，锥隆起
tSM   tendon of stapedius muscle，镫骨肌肌腱
S   stapes，镫骨
Pr   promontory，鼓岬
FC   fenestra cochleae，蜗窗
An   annulus，鼓环

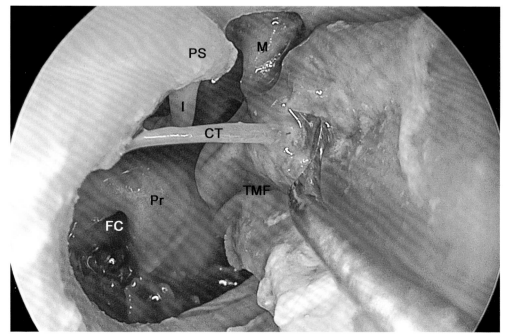

图 4.1.63 将鼓膜 – 外耳道瓣翻向前下方

PS   posterior spine，后棘
M   malleus，锤骨
I   incus，砧骨
CT   chorda tympani，鼓索
TMF   tympanomeatal flap，鼓膜 – 外耳道皮瓣
Pr   promontory，鼓岬
FC   fenestra cochleae，蜗窗

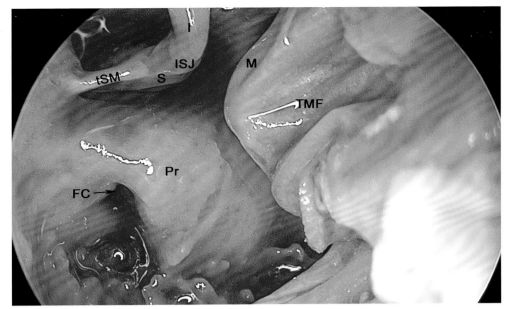

图 4.1.64　0°内镜下观察中耳腔内侧壁

tSM	tendon of stapedius muscle，镫骨肌肌腱
ISJ	incudostapedial joint，砧镫关节
S	stapes，镫骨
M	malleus，锤骨
I	incus，砧骨
TMF	tympanomeatal flap，鼓膜 – 外耳道皮瓣
Pr	promontory，鼓岬
FC	fenestra cochleae，蜗窗

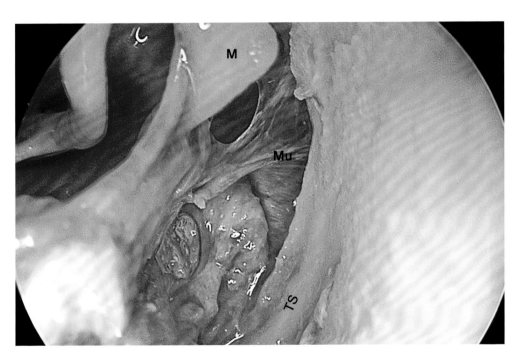

图 4.1.65　为了掀开皮瓣，必须将鼓膜从其附着的锤骨柄上分离。为达到分离目的，可以使用鳄鱼钳牵拉鼓膜，或者使用钩针进行分离

M	malleus，锤骨
Mu	mucosa，鼓室黏膜
TS	tympanic sulcus，鼓沟

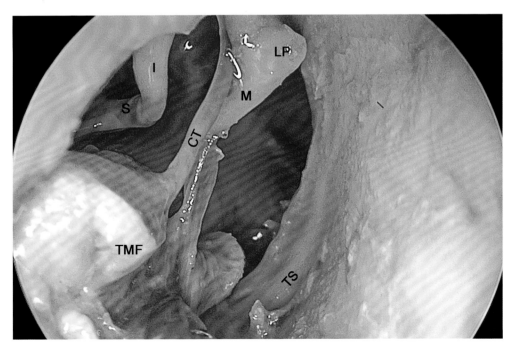

图 4.1.66　现在鼓膜 – 外耳道瓣仅剩下方脐部附着。切断连于脐部的纤维，从而将鼓膜 – 外耳道瓣完全自锤骨柄上游离下来。这样可将鼓膜置于外耳道的下面，从而得到足够的空间通过内镜入路到达鼓室腔的任何一个部分

S	stapes，镫骨
I	incus，砧骨
CT	chorda tympani，鼓索
LP	lateral process of the malleus，锤骨短突
M	manubrium of the malleus，锤骨柄
TMF	tympanomeatal flap，鼓膜 – 外耳道皮瓣
TS	tympanic sulcus，鼓沟

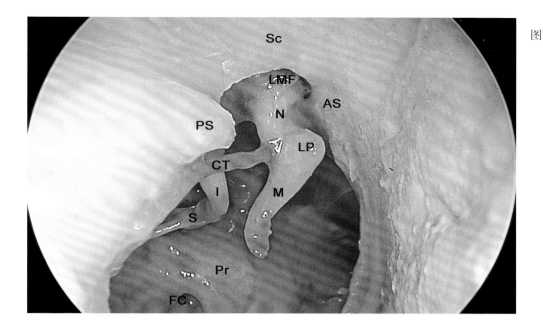

图 4.1.67 已将鼓膜－外耳道瓣取出。在鼓沟与 Rivinus 切迹的连接处可见到前后两个明显的骨棘，即前棘和后棘。前棘位于鼓环的前端，为 Rivinus 切迹的前界；后棘位于鼓环的后端，为 Rivinus 切迹的后界，二者之间的上部即为鼓膜松弛部，下部为鼓膜紧张部

Sc	scutum，盾板
PS	posterior spine，后棘
AS	anterior spine，前棘
LMF	lateral malleal fold，锤骨外侧皱襞
S	stapes，镫骨
I	incus，砧骨
CT	chorda tympani，鼓索
N	neck of the malleus，锤骨颈
LP	lateral process of the malleus，锤骨短突
M	manubrium of the malleus，锤骨柄
Pr	promontory，鼓岬
FC	fenestra cochleae，蜗窗

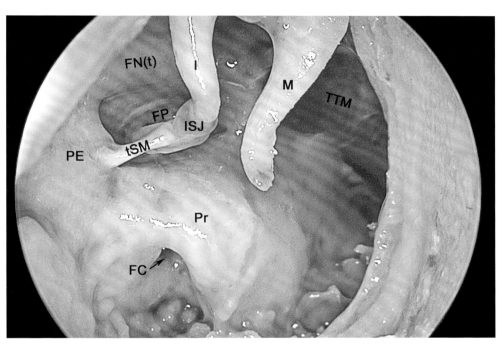

图 4.1.68 现在可以完全暴露中耳内侧壁

FN(t)	tympanic segment，面神经鼓室段
TTM	tensor tympani muscle，鼓膜张肌
M	manubrium of the malleus，锤骨柄
I	incus，砧骨
ISJ	incudostapedial joint，砧镫关节
FP	footplate of the stapes，镫骨足板
tSM	tendon of stapedius muscle，镫骨肌肌腱
PE	pyramidal eminence，锥隆起
Pr	promontory，鼓岬
FC	fenestra cochleae，蜗窗

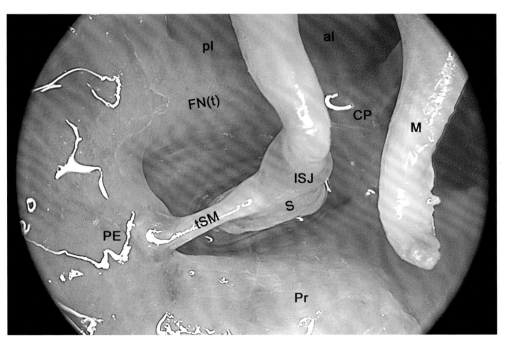

图 4.1.69 45°内镜下观察峡部区域和前庭窗区域。可见面神经鼓室段位于匙突和镫骨上方

al	anterior isthmus，前峡
pl	posterior isthmus，后峡
FN(t)	tympanic segment of facial nerve，面神经鼓室段
CP	cochleariform process，匙突
M	manubrium of the malleus，锤骨柄
ISJ	incudostapedial joint，砧镫关节
S	stapes，镫骨
tSM	tendon of stapedius muscle，镫骨肌肌腱
PE	pyramidal eminence，锥隆起
Pr	promontory，鼓岬

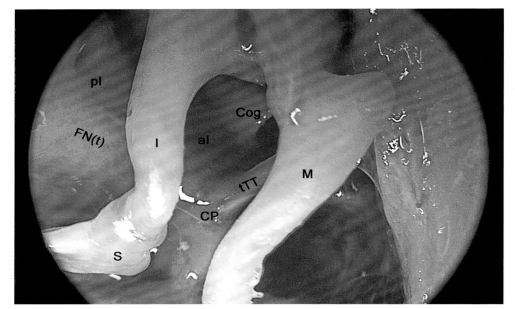

图 4.1.70 调整内镜角度，可经砧骨长脚前方的前
峡间隙观察到齿突和自匙突发出的鼓膜
张肌肌腱

al	anterior isthmus，前峡	
pl	posterior isthmus，后峡	
Cog	齿突	
FN(t)	tympanic segment of facial nerve，面神经鼓室段	
CP	cochleariform process，匙突	
tTT	tendon of tensor tympani muscle，鼓膜张肌肌腱	
I	incus，砧骨	
M	manubrium of the malleus，锤骨柄	
S	stapes，镫骨	

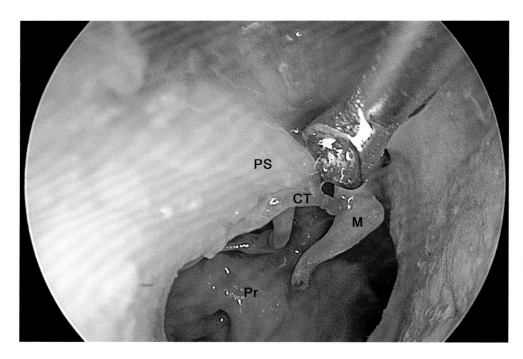

图 4.1.71 用刮匙行上鼓室外侧切除术以便更好地
观察外侧上鼓室下部的解剖结构

PS	posterior spine，后棘	
CT	chorda tympani，鼓索	
M	manubrium of the malleus，锤骨柄	
Pr	promontory，鼓岬	

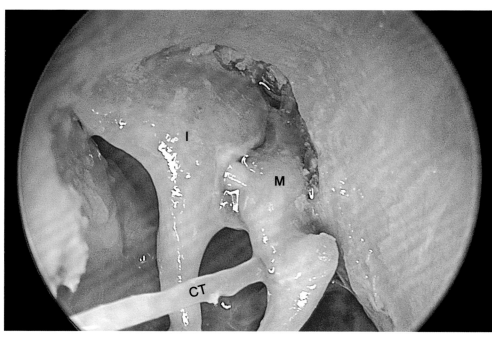

图 4.1.72 去除 Rivinus 切迹最上部和后部的骨质以
辨认上鼓室隔外侧的韧带和皱襞

I	incus，砧骨	
M	malleus，锤骨	
CT	chorda tympani，鼓索	

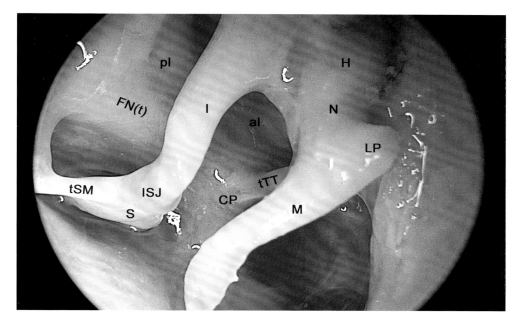

图 4.1.73　45°内镜下观察峡部区域和前庭窗区域。可见面神经鼓室段位于匙突和镫骨上方

al	anterior isthmus，前峡
pl	posterior isthmus，后峡
FN(t)	tympanic segment of facial nerve，面神经鼓室段
CP	cochleariform process，匙突
tTT	tendon of tensor tympani muscle，鼓膜张肌肌腱
ISJ	incudostapedial joint，砧镫关节
I	incus，砧骨
S	stapes，镫骨
tSM	tendon of stapedius muscle，镫骨肌肌腱
H	head of the malleus，锤骨头
N	neck of the malleus，锤骨颈
LP	lateral process of the malleus，锤骨短突
M	manubrium of the malleus，锤骨柄

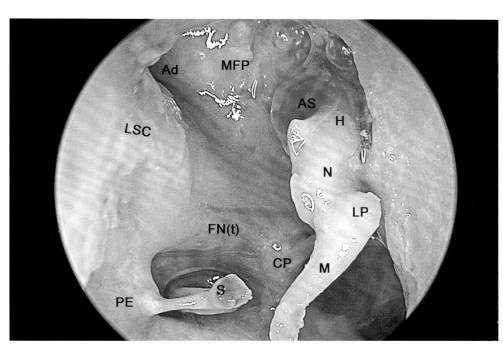

图 4.1.74　去除砧骨后，增加了对面神经鼓室段、外半规管、上鼓室后部以及鼓窦入口区域的暴露

Ad	aditus ad antrum，鼓窦入口
MFP	middle fossa plate，颅中窝脑板
LSC	lateral semicircular canal，外半规管
FN(t)	tympanic segment of facial nerve，面神经鼓室段
CP	cochleariform process，匙突
PE	pyramidal eminence，锥隆起
S	stapes，镫骨
AS	articular surface，关节面
H	head of the malleus，锤骨头
N	neck of the malleus，锤骨颈
LP	lateral process of the malleus，锤骨短突
M	manubrium of the malleus，锤骨柄

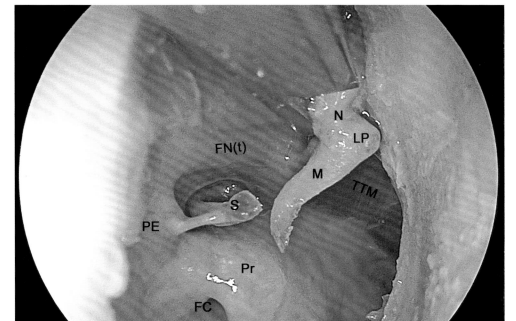

图 4.1.75　用锤骨咬骨钳自锤骨颈处咬断锤骨

FN(t)	tympanic segment of facial nerve，面神经鼓室段
PE	pyramidal eminence，锥隆起
S	stapes，镫骨
Pr	promontory，鼓岬
FC	fenestra cochleae，蜗窗
N	neck of the malleus，锤骨颈
LP	lateral process of the malleus，锤骨短突
M	manubrium of the malleus，锤骨柄
TTM	tensor tympani muscle，鼓膜张肌

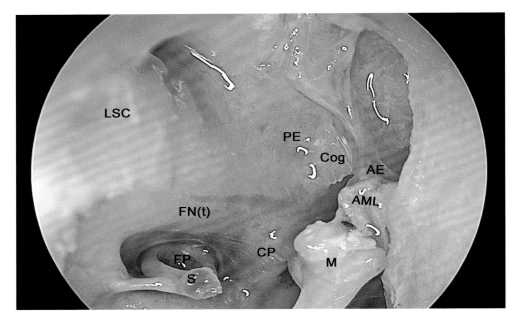

图 4.1.76 用耳钳取出锤骨头。这一操作可以扩大到达上鼓室前间隙和膝神经节的路径

LSC	lateral semicircular canal,	外半规管
AE	anterior epitympanic compartment,	上鼓室前间隙
PE	posterior epitympanic compartment,	上鼓室后间隙
Cog		齿突
FN(t)	tympanic segment of facial nerve,	面神经鼓室段
AML	anterior malleal ligament,	锤骨前韧带
FP	footplate of the stapes,	镫骨足板
S	stapes,	镫骨
CP	cochleariform process,	匙突
M	manubrium of the malleus,	锤骨柄

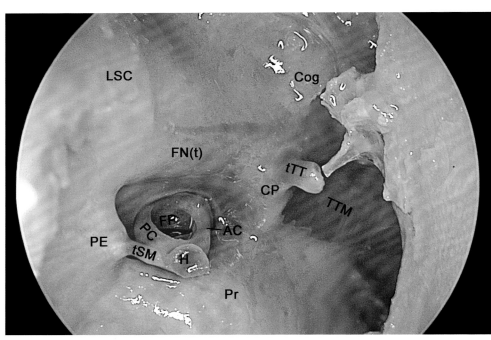

图 4.1.77 剪断鼓膜张肌肌腱,然后用耳钳取出锤骨柄,观察上鼓室前间隙,包括齿突、管上隐窝和鼓膜张肌半管区域

LSC	lateral semicircular canal,	外半规管
Cog		齿突
FN(t)	tympanic segment of facial nerve,	面神经鼓室段
CP	cochleariform process,	匙突
tTT	tendon of tensor tympani muscle,	鼓膜张肌肌腱
TTM	tensor tympani muscle,	鼓膜张肌
PE	pyramidal eminence,	锥隆起
tSM	tendon of stapedius muscle,	镫骨肌肌腱
H	head of stapes,	镫骨头
AC	anterior crus,	镫骨前脚
PC	posterior crus,	镫骨后脚
FP	footplate of the stapes,	镫骨足板
Pr	promontory,	鼓岬

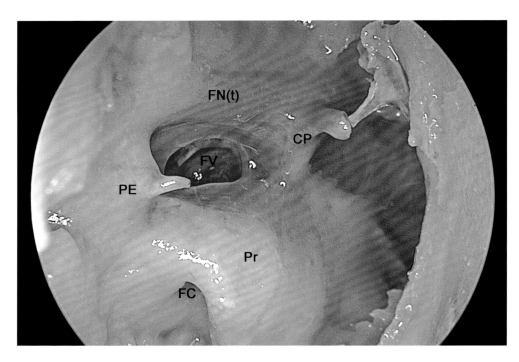

图 4.1.78 去除镫骨,可通过前庭窗到达内耳

FN(t)	tympanic segment of facial nerve,	面神经鼓室段
CP	cochleariform process,	匙突
PE	pyramidal eminence,	锥隆起
FV	fenestra vestibuli,	前庭窗
Pr	promontory,	鼓岬
FC	fenestra cochleae,	蜗窗

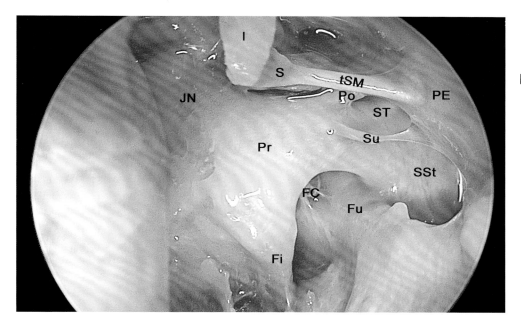

图 4.1.79 另一左侧标本。已向前方掀开鼓膜－外耳道瓣。0°内镜下观察后鼓室结构。自蜗窗龛向茎突隆起方向发出一光滑的骨柱，即龛下柱

I   incus，砧骨
S   stapes，镫骨
tSM tendon of stapedius muscle，镫骨肌肌腱
PE   pyramidal eminence，锥隆起
Po   ponticulus，岬小桥
ST   sinus tympani，鼓室窦
Su   subiculum，岬下脚
SSt sinus subtympanicus，下鼓室窦
Fu   fustis，龛下柱
Fi   finiculus，岬末脚
Pr   promontory，鼓岬
FC   fenestra cochleae，蜗窗
JN   Jacobson's nerve，Jacobson 神经（鼓室丛）

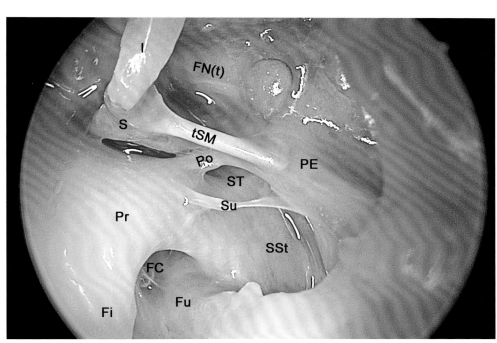

图 4.1.80 本例标本中，岬小桥和岬下脚均呈桥状，使得后鼓室窦、鼓室窦与下鼓室窦三者于桥下相通

FN(t) tympanic segment of facial nerve，面神经鼓室段
I   incus，砧骨
S   stapes，镫骨
tSM tendon of stapedius muscle，镫骨肌肌腱
PE   pyramidal eminence，锥隆起
Po   ponticulus，岬小桥
ST   sinus tympani，鼓室窦
Su   subiculum，岬下脚
SSt sinus subtympanicus，下鼓室窦
Fu   fustis，龛下柱
Fi   finiculus，岬末脚
Pr   promontory，鼓岬
FC   fenestra cochleae，蜗窗

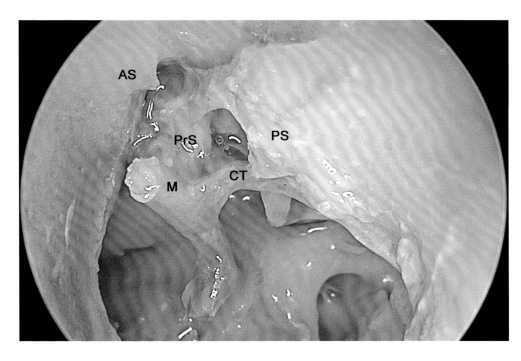

图 4.1.81 去除鼓膜－外耳道瓣后，观察 Prussak 间隙

PS   posterior spine，后棘
AS   anterior spine，前棘
PrS Prussak's space，Prussak 间隙
CT   chorda tympani，鼓索
M   malleus，锤骨

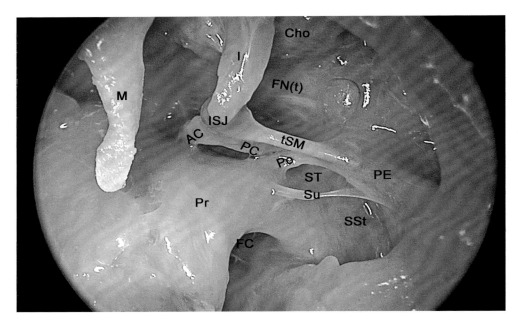

图 4.1.82 0°内镜下观察中耳腔内侧壁。于术野上方的砧骨内侧可见先天性胆脂瘤

Cho	cholesteatoma，胆脂瘤	
FN(t)	tympanic segment of facial nerve，面神经鼓室段	
M	manubrium of the malleus，锤骨柄	
I	incus，砧骨	
ISJ	incudostapedial joint，砧镫关节	
AC	anterior crus，镫骨前脚	
PC	posterior crus，镫骨后脚	
tSM	tendon of stapedius muscle，镫骨肌肌腱	
PE	pyramidal eminence，锥隆起	
Po	ponticulus，岬小桥	
ST	sinus tympani，鼓室窦	
Su	subiculum，岬下脚	
SSt	sinus subtympanicus，下鼓室窦	
Pr	promontory，鼓岬	
FC	fenestra cochleae，蜗窗	

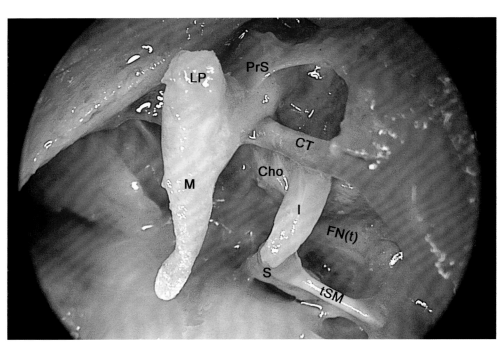

图 4.1.83 30°内镜下观察胆脂瘤

PrS	Prussak's space，Prussak 间隙	
LP	lateral process of the malleus，锤骨短突	
M	manubrium of the malleus，锤骨柄	
Cho	cholesteatoma，胆脂瘤	
CT	chorda tympani，鼓索	
FN(t)	tympanic segment of facial nerve，面神经鼓室段	
I	incus，砧骨	
S	stapes，镫骨	
tSM	tendon of stapedius muscle，镫骨肌肌腱	

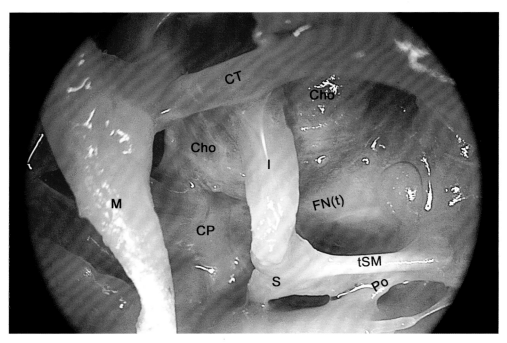

图 4.1.84 用 45°内镜，自下向上观察位于砧骨内侧的先天性胆脂瘤，可见胆脂瘤阻塞了前峡和后峡

M	manubrium of the malleus，锤骨柄	
Cho	cholesteatoma，胆脂瘤	
CP	cochleariform process，匙突	
CT	chorda tympani，鼓索	
FN(t)	tympanic segment of facial nerve，面神经鼓室段	
I	incus，砧骨	
S	stapes，镫骨	
tSM	tendon of stapedius muscle，镫骨肌肌腱	
Po	ponticulus，岬小桥	

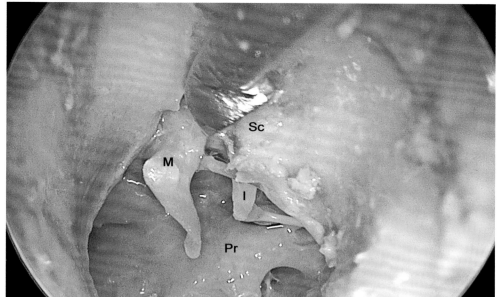

图 4.1.85 用刮匙行上鼓室外侧骨质切除以便更好
地观察外侧上鼓室下部的解剖结构

M   malleus，锤骨
Sc   scutum，盾板
I   incus，砧骨
Pr   promontory，鼓岬

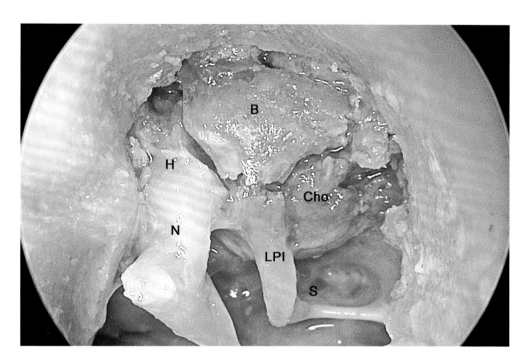

图 4.1.86 去除盾板骨质后，可见胆脂瘤已侵犯砧
骨体

H   head of the malleus，锤骨头
N   neck of the malleus，锤骨颈
B   body of incus，砧骨体
LPI   long process of incus，砧骨长脚
S   stapes，镫骨
Cho   cholesteatoma，胆脂瘤

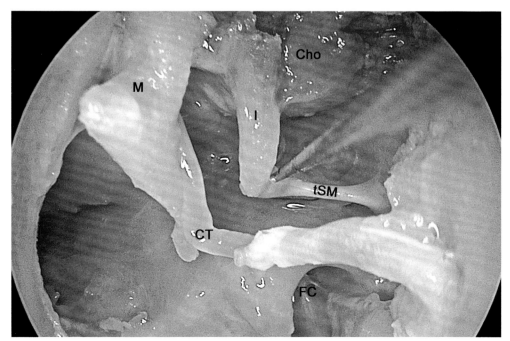

图 4.1.87 用钩针离断砧镫关节，取出已被侵犯的
砧骨

M   malleus，锤骨
I   incus，砧骨
Cho   cholesteatoma，胆脂瘤
CT   chorda tympani，鼓索
tSM   tendon of stapedius muscle，镫骨肌肌腱
FC   fenestra cochleae，蜗窗

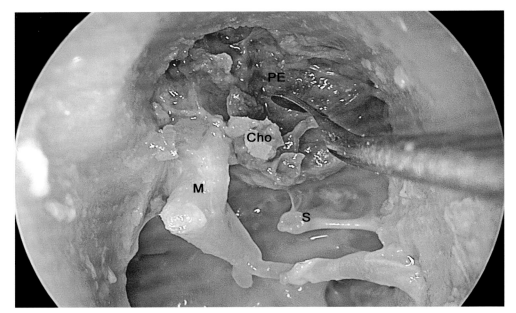

图 4.1.88 用剥离子将胆脂瘤自上鼓室内侧骨壁上
分离

PE	posterior epitympanic compartment，上鼓 室后间隙
Cho	cholesteatoma，胆脂瘤
M	malleus，锤骨
S	stapes，镫骨

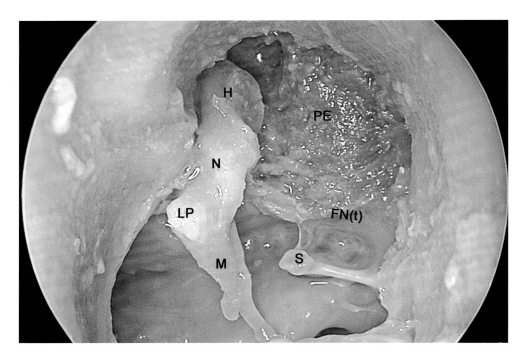

图 4.1.89 已将胆脂瘤去除，需继续去除锤骨头前
内侧残留的胆脂瘤

H	head of the malleus，锤骨头
N	neck of the malleus，锤骨颈
LP	lateral process of the malleus，锤骨短突
M	manubrium of the malleus，锤骨柄
PE	posterior epitympanic compartment，上鼓 室后间隙
FN(t)	tympanic segment of facial nerve，面神经 鼓室段
S	stapes，镫骨

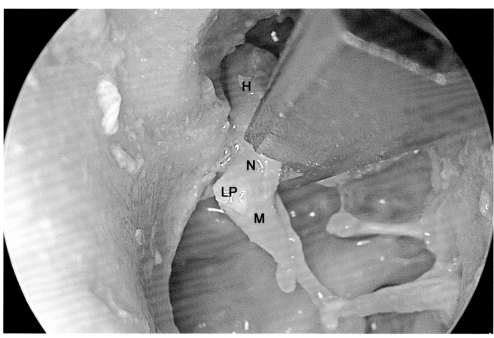

图 4.1.90 用锤骨咬骨钳自锤骨颈处咬断锤骨

H	head of the malleus，锤骨头
N	neck of the malleus，锤骨颈
LP	lateral process of the malleus，锤骨短突
M	manubrium of the malleus，锤骨柄

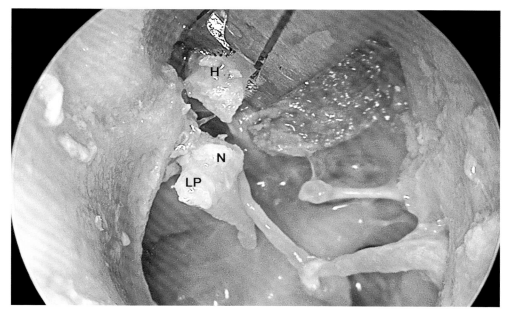

图 4.1.91　用耳钳取出锤骨头

H	head of the malleus，锤骨头	
N	neck of the malleus，锤骨颈	
LP	lateral process of the malleus，锤骨短突	

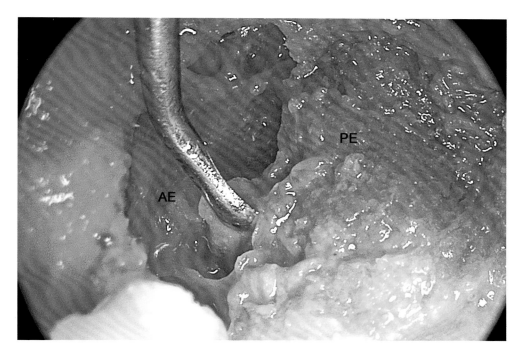

图 4.1.92　用剥离子分离上鼓室前间隙内残留的胆脂瘤

AE	anterior epitympanic compartment，上鼓室前间隙
PE	posterior epitympanic compartment，上鼓室后间隙

4.2 听力重建：自体听小骨植入术

Hearing Reconstruction: Using Modified Incus

听骨链重建对于恢复中耳传声功能是非常必要的，Fisch 等根据预后情况将听小骨缺损分为 3 类：Ⅰ型（残留锤骨及镫骨），镫骨、锤骨柄及鼓膜前部完整且活动良好，听骨链重建后平均气骨导差预期可恢复至10dB以内；Ⅱ型（残留锤骨及镫骨足板），镫骨足板活动，镫骨上结构消失，或镫骨完整但镫骨足板固定，锤骨柄及鼓膜情况同Ⅰ型；Ⅲ型（仅存镫骨），仅存镫骨，镫骨完整且活动为Ⅲ$_1$型，仅存镫骨足板且镫骨足板活动者为Ⅲ$_2$型，镫骨完整但镫骨足板固定者为Ⅲ$_3$型。

自体听骨链赝复物（塑形后的自体砧骨）具有生物相容性好、稳定性好、传音效果佳、操作简单、经济等优点，因而被认为是一种安全、有效的人工听小骨移植材料。通常砧骨具有足够的长度连接镫骨头与鼓膜，并可依据手术需求被塑形为不同的长度和形状。

手术适应证

● 中耳炎症致听骨链局限病变：以锤骨和镫骨完整、砧骨部分缺损最为常见，砧骨搭桥是首选术式，在干耳且无胆脂瘤侵犯时可使用自体砧骨。

● 外伤致听骨链连接异常：以砧镫关节脱位及砧骨长脚骨折最常见，可将砧骨塑形后重建听骨链。

● 先天性听骨链畸形致砧骨畸形或砧骨与锤骨、镫骨连接异常。

● 涉及听骨链或面神经水平段周围病变、砧骨遮挡手术视野时，应暂时取出砧骨，彻底清除病灶后，再将其搭桥重建。

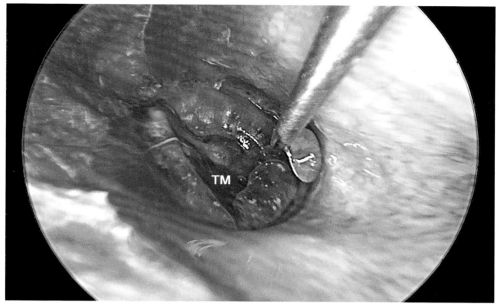

图 4.2.1 右侧标本，内镜下用圆刀做外耳道皮肤切口

TM tympanic membrane，鼓膜

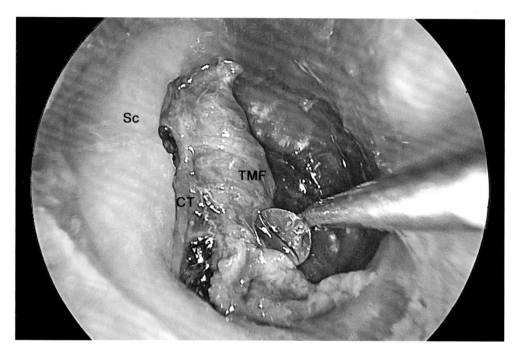

图 4.2.2 用剥离子自外而内轻柔的分离外耳道皮肤，尽量避免撕裂菲薄的皮肤。通常自外耳道的后上部开始掀开皮肤。暴露后棘和鼓索以及鼓环起始处

Sc scutum，盾板
CT chorda tympani，鼓索
TMF tympanomeatal flap，鼓膜－外耳道皮瓣

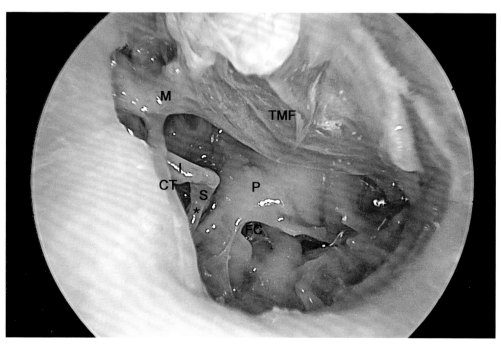

图 4.2.3 将纤维鼓环自鼓沟中掀开，需注意保持鼓环的完整性。通过掀开外耳道上部皮肤最内侧部分以及鼓膜松弛部，可暴露 Prussak 间隙。辨认中耳黏膜，将其划开即可进入中耳腔

M malleus，锤骨
TMF tympanomeatal flap，鼓膜－外耳道皮瓣
CT chorda tympani，鼓索
I incus，砧骨
S stapes，镫骨
P promontory，鼓岬
FC fenestra cochleae，蜗窗
* 镫骨肌肌腱

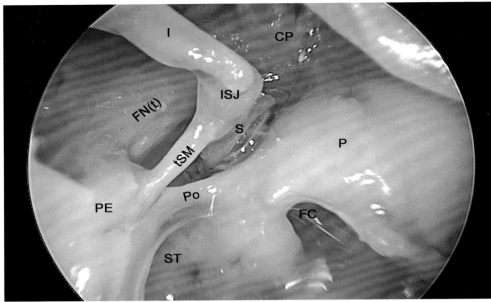

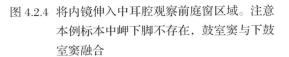
图 4.2.4 将内镜伸入中耳腔观察前庭窗区域。注意本例标本中岬下脚不存在，鼓室窦与下鼓室窦融合

I	incus，砧骨
S	stapes，镫骨
ISJ	incudostapedial joint，砧镫关节
FN(t)	tympanic segment of facial nerve，面神经鼓室段
CP	cochleariform process，匙突
tSM	tendon of stapedius muscle，镫骨肌肌腱
PE	pyramidal eminence，锥隆起
Po	ponticulus，岬小桥
P	promontory，鼓岬
ST	sinus tympani，鼓室窦
FC	fenestra cochleae，蜗窗

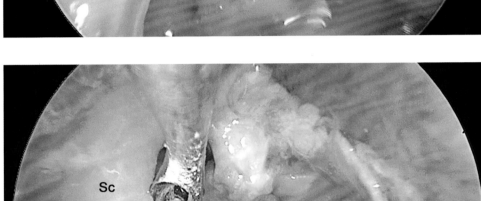
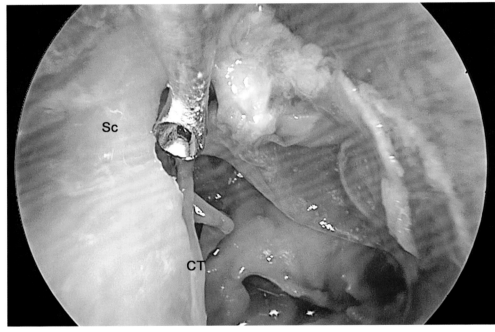

图 4.2.5 行小的上鼓室开放术，扩大外耳道后上壁，用刮匙去除遮盖前庭窗、砧镫关节的骨质。注意避免损伤到骨质下方的鼓索

| Sc | scutum，盾板 |
| CT | chorda tympani，鼓索 |

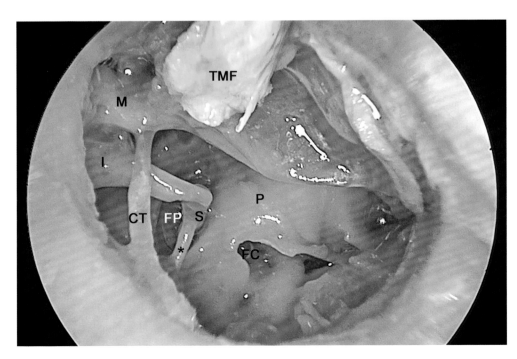

图 4.2.6 去除部分上鼓室外侧壁骨质后可充分显露前庭窗区域

TMF	tympanomeatal flap，鼓膜－外耳道皮瓣
M	malleus，锤骨
I	incus，砧骨
S	stapes，镫骨
FP	footplate of the stapes，镫骨足板
CT	chorda tympani，鼓索
P	promontory，鼓岬
FC	fenestra cochleae，蜗窗

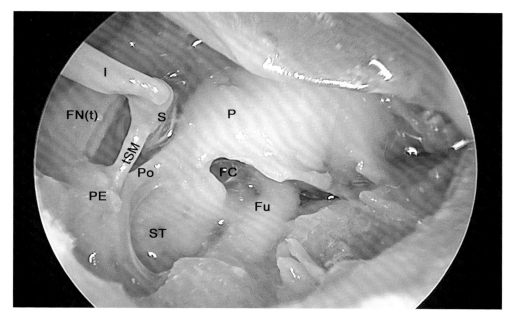

图 4.2.7 内镜下观察后鼓室区域

FN(t)	tympanic segment of facial nerve，	面神经鼓室段
I	incus，砧骨	
S	stapes，镫骨	
tSM	tendon of stapedius muscle，镫骨肌肌腱	
PE	pyramidal eminence，锥隆起	
Po	ponticulus，岬小桥	
P	promontory，鼓岬	
ST	sinus tympani，鼓室窦	
FC	fenestra cochleae，蜗窗	
Fu	fustis，龛下柱	

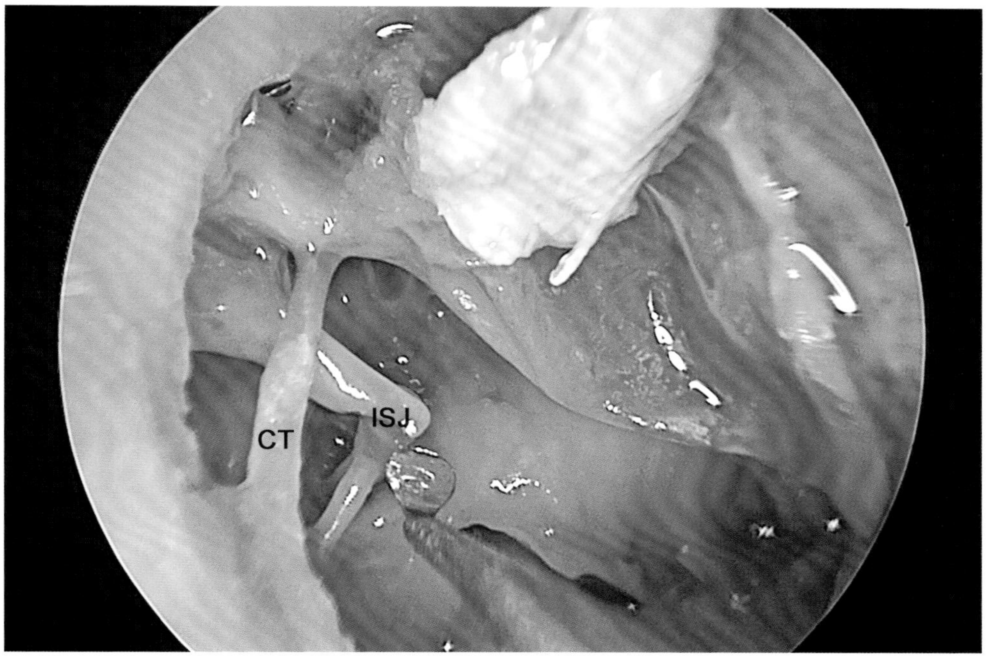

图 4.2.8 用关节刀自后向前分离砧镫关节

CT	chorda tympani，鼓索
ISJ	incudostapedial joint，砧镫关节

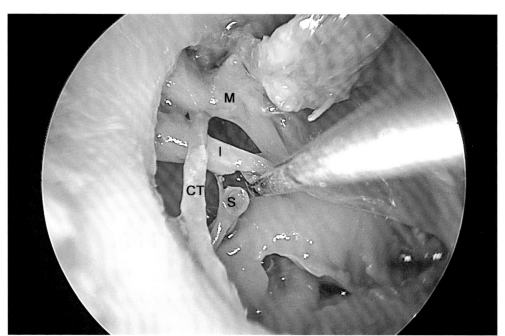

图 4.2.9 为去除砧骨，需首先用钩针将砧骨长脚向外旋转

CT	chorda tympani，鼓索
M	malleus，锤骨
I	incus，砧骨
S	stapes，镫骨

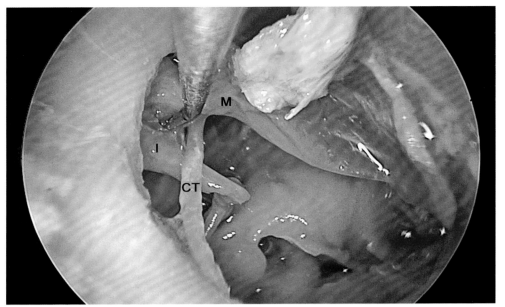

图 4.2.10 使用相同的钩针分离锤砧关节

CT chorda tympani，鼓索
M malleus，锤骨
I incus，砧骨

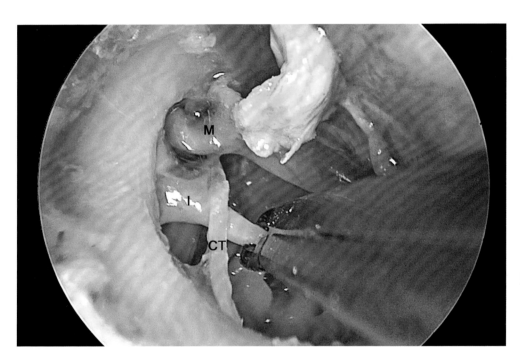

图 4.2.11 用耳钳抓住砧骨长脚向下拖拽，自上鼓室内取出砧骨

CT chorda tympani，鼓索
M malleus，锤骨
I incus，砧骨

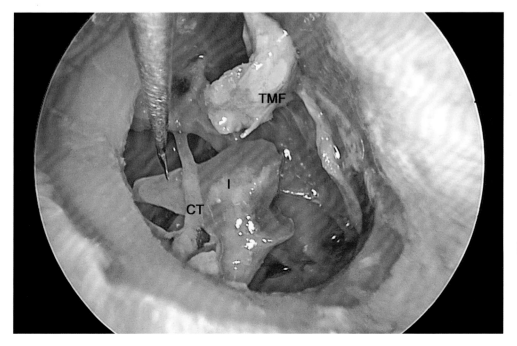

图 4.2.12 在取出砧骨时，应避免损伤到鼓索，可以用钩针将砧骨自鼓索下方推移绕过鼓索

CT chorda tympani，鼓索
I incus，砧骨
TMF tympanomeatal flap，鼓膜－外耳道皮瓣

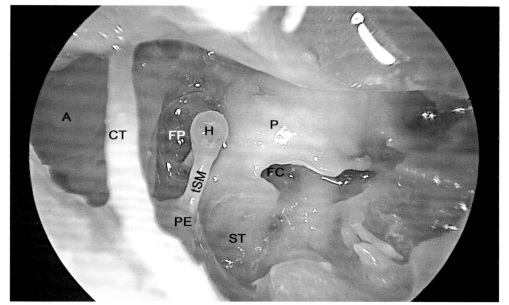

图 4.2.13 已将砧骨取出，暴露出完整的镫骨板上结构

A	attic，上鼓室
CT	chorda tympani，鼓索
H	head of stapes，镫骨头
FP	footplate of the stapes，镫骨足板
tSM	tendon of stapedius muscle，镫骨肌肌腱
PE	pyramidal eminence，锥隆起
P	promontory，鼓岬
ST	sinus tympani，鼓室窦
FC	fenestra cochleae，蜗窗

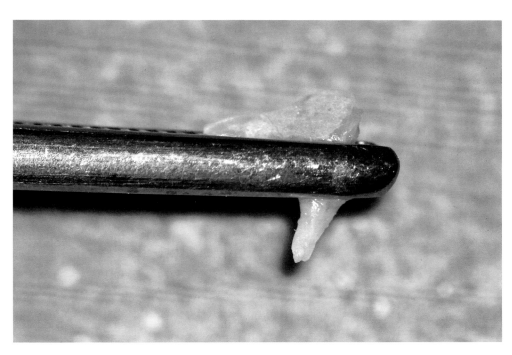

图 4.2.14 砧骨塑形。首先用镊子牢牢持住砧骨体，如图所示

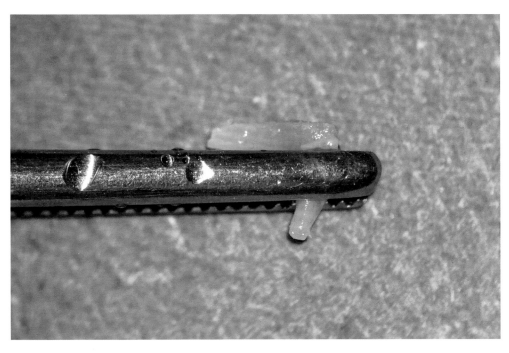

图 4.2.15 用小号切割钻（直径 1mm）削平砧骨体的上面，使该面与鼓膜接触的更好

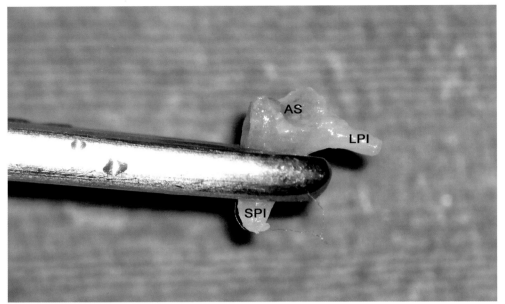

图 4.2.16 然后调整砧骨的位置，将砧骨体的关节面修平，避免其与外耳道后壁接触，否则可能导致自体听小骨的固定

AS   articular surface，关节面
SPI   short process of incus，砧骨短脚
LPI   long process of incus，砧骨长脚

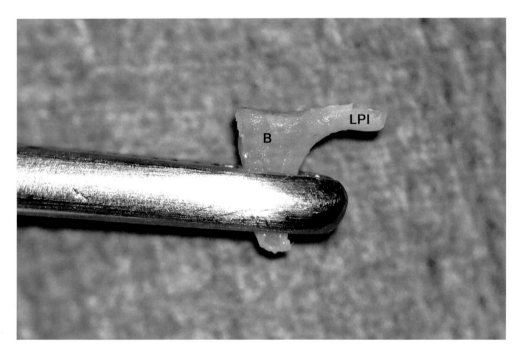

图 4.2.17 已将砧骨体的关节面修平，下一步需要磨除砧骨长脚

B   body of incus，砧骨体
LPI   long process of incus，砧骨长脚

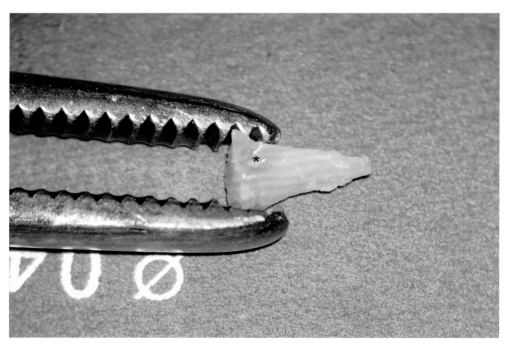

图 4.2.18 磨除砧骨长脚后，在其残端用小切割钻（直径 0.8mm）磨出一个小凹，要磨得足够深来容纳镫骨头，如图中 * 所示

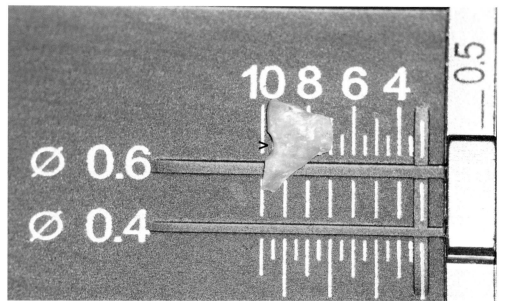

图 4.2.19 若锤骨柄存在，在砧骨短脚的上面磨一
个小的沟槽来容纳锤骨柄

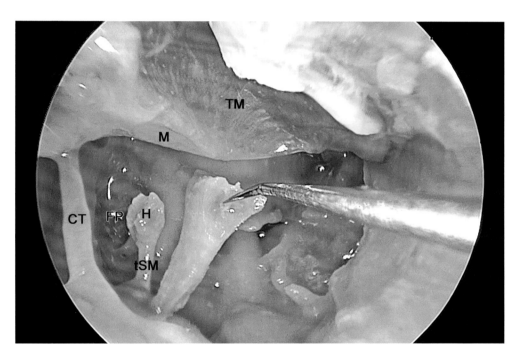

图 4.2.20 用钩针或耳钳将塑形后的砧骨放入鼓室
腔内前庭窗附近

M	manubrium of the malleus，锤骨柄	
TM	tympanic membrane，鼓膜	
CT	chorda tympani，鼓索	
H	head of stapes，镫骨头	
tSM	tendon of stapedius muscle，镫骨肌肌腱	
FP	footplate of the stapes，镫骨足板	

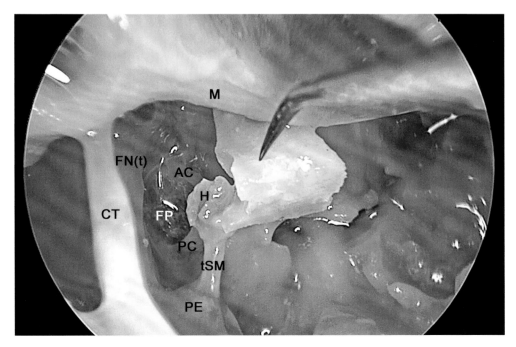

图 4.2.21 在钩针的帮助下将自体听小骨的小凹安
放在镫骨头上

M	manubrium of the malleus，锤骨柄	
CT	chorda tympani，鼓索	
FN(t)	tympanic segment of facial nerve，面神经鼓室段	
H	head of stapes，镫骨头	
AC	anterior crus，镫骨前脚	
PC	posterior crus，镫骨后脚	
FP	footplate of the stapes，镫骨足板	
tSM	tendon of stapedius muscle，镫骨肌肌腱	
PE	pyramidal eminence，锥隆起	

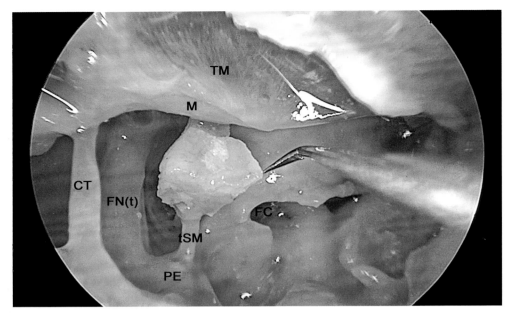

图 4.2.22　将自体听小骨旋入锤骨柄下方

TM	tympanic membrane，鼓膜
M	manubrium of the malleus，锤骨柄
CT	chorda tympani，鼓索
FN(t)	tympanic segment of facial nerve，面神经鼓室段
tSM	tendon of stapedius muscle，镫骨肌肌腱
PE	pyramidal eminence，锥隆起
FC	fenestra cochleae，蜗窗

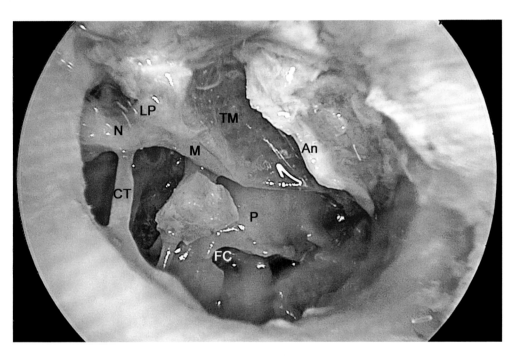

图 4.2.23　已放置好自体听小骨。注意塑形砧骨上的沟槽与锤骨柄完美契合

N	neck of the malleus，锤骨颈
LP	lateral process of the malleus，锤骨短突
M	manubrium of the malleus，锤骨柄
TM	tympanic membrane，鼓膜
An	annulus，鼓环
CT	chorda tympani，鼓索
P	promontory，鼓岬
FC	fenestra cochleae，蜗窗

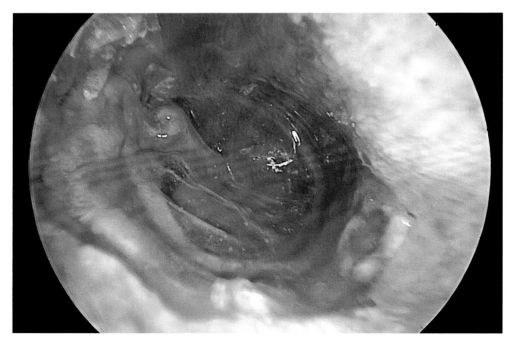

图 4.2.24　复位鼓膜 – 外耳道瓣以关闭鼓室腔

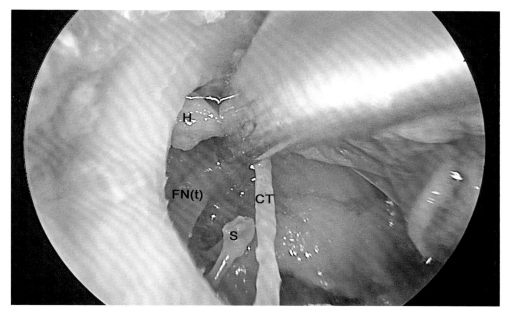

图 4.2.25 如果锤骨头也固定，则需要用锤骨咬骨钳咬断锤骨颈，将锤骨头取出

H	head of the malleus，锤骨头
FN(t)	tympanic segment of facial nerve，面神经鼓室段
CT	chorda tympani，鼓索
S	stapes，镫骨

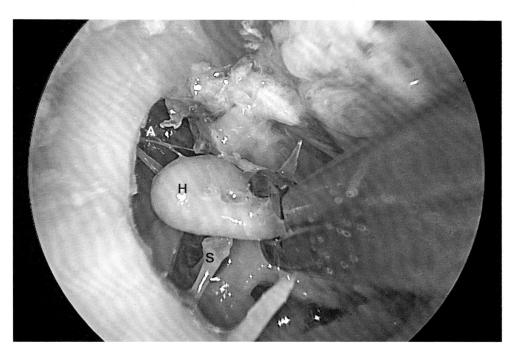

图 4.2.26 用耳钳将锤骨头从上鼓室内取出

H	head of the malleus，锤骨头
S	stapes，镫骨

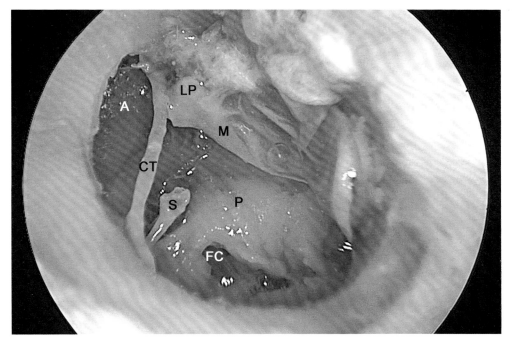

图 4.2.27 已将锤骨头取出。锤骨柄能够稳定自体听小骨，而鼓膜张肌肌腱又能够稳定锤骨柄，因此术中应尽量保留锤骨柄和鼓膜张肌肌腱

A	attic，上鼓室
LP	lateral process of the malleus，锤骨短突
M	manubrium of the malleus，锤骨柄
CT	chorda tympani，鼓索
S	stapes，镫骨
P	promontory，鼓岬
FC	fenestra cochleae，蜗窗

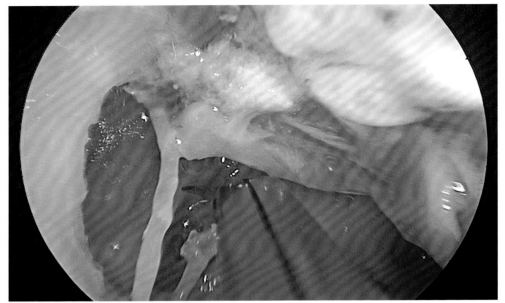

图 4.2.28 去除锤骨头后探查锤骨柄的活动度。如果鼓膜张肌肌腱钙化，会限制锤骨柄的运动，这时需要剪断该肌腱

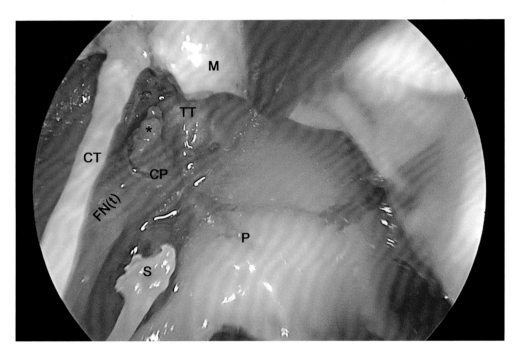

图 4.2.29 已将鼓膜张肌肌腱剪断，进一步探查上鼓室前间隙和管上隐窝

CT	chorda tympani，鼓索
FN(t)	tympanic segment of facial nerve，面神经鼓室段
CP	cochleariform process，匙突
TT	tensor tympani muscle，鼓膜张肌
M	manubrium of the malleus，锤骨柄
S	stapes，镫骨
P	promontory，鼓岬
*	鼓膜张肌肌腱

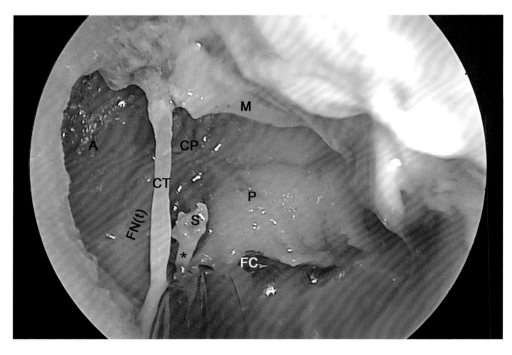

图 4.2.30 下面演示没有镫骨板上结构的情况。首先剪断镫骨肌肌腱和镫骨前、后脚，去除镫骨板上结构

A	attic，上鼓室
CT	chorda tympani，鼓索
FN(t)	tympanic segment of facial nerve，面神经鼓室段
CP	cochleariform process，匙突
M	manubrium of the malleus，锤骨柄
S	stapes，镫骨
P	promontory，鼓岬
FC	fenestra cochleae，蜗窗
*	镫骨肌肌腱

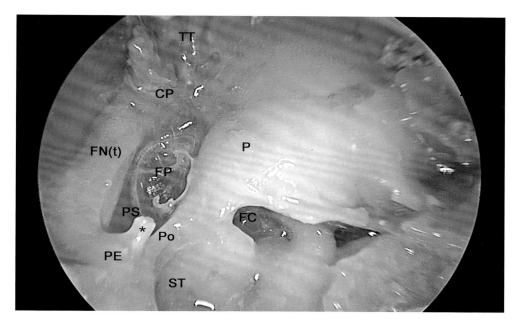

图 4.2.31 已去除镫骨板上结构，暴露嵌于前庭窗上的镫骨足板

FN(t)	tympanic segment of facial nerve，面神经鼓室段
CP	cochleariform process，匙突
TT	tensor tympani muscle，鼓膜张肌
PE	pyramidal eminence，锥隆起
PS	posterior sinus，后鼓室窦
FP	footplate of the stapes，镫骨足板
Po	ponticulus，岬小桥
ST	sinus tympani，鼓室窦
P	promontory，鼓岬
FC	fenestra cochleae，蜗窗
*	镫骨肌肌腱

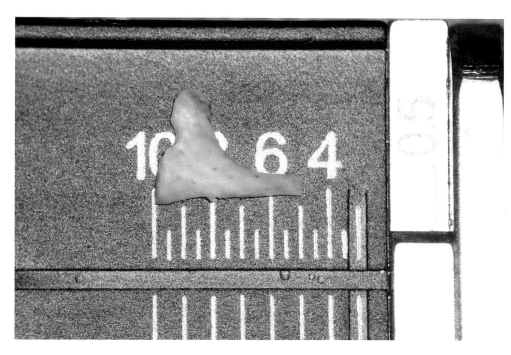

图 4.2.32 塑形自体砧骨时，与存在镫骨板上结构的区别在于无须磨除砧骨长脚，只需将砧骨长脚磨平以使其与镫骨足板完好匹配，同时将砧骨长脚磨细。而听小骨小柱的具体高度，可事先用测量子测量镫骨足板到鼓膜之间的距离

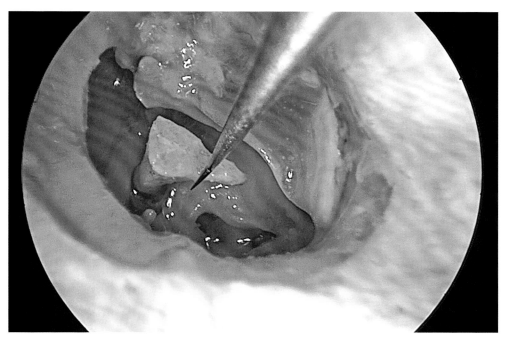

图 4.2.33 将砧骨长脚置于镫骨足板的正中，不与鼓岬和面神经接触。用钩针向前旋转砧骨体

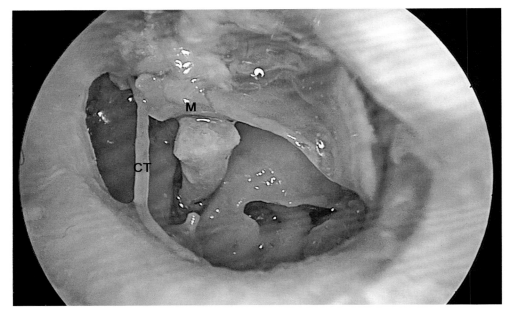

图 4.2.34 已将砧骨安置好。砧骨长脚尖端放于镫骨足板上，砧骨体上面的沟槽与锤骨柄完美嵌合。术中在听小骨小柱周边放置小块明胶海绵以维持其位置

CT   chorda tympani，鼓索
M   manubrium of the malleus，锤骨柄

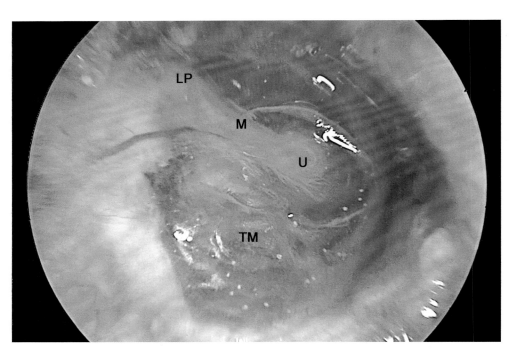

图 4.2.35 复位鼓膜 – 外耳道瓣以关闭鼓室腔

LP   lateral process of the malleus，锤骨短突
M   manubrium of the malleus，锤骨柄
U   umbo，鼓膜脐部
TM   tympanic membrane，鼓膜

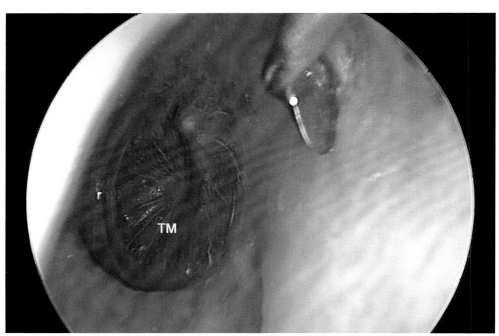

图 4.2.36 左侧标本，内镜下用圆刀做外耳道皮肤切口

TM   tympanic membrane，鼓膜

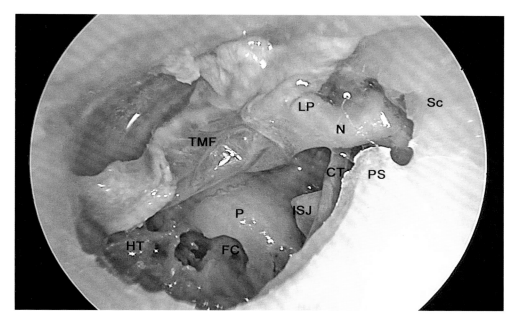

图 4.2.37 向前翻开鼓膜 – 外耳道皮瓣，观察中耳腔

TMF	tympanomeatal flap，鼓膜 – 外耳道皮瓣
LP	lateral process of the malleus，锤骨短突
N	neck of the malleus，锤骨颈
Sc	scutum，盾板
CT	chorda tympani，鼓索
PS	posterior spine，后棘
ISJ	incudostapedial joint，砧镫关节
P	promontory，鼓岬
HT	hypotympanum，下鼓室
FC	fenestra cochleae，蜗窗

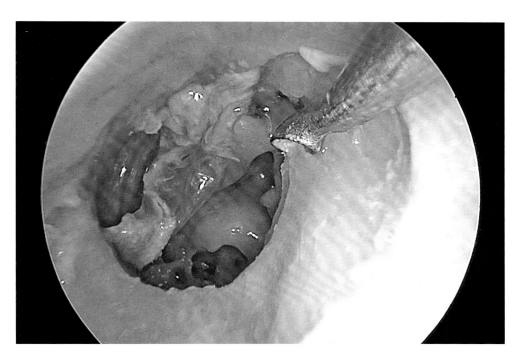

图 4.2.38 行小的上鼓室开放术，扩大外耳道后上壁，用刮匙去除遮盖前庭窗、砧镫关节的骨质。注意避免损伤到骨质下方的鼓索

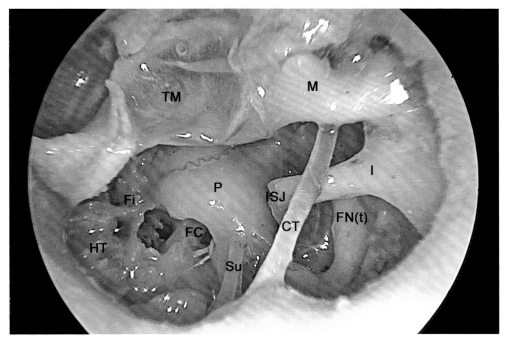

图 4.2.39 去除部分上鼓室外侧壁骨质后可充分显露前庭窗区域和面神经鼓室段

TM	tympanic membrane，鼓膜
M	malleus，锤骨
I	incus，砧骨
ISJ	incudostapedial joint，砧镫关节
FN(t)	tympanic segment of facial nerve，面神经鼓室段
CT	chorda tympani，鼓索
P	promontory，鼓岬
Fi	finiculus，岬末脚
HT	hypotympanum，下鼓室
FC	fenestra cochleae，蜗窗
Su	subiculum，岬下脚

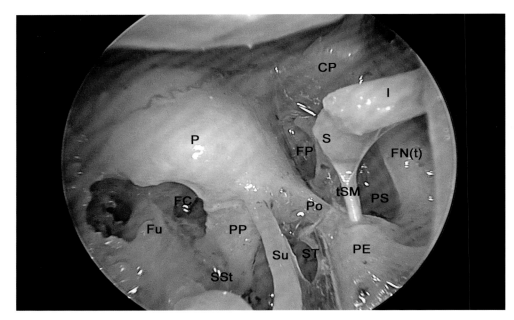

图 4.2.40 观察后鼓室。本例标本中岬下脚呈桥状，鼓室窦与下鼓室窦在桥下相通

CP	cochleariform process，匙突	
I	incus，砧骨	
S	stapes，镫骨	
FP	footplate of the stapes，镫骨足板	
PS	posterior sinus，后鼓室窦	
tSM	tendon of stapedius muscle，镫骨肌肌腱	
FN(t)	tympanic segment of facial nerve，面神经鼓室段	
P	promontory，鼓岬	
Po	ponticulus，岬小桥	
ST	sinus tympani，鼓室窦	
Su	subiculum，岬下脚	
PP	posterior pillar，后柱	
SSt	sinus subtympanicus，下鼓室窦	
Fu	fustis，龛下柱	
FC	fenestra cochleae，蜗窗	
PE	pyramidal eminence，锥隆起	

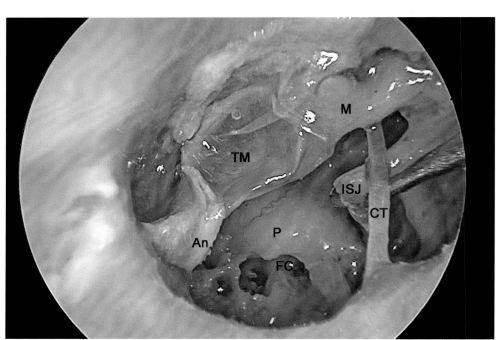

图 4.2.41 用关节刀自后向前分离砧镫关节

TM	tympanic membrane，鼓膜	
M	malleus，锤骨	
P	promontory，鼓岬	
ISJ	incudostapedial joint，砧镫关节	
CT	chorda tympani，鼓索	
An	annulus，鼓环	
FC	fenestra cochleae，蜗窗	

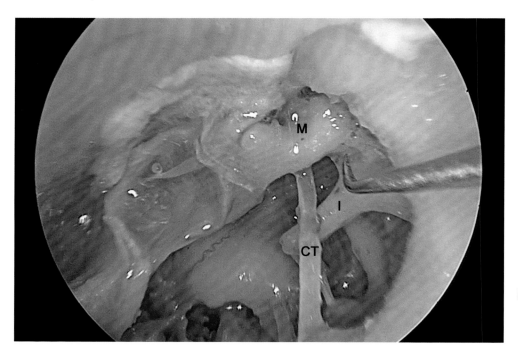

图 4.2.42 用钩针分离锤砧关节

M	malleus，锤骨	
CT	chorda tympani，鼓索	
I	incus，砧骨	

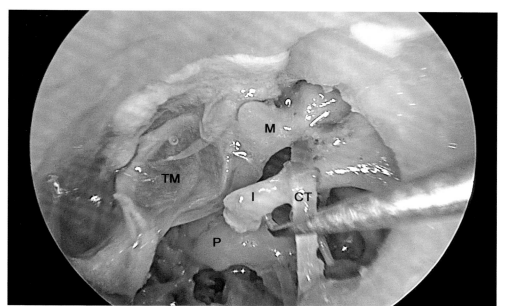

图 4.2.43 用钩针将砧骨长脚向外旋转

TM	tympanic membrane，鼓膜
M	malleus，锤骨
CT	chorda tympani，鼓索
I	incus，砧骨
P	promontory，鼓岬

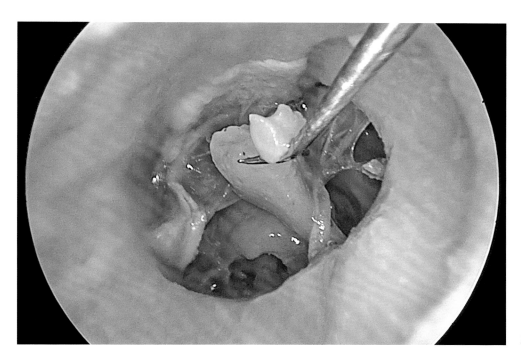

图 4.2.44 在取出砧骨时，应避免损伤到鼓索

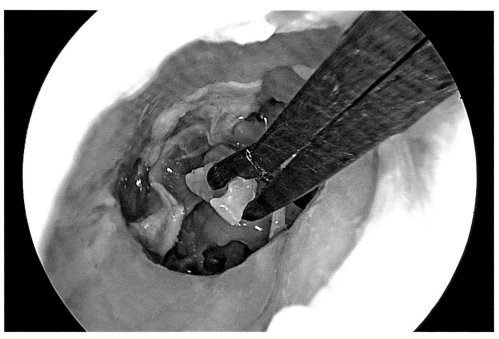

图 4.2.45 用耳钳抓住砧骨长脚自上鼓室内取出砧骨

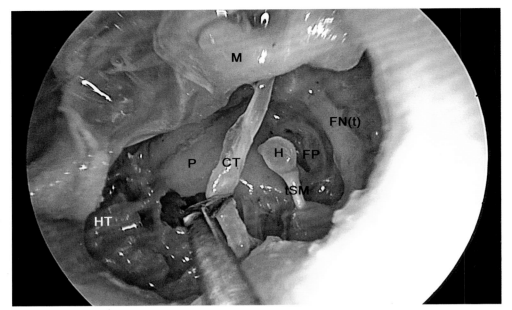

图 4.2.46 向下牵开鼓索，以便更好地观察镫骨

M	malleus，锤骨
FN(t)	tympanic segment of facial nerve，面神经鼓室段
CT	chorda tympani，鼓索
P	promontory，鼓岬
H	head of stapes，镫骨头
FP	footplate of the stapes，镫骨足板
tSM	tendon of stapedius muscle，镫骨肌肌腱
HT	hypotympanum，下鼓室

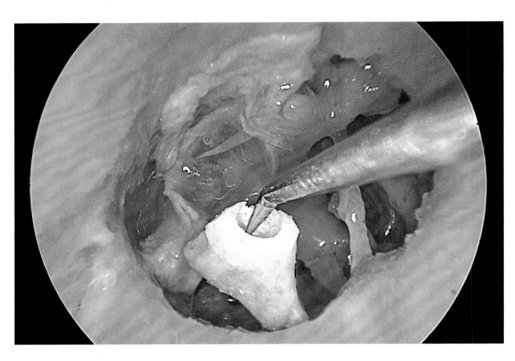

图 4.2.47 用钩针或耳钳将塑形后的砧骨放入鼓室腔内前庭窗附近

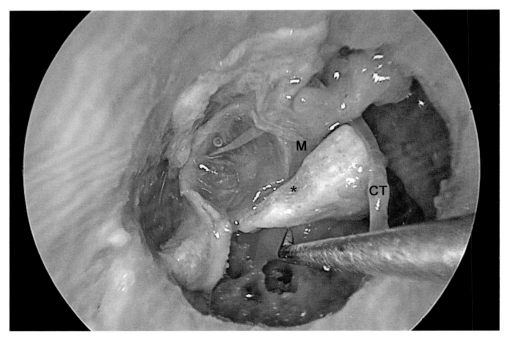

图 4.2.48 在钩针的帮助下将自体听小骨的小凹安放在镫骨头上，然后将砧骨旋入锤骨柄下方。* 位置为容纳锤骨柄所磨的骨槽

M	malleus，锤骨
CT	chorda tympani，鼓索

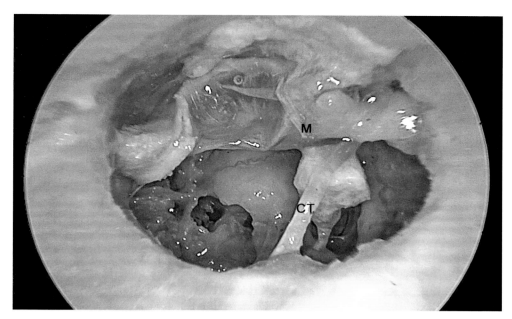

图 4.2.49 已放置好自体听小骨。注意塑形砧骨上的沟槽与锤骨柄完美契合

M malleus，锤骨
CT chorda tympani，鼓索

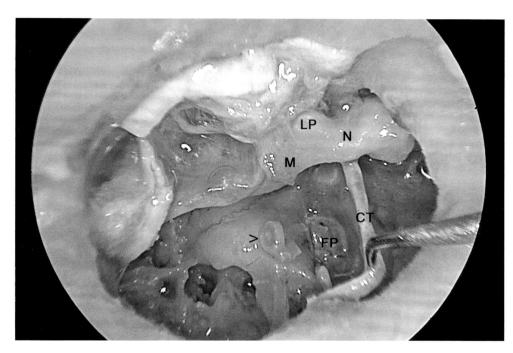

图 4.2.50 下面演示没有镫骨板上结构的情况。首先剪断镫骨肌肌腱和镫骨前、后脚，去除镫骨板上结构

N neck of the malleus，锤骨颈
LP lateral process of the malleus，锤骨短突
M manubrium of the malleus，锤骨柄
CT chorda tympani，鼓索
FP footplate of the stapes，镫骨足板
> 镫骨板上结构

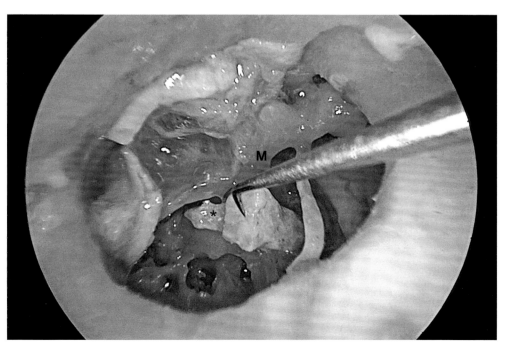

图 4.2.51 将砧骨长脚置于镫骨足板的正中，不与鼓岬和面神经接触。* 位置为容纳锤骨柄所磨的骨槽

M manubrium of the malleus，锤骨柄

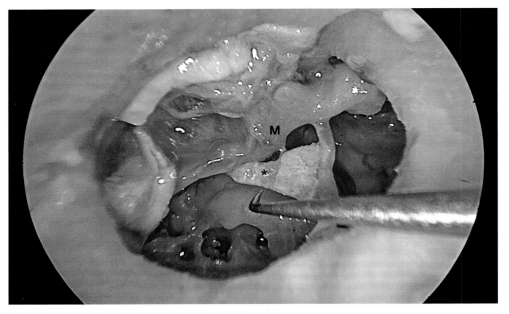

图 4.2.52　用钩针向前旋转砧骨体。* 位置为容纳锤骨柄所磨的骨槽

M　　manubrium of the malleus，锤骨柄

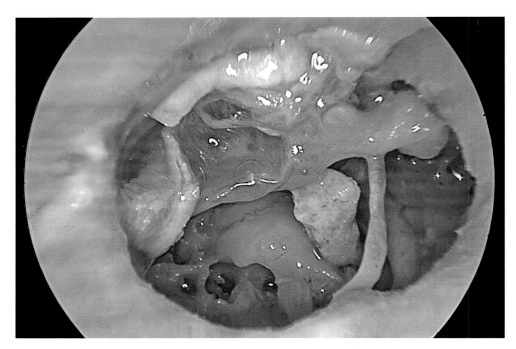

图 4.2.53　已放置好自体听小骨。注意塑形砧骨上的沟槽与锤骨柄完美契合。术中在听小骨小柱周边放置小块明胶海绵以维持其位置

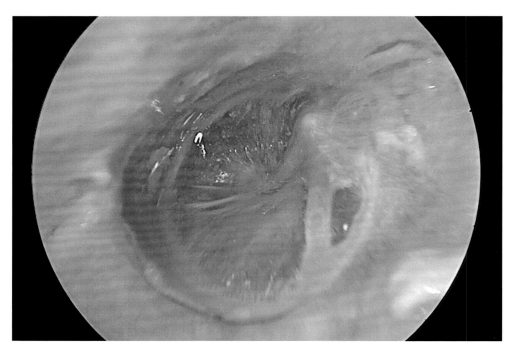

图 4.2.54　复位鼓膜 – 外耳道皮瓣以关闭鼓室腔

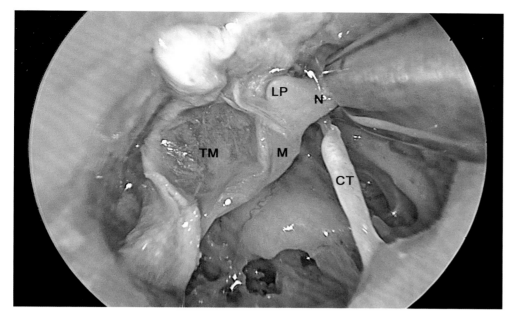

图 4.2.55 如果锤骨头也固定，则需要用锤骨咬骨钳咬断锤骨颈，将锤骨头取出

TM	tympanic membrane，鼓膜
N	neck of the malleus，锤骨颈
LP	lateral process of the malleus，锤骨短突
M	manubrium of the malleus，锤骨柄
CT	chorda tympani，鼓索

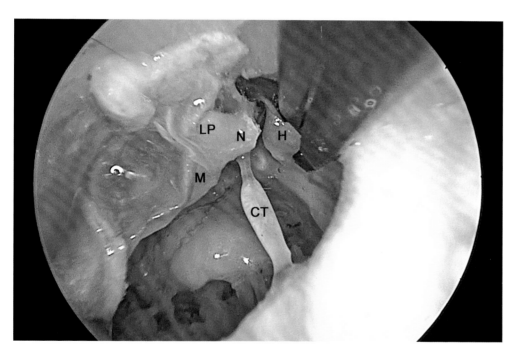

图 4.2.56 用耳钳将锤骨头从上鼓室内取出

H	head of the malleus，锤骨头
N	neck of the malleus，锤骨颈
LP	lateral process of the malleus，锤骨短突
M	manubrium of the malleus，锤骨柄
CT	chorda tympani，鼓索

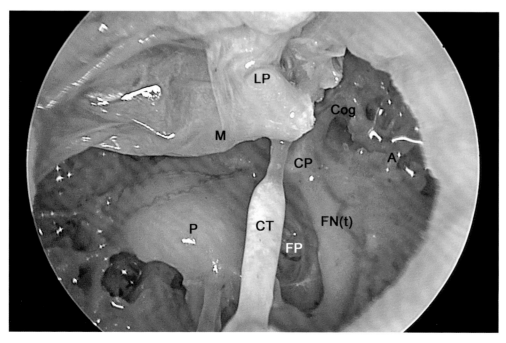

图 4.2.57 已将锤骨头取出，暴露上鼓室。锤骨柄能够稳定自体听小骨，而鼓膜张肌肌腱又能够稳定锤骨柄，因此术中应尽量保留锤骨柄和鼓膜张肌肌腱

LP	lateral process of the malleus，锤骨短突
M	manubrium of the malleus，锤骨柄
Cog	齿突
CP	cochleariform process，匙突
A	attic，上鼓室
FN(t)	tympanic segment of facial nerve，面神经鼓室段
CT	chorda tympani，鼓索
P	promontory，鼓岬
FP	footplate of the stapes，镫骨足板

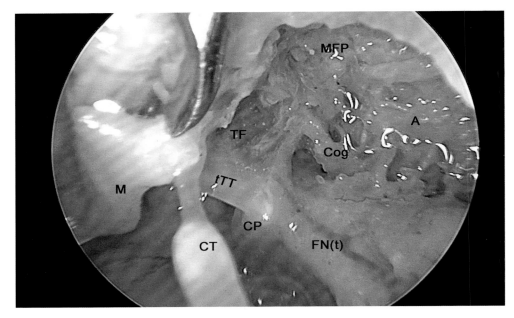

图 4.2.58 牵开锤骨柄，可暴露鼓膜张肌皱襞和鼓
膜张肌肌腱

MFP	middle fossa plate，颅中窝脑板
M	manubrium of the malleus，锤骨柄
TF	tensor fold，鼓膜张肌皱襞
Cog	齿突
A	attic，上鼓室
CP	cochleariform process，匙突
FN(t)	tympanic segment of facial nerve，面神经鼓室段
CT	chorda tympani，鼓索
tTT	tendon of tensor tympani muscle，鼓膜张肌肌腱

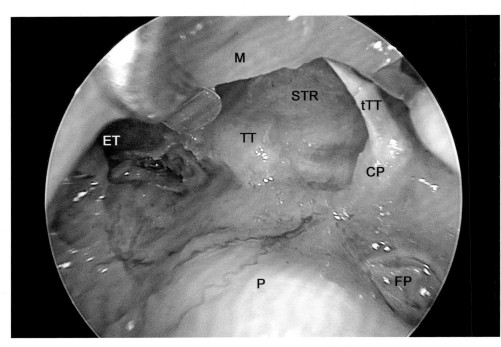

图 4.2.59 向上牵开锤骨柄，可显露前鼓室内的咽
鼓管和管上隐窝

M	manubrium of the malleus，锤骨柄
ET	eustachian tube，咽鼓管
TT	tensor tympani muscle，鼓膜张肌
STR	supratubal recess，管上隐窝
tTT	tendon of tensor tympani muscle，鼓膜张肌肌腱
CP	cochleariform process，匙突
P	promontory，鼓岬
FP	base of the stapes，镫骨足板

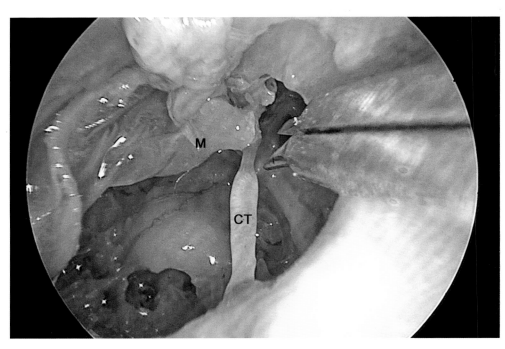

图 4.2.60 如果鼓膜张肌肌腱钙化，会限制锤骨柄
的运动，这时需要剪断该肌腱

M	manubrium of the malleus，锤骨柄
CT	chorda tympani，鼓索

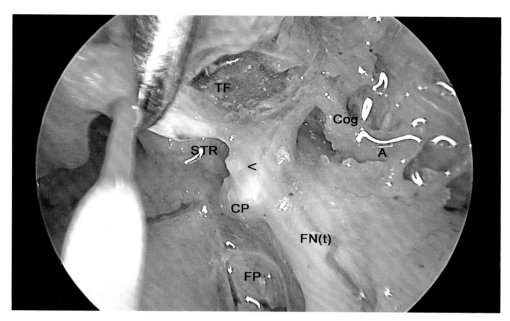

图 4.2.61 已剪断鼓膜张肌肌腱。牵开锤骨柄，可见鼓膜张肌皱襞分隔管上隐窝和上鼓室前间隙

TF   tensor fold，鼓膜张肌皱襞
STR   supratubal recess，管上隐窝
Cog   齿突
A   attic，上鼓室
CP   cochleariform process，匙突
FP   footplate of the stapes，镫骨足板
FN(t) tympanic segment of facial nerve，面神经鼓室段
<   鼓膜张肌肌腱

4.3 听力重建：去除砧骨的部分听骨链赝复物植入术
Hearing Reconstruction: PORP Implantation with Incus Removed

钛制人工听小骨按其形态和用途不同可分为部分听骨链赝复物（partial ossicular replacement prosthesis，PORP）、全听骨链赝复物（total ossicular replacement prosthesis，TORP）和人工镫骨（Piston）三种，其中PORP用于镫骨完好的部分听小骨缺失者，TORP用于全听小骨缺失而镫骨足板完好的患者，Piston用于镫骨足板固定的患者。不同厂家不同型号的钛制人工听小骨（PORP和TORP）形态各不相同，但基本均包括一个盘面（鼓膜端），一个镫骨端和一个连接二者的连接杆。按人工听小骨连接杆的长度是否可调又可将人工听小骨分为高度可调式人工听小骨和高度固定的人工听小骨。

PORP基本形状类似一倒置的酒杯，其上有一盘状头端，盘面有一凹槽容纳锤骨柄或呈平面状与鼓膜直接相接触，下端为一底部带小凹的短柱体，小凹嵌套在镫骨头上，根据锤骨柄与镫骨头的位置，PORP被设计为不同长度的型号或可调节式。

手术适应证
● 镫骨板上结构完整，镫骨足板活动良好，自体听小骨不能满足听骨链重建要求。

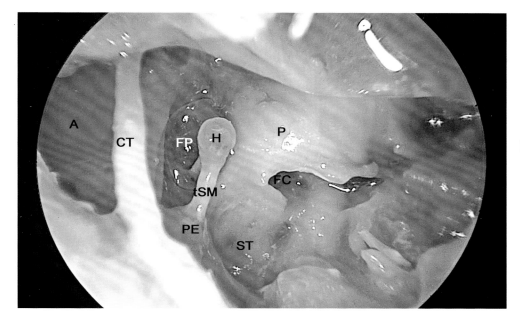

图 4.3.1 右侧标本，已开放上鼓室，充分显露前庭窗区域。镫骨板上结构完整，镫骨足板活动良好

A	attic，上鼓室
CT	chorda tympani，鼓索
FP	footplate of the stapes，镫骨足板
H	head of stapes，镫骨头
tSM	tendon of stapedius muscle，镫骨肌肌腱
PE	pyramidal eminence，锥隆起
P	promontory，鼓岬
FC	fenestra cochleae，蜗窗
ST	sinus tympani，鼓室窦

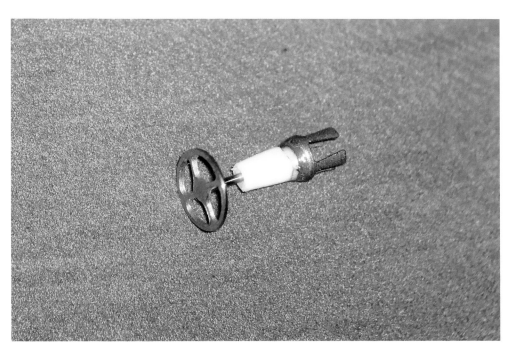

图 4.3.2 已裁剪合适的 PORP（Medtronic，可调节长度）

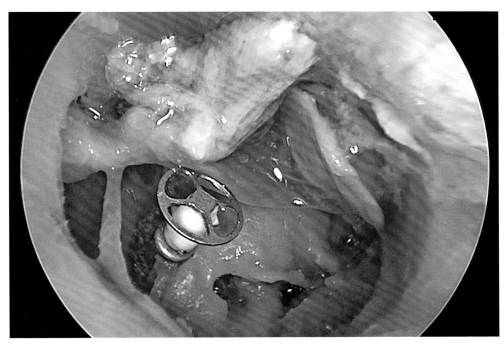

图 4.3.3 将裁剪合适的 PORP 置于镫骨头和鼓膜之间。PORP 镫骨端呈爪状，罩于镫骨头上。透过 PORP 盘面镂空的孔隙可以方便地观察鼓室深部的情况

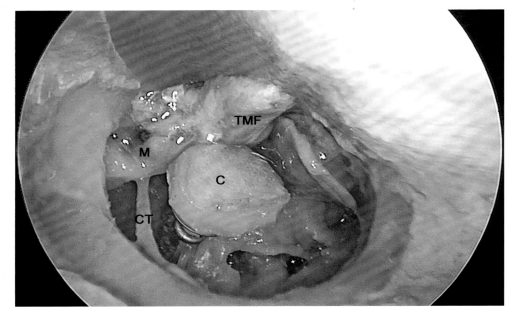

图 4.3.4 将已修剪好的薄软骨片置入鼓室，覆盖 PORP 盘面。与所有金属人工听骨链赝复物一样，钛制 PORP 盘面与鼓膜之间同样须放置软骨片，否则会导致鼓膜穿孔、人工听骨链赝复物脱出

M	malleus，锤骨
CT	chorda tympani，鼓索
TMF	tympanomeatal flap，鼓膜 – 外耳道皮瓣
C	cartilage，软骨

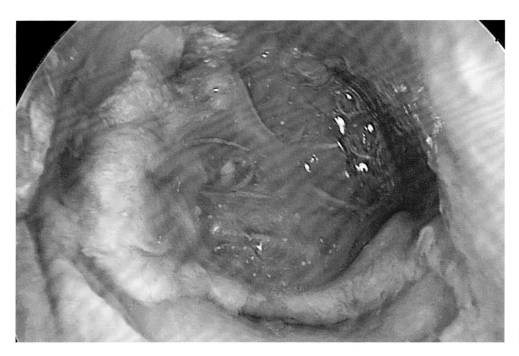

图 4.3.5 复位鼓膜 – 外耳道皮瓣

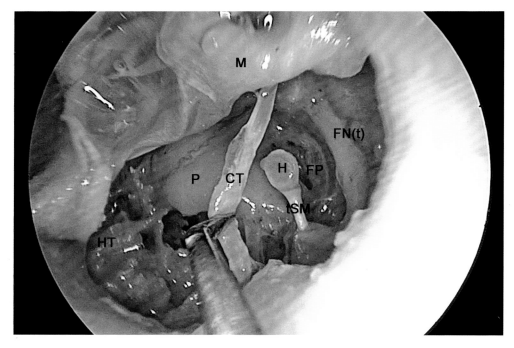

图 4.3.6 左侧标本。已开放上鼓室，充分显露前庭窗区域。镫骨板上结构完整，镫骨足板活动良好

M	malleus，锤骨
FN(t)	tympanic segment of facial nerve，面神经鼓室段
CT	chorda tympani，鼓索
P	promontory，鼓岬
H	head of stapes，镫骨头
FP	footplate of the stapes，镫骨足板
tSM	tendon of stapedius muscle，镫骨肌肌腱
HT	hypotympanum，下鼓室

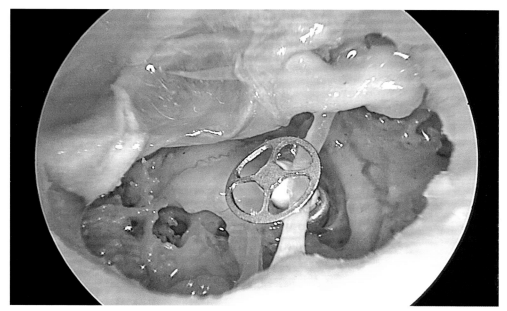

图 4.3.7 将裁剪合适的 PORP 置于镫骨头和鼓膜之间。PORP 镫骨端呈爪状，罩于镫骨头上。透过 PORP 盘面镂空的孔隙可以方便地观察鼓室深部的情况

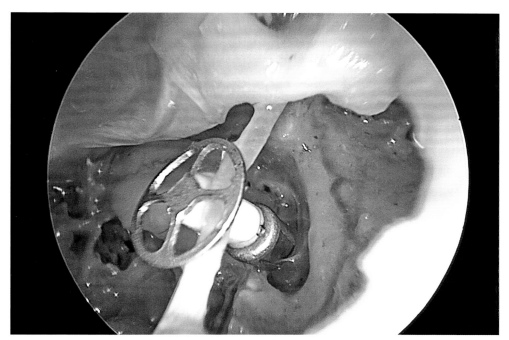

图 4.3.8 放大观察 PORP 镫骨端与镫骨头的嵌合情况

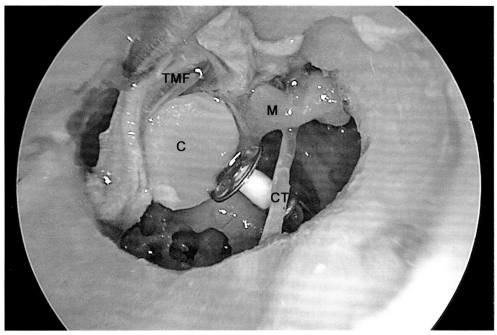

图 4.3.9 将已修剪好的薄软骨片置入鼓室，覆盖 PORP 盘面

M	malleus，锤骨
CT	chorda tympani，鼓索
TMF	tympanomeatal flap，鼓膜–外耳道皮瓣
C	cartilage，软骨

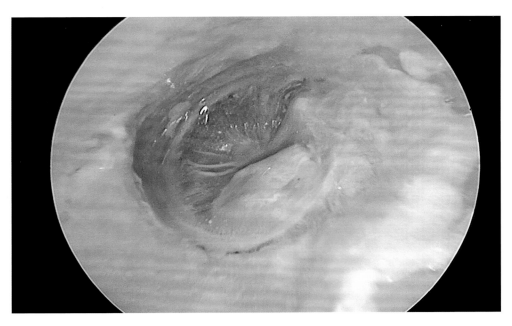

图 4.3.10　复位鼓膜 – 外耳道皮瓣

4.4 听力重建：全听骨链赝复物植入术

Hearing Reconstruction: TORP Implantation

　　用以连接鼓膜／锤骨柄和镫骨足板之间的人工听小骨称为全听骨链赝复物（total ossicular replacement prosthesis，TORP）。同部分听骨链赝复物（PORP）一样，全听骨链赝复物（TORP）亦是用于重建听骨链的重要手段之一。所用材质与PORP相同，其基本形状类似一图钉，上端设计与PORP相同，下端为一柱状或细长杆状，柱的底端与镫骨足板连接。

手术适应证

- 病变致镫骨上结构破坏。
- 先天性镫骨上结构畸形。
- 镫骨足板活动良好，自体听小骨不能满足听骨链重建要求。

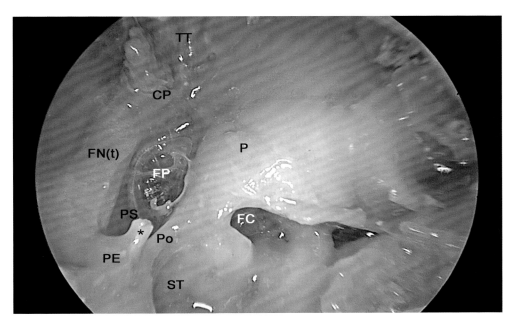

图 4.4.1 已去除镫骨板上结构，暴露嵌于前庭窗上的镫骨足板

FN(t)	tympanic segment of facial nerve，面神经鼓室段
CP	cochleariform process，匙突
TT	tensor tympani muscle，鼓膜张肌
PE	pyramidal eminence，锥隆起
PS	posterior sinus，后鼓室窦
FP	footplate of the stapes，镫骨足板
Po	ponticulus，岬小桥
ST	sinus tympani，鼓室窦
P	promontory，鼓岬
FC	fenestra cochleae，蜗窗
*	镫骨肌肌腱

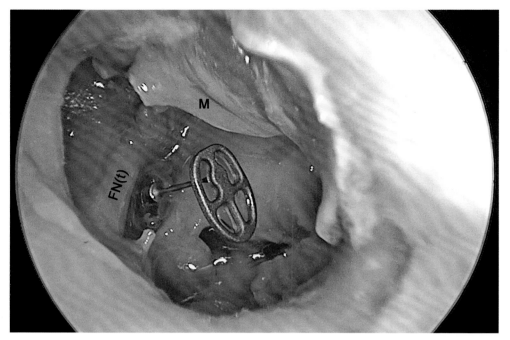

图 4.4.2 将准备好的 TORP 放入鼓室，其中镫骨端位于镫骨足板的中心，TORP 鼓膜端与鼓膜脐部相接

FN(t)　tympanic segment of facial nerve，面神经鼓室段

M　manubrium of the malleus，锤骨柄

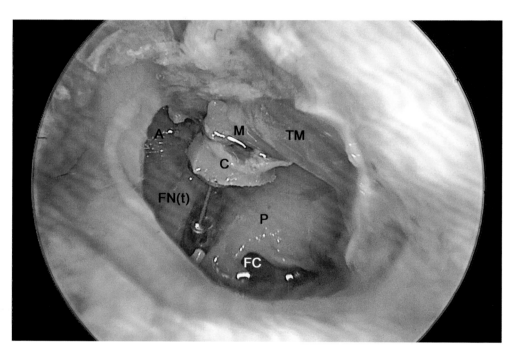

图 4.4.3 植入 TORP 后，将软骨片置于 TORP 盘面与鼓膜之间，防止 TORP 与鼓膜直接接触导致鼓膜穿孔或 TORP 脱出

A　attic，上鼓室

FN(t)　tympanic segment of facial nerve，面神经鼓室段

M　manubrium of the malleus，锤骨柄

C　cartilage，软骨

TM　tympanic membrane，鼓膜

P　promontory，鼓岬

FC　fenestra cochleae，蜗窗

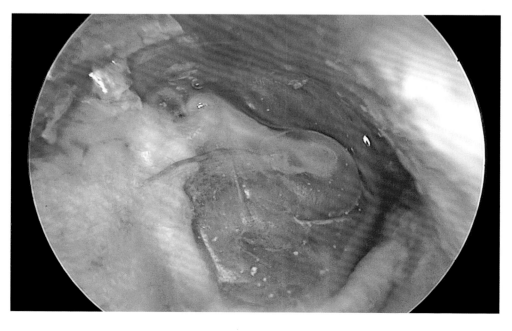

图 4.4.4 复位鼓膜 – 外耳道皮瓣

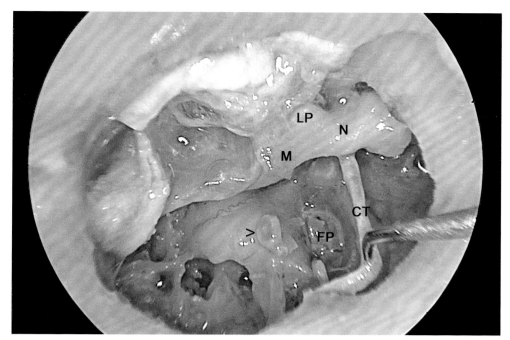

图 4.4.5 已去除镫骨板上结构，暴露嵌于前庭窗上的镫骨足板

N   neck of the malleus，锤骨颈
LP   lateral process of the malleus，锤骨短突
M   manubrium of the malleus，锤骨柄
CT   chorda tympani，鼓索
FP   footplate of the stapes，镫骨足板
>   镫骨板上结构

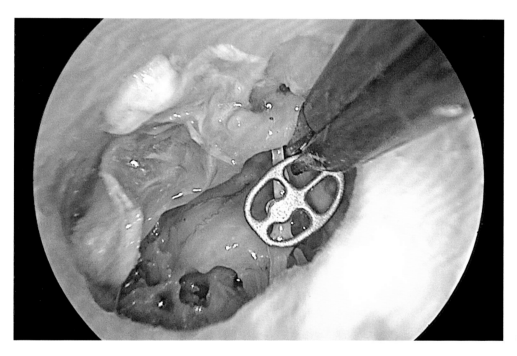

图 4.4.6 将准备好的 TORP 放入鼓室

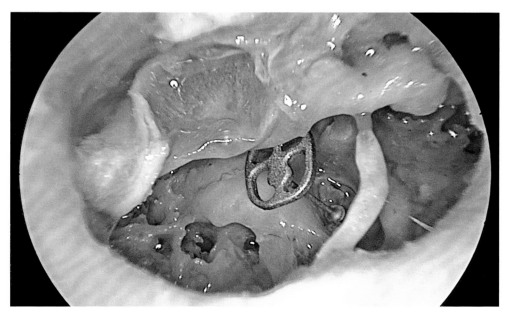

图 4.4.7 TORP 的镫骨端位于镫骨足板的中心，其鼓膜端与鼓膜脐部相接

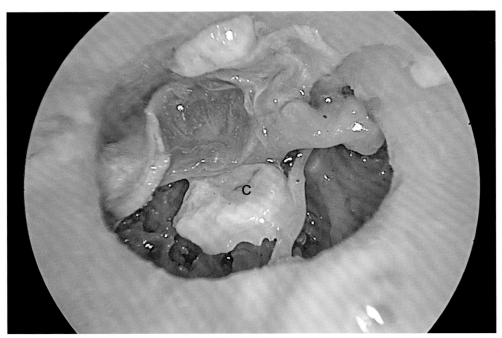

图 4.4.8 植入 TORP 后，将软骨片置于 TORP 盘面
与鼓膜之间

C   cartilage，软骨

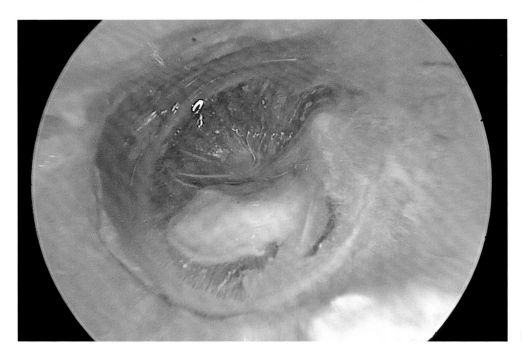

图 4.4.9 复位鼓膜 – 外耳道皮瓣

4.5 听力重建：人工镫骨植入术

Hearing Reconstruction: Piston Implantation

镫骨足板钻孔活塞术（stapes surgery with piston technique）主要用于治疗因镫骨固定而造成的传导性听力损失或混合性听力损失，是改善听力的有效方法之一。

手术适应证

- 单侧或双侧耳硬化症，4 个频率（500、1 000、2 000、4 000Hz）的平均气骨导差 ≥ 40dB HL。
- 耳硬化症，骨导严重下降，气骨导差 <40dB HL。
- 极晚期耳硬化症。
- 鼓室硬化，镫骨足板固定，鼓膜完整或修补的鼓膜完整。
- 镫骨足板固定的先天畸形。

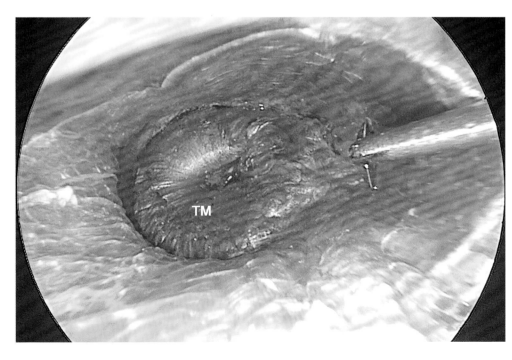

图 4.5.1 左侧标本，内镜下用圆刀做外耳道后壁皮肤切口

TM　　tympanic membrane，鼓膜

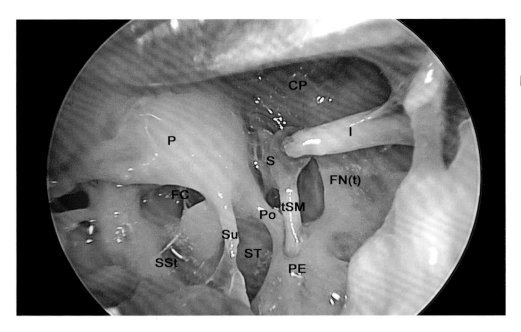

图 4.5.2 向前方掀开鼓膜 – 外耳道皮瓣，观察后鼓室。可见本例标本中岬小桥和岬下脚均呈桥状，后鼓室窦、鼓室窦和下鼓室窦三者在桥下相通

P	promontory，鼓岬
CP	cochleariform process，匙突
I	incus，砧骨
S	stapes，镫骨
FN(t)	tympanic segment of facial nerve，面神经鼓室段
tSM	tendon of stapedius muscle，镫骨肌肌腱
PE	pyramidal eminence，锥隆起
Po	ponticulus，岬小桥
ST	sinus tympani，鼓室窦
Su	subiculum，岬下脚
SSt	sinus subtympanicus，下鼓室窦
FC	fenestra cochleae，蜗窗

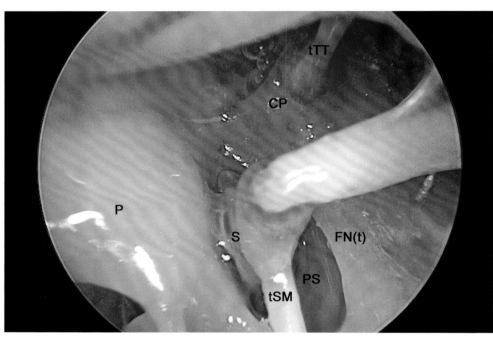

图 4.5.3 将内镜伸向前方，可观察到前峡以及面神经下方的匙突和鼓膜张肌肌腱

P	promontory，鼓岬
tTT	tendon of tensor tympani muscle，鼓膜张肌肌腱
CP	cochleariform process，匙突
S	stapes，镫骨
FN(t)	tympanic segment of facial nerve，面神经鼓室段
tSM	tendon of stapedius muscle，镫骨肌肌腱
PS	posterior sinus，后鼓室窦

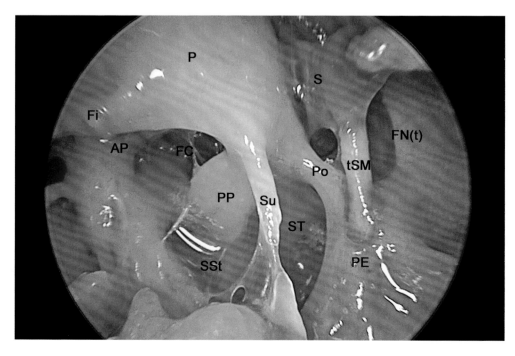

图 4.5.4 观察下后鼓室。下后鼓室由下鼓室窦组成，位于上方的岬下脚和下方的岬末脚之间。于蜗窗龛的前后两端可见前柱和后柱

P	promontory，鼓岬
S	stapes，镫骨
FN(t)	tympanic segment of facial nerve，面神经鼓室段
tSM	tendon of stapedius muscle，镫骨肌肌腱
PE	pyramidal eminence，锥隆起
Po	ponticulus，岬小桥
ST	sinus tympani，鼓室窦
Su	subiculum，岬下脚
AP	anterior pillar，前柱
PP	posterior pillar，后柱
SSt	sinus subtympanicus，下鼓室窦
Fi	finiculus，岬末脚
FC	fenestra cochleae，蜗窗

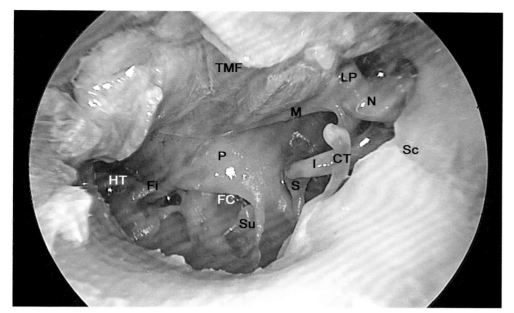

图 4.5.5 上鼓室外侧壁阻碍了对于镫骨足板区域的
操作

TMF	tympanomeatal flap，鼓膜－外耳道皮瓣
N	neck of the malleus，锤骨颈
LP	lateral process of the malleus，锤骨短突
M	manubrium of the malleus，锤骨柄
Fi	finiculus，岬末脚
HT	hypotympanum，下鼓室
P	promontory，鼓岬
S	stapes，镫骨
I	incus，砧骨
CT	chorda tympani，鼓索
Sc	scutum，盾板
FC	fenestra cochleae，蜗窗
Su	subiculum，岬下脚

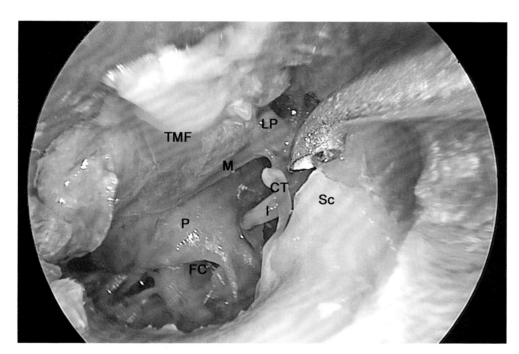

图 4.5.6 行小的上鼓室开放术，扩大外耳道后上
壁，用刮匙去除遮盖前庭窗、砧镫关节的
骨质。注意避免损伤到骨质下方的鼓索

TMF	tympanomeatal flap，鼓膜－外耳道皮瓣
LP	lateral process of the malleus，锤骨短突
M	manubrium of the malleus，锤骨柄
P	promontory，鼓岬
I	incus，砧骨
CT	chorda tympani，鼓索
Sc	scutum，盾板
FC	fenestra cochleae，蜗窗

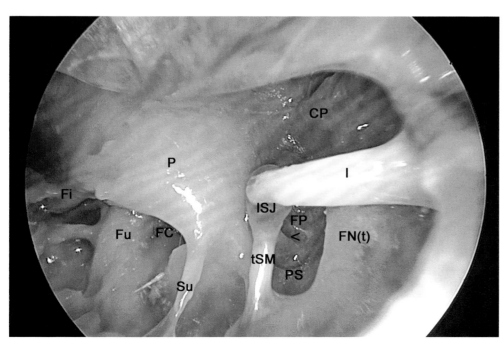

图 4.5.7 已去除部分上鼓室外侧壁，暴露镫骨足板

Fi	finiculus，岬末脚
P	promontory，鼓岬
CP	cochleariform process，匙突
I	incus，砧骨
Fu	fustis，龛下柱
FC	fenestra cochleae，蜗窗
Su	subiculum，岬下脚
ISJ	incudostapedial joint，砧镫关节
FP	footplate of the stapes，镫骨足板
tSM	tendon of stapedius muscle，镫骨肌肌腱
PS	posterior sinus，后鼓室窦
FN(t)	tympanic segment of facial nerve，面神经鼓室段
<	镫骨后脚

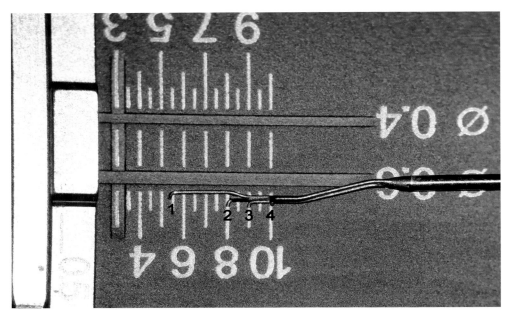

图 4.5.8 使用一个弯曲的测量杆（Karl Storz）来确定镫骨足板至砧骨外侧面的距离。考虑到活塞头部伸入前庭的距离，实际长度应该加 0.5mm。图中的测量杆有三个刻度，其中 1 至 2 间的距离为 2.5mm，1 至 3 间的距离为 3.5mm，1 至 4 间的距离为 4.5mm

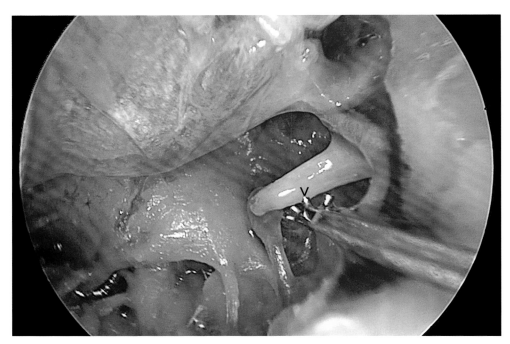

图 4.5.9 伸入测量杆，可见镫骨足板与砧骨外侧面的距离在第三个刻度（V 所示），所以 Piston 的长度应为 3.5mm+0.5mm，即 4mm

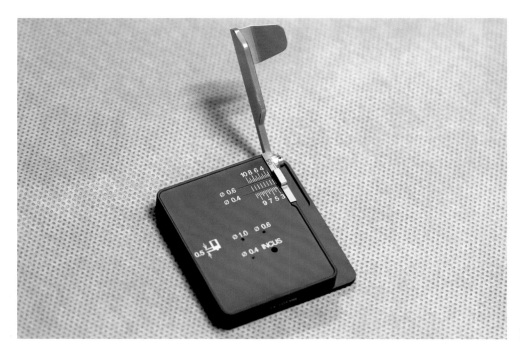

图 4.5.10 镫骨切割台（Karl Storz）

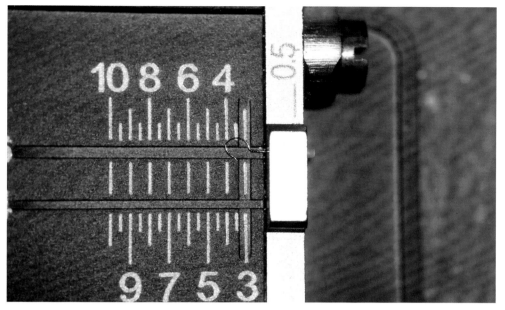

图 4.5.11 将 Piston 放置于镫骨切割台上 4mm 刻度
的位置进行切割

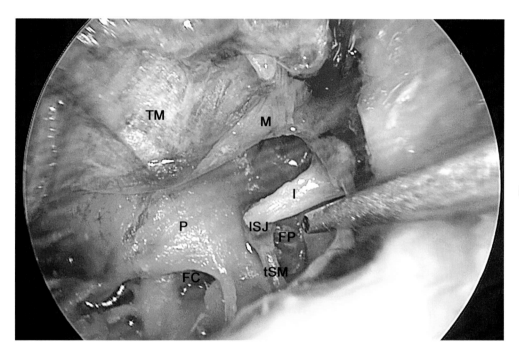

图 4.5.12 在镫骨足板安全区（足板中下 1/3 处）
上用手动打孔器制作 0.5mm 大小的标准
小窗

TM	tympanic membrane，鼓膜
M	manubrium of the malleus，锤骨柄
P	promontory，鼓岬
I	incus，砧骨
ISJ	incudostapedial joint，砧镫关节
FP	footplate of the stapes，镫骨足板
tSM	tendon of stapedius muscle，镫骨肌肌腱
FC	fenestra cochleae，蜗窗

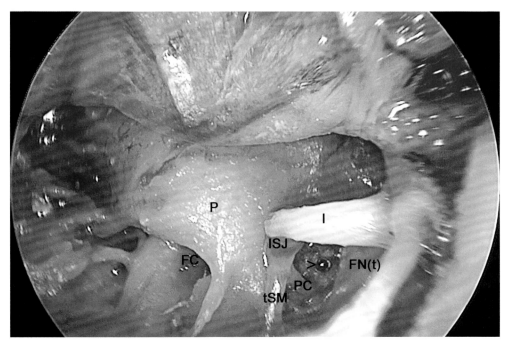

图 4.5.13 已完成镫骨足板造孔

P	promontory，鼓岬
I	incus，砧骨
ISJ	incudostapedial joint，砧镫关节
tSM	tendon of stapedius muscle，镫骨肌肌腱
FC	fenestra cochleae，蜗窗
PC	posterior crus，镫骨后脚
FN(t)	tympanic segment of facial nerve，面神经鼓室段
>	镫骨足板造孔

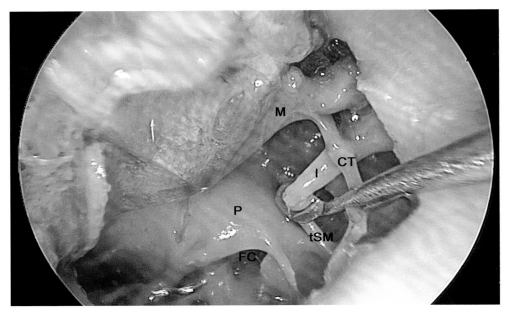

图 4.5.14 用关节刀分离砧镫关节

M	manubrium of the malleus，	锤骨柄
P	promontory，	鼓岬
I	incus，	砧骨
CT	chorda tympani，	鼓索
tSM	tendon of stapedius muscle，	镫骨肌肌腱
FC	fenestra cochleae，	蜗窗

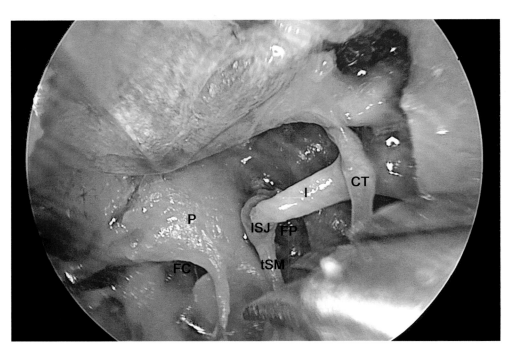

图 4.5.15 用显微剪剪断镫骨肌肌腱

P	promontory，	鼓岬
I	incus，	砧骨
CT	chorda tympani，	鼓索
ISJ	incudostapedial joint，	砧镫关节
FP	footplate of the stapes，	镫骨足板
tSM	tendon of stapedius muscle，	镫骨肌肌腱
FC	fenestra cochleae，	蜗窗

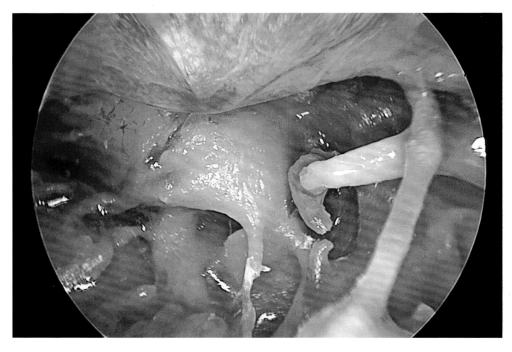

图 4.5.16 镫骨肌肌腱已剪断。

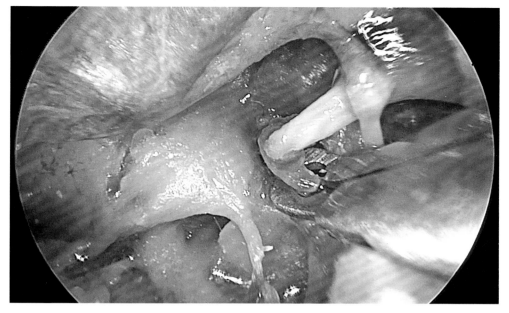

图 4.5.17　用足弓剪剪断镫骨后脚

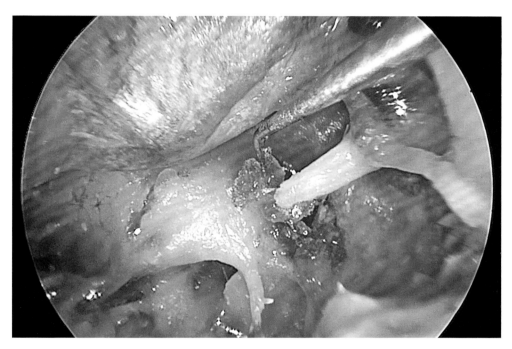

图 4.5.18　用钩针贴近足板利用小的旋转动作折断
　　　　　　镫骨前脚

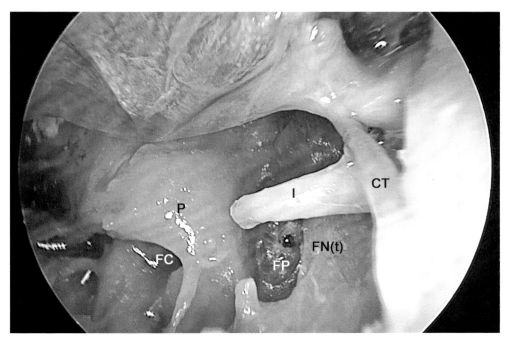

图 4.5.19　已去除镫骨板上结构

P	promontory，鼓岬
I	incus，砧骨
CT	chorda tympani，鼓索
FP	footplate of the stapes，镫骨足板
FC	fenestra cochleae，蜗窗
FN(t)	tympanic segment of facial nerve，面神经鼓室段

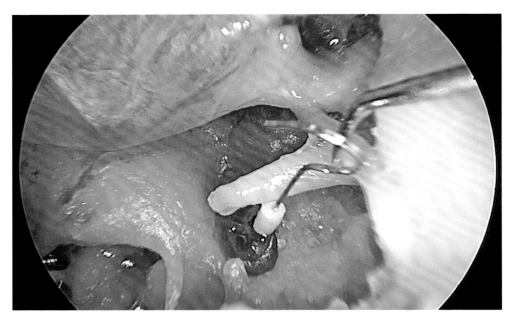

图 4.5.20　用钩针将已切割好的 Piston 送入鼓室腔

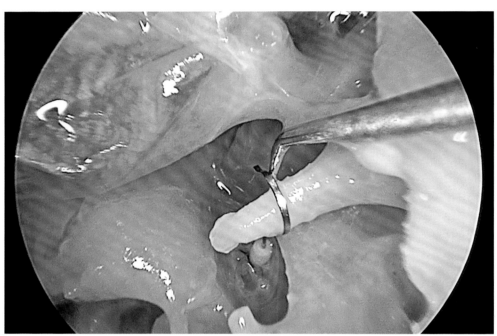

图 4.5.21　将 Piston 立于镫骨足板、挂在砧骨长脚
　　　　　上，用钩针将 Piston 小心放进镫骨足板
　　　　　造孔处

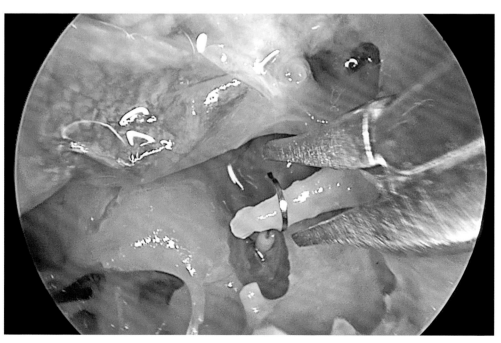

图 4.5.22　用小平口鳄鱼钳加紧环扣，固定于砧骨
　　　　　长脚上

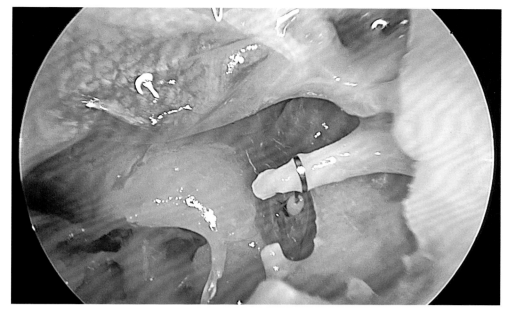

图 4.5.23 Piston 已放置完成

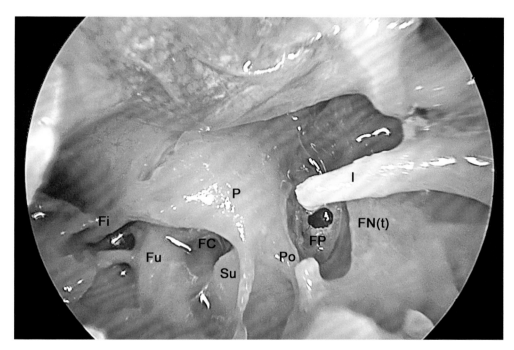

图 4.5.24 下面演示带固定环的人工镫骨。已完成
镫骨足板开窗

Fi	finiculus，岬末脚	
P	promontory，鼓岬	
I	incus，砧骨	
Fu	fustis，龛下柱	
FC	fenestra cochleae，蜗窗	
Su	subiculum，岬下脚	
Po	ponticulus，岬小桥	
FP	footplate of the stapes，镫骨足板	
FN(t)	tympanic segment of facial nerve，面神经鼓室段	

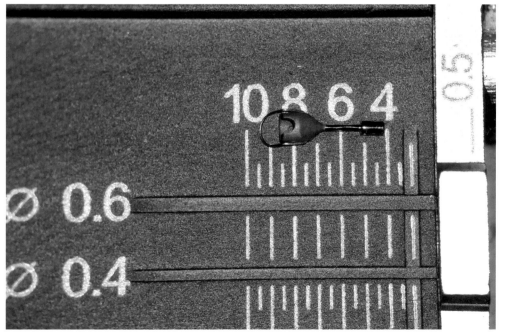

图 4.5.25 带固定环的人工镫骨（Medtronic）

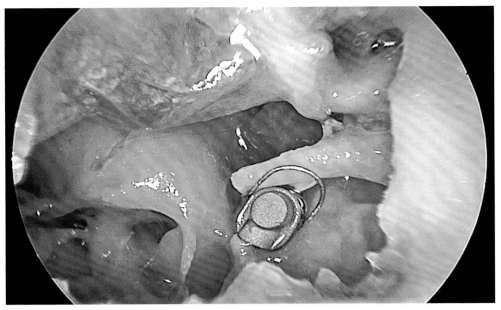

图 4.5.26 将人工镫骨置于镫骨足板处，暂不置入造孔处

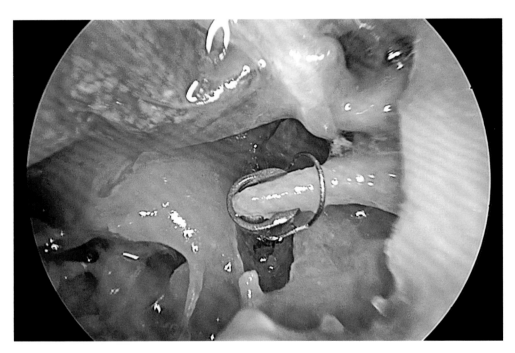

图 4.5.27 连接人工镫骨顶端与砧骨长脚末端的豆状突，旋转人工镫骨的固定环并将其套于砧骨长脚上，轻推人工镫骨小柱使其进入镫骨足板开窗内

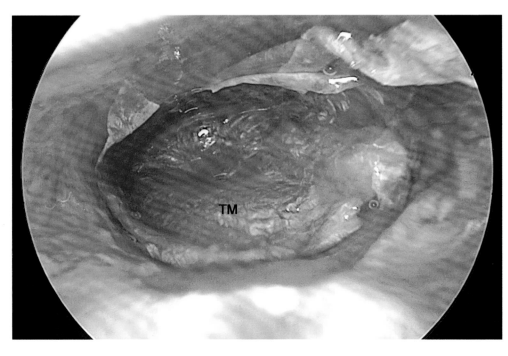

图 4.5.28 复位鼓膜－外耳道皮瓣

TM tympanic membrane，鼓膜

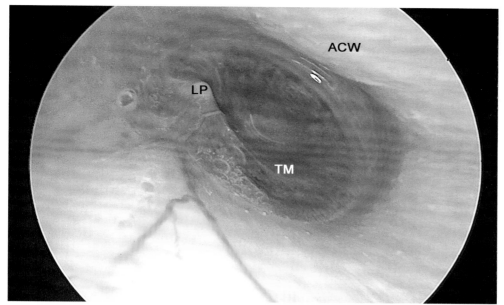

图 4.5.29 右侧标本，内镜下用圆刀做外耳道后壁
皮肤切口

TM tympanic membrane，鼓膜
LP lateral process of the malleus，锤骨短突
ACW anterior canal wall，外耳道前壁

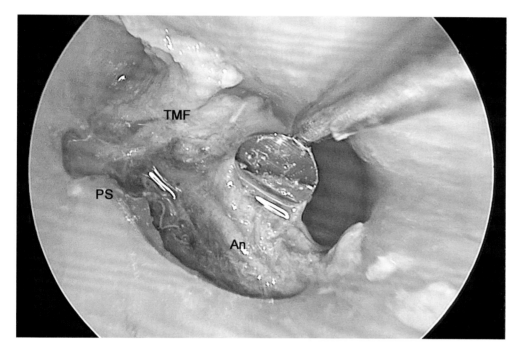

图 4.5.30 用剥离子自外而内轻柔的分离外耳道皮
肤，尽量避免撕裂菲薄的皮肤。通常自
外耳道的后上部开始掀开皮肤。暴露后
棘和鼓索以及鼓环起始处

TMF tympanomeatal flap，鼓膜 – 外耳道皮瓣
PS posterior spine，后棘
An annulus，鼓环

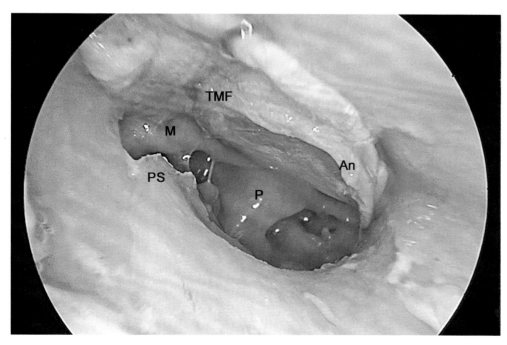

图 4.5.31 将纤维鼓环从鼓沟中掀起，注意保持鼓
环的完整性

TMF tympanomeatal flap，鼓膜 – 外耳道皮瓣
M malleus，锤骨
PS posterior spine，后棘
An annulus，鼓环
P promontory，鼓岬

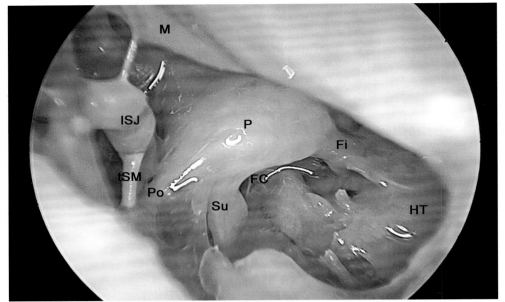

图 4.5.32 观察后鼓室结构

M	malleus，锤骨
ISJ	incudostapedial joint，砧镫关节
tSM	tendon of stapedius muscle，镫骨肌肌腱
Po	ponticulus，岬小桥
Su	subiculum，岬下脚
P	promontory，鼓岬
FC	fenestra cochleae，蜗窗
Fi	finiculus，岬末脚
HT	hypotympanum，下鼓室

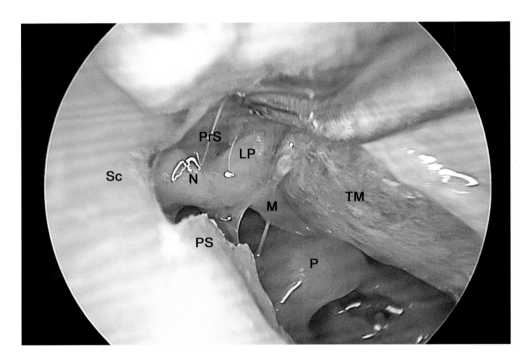

图 4.5.33 通过掀开外耳道上部皮肤最内侧部分以及鼓膜松弛部，可暴露 Prussak 间隙

Sc	scutum，盾板
PS	posterior spine，后棘
PrS	Prussak's space，Prussak 间隙
N	neck of the malleus，锤骨颈
LP	lateral process of the malleus，锤骨短突
M	manubrium of the malleus，锤骨柄
TM	tympanic membrane，鼓膜
P	promontory，鼓岬

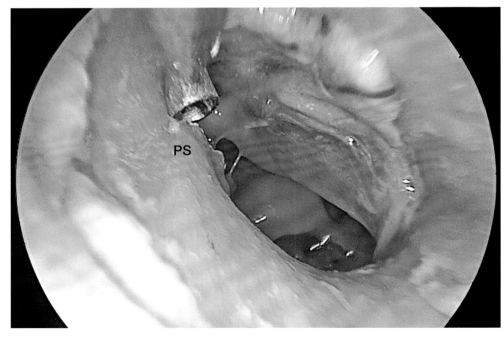

图 4.5.34 行小的上鼓室开放术，扩大外耳道后上壁，用刮匙去除遮盖镫骨、砧镫关节的骨质。注意避免损伤到骨质下方的鼓索

PS	posterior spine，后棘

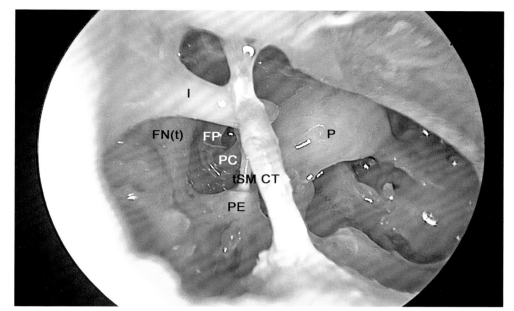

图 4.5.35

P	promontory，	鼓岬
I	incus，	砧骨
CT	chorda tympani，	鼓索
FN(t)	tympanic segment of facial nerve，	面神经鼓室段
FP	footplate of the stapes，	镫骨足板
PC	posterior crus，	镫骨后脚
tSM	tendon of stapedius muscle，	镫骨肌肌腱
PE	pyramidal eminence，	锥隆起

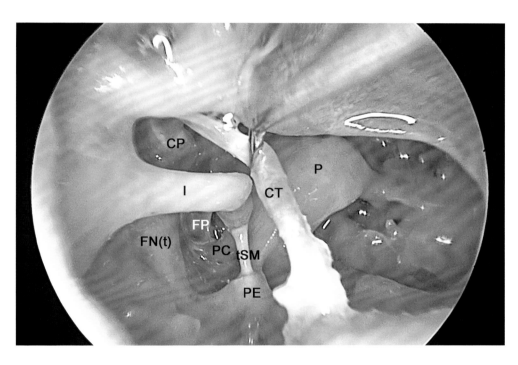

图 4.5.36 已去除部分上鼓室外侧壁，清晰显露镫骨足板和上方的面神经鼓室段

CP	cochleariform process，	匙突
P	promontory，	鼓岬
I	incus，	砧骨
CT	chorda tympani，	鼓索
FN(t)	tympanic segment of facial nerve，	面神经鼓室段
FP	footplate of the stapes，	镫骨足板
PC	posterior crus，	镫骨后脚
tSM	tendon of stapedius muscle，	镫骨肌肌腱
PE	pyramidal eminence，	锥隆起

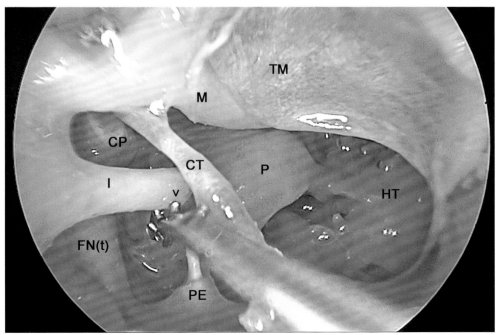

图 4.5.37 伸入测量杆，可见镫骨足板与砧骨外侧面的距离在第三个刻度（v 所示），所以 Piston 的长度应为 3.5mm+0.5mm，即 4mm

TM	tympanic membrane，	鼓膜
M	manubrium of the malleus，	锤骨柄
CP	cochleariform process，	匙突
P	promontory，	鼓岬
I	incus，	砧骨
CT	chorda tympani，	鼓索
FN(t)	tympanic segment of facial nerve，	面神经鼓室段
PE	pyramidal eminence，	锥隆起
HT	hypotympanum，	下鼓室

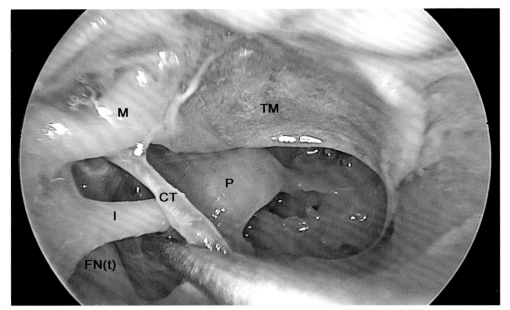

图 4.5.38　在镫骨足板安全区（镫骨足板中下 1/3
　　　　　处）上用手动打孔器制作 0.5mm 大小的
　　　　　标准小窗

TM　tympanic membrane，鼓膜
M　malleus，锤骨
P　promontory，鼓岬
I　incus，砧骨
CT　chorda tympani，鼓索
FN(t)　tympanic segment of facial nerve，面神经
　　　鼓室段

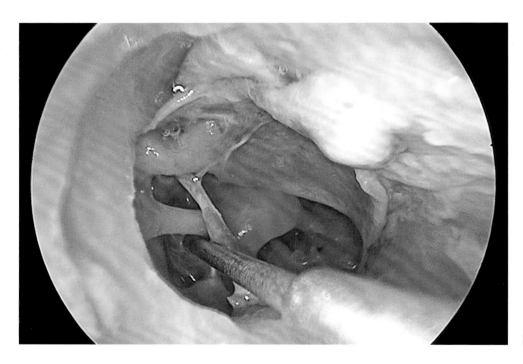

图 4.5.39　使用测量器确认造孔大小是否合适

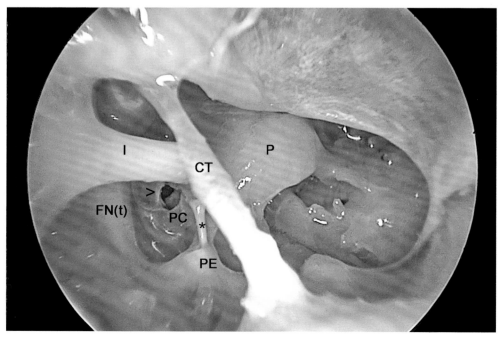

图 4.5.40　已完成镫骨足板造孔

P　promontory，鼓岬
I　incus，砧骨
CT　chorda tympani，鼓索
FN(t)　tympanic segment of facial nerve，面神经
　　　鼓室段
PC　posterior crus，镫骨后脚
PE　pyramidal eminence，锥隆起
>　镫骨足板造孔
*　镫骨肌肌腱

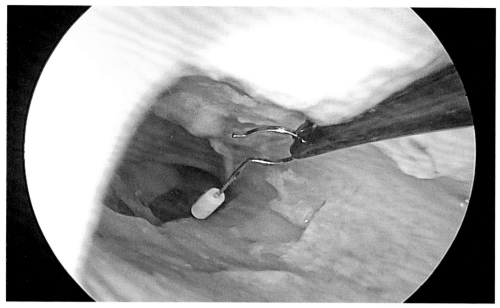

图 4.5.41 用大平口鳄鱼钳从切割台上取下人工镫骨，放入外耳道

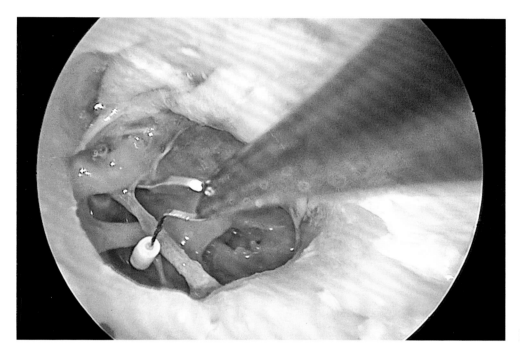

图 4.5.42 将人工镫骨小心放入前庭窗区域

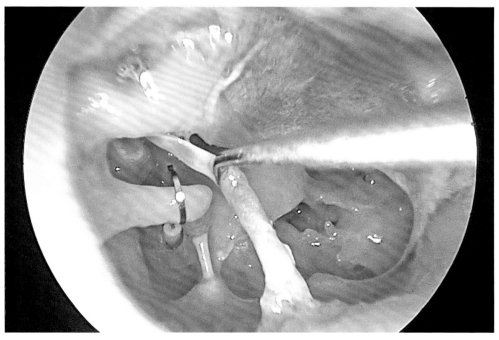

图 4.5.43 将 Piston 立于镫骨足板、挂在砧骨长脚上，用钩针将 Piston 小心放进镫骨足板造孔处

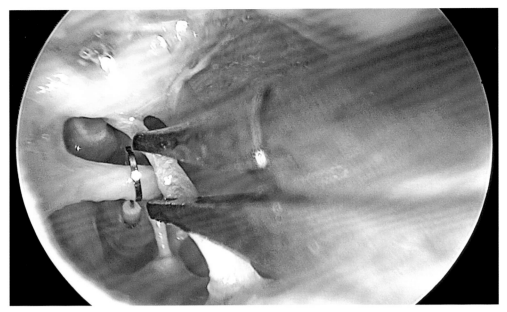

图 4.5.44 用小平口鳄鱼钳夹紧环扣，固定于砧骨长脚上

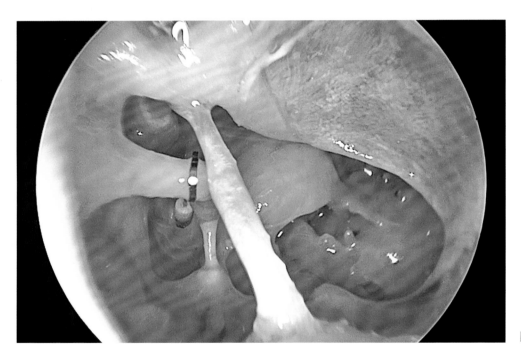

图 4.5.45 Piston 已放置完成

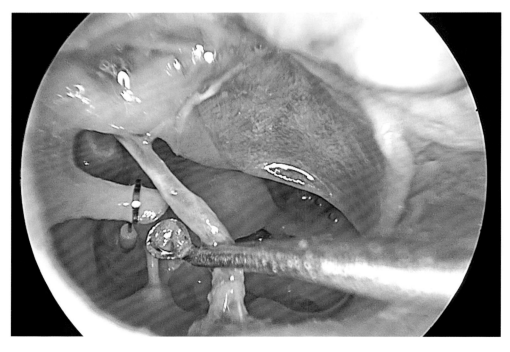

图 4.5.46 用关节刀分离砧镫关节

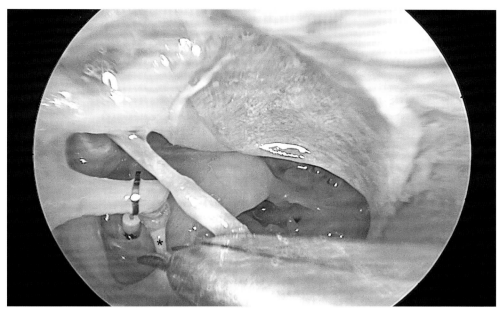

图 4.5.47 剪断镫骨肌肌腱
*   镫骨肌肌腱

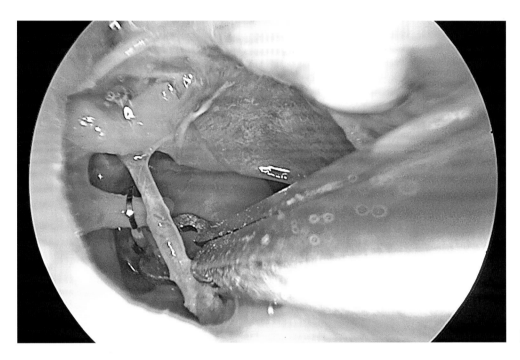

图 4.5.48 用足弓剪剪断镫骨后脚

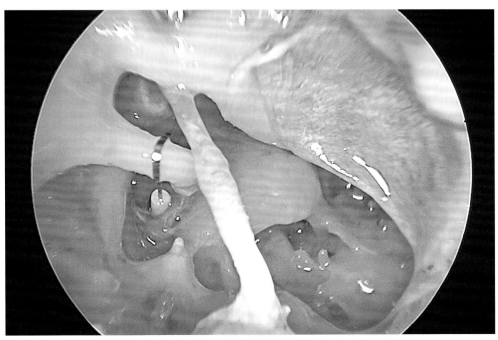

图 4.5.49 用钩针贴近镫骨足板利用小的旋转动作折断镫骨前脚，去除镫骨板上结构

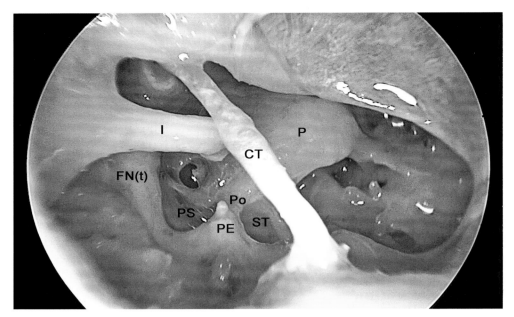

图 4.5.50 下面展示带固定环的人工镫骨。已完成镫骨足板开窗

P	promontory，鼓岬
I	incus，砧骨
CT	chorda tympani，鼓索
FN(t)	tympanic segment of facial nerve，面神经鼓室段
PS	posterior sinus，后鼓室窦
Po	ponticulus，岬小桥
PE	pyramidal eminence，锥隆起
ST	sinus tympani，鼓室窦

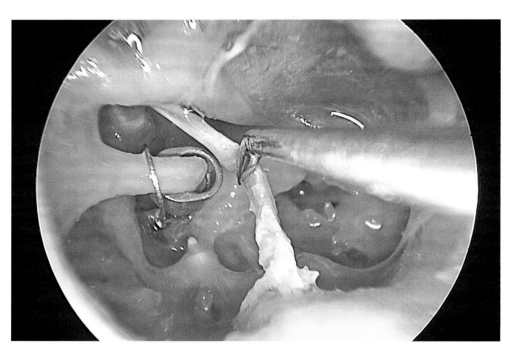

图 4.5.51 将人工镫骨置于镫骨足板处，连接人工镫骨顶端与砧骨长脚末端的豆状突，旋转人工镫骨的固定环并将其套于砧骨长脚上，轻推人工镫骨小柱使其进入镫骨足板开窗内

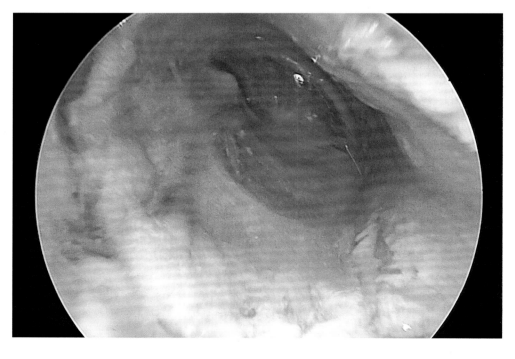

图 4.5.52 复位鼓膜 – 外耳道皮瓣

颅中窝径路 5

Middle Cranial Fossa Approaches

颅中窝径路的分类如下：

1. 基础颅中窝径路，暴露膝神经节区域和内耳道。

2. 扩大颅中窝径路至内耳道，暴露内耳道及周围骨质。

3. 颅中窝经岩尖扩展径路，要去除岩尖。这一入路主要是为了暴露脑桥小脑角前部、脑桥腹侧和斜坡上部。

5.1 基础颅中窝径路

Basic Middle Cranial Fossa Approach

手术适应证

- 外伤性面神经麻痹经颅中窝面神经减压术。
- 膝神经节和迷路段面神经肿瘤。

手术步骤

1. 皮肤切口始于耳屏前方 1cm 的颧弓水平，切口沿耳郭上缘转向后，弧形向前止于中线旁发际内。

2. 自颞肌筋膜表面向前掀起皮肤及皮下组织。

3. 切开颞肌至颞骨表面，将骨膜连同肌肉一起翻向前方。置入牵开器，暴露颅骨骨面。

4. 做一 4cm×5cm 的长方形颅骨骨瓣。如果没有开颅器，也可以用电钻替代。首先用一个中号的切割钻头，当开始通过半透明的骨板显示出硬脑膜时，将切割钻换成小号金刚砂钻头。颅骨切开的下缘位于颧弓根水平，大致平颅中窝底。去除的颅骨骨瓣应该 2/3 位于外耳道前，1/3 位于外耳道之后。

5. 用中隔剥离子小心分离骨瓣与下方的硬脑膜，取下骨瓣。

6. 完成以上操作后，在显微镜的放大视野下将硬脑膜自颞骨的上表面自后向前分离并掀起，辨认自面神经裂孔发出的岩浅大神经。实际手术中，并不过分强调要

仔细剥离硬脑膜的重要性，因为有牵拉岩浅大神经或者损伤膝神经节而损伤面神经的危险。

7. 掀开硬脑膜应一直到达岩上窦水平，向后显露弓状隆起，向前显露脑膜中动脉（棘孔）。

8. 硬脑膜掀起到岩骨嵴水平，就可以使用颅中窝牵开器牵开硬脑膜，以便有足够的手术操作空间。牵开器的尖端应该位于岩上窦和岩骨嵴之间。脑膜中动脉位于术腔前界，要保持脑膜中动脉完整。

9. 沿着岩浅大神经向面神经裂孔方向磨除骨质，识别膝神经节。有 10%~15% 的病例，膝神经节上面神经骨管缺如。

10. 充分显露膝神经节，继续向远端磨除，暴露出部分鼓室段面神经。

11. 向近端磨除骨质暴露面神经迷路段。

12. 继续向内追踪，即可定位内耳道的位置，使用中等大小金刚砂钻头磨除内耳道假想部位前后方的骨质，轮廓化内耳道。

13. 在内耳道底，用小号金刚砂钻头磨除骨质以辨认 Bill 嵴。

14. 一旦确定了内耳道全程，即可去除覆盖在内耳道表面的薄层骨片，切开硬脑膜，开放内耳道。

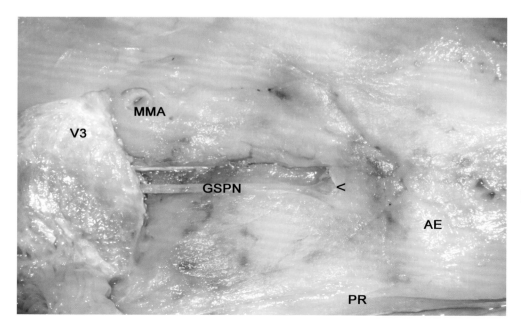

图 5.1.1 右侧尸头标本，自后向前剥离颅中窝硬脑膜，识别岩浅大神经和弓状隆起

V3	mandibular nerve，下颌神经
MMA	middle meningeal artery，脑膜中动脉
GSPN	greater superficial petrosal nerve，岩浅大神经
AE	arcuate eminence，弓状隆起
PR	petrous ridge，岩骨嵴
<	裸露的膝神经节

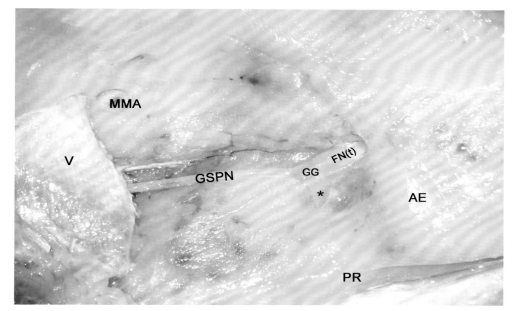

图 5.1.2 沿着岩浅大神经向面神经裂孔方向磨除骨质，识别膝神经节。充分显露膝神经节，继续向远端磨除，暴露出部分鼓室段面神经

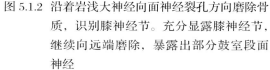

V	trigeminal nerve，三叉神经
MMA	middle meningeal artery，脑膜中动脉
GSPN	greater superficial petrosal nerve，岩浅大神经
FN(t)	tympanic segment of facial nerve，面神经鼓室段
GG	geniculate ganglion，膝神经节
AE	arcuate eminence，弓状隆起
PR	petrous ridge，岩骨嵴
*	面神经迷路段

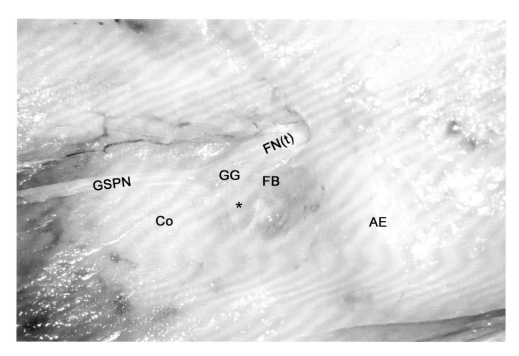

图 5.1.3 放大观，可见向近端已显露部分迷路段面神经。耳蜗区域位于岩浅大神经和内耳道前缘所成的夹角处

Co	cochlea，耳蜗
GSPN	greater superficial petrosal nerve，岩浅大神经
FN(t)	tympanic segment of facial nerve，面神经鼓室段
GG	geniculate ganglion，膝神经节
FB	Fukushima's bar，Fukushima嵴（膝状切迹）
AE	arcuate eminence，弓状隆起
*	面神经迷路段

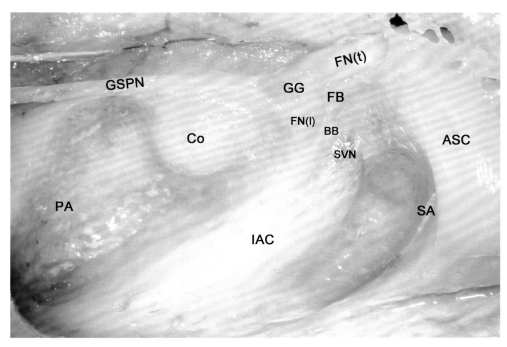

图 5.1.4 继续向内追踪，即可定位内耳道的位置，磨除内耳道假想部位前后方的骨质，轮廓化内耳道。在内耳道底，用小号金刚砂钻头磨除骨质以辨认 Bill 嵴，可见该嵴分隔前方的迷路段面神经和后方的前庭上神经

PA	petrous apex，岩尖
Co	cochlea，耳蜗
GSPN	greater superficial petrosal nerve，岩浅大神经
FN(t)	tympanic segment of facial nerve，面神经鼓室段
GG	geniculate ganglion，膝神经节
FN(l)	labyrinthine segment of facial nerve，面神经迷路段
FB	Fukushima's bar，Fukushima嵴（膝状切迹）
BB	Bill's bar，垂直嵴
SVN	superior vestibular nerve，前庭上神经
IAC	internal auditory canal，内耳道
SA	subarcuate artery，弓状下动脉
ASC	anterior semicircular canal，前半规管

5.2 扩大颅中窝径路至内耳道

Extended Middle Cranial Fossa Approach to Internal Auditory Canal

扩大的径路与经典的颅中窝径路的区别在于对内耳道前方和后方的骨质去除的更多。
这一方法在保留听力的同时又能自内耳道底直至内耳门暴露内耳道的全程。

手术适应证

● 小的前庭神经鞘膜瘤侵犯内耳道底，向脑桥小脑角方向侵犯，侵犯的范围小于 0.5cm。

● 面神经肿瘤，位于膝神经节和内耳道之间。

● 迷路上岩骨胆脂瘤，尚未侵犯迷路。

手术步骤

1. 皮肤切口始于耳屏前方 1cm 的颧弓水平，切口沿耳郭上缘转向后，弧形向前止于中线旁发际内。

2. 自颞肌筋膜表面向前掀起皮肤及皮下组织。

3. 切开颞肌至颞骨表面，将骨膜连同肌肉一起翻向前方。置入牵开器，暴露颅骨骨面。

4. 做一 4cm×5cm 的长方形颅骨骨瓣。如果没有开颅器，也可以用电钻替代。首先用一个中号的切割钻头，当开始通过半透明的骨板显示出硬脑膜时，将切割钻换成小号金刚砂钻头。颅骨切开的下缘位于颧弓根水平，大致平颅中窝底。去除的颅骨骨瓣应该 2/3 位于外耳道前，1/3 位于外耳道之后。

5. 用中隔剥离子小心分离骨瓣与下方的硬脑膜，取下骨瓣。

6. 完成以上操作后，在显微镜的放大视野下将硬脑膜自颞骨的上表面自后向前分离并掀起，辨认自面神经裂孔发出的岩浅大神经。实际手术中，并不过分强调要仔细剥离硬脑膜的重要性，因为有牵拉岩浅大神经或者损伤膝神经节而损伤面神经的危险。

7. 掀开硬脑膜应一直到达岩上窦水平，向后显露弓状隆起，向前显露脑膜中动脉（棘孔）。

8. 硬脑膜掀起到岩骨嵴水平，就可以使用颅中窝牵开器牵开硬脑膜，以便有足够的手术操作空间。牵开器的尖端应该位于岩上窦和岩骨嵴之间。脑膜中动脉位于术腔前界，如有必要可电凝切断以扩大术野。

9. 此时要根据肿瘤侵犯的范围来确定下一步的操作。局限于内耳道的肿瘤，未侵犯脑桥小脑角或向脑桥小脑角侵犯的范围很有限，如前庭神经鞘瘤，应该将内耳道口到内耳道底之间的内耳道骨质磨除。

10. 首先用岩浅大神经和弓状隆起所成夹角的平分线来初步定位内耳道，磨除骨质时由内耳门平面开始，先磨除内侧骨质。在此部位使用大号金刚砂钻头，在假想的内耳门平面或其附近磨除骨质。

11. 一旦确认了内耳门的位置，就应该继续磨除邻近的骨质，直到内耳道前方和后方的硬脑膜都被广泛暴露，仅留一层薄层骨片。

12. 现在继续向外磨除骨质，辨认内耳道的全程。为了避免损伤内耳道，磨除骨质的方向应该平行于内耳道，不要与内耳道长轴交叉。需要注意的是，内耳道外侧的暴露要少于内侧的暴露，这是由于耳蜗位于内耳道底的前方，而前庭位于其外侧的后方，关系紧密。

13. 一旦确定了内耳道全程，即可去除覆盖在内耳道表面的薄层骨片，切除硬脑膜，开放内耳道。在实际手术中，在内耳道后方的颅后窝硬脑膜上先切一个小口，释放出脑脊液，降低硬脑膜内压力，将会使术野暴露得更好。

14. 在内耳道底，用小号金刚砂钻头磨除骨质以辨认 Bill 嵴。

15. 用显微剪刀剪开暴露的内耳道硬脑膜后缘，暴露出位于内耳道内横嵴上方的神经，其中面神经位于 Bill 嵴的前方，而前庭上神经位于 Bill 嵴的后方。

16. 牵开走行在横嵴上方的前庭上神经和面神经，可见蜗神经走行在位于横嵴下方内耳道的前下象限内，前庭下神经隐藏在前庭上神经的下方。

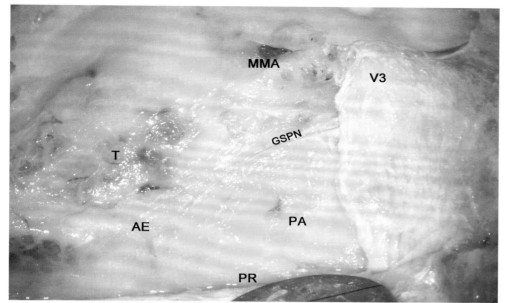

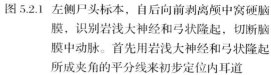

图 5.2.1 左侧尸头标本，自后向前剥离颅中窝硬脑膜，识别岩浅大神经和弓状隆起，切断脑膜中动脉。首先用岩浅大神经和弓状隆起所成夹角的平分线来初步定位内耳道

MMA	middle meningeal artery，脑膜中动脉
V3	mandibular nerve，下颌神经
T	tegmen，鼓室盖
GSPN	greater superficial petrosal nerve，岩浅大神经
AE	arcuate eminence，弓状隆起
PA	petrous apex，岩尖
PR	petrous ridge，岩骨嵴

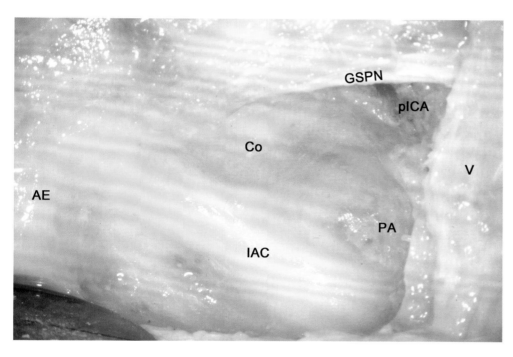

图 5.2.2 使用大号金刚砂钻头，在假想的内耳门平面或其附近磨除骨质。一旦确认了内耳门的位置，继续磨除邻近的骨质，直到内耳道前方和后方的硬脑膜都被广泛暴露，仅留一层薄层骨片

GSPN	greater superficial petrosal nerve，岩浅大神经
Co	cochlea，耳蜗
pICA	petrous segment of ICA，岩段颈内动脉
V	trigeminal nerve，三叉神经
AE	arcuate eminence，弓状隆起
IAC	internal auditory canal，内耳道
PA	petrous apex，岩尖

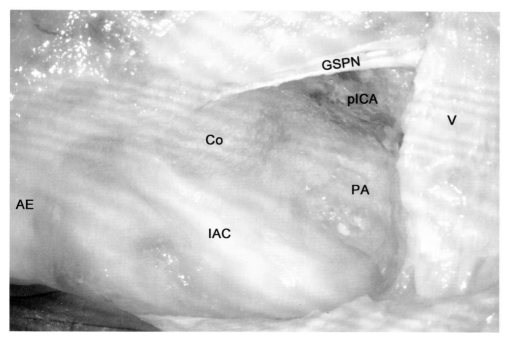

图 5.2.3 现在继续向外磨除骨质，轮廓化内耳道的全程

GSPN	greater superficial petrosal nerve，岩浅大神经
Co	cochlea，耳蜗
pICA	petrous segment of ICA，岩段颈内动脉
V	trigeminal nerve，三叉神经
AE	arcuate eminence，弓状隆起
IAC	internal auditory canal，内耳道
PA	petrous apex，岩尖

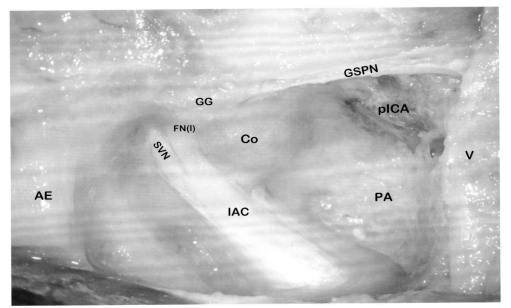

图 5.2.4 一旦确定了内耳道全程，即可去除覆盖在内耳道表面的薄层骨片

GG	geniculate ganglion，膝神经节
GSPN	greater superficial petrosal nerve，岩浅大神经
SVN	superior vestibular nerve，前庭上神经
FN(l)	labyrinthine segment of facial nerve，面神经迷路段
Co	cochlea，耳蜗
pICA	petrous segment of ICA，岩段颈内动脉
V	trigeminal nerve，三叉神经
AE	arcuate eminence，弓状隆起
IAC	internal auditory canal，内耳道
PA	petrous apex，岩尖

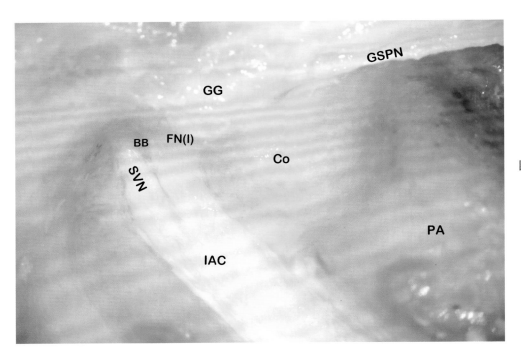

图 5.2.5 内耳道底放大观。辨认 Bill 嵴，面神经位于 Bill 嵴的前方，而前庭上神经位于 Bill 嵴的后方

GG	geniculate ganglion，膝神经节
GSPN	greater superficial petrosal nerve，岩浅大神经
SVN	superior vestibular nerve，前庭上神经
BB	Bill's bar，垂直嵴
FN(l)	labyrinthine segment of facial nerve，面神经迷路段
Co	cochlea，耳蜗
IAC	internal auditory canal，内耳道
PA	petrous apex，岩尖

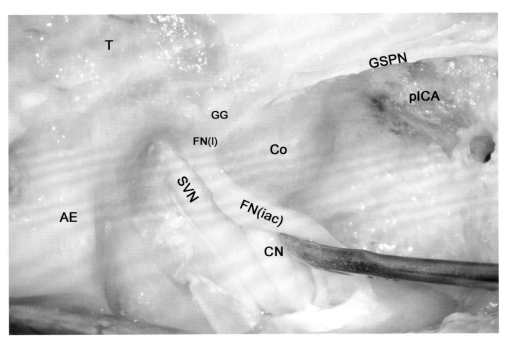

图 5.2.6 切除硬脑膜，开放内耳道。向前方牵开面神经可暴露其下方走行的蜗神经

T	tegmen，鼓室盖
GG	geniculate ganglion，膝神经节
GSPN	greater superficial petrosal nerve，岩浅大神经
pICA	petrous segment of ICA，岩段颈内动脉
SVN	superior vestibular nerve，前庭上神经
FN(l)	labyrinthine segment of facial nerve，面神经迷路段
Co	cochlea，耳蜗
AE	arcuate eminence，弓状隆起
FN(iac)	internal auditory canal segment of facial nerve，面神经内耳道段
CN	cochlear nerve，蜗神经

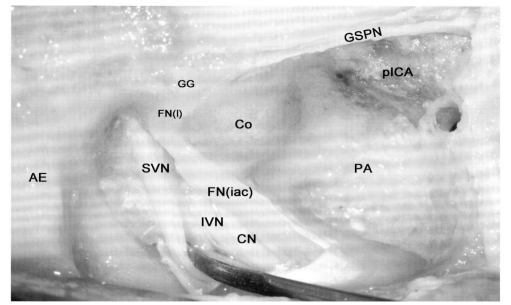

图 5.2.7 向后方牵开前庭上神经，可暴露其下方走行的前庭下神经

GG	geniculate ganglion，膝神经节	
GSPN	greater superficial petrosal nerve，岩浅大神经	
pICA	petrous segment of ICA，岩段颈内动脉	
FN(l)	labyrinthine segment of facial nerve，面神经迷路段	
Co	cochlea，耳蜗	
AE	arcuate eminence，弓状隆起	
SVN	superior vestibular nerve，前庭上神经	
IVN	inferior vestibular nerve，前庭下神经	
FN(iac)	internal auditory canal segment of facial nerve，面神经内耳道段	
CN	cochlear nerve，蜗神经	
PA	petrous apex，岩尖	

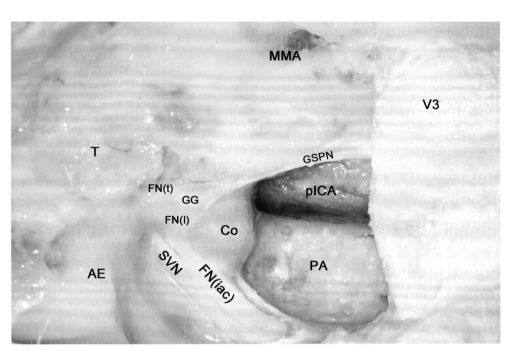

图 5.2.8 扩大岩尖区域的磨除后，可更好地轮廓化岩段颈内动脉水平部

MMA	middle meningeal artery，脑膜中动脉
V3	mandibular nerve，下颌神经
T	tegmen，鼓室盖
FN(t)	tympanic segment of facial nerve，面神经鼓室段
GG	geniculate ganglion，膝神经节
GSPN	greater superficial petrosal nerve，岩浅大神经
pICA	petrous segment of ICA，岩段颈内动脉
FN(l)	labyrinthine segment of facial nerve，面神经迷路段
Co	cochlea，耳蜗
AE	arcuate eminence，弓状隆起
SVN	superior vestibular nerve，前庭上神经
FN(iac)	internal auditory canal segment of facial nerve，面神经内耳道段
PA	petrous apex，岩尖

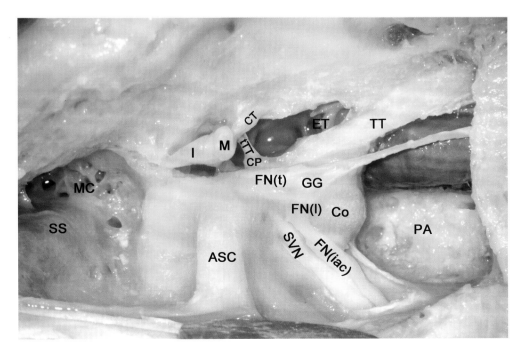

图 5.2.9 开放鼓室盖并磨除乳突气房，暴露上鼓室和前鼓室，轮廓化半规管

CT	chorda tympani，鼓索
M	malleus，锤骨
I	incus，砧骨
tTT	tendon of tensor tympani muscle，鼓膜张肌肌腱
CP	cochleariform process，匙突
ET	eustachian tube，咽鼓管
TT	tensor tympani muscle，鼓膜张肌
FN(t)	tympanic segment of facial nerve，面神经鼓室段
GG	geniculate ganglion，膝神经节
FN(l)	labyrinthine segment of facial nerve，面神经迷路段
Co	cochlea，耳蜗
SVN	superior vestibular nerve，前庭上神经
FN(iac)	internal auditory canal segment of facial nerve，面神经内耳道段
PA	petrous apex，岩尖
SS	sigmoid sinus，乙状窦
MC	mastoid air cells，乳突气房
ASC	anterior semicircular canal，前半规管

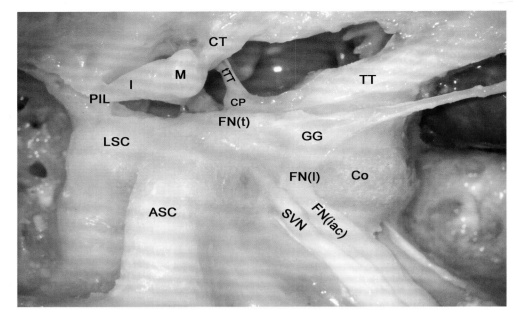

图 5.2.10 上鼓室和前鼓室以及内耳道底放大观

CT	chorda tympani，鼓索
M	malleus，锤骨
I	incus，砧骨
PIL	posterior incudal ligament，砧骨后韧带
tTT	tendon of tensor tympani muscle，鼓膜张肌肌腱
CP	cochleariform process，匙突
TT	tensor tympani muscle，鼓膜张肌
FN(t)	tympanic segment of facial nerve，面神经鼓室段
GG	geniculate ganglion，膝神经节
FN(l)	labyrinthine segment of facial nerve，面神经迷路段
Co	cochlea，耳蜗
SVN	superior vestibular nerve，前庭上神经
FN(iac)	internal auditory canal segment of facial nerve，面神经内耳道段
ASC	anterior semicircular canal，前半规管
LSC	lateral semicircular canal，外半规管

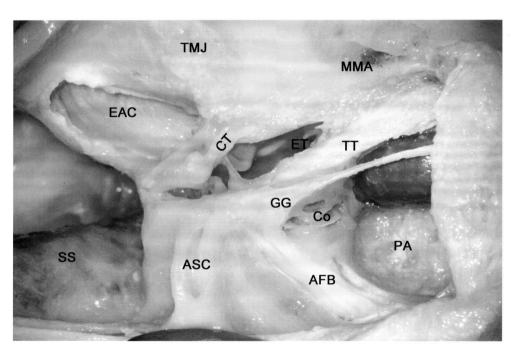

图 5.2.11 已开放内耳道前方的耳蜗和后方的前半规管，同时去除外耳道上壁，可见内耳道与外耳道几乎位于一条直线上

EAC	external auditory canal，外耳道
TMJ	temporomandibular joint，颞下颌关节
MMA	middle meningeal artery，脑膜中动脉
CT	chorda tympani，鼓索
ET	eustachian tube，咽鼓管
TT	tensor tympani muscle，鼓膜张肌
GG	geniculate ganglion，膝神经节
Co	cochlea，耳蜗
SS	sigmoid sinus，乙状窦
ASC	anterior semicircular canal，前半规管
AFB	acousticofacial bundle，面听束
PA	petrous apex，岩尖

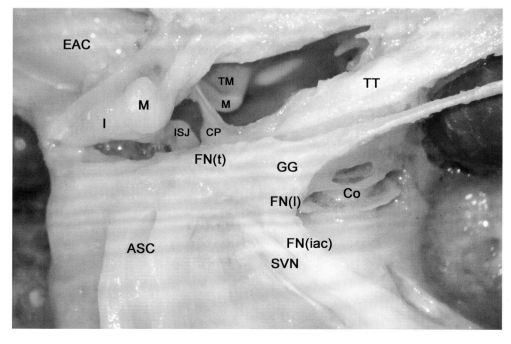

图 5.2.12 内耳道底放大观，可见面神经迷路段与前方的耳蜗关系密切

EAC	external auditory canal，外耳道
M	malleus，锤骨
I	incus，砧骨
ISJ	incudostapedial joint，砧镫关节
CP	cochleariform process，匙突
TM	tympanic membrane，鼓膜
TT	tensor tympani muscle，鼓膜张肌
FN(t)	tympanic segment of facial nerve，面神经鼓室段
GG	geniculate ganglion，膝神经节
FN(l)	labyrinthine segment of facial nerve，面神经迷路段
FN(iac)	internal auditory canal segment of facial nerve，面神经内耳道段
SVN	superior vestibular nerve，前庭上神经
Co	cochlea，耳蜗
ASC	anterior semicircular canal，前半规管

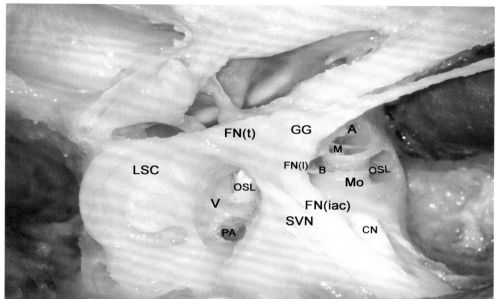

图 5.2.13 去除前半规管，开放前庭，暴露外半规管走行。面神经迷路段走行于耳蜗与前庭之间

LSC	lateral semicircular canal，外半规管
FN(t)	tympanic segment of facial nerve，面神经鼓室段
GG	geniculate ganglion，膝神经节
FN(l)	labyrinthine segment of facial nerve，面神经迷路段
FN(iac)	internal auditory canal segment of facial nerve，面神经内耳道段
SVN	superior vestibular nerve，前庭上神经
CN	cochlear nerve，蜗神经
V	vestibule，前庭
PA	ampullate end of PSC，后半规管壶腹端
OSL	osseous spiral lamina，骨螺旋板
A	apical turn of cochlea，耳蜗顶转
M	middle turn of cochlea，耳蜗中转
B	basal turn of cochlea，耳蜗底转
Mo	modiolus，蜗轴

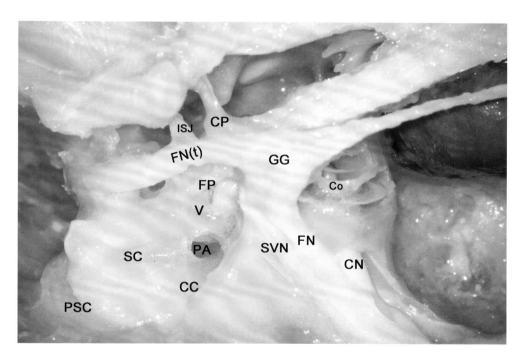

图 5.2.14 去除外半规管，可以很好地暴露下方的面神经鼓室段，可见镫骨位于面神经下方

ISJ	incudostapedial joint，砧镫关节
FP	footplate of the stapes，镫骨足板
CP	cochleariform process，匙突
FN(t)	tympanic segment of facial nerve，面神经鼓室段
GG	geniculate ganglion，膝神经节
FN	facial nerve，面神经
SVN	superior vestibular nerve，前庭上神经
CN	cochlear nerve，蜗神经
Co	cochlea，耳蜗
V	vestibule，前庭
PA	ampullate end of PSC，后半规管壶腹端
PSC	posterior semicircular canal，后半规管
SC	singular crus，单脚
CC	common crus，总脚

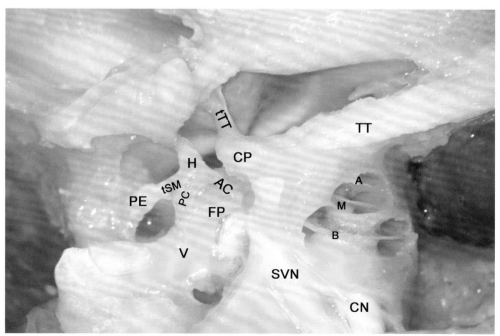

图 5.2.15 去除面神经后，可充分显露镫骨与前庭之间的位置关系

tTT	tendon of tensor tympani muscle，鼓膜张肌肌腱
CP	cochleariform process，匙突
TT	tensor tympani muscle，鼓膜张肌
H	head of stapes，镫骨头
AC	anterior crus，镫骨前脚
PC	posterior crus，镫骨后脚
FP	footplate of the stapes，镫骨足板
tSM	tendon of stapedius muscle，镫骨肌肌腱
PE	pyramidal eminence，锥隆起
V	vestibule，前庭
SVN	superior vestibular nerve，前庭上神经
CN	cochlear nerve，蜗神经
A	apical turn of cochlea，耳蜗顶转
M	middle turn of cochlea，耳蜗中转
B	basal turn of cochlea，耳蜗底转

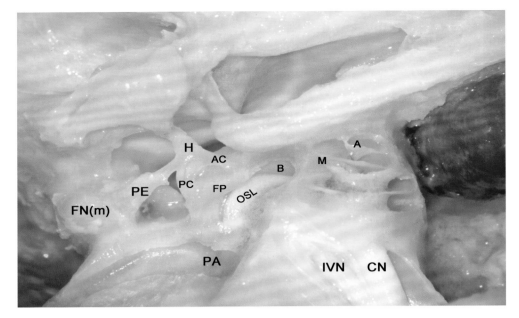

图 5.2.16 去除膝神经节区域骨质，可暴露鼓岬内侧的耳蜗底转和骨螺旋板

H	head of stapes，镫骨头
AC	anterior crus，镫骨前脚
PC	posterior crus，镫骨后脚
FP	footplate of the stapes，镫骨足板
PE	pyramidal eminence，锥隆起
FN(m)	mastoid segment of facial nerve，面神经乳突段
IVN	inferior vestibular nerve，前庭下神经
CN	cochlear nerve，蜗神经
A	apical turn of cochlea，耳蜗顶转
M	middle turn of cochlea，耳蜗中转
B	basal turn of cochlea，耳蜗底转
OSL	osseous spiral lamina，骨螺旋板
PA	ampullate end of PSC，后半规管壶腹端

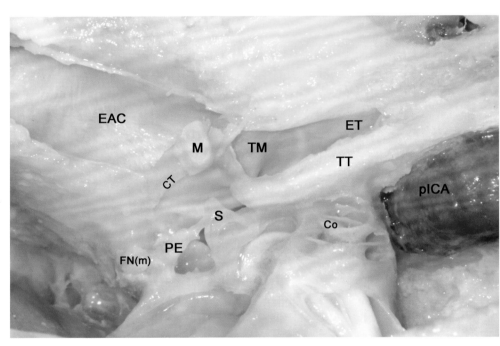

图 5.2.17 已去除砧骨，暴露其外侧的鼓膜和鼓环。注意鼓膜张肌是一块修长的肌肉，受三叉神经支配，此肌在匙突处急转向外，并在此处发出一狭长的肌腱，呈直角绕过匙突附着于锤骨颈内侧面

EAC	external auditory canal，外耳道
CT	chorda tympani，鼓索
TM	tympanic membrane，鼓膜
M	malleus，锤骨
ET	eustachian tube，咽鼓管
TT	tensor tympani muscle，鼓膜张肌
S	stapes，镫骨
PE	pyramidal eminence，锥隆起
FN(m)	mastoid segment of facial nerve，面神经乳突段
Co	cochlea，耳蜗
pICA	petrous segment of internal carotid artery，岩段颈内动脉

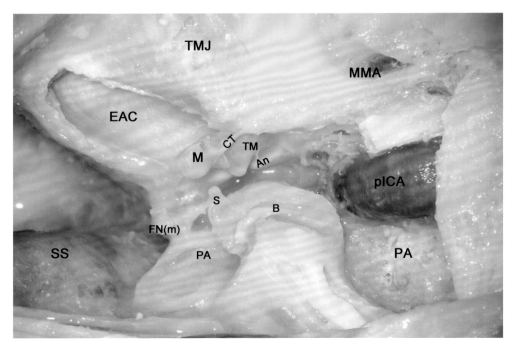

图 5.2.18 已去除鼓膜张肌肌腱，可见耳蜗底转与岩段颈内动脉关系密切

EAC	external auditory canal，外耳道
TMJ	temporomandibular joint，颞下颌关节
MMA	middle meningeal artery，脑膜中动脉
CT	chorda tympani，鼓索
TM	tympanic membrane，鼓膜
An	annulus，鼓环
M	malleus，锤骨
S	stapes，镫骨
B	basal turn of cochlea，耳蜗底转
PA	ampullate end of PSC，后半规管壶腹端
FN(m)	mastoid segment of facial nerve，面神经乳突段
pICA	petrous segment of internal carotid artery，岩段颈内动脉
SS	sigmoid sinus，乙状窦
PA	petrous apex，岩尖

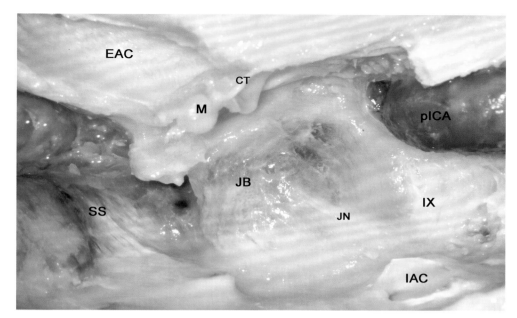

图 5.2.19 去除耳蜗，可暴露下方的颈静脉球。可见 Jacobson 神经自舌咽神经下神经节发出后，走行于颈静脉球前壁

EAC   external auditory canal，外耳道
CT   chorda tympani，鼓索
M   malleus，锤骨
pICA   petrous segment of internal carotid artery，岩段颈内动脉
SS   sigmoid sinus，乙状窦
JB   jugular bulb，颈静脉球
JN   Jacobson's nerve，Jacobson 神经（鼓室丛）
IX   glossopharyngeal nerve，舌咽神经
IAC   internal auditory canal，内耳道口

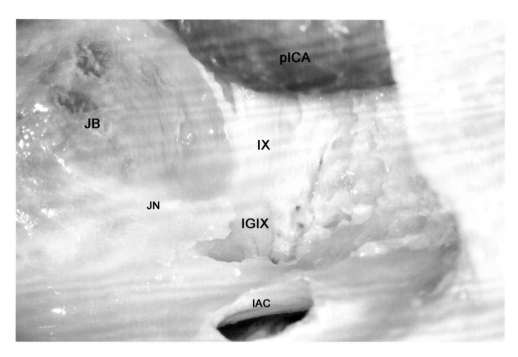

图 5.2.20 放大观。可见 Jacobson 神经自舌咽神经下神经节发出后，走行于颈静脉球前壁。此处紧邻蜗水管开口处

pICA   petrous segment of internal carotid artery，岩段颈内动脉
JB   jugular bulb，颈静脉球
JN   Jacobson's nerve，Jacobson 神经（鼓室丛）
IX   glossopharyngeal nerve，舌咽神经
IGIX   inferior ganglion of glossopharyngeal nerve，舌咽神经下神经节
IAC   internal auditory canal，内耳道口

5.3 颅中窝经岩尖扩展入路
Middle Cranial Fossa Transpetrous Approach

手术适应证

- 需要保留听力的岩尖型岩骨胆脂瘤。

- 海绵窦或岩斜区脑膜瘤，需要保留听力者。

- 小和中等大小的脑桥小脑角区上部的肿瘤，如三叉神经鞘瘤、表皮样囊肿等，计划保存听力者。

- 部分位于上斜坡及岩尖的脊索瘤。

- 部分低位基底动脉尖动脉瘤或基底动脉 – 小脑上动脉瘤。

手术步骤

1. 皮肤切口始于耳屏前方 1cm 的颧弓水平，切口沿耳郭上缘转向后，弧形向前止于中线旁发际内。

2. 自颞肌筋膜表面向前掀起皮肤及皮下组织。

3. 切开颞肌至颞骨表面，将骨膜连同肌肉一起翻向前方。置入牵开器，暴露颅骨骨面。

4. 做一 4cm×5cm 的长方形颅骨骨瓣。如果没有开颅器，也可以用电钻替代。首先用一个中号的切割钻头，当开始通过半透明的骨板显示出硬脑膜时，将切割钻换成小号金刚砂钻头。颅骨切开的下缘位于颧弓根水平，大致平颅中窝底。去除的颅骨骨瓣应该 1/3 位于外耳道前，2/3 位于外耳道之后。

5. 用中隔剥离子小心分离骨瓣与下方的硬脑膜，取下骨瓣。

6. 将颅中窝硬脑膜与颞骨上表面分离。硬脑膜自后向前掀起以避免牵拉岩浅大神经，损伤裸露的面神经膝神经节。

7. 硬脑膜掀起的范围向内需至岩上窦，向后需显露弓状隆起，向前可见三叉神经第三支。颅中窝牵开器将硬脑膜牵开，牵开器的尖端应该位于岩上窦和岩骨嵴之间。双极电凝切断脑膜中动脉以扩大术野。

8. 识别内耳道。内耳道大致位于弓状隆起与岩浅大神经所成夹角的平分线上。先自内侧岩上窦水平磨开以确定内耳门，然后将内耳道周边骨质磨开，将内耳道周边 3/4 轮廓化仅保留表面一薄层骨片。内耳道底处周边仅需显露 180°。如果肿瘤未侵入内耳道则只需将内耳道轮廓化，无需显露内耳道底。依据肿瘤范围可继续向后按扩大颅中窝入路范围磨除内耳道后方骨质。

9. 接下来磨除内耳道前方岩尖菱形区域（Kawase 三角）骨质，显露岩段颈内动脉水平部。

10. 切断三叉神经下颌支，向前牵开三叉神经半月节，充分显露岩尖部菱形区域（Kawase 三角）。向下磨除其骨质到岩下窦水平，暴露出自破裂孔处起颈内动脉水平段全长。显露自内耳道前壁到破裂孔，自岩上窦到岩下窦范围的颅后窝硬脑膜。硬脑膜出血可用可吸收止血纱布填塞止血。

11. 处理硬脑膜内部的病变，可将硬脑膜切开。切开硬脑膜后，可暴露颅内桥前池、脚间池和小脑脑桥上池内的神经血管结构。如果需要暴露的更广泛，可将岩下窦电凝或结扎后切断。

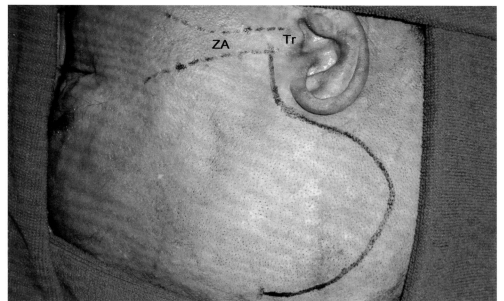

图 5.3.1 右侧尸头标本，问号状皮肤切口始于耳屏前方 1cm 的颧弓水平，切口沿耳郭上缘转向后，弧形向前止于中线旁发际内

ZA　zygomatic arch，颧弓体表投影
Tr　tragus，耳屏

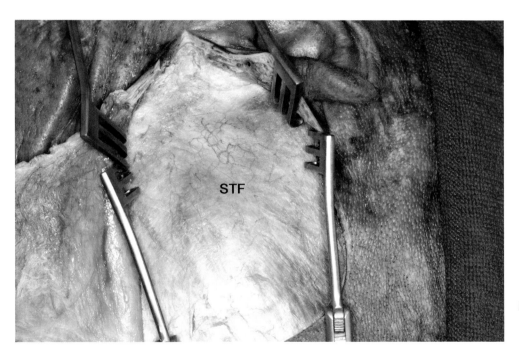

图 5.3.2 自颞肌筋膜表面向前掀起皮肤及皮下组织

STF　superior layer of the superficial temporalis fascia，颞浅筋膜浅层

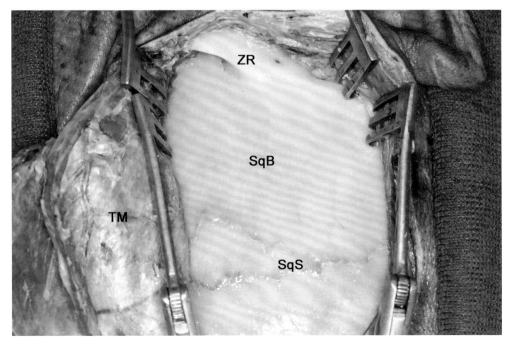

图 5.3.3 切开颞肌至颞骨表面，将骨膜连同肌肉一起翻向前方。置入牵开器，暴露颧弓根和颅骨骨面

ZR　zygomatic root，颧弓根
SqB　squamosal portion of the temporal bone，颞骨鳞部
SqS　squamous suture，鳞状缝
TM　temporalis muscle(retracted)，向前方牵开的颞肌

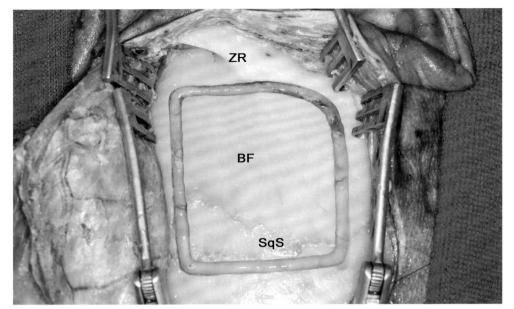

图 5.3.4 做一 4cm × 5cm 的长方形颅骨骨瓣。颅骨切开的下缘位于颧弓根水平，大致平颅中窝底。去除的颅骨骨瓣应该 1/3 位于外耳道前，2/3 位于外耳道之后

ZR   zygomatic root，颧弓根
SqS   squamous suture，鳞状缝
BF   bone flap，游离骨瓣

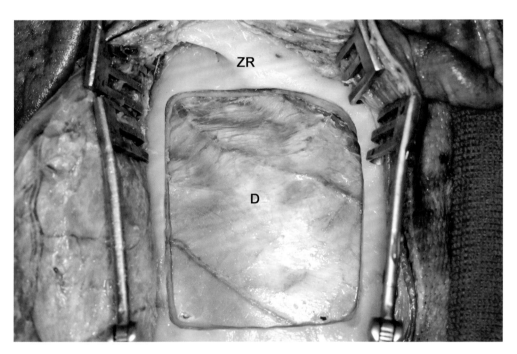

图 5.3.5 用中隔剥离子小心分离骨瓣与下方的硬脑膜，取下骨瓣，暴露硬脑膜

ZR   zygomatic root，颧弓根
D   dura，硬脑膜

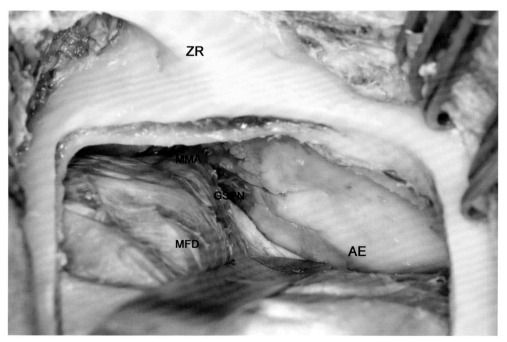

图 5.3.6 掀起颅中窝的硬脑膜，循脑膜中动脉的走行定位棘孔的位置。硬脑膜自后向前掀起以避免牵拉岩浅大神经及损伤裸露的面神经膝神经节

ZR   zygomatic root，颧弓根
MMA   middle meningeal artery，脑膜中动脉
GSPN greater superficial petrosal nerve，岩浅大神经
MFD   middle fossa dura，颅中窝硬脑膜
AE   arcuate eminence，弓状隆起

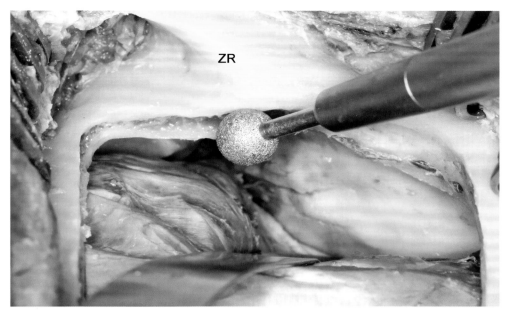

图 5.3.7 磨平颅中窝底的悬垂骨质，使得术者的视线不受颅底凸起骨质的阻挡，以减少对于颞叶的牵拉

ZR zygomatic root，颧弓根

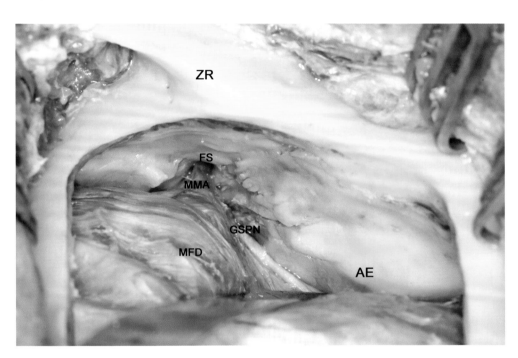

图 5.3.8 已磨平颅中窝底的悬垂骨质

ZR zygomatic root，颧弓根
FS foramen spinosum，棘孔
MMA middle meningeal artery，脑膜中动脉
GSPN greater superficial petrosal nerve，岩浅大神经
MFD middle fossa dura，颅中窝硬脑膜
AE arcuate eminence，弓状隆起

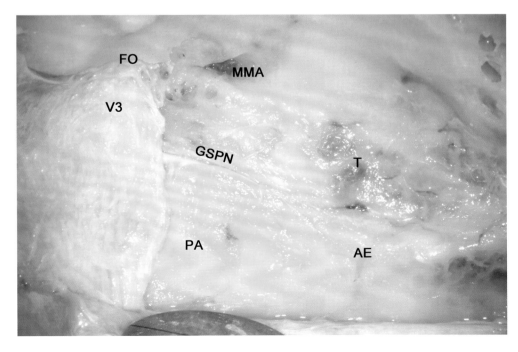

图 5.3.9 掀起硬脑膜的范围向内需到岩上窦，向后需显露弓状隆起，向前可见三叉神经第三支。颅中窝牵开器将硬脑膜牵开，牵开器的尖端应该位于岩上窦和岩骨嵴之间。双极电凝切断脑膜中动脉以扩大术野

FO foramen ovale，卵圆孔
V3 mandibular nerve，下颌神经
MMA middle meningeal artery，脑膜中动脉
GSPN greater superficial petrosal nerve，岩浅大神经
T tegmen，鼓室盖
PA petrous apex，岩尖
AE arcuate eminence，弓状隆起

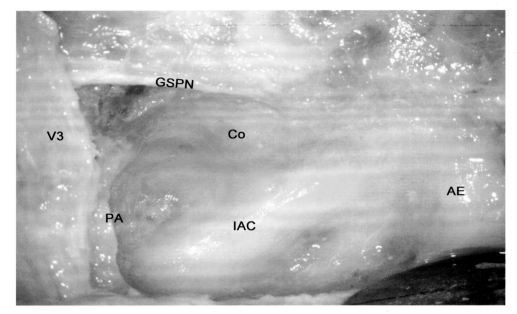

图 5.3.10 首先进行内耳道的暴露。使用大号金刚砂钻头，在假想的内耳门平面或其附近磨除骨质。一旦确认了内耳门的位置，继续磨除邻近的骨质，直到内耳道前方和后方的硬脑膜都被广泛暴露，仅留一层薄层骨片

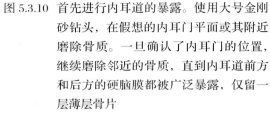

V3	mandibular nerve，下颌神经	
GSPN	greater superficial petrosal nerve，岩浅大神经	
PA	petrous apex，岩尖	
Co	cochlea，耳蜗	
IAC	internal auditory canal，内耳道	
AE	arcuate eminence，弓状隆起	

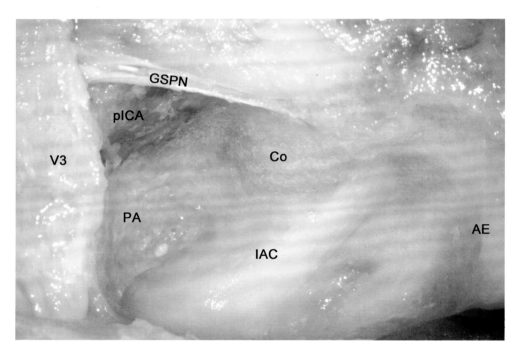

图 5.3.11 现在继续向外磨除骨质，轮廓化内耳道的全程

V3	mandibular nerve，下颌神经
GSPN	greater superficial petrosal nerve，岩浅大神经
pICA	petrous segment of internal carotid artery，岩段颈内动脉
PA	petrous apex，岩尖
Co	cochlea，耳蜗
IAC	internal auditory canal，内耳道
AE	arcuate eminence，弓状隆起

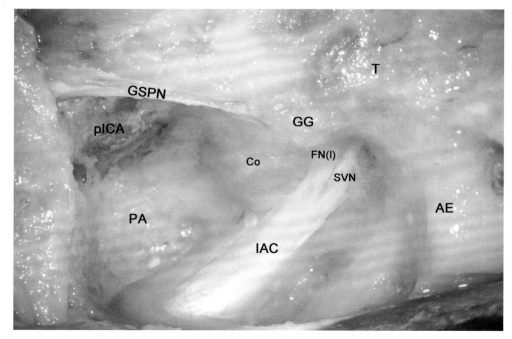

图 5.3.12 一旦确定了内耳道全程，即可去除覆盖在内耳道表面的薄层骨片

GSPN	greater superficial petrosal nerve，岩浅大神经
pICA	petrous segment of internal carotid artery，岩段颈内动脉
T	tegmen，鼓室盖
PA	petrous apex，岩尖
Co	cochlea，耳蜗
GG	geniculate ganglion，膝神经节
FN(l)	labyrinthine segment of facial nerve，面神经迷路段
SVN	superior vestibular nerve，前庭上神经
IAC	internal auditory canal，内耳道
AE	arcuate eminence，弓状隆起

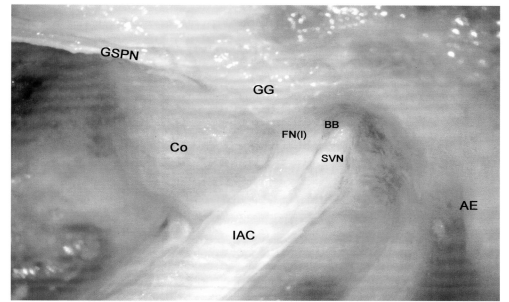

图 5.3.13 内耳道底放大观。辨认 Bill 嵴，面神经位于 Bill 嵴的前方，而前庭上神经位于 Bill 嵴的后方

GSPN　greater superficial petrosal nerve，岩浅大神经
GG　　geniculate ganglion，膝神经节
Co　　cochlea，耳蜗
FN(l)　labyrinthine segment of facial nerve，面神经迷路段
BB　　Bill's bar，垂直嵴
SVN　superior vestibular nerve，前庭上神经
IAC　　internal auditory canal，内耳道
AE　　arcuate eminence，弓状隆起

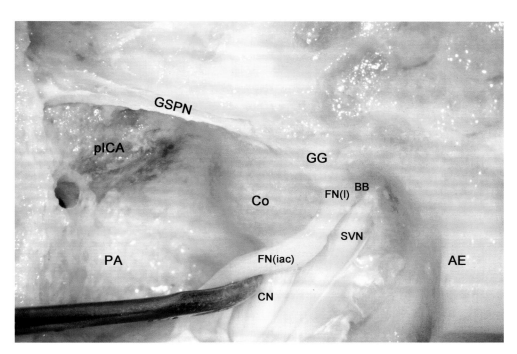

图 5.3.14 切除硬脑膜，开放内耳道。向前方牵开面神经可暴露其下方走行的蜗神经

GSPN　greater superficial petrosal nerve，岩浅大神经
pICA　petrous segment of internal carotid artery，岩段颈内动脉
PA　　petrous apex，岩尖
GG　　geniculate ganglion，膝神经节
Co　　cochlea，耳蜗
FN(l)　labyrinthine segment of facial nerve，面神经迷路段
BB　　Bill's bar，垂直嵴
SVN　superior vestibular nerve，前庭上神经
FN(iac)　internal auditory canal segment of facial nerve，面神经内耳道段
CN　　cochlear nerve，蜗神经
AE　　arcuate eminence，弓状隆起

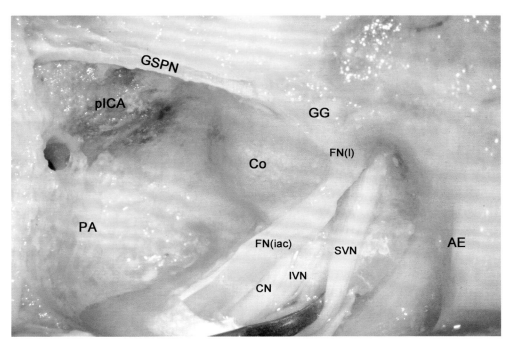

图 5.3.15 向后方牵开前庭上神经，可暴露其下方走行的前庭下神经

GSPN　greater superficial petrosal nerve，岩浅大神经
pICA　petrous segment of internal carotid artery，岩段颈内动脉
PA　　petrous apex，岩尖
GG　　geniculate ganglion，膝神经节
Co　　cochlea，耳蜗
FN(l)　labyrinthine segment of facial nerve，面神经迷路段
FN(iac)　internal auditory canal segment of facial nerve，面神经内耳道段
SVN　superior vestibular nerve，前庭上神经
CN　　cochlear nerve，蜗神经
IVN　inferior vestibular nerve，前庭下神经
AE　　arcuate eminence，弓状隆起

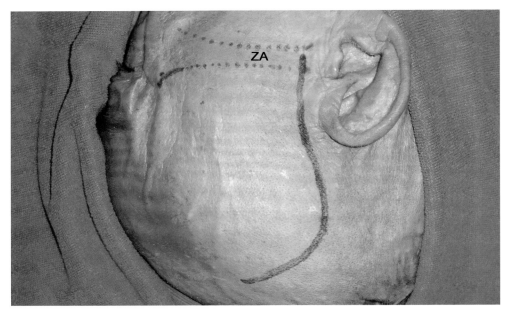

图 5.3.16 另一右侧尸头标本，问号状皮肤切口始于耳屏前方 1cm 的颧弓水平，切口沿耳郭上缘转向后，弧形向前止于中线旁发际内

ZA　zygomatic arch，颧弓体表投影

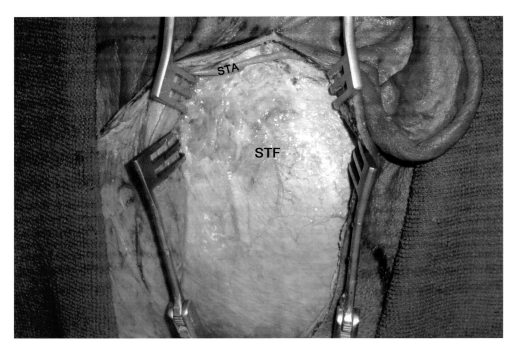

图 5.3.17 自颞肌筋膜表面向前掀起皮肤及皮下组织

STA　superficial temporal artery，颞浅动脉
STF　superior layer of the superficial temporalis fascia，颞浅筋膜浅层

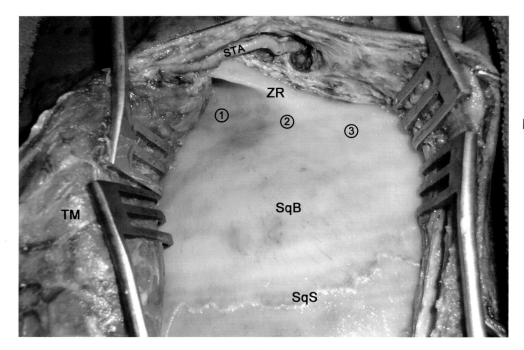

图 5.3.18 切开颞肌并翻向前方，暴露颧弓根。将颧弓根暴露大约 2cm 长，辨认颞骨鳞部以及鳞状缝。颧弓根与颅中窝内的结构之间的关系大致如下：卵圆孔位于颧弓根前缘的内侧，棘孔位于颧弓根中点的内侧，膝神经节则位于颧弓根后缘的内侧

STA　superficial temporal artery，颞浅动脉
ZR　zygomatic root，颧弓根
SqB　squamosal portion of the temporal bone，颞骨鳞部
SqS　squamous suture，鳞状缝
TM　temporalis muscle(retracted)，向前方牵开的颞肌；①前点；②中点；③后点

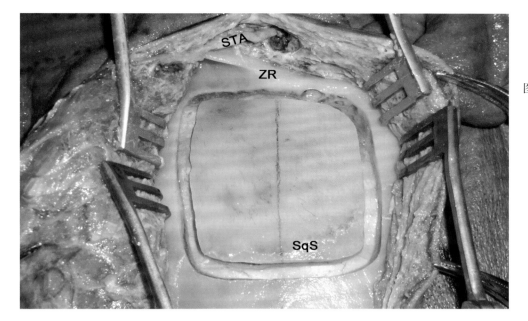

图 5.3.19 首先在颧弓根上方磨出一条骨槽，然后在鳞状缝上缘水平钻一孔，用铣刀铣下骨瓣，也可用磨钻将整个骨瓣游离，骨瓣大小为 4cm×5cm。如果手术是处理内耳道区域病变，则以颧弓中点为基准，前方的骨瓣面积应为后方的 2 倍，以便于术中对内耳道区域的操作；如果手术是为了到达海绵窦后部、膝神经节和岩尖区域，则后方的骨瓣面积应为前方的 2 倍，或二者面积相等

STA　superficial temporal artery，颞浅动脉
ZR　zygomatic root，颧弓根
SqS　squamous suture，鳞状缝

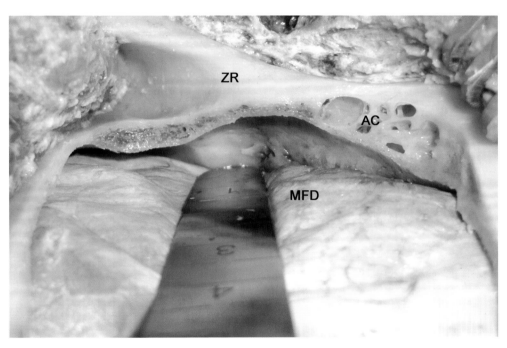

图 5.3.20 取下骨瓣，掀起颅中窝的硬脑膜，可见颅底悬垂骨质阻碍了对术野的暴露

ZR　zygomatic root，颧弓根
AC　air cells，乳突气房
MFD　middle fossa dura，颅中窝硬脑膜

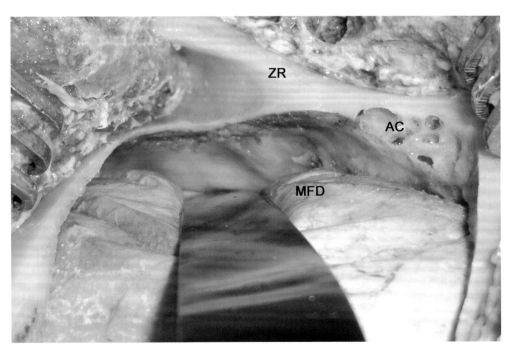

图 5.3.21 磨平颅中窝底的悬垂骨质，使得术者的视线不受颅底骨窗边缘悬垂骨质的阻挡，以减少对于颞叶的牵拉

ZR　zygomatic root，颧弓根
AC　air cells，乳突气房
MFD　middle fossa dura，颅中窝硬脑膜

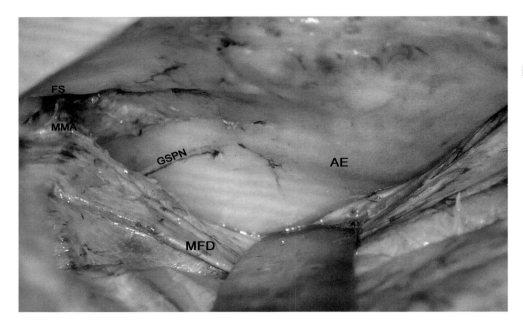

图 5.3.22 在显微镜下自后向前掀起颅中窝硬脑膜。剥离硬脑膜后首先需要辨识两个重要的解剖标志，即弓状隆起以及岩浅大神经。若开始未能确认岩浅大神经，可进一步向前方剥离硬脑膜直至遇到自棘孔入颅的脑膜中动脉，然后向内侧寻找岩浅大神经。注意图中牵开器的叶片应以钻磨区域为中心，将叶片的前端固定在岩骨嵴上

FS　foramen spinosum，棘孔
MMA　middle meningeal artery，脑膜中动脉
GSPN　greater superficial petrosal nerve，岩浅大神经
AE　arcuate eminence，弓状隆起
MFD　middle fossa dura，颅中窝硬脑膜

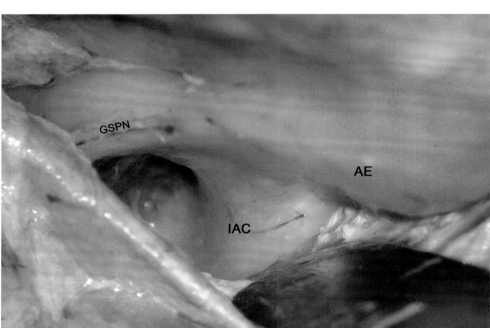

图 5.3.23 使用金刚砂钻头磨除弓状隆起和岩大神经之间的内耳道周围骨质。透过蛋壳化的薄层骨质可以看到内耳道硬脑脑膜

GSPN　greater superficial petrosal nerve，岩浅大神经
IAC　internal auditory canal，内耳道
AE　arcuate eminence，弓状隆起

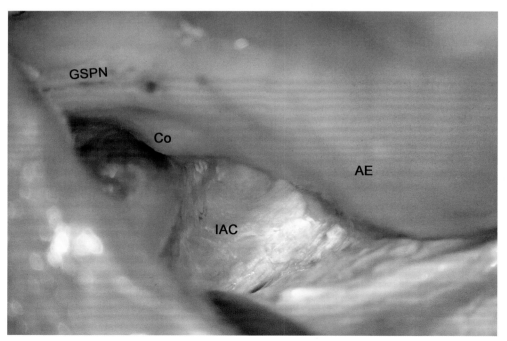

图 5.3.24 使用剥离子将内耳道周围蛋壳化的骨质去除，暴露内耳道硬脑膜

GSPN　greater superficial petrosal nerve，岩浅大神经
Co　cochlea，耳蜗
IAC　internal auditory canal，内耳道
AE　arcuate eminence，弓状隆起

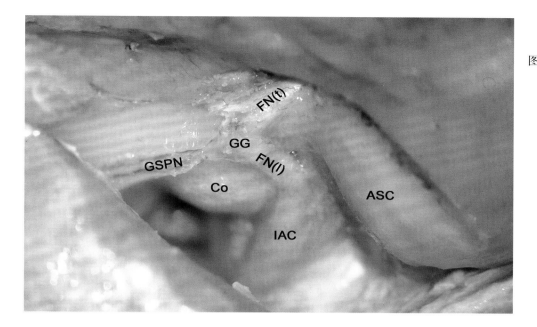

图 5.3.25　如果手术需要暴露内耳道底和面神经迷路段、膝神经节和面神经鼓室段起始部，则可继续向外磨除骨质，暴露内耳道全程。由于耳蜗和前庭与内耳道底之间关系密切，所以内耳道外侧的暴露要少于内侧的暴露。该图中已磨出位于弓状隆起下方的前半规管蓝线

GSPN greater superficial petrosal nerve，岩浅大神经
GG geniculate ganglion，膝神经节
FN(t) tympanic segment of facial nerve，面神经鼓室段
FN(l) labyrinthine segment of facial nerve，面神经迷路段
Co cochlea，耳蜗
IAC internal auditory canal，内耳道
ASC anterior semicircular canal，前半规管

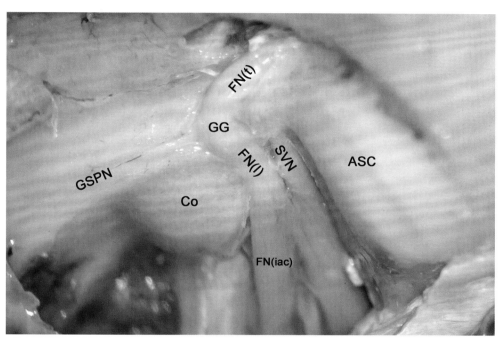

图 5.3.26　用显微剪刀剪开内耳道硬脑膜，暴露出位于内耳道内横嵴上方的神经，其中面神经位于 Bill 嵴的前方，而前庭上神经位于 Bill 嵴的后方

GSPN greater superficial petrosal nerve，岩浅大神经
GG geniculate ganglion，膝神经节
FN(t) tympanic segment of facial nerve，面神经鼓室段
FN(l) labyrinthine segment of facial nerve，面神经迷路段
FN(iac) internal auditory canal segment of facial nerve，面神经内耳道段
SVN superior vestibular nerve，前庭上神经
Co cochlea，耳蜗
ASC anterior semicircular canal，前半规管

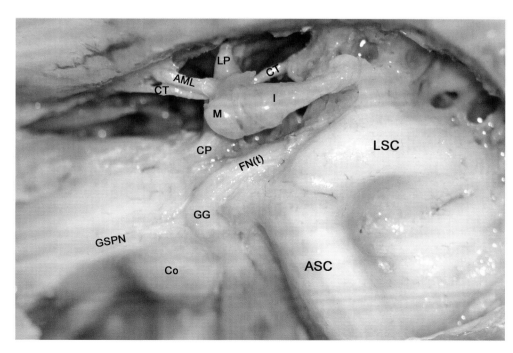

图 5.3.27　继续沿面神经鼓室段向周围磨除鼓室盖处的薄层骨质，磨除骨质时小心不要将转动的钻头接触到听骨链。在锤骨头的前外侧暴露锤骨前韧带及鼓索，在后方暴露借砧骨后韧带附着于砧骨窝内的砧骨短脚及其内侧的外半规管

AML anterior ligament of malleus，锤骨前韧带
CT chorda tympani，鼓索
LP lateral process of the malleus，锤骨外侧突
M malleus，锤骨
I incus，砧骨
CP cochleariform process，匙突
GSPN greater superficial petrosal nerve，岩浅大神经
GG geniculate ganglion，膝神经节
FN(t) tympanic segment of facial nerve，面神经鼓室段
Co cochlea，耳蜗
ASC anterior semicircular canal，前半规管
LSC lateral semicircular canal，外半规管

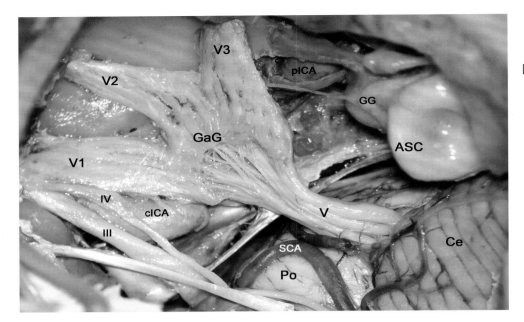

图 5.3.28 磨除岩尖骨质并进一步向前剥离海绵窦外侧壁硬脑膜，暴露出海绵窦外侧壁走行的神经

V1	ophthalmic nerve，眼神经
V2	maxillary nerve，上颌神经
V3	mandibular nerve，下颌神经
GaG	gasserian ganglion，三叉神经半月节
V	trigeminal nerve，三叉神经
III	oculomotor nerve，动眼神经
IV	trochlear nerve，滑车神经
GG	geniculate ganglion，膝神经节
cICA	cavernous segment of ICA，海绵窦段颈内动脉
pICA	petrous segment of ICA，岩段颈内动脉
ASC	anterior semicircular canal，前半规管
SCA	superior cerebellar artery，小脑上动脉
Po	pons，脑桥
Ce	cerebellum，小脑

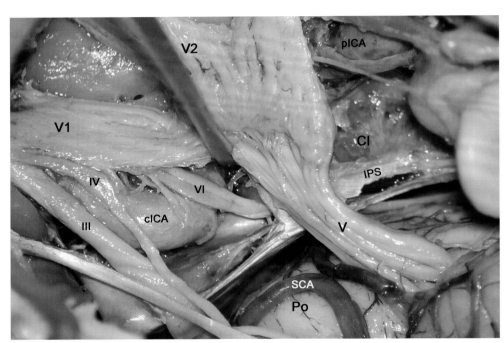

图 5.3.29 牵开眼神经的上缘，可以暴露出位于眼神经和颈内动脉海绵窦段之间走行的展神经

V1	ophthalmic nerve，眼神经
V2	maxillary nerve，上颌神经
V	trigeminal nerve，三叉神经
III	oculomotor nerve，动眼神经
IV	trochlear nerve，滑车神经
VI	abducent nerve，展神经
cICA	cavernous segment of ICA，海绵窦段颈内动脉
pICA	petrous segment of ICA，岩段颈内动脉
IPS	inferior petrosal sinus，岩下窦
Cl	clivus，斜坡
SCA	superior cerebellar artery，小脑上动脉
Po	pons，脑桥

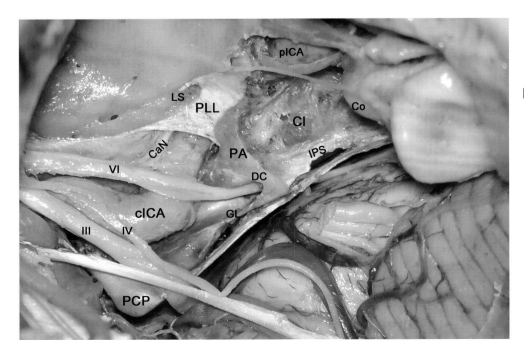

图 5.3.30 去除三叉神经后，暴露出被其覆盖在下方解剖结构

LS	lingula of sphenoid bone，蝶骨舌突
PLL	petrolingual ligament，岩舌韧带
PA	petrous apex，岩尖
DC	Dorello's canal，Dorello's 管
GL	Gruber's ligament，Gruber's 韧带（蝶岩韧带）
III	oculomotor nerve，动眼神经
IV	trochlear nerve，滑车神经
VI	abducent nerve，展神经
CaN	carotid nerve，颈动脉交感神经
cICA	cavernous segment of ICA，海绵窦段颈内动脉
pICA	petrous segment of ICA，岩段颈内动脉
IPS	inferior petrosal sinus，岩下窦
Cl	clivus，斜坡
Co	cochlea，耳蜗
PCP	posterior clinoid process，后床突

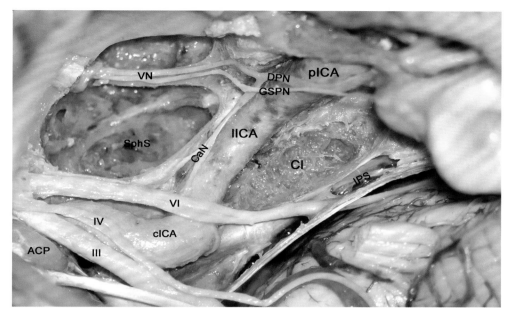

图 5.3.31 已暴露蝶窦和翼管神经

VN	vidian nerve，翼管神经
SphS	sphenoid sinus，蝶窦
GSPN	greater superficial petrosal nerve，岩浅大神经
DPN	deep petrosal nerve，岩深神经
III	oculomotor nerve，动眼神经
IV	trochlear nerve，滑车神经
VI	abducent nerve，展神经
CaN	carotid nerve，颈动脉交感神经
cICA	cavernous segment of ICA，海绵窦段颈内动脉
pICA	petrous segment of ICA，岩段颈内动脉
IPS	inferior petrosal sinus，岩下窦
lICA	lacerum segment on ICA，破裂孔段颈内动脉
Cl	clivus，斜坡
ACP	anterior clinoid process，前床突

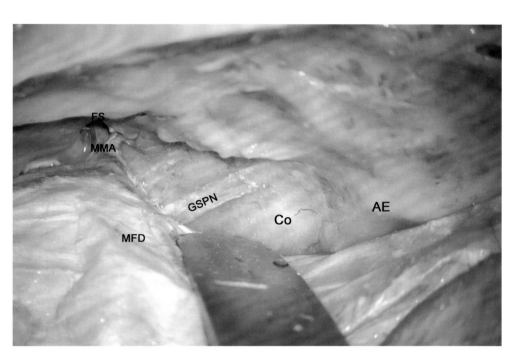

图 5.3.32 另一右侧尸头标本，已去除颅中窝骨瓣，掀开硬脑膜，暴露出弓状隆起和岩浅大神经。可见术野前方的脑膜中动脉阻碍了对岩尖区域的进一步暴露

FS	foramen spinosum，棘孔
MMA	middle meningeal artery，脑膜中动脉
GSPN	greater superficial petrosal nerve，岩浅大神经
Co	cochlea，耳蜗
AE	arcuate eminence，弓状隆起
MFD	middle fossa dura，颅中窝硬脑膜

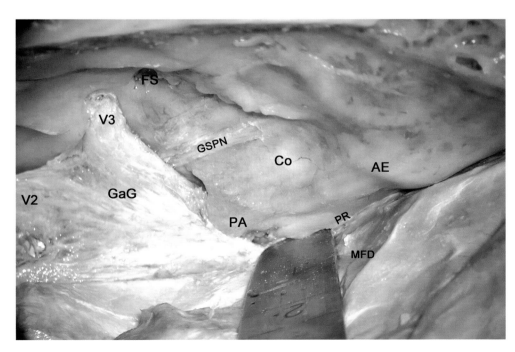

图 5.3.33 在棘孔处电凝并切断脑膜中动脉，继续向前剥离颅中窝硬脑膜，暴露三叉神经下颌支。暴露岩尖区的菱形区域（Kawase 三角）

FS	foramen spinosum，棘孔
V2	maxillary nerve，上颌神经
V3	mandibular nerve，下颌神经
GaG	gasserian ganglion，三叉神经半月节
GSPN	greater superficial petrosal nerve，岩浅大神经
PA	petrous apex，岩尖
Co	cochlea，耳蜗
AE	arcuate eminence，弓状隆起
PR	petrous ridge，岩骨嵴
MFD	middle fossa dura，颅中窝硬脑膜

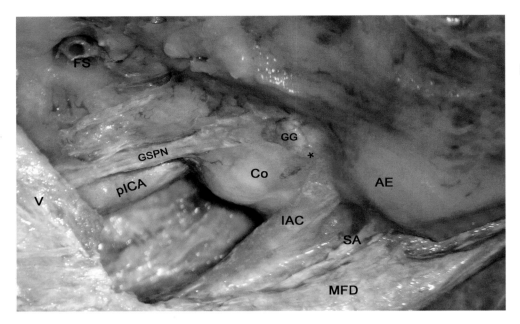

图 5.3.34 磨除三叉神经后缘和弓状隆起之间岩尖部骨质，在磨除菱形区域骨质后，轮廓化内耳道，以及内耳道底的耳蜗和膝神经节，可见耳蜗与前方的颈内动脉、后方的迷路段面神经关系密切

FS	foramen spinosum，棘孔
V	trigeminal nerve，三叉神经
GSPN	greater superficial petrosal nerve，岩浅大神经
pICA	petrous segment of ICA，岩段颈内动脉
Co	cochlea，耳蜗
GG	geniculate ganglion，膝神经节
IAC	internal auditory canal，内耳道
AE	arcuate eminence，弓状隆起
SA	subarcuate artery，弓状下动脉
MFD	middle fossa dura，颅中窝硬脑膜
*	面神经迷路段

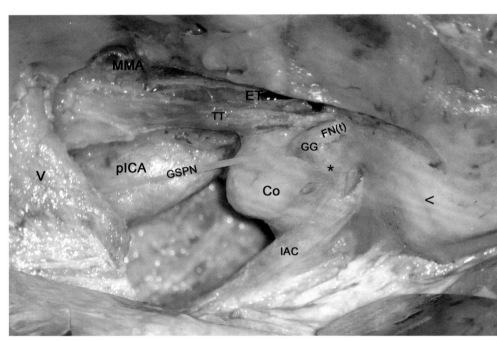

图 5.3.35 磨除弓状隆起表面的骨皮质，暴露出前半规管蓝线，可见内耳道位于岩浅大神经与前半规管蓝线之间的所成夹角的平分线上

MMA	middle meningeal artery，脑膜中动脉
ET	eustachian tube，咽鼓管
TT	tensor tympani muscle，鼓膜张肌
V	trigeminal nerve，三叉神经
GSPN	greater superficial petrosal nerve，岩浅大神经
pICA	petrous segment of ICA，岩段颈内动脉
Co	cochlea，耳蜗
GG	geniculate ganglion，膝神经节
FN(t)	tympanic segment of facial nerve，面神经鼓室段
IAC	internal auditory canal，内耳道
*	面神经迷路段
<	前半规管蓝线

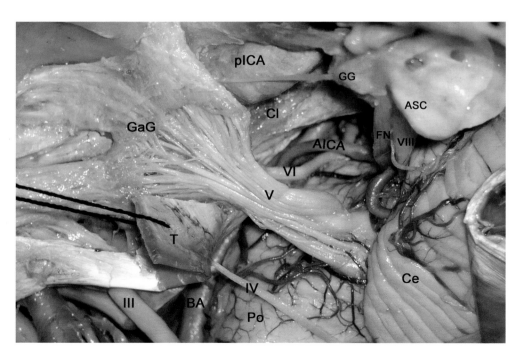

图 5.3.36 打开岩上窦下方和三叉神经外侧的颅后窝硬脑膜，切开小脑幕缘，暴露硬脑膜下脑桥腹侧面解剖结构

pICA	petrous segment of ICA，岩段颈内动脉
GG	geniculate ganglion，膝神经节
CI	clivus，斜坡
GaG	gasserian ganglion，三叉神经半月节
AICA	anteroinferior cerebellar artery，小脑前下动脉
VI	abducent nerve，展神经
V	trigeminal nerve，三叉神经
III	oculomotor nerve，动眼神经
IV	trochlear nerve，滑车神经
BA	basilar artery，基底动脉
Po	pons，脑桥
T	tentorium，小脑幕
Ce	cerebellum，小脑
FN	facial nerve，面神经
VIII	vestibulocochlear nerve，前庭蜗神经
ASC	anterior semicircular canal，前半规管

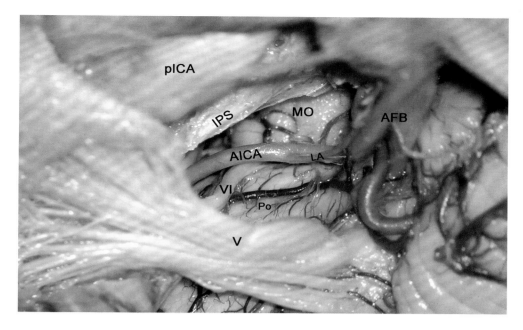

图 5.3.37 放大观，可见菱形区域入路在消除了岩尖骨质的阻挡后，可以很好地暴露三叉神经后根下方的脑桥下部和延髓上部区域。图中可见岩下窦阻碍了该入路的进一步扩展暴露。小脑前下动脉自基底动脉发出后沿桥延沟向外侧走行，跨过展神经的腹侧，并发出迷路动脉进入内耳道

pICA	petrous segment of ICA，岩段颈内动脉
IPS	inferior petrosal sinus，岩下窦
MO	medulla oblongata，延髓
AICA	anteroinferior cerebellar artery，小脑前下动脉
LA	labyrinthine artery，迷路动脉
AFB	acousticofacial bundle，面听束
VI	abducent nerve，展神经
V	trigeminal nerve，三叉神经
Po	pons，脑桥

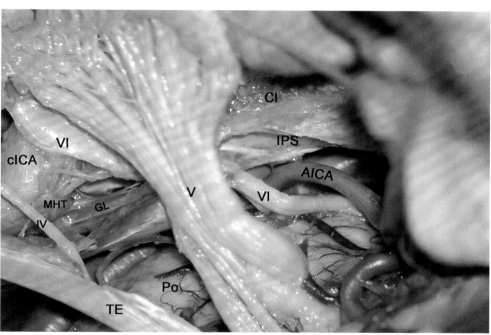

图 5.3.38 调整显微镜角度，可见展神经在跨过小脑前下动脉背侧后，穿斜坡硬脑膜进入海绵窦后壁，走行于 Gruber 韧带下方，穿过 Dorello 管后走行于眼神经的内侧、颈内动脉海绵窦段外侧

cICA	cavernous segment of ICA，海绵窦段颈内动脉
MHT	meningohypophyseal trunk，脑膜垂体干
IV	trochlear nerve，滑车神经
GL	Gruber's ligament，Gruber 韧带（蝶岩韧带）
CI	clivus，斜坡
IPS	inferior petrosal sinus，岩下窦
AICA	anteroinferior cerebellar artery，小脑前下动脉
VI	abducent nerve，展神经
V	trigeminal nerve，三叉神经
Po	pons，脑桥
TE	tentorium edge，小脑幕缘

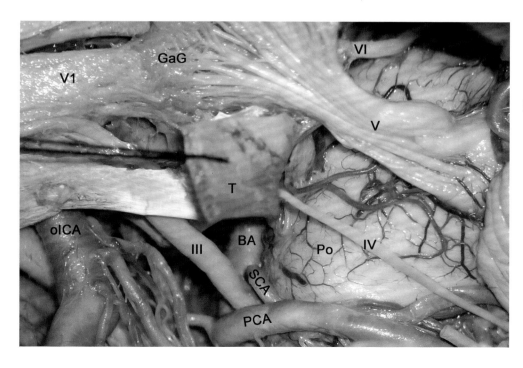

图 5.3.39 调整显微镜角度，可暴露出基底动脉分叉和动眼神经。动眼神经自脚间窝发出后，穿小脑上动脉和大脑后动脉之间进入位于后床突外侧的动眼神经三角入海绵窦，行于海绵窦外侧壁

V1	ophthalmic nerve，眼神经
GaG	gasserian ganglion，三叉神经半月结
V	trigeminal nerve，三叉神经
IV	trochlear nerve，滑车神经
VI	abducent nerve，展神经
Po	pons，脑桥
T	tentorium，小脑幕
oICA	ophthalmic segment of ICA，眼段颈内动脉
III	oculomotor nerve，动眼神经
BA	basilar artery，基底动脉
SCA	superior cerebellar artery，小脑上动脉
PCA	posterior cerebral artery，大脑后动脉

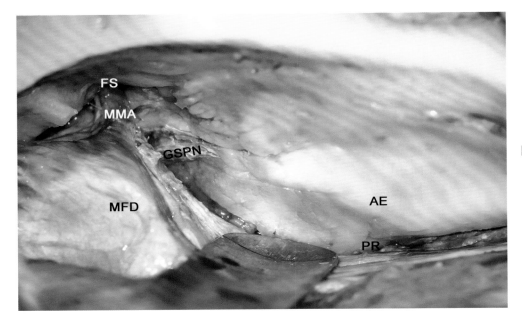

图 5.3.40 另一右侧尸头标本，掀起硬脑膜，范围向内需达岩骨嵴，向后需显露弓状隆起，向前可见棘孔。颅中窝牵开器的尖端置于岩上窦和岩骨嵴之间

FS   foramen spinosum，棘孔
MMA   middle meningeal artery，脑膜中动脉
GSPN   greater superficial petrosal nerve，岩浅大神经
AE   arcuate eminence，弓状隆起
MFD   middle fossa dura，颅中窝硬脑膜
PR   petrous ridge，岩骨嵴

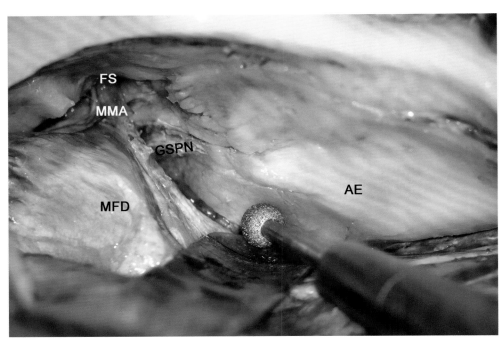

图 5.3.41 首先进行内耳道的暴露。用金刚砂钻头在假想的内耳门平面或其附近磨除骨质。一旦确认了内耳门的位置，继续磨除邻近的骨质，直到内耳道前方和后方的硬脑膜都被广泛暴露，仅留一层薄层骨片

FS   foramen spinosum，棘孔
MMA   middle meningeal artery，脑膜中动脉
GSPN   greater superficial petrosal nerve，岩浅大神经
AE   arcuate eminence，弓状隆起
MFD   middle fossa dura，颅中窝硬脑膜

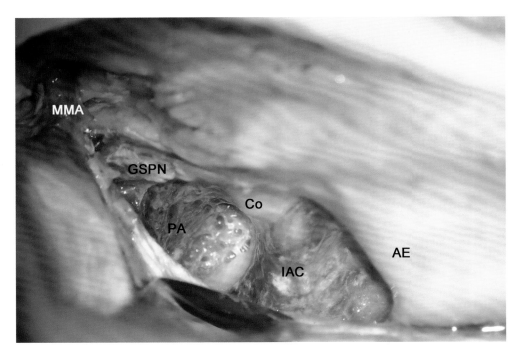

图 5.3.42 已去除覆盖在内耳道表面的薄层骨片，暴露内耳道硬脑膜。注意保护位于岩浅大神经与内耳道前缘夹角处的耳蜗

MMA   middle meningeal artery，脑膜中动脉
GSPN   greater superficial petrosal nerve，岩浅大神经
Co   cochlea，耳蜗
PA   petrous apex，岩尖
IAC   internal auditory canal，内耳道
AE   arcuate eminence，弓状隆起

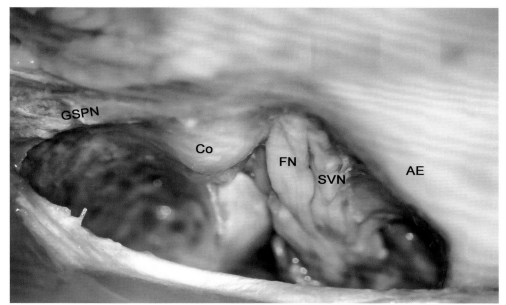

图 5.3.43 去除内耳道硬脑膜，暴露走行于内耳道
内横嵴上方的面神经和前庭上神经

GSPN greater superficial petrosal nerve，岩浅大
神经
Co cochlea，耳蜗
FN facial nerve，面神经
SVN superior vestibular nerve，前庭上神经
AE arcuate eminence，弓状隆起

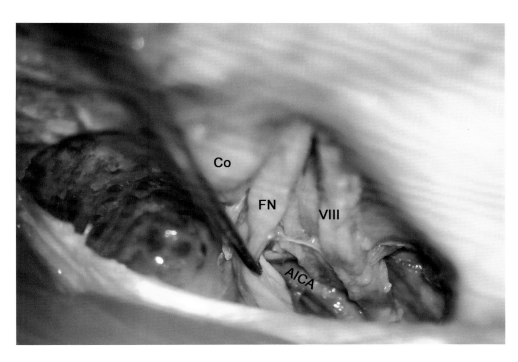

图 5.3.44 牵开面神经，暴露走行于面听束之间的
小脑前下动脉

Co cochlea，耳蜗
FN facial nerve，面神经
VIII vestibulocochlear nerve，前庭蜗神经
AICA anteroinferior cerebellar artery，小脑前下
动脉

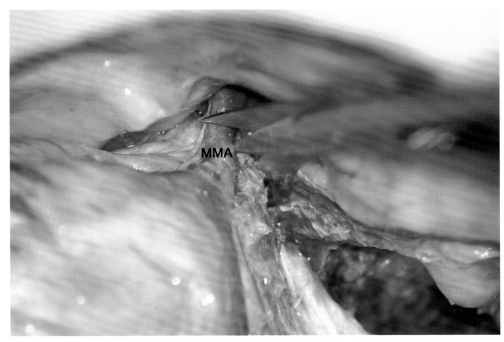

图 5.3.45 双极电凝并切断脑膜中动脉以扩大术野

MMA middle meningeal artery，脑膜中动脉

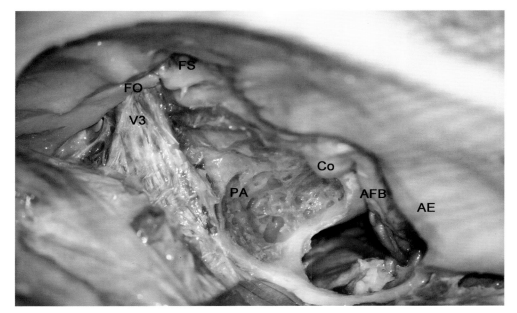

图 5.3.46 切断脑膜中动脉后，继续剥离硬脑膜，
暴露出下颌神经和卵圆孔

FS	foramen spinosum，棘孔	
FO	foramen ovale，卵圆孔	
V3	mandibular nerve，下颌神经	
PA	petrous apex，岩尖	
Co	cochlea，耳蜗	
AFB	acousticofacial bundle，面听束	
AE	arcuate eminence，弓状隆起	

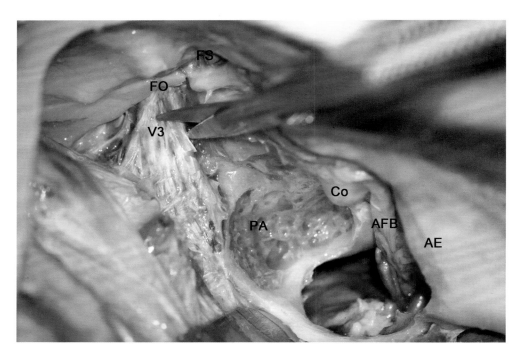

图 5.3.47 切断三叉神经下颌支，向前牵开三叉神
经半月节，以充分显露岩尖部菱形区域
（Kawase 三角）

FS	foramen spinosum，棘孔	
FO	foramen ovale，卵圆孔	
V3	mandibular nerve，下颌神经	
PA	petrous apex，岩尖	
Co	cochlea，耳蜗	
AFB	acousticofacial bundle，面听束	
AE	arcuate eminence，弓状隆起	

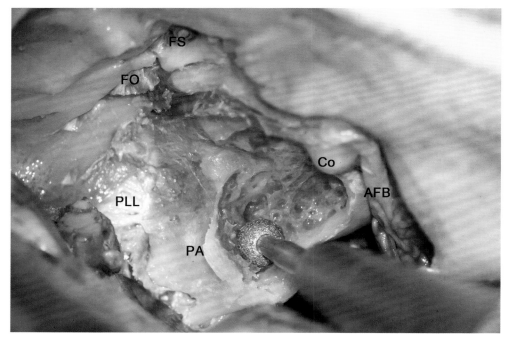

图 5.3.48 已切断并牵开下颌神经，进一步磨除岩
尖骨质到岩下窦水平，暴露出自破裂孔
处起颈内动脉水平段全长。显露自内耳
道前壁到破裂孔，自岩上窦到岩下窦范
围的颅后窝硬脑膜

FS	foramen spinosum，棘孔	
FO	foramen ovale，卵圆孔	
PLL	petrolingual ligament，岩舌韧带	
PA	petrous apex，岩尖	
Co	cochlea，耳蜗	
AFB	acousticofacial bundle，面听束	

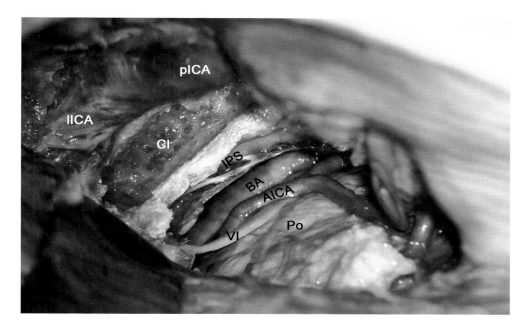

图 5.3.49 将硬脑膜切开。切开硬脑膜后，可暴露颅内桥前池、脚间池和小脑脑桥上池内的神经血管结构。可见小脑前下动脉自基底动脉发出后沿桥延沟向外侧走行，跨过展神经的腹侧，并发出迷路动脉

pICA	petrous segment of ICA，岩段颈内动脉
lICA	lacerum segment on ICA，破裂孔段颈内动脉
Cl	clivus，斜坡
IPS	inferior petrosal sinus，岩下窦
BA	basilar artery，基底动脉
AICA	anteroinferior cerebellar artery，小脑前下动脉
VI	abducent nerve，展神经
Po	pons，脑桥

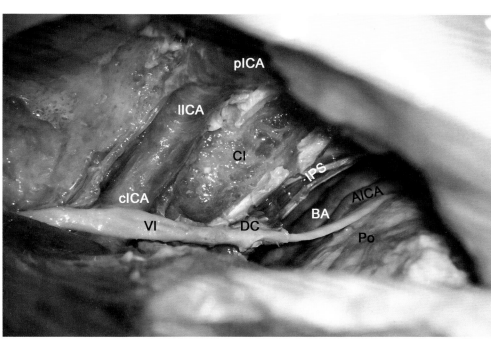

图 5.3.50 调整显微镜角度，可观察到颈内动脉岩骨段、破裂孔段和海绵窦段的走行。展神经自桥延沟发出后，走行于桥脑腹侧，在岩尖上缘穿入构成海绵窦后壁下部的硬脑膜，进入被称为 Dorello 管的硬脑膜腔隙，在此处经过蝶岩韧带（Gruber 韧带）的下方，进入海绵窦，走行于海绵窦段颈内动脉外侧

cICA	cavernous segment of ICA，海绵窦段颈内动脉
pICA	petrous segment of ICA，岩段颈内动脉
lICA	lacerum segment on ICA，破裂孔段颈内动脉
Cl	clivus，斜坡
IPS	inferior petrosal sinus，岩下窦
BA	basilar artery，基底动脉
AICA	anteroinferior cerebellar artery，小脑前下动脉
DC	Dorello's canal，Dorello 管
VI	abducent nerve，展神经
Po	pons，脑桥

扩大经迷路径路

Enlarged Translabyrinthine Approach

6

手术适应证

- 前庭神经鞘瘤：

—术前无实用听力，无需考虑肿瘤大小。注意经此径路可安全切除巨大肿瘤。

—直径大于1.5cm的内耳道外肿瘤，无论术前听力如何。

—神经纤维瘤病2型病例中试图保留蜗神经及同期行人工耳蜗植入（CI）者。此外，如蜗神经无法保留，可经此径路行听觉脑干植入（ABI）。

- 无实用听力的位于内耳道后方或中央的脑膜瘤。位于内耳道前方的肿瘤需要经岩尖扩大切除。

- 其他无实用听力的脑桥小脑角肿瘤，如表皮样瘤及皮样囊肿等。

- 眩晕手术，如迷路切除术、前庭神经切断术。

手术步骤

1. 耳后C型皮肤切口。切口上缘为耳郭附着缘上方2～3cm，后缘距耳郭后沟4～5cm，下方止于乳突尖。

2. 向前翻起皮瓣，并使用两个皮钩固定。

3. T形切开肌骨膜瓣。

4. 用骨膜剥离子掀起肌骨膜瓣，将肌骨膜瓣与皮肤切缘缝合，这样既有助于控制皮肤切口出血，亦可避免使用牵开器，因为牵开器的使用会使得术腔变深，增加操作的难度。

5. 行完壁式乳突切除术。轮廓化颅中窝脑板和乙状窦板并保留其表面的薄层骨片。用大号切削钻头磨除乙状窦后2～3cm范围的骨质。将颅中窝脑板磨成斜坡样。尽量将窦脑膜角磨宽。

6. 磨除所有乳突气房并充分开放鼓窦。

7. 辨认二腹肌嵴的前界。二腹肌嵴前界即为面神经乳突段出茎乳孔的位置。轮廓化面神经，但不要将神经裸露。

8. 一旦确认了面神经的走行方向，即可安全地去除面后气房，循乙状窦追踪找到颈静脉球。

9. 使用大号金刚砂钻头，磨除覆盖于颅中窝、乙状窦表面的薄层骨板以及乙状窦后面的骨质。用吸引器轻轻下压乙状窦，使用中隔剥离子将乙状窦前方的颅后窝硬脑膜与其表面覆盖的骨板分离，然后磨除颅后窝骨板。

10. 在后半规管水平，可见内淋巴囊从后半规管的内侧进入两层硬脑膜之间。内淋巴管将颅后窝硬脑膜连接于迷路处。用尖刀对准骨面切断内淋巴管，从而可以减轻硬脑膜张力，进一步牵拉颅后窝硬脑膜。

11. 剥离颅中窝硬脑膜后，用咬骨钳去除表面的骨质。注意保留邻近迷路的一层薄骨板，行迷路切除术时可用来保护颅后窝和颅中窝的硬脑膜。

12. 迷路切除术由磨除外半规管开始的。使用中等大小的切削钻头开放外半规管。然后再开放后半规管，最后开放前半规管。

13. 注意保留外半规管的前部，以保护处于外半规管下方的面神经鼓室段。也要保留前半规管和外半规管的壶腹内侧壁，一则可以保护面神经迷路段，二则可以作为上壶腹神经的标志和定位内耳道上界的标志。

14. 充分开放前庭。切勿磨除前庭底部，避免进入内耳道底。面神经紧邻前庭，在其外侧走行，过多磨除前庭顶部也会损伤面神经。

15. 完成迷路切除术后，就可以磨除早先保留在迷路周围的颅后窝和颅中窝的骨板。使用中隔剥离子，将硬脑膜从骨面上剥离后，用咬骨钳咬除骨板。循颅后窝硬脑膜就可以找到内耳门。

16. 接下来就要确认内耳道的上、下边界。在磨除内耳道骨质的整个过程中，要求钻头移动的方向始终平行于内耳道，并且由内向外磨除骨质。前半规管壶腹可以作为定位内耳道上界的标志。

17. 定位内耳道下界，可以通过磨除位于下方的颈静脉球和上方内耳道假想平面之间的面后气房的骨质来完成。在这个平面上磨除骨质时，要注意辨认蜗水管。蜗水管是定位舌咽神经的重要标志，舌咽神经紧邻蜗水管并位于它的下内侧。在实际手术中，开放蜗水管可以释放脑脊液，从而可以降低硬脑膜内张力。

18. 继续磨除位于颅中窝脑板和内耳道上界之间的骨质。磨除该处骨质时要小心，不要损伤面神经或者硬脑膜。

19. 需小心磨除内耳门周围的骨质，一旦将此处的内耳道骨质磨薄后，就可以用剥离子将此薄骨片与其下方的内耳道硬脑膜分离。

20. 完全暴露内耳道硬脑膜。分别磨除内耳道上方和下方骨质使其成为浅槽样，至此即磨除了内耳道周围270°的骨质。注意充分的磨除内耳道上、下界的骨质对于肿瘤腹侧的暴露至关重要。

21. 在内耳道底平面，向下方磨除内耳道后表面的骨质。这样就可以暴露出前庭下神经。进一步磨除上方的骨质即可暴露横嵴。横嵴将前庭上、下神经隔开。前庭上神经离开内耳道底时位于外侧，进入到一个细的骨管内，成为上壶腹神经，支配外半规管的壶腹。

22. 用钩针将上壶腹神经自内耳道底分离。钩针尖端朝向下方，这样就可以将上壶腹神经从骨管中分离。在进行此步操作时，可见位于上壶腹神经前方的 Bill 嵴，该嵴可以起到保护位于其前方的面神经的作用。

23. 用钩针继续将上壶腹神经与面神经分离，并将上壶腹神经翻向内侧。这样就可以清楚地看到面神经进入面神经迷路段骨管。

24. 用钩针继续向内将前庭上神经与面神经分离开，建立一个清晰地分界面。因此经迷路径路的优势为可以在暴露肿瘤前首先确认面神经的远端。

25. 在实际手术中，在切开颅后窝硬脑膜前，要使用双极电凝，电凝切口线以避免出血。

26. 上方的硬脑膜切口要平行于岩上窦，并且在其下方，紧贴磨除骨板的骨缘。下方的切口开始于乙状窦的远端部分的前方，沿着乙状窦和颈静脉球的走行止于内耳门，与上方的切口汇合。接下来要开放内耳道的硬脑膜。用剪刀剪开内耳门平面的内耳道硬脑膜。

27. 关颅前应仔细检查所有的气房，尤其是面后气房，确认这些气房是否与鼓室相通。将这些气房用骨蜡严格封闭。

28. 用钩针去除鼓窦入口处的砧骨。鼓窦入口处填塞骨膜组织，自鼓窦入口处填塞足够多的骨膜组织到鼓室腔，以便将咽鼓管口封闭，避免脑脊液耳漏。

29. 取腹部脂肪切成条索状置于脑桥小脑角区术腔中，逐层缝合肌骨膜瓣、皮下组织和皮肤。

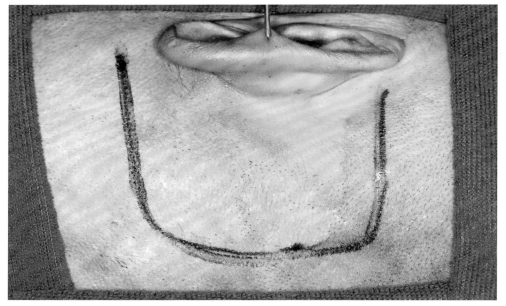

图 6.0.1 做耳后 C 形皮肤切口。切口上缘为耳郭
　　　　附着缘上方 2～3cm，后缘距耳郭后沟
　　　　4～5cm，下方止于乳突尖

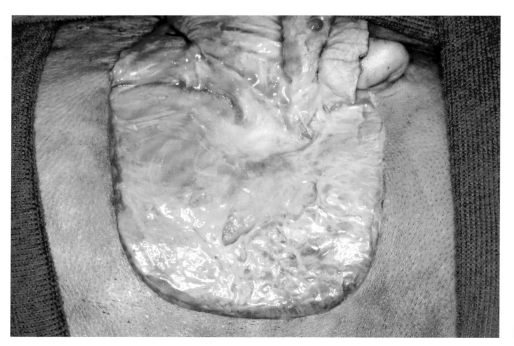

图 6.0.2 向前翻起皮瓣，用皮钩固定

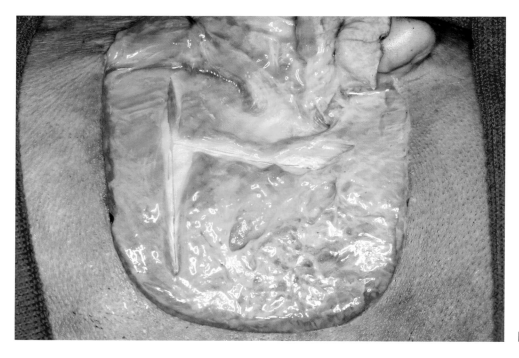

图 6.0.3 T 形切开肌骨膜瓣

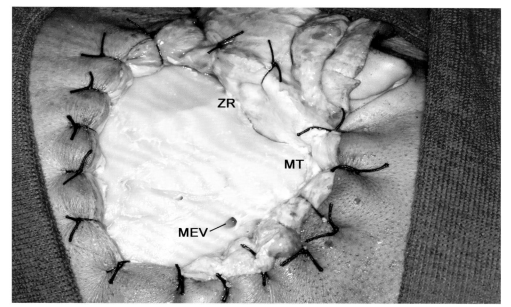

图 6.0.4 用骨膜剥离子掀起肌骨膜瓣，将肌骨膜瓣与皮肤切缘缝合，这样既有助于控制皮肤切口出血，亦可避免使用牵开器，因为牵开器的使用会使得术腔变深，阻碍操作

ZR zygomatic root，颧弓根
MT mastoid tip，乳突尖
MEV mastoid emissary vein，乳突导静脉

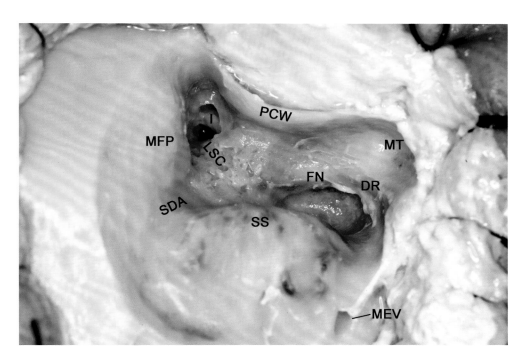

图 6.0.5 行完壁式乳突切除术。轮廓化颅中窝脑板和乙状窦板并保留其表面的薄层骨片。用大号切削钻头磨除乙状窦后 2～3cm 范围的骨质。将颅中窝脑板磨成斜坡样。尽量将窦脑膜角磨宽。乳突导静脉出血可用骨蜡止血

MFP middle fossa plate，颅中窝脑板
PCW posterior canal wall，外耳道后壁
SS sigmoid sinus，乙状窦
SDA sinodural angle，窦脑膜角
I incus，砧骨
LSC lateral semicircular canal，外半规管
FN facial nerve，面神经
DR digastric ridge，二腹肌嵴
MT mastoid tip，乳突尖
MEV mastoid emissary vein，乳突导静脉

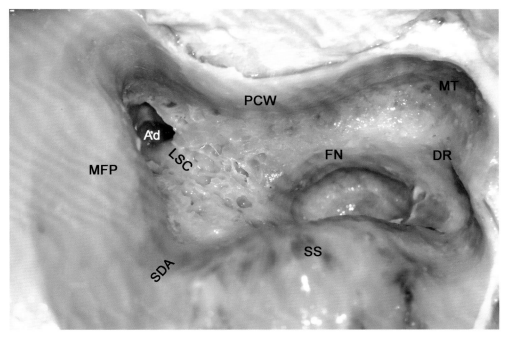

图 6.0.6 磨除所有乳突气房并充分开放鼓窦。辨认二腹肌嵴的前界。二腹肌嵴前界即为面神经乳突段出茎乳孔的位置。轮廓化面神经，但不要将神经裸露。一旦确认了面神经的走行方向，即可安全地去除面后气房，循乙状窦追踪找到颈静脉球

MFP middle fossa plate，颅中窝脑板
PCW posterior canal wall，外耳道后壁
SS sigmoid sinus，乙状窦
SDA sinodural angle，窦脑膜角
Ad aditusadantrum，鼓窦入口
LSC lateral semicircular canal，外半规管
FN facial nerve，面神经
DR digastric ridge，二腹肌嵴
MT mastoid tip，乳突尖

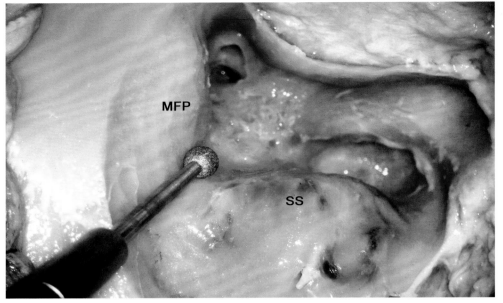

图 6.0.7　充分轮廓化窦脑膜角

MFP　middle fossa plate，颅中窝脑板
SS　sigmoid sinus，乙状窦

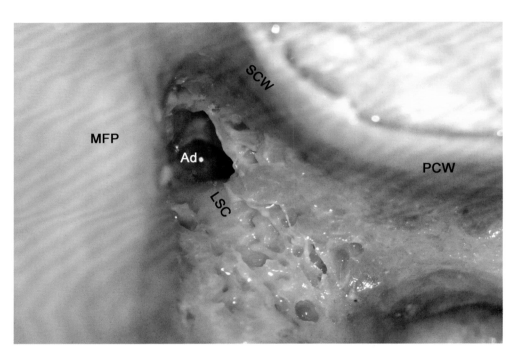

图 6.0.8　放大观察鼓窦入口

MFP　middle fossa plate，颅中窝脑板
SCW　superior canal wall，外耳道上壁
PCW　posterior canal wall，外耳道后壁
Ad　aditus ad antrum，鼓窦入口
LSC　lateral semicircular canal，外半规管

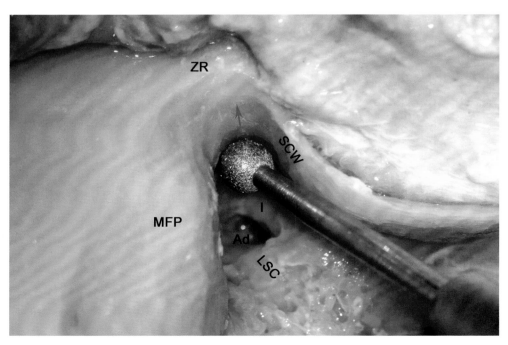

图 6.0.9　由内向外（↑）磨除颧弓根处骨质

ZR　zygomatic root，颧弓根
MFP　middle fossa plate，颅中窝脑板
SCW　superior canal wall，外耳道上壁
Ad　aditus ad antrum，鼓窦入口
I　incus，砧骨
LSC　lateral semicircular canal，外半规管

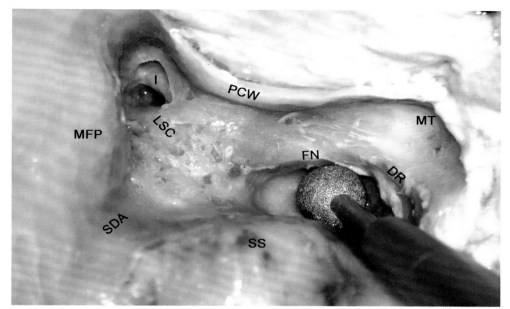

图 6.0.10 进一步用大号金刚砂钻头磨除面后气房，注意不要损伤前方的面神经及后方的乙状窦

MFP	middle fossa plate，颅中窝脑板
PCW	posterior canal wall，外耳道后壁
SS	sigmoid sinus，乙状窦
SDA	sinodural angle，窦脑膜角
I	incus，砧骨
LSC	lateral semicircular canal，外半规管
FN	facial nerve，面神经
DR	digastric ridge，二腹肌嵴
MT	mastoid tip，乳突尖

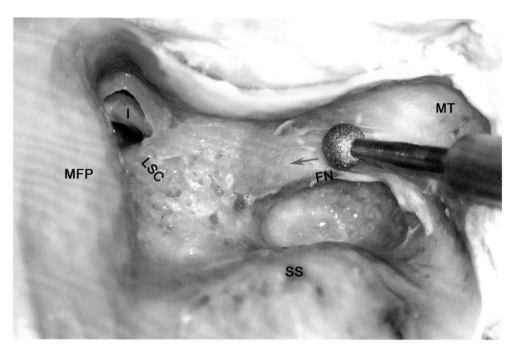

图 6.0.11 轮廓化面神经骨管时，钻头移动方向应始终平行于神经走行方向（←→），同时伴大量冲洗以免热损伤

MFP	middle fossa plate，颅中窝脑板
SS	sigmoid sinus，乙状窦
I	incus，砧骨
LSC	lateral semicircular canal，外半规管
FN	facial nerve，面神经
MT	mastoid tip，乳突尖

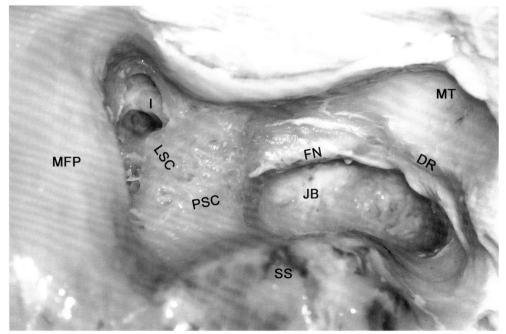

图 6.0.12 磨除面后气房后可初步显露前方位于面神经乳突段内侧的颈静脉球。注意观察面神经与二腹肌嵴间的位置关系

MFP	middle fossa plate，颅中窝脑板
SS	sigmoid sinus，乙状窦
I	incus，砧骨
LSC	lateral semicircular canal，外半规管
PSC	posterior semicircular canal，后半规管
FN	facial nerve，面神经
JB	jugular bulb，颈静脉球
DR	digastric ridge，二腹肌嵴
MT	mastoid tip，乳突尖

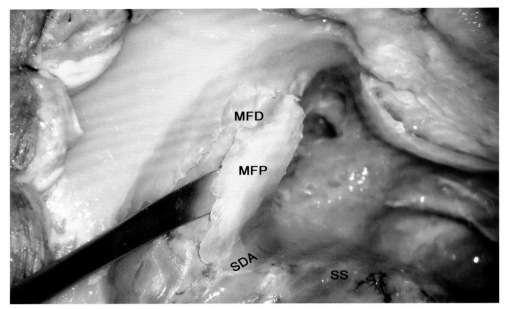

图 6.0.13　使用大号金刚砂钻头，将颅中窝脑板磨成骨岛状并用中隔剥离子整块去除骨板

MFD　middle fossa dura，颅中窝硬脑膜
MFP　middle fossa plate，颅中窝脑板
SS　sigmoid sinus，乙状窦
SDA　sinodural angle，窦脑膜角

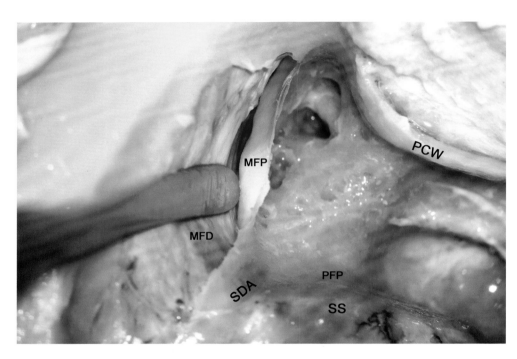

图 6.0.14　使用中隔剥离子将颅中窝硬脑膜与其表面覆盖的剩余的骨板分离，然后磨除骨板

MFD　middle fossa dura，颅中窝硬脑膜
MFP　middle fossa plate，颅中窝脑板
SS　sigmoid sinus，乙状窦
SDA　sinodural angle，窦脑膜角
PCW　posterior canal wall，外耳道后壁
PFP　posterior fossa plate，颅后窝脑板

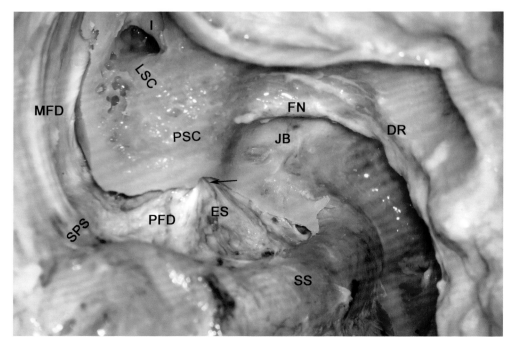

图 6.0.15　磨除覆盖于乙状窦表面的薄层骨板以及乙状窦后面的骨质

MFD　middle fossa dura，颅中窝硬脑膜
SS　sigmoid sinus，乙状窦
PFD　posterior fossa dura，颅后窝硬脑膜
I　incus，砧骨
LSC　lateral semicircular canal，外半规管
PSC　posterior semicircular canal，后半规管
FN　facial nerve，面神经
JB　jugular bulb，颈静脉球
DR　digastric ridge，二腹肌嵴
SPS　superior petrosal sinus，岩上窦
ES　endolymphatic sac，内淋巴囊
←　内淋巴管

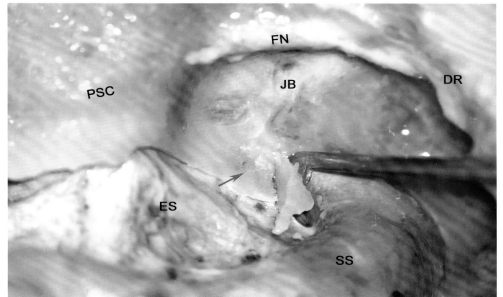

图 6.0.16 用剥离子去除箭头所指的位于乙状窦前
　　　　　缘和颅后窝硬脑膜之间残余的骨质。去
　　　　　除该处骨质可使剪开硬脑膜后术野下方
　　　　　的后组脑神经得以更好地暴露

SS	sigmoid sinus，乙状窦
PSC	posterior semicircular canal，后半规管
FN	facial nerve，面神经
JB	jugular bulb，颈静脉球
DR	digastric ridge，二腹肌嵴
ES	endolymphatic sac，内淋巴囊

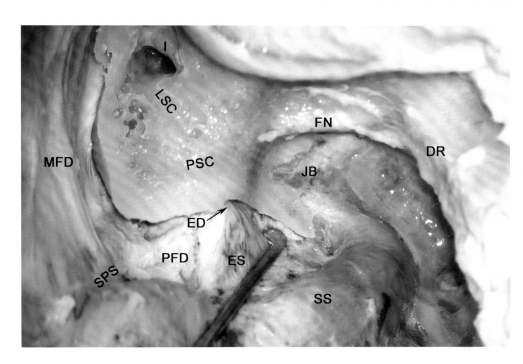

图 6.0.17 进一步分离颅后窝硬脑膜下缘，可见内
　　　　　淋巴管阻碍了对硬脑膜的分离

MFD	middle fossa dura，颅中窝硬脑膜
SS	sigmoid sinus，乙状窦
PFD	posterior fossa dura，颅后窝硬脑膜
I	incus，砧骨
LSC	lateral semicircular canal，外半规管
PSC	posterior semicircular canal，后半规管
FN	facial nerve，面神经
JB	jugular bulb，颈静脉球
DR	digastric ridge，二腹肌嵴
SPS	superior petrosal sinus，岩上窦
ES	endolymphatic sac，内淋巴囊
ED	endolymphatic duct，内淋巴管

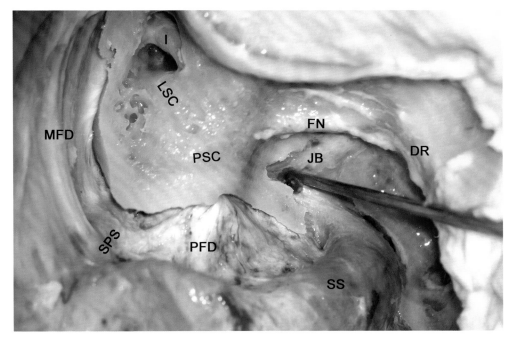

图 6.0.18 小心将残余骨质从颈静脉球表面分离，
　　　　　注意颈静脉球非常脆弱，勿将颈静脉球
　　　　　撕裂引起出血

MFD	middle fossa dura，颅中窝硬脑膜
SS	sigmoid sinus，乙状窦
SPS	superior petrosal sinus，岩上窦
PFD	posterior fossa dura，颅后窝硬脑膜
I	incus，砧骨
LSC	lateral semicircular canal，外半规管
PSC	posterior semicircular canal，后半规管
FN	facial nerve，面神经
JB	jugular bulb，颈静脉球
DR	digastric ridge，二腹肌嵴

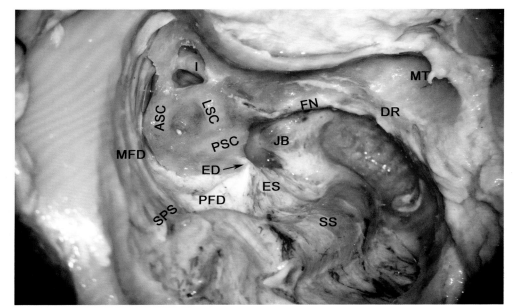

图 6.0.19　已充分去除颈静脉球后壁的骨质

MFD	middle fossa dura，	颅中窝硬脑膜
SS	sigmoid sinus，	乙状窦
SPS	superior petrosal sinus，	岩上窦
PFD	posterior fossa dura，	颅后窝硬脑膜
I	incus，	砧骨
ASC	anterior semicircular canal，	前半规管
LSC	lateral semicircular canal，	外半规管
PSC	posterior semicircular canal，	后半规管
FN	facial nerve，	面神经
JB	jugular bulb，	颈静脉球
DR	digastric ridge，	二腹肌嵴
ES	endolymphatic sac，	内淋巴囊
ED	endolymphatic duct，	内淋巴管
MT	mastoid tip，	乳突尖

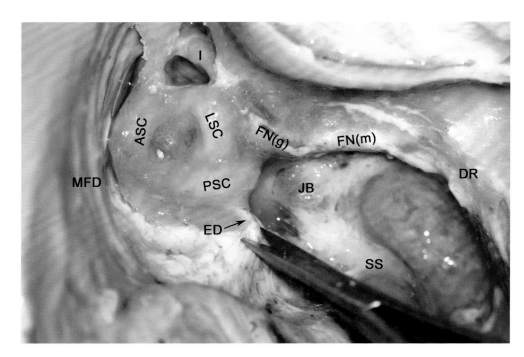

图 6.0.20　在后半规管水平，可见内淋巴囊从后半规管的内侧进入两层硬脑膜之间。内淋巴管将颅后窝硬脑膜连接于迷路处。用显微剪刀切断内淋巴管，从而可以减轻硬脑膜张力，进一步牵拉颅后窝硬脑膜

MFD	middle fossa dura，	颅中窝硬脑膜
SS	sigmoid sinus，	乙状窦
I	incus，	砧骨
ASC	anterior semicircular canal，	前半规管
LSC	lateral semicircular canal，	外半规管
PSC	posterior semicircular canal，	后半规管
FN(g)	second genu of facial nerve，	面神经第二膝
FN(m)	mastoid segment of facial nerve，	面神经乳突段
JB	jugular bulb，	颈静脉球
DR	digastric ridge，	二腹肌嵴
ED	endolymphatic duct，	内淋巴管

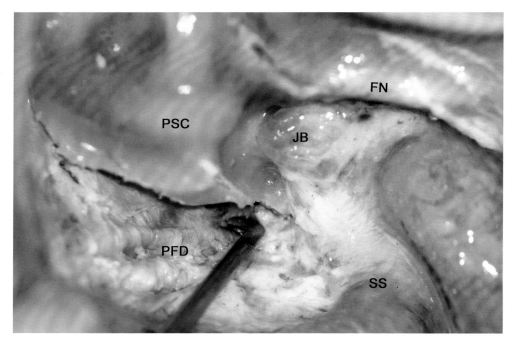

图 6.0.21　切断内淋巴管后，用剥离子进一步从骨面上分离颅后窝硬脑膜

SS	sigmoid sinus，	乙状窦
PFD	posterior fossa dura，	颅后窝硬脑膜
PSC	posterior semicircular canal，	后半规管
FN	facial nerve，	面神经
JB	jugular bulb，	颈静脉球

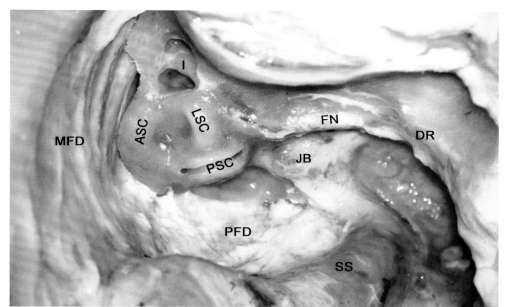

图 6.0.22　开放后半规管

MFD	middle fossa dura，	颅中窝硬脑膜
PFD	posterior fossa dura，	颅后窝硬脑膜
SS	sigmoid sinus，	乙状窦
I	incus，	砧骨
ASC	anterior semicircular canal，	前半规管
LSC	lateral semicircular canal，	外半规管
PSC	posterior semicircular canal，	后半规管
FN	facial nerve，	面神经
JB	jugular bulb，	颈静脉球
DR	digastric ridge，	二腹肌嵴

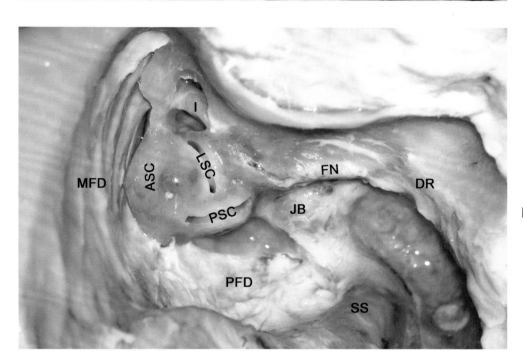

图 6.0.23　开放外半规管

MFD	middle fossa dura，	颅中窝硬脑膜
PFD	posterior fossa dura，	颅后窝硬脑膜
SS	sigmoid sinus，	乙状窦
I	incus，	砧骨
ASC	anterior semicircular canal，	前半规管
LSC	lateral semicircular canal，	外半规管
PSC	posterior semicircular canal，	后半规管
FN	facial nerve，	面神经
JB	jugular bulb，	颈静脉球
DR	digastric ridge，	二腹肌嵴

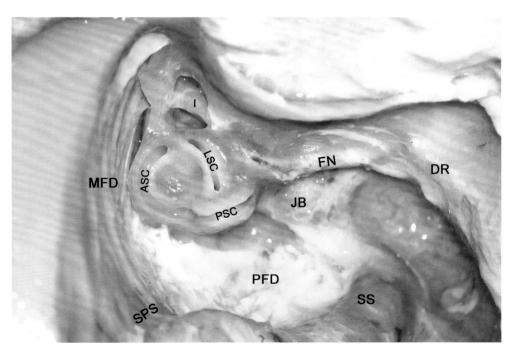

图 6.0.24　最后开放前半规管

MFD	middle fossa dura，	颅中窝硬脑膜
PFD	posterior fossa dura，	颅后窝硬脑膜
SPS	superior petrosal sinus，	岩上窦
SS	sigmoid sinus，	乙状窦
I	incus，	砧骨
ASC	anterior semicircular canal，	前半规管
LSC	lateral semicircular canal，	外半规管
PSC	posterior semicircular canal，	后半规管
FN	facial nerve，	面神经
JB	jugular bulb，	颈静脉球
DR	digastric ridge，	二腹肌嵴

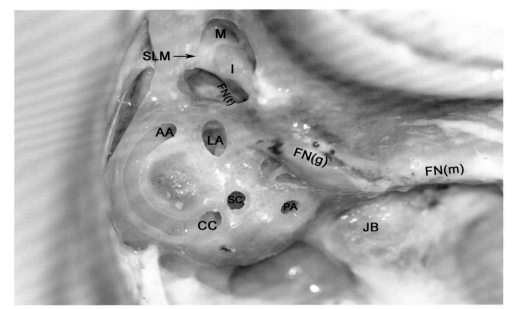

图 6.0.25 开始行迷路切除术，观察通向前庭的 5
个开口

SLM	superior ligament of malleus，锤骨上韧带
M	malleus，锤骨
I	incus，砧骨
FN(t)	tympanic segment of facial nerve，面神经鼓室段
FN(g)	second genu of facial nerve，面神经第二膝
FN(m)	mastoid segment of facial nerve，面神经乳突段
JB	jugular bulb，颈静脉球
LA	ampullated end of lateral semicircular canal，外半规管壶腹端
AA	ampullate end of anterior semicircular canal，前半规管壶腹端
PA	ampullate end of posterior semicircular canal，后半规管壶腹端
CC	common crus，总脚
SC	singular crus，单脚

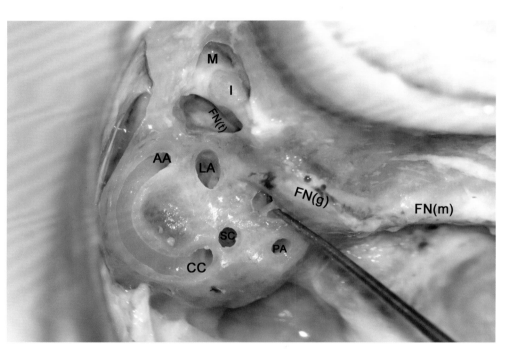

图 6.0.26 注意探针所指为面神经下方与中耳相通的气房，手术最后需用骨蜡严格封闭以免脑脊液漏的发生

M	malleus，锤骨
I	incus，砧骨
FN(t)	tympanic segment of facial nerve，面神经鼓室段
FN(g)	second genu of facial nerve，面神经第二膝
FN(m)	mastoid segment of facial nerve，面神经乳突段
LA	ampullate end of lateral semicircular canal，外半规管壶腹端
AA	ampullate end of anterior semicircular canal，前半规管壶腹端
PA	ampullate end of posterior semicircular canal，后半规管壶腹端
CC	common crus，总脚
SC	singular crus，单脚

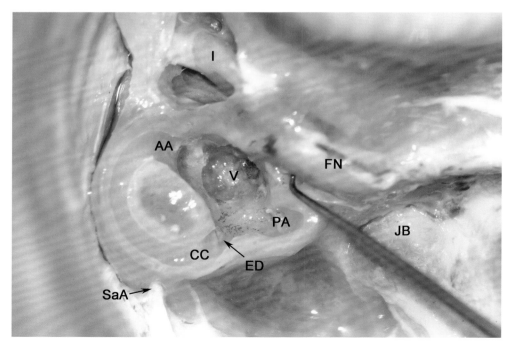

图 6.0.27 已开放前庭。在这一步操作过程中一定要注意不要损伤位于骨管下的面神经第二膝和面神经鼓室段。保留外半规管下壁，可以用来保护重要结构。探针所指为与中耳相通的气房

I	incus，砧骨
FN	facial nerve，面神经
AA	ampullate end of anterior semicircular canal，前半规管壶腹端
PA	ampullate end of posterior semicircular canal，后半规管壶腹端
CC	common crus，总脚
ED	endolymphatic duct，内淋巴管
V	vestibule，前庭
JB	jugular bulb，颈静脉球
SaA	subarcuate artery，弓状下动脉

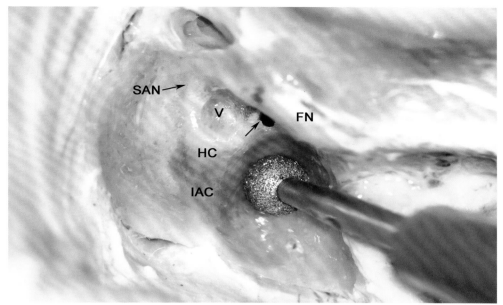

图 6.0.28 已完成迷路切除，已显露上壶腹神经管，初步轮廓化内耳道，进一步磨除内耳道下界与颈静脉球之间的骨质

SAN　superior ampullary nerve，上壶腹神经
FN　　facial nerve，面神经
V　　　vestibule，前庭
HC　　horizontal crest，横嵴
IAC　　internal auditory canal，内耳道
→　　　与中耳腔相通的气房

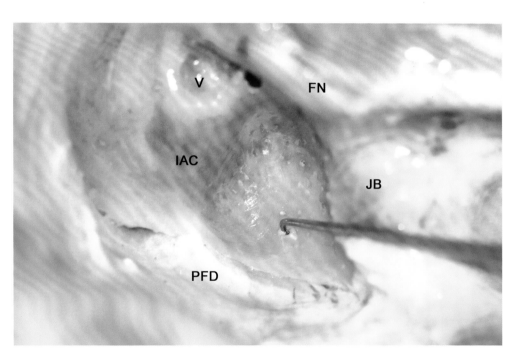

图 6.0.29 钩针所示为蜗水管开口，蜗水管界定了内耳道下界磨除骨质的范围

V　　　vestibule，前庭
FN　　facial nerve，面神经
IAC　　internal auditory canal，内耳道
PFD　　posterior fossa dura，颅后窝硬脑膜
JB　　jugular bulb，颈静脉球

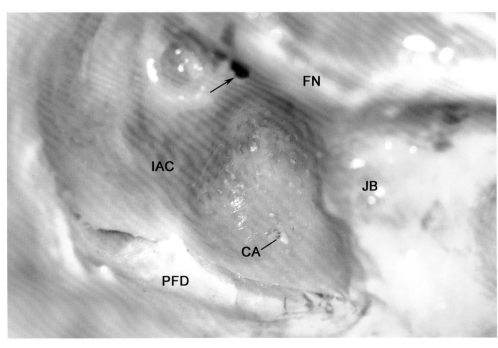

图 6.0.30 辨认蜗水管。蜗水管是定位舌咽神经的重要标志，舌咽神经紧邻蜗水管并位于它的下内侧。在实际手术中，开放蜗水管可以释放脑脊液，从而可以降低硬脑膜内张力。注意黑色箭头所指为与中耳相通的气房

FN　　facial nerve，面神经
IAC　　internal auditory canal，内耳道
PFD　　posterior fossa dura，颅后窝硬脑膜
CA　　cochlear aqueduct，蜗水管
JB　　jugular bulb，颈静脉球
→　　　与中耳腔相通的气房

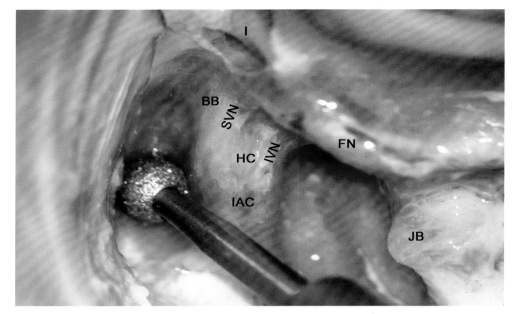

图 6.0.31 进一步磨除颅中窝脑板和内耳道之间的骨质。磨除骨质时要小心，谨防损伤硬脑膜或磨开内耳道骨壁并损伤面神经内耳道段

I	incus，砧骨
BB	Bill's bar，垂直嵴
SVN	superior vestibular nerve，前庭上神经
IVN	inferior vestibular nerve，前庭下神经
FN	facial nerve，面神经
HC	horizontal crest，横嵴
IAC	internal auditory canal，内耳道
JB	jugular bulb，颈静脉球

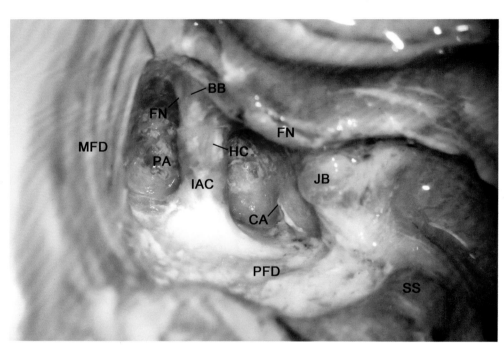

图 6.0.32 已完成对内耳道 270° 轮廓化。于内耳道底辨认横嵴和 Bill 嵴

FN	facial nerve，面神经
BB	Bill's bar，垂直嵴
HC	horizontal crest，横嵴
IAC	internal auditory canal，内耳道
PA	petrous apex，岩尖
CA	cochlear aqueduct，蜗水管
JB	jugular bulb，颈静脉球
MFD	middle fossa dura，颅中窝硬脑膜
PFD	posterior fossa dura，颅后窝硬脑膜
SS	sigmoid sinus，乙状窦

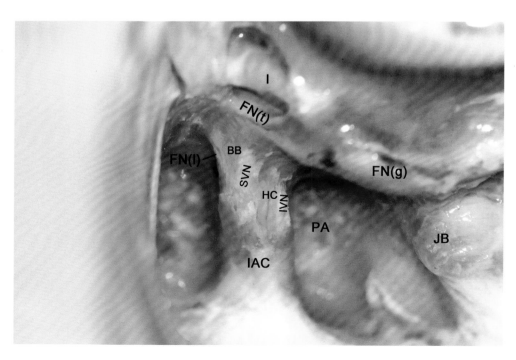

图 6.0.33 内耳道底放大观。横嵴将前庭上、下神经隔开。前庭上神经离开内耳道底时位于外侧，进入到一个细的骨管内，成为上壶腹神经，支配外半规管的壶腹

I	incus，砧骨
BB	Bill's bar，垂直嵴
HC	horizontal crest，横嵴
SVN	superior vestibular nerve，前庭上神经
IVN	inferior vestibular nerve，前庭下神经
FN(l)	labyrinthine segment of facial nerve，面神经迷路段
FN(t)	tympanic segment of facial nerve，面神经鼓室段
FN(g)	second genu of facial nerve of facial nerve，面神经第二膝
IAC	internal auditory canal，内耳道
PA	petrous apex，岩尖
JB	jugular bulb，颈静脉球

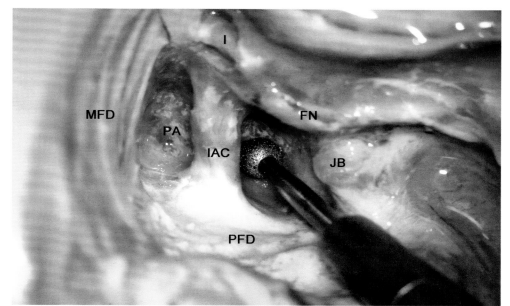

图 6.0.34 进一步向前磨除岩尖骨质，完成经岩尖扩展径路

I	incus，砧骨
FN	facial nerve，面神经
IAC	internal auditory canal，内耳道
PA	petrous apex，岩尖
JB	jugular bulb，颈静脉球
MFD	middle fossa dura，颅中窝硬脑膜
PFD	posterior fossa dura，颅后窝硬脑膜

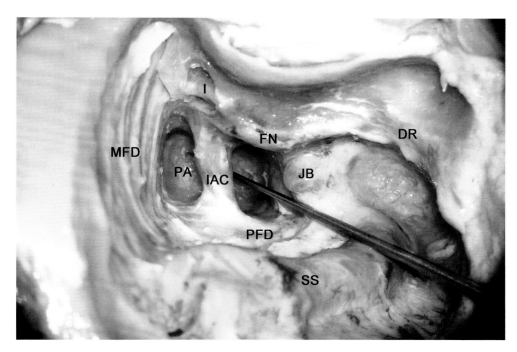

图 6.0.35 已完成对内耳道 360°轮廓化。经岩尖扩展径路用于处理向前扩展至桥前池的巨大肿瘤，可更好地控制三叉神经、Meckel 囊、桥前池内的展神经和基底动脉

I	incus，砧骨
FN	facial nerve，面神经
IAC	internal auditory canal，内耳道
PA	petrous apex，岩尖
JB	jugular bulb，颈静脉球
MFD	middle fossa dura，颅中窝硬脑膜
PFD	posterior fossa dura，颅后窝硬脑膜
SS	sigmoid sinus，乙状窦
DR	digastric ridge，二腹肌嵴

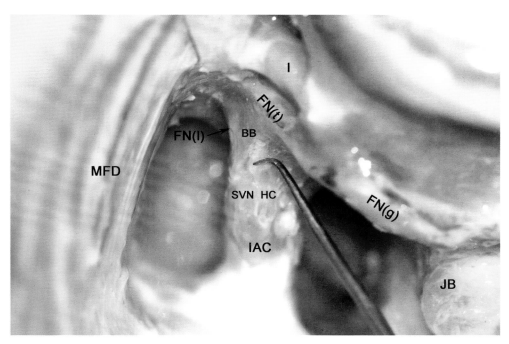

图 6.0.36 用钩针将上壶腹神经自内耳道底分离。钩针尖端朝向下方，这样就可以将上壶腹神经从骨管中分离。在进行此步操作时，可见位于上壶腹神经前方的 Bill 嵴，该嵴可以起到保护位于其前方的面神经的作用

I	incus，砧骨
BB	Bill's bar，垂直嵴
HC	horizontal crest，横嵴
SVN	superior vestibular nerve，前庭上神经
FN(l)	labyrinthine segment of facial nerve，面神经迷路段
FN(t)	tympanic segment of facial nerve，面神经鼓室段
FN(g)	second genu of facial nerve，面神经第二膝
IAC	internal auditory canal，内耳道
MFD	middle fossa dura，颅中窝硬脑膜
JB	jugular bulb，颈静脉球

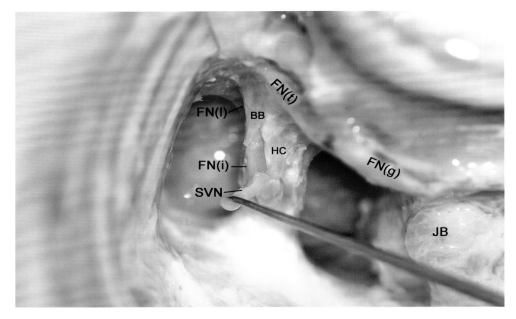
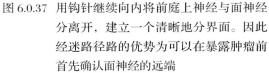

图 6.0.37 用钩针继续向内将前庭上神经与面神经
分离开，建立一个清晰地分界面。因此
经迷路径路的优势为可以在暴露肿瘤前
首先确认面神经的远端

BB   Bill's bar，垂直嵴
HC   horizontal crest，横嵴
SVN   superior vestibular nerve，前庭上神经
FN(l)   labyrinthine segment of facial nerve，面神经迷路段
FN(t)   tympanic segment of facial nerve，面神经鼓室段
FN(g)   second genu of facial nerve，面神经第二膝
JB   jugular bulb，颈静脉球
FN(i)   internal auditory canal segment of facial nerve，面神经内耳道段

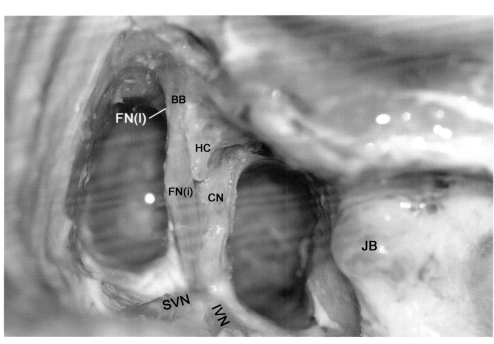

图 6.0.38 向后分离前庭上、下神经，暴露前方的
面神经内耳道段和蜗神经。在横嵴上方，
面神经在前，前庭上神经在后。二者之
间以 Bill 嵴分隔。横嵴下方，蜗神经位
于前方，前庭下区位于后方

BB   Bill's bar，垂直嵴
HC   horizontal crest，横嵴
SVN   superior vestibular nerve，前庭上神经
IVN   inferiorvestibular nerve，前庭下神经
FN(l)   labyrinthine segment of facial nerve，面神经迷路段
FN(i)   internal auditory canal segment of facial nerve，面神经内耳道段
CN   cochlear nerve，蜗神经
JB   jugular bulb，颈静脉球

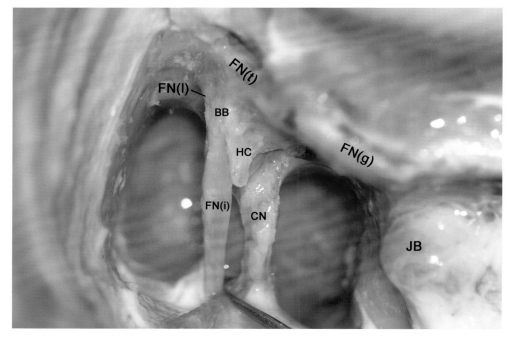

图 6.0.39 用探针分离走行于内耳道内的面神经和
蜗神经

BB   Bill's bar，垂直嵴
HC   horizontal crest，横嵴
FN(l)   labyrinthine segment of the facial nerve，面神经迷路段
FN(i)   internal auditory canal segment of facial nerve，面神经内耳道段
FN(t)   tympanic segment of facial nerve，面神经鼓室段
FN(g)   second genu of facial nerve，面神经第二膝
CN   cochlear nerve，蜗神经
JB   jugular bulb，颈静脉球

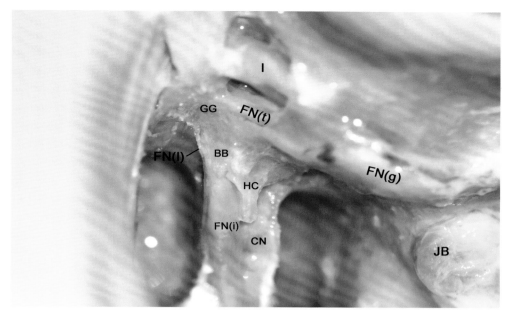

图 6.0.40 内耳道底放大观。显示面神经内耳道段、迷路段、膝神经节、鼓室段、第二膝的走行

I	incus，砧骨
BB	Bill's bar，垂直嵴
HC	horizontal crest，横嵴
GG	geniculate ganglion，膝神经节
FN(l)	labyrinthine segment of facial nerve，面神经迷路段
FN(i)	internal auditory canal segment of facial nerve，面神经内耳道段
FN(t)	tympanic segment of facial nerve，面神经鼓室段
FN(g)	second genu of facial nerve，面神经第二膝
CN	cochlear nerve，蜗神经
JB	jugular bulb，颈静脉球

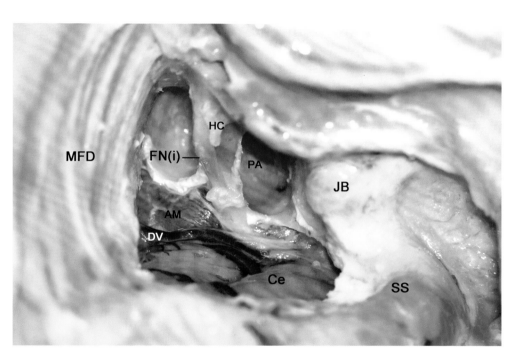

图 6.0.41 上方的硬脑膜切口要平行于岩上窦，下方的切口开始于乙状窦的远端部分的前方，沿着乙状窦和颈静脉球的走行止于内耳门，与上方的切口汇合。用剪刀剪开内耳门平面的内耳道硬脑膜

HC	horizontal crest，横嵴
FN(i)	internal auditory canal segment of facial nerve，面神经内耳道段
PA	petrous apex，岩尖
AM	arachnoid membrane，蛛网膜
DV	Dandy's vein (superior petrosal vein)，Dandy 静脉（岩上静脉）
Ce	cerebellum，小脑
JB	jugular bulb，颈静脉球
MFD	middle fossa dura，颅中窝硬脑膜
SS	sigmoid sinus，乙状窦

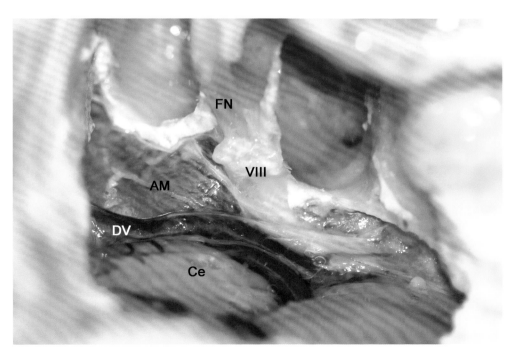

图 6.0.42 去除颅后窝硬脑膜后，暴露脑桥小脑角池蛛网膜

FN	facial nerve，面神经
VIII	vestibulocochlear nerve，前庭蜗神经
AM	arachnoid membrane，蛛网膜
DV	Dandy's vein (superior petrosal vein)，Dandy 静脉（岩上静脉）
Ce	cerebellum，小脑

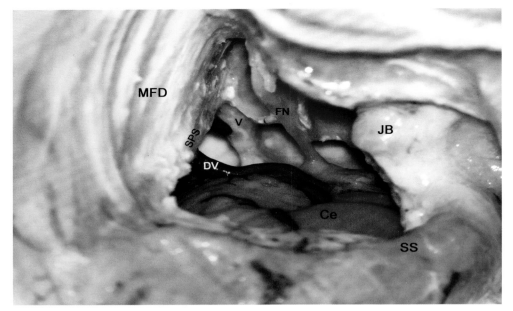

图 6.0.43 去除蛛网膜，可见位于脑桥小脑角池内的 Dandy 静脉、三叉神经、面神经和小脑岩面

FN	facial nerve，面神经
V	trigeminal nerve，三叉神经
DV	Dandy's vein (superior petrosal vein)，Dandy 静脉（岩上静脉）
Ce	cerebellum，小脑
JB	jugular bulb，颈静脉球
MFD	middle fossa dura，颅中窝硬脑膜
SPS	superior petrosal sinus，岩上窦
SS	sigmoid sinus，乙状窦

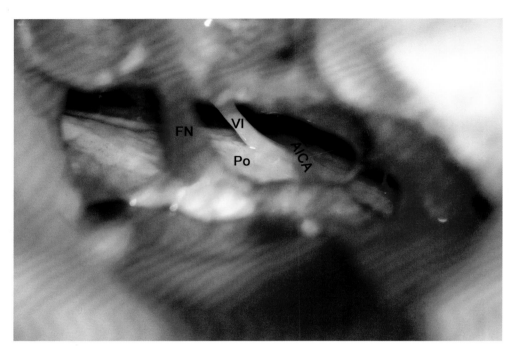

图 6.0.44 牵开小脑岩面，可暴露位于桥前池内的展神经和走行于其腹侧的 AICA

FN	facial nerve，面神经
VI	abducent nerve，展神经
Po	pons，脑桥
AICA	anteroinferior cerebellar artery，小脑前下动脉

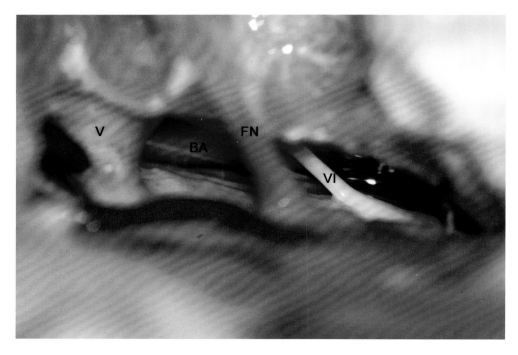

图 6.0.45 调整显微镜焦距，暴露位于展神经深面的基底动脉

FN	facial nerve，面神经
V	trigeminal nerve，三叉神经
VI	abducent nerve，展神经
BA	basilar artery，基底动脉

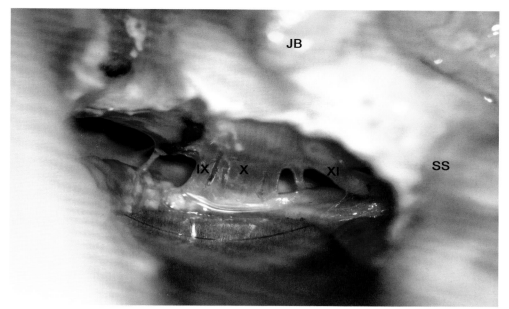

图 6.0.46 于术野下缘可暴露后组脑神经

IX glossopharyngeal nerve，舌咽神经
X vagus nerve，迷走神经
XI accessory nerve，副神经
JB jugular bulb，颈静脉球
SS sigmoid sinus，乙状窦

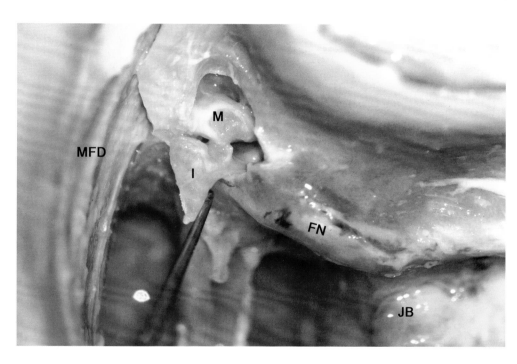

图 6.0.47 用钩针去除鼓窦入口处的砧骨。鼓窦入口处填塞骨膜组织，自鼓窦入口处填塞足够多的骨膜组织到鼓室腔，以便将咽鼓管口封闭，避免脑脊液耳漏

M malleus，锤骨
I incus，砧骨
FN facial nerve，面神经
JB jugular bulb，颈静脉球
MFD middle fossa dura，颅中窝硬脑膜

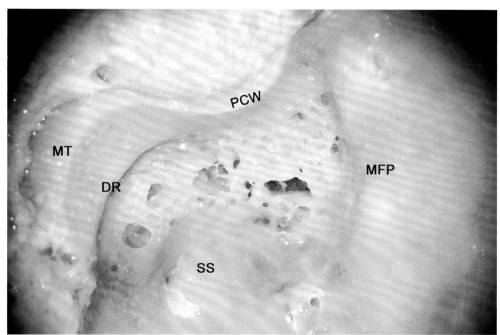

图 6.0.48 另一左侧尸头标本。行完壁式乳突切除术。轮廓化颅中窝脑板和乙状窦板并保留其表面的薄层骨片。用大号切削钻头磨除乙状窦后 2～3cm 范围的骨质。将颅中窝脑板磨成斜坡样。尽量将窦脑膜角磨宽

MFP middle fossa plate，颅中窝脑板
PCW posterior canal wall，外耳道后壁
SS sigmoid sinus，乙状窦
DR digastric ridge，二腹肌嵴
MT mastoid tip，乳突尖

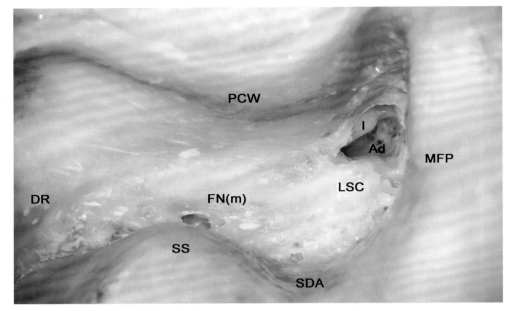

图 6.0.49 磨除所有乳突气房并充分开放鼓窦。辨认二腹肌嵴的前界。二腹肌嵴前界即为面神经乳突段出茎乳孔的位置。轮廓化面神经，但不要将神经裸露

I   incus，砧骨
Ad   aditusadantrum，鼓窦入口
LSC   lateral semicircular canal，外半规管
FN(m)   mastoid segment of facial nerve，面神经乳突段
MFP   middle fossa plate，颅中窝脑板
PCW   posterior canal wall，外耳道后壁
SS   sigmoid sinus，乙状窦
SDA   sinodural angle，窦脑膜角
DR   digastric ridge，二腹肌嵴

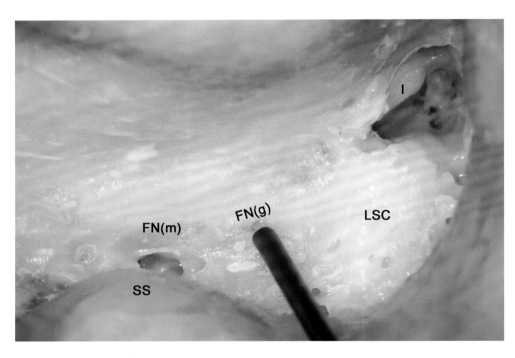

图 6.0.50 术中面神经监测已经成为颅底外科手术的重要组成部分，可以帮助我们准确识别面神经，从而提高面神经的保存率。使用单极刺激探头确认面神经乳突段和第二膝的走行

I   incus，砧骨
LSC   lateral semicircular canal，外半规管
FN(g)   second genu of facial nerve，面神经第二膝
FN(m)   mastoid segment of facial nerve，面神经乳突段
SS   sigmoid sinus，乙状窦

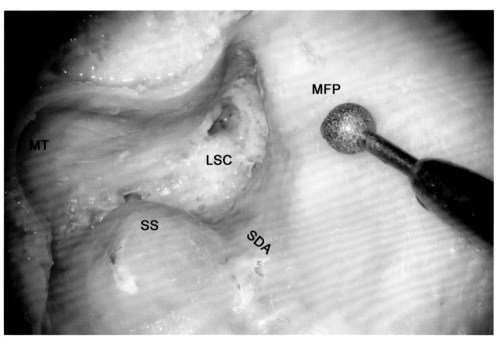

图 6.0.51 使用大号金刚砂钻头，磨除覆盖于颅中窝表面的薄层骨板

LSC   lateral semicircular canal，外半规管
MFP   middle fossa plate，颅中窝脑板
SS   sigmoid sinus，乙状窦
SDA   sinodural angle，窦脑膜角
MT   mastoid tip，乳突尖

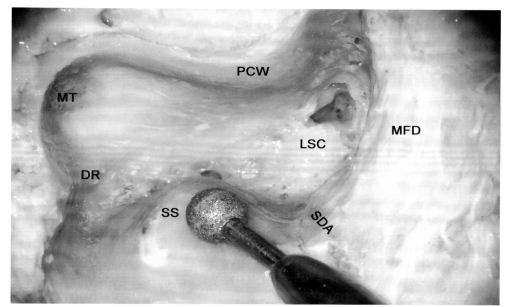

图 6.0.52 继续使用大号金刚砂钻头，磨除覆盖于乙状窦表面的薄层骨板以及乙状窦后方的骨质

LSC	lateral semicircular canal，外半规管	
PCW	posterior canal wall，外耳道后壁	
MFD	middle fossa dura，颅中窝硬脑膜	
SS	sigmoid sinus，乙状窦	
SDA	sinodural angle，窦脑膜角	
DR	digastric ridge，二腹肌嵴	
MT	mastoid tip，乳突尖	

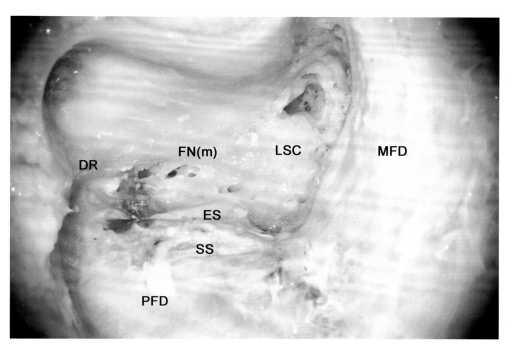

图 6.0.53 已广泛去除覆盖于颅中窝和乙状窦后方的骨质。在磨除窦脑膜角区域骨质的过程中，经常会遇到来自岩上窦的出血，可以用可吸收止血纱布填塞窦腔缺损处止血

LSC	lateral semicircular canal，外半规管	
FN(m)	mastoid segment of facial nerve，面神经乳突段	
MFD	middle fossa dura，颅中窝硬脑膜	
PFD	posterior fossa dura，颅后窝硬脑膜	
ES	endolymphatic sac，内淋巴囊	
SS	sigmoid sinus，乙状窦	
DR	digastric ridge，二腹肌嵴	

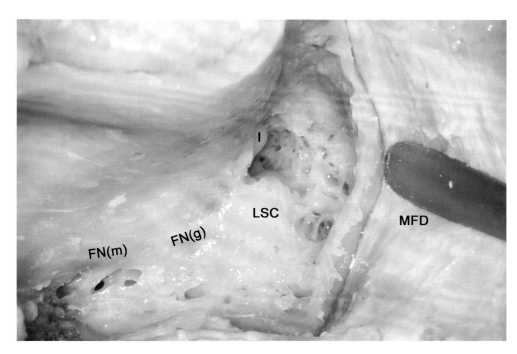

图 6.0.54 使用中隔剥离子将颅中窝硬脑膜与其表面覆盖的骨板分离，然后磨除残余的颅中窝骨板

I	incus，砧骨	
LSC	lateral semicircular canal，外半规管	
FN(g)	second genu of facial nerve，面神经第二膝	
FN(m)	mastoid segment of facial nerve，面神经乳突段	
MFD	middle fossa dura，颅中窝硬脑膜	

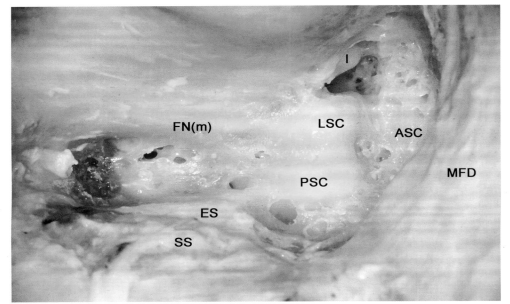

图 6.0.55　初步轮廓化三个半规管

I	incus，砧骨
ASC	anterior semicircular canal，前半规管
LSC	lateral semicircular canal，外半规管
PSC	posterior semicircular canal，后半规管
FN(m)	mastoid segment of facial nerve，面神经乳突段
MFD	middle fossa dura，颅中窝硬脑膜
ES	endolymphatic sac，内淋巴囊
SS	sigmoid sinus，乙状窦

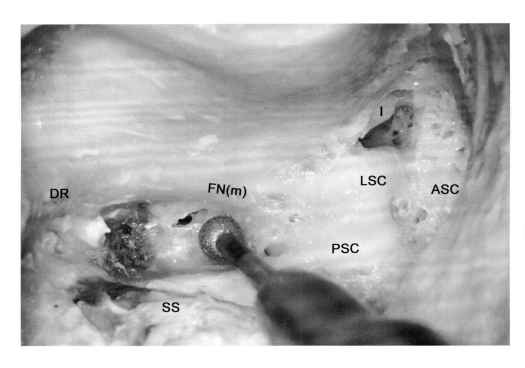

图 6.0.56　小心磨除面后气房

I	incus，砧骨
ASC	anterior semicircular canal，前半规管
LSC	lateral semicircular canal，外半规管
PSC	posterior semicircular canal，后半规管
FN(m)	mastoid segment of facial nerve，面神经乳突段
SS	sigmoid sinus，乙状窦
DR	digastric ridge，二腹肌嵴

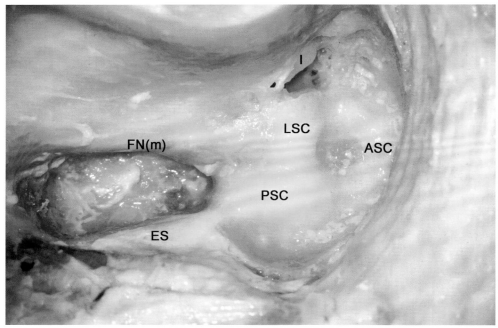

图 6.0.57　已磨除面后气房，可更好地轮廓化面神经，并暴露颅后窝硬脑膜

I	incus，砧骨
ASC	anterior semicircular canal，前半规管
LSC	lateral semicircular canal，外半规管
PSC	posterior semicircular canal，后半规管
FN(m)	mastoid segment of facial nerve，面神经乳突段
ES	endolymphatic sac，内淋巴囊

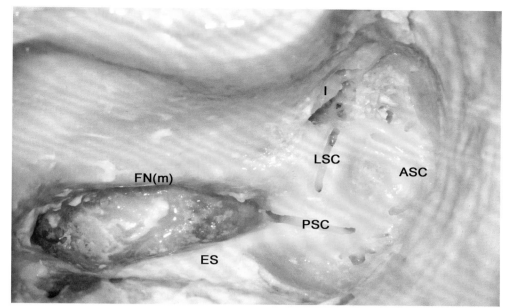

图 6.0.58 开放三个半规管

I　　incus，砧骨
ASC　anterior semicircular canal，前半规管
LSC　lateral semicircular canal，外半规管
PSC　posterior semicircular canal，后半规管
FN(m)　mastoid segment of facial nerve，面神经
　　　乳突段
ES　endolymphatic sac，内淋巴囊

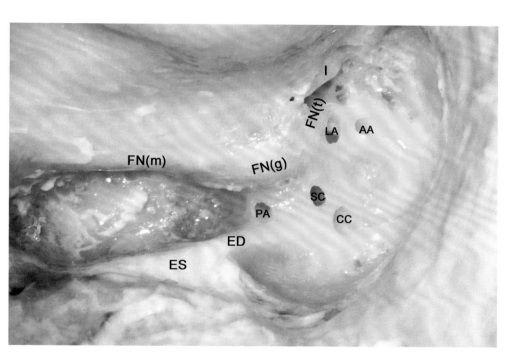

图 6.0.59 开始行迷路切除术，观察通向前庭的 5
个开口。注意保留外半规管的前部，以
保护处于外半规管下方的面神经鼓室段

I　　incus，砧骨
FN(t)　tympanic segment of facial nerve，面神经
　　　鼓室段
FN(g)　second genu of facial nerve，面神经第二膝
FN(m)　mastoid segment of facial nerve，面神经
　　　乳突段
LA　ampullate end of lateral semicircular
　　canal，外半规管壶腹端
AA　ampullate end of anterior semicircular
　　canal，前半规管壶腹端
PA　ampullate end of posterior semicircular
　　canal，后半规管壶腹端
CC　common crus，总脚
SC　singular crus，单脚
ED　endolymphatic duct，内淋巴管
ES　endolymphatic sac，内淋巴囊

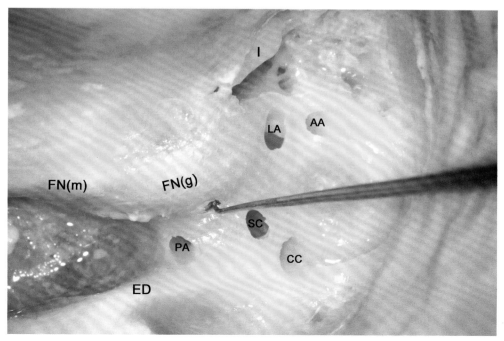

图 6.0.60 注意探针所指为面神经下方与中耳相通
的气房，手术最后需用骨蜡严格封闭以
免脑脊液漏的发生

I　　incus，砧骨
FN(g)　second genu of facial nerve，面神经第二膝
FN(m)　mastoid segment of facial nerve，面神经
　　　乳突段
LA　ampullate end of lateral semicircular
　　canal；外半规管壶腹端
AA　ampullate end of anterior semicircular
　　canal，前半规管壶腹端
PA　ampullate end of posterior semicircular
　　canal，后半规管壶腹端
CC　common crus，总脚
SC　singular crus，单脚
ED　endolymphatic duct，内淋巴管

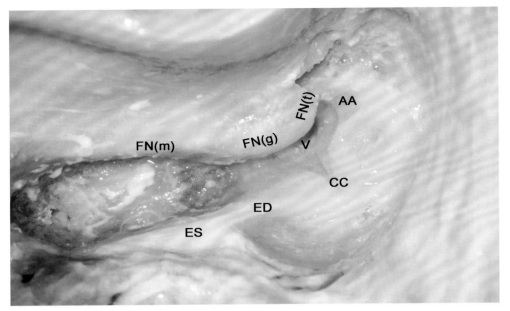

图 6.0.61 保留前半规管的壶腹内侧壁，一则可以保护面神经迷路段，二则可以作为上壶腹神经的标志和定位内耳道上界的标志

FN(t) tympanic segment of facial nerve，面神经鼓室段

FN(g) second genu of facial nerve，面神经第二膝

FN(m) mastoid segment of facial nerve，面神经乳突段

AA ampullate end of anterior semicircular canal，前半规管壶腹端

CC common crus，总脚

V vestibule，前庭

ED endolymphatic duct，内淋巴管

ES endolymphatic sac，内淋巴囊

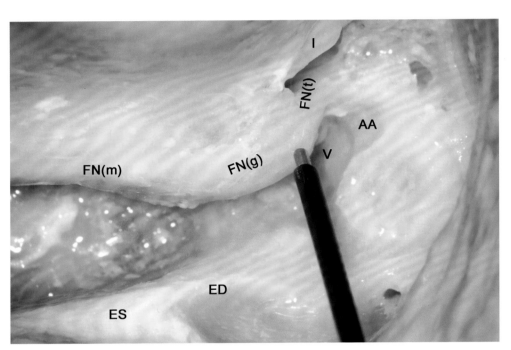

图 6.0.62 使用面神经监测仪的单极刺激探头确认面神经鼓室段和第二膝的走行

I incus，砧骨

FN(t) tympanic segment of facial nerve，面神经鼓室段

FN(g) second genu of facial nerve，面神经第二膝

FN(m) mastoid segment of facial nerve，面神经乳突段

AA ampullate end of anterior semicircular canal，前半规管壶腹端

V vestibule，前庭

ED endolymphatic duct，内淋巴管

ES endolymphatic sac，内淋巴囊

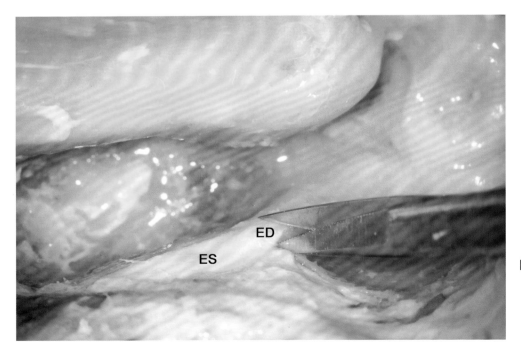

图 6.0.63 用显微剪刀切断内淋巴管，从而可以减轻硬脑膜张力，进一步牵拉颅后窝硬脑膜

ED endolymphatic duct，内淋巴管

ES endolymphatic sac，内淋巴囊

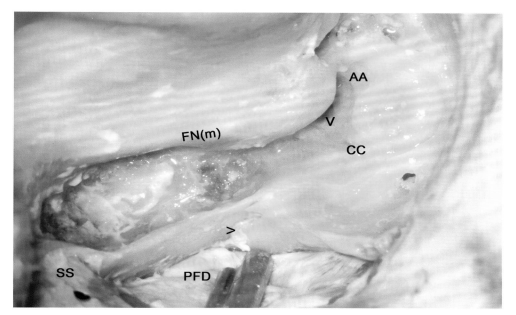

图 6.0.64 切断内淋巴管后，用剥离子进一步从骨
面上分离颅后窝硬脑膜

FN(m) mastoid segment of facial nerve，面神经
乳突段
AA ampullate end of anterior semicircular
canal，前半规管壶腹端
V vestibule，前庭
CC common crus，总脚
PFD posterior fossa dura，颅后窝硬脑膜
SS sigmoid sinus，乙状窦
> 已切断的内淋巴管

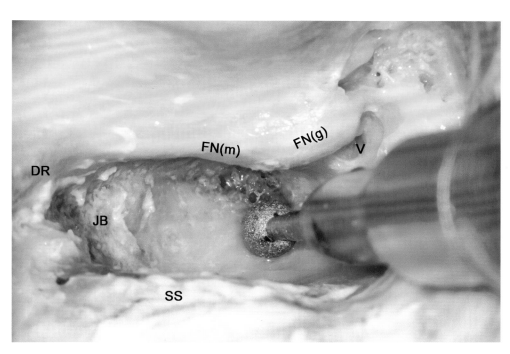

图 6.0.65 完成迷路切除并切断内淋巴管后，可以
进一步磨除颅后窝和颅中窝残余骨质

FN(g) second genu of facial nerve，面神经第二膝
FN(m) mastoid segment of facial nerve，面神经
乳突段
V vestibule，前庭
SS sigmoid sinus，乙状窦
JB jugular bulb，颈静脉球
DR digastric ridge，二腹肌嵴

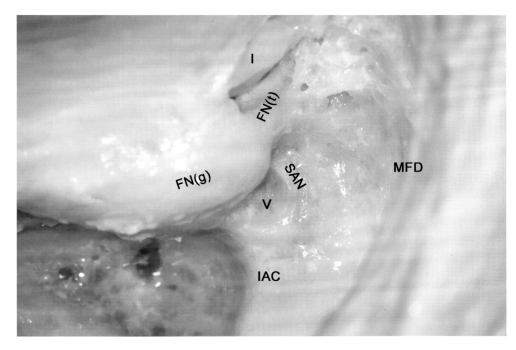

图 6.0.66 初步轮廓化内耳道，于内耳道底显露上
壶腹神经管

I incus，砧骨
FN(t) tympanic segment of facial nerve，面神经
鼓室段
FN(g) second genu of facial nerve，面神经第二膝
V vestibule，前庭
SAN superior ampullary nerve，上壶腹神经
MFD middle fossa dura，颅中窝硬脑膜
IAC internal auditory canal，内耳道

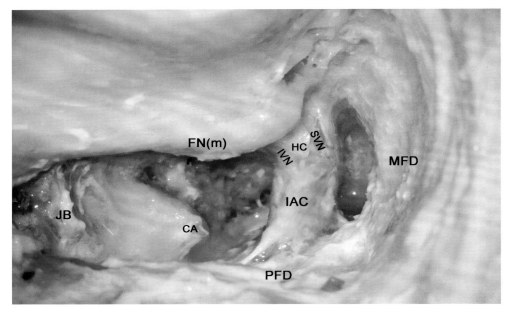

图 6.0.67 已完成对内耳道 270°轮廓化。于内耳道下方可见蜗水管。横嵴将前庭上、下神经隔开

FN(m)	mastoid segment of facial nerve，面神经乳突段
SVN	superior vestibular nerve，前庭上神经
HC	horizontal crest，横嵴
IVN	inferiorvestibular nerve，前庭下神经
MFD	middle fossa dura，颅中窝硬脑膜
IAC	internal auditory canal，内耳道
PFD	posterior fossa dura，颅后窝硬脑膜
CA	cochlear aqueduct，蜗水管
JB	jugular bulb，颈静脉球

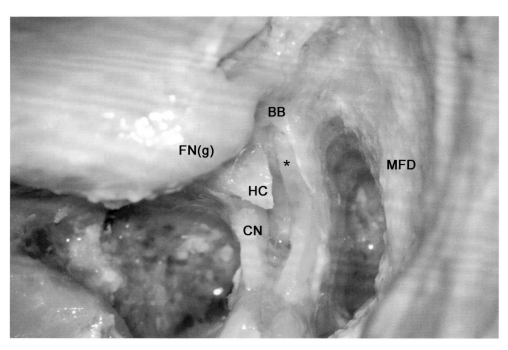

图 6.0.68 用钩针向后分离前庭上、下神经，暴露前方的面神经内耳道段和蜗神经。在横嵴上方，面神经在前，前庭上神经在后。二者之间以 Bill 嵴分隔。横嵴下方，蜗神经位于前方，前庭下区位于后方。经迷路径路的优势为可以在暴露肿瘤前首先确认面神经远端的位置

FN(g)	second genu of facial nerve，面神经第二膝
BB	Bill's bar，垂直嵴
HC	horizontal crest，横嵴
CN	cochlear nerve，蜗神经
MFD	middle fossa dura，颅中窝硬脑膜
*	面神经内耳道段

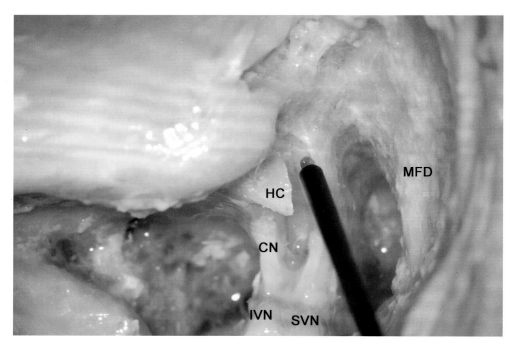

图 6.0.69 使用面神经监测的单极刺激探头确认面神经内耳道段远端

HC	horizontal crest，横嵴
CN	cochlear nerve，蜗神经
SVN	superior vestibular nerve，前庭上神经
IVN	inferiorvestibular nerve，前庭下神经
MFD	middle fossa dura，颅中窝硬脑膜

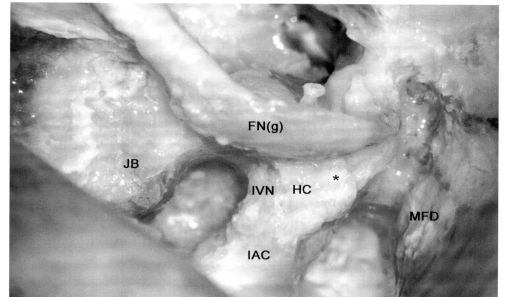

图 6.0.70 另一颞骨标本，显示内耳道底的结构，前庭上神经离开内耳道底时位于外侧，进入到一个细的骨管内，成为上壶腹神经，支配外半规管的壶腹

FN(g)	second genu of facial nerve，面神经第二膝	
HC	horizontal crest，横嵴	
IVN	inferiorvestibular nerve，前庭下神经	
MFD	middle fossa dura，颅中窝硬脑膜	
IAC	internal auditory canal，内耳道	
JB	jugular bulb，颈静脉球	
*****	上壶腹神经	

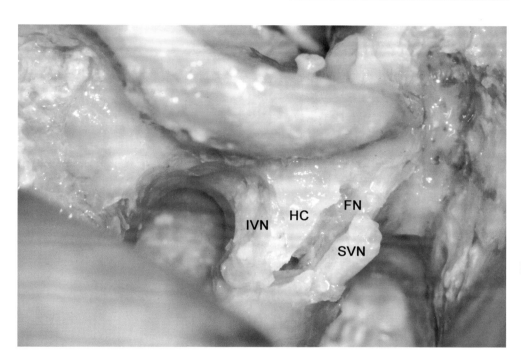

图 6.0.71 用钩针继续向内将前庭上神经与面神经分离开，建立一个清晰地分界面

HC	horizontal crest，横嵴	
FN	facial nerve，面神经	
SVN	superior vestibular nerve，前庭上神经	
IVN	inferiorvestibular nerve，前庭下神经	

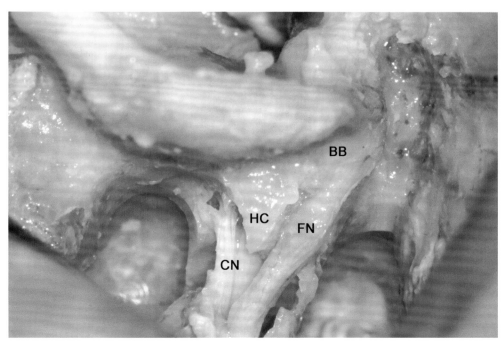

图 6.0.72 向后分离前庭上、下神经，暴露前方的面神经内耳道段和蜗神经

HC	horizontal crest，横嵴	
BB	Bill's bar，垂直嵴	
FN	facial nerve，面神经	
CN	cochlear nerve，蜗神经	

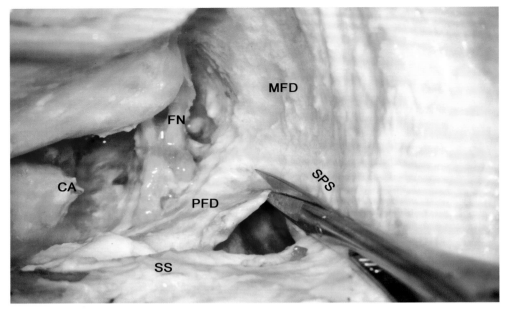

图 6.0.73　上方的硬脑膜切口要平行于岩上窦

FN　facial nerve，面神经
MFD　middle fossa dura，颅中窝硬脑膜
PFD　posterior fossa dura，颅后窝硬脑膜
CA　cochlear aqueduct，蜗水管
SS　sigmoid sinus，乙状窦
SPS　superior petrosal sinus，岩上窦

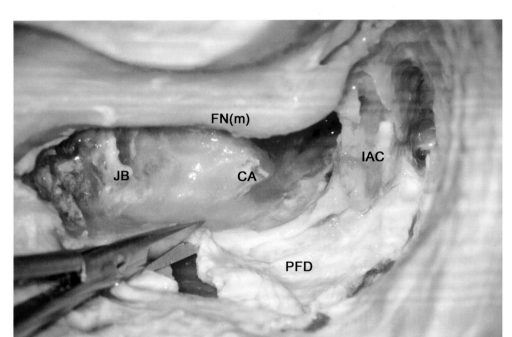

图 6.0.74　下方的切口开始于乙状窦的远端部分的
　　　　　前方，沿着乙状窦和颈静脉球的走行止
　　　　　于内耳道口，与上方的切口汇合

FN(m)　mastoid segment of facial nerve，面神经乳突段
IAC　internal auditory canal，内耳道
PFD　posterior fossa dura，颅后窝硬脑膜
CA　cochlear aqueduct，蜗水管
JB　jugular bulb，颈静脉球

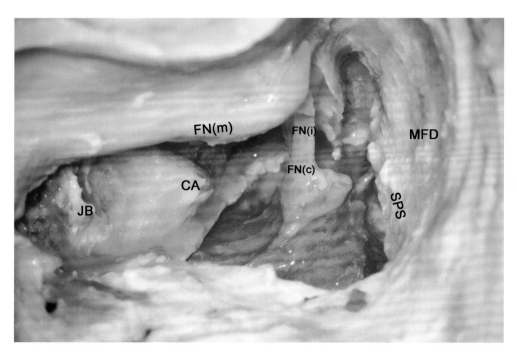

图 6.0.75　去除颅后窝硬脑膜后，可暴露脑桥小脑
　　　　　角池

FN(m)　mastoid segment of facial nerve，面神经乳突段
FN(i)　internal auditory canal segment of facial nerve，面神经内耳道段
FN(c)　cisternal segment of facial nerve，面神经脑池段
MFD　middle fossa dura，颅中窝硬脑膜
CA　cochlear aqueduct，蜗水管
JB　jugular bulb，颈静脉球
SPS　superior petrosal sinus，岩上窦

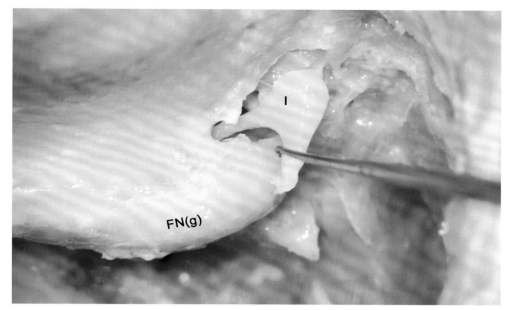

图 6.0.76 用钩针去除鼓窦入口处的砧骨。去除砧骨时，注意勿损伤镫骨足板，否则会造成脑桥小脑角区术腔与中耳腔相交通，出现术后脑脊液漏

I incus，砧骨
FN(g) second genu of facial nerve，面神经第二膝

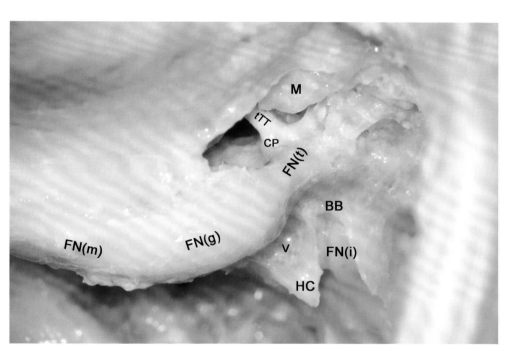

图 6.0.77 鼓窦入口处填塞骨膜组织，自鼓窦入口处填塞足够多的骨膜组织到鼓室腔，以便将咽鼓管口封闭，避免脑脊液耳漏

M malleus，锤骨
tTT tendon of tensor tympani muscle，鼓膜张肌肌腱
CP cochleariform process，匙突
FN(i) internal auditory canal segment of facial nerve，面神经内耳道段
FN(t) tympanic segment of facial nerve，面神经鼓室段
FN(g) second genu of facial nerve，面神经第二膝
FN(m) mastoid segment of facial nerve，面神经乳突段
HC horizontal crest，横嵴
BB Bill's bar，垂直嵴
V vestibule，前庭

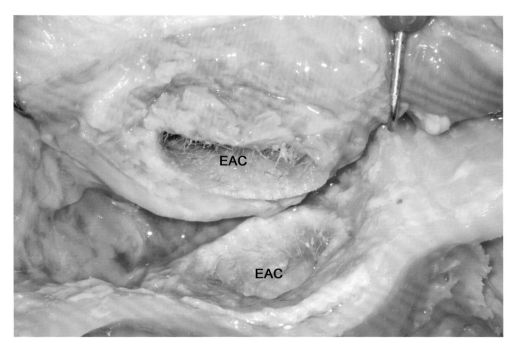

图 6.0.78 若肿瘤巨大向腹侧扩展明显，可去除外耳道联合经耳囊径路以充分暴露术野切除肿瘤。在扩大经迷路径路基础上横断外耳道

EAC external auditory canal，外耳道

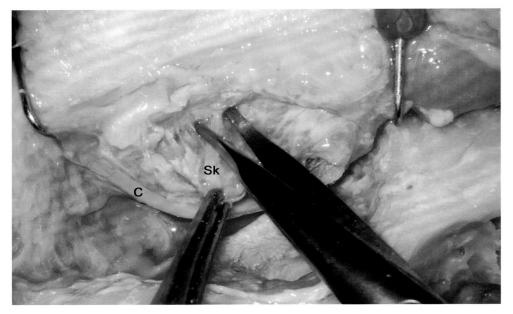

图 6.0.79　分离外耳道皮肤和周围结缔组织

Sk　　skin，外耳道皮肤
C　　 cartilage，外耳道软骨

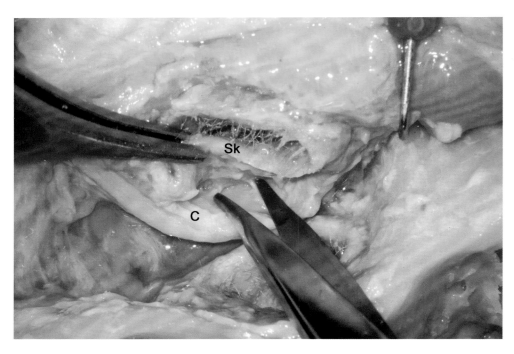

图 6.0.80　继续自软骨表面分离外耳道皮肤

Sk　　skin，外耳道皮肤
C　　 cartilage，外耳道软骨

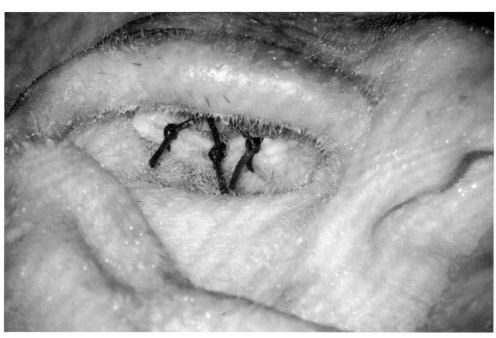

图 6.0.81　将充分游离的外耳道皮肤外翻并缝合

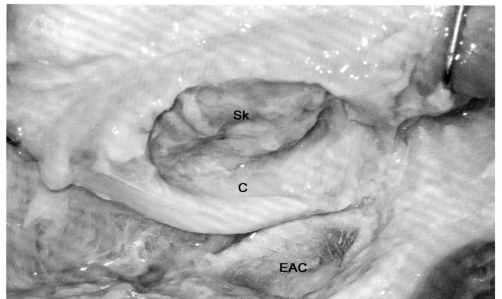

图 6.0.82 从内侧面将外耳道软骨与耳郭软组织缝
合，完成外耳道的第二层封闭

Sk skin，外耳道皮肤
C   cartilage，外耳道软骨
EAC external auditory canal，外耳道

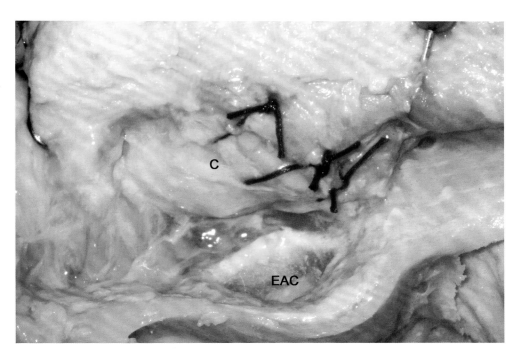

图 6.0.83 已完成外耳道的双层盲袋封闭

C   cartilage，外耳道软骨
EAC external auditory canal，外耳道

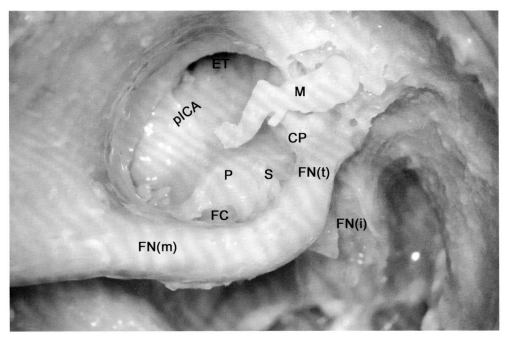

图 6.0.84 仔细清除外耳道皮肤并磨除骨性外耳道

ET   eustachian tube，咽鼓管
pICA petrous segment of internal carotid artery，
      岩段颈内动脉
M   malleus，锤骨
CP   cochleariform process，匙突
S   stapes，镫骨
P   promontory，鼓岬
FC   fenestra cochleae，蜗窗
FN(t) tympanic segment of facial nerve，面神经
      鼓室段
FN(m) mastoid segment of facial nerve，面神经
      乳突段
FN(i) internal auditory canal segment of facial
      nerve，面神经内耳道段

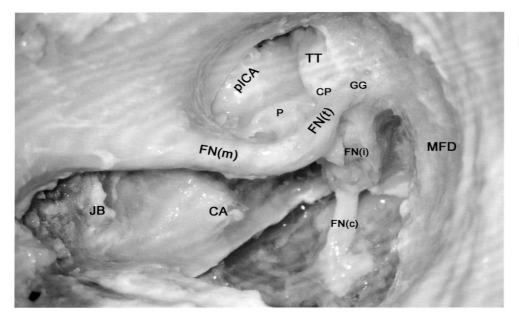

图 6.0.85 去除锤骨。确认岩段颈内动脉的位置。
注意术中勿过分磨除膝神经节周围骨质，
以保持面神经骨管的稳定性

TT	tensor tympani muscle，鼓膜张肌
pICA	petrous segment of internal carotid artery，岩段颈内动脉
CP	cochleariform process，匙突
CA	cochlear aqueduct，蜗水管
JB	jugular bulb，颈静脉球
P	promontory，鼓岬
GG	geniculate ganglion，膝神经节
FN(t)	tympanic segment of facial nerve，面神经鼓室段
FN(m)	mastoid segment of facial nerve，面神经乳突段
FN(i)	internal auditory canal segment of facial nerve，面神经内耳道段
FN(c)	cisternal segment of facial nerve，面神经脑池段
MFD	middle fossa dura，颅中窝硬脑膜

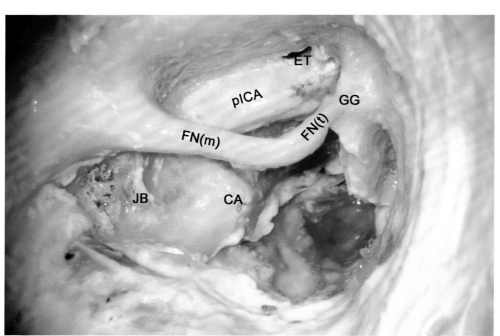

图 6.0.86 磨除耳蜗骨质并轮廓化岩段颈内动脉。
可见咽鼓管与颈内动脉的位置关系

ET	eustachian tube，咽鼓管
pICA	petrous segment of internal carotid artery，岩段颈内动脉
CA	cochlear aqueduct，蜗水管
JB	jugular bulb，颈静脉球
GG	geniculate ganglion，膝神经节
FN(t)	tympanic segment of facial nerve，面神经鼓室段
FN(m)	mastoid segment of facial nerve，面神经乳突段

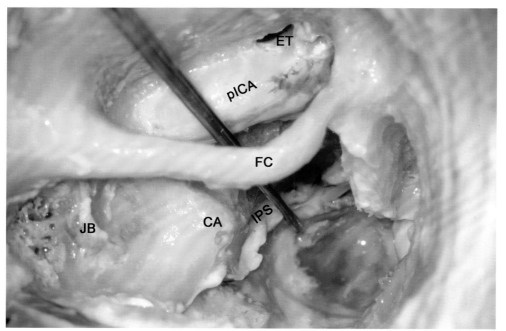

图 6.0.87 经耳囊径路完成后的术腔。通过联合经
耳囊径路，提供了对脑干腹侧更充分的
操作空间，而无需牵拉小脑和脑干

ET	eustachian tube，咽鼓管
pICA	petrous segment of internal carotid artery，岩段颈内动脉
FC	fallopian canal 面神经管
CA	cochlear aqueduct，蜗水管
JB	jugular bulb，颈静脉球
IPS	inferior petrosal sinus，岩下窦

经耳囊径路

Transotic Approach

7

手术适应证

- 部分岩骨胆脂瘤。

- 部分术前面神经功能正常的岩骨肿瘤。

- 向外侧侵及耳蜗的前庭神经鞘瘤。

- 部分脑桥小脑角区向前侵犯的肿瘤病例，术前面神经功能正常，如表皮样囊肿。

手术步骤

1. 耳后C形皮肤切口。切口上缘为耳郭上方3cm处，后缘距耳郭后沟4～5cm，下方止于乳突尖。

2. 向前掀开皮瓣，横断并盲袋封闭外耳道。做一T形骨膜瓣。用骨膜剥离子分离肌骨膜瓣，将肌骨膜瓣用2-0丝线与皮肤切缘缝合。

3. 在显微镜下将残留在骨性外耳道表面的皮肤，鼓膜以及听骨链一并去除，以免皮肤残留。

4. 行开放式乳突切除术，轮廓化颅中窝脑板，颅后窝脑板及乙状窦，是否去除表面骨板，应根据手术需暴露范围及病变范围而定。

5. 自膝神经节至茎乳孔，轮廓化面神经，保留薄层骨壁，以便在后续操作中保护面神经。

6. 行迷路切除术，轮廓化内耳道。

7. 完全轮廓化内耳道后，选择大小合适的金刚砂钻头，磨除迷路下气房。此时操作应十分小心，避免损伤位于下方的颈静脉球和位于后方的颅后窝硬脑膜。同时应注意勿过分削薄面神经管内侧壁骨质，因为术后面神经血供主要来源于此骨壁。

8. 磨除颞骨鼓部下部骨质，磨薄外耳道前壁。

9. 在面神经乳突段前方开始磨除骨质。在进行后续手术时要当心，不要损伤该段面神经。初学者常常会忽视转动的钻杆。如果面神经与转动的钻杆接触时间过长，可导致面神经热损伤或面神经骨壁破损。因此，进行该部位的操作时应倍加小心。

10. 通过咽鼓管来定位颈内动脉的位置。咽鼓管位于颈内动脉上外侧方，颈内动脉恰好位于耳蜗前方。在磨除咽鼓管周围的骨质时应多加小心，因为颈内动脉与咽鼓管之间的骨板有时缺如，可能会损伤到颈内动脉。因此在颈内动脉周围的区域进行操作时均应采用大号金刚砂钻头。

11. 在确认颈内动脉的位置后再磨除耳蜗。按此顺序操作的理由在于，手术中始终清楚颈内动脉的位置所在，可避免损伤颈内动脉。

12. 可根据术中需要，进一步去除岩尖骨质，轮廓化岩段颈内动脉。

13. 手术结束时可以看到面神经像桥一样位于术腔中央。

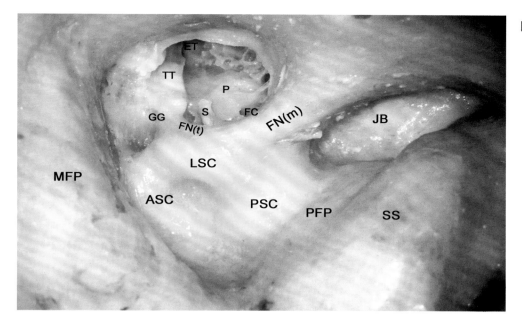

图 7.0.1 右侧标本，已行开放式乳突切除术，轮廓
化颅中窝脑板、颅后窝脑板及乙状窦，是
否去除表面骨板，应根据手术需暴露范围
及病变范围而定

MFP	middle fossa plate，颅中窝脑板
ET	eustachian tube，咽鼓管
TT	tensor tympani muscle，鼓膜张肌
P	promontory，鼓岬
S	stapes，镫骨
FC	fenestra cochleae，蜗窗
GG	geniculate ganglion，膝神经节
FN(t)	tympanic segment of facial nerve，面神经鼓室段
FN(m)	mastoid segment of facial nerve，面神经乳突段
ASC	anterior semicircular canal，前半规管
LSC	lateral semicircular canal，外半规管
PSC	posterior semicircular canal，后半规管
PFP	posterior fossa plate，颅后窝脑板
SS	sigmoid sinus，乙状窦
JB	jugular bulb，颈静脉球

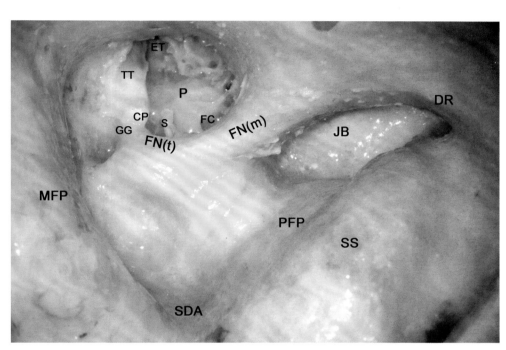

图 7.0.2 已显露三个半规管蓝线

MFP	middle fossa plate，颅中窝脑板
ET	eustachian tube，咽鼓管
TT	tensor tympani muscle，鼓膜张肌
CP	cochleariform process，匙突
P	promontory，鼓岬
S	stapes，镫骨
FC	fenestra cochleae，蜗窗
GG	geniculate ganglion，膝神经节
FN(t)	tympanic segment of facial nerve，面神经鼓室段
FN(m)	mastoid segment of facial nerve，面神经乳突段
DR	digastric ridge，二腹肌嵴
PFP	posterior fossa plate，颅后窝脑板
SS	sigmoid sinus，乙状窦
JB	jugular bulb，颈静脉球
SDA	sinodural angle，窦脑膜角

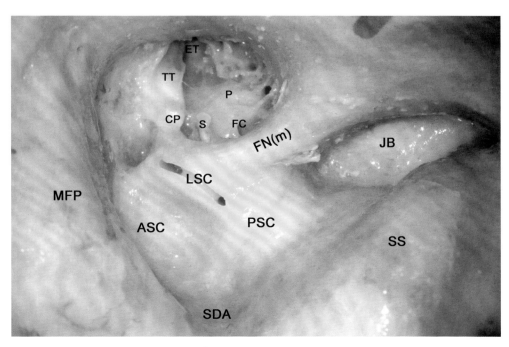

图 7.0.3 已开放外半规管

MFP	middle fossa plate，颅中窝脑板
ET	eustachian tube，咽鼓管
TT	tensor tympani muscle，鼓膜张肌
CP	cochleariform process，匙突
P	promontory，鼓岬
S	stapes，镫骨
FC	fenestra cochleae，蜗窗
FN(m)	mastoid segment of facial nerve，面神经乳突段
ASC	anterior semicircular canal，前半规管
LSC	lateral semicircular canal，外半规管
PSC	posterior semicircular canal，后半规管
SS	sigmoid sinus，乙状窦
JB	jugular bulb，颈静脉球
SDA	sinodural angle，窦脑膜角

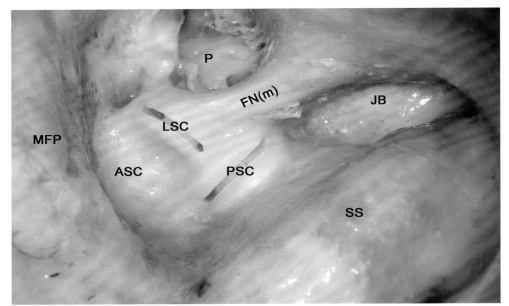

图 7.0.4 已开放后半规管

MFP	middle fossa plate，颅中窝脑板
P	promontory，鼓岬
FN(m)	mastoid segment of facial nerve，面神经乳突段
ASC	anterior semicircular canal，前半规管
LSC	lateral semicircular canal，外半规管
PSC	posterior semicircular canal，后半规管
SS	sigmoid sinus，乙状窦
JB	jugular bulb，颈静脉球

图 7.0.5 已开放前半规管

P	promontory，鼓岬
FN(m)	mastoid segment of facial nerve，面神经乳突段
ASC	anterior semicircular canal，前半规管
LSC	lateral semicircular canal，外半规管
PSC	posterior semicircular canal，后半规管
JB	jugular bulb，颈静脉球

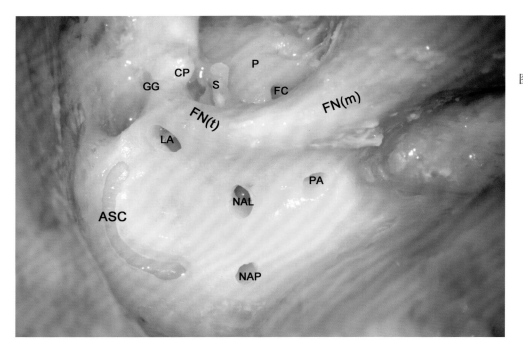

图 7.0.6 开始行迷路切除术，观察通向前庭的 5 个开口

CP	cochleariform process，匙突
S	stapes，镫骨
P	promontory，鼓岬
FC	fenestra cochleae，蜗窗
GG	geniculate ganglion，膝神经节
FN(t)	tympanic segment of facial nerve，面神经鼓室段
FN(m)	mastoid segment of facial nerve，面神经乳突段
ASC	anterior semicircular canal，前半规管
LA	ampullate end of lateral semicircular canal；外半规管壶腹端
PA	ampullate end of posterior semicircular canal，后半规管壶腹端
NAL	nonampullate end of lateral semicircular canal，外半规管非壶腹端
NAP	nonampullate end of posterior semicircular canal，后半规管非壶腹端

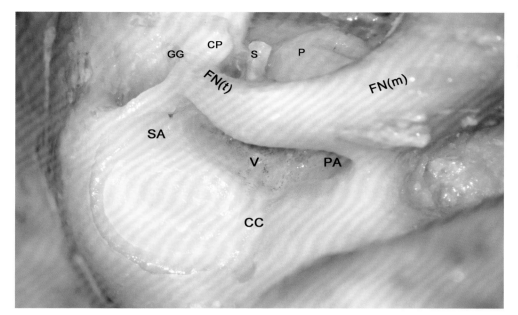

图 7.0.7 已开放前庭。在这一步操作过程中一定要注意不要损伤位于骨管下的面神经第二膝和面神经鼓室段。完整保留外半规管下壁，可以用来保护重要结构

CP   cochleariform process, 匙突
S   stapes, 镫骨
P   promontory, 鼓岬
GG   geniculate ganglion, 膝神经节
FN(t) tympanic segment of facial nerve, 面神经鼓室段
FN(m) mastoid segment of facial nerve, 面神经乳突段
SA   ampullate end of anterior semicircular canal, 前半规管壶腹端
PA   ampullate end of posterior semicircular canal, 后半规管壶腹端
CC   common crus, 总脚
V   vestibule, 前庭

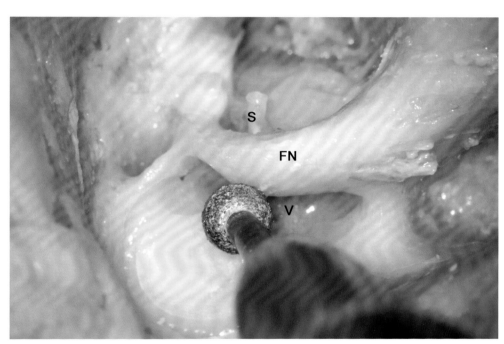

图 7.0.8 需要仔细地磨除前庭外侧壁后缘，虽然该处需要切除的骨质很少，但是对于内耳道的充分暴露是至关重要的

S   stapes, 镫骨
FN   facial nerve, 面神经
V   vestibule, 前庭

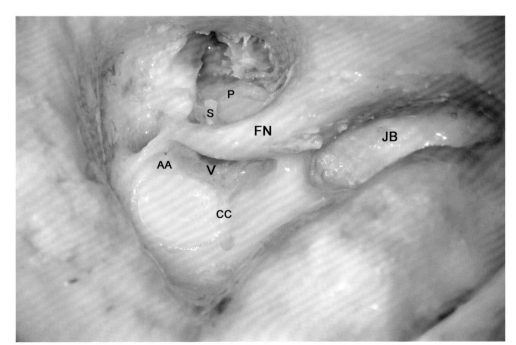

图 7.0.9 要完整保留前半规管壶腹前壁的骨质，这样既可以保护鼓室段和迷路段面神经，避免在磨骨质时造成损伤，同时也可作为定位内耳道上界的标志

P   promontory, 鼓岬
S   stapes, 镫骨
FN   facial nerve, 面神经
AA   ampullate end of anterior semicircular canal, 前半规管壶腹端
V   vestibule, 前庭
CC   common crus, 总脚
JB   jugular bulb, 颈静脉球

经耳囊径路
Transotic Approach   397

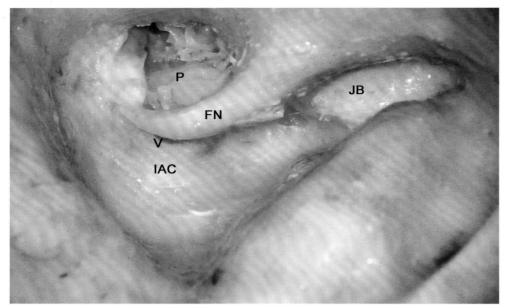

图 7.0.10 已完成迷路切除术，将内耳道初步轮
廓化

P   promontory，鼓岬
FN   facial nerve，面神经
V   vestibule，前庭
IAC   internal auditory canal，内耳道
JB   jugular bulb，颈静脉球

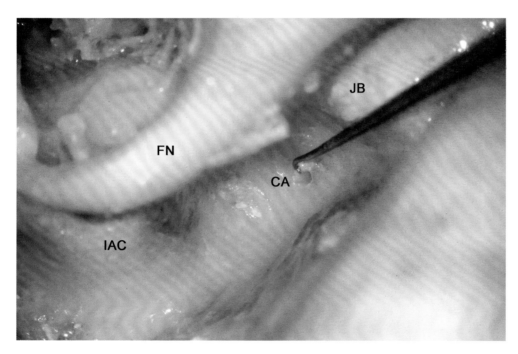

图 7.0.11 如探针所示，于内耳道下界、颈静脉球
前方可开放蜗水管

FN   facial nerve，面神经
IAC   internal auditory canal，内耳道
CA   cochlear aqueduct，蜗水管
JB   jugular bulb，颈静脉球

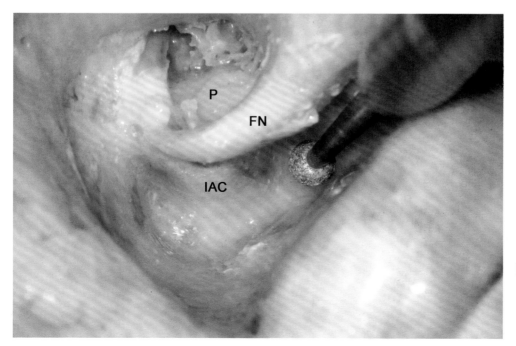

图 7.0.12 进一步磨除内耳道下界与蜗水管之间的
骨质

P   promontory，鼓岬
FN   facial nerve，面神经
IAC   internal auditory canal，内耳道

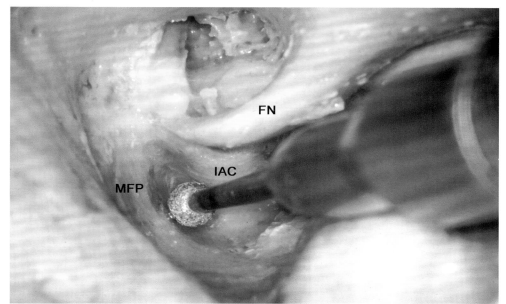

图 7.0.13 磨除颅中窝脑板和内耳道之间的骨质。
钻头磨除骨质的方向应该由内向外，在
磨除骨质时要小心，谨防损伤硬脑膜或
磨开内耳道骨壁并损伤面神经内耳道段

FN   facial nerve，面神经
IAC   internal auditory canal，内耳道
MFP   middle fossa plate，颅中窝脑板

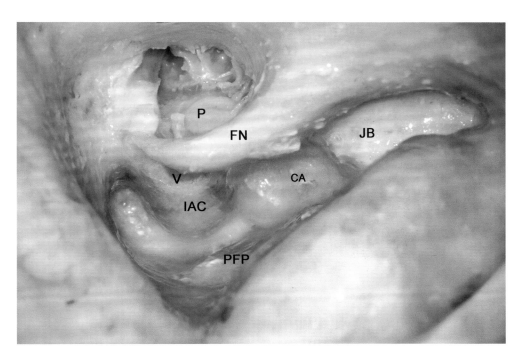

图 7.0.14 已完成对内耳道 180° 轮廓化

P   promontory，鼓岬
FN   facial nerve，面神经
V   vestibule，前庭
IAC   internal auditory canal，内耳道
PFP   posterior fossa plate，颅后窝脑板
CA   cochlear aqueduct，蜗水管
JB   jugular bulb，颈静脉球

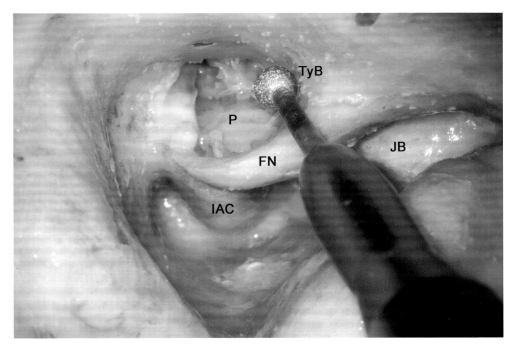

图 7.0.15 磨除咽鼓管周围气房以暴露颈内动脉

P   promontory，鼓岬
TyB   tympanic portion of the temporal bone，颞
骨鼓部
FN   facial nerve，面神经
IAC   internal auditory canal，内耳道
JB   jugular bulb，颈静脉球

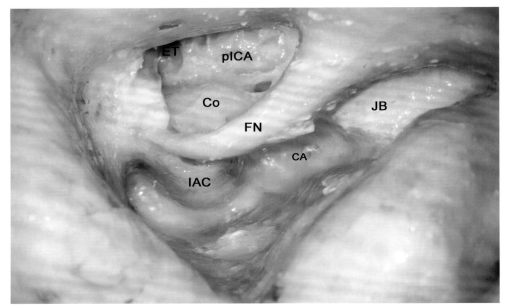

图 7.0.16 咽鼓管位于颈内动脉上外侧方，颈内动脉恰好位于耳蜗前方

ET	eustachian tube，咽鼓管
pICA	petrous segment of internal carotid artery，岩段颈内动脉
Co	cochlea，耳蜗
FN	facial nerve，面神经
IAC	internal auditory canal，内耳道
CA	cochlear aqueduct，蜗水管
JB	jugular bulb，颈静脉球

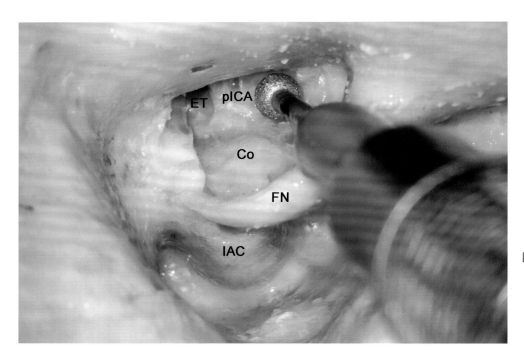

图 7.0.17 进一步磨除颈内动脉周围气房

ET	eustachian tube，咽鼓管
pICA	petrous segment of internal carotid artery，岩段颈内动脉
Co	cochlea，耳蜗
FN	facial nerve，面神经
IAC	internal auditory canal，内耳道

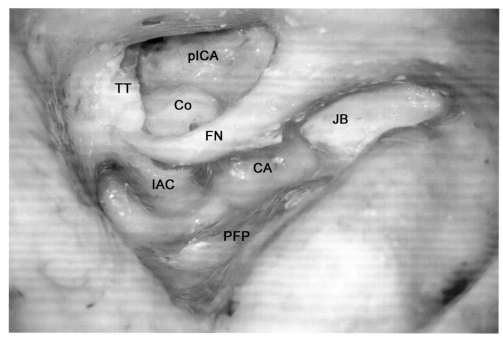

图 7.0.18 在确认颈内动脉的位置后再磨除耳蜗。按此顺序操作的理由在于，手术中始终清楚颈内动脉的位置所在，可避免损伤颈内动脉

pICA	petrous segment of internal carotid artery，岩段颈内动脉
TT	tensor tympani muscle，鼓膜张肌
Co	cochlea，耳蜗
FN	facial nerve，面神经
IAC	internal auditory canal，内耳道
CA	cochlear aqueduct，蜗水管
PFP	posterior fossa plate，颅后窝脑板
JB	jugular bulb，颈静脉球

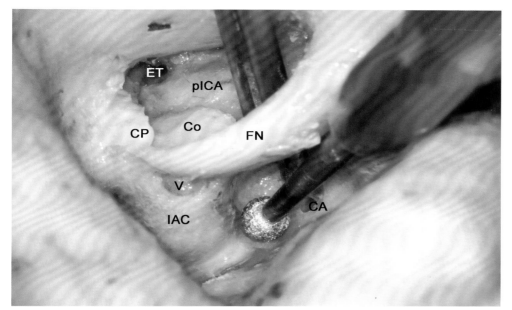

图 7.0.19 进一步磨除内耳道下界的骨质。需要注意的是勿将高速转动的钻杆与面神经骨管长时间接触，避免面神经热损伤和骨管的破损

ET	eustachian tube，咽鼓管
pICA	petrous segment of internal carotid artery，岩段颈内动脉
CP	cochleariform process，匙突
Co	cochlea，耳蜗
FN	facial nerve，面神经
V	vestibule，前庭
IAC	internal auditory canal，内耳道
CA	cochlear aqueduct，蜗水管

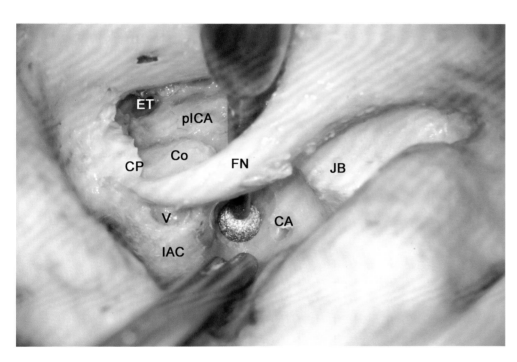

图 7.0.20 将钻头置于面神经前方，继续磨除内耳道前下壁骨质。同样需注意勿将高速转动的钻杆与面神经骨管长时间接触，避免面神经热损伤和骨管的破损

ET	eustachian tube，咽鼓管
pICA	petrous segment of internal carotid artery，岩段颈内动脉
CP	cochleariform process，匙突
Co	cochlea，耳蜗
FN	facial nerve，面神经
V	vestibule，前庭
IAC	internal auditory canal，内耳道
CA	cochlear aqueduct，蜗水管
JB	jugular bulb，颈静脉球

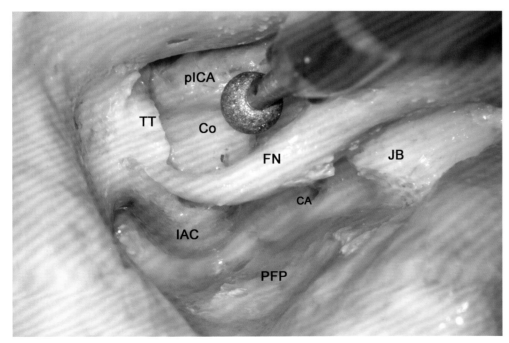

图 7.0.21 确认颈内动脉的位置后便可以安全的磨除耳蜗

TT	tensor tympani muscle，鼓膜张肌
pICA	petrous segment of internal carotid artery，岩段颈内动脉
Co	cochlea，耳蜗
FN	facial nerve，面神经
IAC	internal auditory canal，内耳道
CA	cochlear aqueduct，蜗水管
PFP	posterior fossa plate，颅后窝脑板
JB	jugular bulb，颈静脉球

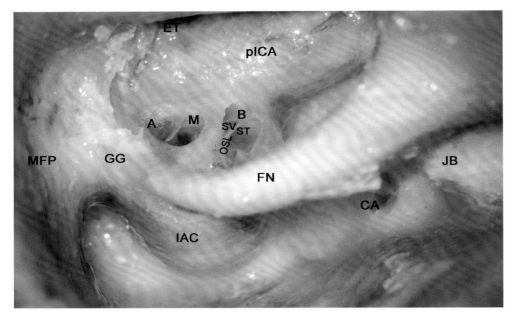

图 7.0.22 耳蜗表面的骨囊已打开。暴露出蜗轴，耳蜗底转，中转和顶转。注意耳蜗各转与岩段颈内动脉之间的位置关系

ET	eustachian tube，咽鼓管	
pICA	petrous segment of internal carotid artery，岩段颈内动脉	
MFP	middle fossa plate，颅中窝脑板	
A	apical turn of cochlea，耳蜗顶转	
M	middle turn of cochlea，耳蜗中转	
B	basal turn of cochlea，耳蜗基底转	
GG	geniculate ganglion，膝神经节	
SV	scala vestibuli，前庭阶	
ST	scala tympani，鼓阶	
OSL	osseous spiral lamina，骨螺旋板	
FN	facial nerve，面神经	
IAC	internal auditory canal，内耳道	
CA	cochlear aqueduct，蜗水管	
JB	jugular bulb，颈静脉球	

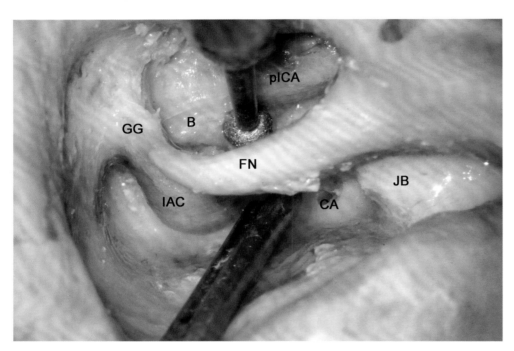

图 7.0.23 大部分耳蜗已磨除，仅残余部分耳蜗底转骨质

pICA	petrous segment of internal carotid artery，岩段颈内动脉	
B	basal turn of cochlea，耳蜗基底转	
GG	geniculate ganglion，膝神经节	
FN	facial nerve，面神经	
IAC	internal auditory canal，内耳道	
CA	cochlear aqueduct，蜗水管	
JB	jugular bulb，颈静脉球	

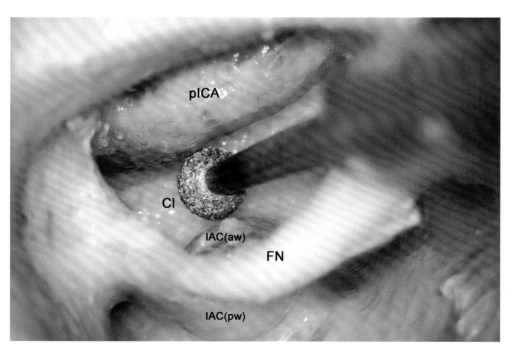

图 7.0.24 磨除岩段颈内动脉内侧骨质，轮廓化内耳道前壁

pICA	petrous segment of internal carotid artery，岩段颈内动脉	
Cl	clivus，斜坡	
FN	facial nerve，面神经	
IAC(aw)	anterior wall of internal auditory canal，内耳道前壁	
IAC(pw)	posterior wall of internal auditory canal，内耳道后壁	

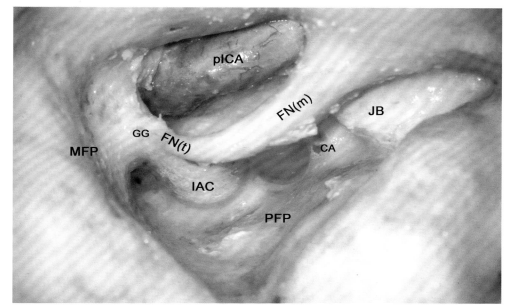

图 7.0.25 去除岩段颈内动脉表面骨质。如术中允许，应尽可能保留膝神经节周围的骨质以保持面神经管的稳定性。可见面神经像"桥"一样位于术腔中央

pICA   petrous segment of internal carotid artery，岩段颈内动脉
MFP   middle fossa plate，颅中窝脑板
GG   geniculate ganglion，膝神经节
FN(t)   tympanic segment of facial nerve，面神经鼓室段
FN(m)   mastoid segment of facial nerve，面神经乳突段
IAC   internal auditory canal，内耳道
CA   cochlear aqueduct，蜗水管
PFP   posterior fossa plate，颅后窝脑板
JB   jugular bulb，颈静脉球

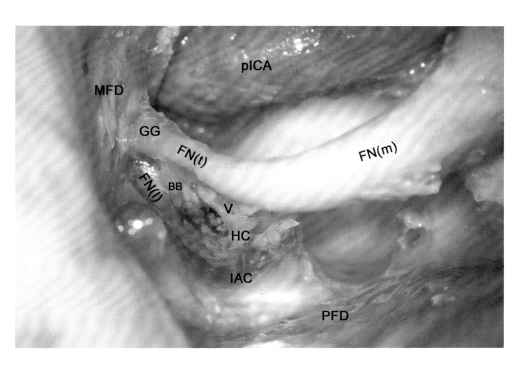

图 7.0.26 去除膝神经节和内耳道表面骨质，暴露面神经迷路段

MFD   middle fossa dura，颅中窝硬脑膜
pICA   petrous segment of internal carotid artery，岩段颈内动脉
V   vestibule，前庭
BB   Bill's bar，垂直嵴
HC   horizontal crest，横嵴
FN(l)   labyrinthine segment of facial nerve，面神经迷路段
GG   geniculate ganglion，膝神经节
FN(t)   tympanic segment of facial nerve，面神经鼓室段
FN(m)   mastoid segment of facial nerve，面神经乳突段
IAC   internal auditory canal，内耳道
PFD   posterior fossa dura，颅后窝硬脑膜

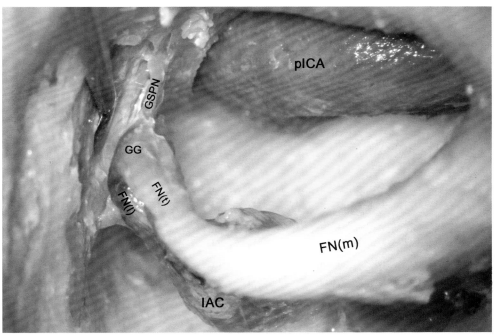

图 7.0.27 向上牵开颅中窝硬脑膜，可暴露自膝神经节向前发出的岩浅大神经

GSPN   greater superficial petrosal nerve，岩浅大神经
pICA   petrous segment of internal carotid artery，岩段颈内动脉
FN(l)   labyrinthine segment of facial nerve，面神经迷路段
GG   geniculate ganglion，膝神经节
FN(t)   tympanic segment of facial nerve，面神经鼓室段
FN(m)   mastoid segment of facial nerve，面神经乳突段
IAC   internal auditory canal，内耳道

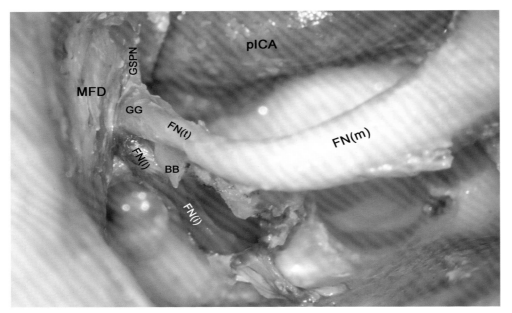

图 7.0.28 用钩针向后牵开前庭上神经，暴露面神经内耳道段

MFD	middle fossa dura，颅中窝硬脑膜
GSPN	greater superficial petrosal nerve，岩浅大神经
pICA	petrous segment of internal carotid artery，岩段颈内动脉
BB	Bill's bar，垂直嵴
FN(l)	labyrinthine segment of facial nerve，面神经迷路段
GG	geniculate ganglion，膝神经节
FN(t)	tympanic segment of facial nerve，面神经鼓室段
FN(m)	mastoid segment of facial nerve，面神经乳突段
FN(i)	internal auditory canal segment of facial nerve，面神经内耳道段

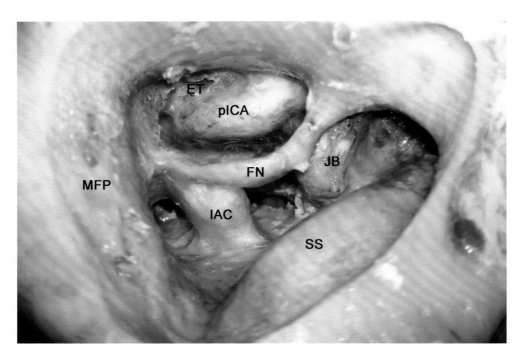

图 7.0.29 另一右侧尸头标本，行经耳囊径路，已轮廓化内耳道、岩段颈内动脉和面神经

ET	eustachian tube，咽鼓管
pICA	petrous segment of internal carotid artery，岩段颈内动脉
MFP	middle fossa plate，颅中窝脑板
FN	facial nerve，面神经
IAC	internal auditory canal，内耳道
JB	jugular bulb，颈静脉球
SS	sigmoid sinus，乙状窦

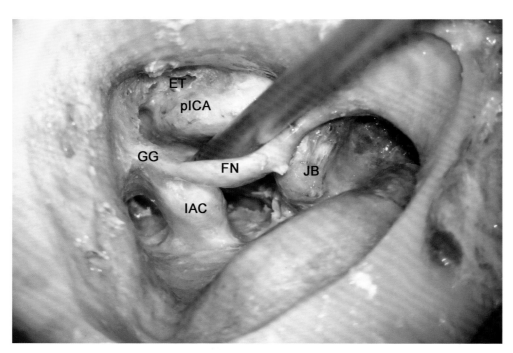

图 7.0.30 术中可用内镜来检视岩尖区是否有病变残留

ET	eustachian tube，咽鼓管
pICA	petrous segment of internal carotid artery，岩段颈内动脉
GG	geniculate ganglion，膝神经节
FN	facial nerve，面神经
IAC	internal auditory canal，内耳道
JB	jugular bulb，颈静脉球

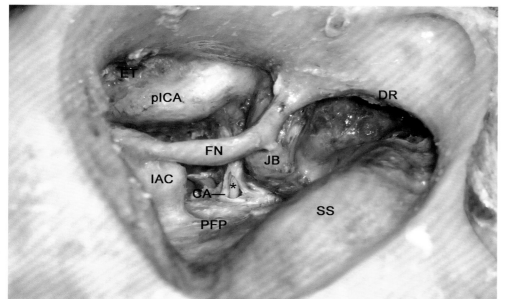

图 7.0.31 可见蜗水管位于颈静脉球前方，舌咽神经刚好走行于蜗水管的下方。

ET   eustachian tube，咽鼓管
pICA petrous segment of internal carotid artery，岩段颈内动脉
FN   facial nerve，面神经
IAC   internal auditory canal，内耳道
SS   sigmoid sinus，乙状窦
JB   jugular bulb，颈静脉球
CA   cochlear aqueduct，蜗水管
PFP posterior fossa plate，颅后窝脑板
*   舌咽神经

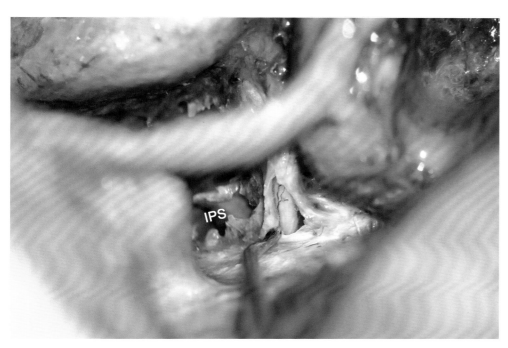

图 7.0.32 放大观。探针所指即为舌咽神经。蜗水管是定位舌咽神经的重要标志，舌咽神经刚好走行于蜗水管的下方。因此磨到蜗水管意味着已达到所需磨除的下界了。在实际手术中，开放蜗水管释放脑脊液，减少了颅内压力，有助于术野的暴露

IPS   inferior petrosal sinus，岩下窦

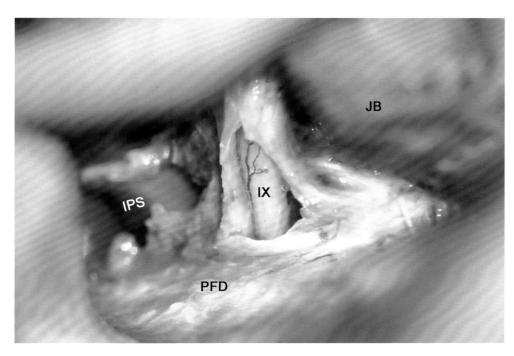

图 7.0.33 放大观

IX   glossopharyngeal nerve，舌咽神经
IPS   inferior petrosal sinus，岩下窦
PFD   posterior fossa dura，颅后窝硬脑膜
JB   jugular bulb，颈静脉球

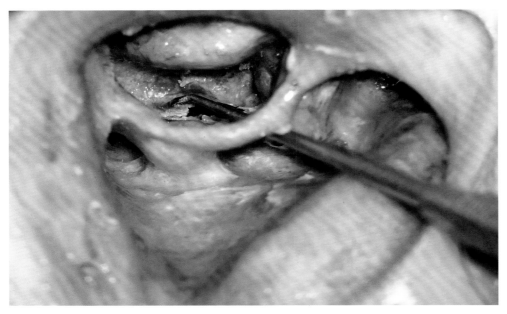

图 7.0.34 探针通过面神经骨管的下方指向岩下窦

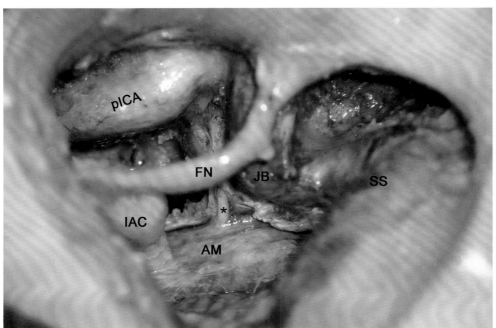

图 7.0.35 去除颅后窝硬膜，暴露出桥脑小脑角区
致密的蛛网膜

pICA	petrous segment of internal carotid artery，岩段颈内动脉
FN	facial nerve，面神经
IAC	internal auditory canal，内耳道
JB	jugular bulb，颈静脉球
SS	sigmoid sinus，乙状窦
AM	arachnoid membrane，蛛网膜
*	舌咽神经

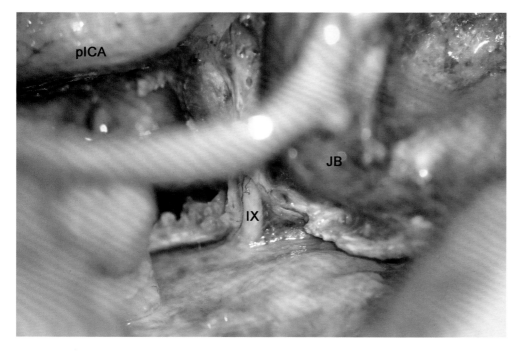

图 7.0.36 放大观，可见蛛网膜一直向外延伸包裹
着舌咽神经，直至舌咽神经进入颈静脉
孔神经部的舌咽通道

pICA	petrous segment of internal carotid artery，岩段颈内动脉
IX	glossopharyngeal nerve，舌咽神经
JB	jugular bulb，颈静脉球

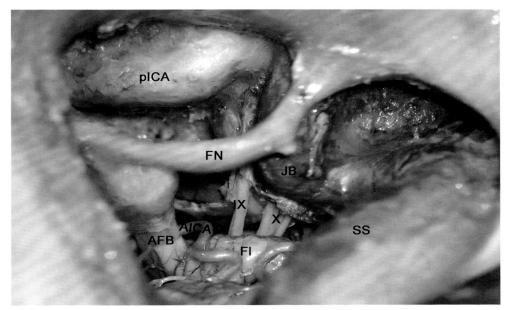

图 7.0.37 去除蛛网膜，暴露桥脑小脑角区结构。由上向下依次可见面听束、AICA、舌咽神经和迷走神经

pICA	petrous segment of internal carotid artery，岩段颈内动脉
FN	facial nerve，面神经
AFB	acousticofacial bundle，面听束
AICA	anteroinferior cerebellar artery，小脑前下动脉
IX	glossopharyngeal nerve，舌咽神经
X	vagus nerve，迷走神经
FI	flocculus，小脑绒球
JB	jugular bulb，颈静脉球
SS	sigmoid sinus，乙状窦

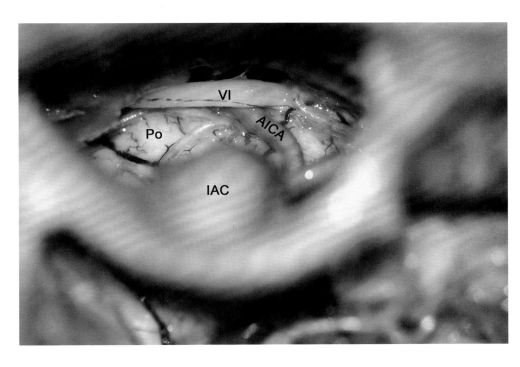

图 7.0.38 通过面神经前方间隙，可暴露桥前池内展神经和 AICA 间的位置关系

VI	abducent nerve，展神经
Po	pons，脑桥
AICA	anteroinferior cerebellar artery，小脑前下动脉
IAC	internal auditory canal，内耳道

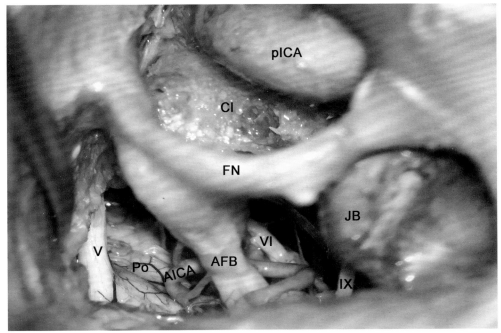

图 7.0.39 向上牵开颅中窝硬脑膜，可暴露三叉神经

pICA	petrous segment of internal carotid artery，岩段颈内动脉
CI	clivus，斜坡
FN	facial nerve，面神经
V	trigeminal nerve，三叉神经
Po	pons，脑桥
AICA	anteroinferior cerebellar artery，小脑前下动脉
AFB	acousticofacial bundle，面听束
VI	abducent nerve，展神经
IX	glossopharyngeal nerve，舌咽神经
JB	jugular bulb，颈静脉球

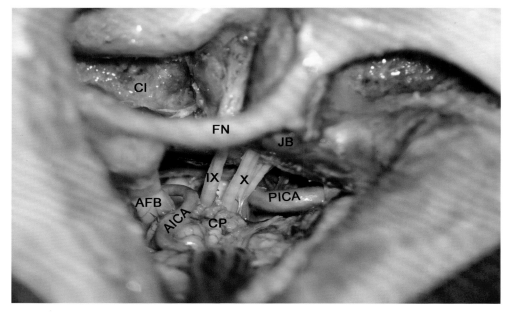

图 7.0.40 向后牵开小脑岩面和绒球，可暴露出第四脑室脉络丛，恰好位于舌咽神经和迷走神经后方

CI	clivus，斜坡
FN	facial nerve，面神经
AFB	acousticofacial bundle，面听束
AICA	anteroinferior cerebellar artery，小脑前下动脉
CP	choroid plexus；第四脑室脉络丛
IX	glossopharyngeal nerve，舌咽神经
X	vagus nerve，迷走神经
PICA	posteroinferior cerebellar artery，小脑后下动脉
JB	jugular bulb，颈静脉球

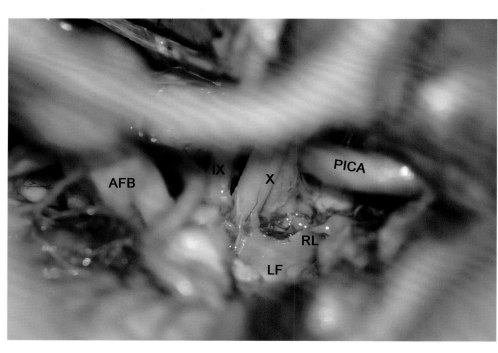

图 7.0.41 进一步牵开第四脑室脉络丛，可暴露出 Luschka 孔，因此，寻找第四脑室脉络丛是术中定位 Luschka 孔和蜗神经背侧核的可靠标志

AFB	acousticofacial bundle，面听束
IX	glossopharyngeal nerve，舌咽神经
X	vagus nerve，迷走神经
PICA	posteroinferior cerebellar artery，小脑后下动脉
LF	foramen of Luschka，Luschka 孔（第四脑室外侧孔）
RL	rhomboid lip，菱唇

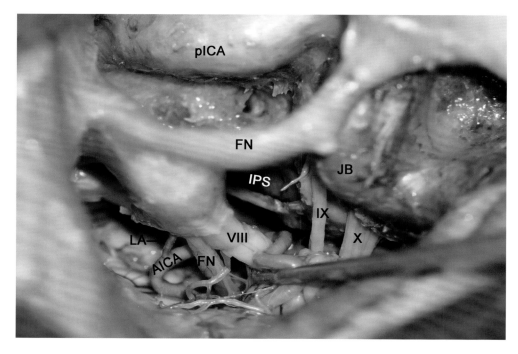

图 7.0.42 向后方牵开前庭蜗神经，可显露位于前方的面神经

pICA	petrous segment of internal carotid artery，岩段颈内动脉
FN	facial nerve，面神经
IPS	inferior petrosal sinus，岩下窦
JB	jugular bulb，颈静脉球
LA	labyrinthine artery，迷路动脉
AICA	anteroinferior cerebellar artery，小脑前下动脉
VIII	vestibulocochlear nerve，前庭蜗神经
IX	glossopharyngeal nerve，舌咽神经
X	vagus nerve，迷走神经

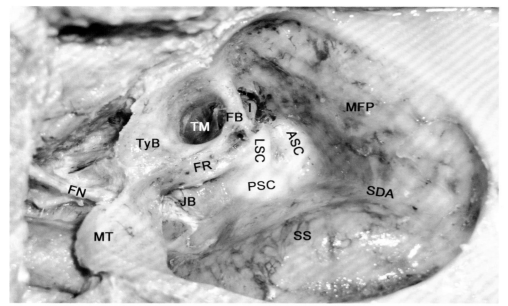

图 7.0.43 左侧标本，经耳囊入路首先行开放式乳突切除术，轮廓化颅中窝脑板、乙状窦骨板以及颅后窝脑板，磨低外耳道后壁

I	incus，砧骨
FB	facial bridge，面神经桥
FR	facial ridge，面神经嵴
TM	tympanic membrane，鼓膜
TyB	tympanic portion of the temporal bone，颞骨鼓部
FN	facial nerve，面神经
MFP	middle fossa plate，颅中窝脑板
ASC	anterior semicircular canal，前半规管
LSC	lateral semicircular canal，外半规管
PSC	posterior semicircular canal，后半规管
SS	sigmoid sinus，乙状窦
JB	jugular bulb，颈静脉球
SDA	sinodural angle，窦脑膜角
MT	mastoid tip，乳突尖

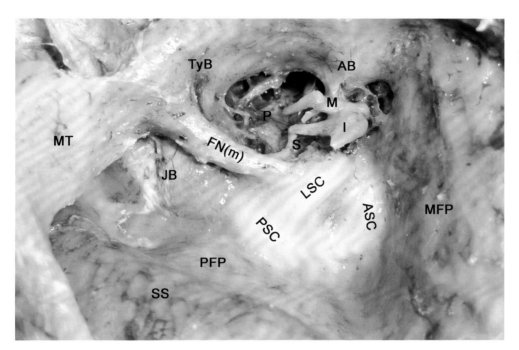

图 7.0.44 用刮匙去除面神经桥，磨低面神经嵴，暴露轮廓化面神经乳突段。去除鼓膜，但保留完整的听骨链以观察鼓室内的结构

TyB	tympanic portion of the temporal bone，颞骨鼓部
AB	anterior buttress，前拱柱
P	promontory，鼓岬
M	malleus，锤骨
I	incus，砧骨
S	stapes，镫骨
FN(m)	mastoid segment of facial nerve，面神经乳突段
ASC	anterior semicircular canal，前半规管
LSC	lateral semicircular canal，外半规管
PSC	posterior semicircular canal，后半规管
PFP	posterior fossa plate，颅后窝脑板
MFP	middle fossa plate，颅中窝脑板
SS	sigmoid sinus，乙状窦
JB	jugular bulb，颈静脉球
MT	mastoid tip，乳突尖

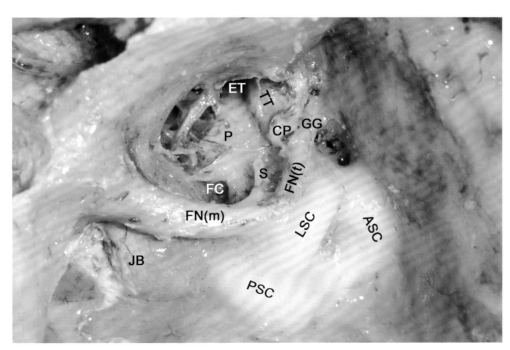

图 7.0.45 离断砧镫关节，切断鼓膜张肌肌腱和锤骨前韧带，去除锤骨，暴露出下方的匙突和前方的鼓膜张肌半管。轮廓化自茎乳孔至膝神经节的面神经

ET	eustachian tube，咽鼓管
TT	tensor tympani muscle，鼓膜张肌
P	promontory，鼓岬
CP	cochleariform process，匙突
GG	geniculate ganglion，膝神经节
FC	fenestra cochleae，蜗窗
S	stapes，镫骨
FN(t)	tympanic segment of facial nerve，面神经鼓室段
FN(m)	mastoid segment of facial nerve，面神经乳突段
ASC	anterior semicircular canal，前半规管
LSC	lateral semicircular canal，外半规管
PSC	posterior semicircular canal，后半规管
JB	jugular bulb，颈静脉球

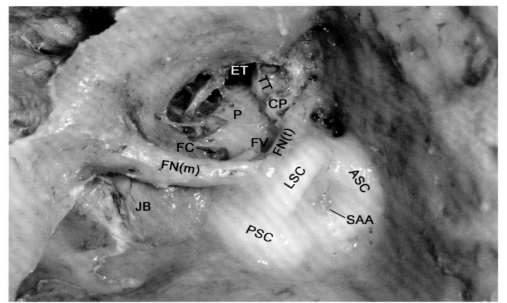

图 7.0.46 去除镫骨，暴露前庭窗。轮廓化后半规管下方的颈静脉球，可见颈静脉球与其外侧的面神经乳突段关系密切

ET	eustachian tube，	咽鼓管
TT	tensor tympani muscle，	鼓膜张肌
P	promontory，	鼓岬
CP	cochleariform process，	匙突
FV	fenestra vestibuli，	前庭窗
FC	fenestra cochleae，	蜗窗
FN(t)	tympanic segment of facial nerve，面神经鼓室段	
FN(m)	mastoid segment of facial nerve，面神经乳突段	
ASC	anterior semicircular canal，	前半规管
LSC	lateral semicircular canal，	外半规管
PSC	posterior semicircular canal，	后半规管
SAA	subarcuate artery，	弓状下动脉
JB	jugular bulb，	颈静脉球

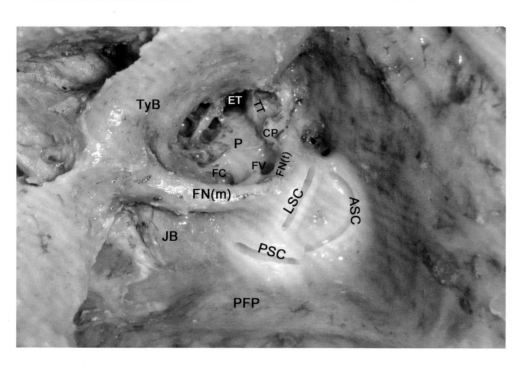

图 7.0.47 开放三个半规管

TyB	tympanic portion of the temporal bone，颞骨鼓部	
ET	eustachian tube，	咽鼓管
TT	tensor tympani muscle，	鼓膜张肌
P	promontory，	鼓岬
CP	cochleariform process，	匙突
FV	fenestra vestibuli，	前庭窗
FC	fenestra cochleae，	蜗窗
FN(t)	tympanic segment of facial nerve，面神经鼓室段	
FN(m)	mastoid segment of facial nerve，面神经乳突段	
ASC	anterior semicircular canal，	前半规管
LSC	lateral semicircular canal，	外半规管
PSC	posterior semicircular canal，	后半规管
JB	jugular bulb，	颈静脉球
PFP	posterior fossa plate，	颅后窝脑板

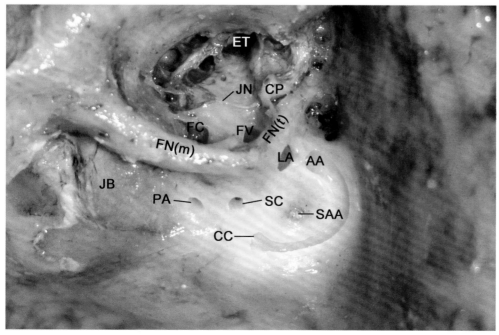

图 7.0.48 开始进行迷路切除，注意观察通向前庭的 5 个开口

ET	eustachian tube，	咽鼓管
JN	Jacobson's nerve，Jacobson 神经（鼓室丛）	
CP	cochleariform process，	匙突
FV	fenestra vestibuli，	前庭窗
FC	fenestra cochleae，	蜗窗
FN(t)	tympanic segment of facial nerve，面神经鼓室段	
FN(m)	mastoid segment of facial nerve，面神经乳突段	
JB	jugular bulb，	颈静脉球
LA	ampullate end of lateral semicircular canal；外半规管壶腹端	
AA	ampullate end of anterior semicircular canal，前半规管壶腹端	
PA	ampullate end of posterior semicircular canal，后半规管壶腹端	
CC	common crus，	总脚
SC	singular crus，	单脚
SAA	subarcuate artery，	弓状下动脉

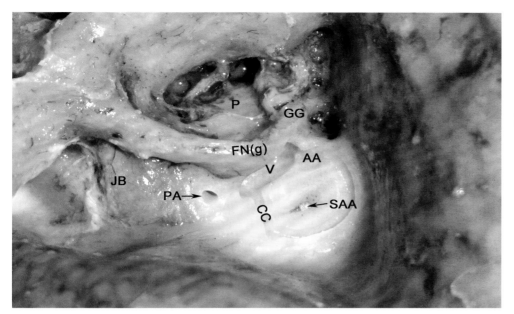

图 7.0.49 进一步磨除迷路骨质，彻底暴露前庭，保留前半规管。此图可清楚显示总脚开口于前庭的位置

P	promontory，鼓岬
GG	geniculate ganglion，膝神经节
FN(g)	second genu of facial nerve，面神经第二膝
V	Vestibule，前庭
AA	ampullate end of anterior semicircular canal，前半规管壶腹端
PA	ampullate end of posterior semicircular canal，后半规管壶腹端
CC	common crus，总脚
SAA	subarcuate artery，弓状下动脉
JB	jugular bulb，颈静脉球

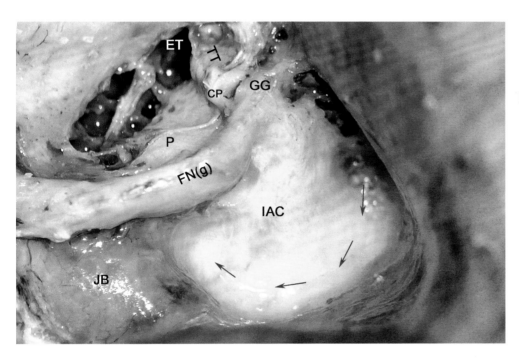

图 7.0.50 继续磨除迷路，开始轮廓化内耳道，箭头所示为轮廓化内耳道时钻头移动的方向。注意高位颈静脉球几乎与内耳道下壁接触，磨除二者之间的骨质时需要格外小心，使用小号金刚砂钻头耐心磨除，避免损伤到脆弱的颈静脉球，同时钻头不要磨透紧邻颈静脉球的面神经管的内侧壁

ET	eustachian tube，咽鼓管
TT	tensor tympani muscle，鼓膜张肌
CP	cochleariform process，匙突
P	promontory，鼓岬
GG	geniculate ganglion，膝神经节
FN(g)	second genu of facial nerve，面神经第二膝
JB	jugular bulb，颈静脉球
IAC	internal auditory canal，内耳道

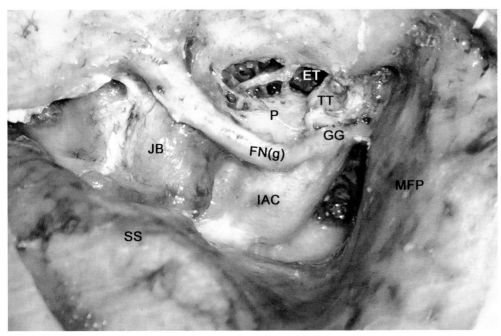

图 7.0.51 已完成对于内耳道后壁和上壁的轮廓化，表面仅保留一层菲薄骨质。下壁与颈静脉球之间的骨质还需要进一步磨除。注意不要过分磨除面神经骨管内侧的骨质，因为术后面神经的血供就靠面神经管内侧壁的血管供给

ET	eustachian tube，咽鼓管
P	promontory，鼓岬
TT	tensor tympani muscle，鼓膜张肌
GG	geniculate ganglion，膝神经节
FN(g)	second genu of facial nerve，面神经第二膝
JB	jugular bulb，颈静脉球
IAC	internal auditory canal，内耳道
SS	sigmoid sinus，乙状窦
MFP	middle fossa plate，颅中窝脑板

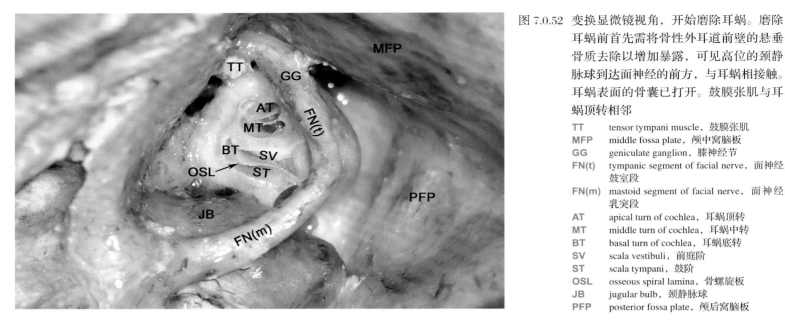

图 7.0.52 变换显微镜视角，开始磨除耳蜗。磨除耳蜗前首先需将骨性外耳道前壁的悬垂骨质去除以增加暴露，可见高位的颈静脉球到达面神经的前方，与耳蜗相接触。耳蜗表面的骨囊已打开。鼓膜张肌与耳蜗顶转相邻

TT	tensor tympani muscle，鼓膜张肌
MFP	middle fossa plate，颅中窝脑板
GG	geniculate ganglion，膝神经节
FN(t)	tympanic segment of facial nerve，面神经鼓室段
FN(m)	mastoid segment of facial nerve，面神经乳突段
AT	apical turn of cochlea，耳蜗顶转
MT	middle turn of cochlea，耳蜗中转
BT	basal turn of cochlea，耳蜗底转
SV	scala vestibuli，前庭阶
ST	scala tympani，鼓阶
OSL	osseous spiral lamina，骨螺旋板
JB	jugular bulb，颈静脉球
PFP	posterior fossa plate，颅后窝脑板

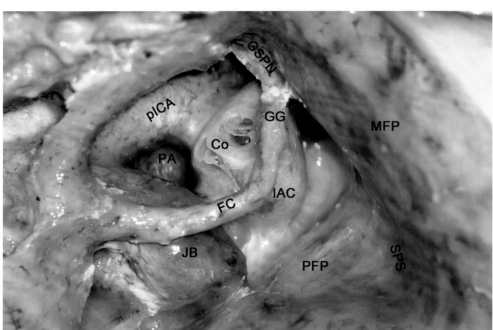

图 7.0.53 继续向前磨除外耳道前壁的骨质，暴露并轮廓化前方的岩段颈内动脉

pICA	petrous segment of internal carotid artery，岩段颈内动脉
PA	petrous apex，岩尖
Co	cochlea，耳蜗
GSPN	greater superficial petrosal nerve，岩浅大神经
MFP	middle fossa plate，颅中窝脑板
GG	geniculate ganglion，膝神经节
FC	fallopian canal，面神经管
IAC	internal auditory canal，内耳道
JB	jugular bulb，颈静脉球
PFP	posterior fossa plate，颅后窝脑板
SPS	superior petrosal sinus，岩上窦

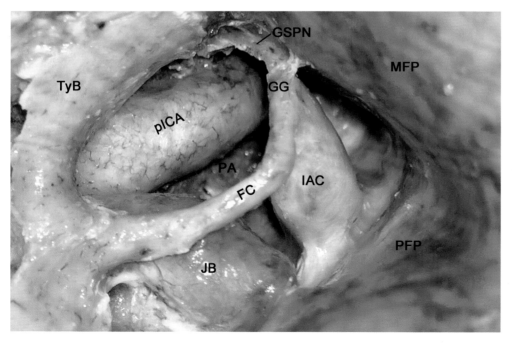

图 7.0.54 残余的耳蜗结构已经彻底磨除。在颈内动脉周围区域进行磨除时均应采用大号金刚砂钻头。可见面神经像"桥"一样位于术腔中央

TyB	tympanic portion of the temporal bone，颞骨鼓部
pICA	petrous segment of internal carotid artery，岩段颈内动脉
PA	petrous apex，岩尖
GSPN	greater superficial petrosal nerve，岩浅大神经
MFP	middle fossa plate，颅中窝脑板
GG	geniculate ganglion，膝神经节
FC	fallopian canal 面神经管
IAC	internal auditory canal，内耳道
JB	jugular bulb，颈静脉球
PFP	posterior fossa plate，颅后窝脑板

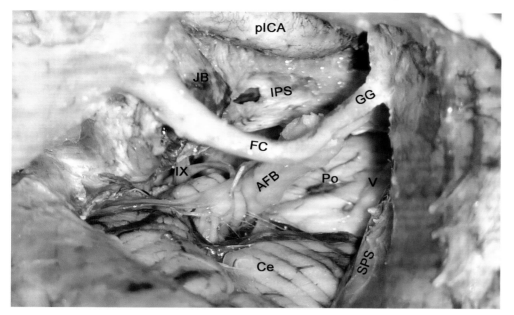

图 7.0.55 打开颅后窝硬脑膜，可以在无需牵拉小脑的情况下暴露小脑岩面和部分脑桥。面神经位于术野中央。该入路暴露范围，上至三叉神经，内侧到达脑桥前面及延髓和基底动脉外侧，下方可到达舌咽神经，外侧至小脑岩面，面听束位于视野中央

pICA	petrous segment of internal carotid artery，岩段颈内动脉
JB	jugular bulb，颈静脉球
IPS	inferior petrosal sinus，岩下窦
GG	geniculate ganglion，膝神经节
FC	fallopian canal，面神经管
IX	glossopharyngeal nerve，舌咽神经
AFB	acousticofacial bundle，面听束
Po	pons，脑桥
V	trigeminal nerve，三叉神经
Ce	cerebellum，小脑
SPS	superior petrosal sinus，岩上窦

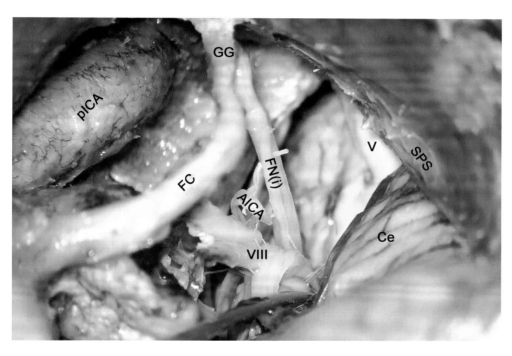

图 7.0.56 向后方牵开前庭蜗神经，暴露位于前方的面神经内耳道段。可见 AICA 在转回脑干之前向外侧祥入内耳道

pICA	petrous segment of internal carotid artery，岩段颈内动脉
GG	geniculate ganglion，膝神经节
FC	fallopian canal，面神经管
FN(i)	internal auditory canal segment of facial nerve，面神经内耳道段
AICA	anteroinferior cerebellar artery，小脑前下动脉
VIII	vestibulocochlear nerve，前庭蜗神经
Ce	cerebellum，小脑
V	trigeminal nerve，三叉神经
SPS	superior petrosal sinus，岩上窦

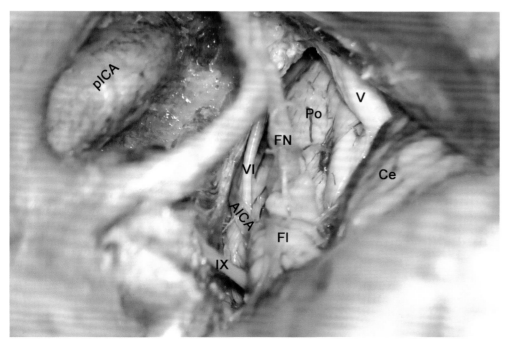

图 7.0.57 调节焦距，可见深处的展神经。AICA 自基底动脉发出后行向外侧，跨过展神经的腹侧。三叉神经根为暴露范围的上界

pICA	petrous segment of internal carotid artery，岩段颈内动脉
FN	facial nerve，面神经
AICA	anteroinferior cerebellar artery，小脑前下动脉
Po	pons，脑桥
V	trigeminal nerve，三叉神经
VI	abducent nerve，展神经
IX	glossopharyngeal nerve，舌咽神经
Fl	flocculus，小脑绒球
Ce	cerebellum，小脑

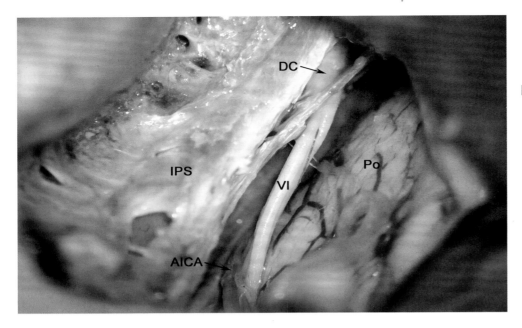

图 7.0.58 桥前池内结构放大观。展神经自桥延沟从脑干发出后，行于 AICA 的背侧，紧贴着斜坡硬脑膜向上走行，并在岩尖上缘穿入构成海绵窦后壁下部的硬脑膜，进入被称为 Dorello 管的硬脑膜腔隙，在此处经过蝶岩韧带（Gruber 韧带）的下方，进入海绵窦。岩下窦位于展神经进入斜坡硬脑膜处的外侧

DC Dorello's canal，Dorello 管
IPS inferior petrosal sinus，岩下窦
VI abducent nerve，展神经
Po pons，脑桥
AICA anteroinferior cerebellar artery，小脑前下动脉

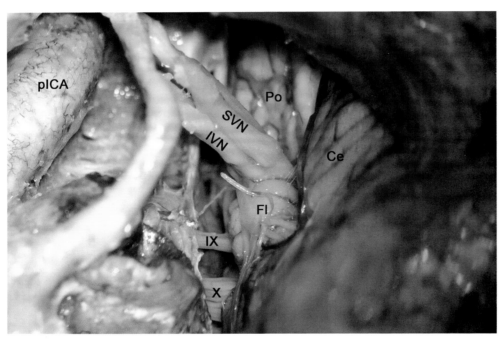

图 7.0.59 变换显微镜角度，可观察到下方的舌咽神经和迷走神经根丝，小脑绒球遮盖了前方舌咽神经出脑干处

pICA petrous segment of internal carotid artery，岩段颈内动脉
Po pons，脑桥
SVN superior vestibular nerve，前庭上神经
IVN inferiorvestibular nerve，前庭下神经
FI flocculus，小脑绒球
Ce cerebellum，小脑
IX glossopharyngeal nerve，舌咽神经
X vagus nerve，迷走神经

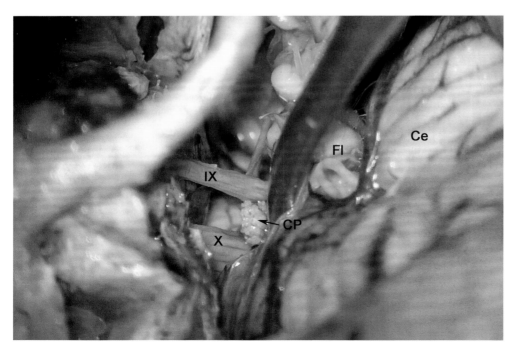

图 7.0.60 牵开绒球，可见自第四脑室外侧孔突出的脉络丛。脉络丛是用来寻找 Luschka 孔的重要标志

FI flocculus，小脑绒球
Ce cerebellum，小脑
IX glossopharyngeal nerve，舌咽神经
X vagus nerve，迷走神经
CP choroid plexus；第四脑室脉络丛

经耳蜗径路

Transcochlear Approach

8

8.1 经典经耳蜗径路
Classic Transcochlear Approach

　　经典经耳蜗入路是由 House 和 Hitselberger 于 1976 年首次提出，手术主要步骤包括对内耳道的辨识、面神经向后改道、去除耳蜗和岩尖，同时需要保留中耳和外耳结构的完整性。为了与改良经耳蜗径路作对比，本节首先描述经典经耳蜗径路，以便于理解改良经耳蜗径路对于扩大术野暴露的优势。

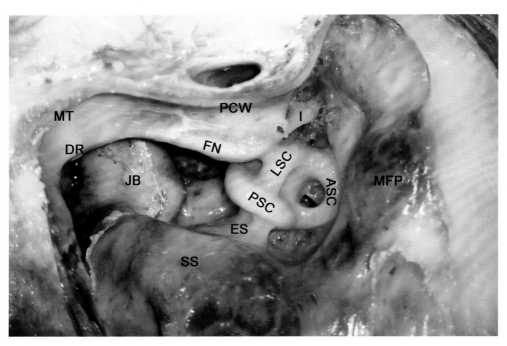

图 8.1.1　首先行完壁式乳突切除术。依次轮廓化颅中窝脑板、乙状窦板、二腹肌嵴、面神经和三个半规管

MT	mastoid tip，乳突尖
PCW	posterior canal wall，外耳道后壁
DR	digastric ridge，二腹肌嵴
I	incus，砧骨
FN	facial nerve，面神经
ASC	anterior semicircular canal，前半规管
LSC	lateral semicircular canal，外半规管
PSC	posterior semicircular canal，后半规管
ES	endolymphatic sac，内淋巴囊
MFP	middle fossa plate，颅中窝脑板
SS	sigmoid sinus，乙状窦
JB	jugular bulb，颈静脉球

图 8.1.2　磨除面后 – 迷路下气房，可暴露部分岩段颈内动脉

I	incus，砧骨
FN	facial nerve，面神经
pICA	petrous segment of internal carotid artery，岩段颈内动脉
ASC	anterior semicircular canal，前半规管
LSC	lateral semicircular canal，外半规管
PSC	posterior semicircular canal，后半规管
JB	jugular bulb，颈静脉球
SS	sigmoid sinus，乙状窦

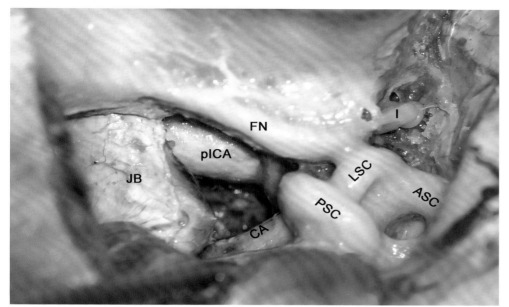

图 8.1.3 已去除面后 – 迷路下气房，暴露深部的岩段颈内动脉。注意蜗水管的走行方向

I	incus，砧骨
FN	facial nerve，面神经
pICA	petrous segment of internal carotid artery，岩段颈内动脉
ASC	anterior semicircular canal，前半规管
LSC	lateral semicircular canal，外半规管
PSC	posterior semicircular canal，后半规管
JB	jugular bulb，颈静脉球
CA	cochlear aqueduct，蜗水管

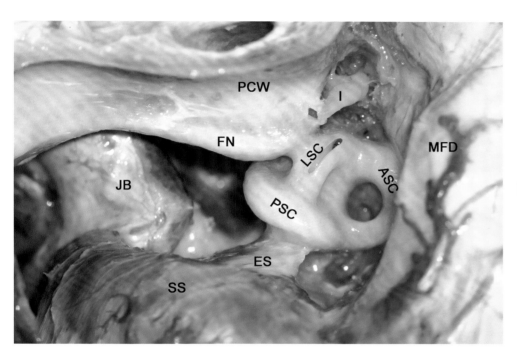

图 8.1.4 已去除颅中窝脑板和乙状窦表面骨质。开放外半规管

PCW	posterior canal wall，外耳道后壁
I	incus，砧骨
FN	facial nerve，面神经
ASC	anterior semicircular canal，前半规管
LSC	lateral semicircular canal，外半规管
PSC	posterior semicircular canal，后半规管
MFD	middle fossa dura，颅中窝硬脑膜
JB	jugular bulb，颈静脉球
ES	endolymphatic sac，内淋巴囊
SS	sigmoid sinus，乙状窦

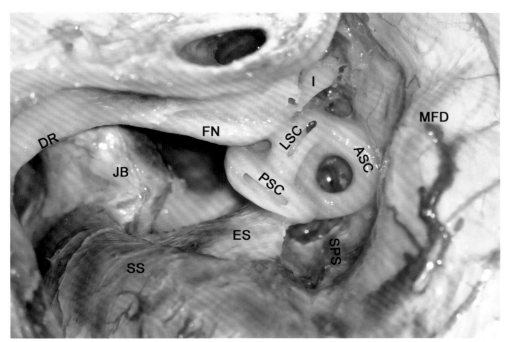

图 8.1.5 开放后半规管

I	incus，砧骨
DR	digastric ridge，二腹肌嵴
FN	facial nerve，面神经
ASC	anterior semicircular canal，前半规管
LSC	lateral semicircular canal，外半规管
PSC	posterior semicircular canal，后半规管
MFD	middle fossa dura，颅中窝硬脑膜
JB	jugular bulb，颈静脉球
ES	endolymphatic sac，内淋巴囊
SPS	superior petrosal sinus，岩上窦
SS	sigmoid sinus，乙状窦

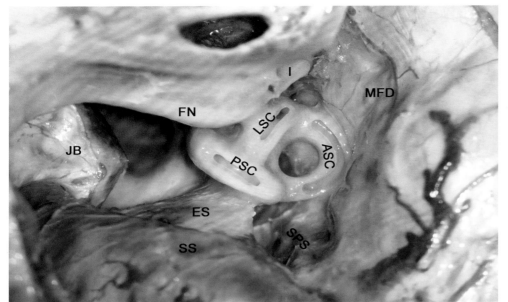

图 8.1.6 最后开放前半规管

I	incus，砧骨
FN	facial nerve，面神经
ASC	anterior semicircular canal，前半规管
LSC	lateral semicircular canal，外半规管
PSC	posterior semicircular canal，后半规管
MFD	middle fossa dura，颅中窝硬脑膜
JB	jugular bulb，颈静脉球
ES	endolymphatic sac，内淋巴囊
SPS	superior petrosal sinus，岩上窦
SS	sigmoid sinus，乙状窦

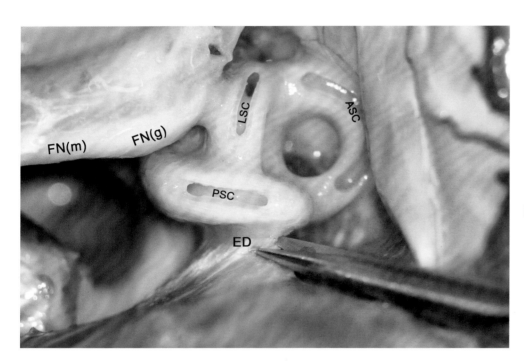

图 8.1.7 内淋巴囊位于后半规管的内后方、两层硬脑膜之间，此处硬脑膜张力很大，牵拉较困难，可以用显微剪刀切断内淋巴管

FN(g)	second genu of facial nerve，面神经第二膝
FN(m)	mastoid segment of facial nerve，面神经乳突段
ASC	anterior semicircular canal，前半规管
LSC	lateral semicircular canal，外半规管
PSC	posterior semicircular canal，后半规管
ED	endolymphatic duct，内淋巴管

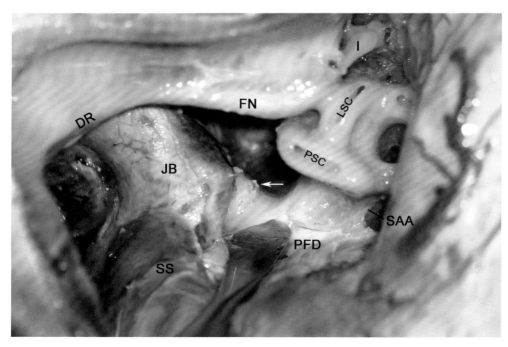

图 8.1.8 向后牵拉乙状窦，可暴露已开放的蜗水管

I	incus，砧骨
FN	facial nerve，面神经
DR	digastric ridge，二腹肌嵴
JB	jugular bulb，颈静脉球
LSC	lateral semicircular canal，外半规管
PSC	posterior semicircular canal，后半规管
PFD	posterior fossa dura，颅后窝硬脑膜
SAA	subarcuate artery，弓状下动脉
SS	sigmoid sinus，乙状窦
←	蜗水管

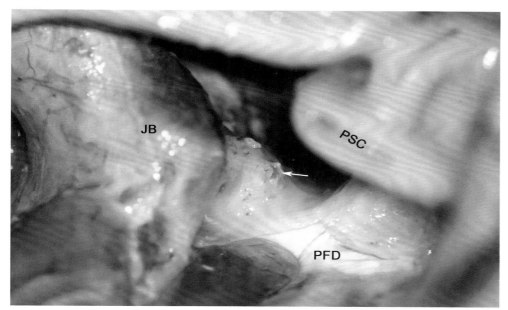

图 8.1.9 蜗水管放大观

JB	jugular bulb，颈静脉球
PSC	posterior semicircular canal，后半规管
PFD	posterior fossa dura，颅后窝硬脑膜
←	蜗水管

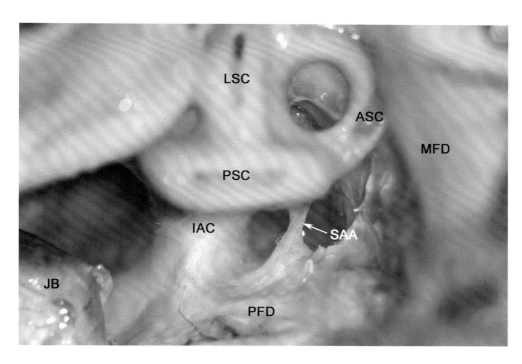

图 8.1.10 可见内耳道与弓状下动脉的位置关系

JB	jugular bulb，颈静脉球
ASC	anterior semicircular canal，前半规管
LSC	lateral semicircular canal，外半规管
PSC	posterior semicircular canal，后半规管
MFD	middle fossa dura，颅中窝硬脑膜
PFD	posterior fossa dura，颅后窝硬脑膜
IAC	internal auditory canal，内耳道
SAA	subarcuate artery，弓状下动脉

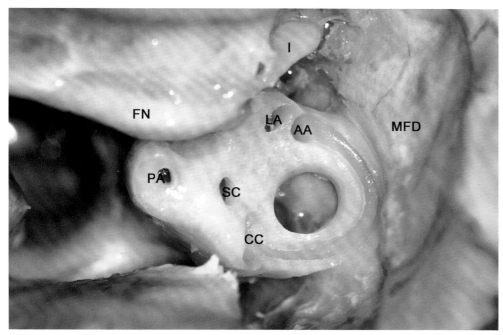

图 8.1.11 开始行迷路切除术，观察通向前庭的 5 个开口。前半规管和后半规管的非壶腹端构成总脚

I	incus，砧骨
FN	facial nerve，面神经
MFD	middle fossa dura，颅中窝硬膜
LA	ampullate end of lateral semicircular canal，外半规管壶腹端
AA	ampullate end of anterior semicircular canal，前半规管壶腹端
PA	ampullate end of posterior semicircular canal，后半规管壶腹端
SC	singular crus，单脚
CC	common crus，总脚

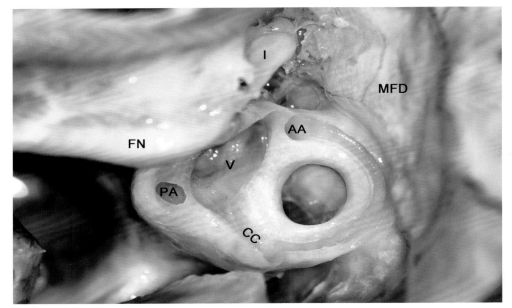

图 8.1.12　前庭已开放

I　　incus，砧骨
FN　facial nerve，面神经
MFD　middle fossa dura，颅中窝硬脑膜
V　　vestibule，前庭
AA　ampullate end of anterior semicircular canal，前半规管壶腹端
PA　ampullate end of posterior semicircular canal，后半规管壶腹端
CC　common crus，总脚

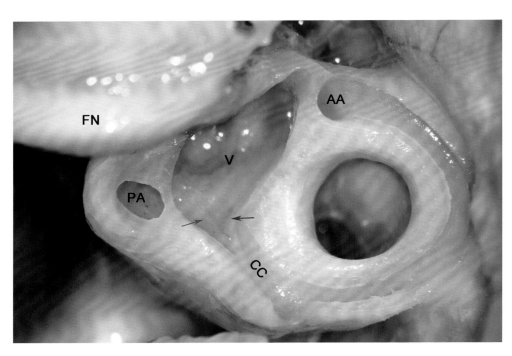

图 8.1.13　放大观。可见内淋巴管走行于总脚附近，并分叉为球囊支和椭圆囊支

FN　facial nerve，面神经
V　　vestibule，前庭
AA　ampullate end of anterior semicircular canal，前半规管壶腹端
PA　ampullate end of posterior semicircular canal，后半规管壶腹端
CC　common crus，总脚
→　　球囊支
←　　椭圆囊支

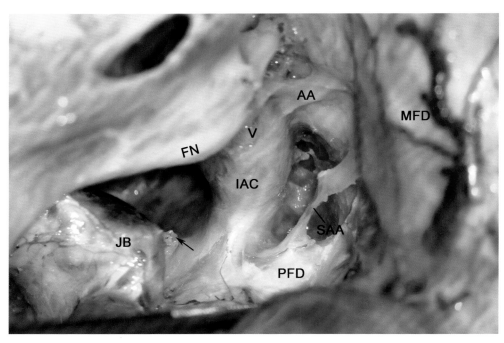

图 8.1.14　已完成迷路切除术，保留的前半规管壶腹可以作为定位内耳道上界的标志

FN　facial nerve，面神经
V　　vestibule，前庭
IAC　internal auditory canal，内耳道
SAA　subarcuate artery，弓状下动脉
AA　ampullate end of anterior semicircular canal，前半规管壶腹端
MFD　middle fossa dura，颅中窝硬脑膜
PFD　posterior fossa dura，颅后窝硬脑膜
JB　jugular bulb，颈静脉球
←　　蜗水管

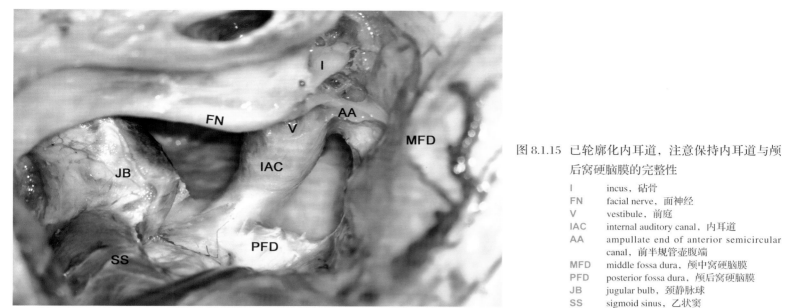

图 8.1.15 已轮廓化内耳道，注意保持内耳道与颅后窝硬脑膜的完整性

I	incus，砧骨
FN	facial nerve，面神经
V	vestibule，前庭
IAC	internal auditory canal，内耳道
AA	ampullate end of anterior semicircular canal，前半规管壶腹端
MFD	middle fossa dura，颅中窝硬脑膜
PFD	posterior fossa dura，颅后窝硬脑膜
JB	jugular bulb，颈静脉球
SS	sigmoid sinus，乙状窦

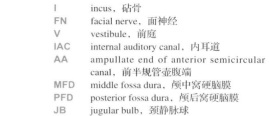

图 8.1.16 已去除前半规管壶腹

I	incus，砧骨
FN	facial nerve，面神经
V	vestibule，前庭
IAC	internal auditory canal，内耳道
MFD	middle fossa dura，颅中窝硬脑膜
PFD	posterior fossa dura，颅后窝硬脑膜
JB	jugular bulb，颈静脉球
SS	sigmoid sinus，乙状窦

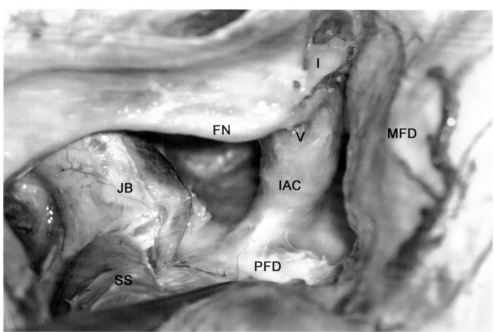

图 8.1.17 去除砧骨、切断鼓索，行扩大的后鼓室开放术，磨除膝神经节上覆盖的骨质

M	malleus，锤骨
S	stapes，镫骨
P	promontory，鼓岬
V	vestibule，前庭
IAC	internal auditory canal，内耳道
MFD	middle fossa dura，颅中窝硬脑膜
DR	digastric ridge，二腹肌嵴
JB	jugular bulb，颈静脉球
SS	sigmoid sinus，乙状窦
GG	geniculate ganglion，膝神经节
FN(t)	tympanic segment of facial nerve，面神经鼓室段
FN(m)	mastoid segment of facial nerve，面神经乳突段

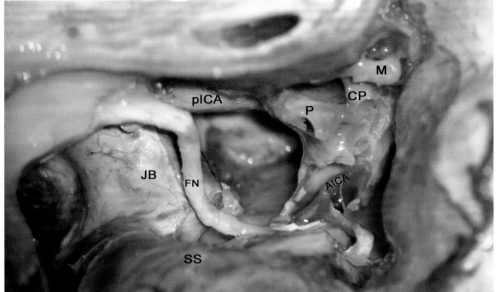

图 8.1.18 去除面神经表面的薄层骨片，切断岩浅
大神经，向后改道

M	malleus，锤骨
CP	cochleariform process，匙突
P	promontory，鼓岬
pICA	petrous segment of internal carotid artery，岩段颈内动脉
JB	jugular bulb，颈静脉球
SS	sigmoid sinus，乙状窦
FN	facial nerve，面神经
AICA	anteroinferior cerebellar artery，小脑前下动脉

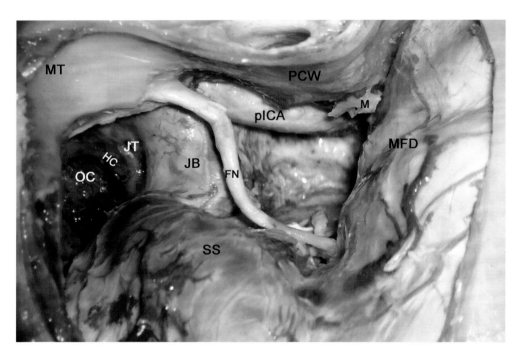

图 8.1.19 将面神经改道后，进一步磨除耳蜗和岩
尖骨质

MT	mastoid tip，乳突尖
PCW	posterior canal wall，外耳道后壁
M	malleus，锤骨
pICA	petrous segment of internal carotid artery，岩段颈内动脉
JB	jugular bulb，颈静脉球
SS	sigmoid sinus，乙状窦
MFD	middle fossa dura，颅中窝硬脑膜
FN	facial nerve，面神经
JT	jugular tubercle，颈静脉结节
OC	occipital condyle，枕髁
HC	hypoglossal canal，舌下神经管

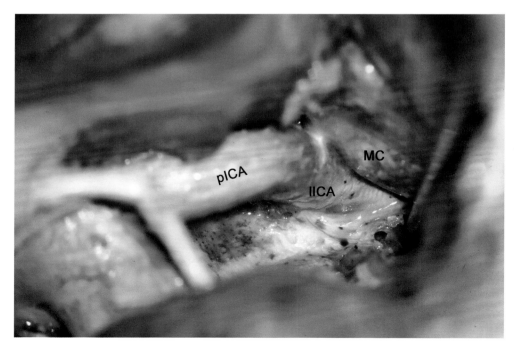

图 8.1.20 倾斜显微镜角度，可见充分磨除岩尖骨
质后，可暴露颈内动脉破裂孔段以及
Meckel 囊

pICA	petrous segment of internal carotid artery，岩段颈内动脉
lICA	lacerum segment of internal carotid artery，破裂孔段颈内动脉
MC	Meckel's cave，Meckel 囊

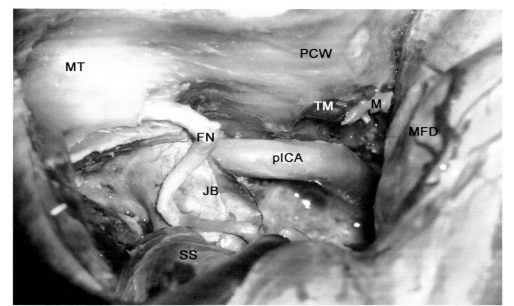

图 8.1.21 完成骨质磨除后的术腔整体观。注意该径路需保持鼓膜的完整性并封闭咽鼓管

MT	mastoid tip，乳突尖
PCW	posterior canal wall，外耳道后壁
TM	tympanic membrane，鼓膜
M	malleus，锤骨
FN	facial nerve，面神经
pICA	petrous segment of internal carotid artery，岩段颈内动脉
MFD	middle fossa dura，颅中窝硬脑膜
JB	jugular bulb，颈静脉球
SS	sigmoid sinus，乙状窦

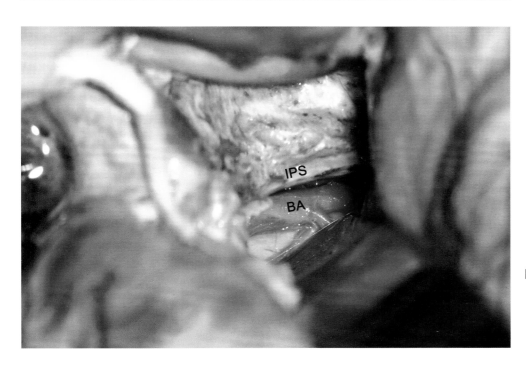

图 8.1.22 切开硬脑膜，可暴露桥前池内结构。但由于保留了外耳道，因此，对于从侧方显露脑干腹侧结构十分有限

IPS	inferior petrosal sinus，岩下窦
BA	basilar artery，基底动脉

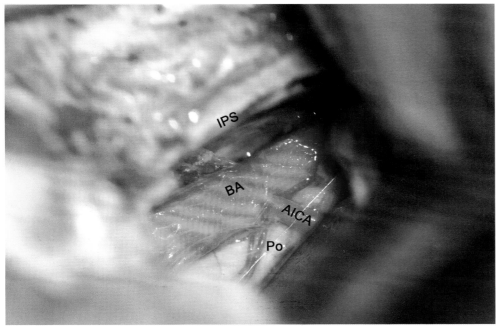

图 8.1.23 放大观。可暴露基底动脉以及 AICA 的起始处

IPS	inferior petrosal sinus，岩下窦
BA	basilar artery，基底动脉
AICA	anteroinferior cerebellar artery，小脑前下动脉
Po	pons，脑桥

8.2 改良经耳蜗径路 A 型

Modified Transcochlear Approach Type A

手术适应证

● 硬脑膜外病变：扩展至岩尖部的病变，同时术前伴有面神经麻痹和内耳功能丧失。如岩骨巨大胆脂瘤、复发的听神经瘤伴岩骨受累、巨大面神经瘤等。

● 硬脑膜内病变：岩斜区脑膜瘤或颅后窝表皮样囊肿。

● 硬膜内、外沟通型病变：侵犯岩尖的脑膜瘤，或原发于斜坡或颞骨的病变，继发颅后窝占位，如脊索瘤、软骨肉瘤。

手术步骤

1. 耳后 C 形皮肤切口。切口上缘为耳郭上方3cm处，后缘距耳郭后沟 4～5cm，下方止于乳突尖。

2. 向前掀开皮瓣，横断并盲袋封闭外耳道。

3. 做一蒂位于下方的 U 形肌骨膜瓣。用骨膜剥离子分离肌骨膜瓣，将肌骨膜瓣用 2-0 丝线与皮肤切缘缝合。

4. 在显微镜下仔细去除骨性外耳道表面的皮肤防止残留。

5. 行扩大乳突切除术，确认颅中窝硬脑膜和乙状窦，磨低外耳道后壁至鼓环水平。

6. 去除残留的鼓膜和听骨链。

7. 辨认二腹肌嵴并轮廓化面神经乳突段。

8. 当轮廓化后，可以看到面神经乳突段起自二腹肌嵴前缘的茎乳孔，到外半规管隆凸下方的面神经第二膝。面神经鼓室段由第二膝开始，在外半规管下方开始向前走行，最后到达匙突上方的膝神经节。

9. 去除颅中窝脑板和乙状窦表面的骨板，可以用骨膜剥离子在骨板与脑膜之间进行剥离。

10. 进行迷路切除术首先从外半规管开始磨起。在这一步操作过程中一定要注意不要损伤位于骨管下的面神经第二膝。完整保留外半规管下壁，可以用来保护重要结构。

11. 沿着外半规管向前上，可以找到外半规管和前半规管两个相邻的壶腹端。由前半规管壶腹开始，顺着前半规管向后就可以找到总脚。总脚是由前半规管和后半规管的非壶腹端汇合而成的。

12. 要完整保留前半规管壶腹前壁的骨质，这样既可以保护鼓室段和迷路段面神经，避免在磨除骨质时造成损伤，同时也可作为定位内耳道上界的标志。

13. 由总脚开始，沿着后半规管可以找到后半规管的壶腹端，它位于面神经乳突段的内侧仅数毫米，需要格外小心，不能损伤面神经。

14. 将乙状窦与后半规管之间的颅后窝脑板去除后，可以显露内淋巴囊，它位于后半规管的内后方、两层硬脑膜之间，此处硬脑膜张力很大，牵拉较困难，可以用尖刀沿着骨缘锐性切断内淋巴管。

15. 开放前庭。需要仔细地磨除前庭外侧壁后缘，虽然该处需要去除的骨质很少，但是对于内耳道的充分暴露是至关重要的。

16. 前半规管壶腹可以作为定位内耳道上界的标志。然后就可以用合适大小的金刚砂钻头，磨除颅中窝脑板和内耳道之间的骨质。钻头磨除骨质的方向应该由内向外，在磨除骨质时要小心，谨防损伤硬脑膜或磨开内耳道骨壁并损伤面神经内耳道段。为了避免上述损伤，可以首先用剥离子将硬脑膜与需要磨除的骨板分开，磨切过程中，用吸引器头将硬脑膜牵开。

17. 磨除内耳道下界与颈静脉球之间的面后气房并确认内耳道下界。在磨此处时，可以见到蜗水管。蜗水管是定位舌咽神经的重要标志，舌咽神经就位于蜗水管的下方。因此磨到蜗水管意味着已达到所需磨除的下界了。在实际手术中，开放蜗水管释放脑脊液，减少了颅内压力，有助于术野的暴露。

18. 一旦确认了内耳道的位置后，继续用合适大小的金刚砂钻头磨除内耳道周围的骨质，磨除骨质的方向应该沿着半规管走行的方向，由上向后，再向下方，直至内耳道上仅剩余一层透明的薄骨片为止。

19. 轮廓化乳突段和鼓室段面神经。用适当大小的金刚砂钻头，在大量冲水的情况下，平行于神经走行方向进行面神经骨管周围骨质的磨除，直至神经表面仅保留一层很薄的透明样薄骨片为止。茎乳孔周围的骨质应完全去除，尤其是后缘的骨质，以防在面神经改道时，残留的锋利骨片损伤面神经。

20. 在内耳道底的后面可以见到横嵴，它是分隔内耳道上下的一个骨嵴，其上方为前庭上神经和面神经，下方为前庭下神经和蜗神经。沿前庭上神经，自横嵴上方的外侧到前半规管壶腹，可以见到前庭上神经至前半规管壶腹的上壶腹神经管，这是辨认在内耳道底平面的面神经的非常重要的标志。在此平面，垂直嵴（Bill 嵴）位于上壶腹神经的前方，当从骨管内游离上壶腹神经时，垂直嵴就能够起到保护面神经的作用而免受其受到损伤。然后用小号切削钻头，小心打开前庭上神经骨管。在预定的内耳道位置开始磨除骨质，直至骨管开始发白为止。

21. 用小号金刚砂钻头磨除 Bill 嵴。在此步操作时，注意用冲洗吸引器牵开硬脑膜，既可以冲净术野，又可以牵开硬脑膜使其在磨除骨质的过程中免受损伤。当牵开硬脑膜后，继续磨除骨质直至暴露出面神经迷路段。

22. 用同样大小的金刚砂钻头磨除膝神经节上覆盖的骨质。需要强调的是，应充分磨除膝神经节前方的骨质和位于面神经迷路段与膝神经节所成的锐角之间的骨质，这对于后面将要进行的面神经改道中避免面神经损伤非常重要。

23. 沿着岩浅大神经可以追至膝神经节前缘，磨除其上方覆盖的骨质直至膝神经节完全暴露。在实际手术中，可以在双极电凝后锐性切断该神经以防后续的出血，因为该段面神经的主要滋养血管是脑膜中动脉岩支，该血管与岩浅大神经相伴行。

24. 用剥离子去除面神经表面覆盖的薄骨片。

25. 是否打开内耳道的硬脑膜取决于病变的范围。当内耳道内的面神经未受到侵犯时，可以保持内耳道硬脑膜的完整，这样既可以维持内耳道内的面神经血液供应，又可以防止术后脑脊液漏的发生。

26. 在内耳道底水平，用钩针分离出前庭下神经。

27. 先用小钩针将上壶腹神经由骨管内分离出来。然后分离上壶腹神经直至前庭上神经，在其前方即可找到面神经。

28. 面神经改道首先从膝神经节开始进行。用钩针游离面神经膝神经节。接下来小心游离面神经迷路段。这步是面神经改道手术中最为精细的一步，也是最有可能损伤到面神经的部位。因为面神经迷路段在面神经全程中是最细的部分，缺少神经鞘膜，而且膝神经节与面神经迷路段所成的锐角处的骨质切除不够，如果不加小心，就会损伤迷路段的面神经。

29. 接下来将面神经鼓室段自骨管中游离。

30. 切断连接于面神经骨管与面神经乳突段内侧面的结缔组织和滋养血管。面神经乳突段应该一直游离到茎乳孔。

31. 最大限度的游离面神经迷路段直至其进入内耳道。如果决定不打开内耳道的硬脑膜，则可以自内耳道底开始游离蜗神经，并分离内耳道前壁硬脑膜。将内耳道内容物连同面神经向后改道至颅后窝硬脑膜的上方、乙状窦前方。用铝箔片覆盖以保护改道后的面神经，以免在后续的操作过程中使面神经受到损伤。

32. 用咬骨钳或大号的切削钻磨除残存的面神经骨管。

33. 用大号切削钻磨除耳蜗，在充分冲水的条件下，继续磨除耳蜗剩余部分，暴露颈内动脉垂直段。

34. 尽可能磨除岩尖骨质到达中斜坡水平，暴露颞骨后表面硬脑膜。如果是硬膜外病变，这步操作后就可以开始去除病变了。如果病变已侵犯硬膜内，则使用双极电凝硬脑膜后再打开硬脑膜进行病变的切除。

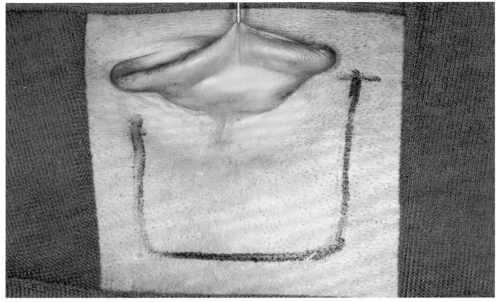

图 8.2.1 左侧尸头标本。耳后 C 形皮肤切口。切口上缘为耳郭上方 3cm 处，后缘距耳郭后沟 4～5cm，下方止于乳突尖

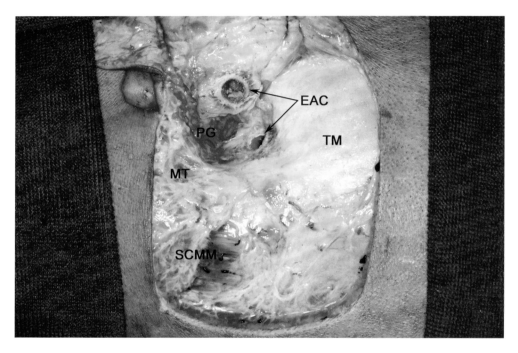

图 8.2.2 向前掀开皮瓣，横断外耳道

PG　　parotid gland，腮腺
EAC　external auditory canal，外耳道
TM　　temporalis muscle，颞肌
MT　　mastoid tip，乳突尖
SCMM　sternocleidomastoid muscle，胸锁乳突肌

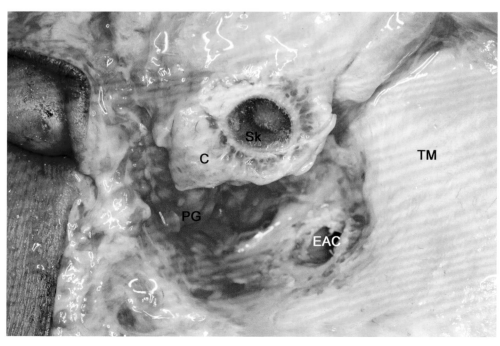

图 8.2.3 开始盲袋封闭外耳道

Sk　　skin，外耳道皮肤
C　　cartilage，外耳道软骨
PG　　parotid gland，腮腺
TM　　temporalis muscle，颞肌
EAC　external auditory canal，外耳道

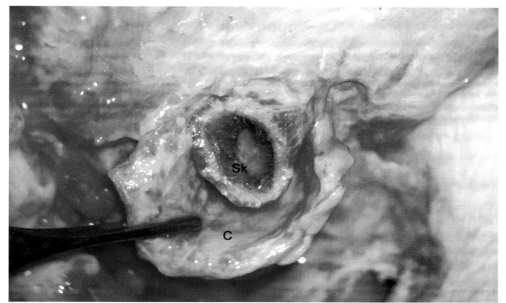

图 8.2.4 仔细将外耳道皮肤自软骨上分离，使外耳
道皮肤呈袖筒状

Sk   skin，外耳道皮肤
C   cartilage，外耳道软骨

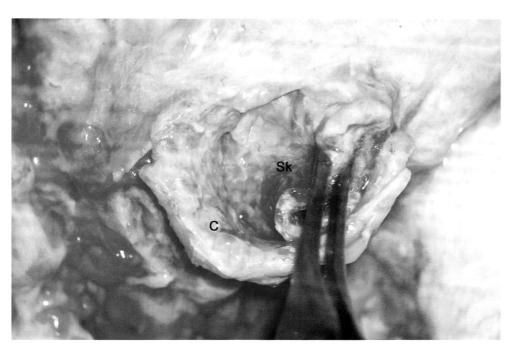

图 8.2.5 将外耳道皮肤外翻

Sk   skin，外耳道皮肤
C   cartilage，外耳道软骨

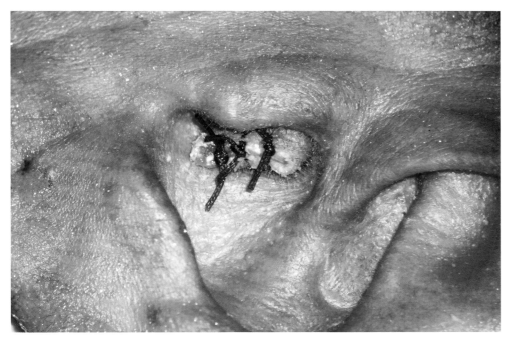

图 8.2.6 外翻后用丝线缝合外耳道皮肤

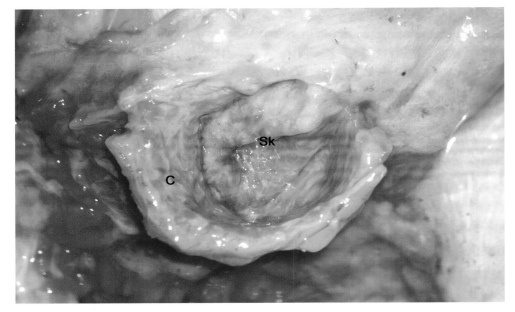

图 8.2.7　从内侧面将外耳道软骨与耳郭软组织缝
　　　　　合，完成外耳道的第二层封闭

Sk	skin，外耳道皮肤
C	cartilage，外耳道软骨

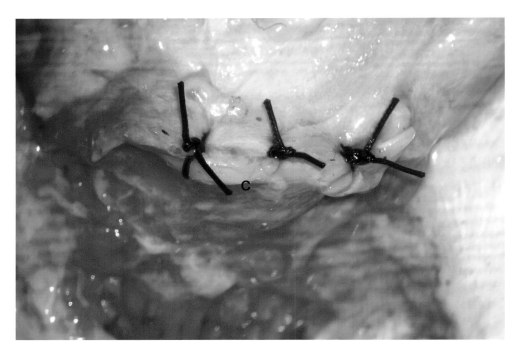

图 8.2.8　已完成外耳道的双层盲袋封闭

C	cartilage，外耳道软骨

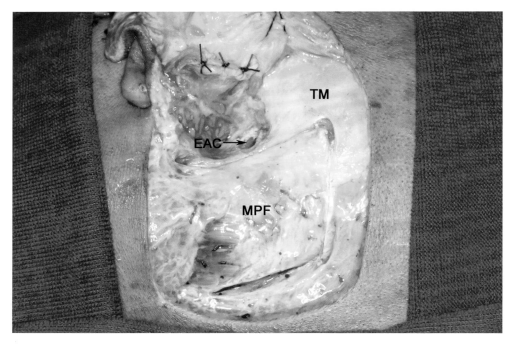

图 8.2.9　做一蒂位于下方的 U 形肌骨膜瓣

TM	temporalis muscle，颞肌
EAC	external auditory canal，外耳道
MPF	musculoperiosteal flap，肌骨膜瓣

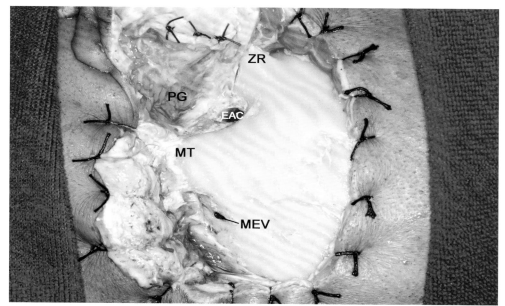

图 8.2.10 用骨膜剥离子分离肌骨膜瓣，将肌骨膜瓣用 2-0 丝线与皮肤切缘缝合

ZR	zygomatic root，颧弓根
PG	parotid gland，腮腺
EAC	external auditory canal，外耳道
MT	mastoid tip，乳突尖
MEV	mastoid emissary vein，乳突导静脉

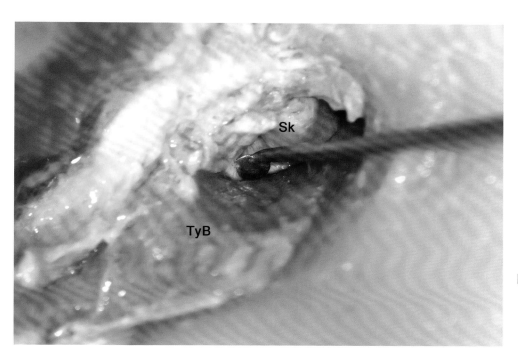

图 8.2.11 在显微镜下仔细去除骨性外耳道表面的皮肤防止残留

| Sk | skin，外耳道皮肤 |
| TyB | tympanic portion of the temporal bone，颞骨鼓部 |

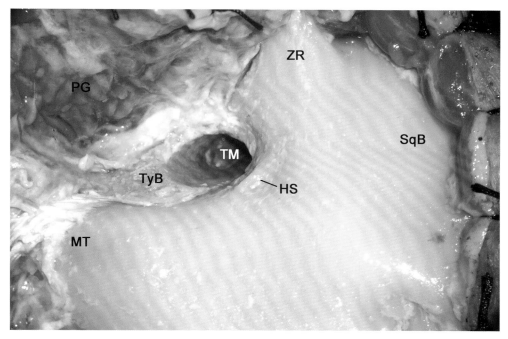

图 8.2.12 开始行扩大乳突切除术，确认颅中窝硬脑膜和乙状窦，磨低外耳道后壁至鼓环水平

ZR	zygomatic root，颧弓根
PG	parotid gland，腮腺
TyB	tympanic portion of the temporal bone，颞骨鼓部
TM	tympanic membrane，鼓膜
SqB	squamosal portion of the temporal bone，颞骨鳞部
HS	Henle's spine，Henle 棘
MT	mastoid tip，乳突尖

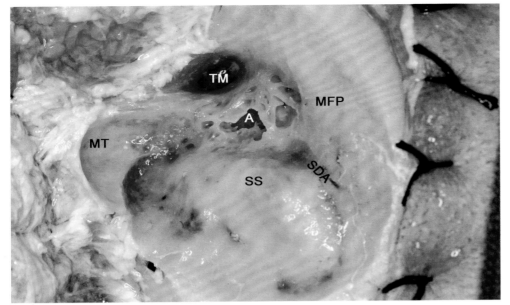

图 8.2.13 行开放式乳突切除术，确认鼓窦、颅中窝硬脑膜和乙状窦，磨低外耳道后壁至鼓环水平

TM	tympanic membrane，鼓膜
MT	mastoid tip，乳突尖
MFP	middle fossa plate，颅中窝脑板
A	antrum，鼓窦
SS	sigmoid sinus，乙状窦
SDA	sinodural angle，窦脑膜角

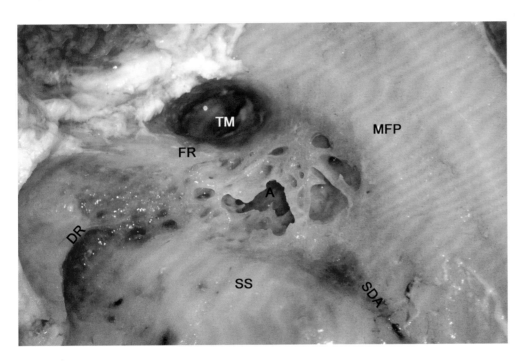

图 8.2.14 放大观

TM	tympanic membrane，鼓膜
FR	facial ridge，面神经嵴
MFP	middle fossa plate，颅中窝脑板
A	antrum，鼓窦
DR	digastric ridge，二腹肌嵴
SS	sigmoid sinus，乙状窦
SDA	sinodural angle，窦脑膜角

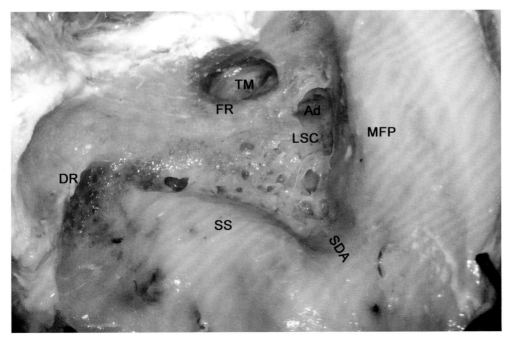

图 8.2.15 辨认二腹肌嵴并进一步磨低面神经嵴，暴露外半规管和鼓窦入口

TM	tympanic membrane，鼓膜
FR	facial ridge，面神经嵴
Ad	aditus ad antrum，鼓窦入口
LSC	lateral semicircular canal，外半规管
MFP	middle fossa plate，颅中窝脑板
DR	digastric ridge，二腹肌嵴
SS	sigmoid sinus，乙状窦
SDA	sinodural angle，窦脑膜角

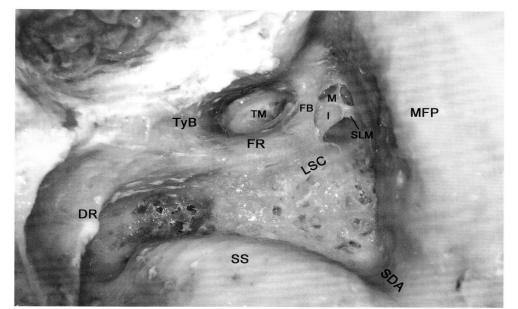

图 8.2.16 进一步开放上鼓室，以暴露锤骨和砧骨

TyB	tympanic portion of the temporal bone，颞骨鼓部	
TM	tympanic membrane，鼓膜	
FB	facial bridge，面神经桥	
FR	facial ridge，面神经嵴	
M	malleus，锤骨	
I	incus，砧骨	
SLM	superior ligament of malleus，锤骨上韧带	
LSC	lateral semicircular canal，外半规管	
MFP	middle fossa plate，颅中窝脑板	
DR	digastric ridge，二腹肌嵴	
SS	sigmoid sinus，乙状窦	
SDA	sinodural angle，窦脑膜角	

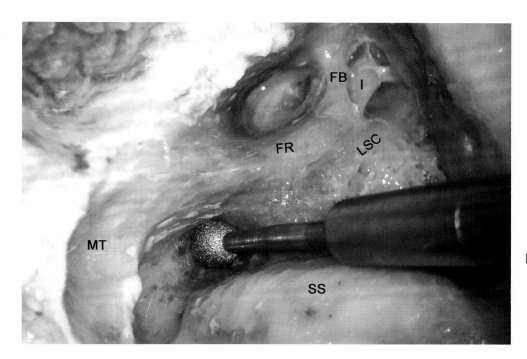

图 8.2.17 磨除部分面后气房

FB	facial bridge，面神经桥	
FR	facial ridge，面神经嵴	
I	incus，砧骨	
LSC	lateral semicircular canal，外半规管	
MT	mastoid tip，乳突尖	
SS	sigmoid sinus，乙状窦	

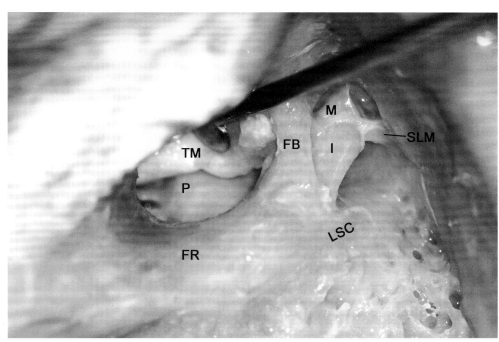

图 8.2.18 去除鼓膜

TM	tympanic membrane，鼓膜	
P	promontory，鼓岬	
FB	facial bridge，面神经桥	
FR	facial ridge，面神经嵴	
M	malleus，锤骨	
I	incus，砧骨	
SLM	superior ligament of malleus，锤骨上韧带	
LSC	lateral semicircular canal，外半规管	

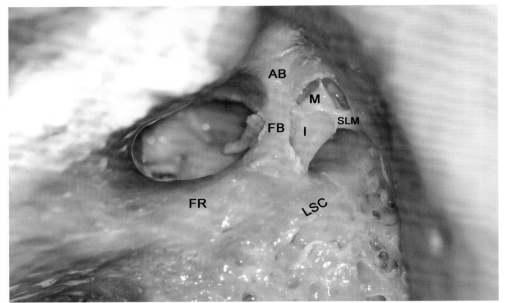

图 8.2.19　可见面神经桥位于听骨链的外侧

AB	anterior buttress，前拱柱
FB	facial bridge，面神经桥
FR	facial ridge，面神经嵴
M	malleus，锤骨
I	incus，砧骨
SLM	superior ligament of malleus，锤骨上韧带
LSC	lateral semicircular canal，外半规管

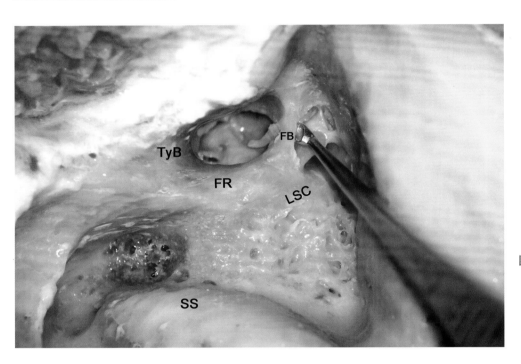

图 8.2.20　用刮匙去除面神经桥

TyB	tympanic portion of the temporal bone，颞骨鼓部
FB	facial bridge，面神经桥
FR	facial ridge，面神经嵴
LSC	lateral semicircular canal，外半规管
SS	sigmoid sinus，乙状窦

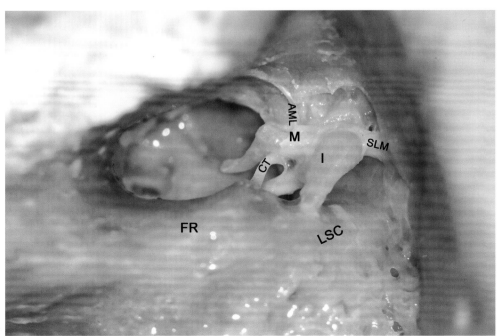

图 8.2.21　已去除面神经桥，暴露锤砧关节

AML	anterior malleal ligament，锤骨前韧带
SLM	superior ligament of malleus，锤骨上韧带
M	malleus，锤骨
I	incus，砧骨
CT	chorda tympani，鼓索
FR	facial ridge，面神经嵴
LSC	lateral semicircular canal，外半规管

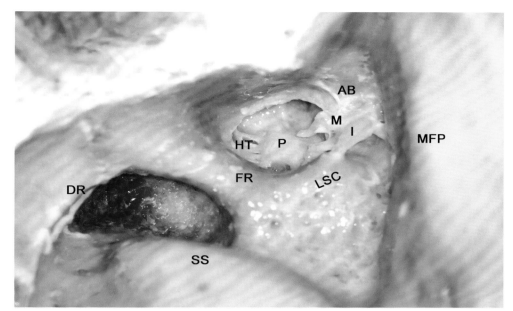

图 8.2.22 去除鼓索，进一步磨低面神经嵴

AB	anterior buttress，前拱柱
M	malleus，锤骨
I	incus，砧骨
P	promontory，鼓岬
HT	hypotympanum，下鼓室
FR	facial ridge，面神经嵴
LSC	lateral semicircular canal，外半规管
MFP	middle fossa plate，颅中窝脑板
DR	digastric ridge，二腹肌嵴
SS	sigmoid sinus，乙状窦

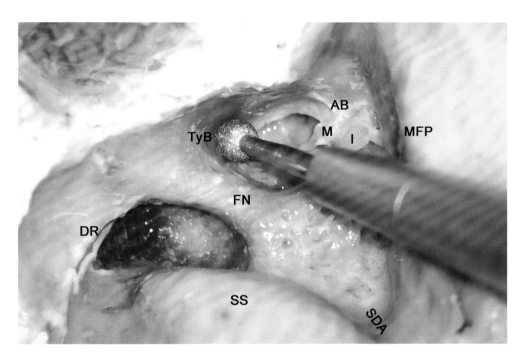

图 8.2.23 磨除颞骨鼓部下部骨质

AB	anterior buttress，前拱柱
M	malleus，锤骨
I	incus，砧骨
TyB	tympanic portion of the temporal bone，颞骨鼓部
FN	facial nerve，面神经
MFP	middle fossa plate，颅中窝脑板
DR	digastric ridge，二腹肌嵴
SS	sigmoid sinus，乙状窦
SDA	sinodural angle，窦脑膜角

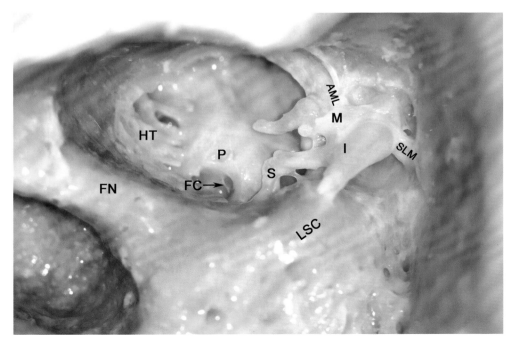

图 8.2.24 显示听骨链的位置关系

AML	anterior malleal ligament，锤骨前韧带
SLM	superior ligament of malleus，锤骨上韧带
M	malleus，锤骨
I	incus，砧骨
S	stapes，镫骨
P	promontory，鼓岬
HT	hypotympanum，下鼓室
FC	fenestra cochleae，蜗窗
FN	facial nerve，面神经
LSC	lateral semicircular canal，外半规管

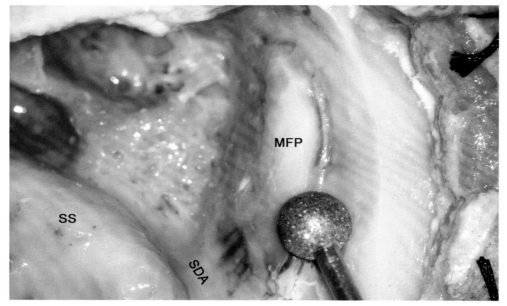

图 8.2.25 去除颅中窝脑板和乙状窦表面的骨板

MFP middle fossa plate，颅中窝脑板
SS sigmoid sinus，乙状窦
SDA sinodural angle，窦脑膜角

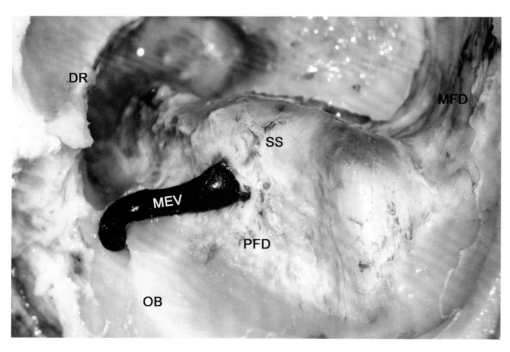

图 8.2.26 颅中窝脑板和乙状窦表面骨板已去除，
注意乙状窦后缘经常存在一粗大的乳突
导静脉，术中处理时应妥善将其轮廓化，
游离后双极电凝封闭，否则会引起难以
控制的出血

DR digastric ridge，二腹肌嵴
MFD middle fossa dura，颅中窝硬脑膜
SS sigmoid sinus，乙状窦
MEV mastoid emissary vein，乳突导静脉
PFD posterior fossa dura，颅后窝硬脑膜
OB occipital bone，枕骨

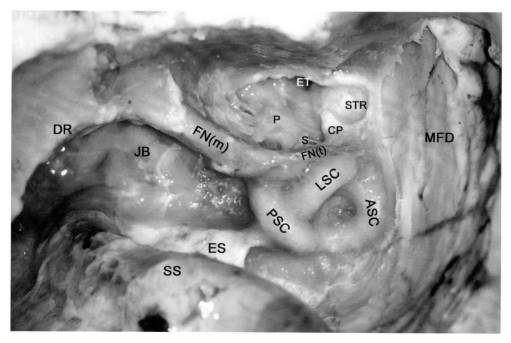

图 8.2.27 轮廓化三个半规管

ET eustachian tube，咽鼓管
S stapes，镫骨
P promontory，鼓岬
CP cochleariform process，匙突
STR supratubal recess，管上隐窝
DR digastric ridge，二腹肌嵴
JB jugular bulb，颈静脉球
FN(t) tympanic segment of facial nerve，面神经
鼓室段
FN(m) mastoid segment of facial nerve，面神经
乳突段
ASC anterior semicircular canal，前半规管
LSC lateral semicircular canal，外半规管
PSC posterior semicircular canal，后半规管
ES endolymphatic sac，内淋巴囊
MFD middle fossa dura，颅中窝硬脑膜
SS sigmoid sinus，乙状窦

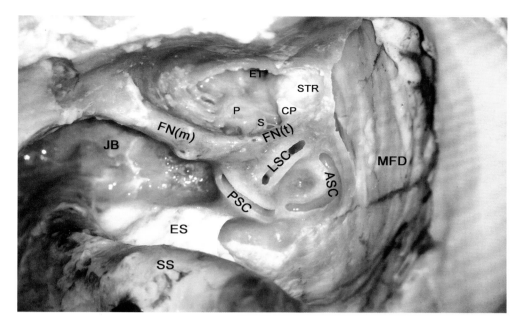

图 8.2.28 依次开放外半规管、后半规管和前半规管

ET	eustachian tube，咽鼓管
STR	supratubal recess，管上隐窝
P	promontory，鼓岬
S	stapes，镫骨
CP	cochleariform process，匙突
JB	jugular bulb，颈静脉球
FN(t)	tympanic segment of facial nerve，面神经鼓室段
FN(m)	mastoid segment of facial nerve，面神经乳突段
ASC	anterior semicircular canal，前半规管
LSC	lateral semicircular canal，外半规管
PSC	posterior semicircular canal，后半规管
ES	endolymphatic sac，内淋巴囊
MFD	middle fossa dura，颅中窝硬脑膜
SS	sigmoid sinus，乙状窦

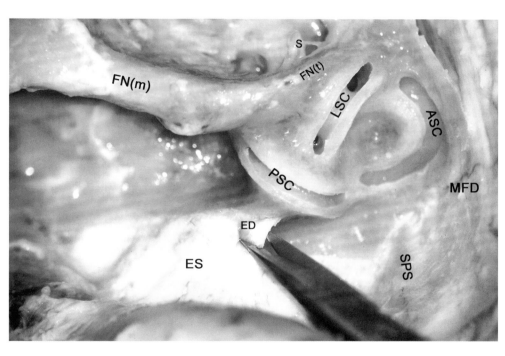

图 8.2.29 将乙状窦与后半规管之间的颅后窝脑板去除后，可以显露内淋巴囊，它位于后半规管的内后方、两层硬脑膜之间，此处硬脑膜张力很大，牵拉较困难，可以用锋利的尖刀沿着骨缘锐性切断内淋巴管

S	stapes，镫骨
FN(t)	tympanic segment of facial nerve，面神经鼓室段
FN(m)	mastoid segment of facial nerve，面神经乳突段
ASC	anterior semicircular canal，前半规管
LSC	lateral semicircular canal，外半规管
PSC	posterior semicircular canal，后半规管
ED	endolymphatic duct，内淋巴管
ES	endolymphatic sac，内淋巴囊
MFD	middle fossa dura，颅中窝硬脑膜
SPS	superior petrosal sinus，岩上窦

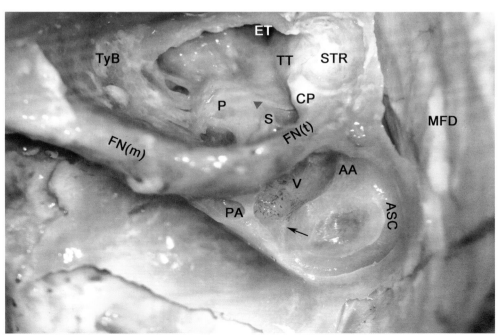

图 8.2.30 进行迷路切除首先从外半规管开始磨起。这一步操作一定要注意不要损伤位于骨管下的面神经第二膝

ET	eustachian tube，咽鼓管
TyB	tympanic portion of the temporal bone，颞骨鼓部
TT	tensor tympani muscle，鼓膜张肌
STR	supratubal recess，管上隐窝
CP	cochleariform process，匙突
P	promontory，鼓岬
S	stapes，镫骨
FN(t)	tympanic segment of facial nerve，面神经鼓室段
FN(m)	mastoid segment of facial nerve，面神经乳突段
ASC	anterior semicircular canal，前半规管
V	vestibule，前庭
AA	ampullate end of anterior semicircular canal，前半规管壶腹端
PA	ampullate end of posterior semicircular canal，后半规管壶腹端
MFD	middle fossa dura，颅中窝硬脑膜
▶	Jacobson 神经（鼓室丛）
←	内淋巴管

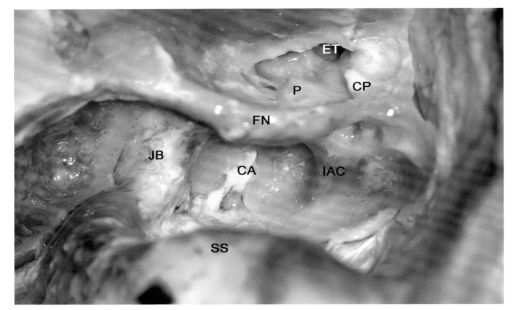

图 8.2.31 已初步轮廓化内耳道。于内耳道下方可见蜗水管已被开放

ET	eustachian tube，咽鼓管
P	promontory，鼓岬
CP	cochleariform process，匙突
FN	facial nerve，面神经
IAC	internal auditory canal，内耳道
CA	cochlear aqueduct，蜗水管
JB	jugular bulb，颈静脉球
SS	sigmoid sinus，乙状窦

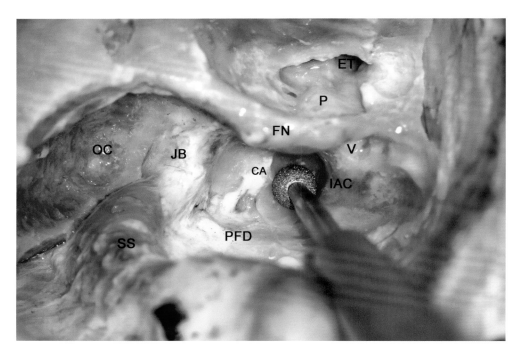

图 8.2.32 继续磨除内耳道下缘与蜗导水管之间的骨质

ET	eustachian tube，咽鼓管
P	promontory，鼓岬
FN	facial nerve，面神经
V	vestibule，前庭
IAC	internal auditory canal，内耳道
CA	cochlear aqueduct，蜗水管
JB	jugular bulb，颈静脉球
OC	occipital condyle，枕髁
SS	sigmoid sinus，乙状窦
PFD	posterior fossa dura，颅后窝硬脑膜

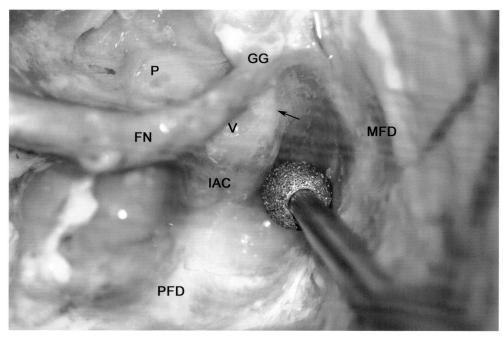

图 8.2.33 已显露出上壶腹神经管。继续用合适大小的金刚砂钻头，磨除颅中窝脑板和内耳道之间的骨质。钻头磨除骨质的方向应该由内向外，在磨除骨质时要小心，谨防损伤硬脑膜或磨开内耳道骨壁并损伤面神经内耳道段。为了避免上述损伤，可以用剥离子将硬脑膜与骨板分开，磨除过程中可用吸引器头将硬脑膜牵开

P	promontory，鼓岬
GG	geniculate ganglion，膝神经节
FN	facial nerve，面神经
V	vestibule，前庭
IAC	internal auditory canal，内耳道
MFD	middle fossa dura，颅中窝硬脑膜
PFD	posterior fossa dura，颅后窝硬脑膜
←	上壶腹神经管

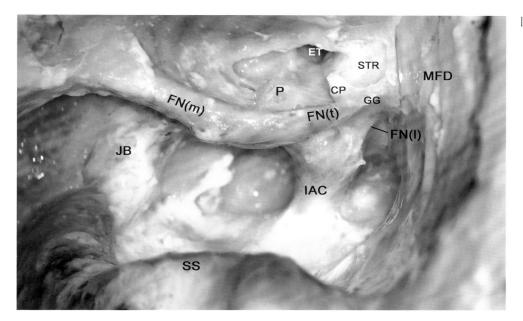

图 8.2.34 继续磨除骨质直至暴露出面神经迷路段。再次要强调的是，大量的冲水对于面神经迷路段的保护非常重要，可以避免神经的热损伤。磨除方向应与面神经迷路段的走行方向一致。用同样大小的金刚砂钻头磨除膝神经节上覆盖的骨质

ET   eustachian tube，咽鼓管
P   promontory，鼓岬
STR   supratubal recess，管上隐窝
CP   cochleariform process，匙突
MFD   middle fossa dura，颅中窝硬脑膜
GG   geniculate ganglion，膝神经节
FN(t)   tympanic segment of facial nerve，面神经鼓室段
FN(m)   mastoid segment of facial nerve，面神经乳突段
FN(l)   labyrinthine segment of facial nerve，面神经迷路段
IAC   internal auditory canal，内耳道
JB   jugular bulb，颈静脉球
SS   sigmoid sinus，乙状窦

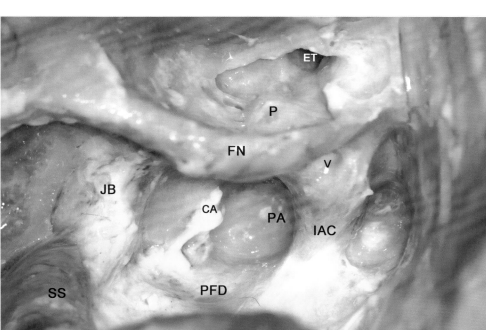

图 8.2.35 放大观。已 270°轮廓化内耳道，术中需注意保持内耳道硬脑膜的完整性

ET   eustachian tube，咽鼓管
P   promontory，鼓岬
FN   facial nerve，面神经
V   vestibule，前庭
PA   petrous apex，岩尖
CA   cochlear aqueduct，蜗水管
IAC   internal auditory canal，内耳道
JB   jugular bulb，颈静脉球
SS   sigmoid sinus，乙状窦
PFD   posterior fossa dura，颅后窝硬脑膜

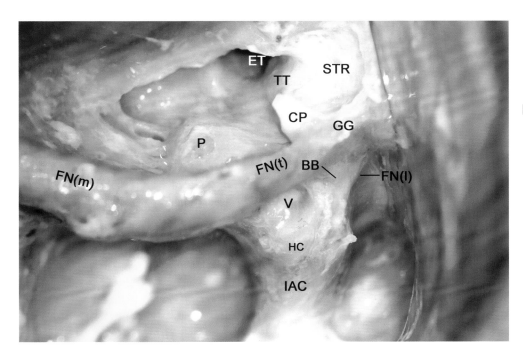

图 8.2.36 显示内耳道底，Bill 嵴与面神经迷路段之间的关系

ET   eustachian tube，咽鼓管
TT   tensor tympani muscle，鼓膜张肌
STR   supratubal recess，管上隐窝
CP   cochleariform process，匙突
P   promontory，鼓岬
GG   geniculate ganglion，膝神经节
FN(t)   tympanic segment of facial nerve，面神经鼓室段
FN(m)   mastoid segment of facial nerve，面神经乳突段
FN(l)   labyrinthine segment of facial nerve，面神经迷路段
BB   Bill's bar，垂直嵴
V   vestibule，前庭
HC   horizontal crest，横嵴
IAC   internal auditory canal，内耳道

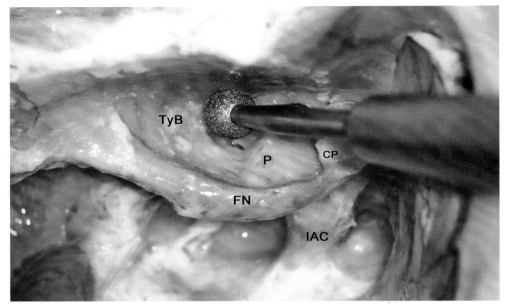

图 8.2.37 进一步磨除咽鼓管下方的骨质，以确认颈内动脉的位置

TyB	tympanic portion of the temporal bone，颞骨鼓部
CP	cochleariform process，匙突
P	promontory，鼓岬
FN	facial nerve，面神经
IAC	internal auditory canal，内耳道

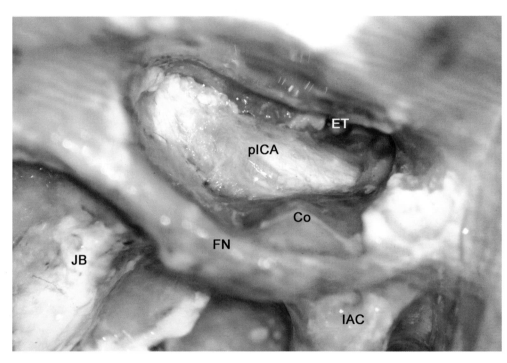

图 8.2.38 已暴露岩段颈内动脉，可见其与后方的耳蜗相邻

pICA	petrous segment of internal carotid artery，岩段颈内动脉
ET	eustachian tube，咽鼓管
Co	cochlea，耳蜗
FN	facial nerve，面神经
JB	jugular bulb，颈静脉球
IAC	internal auditory canal，内耳道

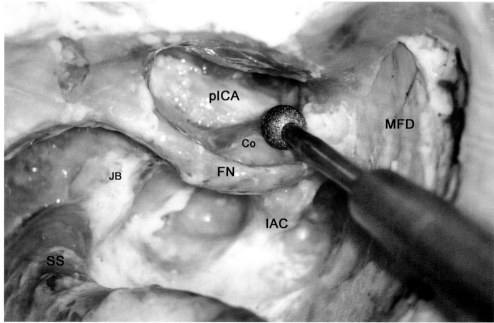

图 8.2.39 在确认颈内动脉的位置后便可以安全的磨除耳蜗

pICA	petrous segment of internal carotid artery，岩段颈内动脉
Co	cochlea，耳蜗
FN	facial nerve，面神经
JB	jugular bulb，颈静脉球
IAC	internal auditory canal，内耳道
MFD	middle fossa dura，颅中窝硬脑膜
SS	sigmoid sinus，乙状窦

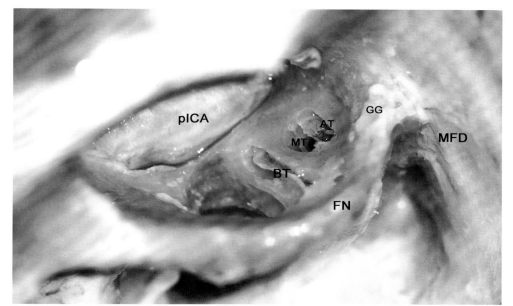

图 8.2.40 耳蜗表面的骨囊已打开。暴露出蜗轴、耳蜗底转、中转和顶转

pICA petrous segment of internal carotid artery，岩段颈内动脉
AT apical turn of cochlea，耳蜗顶转
MT middle turn of cochlea，耳蜗中转
BT basal turn of cochlea，耳蜗底转
GG geniculate ganglion，膝神经节
FN facial nerve，面神经
MFD middle fossa dura，颅中窝硬脑膜

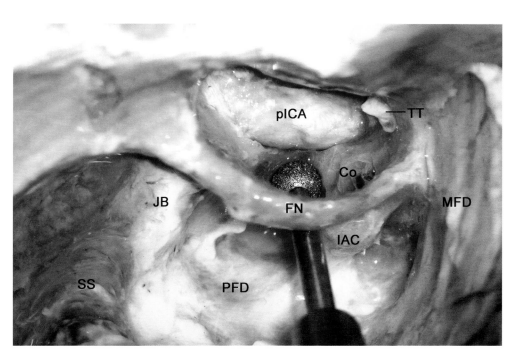

图 8.2.41 在向前磨除岩尖骨质时可将钻头置于面神经骨管的下方，但需要注意的是勿将高速转动的钻杆与面神经骨管长时间接触，避免面神经热损伤和骨管的破损

pICA petrous segment of internal carotid artery，岩段颈内动脉
TT tensor tympani muscle，鼓膜张肌
Co cochlea，耳蜗
FN facial nerve，面神经
IAC internal auditory canal，内耳道
MFD middle fossa dura，颅中窝硬脑膜
JB jugular bulb，颈静脉球
SS sigmoid sinus，乙状窦
PFD posterior fossa dura，颅后窝硬脑膜

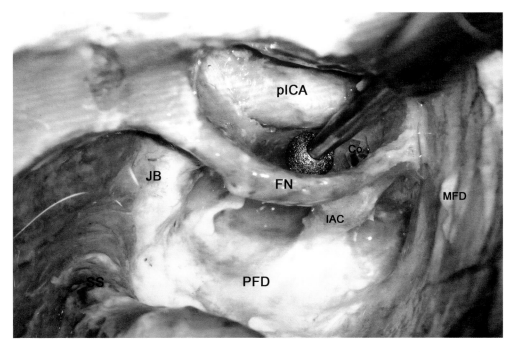

图 8.2.42 同样，在磨除内耳道前壁骨质时，需要将钻杆远离面神经，以免高速转动的钻杆与面神经骨管长时间接触导致面神经热损伤和骨管的破损

pICA petrous segment of internal carotid artery，岩段颈内动脉
Co cochlea，耳蜗
FN facial nerve，面神经
IAC internal auditory canal，内耳道
MFD middle fossa dura，颅中窝硬脑膜
JB jugular bulb，颈静脉球
SS sigmoid sinus，乙状窦
PFD posterior fossa dura，颅后窝硬脑膜

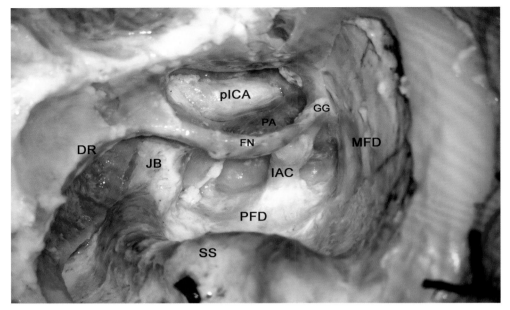

图 8.2.43 已磨除耳蜗，剩余岩尖骨质需将阻碍视野操作的面神经向后改道以后再进一步磨除

pICA	petrous segment of internal carotid artery，岩段颈内动脉
PA	petrous apex，岩尖
GG	geniculate ganglion，膝神经节
FN	facial nerve，面神经
IAC	internal auditory canal，内耳道
MFD	middle fossa dura，颅中窝硬脑膜
DR	digastric ridge，二腹肌嵴
JB	jugular bulb，颈静脉球
PFD	posterior fossa dura，颅后窝硬脑膜
SS	sigmoid sinus，乙状窦

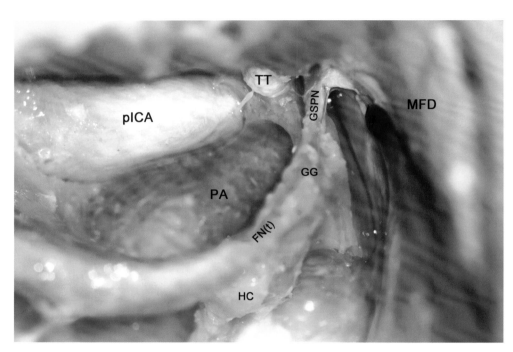

图 8.2.44 充分磨除膝神经节前方直至岩浅大神经的骨质和位于面神经迷路段与膝神经节之间所成锐角处的骨质，但要注意的是钻头不要破坏膝神经节上方的颅中窝硬脑膜

pICA	petrous segment of internal carotid artery，岩段颈内动脉
TT	tensor tympani muscle，鼓膜张肌
GSPN	greater superficial petrosal nerve，岩浅大神经
MFD	middle fossa dura，颅中窝硬脑膜
PA	petrous apex，岩尖
GG	geniculate ganglion，膝神经节
FN(t)	tympanic segment of facial nerve，面神经鼓室段
HC	horizontal crest，横嵴

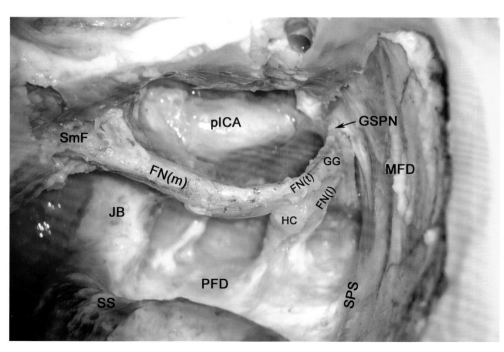

图 8.2.45 去除面神经表面的薄骨片。茎乳孔周围的骨质应完全去除以防在面神经改道时，残留的锋利骨片损伤面神经

SmF	stylomastoid foramen，茎乳孔
pICA	petrous segment of internal carotid artery，岩段颈内动脉
GSPN	greater superficial petrosal nerve，岩浅大神经
GG	geniculate ganglion，膝神经节
FN(t)	tympanic segment of facial nerve，面神经鼓室段
FN(m)	mastoid segment of facial nerve，面神经乳突段
FN(l)	labyrinthine segment of facial nerve，面神经迷路段
HC	horizontal crest，横嵴
MFD	middle fossa dura，颅中窝硬脑膜
JB	jugular bulb，颈静脉球
PFD	posterior fossa dura，颅后窝硬脑膜
SS	sigmoid sinus，乙状窦
SPS	superior petrosal sinus，岩上窦

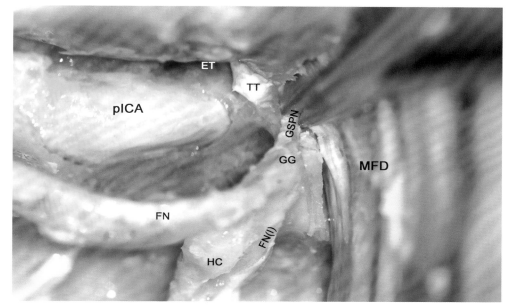

图 8.2.46 面神经改道首先从面神经膝神经节区域
开始进行。首先切断岩浅大神经以便游
离膝神经节

ET	eustachian tube，咽鼓管
TT	tensor tympani muscle，鼓膜张肌
pICA	petrous segment of internal carotid artery，岩段颈内动脉
GSPN	greater superficial petrosal nerve，岩浅大神经
FN	facial nerve，面神经
GG	geniculate ganglion，膝神经节
FN(l)	labyrinthine segment of facial nerve，面神经迷路段
HC	horizontal crest，横崎
MFD	middle fossa dura，颅中窝硬脑膜

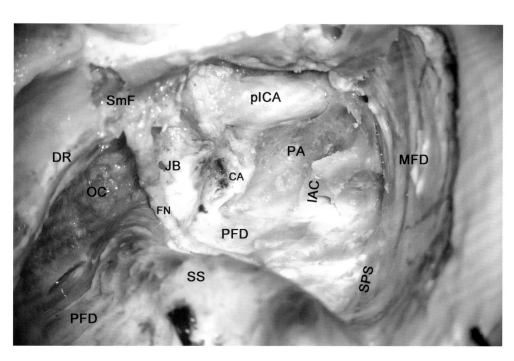

图 8.2.47 将内耳道内内容物连同面神经向后改道
至颅后窝硬脑膜的上方、乙状窦前方

SmF	stylomastoid foramen，茎乳孔
pICA	petrous segment of internal carotid artery，岩段颈内动脉
DR	digastric ridge，二腹肌崎
OC	occipital condyle，枕髁
FN	facial nerve，面神经
JB	jugular bulb，颈静脉球
CA	cochlear aqueduct，蜗水管
PA	petrous apex，岩尖
IAC	internal auditory canal，内耳道
MFD	middle fossa dura，颅中窝硬脑膜
PFD	posterior fossa dura，颅后窝硬脑膜
SS	sigmoid sinus，乙状窦
SPS	superior petrosal sinus，岩上窦

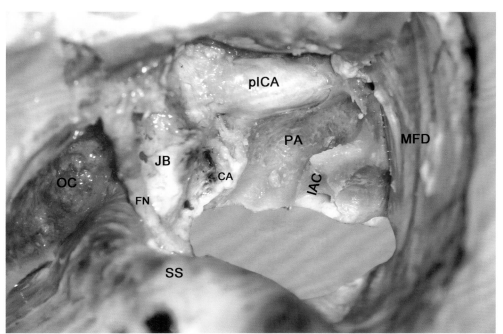

图 8.2.48 用铝箔片覆盖以保护改道后的面神经，
以免在后续的操作过程中使面神经受到
损伤

pICA	petrous segment of internal carotid artery，岩段颈内动脉
OC	occipital condyle，枕髁
FN	facial nerve，面神经
JB	jugular bulb，颈静脉球
CA	cochlear aqueduct，蜗水管
PA	petrous apex，岩尖
IAC	internal auditory canal，内耳道
MFD	middle fossa dura，颅中窝硬脑膜
SS	sigmoid sinus，乙状窦

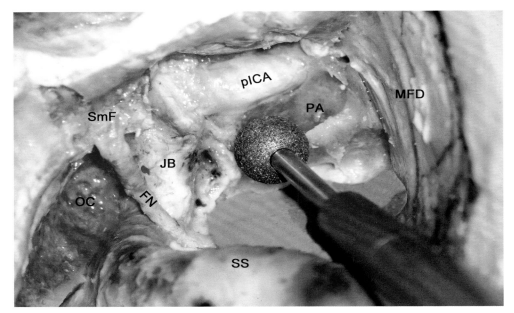

图 8.2.49 用大号金刚砂钻头进一步磨除岩尖骨质

SmF	stylomastoid foramen，茎乳孔
pICA	petrous segment of internal carotid artery，岩段颈内动脉
PA	petrous apex，岩尖
MFD	middle fossa dura，颅中窝硬脑膜
OC	occipital condyle，枕髁
FN	facial nerve，面神经
JB	jugular bulb，颈静脉球
SS	sigmoid sinus，乙状窦

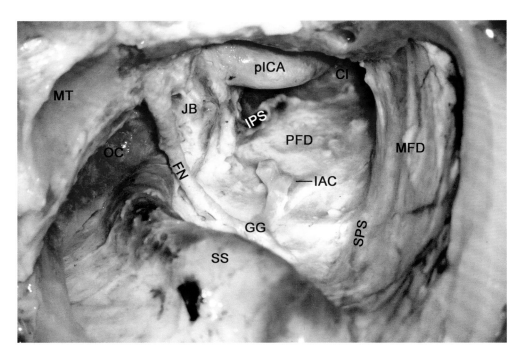

图 8.2.50 尽可能磨除岩尖骨质到达中斜坡水平，暴露颞骨后表面硬脑膜和岩下窦

MT	mastoid tip，乳突尖
JB	jugular bulb，颈静脉球
IPS	inferior petrosal sinus，岩下窦
pICA	petrous segment of internal carotid artery，岩段颈内动脉
CI	clivus，斜坡
OC	occipital condyle，枕髁
FN	facial nerve，面神经
GG	geniculate ganglion，膝神经节
IAC	internal auditory canal，内耳道
PFD	posterior fossa dura，颅后窝硬脑膜
MFD	middle fossa dura，颅中窝硬脑膜
SPS	superior petrosal sinus，岩上窦
SS	sigmoid sinus，乙状窦

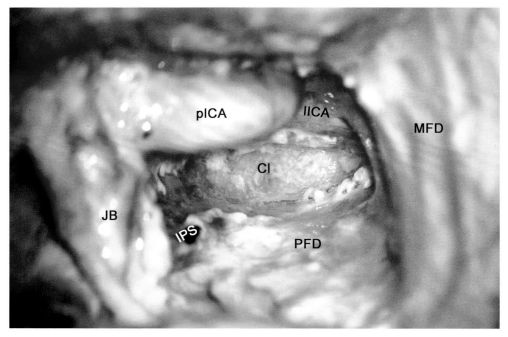

图 8.2.51 可继续沿岩下窦向前内磨除斜坡骨质，向前可到达破裂孔区域

JB	jugular bulb，颈静脉球
IPS	inferior petrosal sinus，岩下窦
pICA	petrous segment of internal carotid artery，岩段颈内动脉
lICA	lacerum segment of internal carotid artery，破裂孔段颈内动脉
CI	clivus，斜坡
PFD	posterior fossa dura，颅后窝硬脑膜
MFD	middle fossa dura，颅中窝硬脑膜

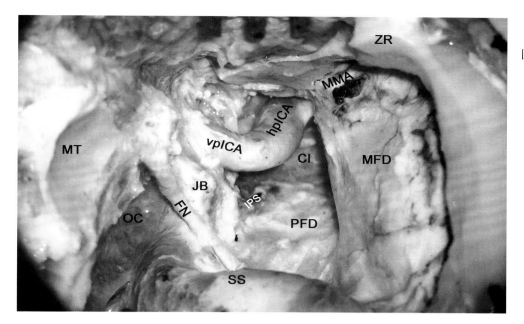

图 8.2.52　去除外耳道前壁残余骨质，并用牵开器向前牵开颞下颌关节，磨除颈内动脉外侧骨质，可对岩段颈内动脉的垂直部和水平部得到很好的控制

ZR	zygomatic root，颧弓根
MMA	middle meningeal artery，脑膜中动脉
hpICA	horizontal portion of petrous carotid artery，岩段颈内动脉水平部
vpICA	vertical portion of petrous carotid artery，岩段颈内动脉垂直部
JB	jugular bulb，颈静脉球
MT	mastoid tip，乳突尖
OC	occipital condyle，枕髁
FN	facial nerve，面神经
IPS	inferior petrosal sinus，岩下窦
CI	clivus，斜坡
PFD	posterior fossa dura，颅后窝硬脑膜
MFD	middle fossa dura，颅中窝硬脑膜
SS	sigmoid sinus，乙状窦

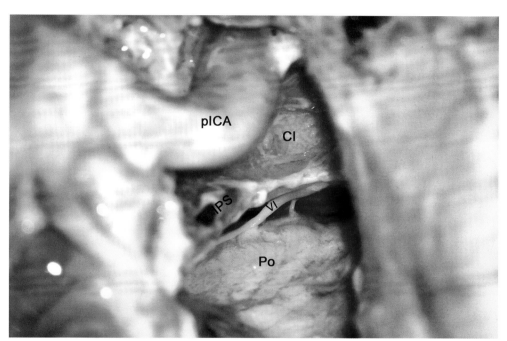

图 8.2.53　剪开颅后窝硬脑膜，可见该径路可对脑桥腹侧面和斜坡区域有着很好的暴露

pICA	petrous segment of internal carotid artery，岩段颈内动脉
IPS	inferior petrosal sinus，岩下窦
CI	clivus，斜坡
VI	abducent nerve，展神经
Po	pons，脑桥

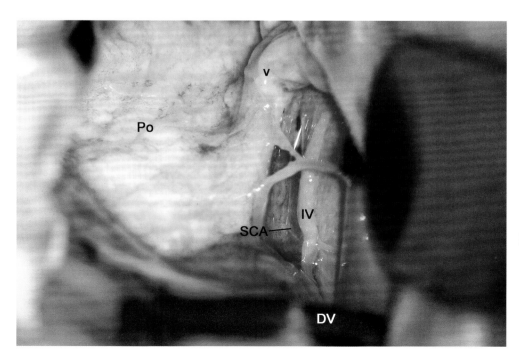

图 8.2.54　牵开术野上方的小脑幕，可暴露走行于小脑幕切迹处的滑车神经与小脑上动脉

Po	pons，脑桥
V	trigeminal nerve，三叉神经
SCA	superior cerebellar artery，小脑上动脉
IV	trochlear nerve，滑车神经
DV	Dandy's vein (superior petrosal vein)，Dandy 静脉（岩上静脉）

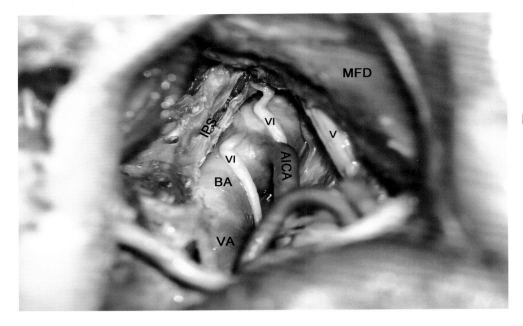

图 8.2.55 另一左侧尸头标本。已完成改良经耳蜗径路 A 型，剪开硬脑膜后，显示颅内结构。注意本例标本中展神经为双干型，分别跨过 AICA 的腹侧和背侧，于岩下窦附近穿入斜坡硬脑膜

IPS	inferior petrosal sinus，岩下窦
VI	abducent nerve，展神经
AICA	anteroinferior cerebellar artery，小脑前下动脉
V	trigeminal nerve，三叉神经
MFD	middle fossa dura，颅中窝硬脑膜
BA	basilar artery，基底动脉
VA	vertebral artery，椎动脉

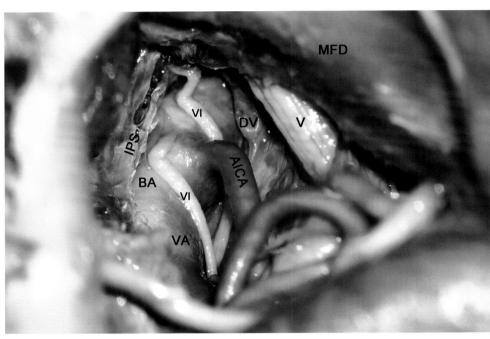

图 8.2.56 变换显微镜角度，可更好地暴露出 Dandy 静脉与三叉神经

IPS	inferior petrosal sinus，岩下窦
VI	abducent nerve，展神经
DV	Dandy's vein (superior petrosal vein)，Dandy 静脉（岩上静脉）
AICA	anteroinferior cerebellar artery，小脑前下动脉
V	trigeminal nerve，三叉神经
MFD	middle fossa dura，颅中窝硬脑膜
BA	basilar artery，基底动脉
VA	vertebral artery，椎动脉

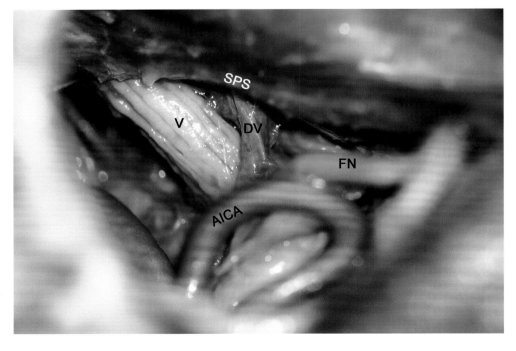

图 8.2.57 放大观。可见 Dandy 静脉与三叉神经关系紧密，汇入岩上窦

SPS	superior petrosal sinus，岩上窦
V	trigeminal nerve，三叉神经
DV	Dandy's vein (superior petrosal vein)，Dandy 静脉（岩上静脉）
AICA	anteroinferior cerebellar artery，小脑前下动脉
FN	facial nerve，面神经

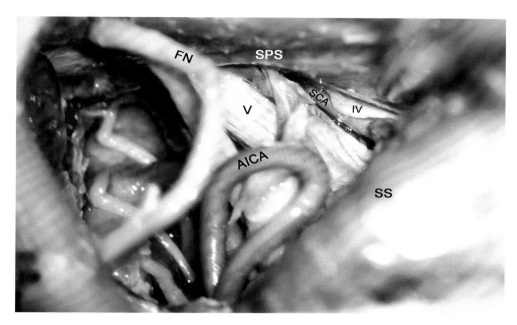

图 8.2.58 牵开小脑幕，暴露出滑车神经与小脑上
动脉

FN	facial nerve，面神经
SPS	superior petrosal sinus，岩上窦
V	trigeminal nerve，三叉神经
SCA	superior cerebellar artery，小脑上动脉
IV	trochlear nerve，滑车神经
AICA	anteroinferior cerebellar artery，小脑前下动脉
SS	sigmoid sinus，乙状窦

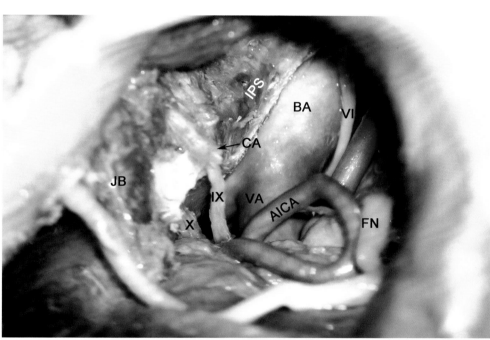

图 8.2.59 变换显微镜角度，可见位于术野下方的
后组脑神经。注意观察舌咽神经刚好走
行于蜗水管的下方

IPS	inferior petrosal sinus，岩下窦
CA	cochlear aqueduct，蜗导水管
BA	basilar artery，基底动脉
VI	abducent nerve，展神经
JB	jugular bulb，颈静脉球
IX	glossopharyngeal nerve，舌咽神经
X	vagus nerve，迷走神经
VA	vertebral artery，椎动脉
AICA	anteroinferior cerebellar artery，小脑前下动脉
FN	facial nerve，面神经

枕下乙状窦后径路

Retrosigmoid Approach (Suboccipital Approach)

9

9.1 脑桥小脑角区解剖
Anatomy of the Cerebellopontine Angle

1. 小脑岩面向前与颞骨后面相对，术中牵拉此面可暴露脑桥小脑角区。岩裂将小脑岩面分为上、下两部分，上部由方小叶、单小叶和一小部分上半月叶所构成，下部有下半月叶、二腹叶和扁桃体所构成。脑桥小脑裂为一V形的裂隙，位于小脑及其包绕的脑桥和小脑中脚之间，分为上、下两支，二者确定了脑桥小脑角的边缘，第V至第XI对脑神经起自脑桥小脑裂或脑桥小脑角内及其附近。上支向上延伸至三叉神经，下支向下至绒球和进入颈静脉孔的后组脑神经。上、下支在岩裂的外侧端汇合，岩裂从脑桥小脑裂的尖端向外延伸。

2. 脑桥由中线向两侧延续为小脑中脚，其腹侧中央的浅沟为表面走行有基底动脉的基底沟。脑桥下方以桥延沟与延髓分界，桥延沟起自中线处的小凹下盲孔，向外侧延伸至橄榄头侧的上橄榄凹。面神经和前庭蜗神经的根丝起自上橄榄凹的上方，舌咽神经和迷走神经的根丝起自该凹的背侧。延髓的腹侧由成对的锥体构成，前正中沟位于两侧锥体之间，在延髓下部、锥体交叉水平消失，又在交叉下方重新出现，向尾部延续为脊髓的前正中裂。

3. 第四脑室位于脑桥和延髓的后方。中脑和脑桥由脑桥中脑裂相分隔，脑桥和延髓由桥延沟相隔。三叉神经起自脑桥中部。展神经起自桥延沟的内侧，延髓锥体的嘴侧。面神经和前庭蜗神经起自桥延沟的外侧端，紧邻Luschka孔的嘴侧。舌下神经起自橄榄的前部，舌咽神经、迷走神经和副神经脑根起自橄榄的后方。绒球和脉络丛自Luschka孔向外突出并位于舌咽和迷走神经的后方。Luschka孔开口于脑桥小脑角面神经和前庭蜗神经结合处的下方，桥延沟的外侧端。

4. 脑桥和延髓由桥延沟相隔。三叉神经起自脑桥中部。展神经起自桥延沟的内侧，延髓锥体的嘴侧。面神经和前庭蜗神经起自桥延沟的外侧端，紧邻Luschka孔的嘴侧。舌下神经起自橄榄的前部，舌咽神经、迷走神经和副神经脑根起自橄榄的后方。绒球和脉络丛自Luschka孔向外突出并位于舌咽和迷走神经的后方。Luschka孔开口于脑桥小脑角面神经和前庭蜗神经结合处的下方，桥延沟的外侧端。面神经和前庭蜗神经与脑干的结合处位于舌咽神经嘴侧2～3mm处。沿着橄榄背侧引一条直线，此线通过舌咽神经于脑干发出处的小根、迷走和副神经的小根。

5. Luschka孔即第四脑室外侧孔，第四脑室脉络丛自舌咽神经和迷走神经后方从外侧孔突出。同时可在外侧孔的内侧壁暴露出蜗神经背侧核。蜗神经背侧核在外侧隐窝的中央部分形成了一个隆起。外侧隐窝是由第四脑室的顶和底结合而成的狭窄的、弯曲的陷窝，在小脑中脚的下方向外延伸，并通过外侧孔开口于脑桥小脑角。

6. 外侧隐窝是由第四脑室的顶和底结合而成的狭窄的、弯曲的陷窝，在小脑中脚的下方向外延伸，并通过外侧孔开口于脑桥小脑角。隐窝的腹侧壁由第四脑室底和菱唇的结合部构成，后者为一层片状的神经组织，从第四脑室底向外延伸与脉络膜结合，于隐窝的外侧端形成陷窝。隐窝的头侧壁由小脑中脚的尾侧缘所构成。小脑下脚在外侧隐窝的腹侧上行于第四脑室底，于脑桥的下部转向后，形成隐窝口壁的脑室面。绒球脚连接下髓帆和绒球，位于隐窝的背侧。隐窝的尾侧壁由脉络膜带外侧部和绒球脚之间的脉络膜构成。二腹小叶位于外侧隐窝的背侧，绒球位于隐窝外侧开口的上方。舌咽神经和迷走神经的根丝起自隐窝的腹侧，面神经起自隐窝的头侧，前庭蜗神经的纤维经过隐窝的底壁。

7. 第四脑室脉络丛由起源于脉络膜脑室面、中线两侧的两个倒置的L形结构组成。成对的纵支为内侧段，居于中线；而横行的外侧端起自内侧段的头端，使整个脉络丛结构形成字母"T"，只是T的垂直干为双支结构。内侧段位于第四脑室顶壁的中线附近，外侧段则通过外侧隐窝和外侧孔向外伸入脑桥小脑角。内侧段自扁桃体前方的小结水平延伸至正中孔水平。在小结下方，扁桃体的内侧可见小脑后下动脉（PICA）的膜帆扁桃体段，此段为 PICA 最复杂的一个节段。起始于上升段 PICA 的中部，沿着扁桃体的内侧面向第四脑室顶壁走行，穿蚓部、扁桃体和小脑半球之间的裂隙到达枕下面。此段 PICA 发出分支供应第四脑室脉络丛和脉络膜。

8. 蜗神经背侧核和腹侧核位于第四脑室外侧孔附近的外侧隐窝。蜗神经背侧核在外侧隐窝底壁的上部小脑下脚的背侧面形成一个平滑的凸起，即听结节。舌咽神经位于背侧核的前方。蜗神经腹侧核位于前庭蜗神经与脑干的结合处，背侧核的外缘。它位于蜗神经与脑干结合处的尾侧，桥延沟外侧端和后橄榄沟上端交叉处的背外侧，绒球脚、小脑上脚和小脑中脚的交界处。蜗神经腹侧核并不像背侧核在脑干表面形成一个听结节那样的独立的隆起。蜗神经腹侧核部分隐藏在刚好高于桥延沟的脑桥中，也可能部分由小脑中脚所覆盖。蜗神经腹侧核经常会被自 Luschka 孔向外突出的菱唇、脉络丛和绒球等结构所覆盖。

9. 颅后窝内有三组神经血管复合体。其中上复合体包括动眼神经、滑车神经和三叉神经，与小脑上动脉（superior cerebellar artery，SCA）关系密切；中复合体包括展神经、面神经和前庭蜗神经，与小脑前下动脉（anteroinferior cerebellar artery，AICA）关系密切；下复合体包括舌咽神经、迷走神经、副神经和舌下神经，与小脑后下动脉（posteroinferior cerebellar artery，PICA）关系密切。SCA 起自中脑水平，AICA 于脑桥起自基底动脉主干，PICA 于延髓水平起自椎动脉。基底动脉始于桥前池内桥延沟上方双侧椎动脉的汇合处，在脑桥表面的浅沟内上行。其远端在鞍背水平进入脚间池，在此处分成双侧的大脑后动脉。随着年龄的增长，基底动脉变得迂曲延长，顶端分叉水平更高，甚至侵及第三脑室后部。在老年组该动脉常偏离中线，近端基底动脉常凹向椎动脉较粗的一侧。在小脑前下动脉和小脑后下动脉末梢之间存在着丰富的吻合，而与小脑上动脉的吻合有限，通常小脑前下动脉与小脑后下动脉管径大小之间存在互补关系。当其中一支细小时，同侧的另一支就粗大。

10. 横嵴将内耳道底分为上下两部分。在横嵴上方，面神经管在前，前庭上区在后。二者之间以 Bill 嵴分隔。横嵴下方，蜗神经位于前方，前庭下区位于后方。前庭下神经的单孔支通过单孔，支配后半规管壶腹，单孔位于前庭下区的后方。前庭下神经也有球囊支，偶尔会出现一个椭圆囊支。蜗神经则分成数条细小纤维通过耳蜗区进入蜗轴。这些细小纤维在向内侧牵拉小脑和神经时很容易受损。

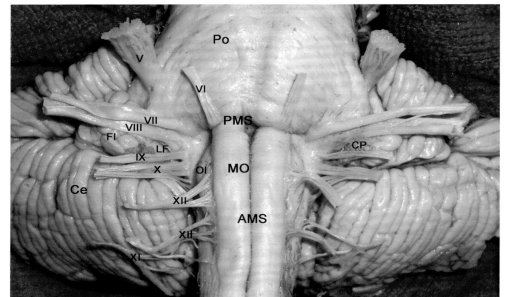

图 9.1.1 小脑岩面和脑干腹侧面观

Po	pons，脑桥
PMS	pontomedullary sulcus，桥延沟
Fl	flocculus，小脑绒球
LF	foramen of Luschka，Luschka 孔（第四脑室外侧孔）
CP	choroid plexus，第四脑室脉络丛
OI	olive，橄榄
MO	medulla oblongata，延髓
Ce	cerebellum，小脑
AMS	anterior median sulcus，前正中沟
V	trigeminal nerve，三叉神经
VI	abducent nerve，展神经
VII	facial nerve，面神经
VIII	vestibulocochlear nerve，前庭蜗神经
IX	glossopharyngeal nerve，舌咽神经
X	vagus nerve，迷走神经
XI	accessory nerve，副神经
XII	hypoglossal nerve，舌下神经

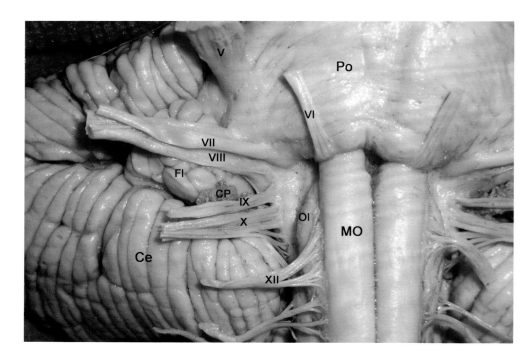

图 9.1.2 右侧小脑岩面腹侧观，已去除蛛网膜和血管，观察小脑脑桥裂的上、下支。舌咽神经位于 Luschka 孔的前方

Po	pons，脑桥
Fl	flocculus，小脑绒球
CP	choroid plexus，第四脑室脉络丛
OI	olive，橄榄
MO	medulla oblongata，延髓
Ce	cerebellum，小脑
V	trigeminal nerve，三叉神经
VI	abducent nerve，展神经
VII	facial nerve，面神经
VIII	vestibulocochlear nerve，前庭蜗神经
IX	glossopharyngeal nerve，舌咽神经
X	vagus nerve，迷走神经
XII	hypoglossal nerve，舌下神经

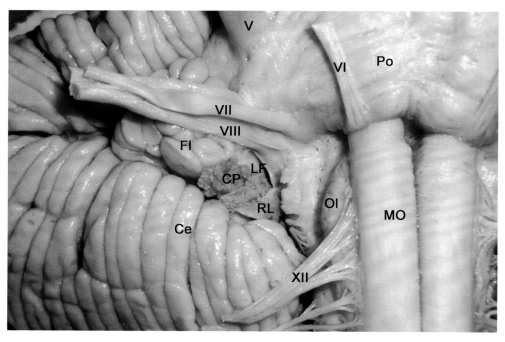

图 9.1.3 切断舌咽和迷走神经根丝，仅保留神经根丝与脑干的结合处，暴露出自 Luschka 孔向外突出的脉络丛以及菱唇

Po	pons，脑桥
Fl	flocculus，小脑绒球
CP	choroid plexus，第四脑室脉络丛
LF	foramen of Luschka，Luschka 孔（第四脑室外侧孔）
RL	rhomboid lip，菱唇
OI	olive，橄榄
MO	medulla oblongata，延髓
Ce	cerebellum，小脑
V	trigeminal nerve，三叉神经
VI	abducent nerve，展神经
VII	facial nerve，面神经
VIII	vestibulocochlear nerve，前庭蜗神经
XII	hypoglossal nerve，舌下神经

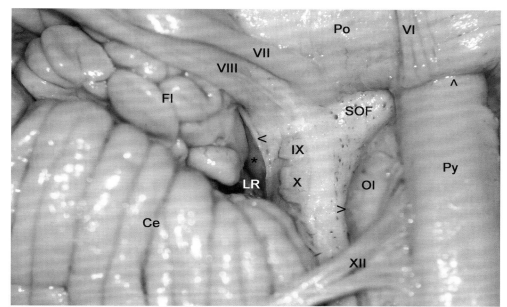

图 9.1.4 放大观。去除 Luschka 孔处部分菱唇以及
　　　　脉络丛，以便更好地暴露外侧隐窝以及蜗
　　　　神经腹侧核和背侧核的位置

Po　　pons，脑桥
Fl　　flocculus，小脑绒球
LR　　lateral recess，外侧隐窝
Ol　　olive，橄榄
SOF　superior olivary fossette，上橄榄凹
Py　　pyramid，锥体
Ce　　cerebellum，小脑
VI　　abducent nerve，展神经
VII　　facial nerve，面神经
VIII　vestibulocochlear nerve，前庭蜗神经
IX　　glossopharyngeal nerve，舌咽神经
X　　vagus nerve，迷走神经
XII　　hypoglossal nerve，舌下神经
∧　　桥延沟
<　　脉络膜带
>　　橄榄后沟
*　　蜗神经背侧核

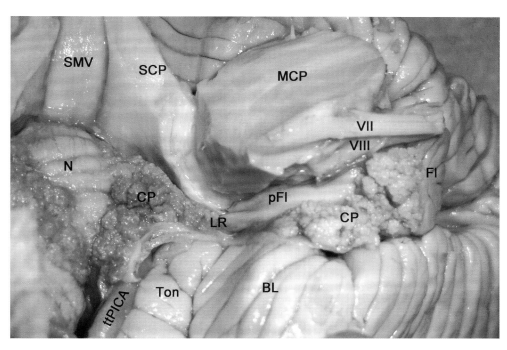

图 9.1.5 脑干、第四脑室和小脑的腹侧面观。构成
　　　　第四脑室底壁的脑桥和延髓已切除，暴露
　　　　出尖顶、小结和第四脑室脉络丛

SMV　superior medullary velum，上髓帆
SCP　superior cerebellar peduncle，小脑上脚
MCP　middle cerebellar peduncle，小脑中脚
N　　nodule，小结
CP　　choroid plexus，第四脑室脉络丛
LR　　lateral recess，外侧隐窝
pFl　　peduncle of flocculus，绒球脚
Fl　　flocculus，小脑绒球
ttPICA telovelotonsillar segment of PICA，小脑后
　　　　下动脉膜帆扁桃体段
Ton　　tonsil，扁桃体
BL　　biventral lobule，二腹小叶
VII　　facial nerve，面神经
VIII　vestibulocochlear nerve，前庭蜗神经

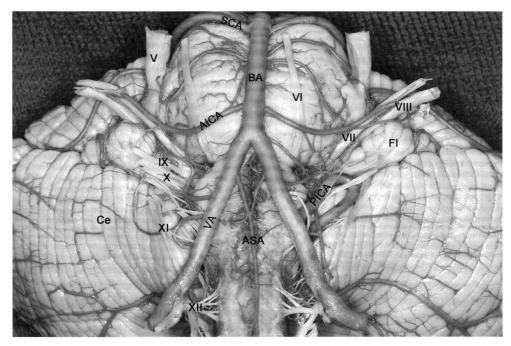

图 9.1.6 小脑及脑干腹侧观，可见双侧椎动脉及基
　　　　底动脉走行笔直，AICA 起自基底动脉下
　　　　1/3 段，PICA 起自椎动脉中段

SCA　superior cerebellar artery，小脑上动脉
BA　　basilar artery，基底动脉
AICA　anteroinferior cerebellar artery，小脑前下
　　　　动脉
VA　　vertebral artery，椎动脉
PICA　posteroinferior cerebellar artery，小脑后
　　　　下动脉
ASA　anterior spinal artery，脊髓前动脉
Fl　　flocculus，小脑绒球
Ce　　cerebellum，小脑
V　　trigeminal nerve，三叉神经
VI　　abducent nerve，展神经
VII　　facial nerve，面神经
VIII　vestibulocochlear nerve，前庭蜗神经
IX　　glossopharyngeal nerve，舌咽神经
X　　vagus nerve，迷走神经
XI　　accessory nerve，副神经
XII　　hypoglossal nerve，舌下神经

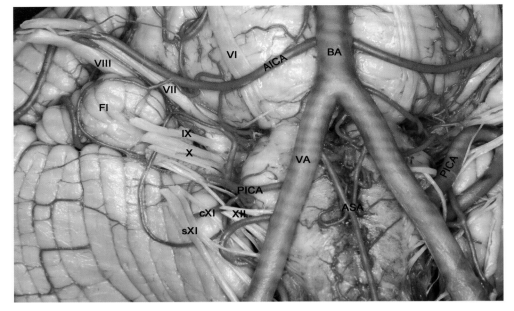

图 9.1.7 右侧小脑岩面及脑干腹侧观

BA	basilar artery，基底动脉
AICA	anteroinferior cerebellar artery，小脑前下动脉
VA	vertebral artery，椎动脉
PICA	posteroinferior cerebellar artery，小脑后下动脉
ASA	anterior spinal artery，脊髓前动脉
FI	flocculus，小脑绒球
VI	abducent nerve，展神经
VII	facial nerve，面神经
VIII	vestibulocochlear nerve，前庭蜗神经
IX	glossopharyngeal nerve，舌咽神经
X	vagus nerve，迷走神经
cXI	cranial rootlets of accessory nerve，副神经脑根
sXI	spinal root of accessory nerve，副神经脊髓根
XII	hypoglossal nerve，舌下神经

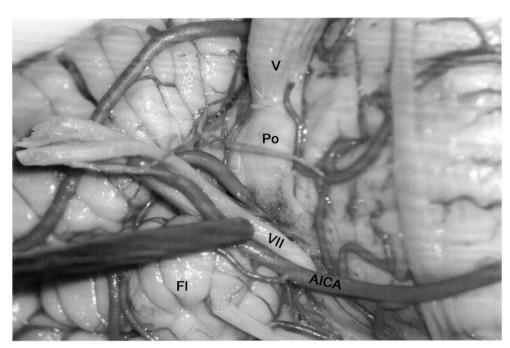

图 9.1.8 牵开面听束，可见 AICA 发出穿支动脉于小脑中脚附近穿入脑干

AICA	anteroinferior cerebellar artery，小脑前下动脉
V	trigeminal nerve，三叉神经
Po	pons，脑桥
FI	flocculus，小脑绒球
VII	facial nerve，面神经

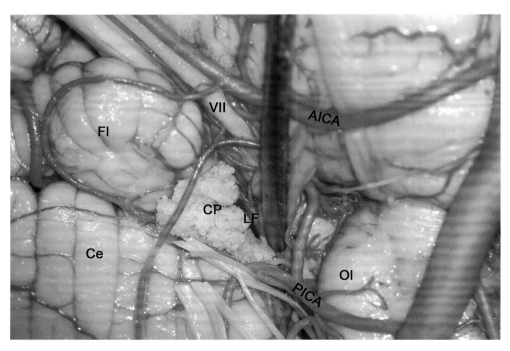

图 9.1.9 向内侧牵开舌咽神经和迷走神经根丝，暴露 Luschka 孔和第四脑室脉络丛。在术中，寻找第四脑室脉络丛是定位 Luschka 孔的有用标志

AICA	anteroinferior cerebellar artery，小脑前下动脉
PICA	posteroinferior cerebellar artery，小脑后下动脉
FI	flocculus，小脑绒球
VII	facial nerve，面神经
CP	choroid plexus，第四脑室脉络丛
LF	foramen of Luschka，Luschka 孔（第四脑室外侧孔）
Ce	cerebellum，小脑
OI	olive，橄榄

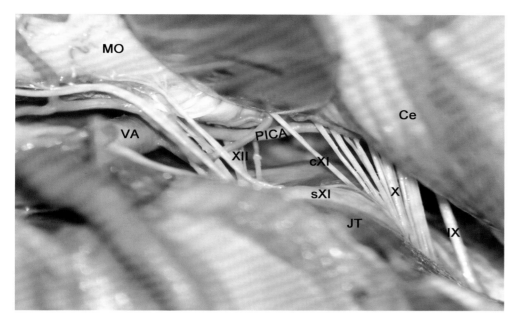

图 9.1.10　右侧标本，牵开小脑后，可见后组脑神经根丝与 PICA 之间关系密切

VA	vertebral artery，椎动脉
PICA	posteroinferior cerebellar artery，小脑后下动脉
MO	medulla oblongata，延髓
Ce	cerebellum，小脑
IX	glossopharyngeal nerve，舌咽神经
X	vagus nerve，迷走神经
cXI	cranial rootlets of accessory nerve，副神经脑根
sXI	spinal root of accessory nerve，副神经脊髓根
XII	hypoglossal nerve，舌下神经
JT	jugular tubercle，颈静脉结节

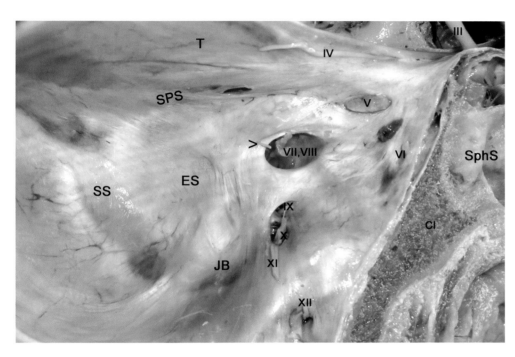

图 9.1.11　左侧颞骨后面观。颅内硬脑膜保留完整

T	tentorium，小脑幕
SPS	superior petrosal sinus，岩上窦
ES	endolymphatic sac，内淋巴囊
SS	sigmoid sinus，乙状窦
JB	jugular bulb，颈静脉球
SphS	sphenoid sinus，蝶窦
Cl	clivus，斜坡
III	oculomotor nerve，动眼神经
IV	trochlear nerve，滑车神经
V	trigeminal nerve，三叉神经
VI	abducent nerve，展神经
VII	facial nerve，面神经
VIII	vestibulocochlear nerve，前庭蜗神经
IX	glossopharyngeal nerve，舌咽神经
X	vagus nerve，迷走神经
XI	accessory nerve，副神经
XII	hypoglossal nerve，舌下神经
>	弓状下动脉

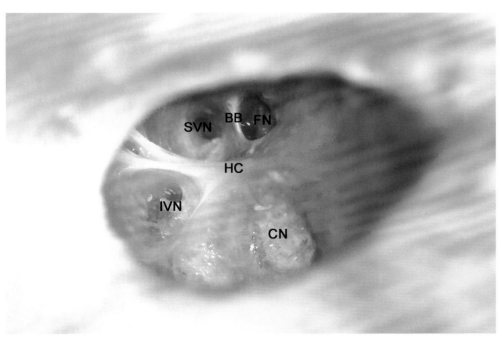

图 9.1.12　左侧尸头内耳道底放大观，已去除神经结构。横嵴将内耳道底分为上下两部分。在横嵴上方，面神经管在前，前庭上区在后。二者之间以 Bill 嵴分隔。横嵴下方，蜗神经区位于前方，前庭下区位于后方

FN	facial nerve，面神经
SVN	superior vestibular nerve，前庭上神经
IVN	inferior vestibular nerve，前庭下神经
CN	cochlear nerve，蜗神经
BB	Bill's bar，垂直嵴
HC	horizontal crest，横嵴

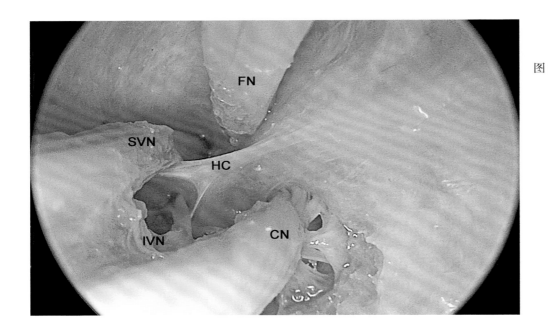

图 9.1.13 另一左侧尸头内耳道底内镜观。横嵴将内耳道底分为上下两部分。在横嵴上方，面神经在前，前庭上神经在后。二者之间以 Bill 嵴分隔。横嵴下方，蜗神经位于前方，前庭下区位于后方。可见蜗神经分成数条细小纤维通过耳蜗区进入蜗轴。这些细小纤维在向内侧牵拉小脑和神经时很容易受损，故手术中切除肿瘤时应该本着由内侧向外侧切除的原则以保护脆弱的蜗神经根丝

FN   facial nerve，面神经
SVN   superior vestibular nerve，前庭上神经
IVN   inferior vestibular nerve，前庭下神经
CN   cochlear nerve，蜗神经
HC   horizontal crest，横嵴

9.2 乙状窦后径路及经内耳道扩展
Retrosigmoid Approach and Transcanal Extension

手术适应证

• 未累及内耳道底的直径小于 2cm 的前庭神经鞘瘤，需保留听力者。

• 主体位于内耳道后部或者以内耳道为中心的颅后窝脑膜瘤，需保留听力者。

• 位于脑桥小脑角区其他类型肿瘤，如表皮样囊肿等。

• 椎动脉 – 小脑后下动脉（VA–PICA）动脉瘤

• 第 V，VII，IX ~ X 脑神经微血管减压术。

• 听觉脑干植入（ABI）。

手术步骤

1. 患者取侧卧位，头向对侧旋转使乳突位于最高点。耳后切口起始于耳屏上方 2cm，弧形向后（距耳郭后沟后方 6cm），然后弧形向下止于乳突尖下 1cm。

2. 向前翻开皮瓣，然后做一蒂在下方的 U 形肌骨膜瓣并牵向下方。

3. 暴露表面骨性标志。在颅骨钻孔前，首先辨认星点、人字缝、枕乳缝和顶乳缝。星点和枕外隆凸连线的中点代表横窦的下半部分；顶乳缝后部的上下方，代表横窦和乙状窦移行处的上下两点。

4. 第一孔钻在星点之前的顶乳缝上，暴露出横窦与乙状窦的移行处后；第二孔钻在枕乳缝上，恰在乳突后方，不超过乳突切迹（二腹肌沟）后缘，游离钻孔周围硬脑膜后用铣刀铣下颅骨骨瓣。

5. 取下游离骨瓣，磨钻磨除部分乳突后缘的骨质，充分暴露出乙状窦的后缘以及横窦乙状窦移行处所成的夹角。充分的轮廓化乙状窦的后缘可减少脑组织的牵拉，并获得最佳的术野。

6. 打开硬脑膜后，将硬脑膜瓣翻折，丝线固定。

7. 切开硬脑膜后首先牵开小脑的下缘，开放小脑延髓池或枕大池充分释放脑脊液，使脑组织进一步回缩，使小脑的岩面从颞骨上分离。

8. 用丝线向外侧牵拉乙状窦后缘以便扩大视野范围。轻柔牵拉小脑岩面，暴露脑桥小脑角池。在舌咽神经水平上方，平行于后组脑神经，小心开放脑池，释放脑脊液，使小脑回缩，为切除肿瘤提供操作空间。

9. 在岩骨后面用尖刀做一倒 U 形硬脑膜瓣，U 形瓣的两边分别位于内耳道口上方及下方数毫米处。从岩骨后面翻起硬脑膜瓣至内耳道口，然后切除该瓣。

以上步骤为基础乙状窦后径路手术步骤，下面的步骤为经内耳道扩展的操作。

10. 在术中将明胶海绵衬于脑桥小脑角区前方以及内耳道口周围，以防骨屑进入脑池。

11. 完成以上操作后，就可以用金刚砂钻头从内耳道口开始逐渐向外侧磨除内耳道后壁的骨质。

12. 向外不断磨除骨质直到显露出发蓝的上、后半规管汇合形成的总脚。这就意味着已经到达了所要磨除的内耳道后壁骨质的最外侧界。

13. 在充分磨除内耳道后壁骨质以后就可以切开内耳道的硬脑膜。

14. 在手术中切除肿瘤时应该本着由内侧向外侧切除的原则以保存听力。如果在内耳道底仍残存肿瘤不易切除，应该采用带角度的器械切除。最后还应该再用内镜检查内耳道底，确定没有肿瘤残存。

15. 肿瘤切除后，用纤维蛋白胶和游离肌瓣封闭内耳道，骨蜡封闭所有开放的气房，避免术后发生脑脊液漏。

16. 为减少术后脑脊液漏的风险，尽量水密缝合关闭硬脑膜。如发现有小块硬脑膜缺损，可用肌肉封堵后用贯穿缝合法加以固定。

17. 还纳骨瓣，防止颈部肌肉与颅后窝硬脑膜直接接触，减少术后头痛的发生。

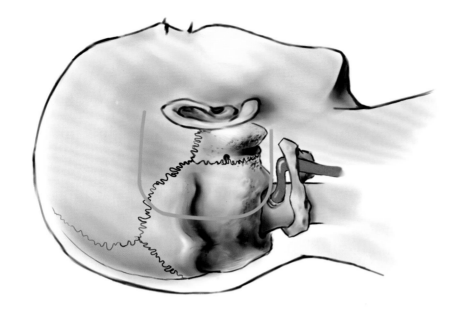

图 9.2.1 右侧尸头。乙状窦后径路耳后切口起始于
耳郭上方 2cm，弧形向后，然后弧形向下
止于乳突尖下 1cm

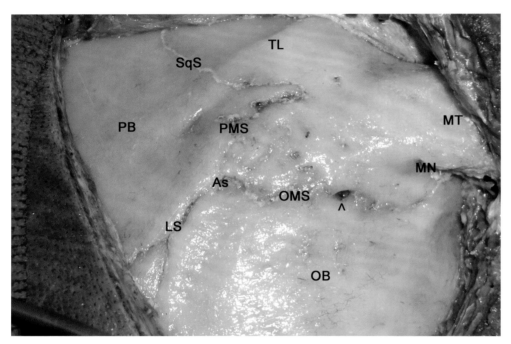

图 9.2.2 向前翻开皮瓣，暴露表面骨性标志。在颅
骨钻孔前，首先辨认星点、人字缝、枕乳
缝和顶乳缝

SqS	squamosal suture，鳞状缝
TL	temporal line，颞线
MT	mastoid tip，乳突尖
PB	parietal bone，顶骨
PMS	parietomastoid suture，顶乳缝
LS	lambdoid suture，人字缝
As	asterion，星点
OMS	occipitomastoid suture，枕乳缝
MN	mastoid notch，乳突切迹
OB	occipital bone，枕骨
^	乳突导静脉孔

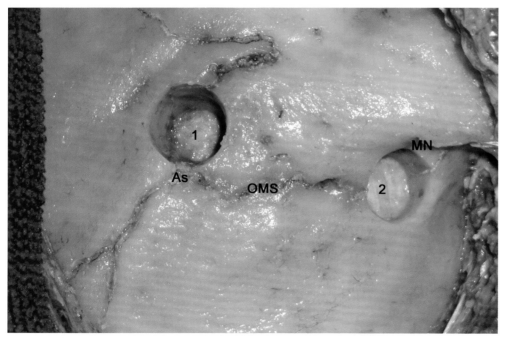

图 9.2.3 第一孔（关键孔）钻在星点之前的顶乳缝
上，暴露出横窦与乙状窦的移行处后；第
二孔钻在枕乳缝上，恰在乳突切迹后方，
不超过乳突切迹后缘

As	asterion，星点
OMS	occipitomastoid suture，枕乳缝
MN	mastoid notch，乳突切迹

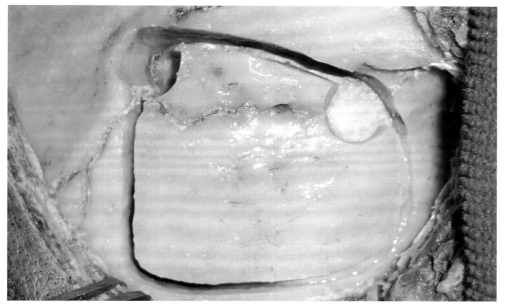

图 9.2.4 铣刀铣下枕骨鳞部的骨瓣

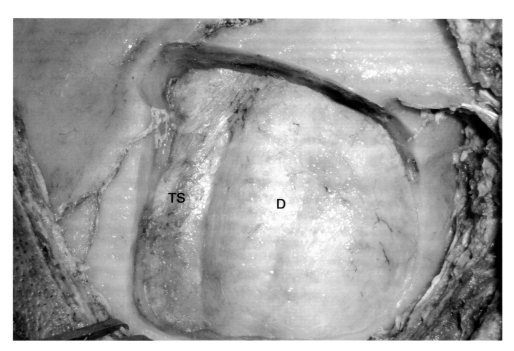

图 9.2.5 取下游离骨瓣，可见到横窦暴露充分，但
尚未暴露出乙状窦后缘

TS　　transverse sinus，横窦
D　　posterior fossa dura，颅后窝硬脑膜

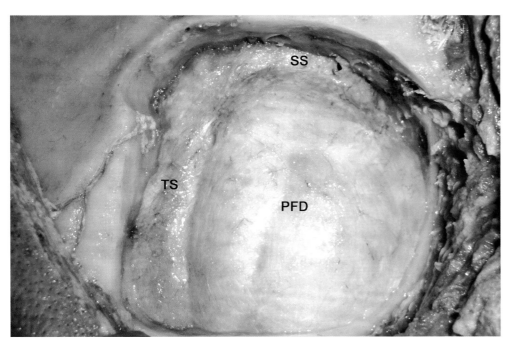

图 9.2.6 用磨钻磨除部分乳突后缘的骨质，充分暴
露出乙状窦的后缘以及横窦乙状窦移行处
所成的夹角。充分的轮廓化乙状窦的后缘
可减少脑组织的牵拉，并获得最佳的术野

TS　　transverse sinus，横窦
SS　　sigmoid sinus，乙状窦
PFD　　posterior fossa dura，颅后窝硬脑膜

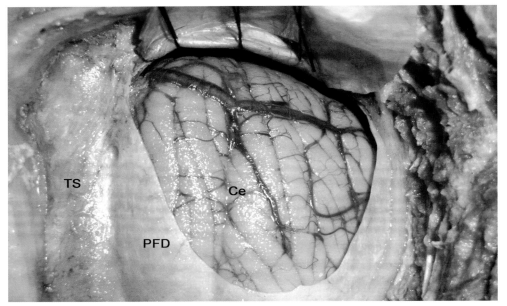

图 9.2.7 弧形切开硬脑膜后，将硬脑膜瓣翻折，丝线固定

TS	transverse sinus，横窦
PFD	posterior fossa dura，颅后窝硬脑膜
Ce	cerebellum，小脑

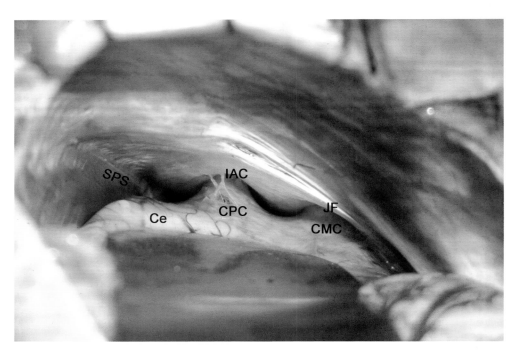

图 9.2.8 牵开小脑岩面，暴露颞骨岩面和脑桥小脑角池和小脑延髓池。脑桥小脑角池向外侧延伸至内耳道，包绕面听神经；而小脑延髓池则向外延伸至颈静脉孔，包绕后组脑神经

SPS	superior petrosal sinus，岩上窦
Ce	cerebellum，小脑
IAC	internal auditory canal，内耳道
CPC	cerebellopontine cistern，脑桥小脑角池
JF	jugular foramen，颈静脉孔
CMC	cerebellomedullary cistern，小脑延髓池

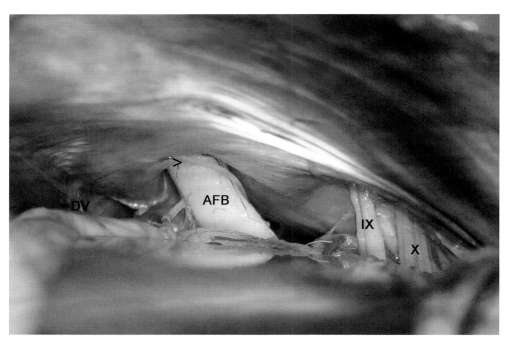

图 9.2.9 打开蛛网膜下腔，暴露面听神经和后组脑神经。弓状下动脉绕过面听束的后方，在内耳道外上方可见弓状下动脉进入弓状下窝

DV	Dandy's vein (superior petrosal vein)，Dandy 静脉（岩上静脉）
AFB	acousticofacial bundle，面听束
IX	glossopharyngeal nerve，舌咽神经
X	vagus nerve，迷走神经
>	弓状下动脉

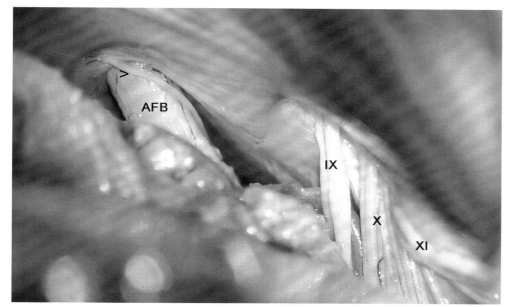

图 9.2.10 牵开小脑岩面的下部，暴露出穿行于颈静脉孔的舌咽神经、迷走神经和副神经

AFB   acousticofacial bundle，面听束
IX   glossopharyngeal nerve，舌咽神经
X   vagus nerve，迷走神经
XI   accessory nerve，副神经
>   弓状下动脉

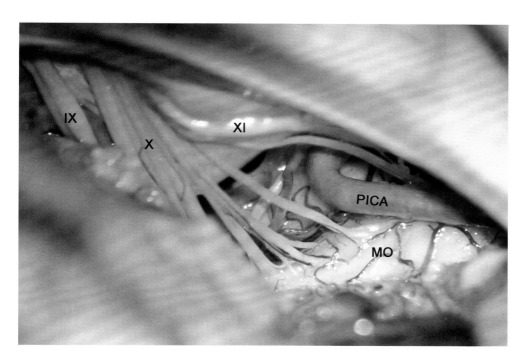

图 9.2.11 牵开小脑下部，暴露出小脑延髓池下部的舌咽神经和副神经脑根出延髓的根丝以及成袢穿行于根丝之间 PICA

IX   glossopharyngeal nerve，舌咽神经
X   vagus nerve，迷走神经
XI   accessory nerve，副神经
PICA posteroinferior cerebellar artery，小脑后下动脉
MO   medulla oblongata，延髓

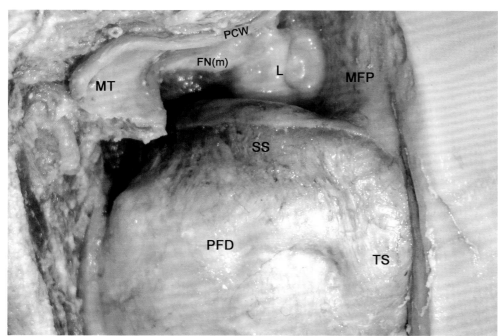

图 9.2.12 另一左侧标本，行乙状窦后–迷路后联合径路。手术切口同前。首先行完壁式乳突切除术。磨除颅中窝脑板约 1～2cm。与经迷路径路不同之处在于，去除颅后窝脑板仅仅需要到达乙状窦后缘即可，骨质磨除不要超过这一范围。磨除乳突内所有气房，轮廓化半规管，不应将半规管过分磨薄以免损伤听力。然后在乙状窦后方游离枕骨鳞部的骨瓣，暴露颅后窝硬脑膜

PCW posterior canal wall，外耳道后壁
MT   mastoid tip，乳突尖
FN(m) mastoid segment of facial nerve，面神经乳突段
L   labyrinth，迷路
MFP middle fossa plate，颅中窝脑板
SS   sigmoid sinus，乙状窦
TS   transverse sinus，横窦
PFD posterior fossa dura，颅后窝硬脑膜

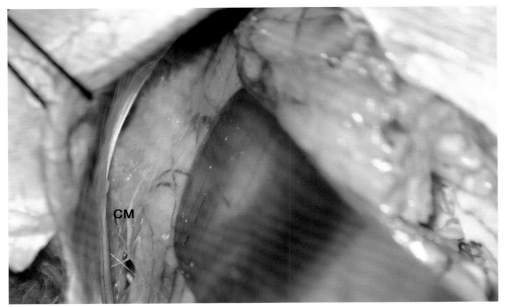

图 9.2.13 首先牵开小脑下缘，释放小脑延髓池或枕大池脑脊液

CM   cisterna magna，枕大池

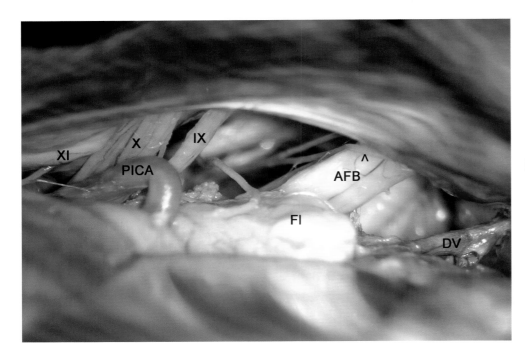

图 9.2.14 打开蛛网膜下池，暴露面听束和后组脑神经。弓状下动脉绕过面听束，在内耳道外上方可见弓状下动脉进入弓状下窝。

IX   glossopharyngeal nerve，舌咽神经
X   vagus nerve，迷走神经
XI   accessory nerve，副神经
PICA   posteroinferior cerebellar artery，小脑后下动脉
AFB   acousticofacial bundle，面听束
FI   flocculus，小脑绒球
DV   Dandy's vein (superior petrosal vein)，Dandy 静脉（岩上静脉）
^   弓状下动脉

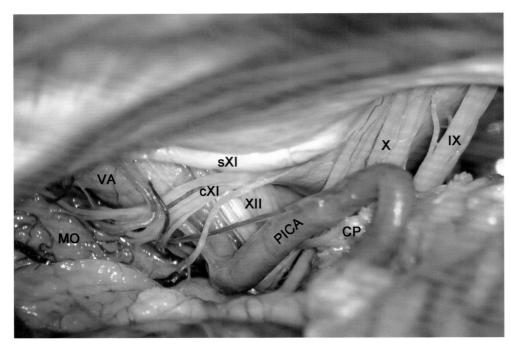

图 9.2.15 牵开小脑岩面下部，观察小脑后下动脉自椎动脉发出的起始处，以及 PICA 与后组脑神经根丝之间的位置关系

IX   glossopharyngeal nerve，舌咽神经
X   vagus nerve，迷走神经
cXI   cranial rootlets of accessory nerve，副神经脑根
sXI   spinal root of accessory nerve，副神经脊髓根
XII   hypoglossal nerve，舌下神经
MO   medulla oblongata，延髓
CP   choroid plexus，第四脑室脉络丛
VA   vertebral artery，椎动脉
PICA   posteroinferior cerebellar artery，小脑后下动脉

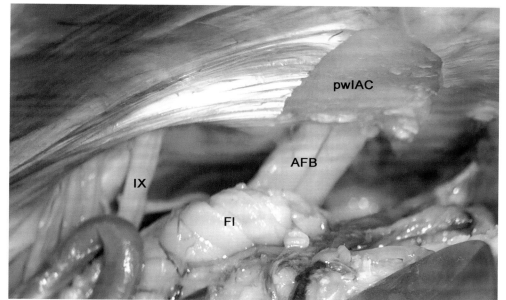

图 9.2.16 去除内耳道后壁表面的硬脑膜，准备磨除内耳道后壁

IX　glossopharyngeal nerve，舌咽神经
AFB　acousticofacial bundle，面听束
FI　flocculus，小脑绒球
pwIAC　posterior wall of internal auditory canal，内耳道后壁

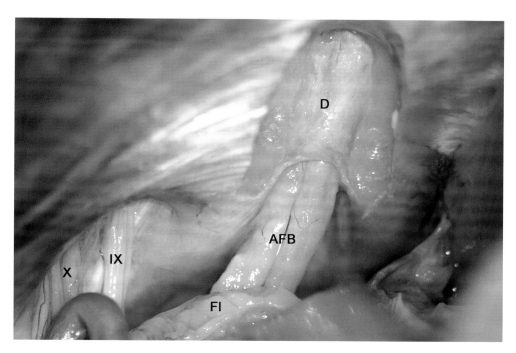

图 9.2.17 用金刚砂钻头从内耳道口开始逐渐向外侧磨除内耳道后壁的骨质，充分磨除内耳道后壁骨质以暴露内耳道的硬脑膜

IX　glossopharyngeal nerve，舌咽神经
X　vagus nerve，迷走神经
AFB　acousticofacial bundle，面听束
FI　flocculus，小脑绒球
D　dura，内耳道硬脑膜

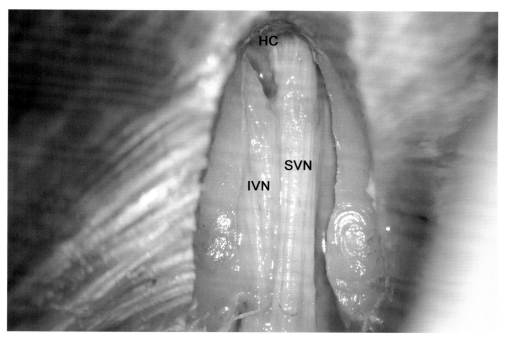

图 9.2.18 打开内耳道硬脑膜。可见将内耳道底分为上、下两个象限的横嵴。前庭上神经和面神经位于横嵴上方，而前庭下神经和蜗神经位于横嵴下方

SVN　superior vestibular nerve，前庭上神经
IVN　inferior vestibular nerve，前庭下神经
HC　horizontal crest，横嵴

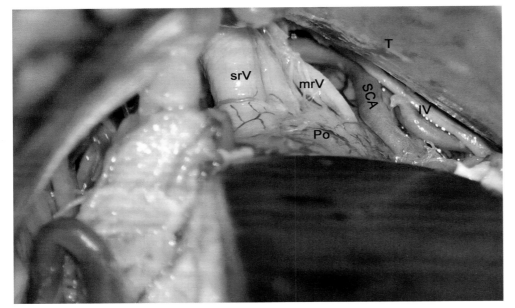

图 9.2.19 牵开小脑的上外侧面，暴露小脑幕切迹附近的滑车神经和小脑上动脉。在其下方可见三叉神经感觉根和运动根

T	tentorium，小脑幕
IV	trochlear nerve，滑车神经
SCA	superior cerebellar artery，小脑上动脉
srV	sensory root of trigeminal nerve，三叉神经感觉根
mrV	motor rootlets of trigeminal nerve，三叉神经运动根
Po	pons，脑桥

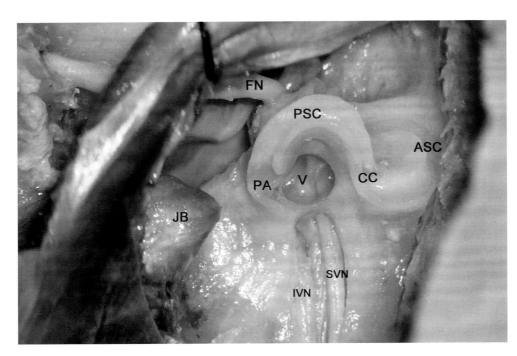

图 9.2.20 在磨除了内耳道后壁后，进一步磨除周围岩骨骨质，以确定前庭、半规管和内耳道底之间的位置关系。图中已暴露出后半规管壶腹和总脚的位置。注意颈静脉球与内耳道之间的关系

FN	facial nerve，面神经
JB	jugular bulb，颈静脉球
ASC	anterior semicircular canal，前半规管
PSC	posterior semicircular canal，后半规管
CC	common crus，总脚
PA	ampullate end of posterior semicircular canal，后半规管壶腹端
V	vestibule，前庭
SVN	superior vestibular nerve，前庭上神经
IVN	inferior vestibular nerve，前庭下神经

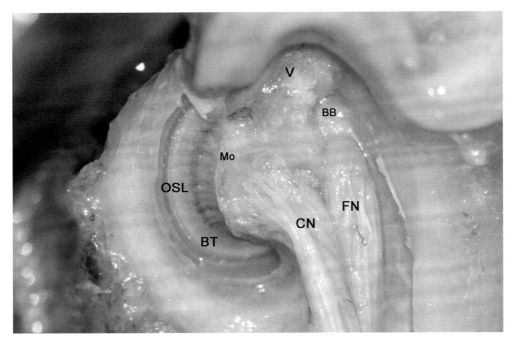

图 9.2.21 磨除后半规管壶腹，去除前庭上、下神经，暴露出耳蜗底转。可见蜗神经纤维穿经蜗轴支配耳蜗。垂直嵴（Bill's bar）将内耳道底的上象限分为前后两个部分，面神经位于前庭上神经的前方

V	vestibule，前庭
BB	Bill's bar，垂直嵴
Mo	modiolus，蜗轴
OSL	osseous spiral lamina，骨螺旋板
BT	basal turn of cochlea，耳蜗底转
CN	cochlear nerve，蜗神经
FN	facial nerve，面神经

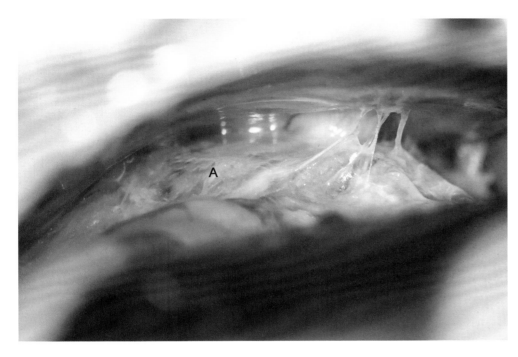

图 9.3.1 左侧标本，显微镜下牵开小脑岩面，暴露脑桥小脑角池和小脑延髓池的蛛网膜

A　　　arachnoid membrane，蛛网膜

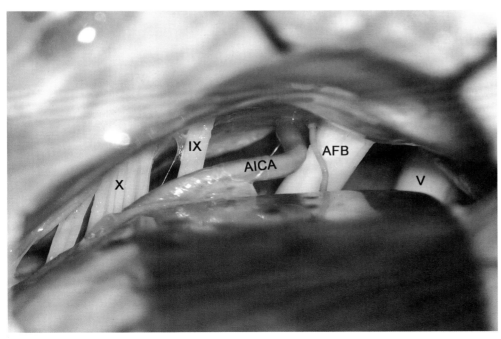

图 9.3.2 使用剥离子或显微剪刀开放蛛网膜，释放脑脊液，等待小脑自然回缩以扩大操作空间。由上到下可依次辨认三叉神经、面听束、AICA、舌咽神经和迷走神经

IX　　　glossopharyngeal nerve，舌咽神经
X　　　vagus nerve，迷走神经
AFB　　acousticofacial bundle，面听束
V　　　trigeminal nerve，三叉神经
AICA　 anteroinferior cerebellar artery，小脑前下动脉

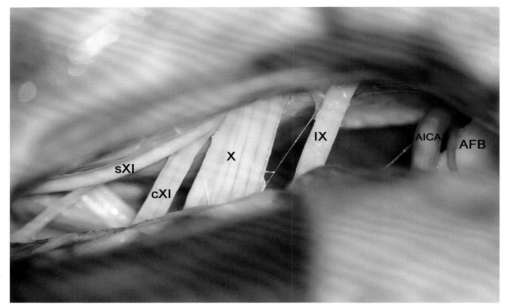

图 9.3.3 牵开小脑岩面下部，以便更好地暴露后组脑神经根丝

IX	glossopharyngeal nerve，舌咽神经
X	vagus nerve，迷走神经
cXI	cranial rootlets of accessory nerve，副神经脑根
sXI	spinal root of accessory nerve，副神经脊髓根
AFB	acousticofacial bundle，面听束
AICA	anteroinferior cerebellar artery，小脑前下动脉

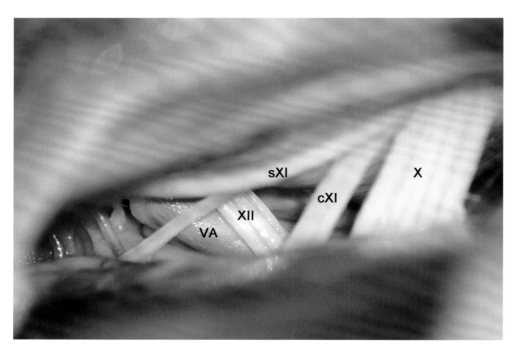

图 9.3.4 透过副神经脑根的根丝可见深面的舌下神经和椎动脉

X	vagus nerve，迷走神经
cXI	cranial rootlets of accessory nerve，副神经脑根
sXI	spinal root of accessory nerve，副神经脊髓根
XII	hypoglossal nerve，舌下神经
VA	vertebral artery，椎动脉

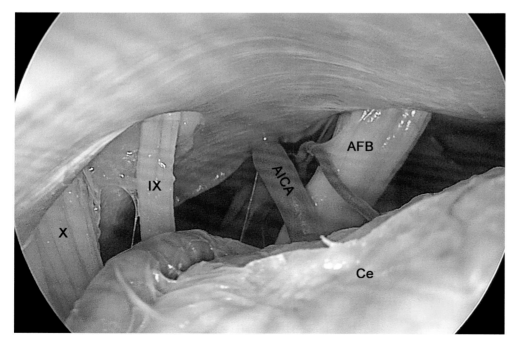

图 9.3.5 将 0°硬质内镜置入脑桥小脑角区，对比显微镜下视野，可见内镜下可对观察脑桥小脑角区提供更加广角的视野

IX	glossopharyngeal nerve，舌咽神经
X	vagus nerve，迷走神经
AFB	acousticofacial bundle，面听束
AICA	anteroinferior cerebellar artery，小脑前下动脉
Ce	cerebellum，小脑

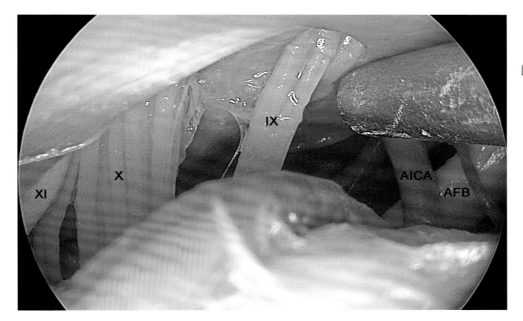

图 9.3.6 向下移动内镜，可对后组脑神经进行更好地观察，注意吸引器头所指为颈静脉孔舌咽通道所在的位置。在手术或解剖过程中所暴露的完整颈静脉孔的颅内面呈漏斗状，仅为颈静脉孔的神经部，其周围硬脑膜向内凹陷分别形成上方的舌咽通道和下方的迷走通道。舌咽通道有舌咽神经根丝进入，小而深；迷走通道大而浅，成卵圆形，有迷走神经和副神经根丝穿过

IX	glossopharyngeal nerve，舌咽神经
X	vagus nerve，迷走神经
XI	accessory nerve，副神经
AFB	acousticofacial bundle，面听束
AICA	anteroinferior cerebellar artery，小脑前下动脉

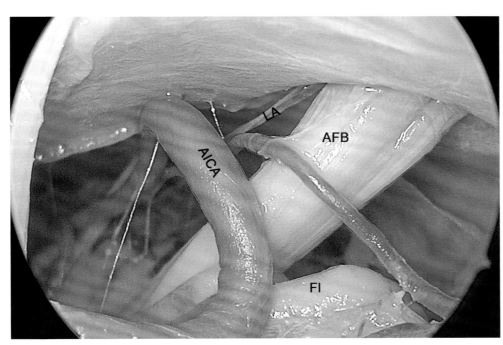

图 9.3.7 0°硬质内镜下观察面听束与 AICA 之间的关系。可见由 AICA 发出的迷路动脉与面听束一起进入内耳道

AFB	acousticofacial bundle，面听束
AICA	anteroinferior cerebellar artery，小脑前下动脉
FI	flocculus，小脑绒球
LA	labyrinthine artery，迷路动脉

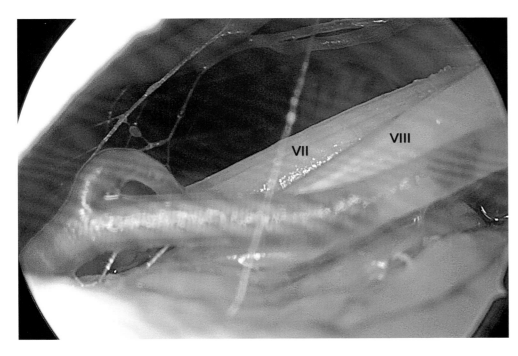

图 9.3.8 牵开绒球和脉络丛，从而暴露出面神经与前庭蜗神经在脑干的结合处。面神经暴露于前庭蜗神经之下，面神经位于前下方，前庭蜗神经位于后上方

VII	facial nerve，面神经
VIII	vestibulocochlear nerve，前庭蜗神经

枕下乙状窦后径路
Retrosigmoid Approach (Suboccipital Approach)　　465

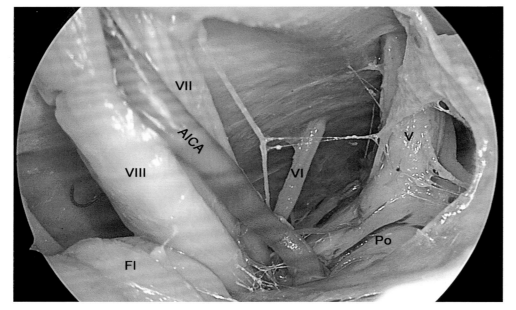

图 9.3.9 将 45°内镜置于面听束的上方间隙，可观
察到桥前池内结构。AICA 呈袢状走行于
面神经与前庭蜗神经之间。同时可见深部
三叉神经进入 Meckel 囊以及展神经穿入
斜坡硬脑膜的位置

V　　trigeminal nerve，三叉神经
VI　　abducent nerve，展神经
VII　　facial nerve，面神经
VIII　　vestibulocochlear nerve，前庭蜗神经
Fl　　flocculus，小脑绒球
Po　　pons，脑桥
AICA　anteroinferior cerebellar artery，小脑前下
　　　　动脉

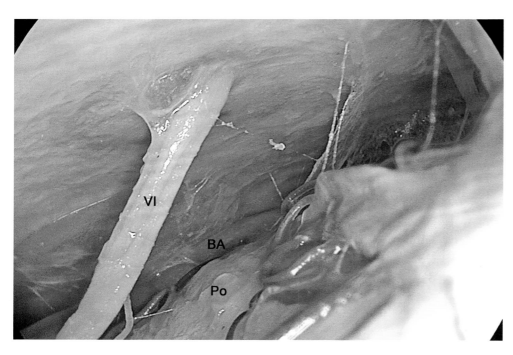

图 9.3.10 近距离观察展神经穿入斜坡硬膜处。靠
中线处可见基底动脉

VI　　abducent nerve，展神经
Po　　pons，脑桥
BA　　basilar artery，基底动脉

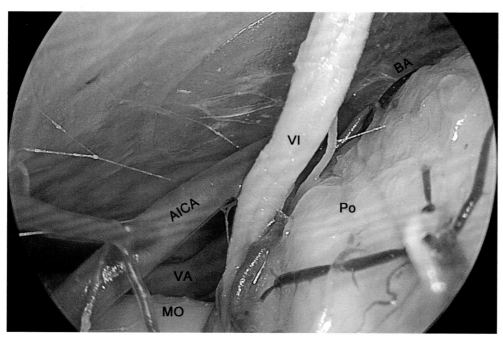

图 9.3.11 向下调整内镜方向，显示展神经与 AICA
的位置关系。AICA 自基底动脉发出后沿
桥延沟向外侧走行，跨过展神经的腹侧，
并发出迷路动脉

VI　　abducent nerve，展神经
Po　　pons，脑桥
MO　　medulla oblongata，延髓
VA　　vertebral artery，椎动脉
AICA　anteroinferior cerebellar artery，小脑前下
　　　　动脉
BA　　basilar artery，基底动脉

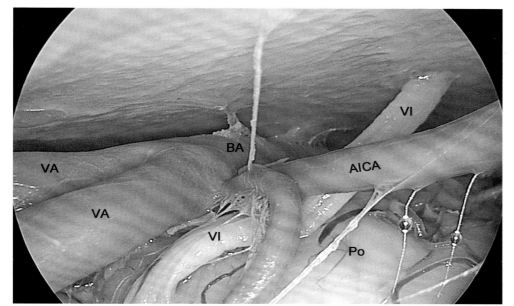

图 9.3.12 将内镜进一步向前推进，可见双侧椎动脉于桥延沟上方汇合成基底动脉，AICA在基底动脉起始处发出，跨过展神经的腹侧向外走行

VI   abducent nerve，展神经
Po   pons，脑桥
VA   vertebral artery，椎动脉
AICA   anteroinferior cerebellar artery，小脑前下动脉
BA   basilar artery，基底动脉

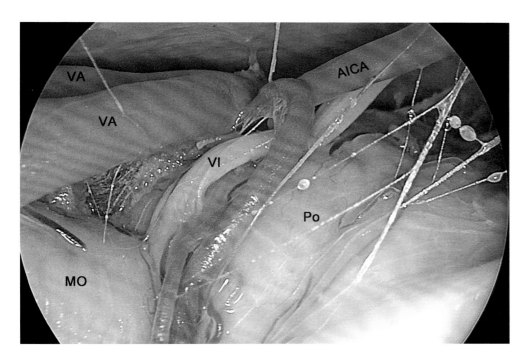

图 9.3.13 后退内镜，可见展神经自桥延沟发出的部位。同时注意由基底动脉发出的穿支动脉折返向下于桥延沟附近穿入脑干

VI   abducent nerve，展神经
Po   pons，脑桥
MO   medulla oblongata，延髓
VA   vertebral artery，椎动脉
AICA   anteroinferior cerebellar artery，小脑前下动脉

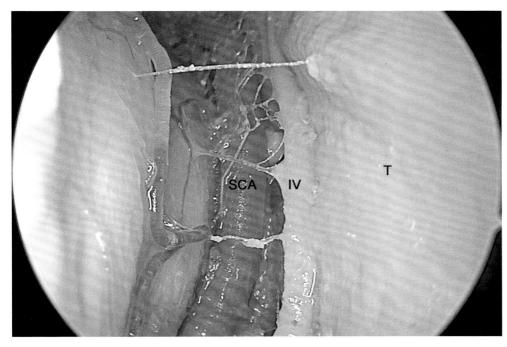

图 9.3.14 将内镜向上移至天幕区域，可见走行于小脑幕切迹附近的小脑上动脉和滑车神经

T   tentorium，小脑幕
IV   trochlear nerve，滑车神经
SCA   superior cerebellar artery，小脑上动脉

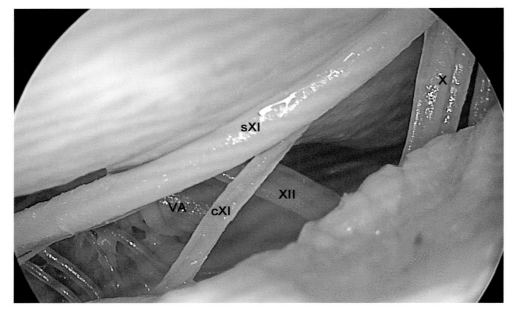

图 9.3.15 将内镜伸入小脑延髓池，可见副神经脑根和脊髓根以及深部的舌下神经和椎动脉

X	vagus nerve，迷走神经
cXI	cranial rootlets of accessory nerve，副神经脑根
sXI	spinal root of accessory nerve，副神经脊髓根
XII	hypoglossal nerve，舌下神经
VA	vertebral artery，椎动脉

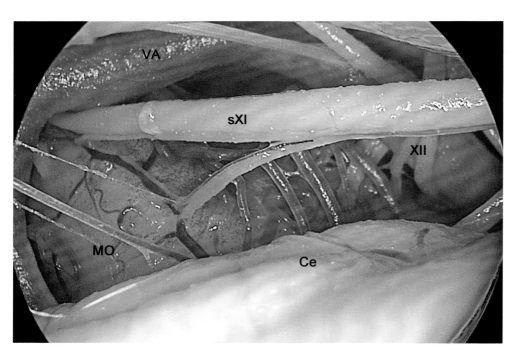

图 9.3.16 继续朝尾侧深入内镜，可见副神经脊髓根与椎动脉的位置关系

sXI	spinal root of accessory nerve，副神经脊髓根
XII	hypoglossal nerve，舌下神经
VA	vertebral artery，椎动脉
MO	medulla oblongata，延髓
Ce	cerebellum，小脑

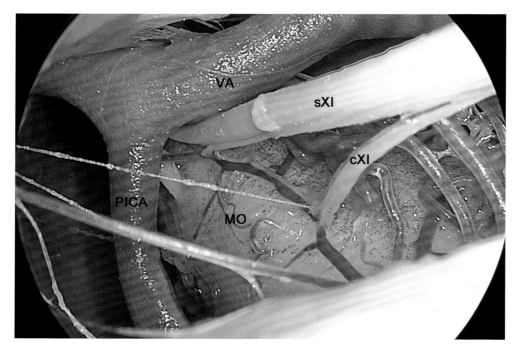

图 9.3.17 移动内镜，可见 PICA 自椎动脉发出

sXI	spinal root of accessory nerve，副神经脊髓根
cXI	cranial rootlets of accessory nerve，副神经脑根
VA	vertebral artery，椎动脉
MO	medulla oblongata，延髓
PICA	posteroinferior cerebellar artery，小脑后下动脉

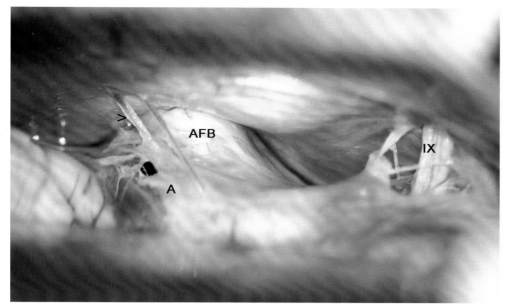

图 9.3.18 另一右侧尸头标本，显微镜下牵开小脑岩面，暴露脑桥小脑角池和小脑延髓池的蛛网膜。透过致密的蛛网膜隐约可见面听束与舌咽神经

AFB acousticofacial bundle，面听束
A arachnoid membrane，蛛网膜
IX glossopharyngeal nerve，舌咽神经
> 弓状下动脉

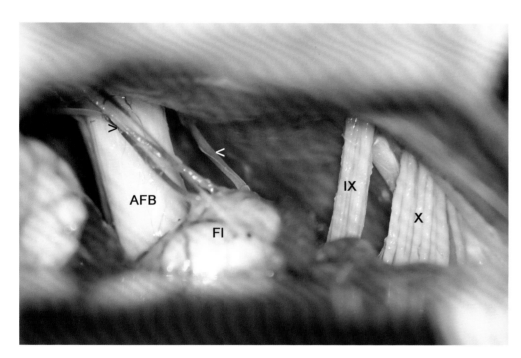

图 9.3.19 去除蛛网膜，可见位于小脑绒球前方的面听束以及位于尾侧的舌咽神经和迷走神经

AFB acousticofacial bundle，面听束
FI flocculus，小脑绒球
IX glossopharyngeal nerve，舌咽神经
X vagus nerve，迷走神经
> 弓状下动脉
< 迷路动脉

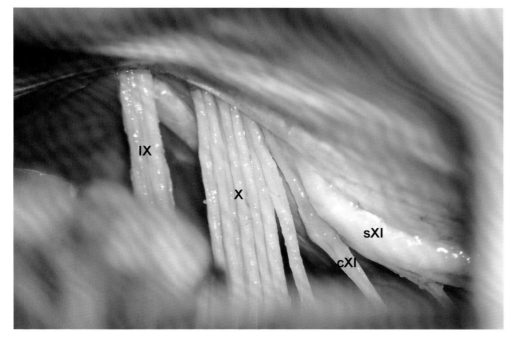

图 9.3.20 放大观，可见后组脑神经进入颈静脉孔神经部

IX glossopharyngeal nerve，舌咽神经
X vagus nerve，迷走神经
cXI cranial rootlets of accessory nerve，副神经脑根
sXI spinal root of accessory nerve，副神经脊髓根

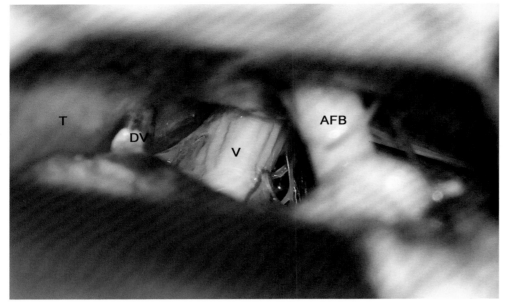

图 9.3.21 牵开小脑上部，可暴露小脑幕和 Dandy 静脉汇入岩上窦处，此处于术中应予以注意，在牵拉小脑时勿撕裂该静脉，避免引起岩上窦出血。深部可见三叉神经

T   tentorium，小脑幕
DV   Dandy's vein（superior petrosal vein），Dandy 静脉（岩上静脉）
V   trigeminal nerve，三叉神经
AFB   acousticofacial bundle，面听束

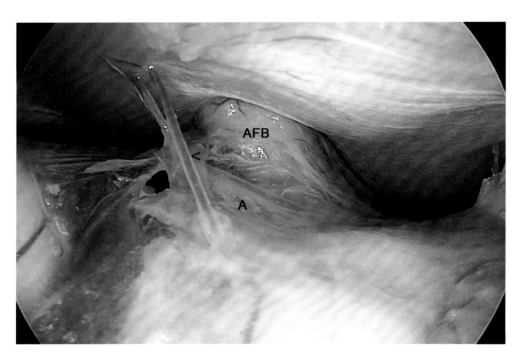

图 9.3.22 0°内镜下观察内耳道口包绕面听束的致密蛛网膜。可见弓状下动脉自蛛网膜穿出进入内耳道口后上方的弓状下窝

AFB   acousticofacial bundle，面听束
A   arachnoid membrane，蛛网膜
<   弓状下动脉

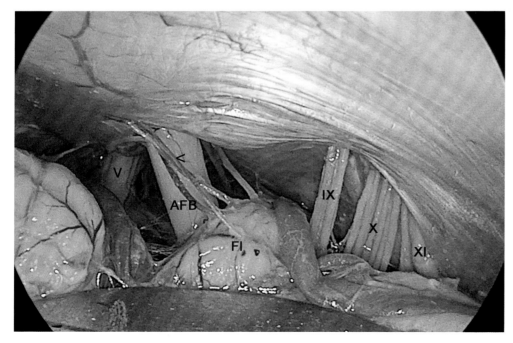

图 9.3.23 去除蛛网膜，内镜下观察脑桥小脑角区结构

V   trigeminal nerve，三叉神经
AFB   acousticofacial bundle，面听束
IX   glossopharyngeal nerve，舌咽神经
X   vagus nerve，迷走神经
XI   accessory nerve，副神经
FI   flocculus，小脑绒球
<   弓状下动脉

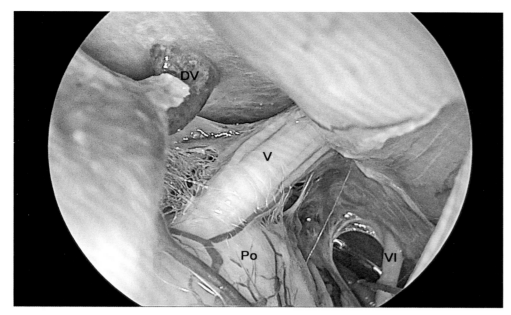

图 9.3.24　将内镜移向天幕方向，可见 Dandy 静脉
　　　　　汇入岩上窦处，三叉神经位于其前下方

DV　Dandy's vein (superior petrosal vein)，
　　　Dandy 静脉（岩上静脉）
V　　trigeminal nerve，三叉神经
Po　pons，脑桥
VI　abducent nerve，展神经

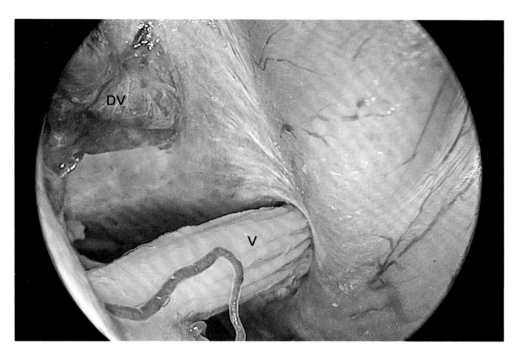

图 9.3.25　使用 45°内镜，旋转内镜，可观察到三叉
　　　　　神经进入 Meckel 囊的位置，后方为粗大
　　　　　的 Dandy 静脉

DV　Dandy's vein (superior petrosal vein)，
　　　Dandy 静脉（岩上静脉）
V　　trigeminal nerve，三叉神经

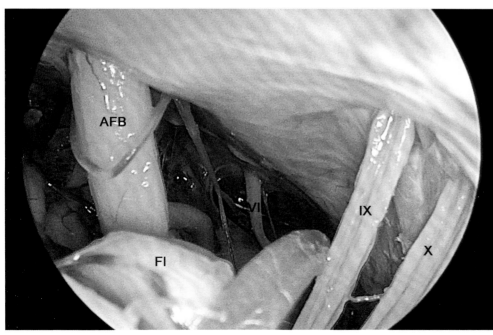

图 9.3.26　通过面听束与舌咽神经之间的间隙可见
　　　　　深面的展神经

AFB　acousticofacial bundle，面听束
Fl　　flocculus，小脑绒球
VI　　abducent nerve，展神经
IX　　glossopharyngeal nerve，舌咽神经
X　　vagus nerve，迷走神经

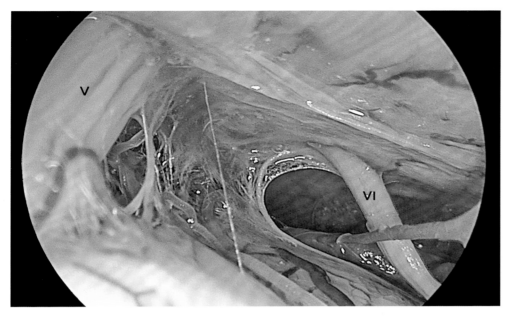

图 9.3.27 将内镜伸入桥前池，可显示展神经与迷路动脉的位置关系。本例中迷路动脉直接自基底动脉发出并跨过展神经的背侧向外走行进入内耳道

V trigeminal nerve，三叉神经
VI abducent nerve，展神经

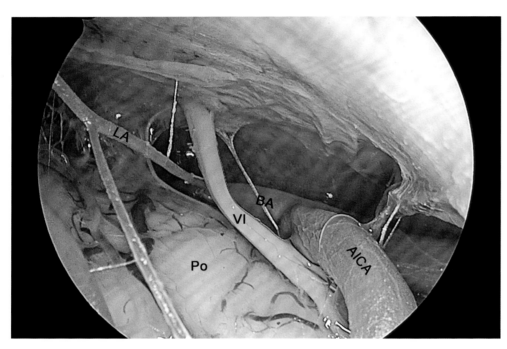

图 9.3.28 向下调整内镜方向，显示展神经与 AICA 的位置关系。AICA 自基底动脉发出后沿桥延沟向外侧走行，跨过展神经的腹侧向外走行

LA labyrinthine artery，迷路动脉
VI abducent nerve，展神经
Po pons，脑桥
AICA anteroinferior cerebellar artery，小脑前下动脉
BA basilar artery，基底动脉

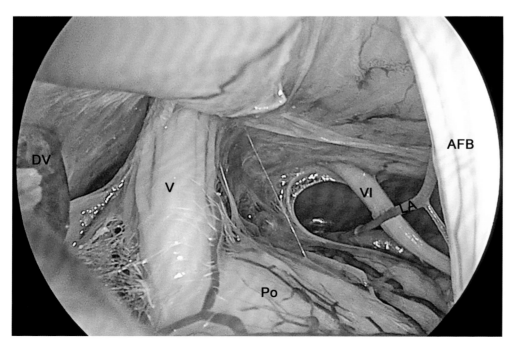

图 9.3.29 通过面听束上方间隙观察，自上向下依次可见 Dandy 静脉、三叉神经、展神经以及迷路动脉

DV Dandy's vein (superior petrosal vein)，Dandy 静脉（岩上静脉）
V trigeminal nerve，三叉神经
Po pons，脑桥
VI abducent nerve，展神经
LA labyrinthine artery，迷路动脉
AFB acousticofacial bundle，面听束

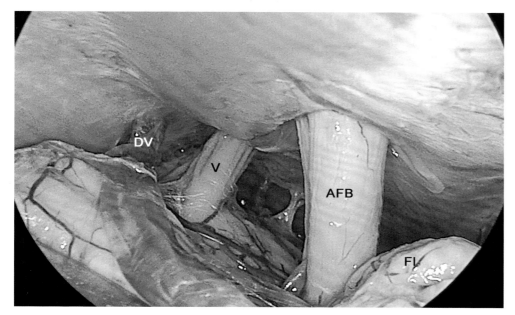

图 9.3.30　用 45°内镜观察 Dandy 静脉、三叉神经与面听束间的位置关系

DV　Dandy's vein (superior petrosal vein)，Dandy 静脉（岩上静脉）
V　trigeminal nerve，三叉神经
AFB　acousticofacial bundle，面听束
FI　flocculus，小脑绒球

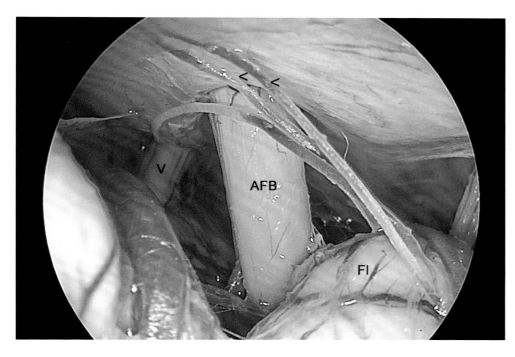

图 9.3.31　0°内镜下可见面听束位于小脑绒球的前方，弓状下动脉跨过面听束后方进入硬脑膜

V　trigeminal nerve，三叉神经
AFB　acousticofacial bundle，面听束
FI　flocculus，小脑绒球
<　弓状下动脉

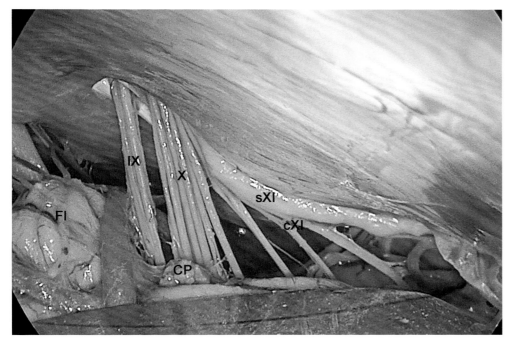

图 9.3.32　0°内镜下观察小脑延髓池内的后组脑神经

FI　flocculus，小脑绒球
CP　choroid plexus，第四脑室脉络丛
IX　glossopharyngeal nerve，舌咽神经
X　vagus nerve，迷走神经
cXI　cranial rootlets of accessory nerve，副神经脑根
sXI　spinal root of accessory nerve，副神经脊髓根

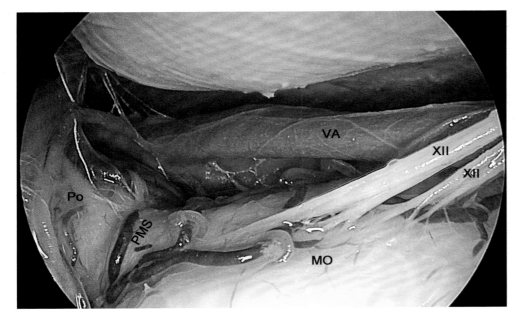

图 9.3.33 将内镜伸入迷走神经根丝间的空隙，可观察到两侧椎动脉在桥延沟附近汇合移行为基底动脉。内镜视野尾侧可见部分舌下神经根丝起自橄榄前沟

Po	pons，脑桥
PMS	bulbopontine sulcus，桥延沟
MO	medulla oblongata，延髓
VA	vertebral artery，椎动脉
XII	hypoglossal nerve，舌下神经

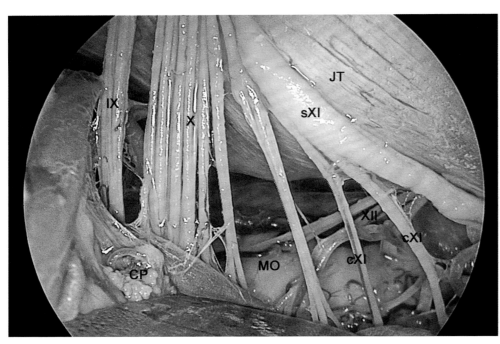

图 9.3.34 牵开小脑，可更加清晰地暴露后组脑神经。注意第四脑室脉络丛自 Luschka 孔向外突出并位于舌咽和迷走神经根丝的后方

CP	choroid plexus，第四脑室脉络丛
MO	medulla oblongata，延髓
IX	glossopharyngeal nerve，舌咽神经
X	vagus nerve，迷走神经
cXI	cranial rootlets of accessory nerve，副神经脑根
sXI	spinal root of accessory nerve，副神经脊髓根
XII	hypoglossal nerve，舌下神经
JT	jugular tubercle，颈静脉结节

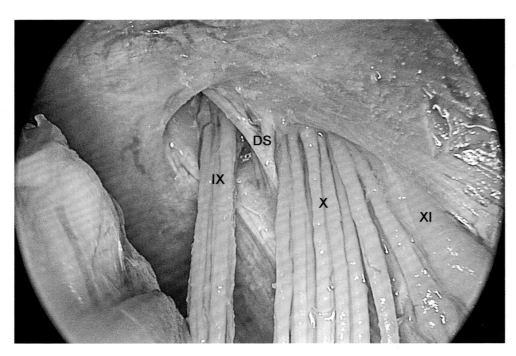

图 9.3.35 45°内镜下暴露的完整颈静脉孔的颅内面，呈漏斗状，仅为颈静脉孔的神经部，其周围硬脑膜向内凹陷分别形成上方的舌咽通道和下方的迷走通道。舌咽通道有舌咽神经根丝进入，小而深；迷走通道大而浅，成卵圆形，面积通常为舌咽通道的两倍，有迷走神经和副神经穿过。颈静脉孔上缘有唇样硬脑膜突起，以骨缘和纤维为支架，表面覆盖硬脑膜而成，舌咽通道较为明显

IX	glossopharyngeal nerve，舌咽神经
X	vagus nerve，迷走神经
XI	accessory nerve，副神经
DS	dural septum，硬脑膜分隔

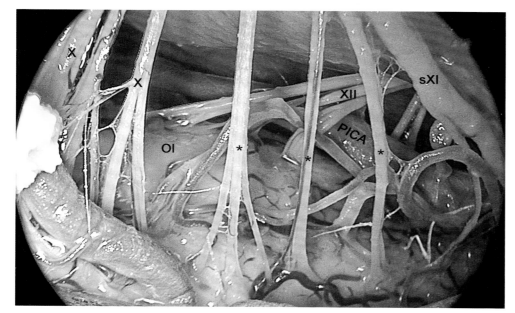

图 9.3.36 透过副神经脑根根丝的间隙可见前方起自橄榄前沟的舌下神经根丝与 PICA 关系密切

OI　　olive，橄榄
X　　　vagus nerve，迷走神经
sXI　　spinal root of accessory nerve，副神经脊髓根
XII　　hypoglossal nerve，舌下神经
PICA　posteroinferior cerebellar artery，小脑后下动脉
*　　　副神经脑根

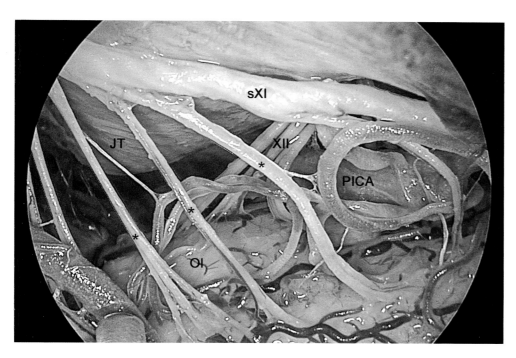

图 9.3.37 将内镜向下移动，观察颈静脉结节、舌下神经、副神经脊髓根、副神经脑根和 PICA 之间的位置关系

OI　　olive，橄榄
sXI　　spinal root of accessory nerve，副神经脊髓根
XII　　hypoglossal nerve，舌下神经
PICA　posteroinferior cerebellar artery，小脑后下动脉
JT　　jugular tubercle，颈静脉结节
*　　　副神经脑根

颞下窝径路

Infratemporal Fossa Approach 10

10.1 颞下窝径路 A 型

Infratemporal Fossa Approach Type A

手术适应证

● 颈静脉孔区病变，如 C 型或 D 型颈静脉孔区副神经节瘤，后组脑神经鞘瘤以及颈静脉孔区脑膜瘤。

● 侵及颈内动脉和岩尖部的胆脂瘤。

手术步骤

1. 做一耳后颅 – 颞 – 颈联合切口，切口下缘至乳突尖处并延伸至颈部以暴露颈部大血管及神经。

2. 向前翻起皮瓣，T 形切开肌骨膜瓣，切口下端达乳突尖。

3. 用骨膜剥离子掀开肌骨膜瓣，在乳突尖水平识别胸锁乳突肌前缘并切断肌肉一同向后掀开，将肌骨膜瓣缝在皮肤上，这种方法有助于减少皮肤切口出血并且可以扩大术野。

4. 分离外耳道后壁肌骨膜瓣并于外耳道骨与软骨交界处横断外耳道，双层盲袋封闭外耳道。

5. 用牵开器沿胸锁乳突肌前缘牵开颈部，可暴露出二腹肌后腹。

6. 将二腹肌后腹自位于乳突尖内侧的附着点二腹肌沟处分离切断。

7. 于颈部识别颈内静脉、颈外动脉和颈内动脉，并用血管带标记，识别后组脑神经。

8. 行岩骨次全切除术。

9. 用显微剪刀切除镫骨板上结构，这一方法可避免行面神经减压及向前改道过程中触碰到镫骨而损伤内耳和镫骨足板脱位。

10. 自膝神经节至茎乳孔轮廓化面神经，使用双曲剥离子去除覆于面神经表面的薄层骨片。

11. 广泛去除颞骨鼓部骨质，并用咬骨钳咬除乳突尖。于咽鼓管上方的颧弓根处磨出一条容纳改道后面神经的新骨槽。

12. 用剪刀游离茎乳孔处面神经及周围的软组织。

13. 用尖刀锐性切断面神经与骨管之间的纤维组织以游离面神经乳突段。使用剥离子小心游离面神经鼓室段，直至膝神经节水平。用无齿镊夹住茎乳孔处面神经周围的软组织，将面神经向前改道。

14. 在腮腺内制作一容纳改道后面神经的隧道，并在上下两处缝合固定。术中用纤维蛋白胶将面神经固定于新的骨管中。

15. 用中隔剥离子分离下颌骨髁突与外耳道前壁。用自持式牵开器将颞下颌关节牵向前方，注意操作时不要损伤改道后的面神经。进一步去除外耳道前壁骨质以更好地控制岩段颈内动脉。

16. 使用可吸收止血纱布腔外填塞封闭乙状窦。

17. 切断附着于茎突的肌肉。使用咬骨钳折断茎突，然后使用剪刀切除之。

18. 用剪刀仔细去除进入颅底处颈内动脉周围的坚韧纤维结缔组织。

19. 双重结扎颈内静脉并切断，或使用血管夹夹闭血管。

20. 将结扎的静脉向上翻起，注意不要损伤相邻的后组脑神经。对于副神经行于颈内静脉外侧的病例，需要仔细将静脉从神经下方游离出来以避免损伤副神经。

21. 切开颈静脉球外侧壁，此时通常会出现来自岩下窦及髁导静脉开口的出血，可用可吸收止血纱布填塞控制。

22. 手术最后，用肌肉组织封闭咽鼓管。用腹部脂肪封闭已开放的硬脑膜。将二腹肌和胸锁乳突肌缝合在一起，颞肌留于原位。

23. 磨除部分枕髁和颈静脉结节骨质，行颞下窝径路 A 型的经枕髁经颈静脉结节扩展径路。

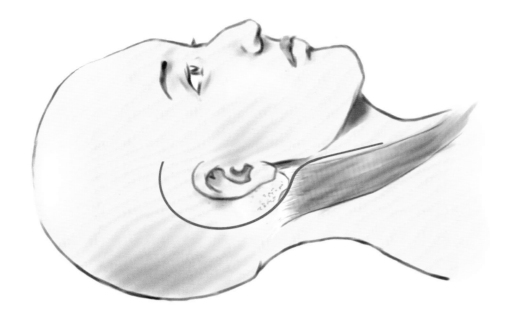

图 10.1.1 右侧标本，颞下窝径路 A 型手术切口。行耳后 C 形切口至乳突尖下缘并进一步延伸至颈部

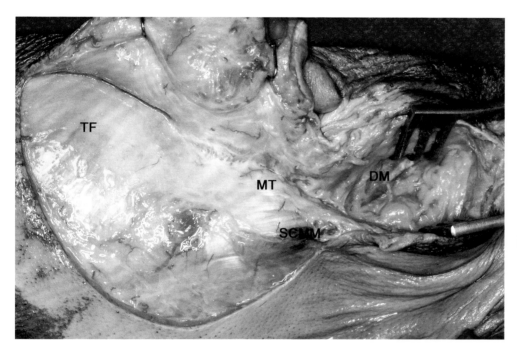

图 10.1.2 向前分离皮瓣暴露颞肌筋膜并辨认乳突尖。颈部于胸锁乳突肌前缘分离颈深筋膜浅层间隙并识别二腹肌后腹

TF temporalis fascia，颞肌筋膜
MT mastoid tip，乳突尖
DM digastric muscle，二腹肌
SCMM sternocleidomastoid muscle，胸锁乳突肌

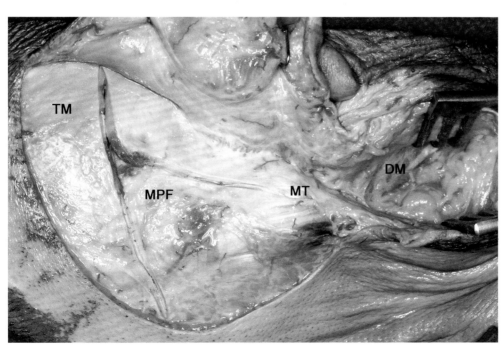

图 10.1.3 做 T 形肌骨膜瓣，延伸垂直切口的下端至乳突尖

TM temporalis muscle，颞肌
MPF musculoperiosteal flap，肌骨膜瓣
MT mastoid tip，乳突尖
DM digastric muscle，二腹肌

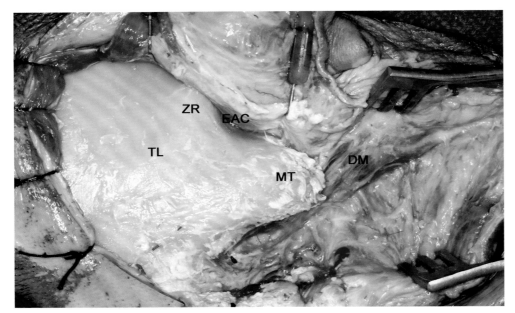

图 10.1.4 于乳突皮质表面分离肌骨膜瓣并用丝线
缝扎固定

ZR	zygomatic root，颧弓根
EAC	external auditory canal，外耳道
TL	temporal line，颞线
MT	mastoid tip，乳突尖
DM	digastric muscle，二腹肌

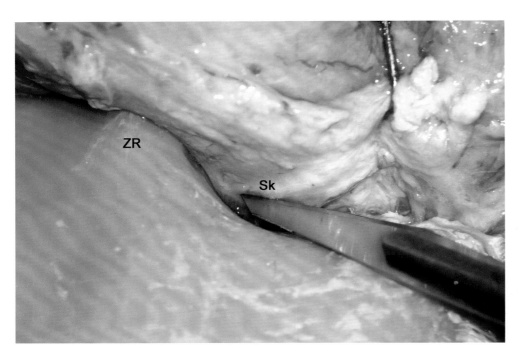

图 10.1.5 分离外耳道皮肤，并于外耳道骨与软骨
交界处外侧横断之

ZR	zygomatic root，颧弓根
Sk	skin，外耳道皮肤

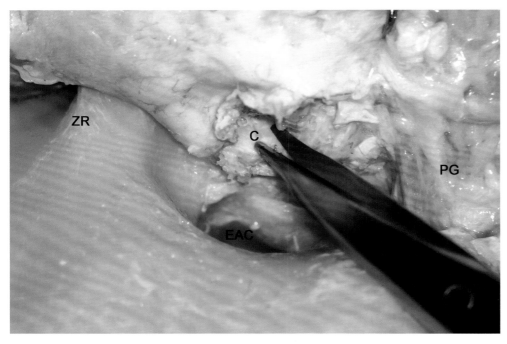

图 10.1.6 确认软骨平面后，自软骨表面环状分离
外耳道皮肤

ZR	zygomatic root，颧弓根
C	cartilage，外耳道软骨
PG	parotid gland，腮腺
EAC	external auditory canal，外耳道

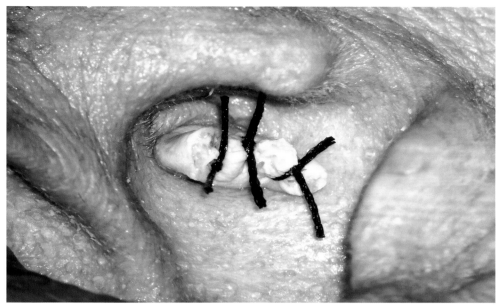

图 10.1.7 将从软骨上分离的皮肤自外耳道向外翻出并用丝线紧密缝合

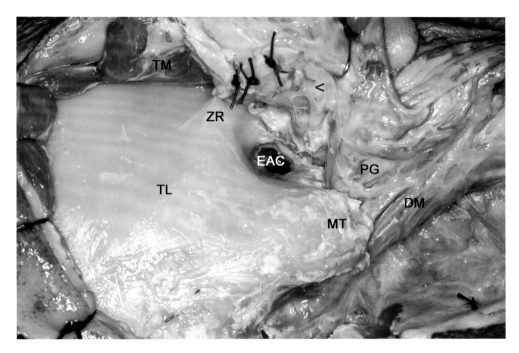

图 10.1.8 用保留下来的外耳道软骨对折后缝合，作为盲袋封闭外耳道的第二层

TM	temporalis muscle，	颞肌
ZR	zygomatic root，	颧弓根
EAC	external auditory canal，	外耳道
TL	temporal line，	颞线
PG	parotid gland，	腮腺
DM	digastric muscle，	二腹肌
MT	mastoid tip，	乳突尖
<	盲袋封闭后的外耳道	

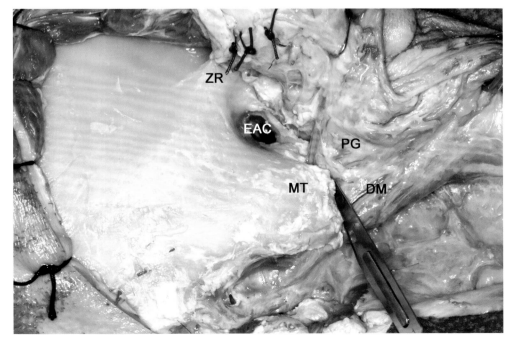

图 10.1.9 自乳突尖内侧的二腹肌后腹附着处切断该肌

ZR	zygomatic root，	颧弓根
EAC	external auditory canal，	外耳道
PG	parotid gland，	腮腺
DM	digastric muscle，	二腹肌
MT	mastoid tip，	乳突尖

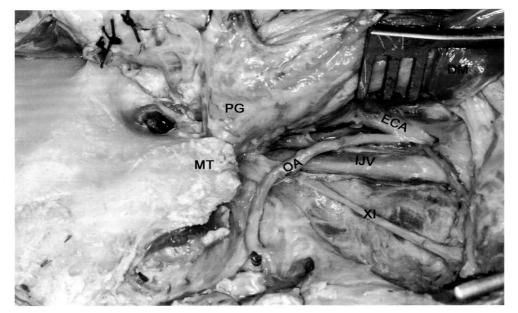

图 10.1.10　切断并向前下翻开二腹肌后腹，进一步增加颈部暴露，识别颈内静脉、副神经、颈外动脉、枕动脉。注意副神经可以走行于颈内静脉的外侧，也可以走行于静脉内侧

PG	parotid gland，腮腺
DM	digastric muscle，二腹肌
MT	mastoid tip，乳突尖
ECA	external carotid artery，颈外动脉
OA	occipital artery，枕动脉
IJV	internal jugular vein，颈内静脉
XI	accessory nerve，副神经

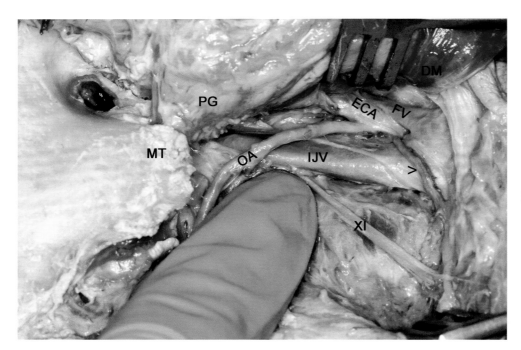

图 10.1.11　触摸寰椎横突是术中定位颈内静脉与副神经的可靠方法

PG	parotid gland，腮腺
DM	digastric muscle，二腹肌
MT	mastoid tip，乳突尖
ECA	external carotid artery，颈外动脉
OA	occipital artery，枕动脉
FV	facial vein，面静脉
IJV	internal jugular vein，颈内静脉
XI	accessory nerve，副神经
>	胸锁乳突肌支

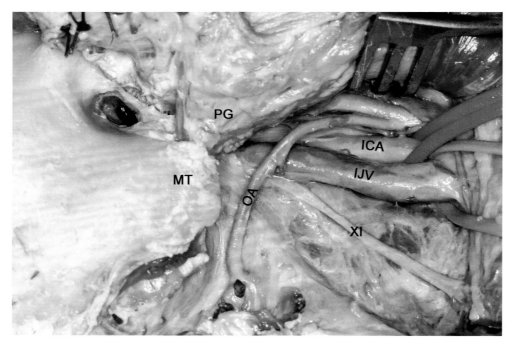

图 10.1.12　在确认迷走神经和舌下神经后，游离颈动脉鞘内的血管并放置红蓝两条血管标记带分别标记颈内动脉和颈内静脉

PG	parotid gland，腮腺
MT	mastoid tip，乳突尖
ICA	internal carotid artery，颈内动脉
IJV	internal jugular vein，颈内静脉
OA	occipital artery，枕动脉
XI	accessory nerve，副神经

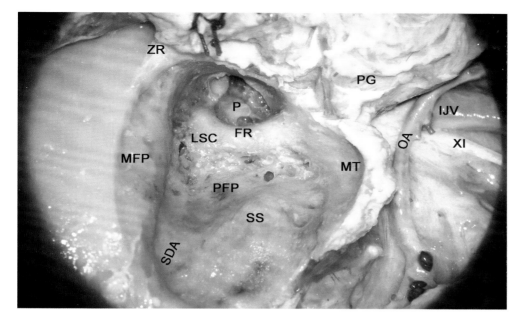

图 10.1.13 磨除乳突骨质，行岩骨次全切除术

ZR	zygomatic root，颧弓根	
PG	parotid gland，腮腺	
P	promontory，鼓岬	
LSC	lateral semicircular canal，外半规管	
FR	facial ridge，面神经嵴	
MFP	middle fossa plate，颅中窝脑板	
PFP	posterior fossa plate，颅后窝脑板	
SS	sigmoid sinus，乙状窦	
SDA	sinodural angle，窦脑膜角	
MT	mastoid tip，乳突尖	
IJV	internal jugular vein，颈内静脉	
OA	occipital artery，枕动脉	
XI	accessory nerve，副神经	

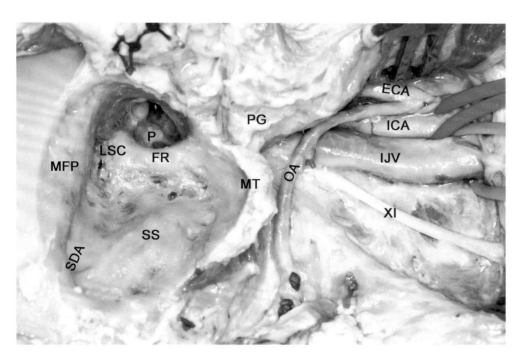

图 10.1.14 外耳道后壁、鼓膜、锤骨及砧骨已去除，注意术中要将所有上皮组织全部去除

PG	parotid gland，腮腺	
P	promontory，鼓岬	
LSC	lateral semicircular canal，外半规管	
FR	facial ridge，面神经嵴	
MFP	middle fossa plate，颅中窝脑板	
SS	sigmoid sinus，乙状窦	
SDA	sinodural angle，窦脑膜角	
MT	mastoid tip，乳突尖	
ECA	external carotid artery，颈外动脉	
ICA	internal carotid artery，颈内动脉	
IJV	internal jugular vein，颈内静脉	
OA	occipital artery，枕动脉	
XI	accessory nerve，副神经	

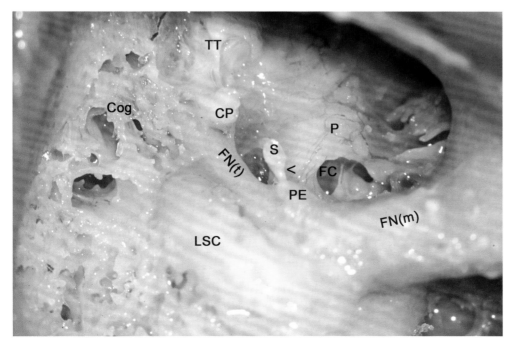

图 10.1.15 注意镫骨板上结构会影响到接下来要进行的面神经减压和向前改道的操作

TT	tensor tympani muscle，鼓膜张肌	
Cog	齿突	
CP	cochleariform process，匙突	
P	promontory，鼓岬	
LSC	lateral semicircular canal，外半规管	
S	stapes，镫骨	
PE	pyramidal eminence，锥隆起	
FC	fenestra cochlea，蜗窗	
FN(t)	tympanic segment of facial nerve，面神经鼓室段	
FN(m)	mastoid segment of facial nerve，面神经乳突段	
<	镫骨肌肌腱	

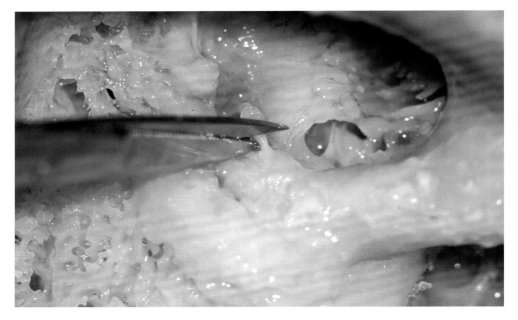

图 10.1.16 首先用显微剪刀剪断镫骨肌肌腱

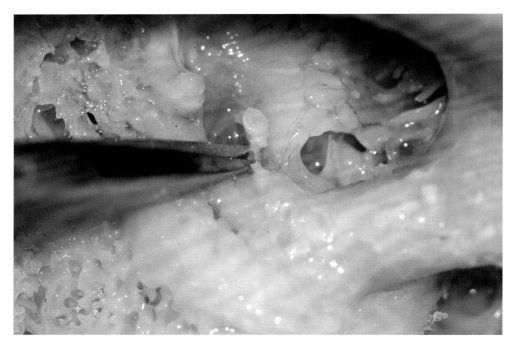

图 10.1.17 用显微剪刀剪断镫骨足弓以避免面神经减压及向前改道过程中损伤内耳。这一操作对避免面神经向前改道时由于镫骨足板脱位而造成的感音神经性听力损失非常重要

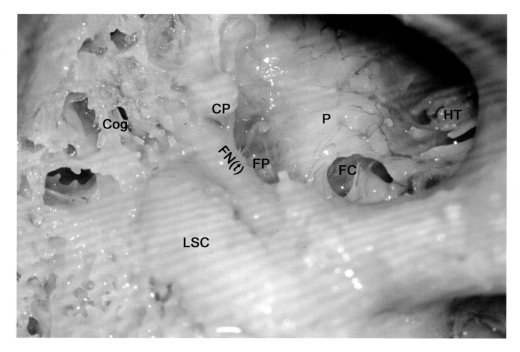

图 10.1.18 去除镫骨板上结构后可清晰暴露嵌于前庭窗内的镫骨足板

Cog	齿突
CP	cochleariform process，匙突
P	promontory，鼓岬
LSC	lateral semicircular canal，外半规管
FP	footplate of the stapes，镫骨足板
FC	fenestra cochleae，蜗窗
HT	hypotympanum，下鼓室
FN(t)	tympanic segment of facial nerve，面神经鼓室段

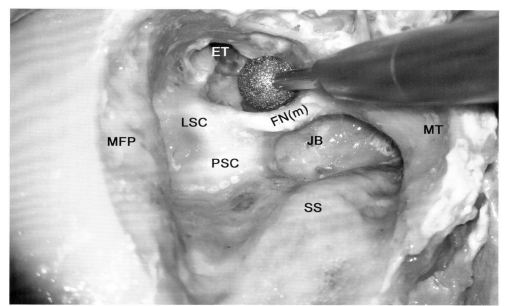

图 10.1.19　进一步磨除位于面神经乳突段前方的颞骨鼓部

ET　　eustachian tube，咽鼓管
LSC　　lateral semicircular canal，外半规管
PSC　　posterior semicircular canal，后半规管
FN(m)　mastoid segment of facial nerve，面神经乳突段
MFP　　middle fossa plate，颅中窝脑板
SS　　sigmoid sinus，乙状窦
JB　　jugular bulb，颈静脉球
MT　　mastoid tip，乳突尖

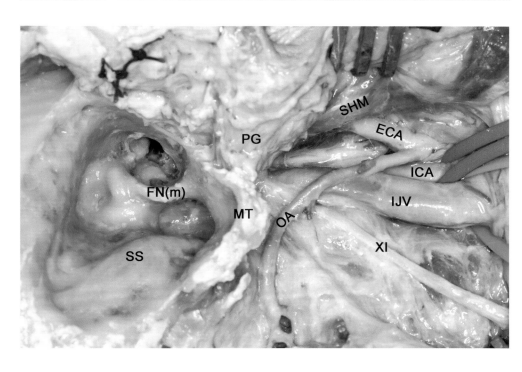

图 10.1.20　在腮腺下方可以看到附着于茎突上外侧的茎突舌骨肌

PG　　parotid gland，腮腺
SHM　　stylohyoid muscle；茎突舌骨肌
SS　　sigmoid sinus，乙状窦
FN(m)　mastoid segment of facial nerve，面神经乳突段
MT　　mastoid tip，乳突尖
ECA　　external carotid artery，颈外动脉
ICA　　internal carotid artery，颈内动脉
IJV　　internal jugular vein，颈内静脉
OA　　occipital artery，枕动脉
XI　　accessory nerve，副神经

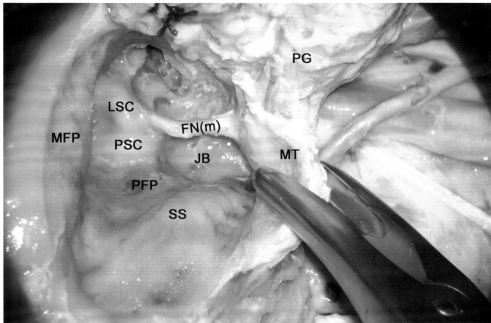

图 10.1.21　广泛去除颞骨鼓部下部骨质后用咬骨钳去除乳突尖

PG　　parotid gland，腮腺
MFP　　middle fossa plate，颅中窝脑板
SS　　sigmoid sinus，乙状窦
LSC　　lateral semicircular canal，外半规管
PSC　　posterior semicircular canal，后半规管
FN(m)　mastoid segment of facial nerve，面神经乳突段
MT　　mastoid tip，乳突尖
JB　　jugular bulb，颈静脉球
PFP　　posterior fossa plate，颅后窝脑板

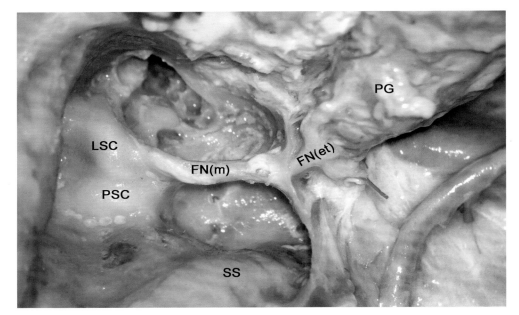

图 10.1.22 沿着面神经乳突段便可定位出藏于腮腺中的面神经颞外段主干

PG	parotid gland，腮腺	
SS	sigmoid sinus，乙状窦	
LSC	lateral semicircular canal，外半规管	
PSC	posterior semicircular canal，后半规管	
FN(m)	mastoid segment of facial nerve，面神经乳突段	
FN(et)	extratemporal segment of facial nerve，面神经颞外段	

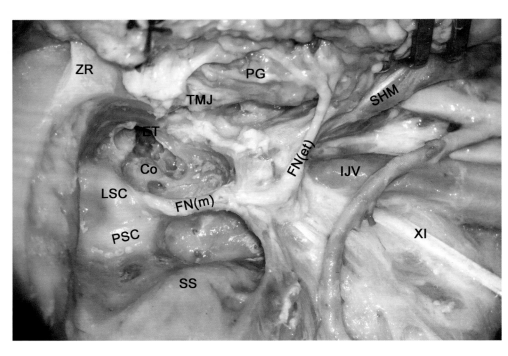

图 10.1.23 辨认面神经颞外段并暴露至分叉处。注意位于外耳道前壁骨质以去除并暴露出颞下颌关节

ZR	zygomatic root，颧弓根
PG	parotid gland，腮腺
TMJ	temporamandibular joint，颞下颌关节
ET	eustachian tube，咽鼓管
SHM	stylohyoid muscle，茎突舌骨肌
Co	cochlea，耳蜗
LSC	lateral semicircular canal，外半规管
PSC	posterior semicircular canal，后半规管
FN(m)	mastoid segment of facial nerve，面神经乳突段
FN(et)	extratemporal segment of facial nerve，面神经颞外段
IJV	internal jugular vein，颈内静脉
SS	sigmoid sinus，乙状窦
XI	accessory nerve，副神经

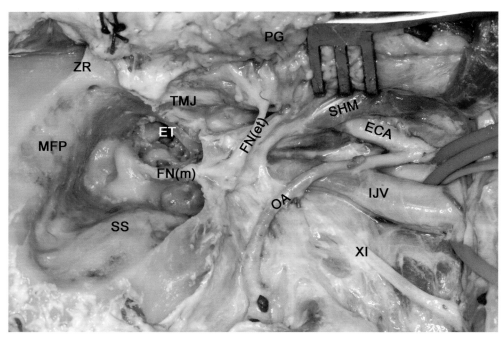

图 10.1.24 进一步去除覆于面神经表面的薄层骨质。至此，自膝神经节至颞外段面神经减压已完成

ZR	zygomatic root，颧弓根
PG	parotid gland，腮腺
TMJ	temporamandibular joint，颞下颌关节
ET	eustachian tube，咽鼓管
SHM	stylohyoid muscle，茎突舌骨肌
FN(m)	mastoid segment of facial nerve，面神经乳突段
FN(et)	extratemporal segment of facial nerve，面神经颞外段
ECA	external carotid artery，颈外动脉
IJV	internal jugular vein，颈内静脉
SS	sigmoid sinus，乙状窦
XI	accessory nerve，副神经
OA	occipital artery，枕动脉
MFP	middle fossa plate，颅中窝脑板

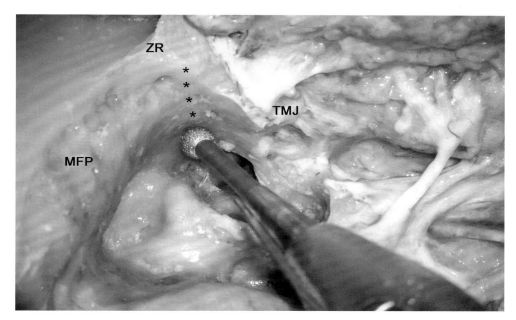

图 10.1.25 沿咽鼓管上方的颧弓根处磨出一个新的骨槽以容纳向前改道后的面神经

ZR zygomatic root，颧弓根
TMJ temporamandibular joint，颞下颌关节
MFP middle fossa plate，颅中窝脑板
* 改道后面神经骨槽的位置

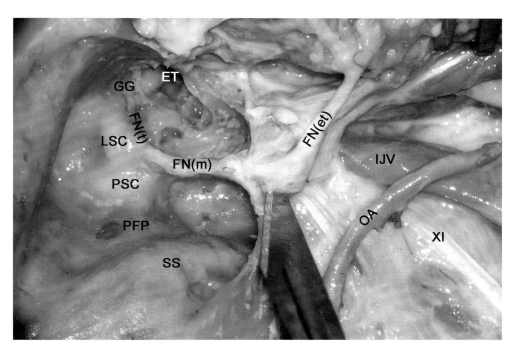

图 10.1.26 游离茎乳孔周围的致密结缔组织，将面神经从骨管中分离出来。在游离面神经的过程中应尽量保留茎乳孔附近面神经周围的结缔组织，减少面神经损伤的可能性

ET eustachian tube，咽鼓管
GG geniculate ganglion，膝神经节
FN(t) tympanic segment of facial nerve，面神经鼓室段
FN(m) mastoid segment of facial nerve，面神经乳突段
FN(et) extratemporal segment of facial nerve，面神经颞外段
LSC lateral semicircular canal，外半规管
PSC posterior semicircular canal，后半规管
IJV internal jugular vein，颈内静脉
PFP posterior fossa plate，颅后窝脑板
SS sigmoid sinus，乙状窦
OA occipital artery，枕动脉
XI accessory nerve，副神经

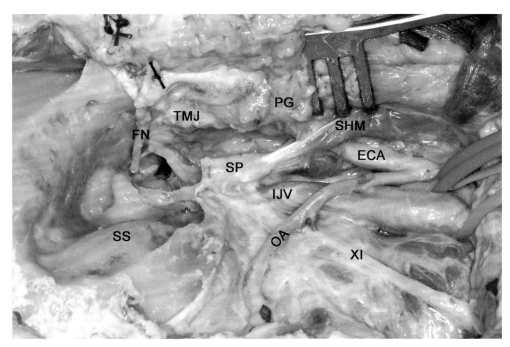

图 10.1.27 将面神经向前改道并缝合固定。术中将面神经置入新磨出的骨槽中并用纤维蛋白胶固定加以保护

FN rerouted part of the facial nerve，改道后的面神经
TMJ temporamandibular joint，颞下颌关节
PG parotid gland，腮腺
SP styloid process，茎突
SHM stylohyoid muscle，茎突舌骨肌
ECA external carotid artery，颈外动脉
IJV internal jugular vein，颈内静脉
OA occipital artery，枕动脉
XI accessory nerve，副神经
SS sigmoid sinus，乙状窦

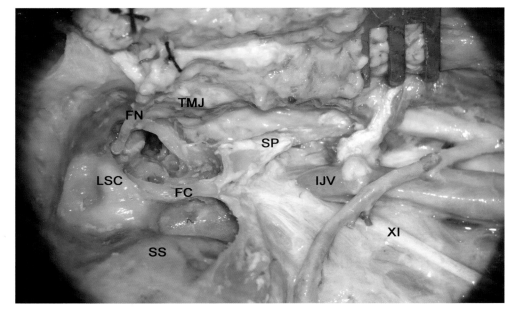

图 10.1.28　分离附着于茎突表面的茎突咽肌、茎突舌肌和茎突舌骨肌，暴露茎突

FN	rerouted part of the facial nerve，改道后的面神经
TMJ	temporamandibular joint，颞下颌关节
SP	styloid process，茎突
LSC	lateral semicircular canal，外半规管
FC	fallopian canal 面神经管
IJV	internal jugular vein，颈内静脉
XI	accessory nerve，副神经
SS	sigmoid sinus，乙状窦

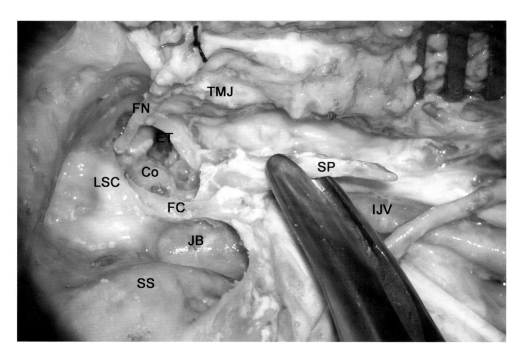

图 10.1.29　用咬骨钳将茎突骨折并切除茎突以充分显露位于其内侧的颈静脉孔区和颈内动脉

FN	rerouted part of the facial nerve，改道后的面神经
TMJ	temporamandibular joint，颞下颌关节
ET	eustachian tube，咽鼓管
Co	cochlea，耳蜗
SP	styloid process，茎突
LSC	lateral semicircular canal，外半规管
FC	fallopian canal 面神经管
IJV	internal jugular vein，颈内静脉
JB	jugular bulb，颈静脉球
SS	sigmoid sinus，乙状窦

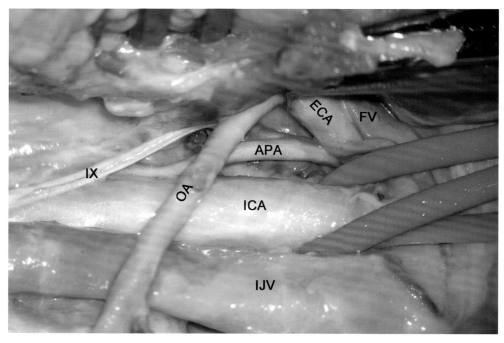

图 10.1.30　于颈部暴露起自颈外动脉的咽升动脉

IX	glossopharyngeal nerve，舌咽神经
APA	ascending pharyngeal artery，咽升动脉
ECA	external carotid artery，颈外动脉
ICA	internal carotid artery，颈内动脉
IJV	internal jugular vein，颈内静脉
OA	occipital artery，枕动脉
FV	facial vein，面静脉

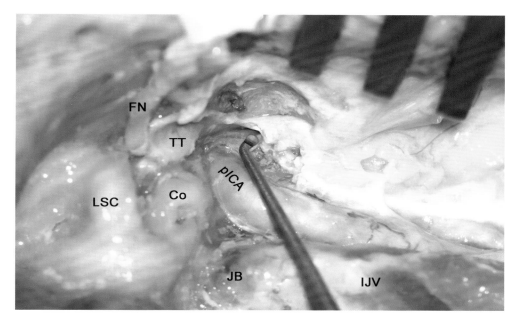

图 10.1.31 去除茎突后，进一步磨除残余的颞骨鼓部以暴露其深面的岩段颈内动脉。探针所指位置为咽鼓管口

FN	rerouted part of the facial nerve，改道后的面神经
TT	tensor tympani muscle，鼓膜张肌
pICA	petrous segment of internal carotid artery，岩段颈内动脉
JB	jugular bulb，颈静脉球
IJV	internal jugular vein，颈内静脉
LSC	lateral semicircular canal，外半规管
Co	cochlea，耳蜗

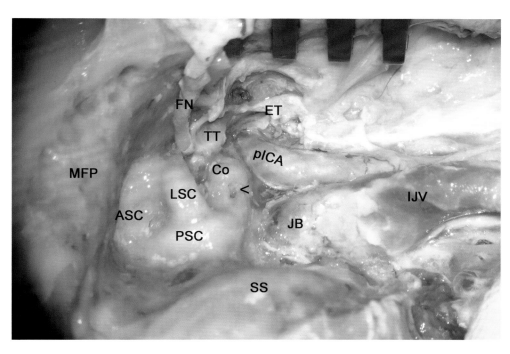

图 10.1.32 使用牵开器将颞下颌关节向前移位，注意操作时不要损伤改道后的面神经。磨除迷路下气房和颈静脉球后方骨质，从而可以从前、上、外和后方取得对于颈静脉孔区的控制

FN	rerouted part of the facial nerve，改道后的面神经
TT	tensor tympani muscle，鼓膜张肌
ET	eustachian tube，咽鼓管
Co	cochlea，耳蜗
pICA	petrous segment of internal carotid artery，岩段颈内动脉
ASC	anterior semicircular canal，前半规管
LSC	lateral semicircular canal，外半规管
PSC	posterior semicircular canal，后半规管
JB	jugular bulb，颈静脉球
IJV	internal jugular vein，颈内静脉
MFP	middle fossa plate，颅中窝脑板
SS	sigmoid sinus，乙状窦
<	蜗窗

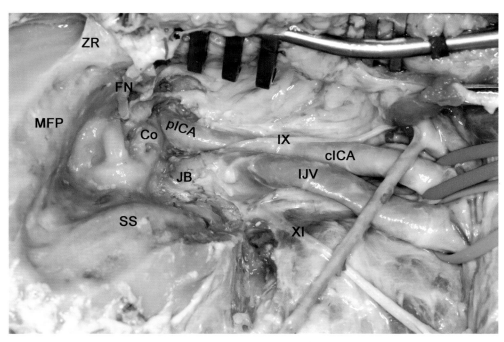

图 10.1.33 整体观，可见通过面神经向前改道、切除茎突及颞骨鼓部，可以从侧方对颈内动脉颈段和岩段取得很好的控制。注意走行于颈内动脉与颈内静脉之间的舌咽神经

ZR	zygomatic root，颧弓根
FN	rerouted part of the facial nerve，改道后的面神经
MFP	middle fossa plate，颅中窝脑板
Co	cochlea，耳蜗
pICA	petrous segment of internal carotid artery，岩段颈内动脉
cICA	cervical segment of internal carotid artery，颈段颈内动脉
JB	jugular bulb，颈静脉球
IJV	internal jugular vein，颈内静脉
SS	sigmoid sinus，乙状窦
IX	glossopharyngeal nerve，舌咽神经
XI	accessory nerve，副神经

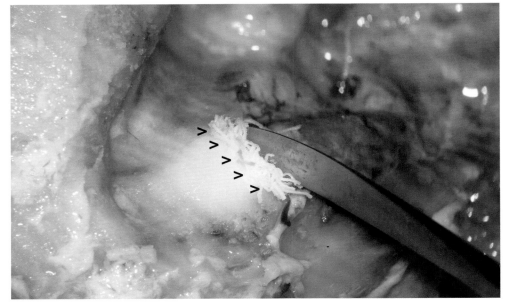

图 10.1.34 使用可吸收止血纱布腔外填塞乙状窦与横窦移行处，从而封闭乙状窦。使用这种方法可以避免传统缝扎乙状窦所导致的硬膜切口产生裂隙所致的术后脑脊液漏风险。

> 　　保留乙状窦近端的骨板

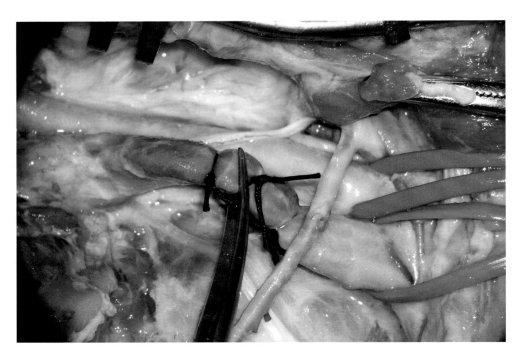

图 10.1.35 双重结扎颈内静脉并切断，或者使用血管夹夹闭血管

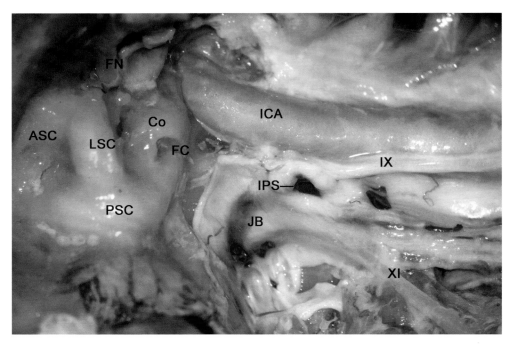

图 10.1.36 将结扎的颈内静脉向上翻起并与颈静脉球外侧壁一并去除，可见岩下窦开口位于颈静脉球前壁。分离时注意不要损伤相邻的后组脑神经。对于副神经位于颈内静脉外侧的病例需要仔细游离以免损伤副神经

FN　　rerouted part of the facial nerve，改道后的面神经
ICA　　internal carotid artery，颈内动脉
ASC　　anterior semicircular canal，前半规管
LSC　　lateral semicircular canal，外半规管
PSC　　posterior semicircular canal，后半规管
Co　　cochlea，耳蜗
FC　　fenestra cochlea，蜗窗
JB　　jugular bulb，颈静脉球前壁
IPS　　opening of inferior petrosal sinus，岩下窦开口
IX　　glossopharyngeal nerve，舌咽神经
XI　　accessory nerve，副神经

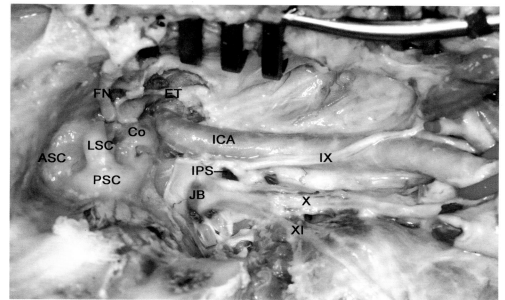

图 10.1.37　切除颈静脉球外侧壁后，可见后组脑神经走行于颈静脉球前壁

FN	rerouted part of the facial nerve，改道后的面神经
ET	eustachian tube，咽鼓管
ICA	internal carotid artery，颈内动脉
ASC	anterior semicircular canal，前半规管
LSC	lateral semicircular canal，外半规管
PSC	posterior semicircular canal，后半规管
Co	cochlea，耳蜗
JB	jugular bulb，颈静脉球前壁
IPS	opening of inferior petrosal sinus，岩下窦开口
IX	glossopharyngeal nerve，舌咽神经
X	vagus nerve，迷走神经
XI	accessory nerve，副神经

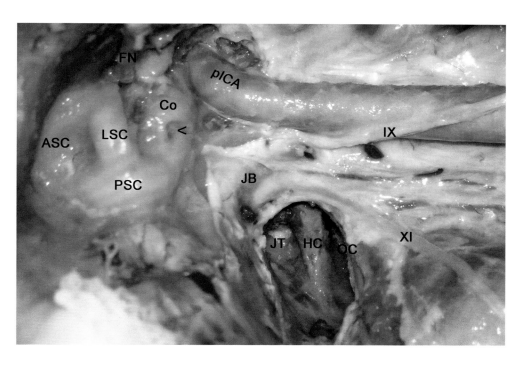

图 10.1.38　颞下窝径路 A 型的经枕髁经颈静脉结节扩展入路，该径路有利于从下内侧去暴露位于寰椎侧块及枕髁上方的颈静脉球。图示部分颈静脉结节和部分枕髁骨质已磨除，暴露舌下神经管

FN	rerouted part of the facial nerve，改道后的面神经
pICA	petrous segment of ICA，岩段颈内动脉
ASC	anterior semicircular canal，前半规管
LSC	lateral semicircular canal，外半规管
PSC	posterior semicircular canal，后半规管
Co	cochlea，耳蜗
JB	jugular bulb，颈静脉球前壁
IX	glossopharyngeal nerve，舌咽神经
XI	accessory nerve，副神经
JT	jugular tubercle，颈静脉结节
OC	occipital condyle，枕髁
HC	hypoglossal canal，舌下神经管
<	蜗窗

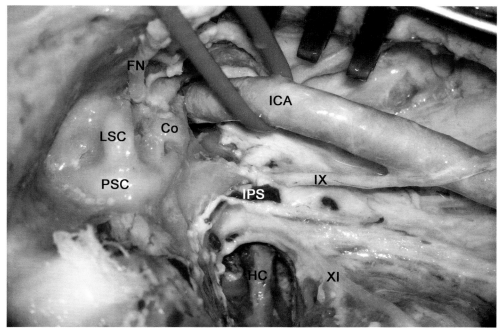

图 10.1.39　用标记带向外牵开颈内动脉，可充分暴露位于其内侧的颞骨岩部骨质

FN	rerouted part of the facial nerve，改道后的面神经
ICA	internal carotid artery，颈内动脉
LSC	lateral semicircular canal，外半规管
PSC	posterior semicircular canal，后半规管
Co	cochlea，耳蜗
IPS	opening of inferior petrosal sinus，岩下窦开口
IX	glossopharyngeal nerve，舌咽神经
XI	accessory nerve，副神经
HC	hypoglossal canal，舌下神经管

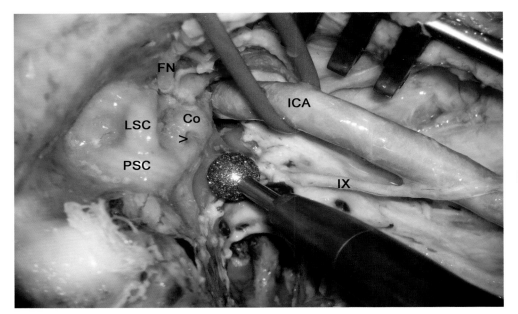

图 10.1.40　磨除位于迷路下方和颈内动脉内侧的岩骨骨质

FN	rerouted part of the facial nerve，改道后的面神经
ICA	internal carotid artery，颈内动脉
LSC	lateral semicircular canal，外半规管
PSC	posterior semicircular canal，后半规管
Co	cochlea，耳蜗
IX	glossopharyngeal nerve，舌咽神经
>	蜗窗

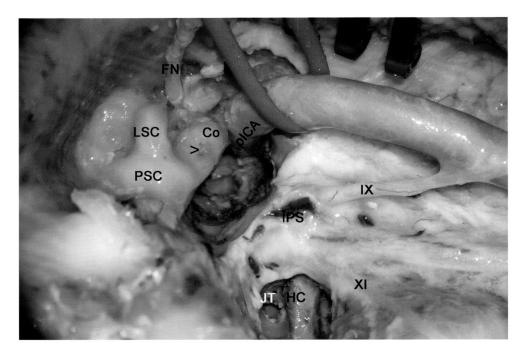

图 10.1.41　岩尖骨质已充分磨除，以便去除位于岩段颈内动脉周围的肿瘤，可见去除岩尖的同时耳囊结构得到完整保留

FN	rerouted part of the facial nerve，改道后的面神经
pICA	petrous segment of internal carotid artery，岩段颈内动脉
LSC	lateral semicircular canal，外半规管
PSC	posterior semicircular canal，后半规管
Co	cochlea，耳蜗
IPS	opening of inferior petrosal sinus，岩下窦开口
IX	glossopharyngeal nerve，舌咽神经
JT	jugular tubercle，颈静脉结节
HC	hypoglossal canal，舌下神经管
XI	accessory nerve，副神经
>	蜗窗

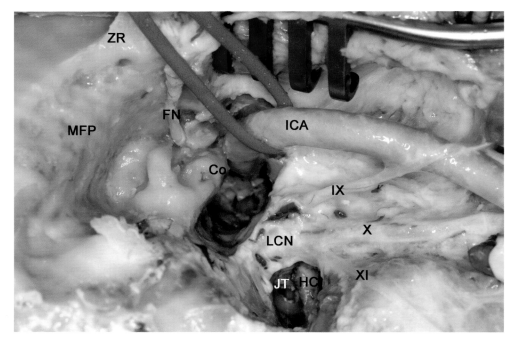

图 10.1.42　最后术腔，改良颞下窝入路 A 型伴经枕髁经颈静脉结节扩展入路已完成

ZR	zygomatic root，颧弓根
FN	rerouted part of the facial nerve，改道后的面神经
ICA	internal carotid artery，颈内动脉
Co	cochlea，耳蜗
JT	jugular tubercle，颈静脉结节
HC	hypoglossal canal，舌下神经管
IX	glossopharyngeal nerve，舌咽神经
X	vagus nerve，迷走神经
XI	accessory nerve，副神经
LCN	lower cranial nerves，后组脑神经
MFP	middle fossa plate，颅中窝脑板

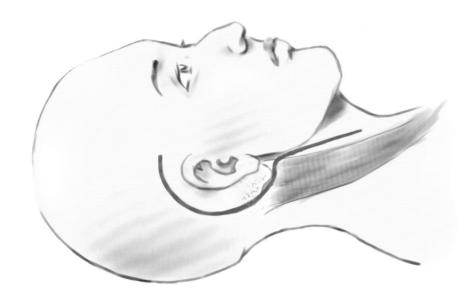

图 10.1.43　另一右侧尸头标本，作耳后 C 形皮肤切口并延伸至颈部

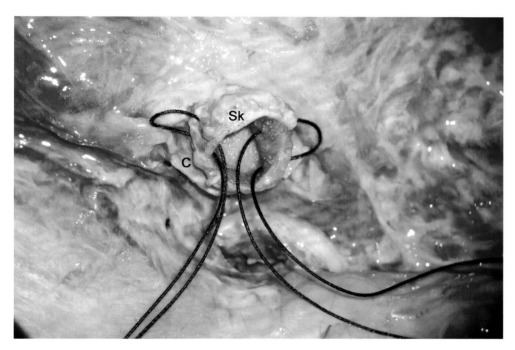

图 10.1.44　已将外耳道皮肤从软骨表面分离。用两根丝线固定于外耳道皮肤的两端，以便于下一步牵拉丝线将皮肤向外翻转

Sk　　skin，外耳道皮肤
C　　cartilage，外耳道软骨

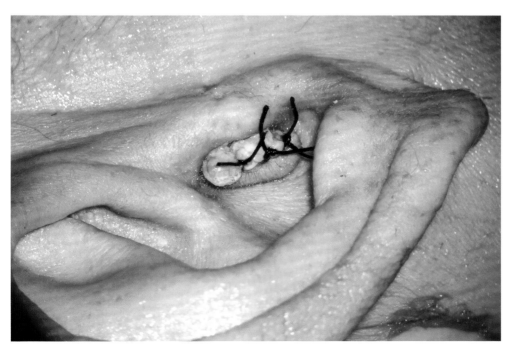

图 10.1.45　已完全将皮肤通过外耳道翻转到外面，同时需检查是否有上皮组织残留在内侧面。进行盲袋封闭外耳道的第一步，即开始缝合皮肤

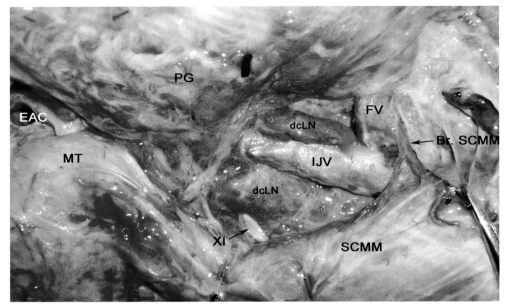

图 10.1.46 沿胸锁乳突肌前缘分离颈深筋膜浅层，暴露颈内静脉以及沿其分布的颈外侧深淋巴结（Ⅱ区淋巴结）

EAC	external auditory canal，外耳道
PG	parotid gland，腮腺
MT	mastoid tip，乳突尖
FV	facial vein，面静脉
IJV	internal jugular vein，颈内静脉
SCMM	sternocleidomastoid muscle，胸锁乳突肌
XI	accessory nerve，副神经
dcLN	deep lateral cervical lymph node，颈外侧深淋巴结（颈部Ⅱ区淋巴结）
Br.SCMM	branches of sternocleidomastoid muscle，胸锁乳突肌支

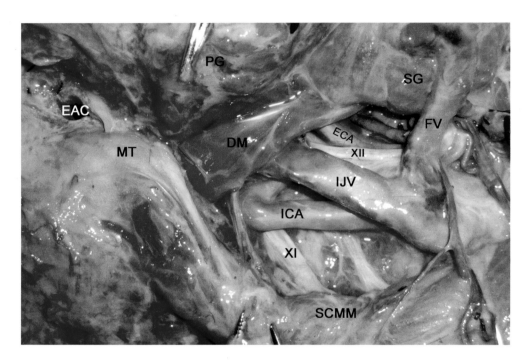

图 10.1.47 清除Ⅱ区淋巴结，依次辨认颈内静脉、颈外动脉、颈内动脉、副神经、舌下神经。注意在本例标本中颈内动脉呈袢状凸向后方

EAC	external auditory canal，外耳道
PG	parotid gland，腮腺
SG	submandibular gland，下颌下腺
MT	mastoid tip，乳突尖
DM	digastric muscle，二腹肌
ECA	external carotid artery，颈外动脉
XII	hypoglossal nerve，舌下神经
FV	facial vein，面静脉
IJV	internal jugular vein，颈内静脉
ICA	internal carotid artery，颈内动脉
XI	accessory nerve，副神经
SCMM	sternocleidomastoid muscle，胸锁乳突肌

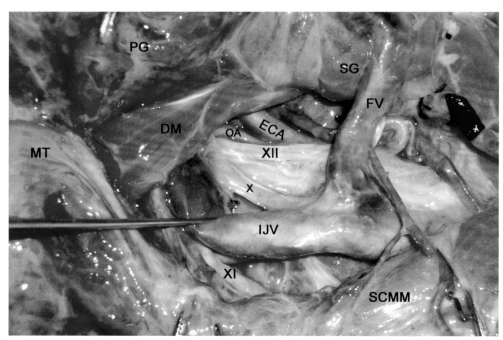

图 10.1.48 向后方牵开颈内静脉可暴露走行于颈动脉鞘内的迷走神经。前方可见舌下神经勾绕发自颈外动脉的枕动脉，向前走行

PG	parotid gland，腮腺
SG	submandibular gland，下颌下腺
MT	mastoid tip，乳突尖
DM	digastric muscle，二腹肌
ECA	external carotid artery，颈外动脉
OA	occipital artery，枕动脉
XII	hypoglossal nerve，舌下神经
X	vagus nerve，迷走神经
FV	facial vein，面静脉
IJV	internal jugular vein，颈内静脉
XI	accessory nerve，副神经
SCMM	sternocleidomastoid muscle，胸锁乳突肌

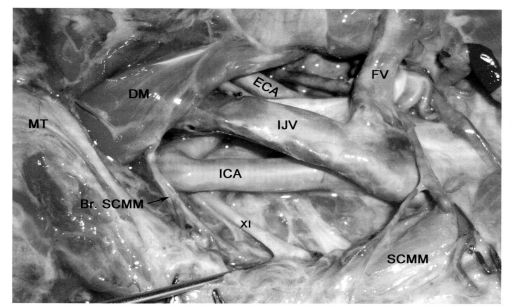

图 10.1.49 注意在副神经周围常有颈外动脉发出的
胸锁乳突肌支与之伴行。术中辨识这些
分支是寻找副神经的一个方法

MT	mastoid tip，乳突尖
DM	digastric muscle，二腹肌
ECA	external carotid artery，颈外动脉
FV	facial vein，面静脉
IJV	internal jugular vein，颈内静脉
ICA	internal carotid artery，颈内动脉
XI	accessory nerve，副神经
Br.SCMM	branches of sternocleidomastoid muscle，胸锁乳突肌支
SCMM	sternocleidomastoid muscle，胸锁乳突肌

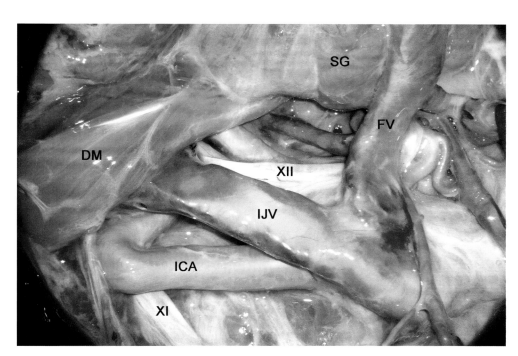

图 10.1.50 注意二腹肌后腹、颈内静脉、颈内动脉
与副神经之间的位置关系

SG	submandibular gland，下颌下腺
DM	digastric muscle，二腹肌
XII	hypoglossal nerve，舌下神经
FV	facial vein，面静脉
IJV	internal jugular vein，颈内静脉
ICA	internal carotid artery，颈内动脉
XI	accessory nerve，副神经

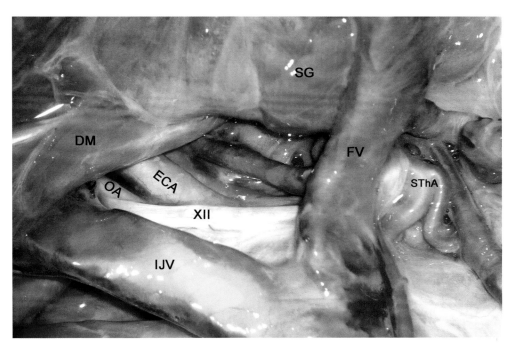

图 10.1.51 注意二腹肌后腹、颈内静脉、面静脉、
舌下神经、颈外动脉与枕动脉之间的
关系

SG	submandibular gland，下颌下腺
DM	digastric muscle，二腹肌
ECA	external carotid artery，颈外动脉
OA	occipital artery，枕动脉
SThA	superior thyroid artery，甲状腺上动脉
XII	hypoglossal nerve，舌下神经
FV	facial vein，面静脉
IJV	internal jugular vein，颈内静脉

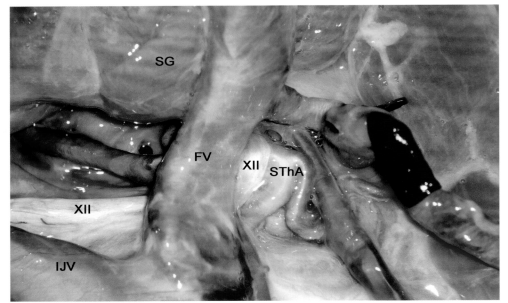

图 10.1.52　继续向下方暴露，可见汇入颈内静脉的面静脉与舌下神经和甲状腺上动脉之间的位置关系

SG　submandibular gland，下颌下腺
SThA　superior thyroid artery，甲状腺上动脉
XII　hypoglossal nerve，舌下神经
FV　facial vein，面静脉
IJV　internal jugular vein，颈内静脉

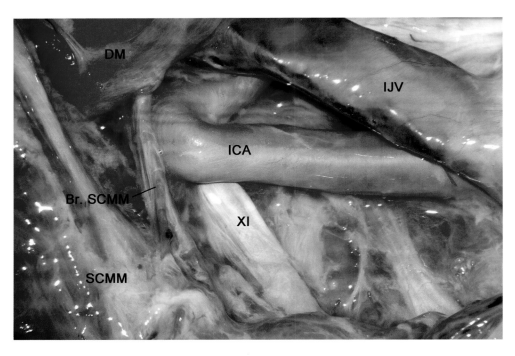

图 10.1.53　暴露颈外动脉发出的胸锁乳突肌支穿入胸锁乳突肌的位置

DM　digastric muscle，二腹肌
IJV　internal jugular vein，颈内静脉
ICA　internal carotid artery，颈内动脉
XI　accessory nerve，副神经
Br.SCMM　branches of sternocleidomastoid muscle，胸锁乳突肌支
SCMM　sternocleidomastoid muscle，胸锁乳突肌

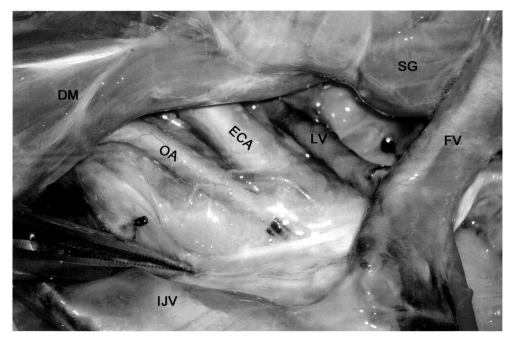

图 10.1.54　暴露枕动脉自颈外动脉的起始处。同时可见汇入面静脉的舌静脉

DM　digastric muscle，二腹肌
SG　submandibular gland，下颌下腺
ECA　external carotid artery，颈外动脉
OA　occipital artery，枕动脉
LV　lingual vien，舌静脉
FV　facial vein，面静脉
IJV　internal jugular vein，颈内静脉

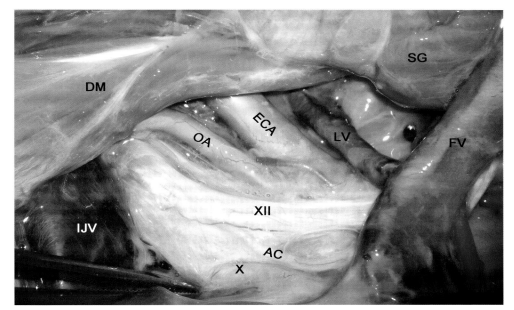

图 10.1.55　向后牵拉颈内静脉，暴露深面勾绕枕动脉向前下走行的舌下神经，注意寻找颈襻也是术中辨认舌下神经的一个方法

DM	digastric muscle，二腹肌	
SG	submandibular gland，下颌下腺	
ECA	external carotid artery，颈外动脉	
OA	occipital artery，枕动脉	
LV	lingual vien，舌静脉	
FV	facial vein，面静脉	
IJV	internal jugular vein，颈内静脉	
XII	hypoglossal nerve，舌下神经	
X	vagus nerve，迷走神经	
AC	ansa cervicalis，颈襻	

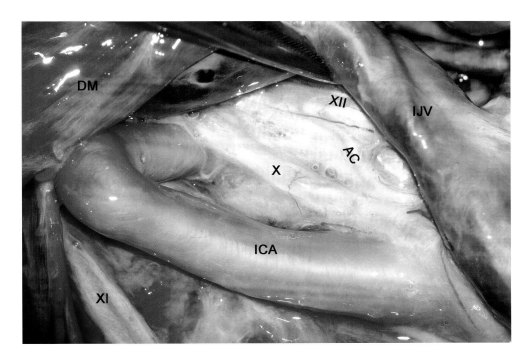

图 10.1.56　向前方牵开颈内静脉，可见迷走神经走行于其深面

DM	digastric muscle，二腹肌	
IJV	internal jugular vein，颈内静脉	
XII	hypoglossal nerve，舌下神经	
X	vagus nerve，迷走神经	
AC	ansa cervicalis，颈襻	
ICA	internal carotid artery，颈内动脉	
XI	accessory nerve，副神经	

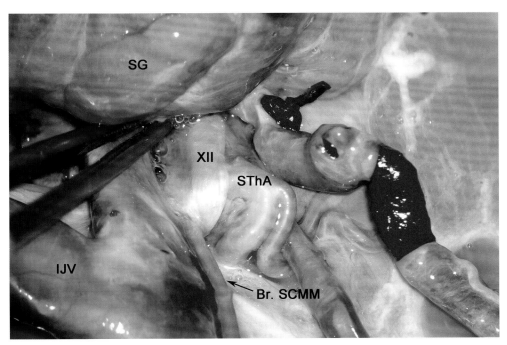

图 10.1.57　牵开面静脉，可暴露第二条发自甲状腺上动脉的胸锁乳突肌支以及勾绕该分支向前走行的舌下神经

SG	submandibular gland，下颌下腺	
IJV	internal jugular vein，颈内静脉	
XII	hypoglossal nerve，舌下神经	
SThA	superior thyroid artery，甲状腺上动脉	
Br. SCMM	branches of sternocleidomastoid muscle，胸锁乳突肌支	

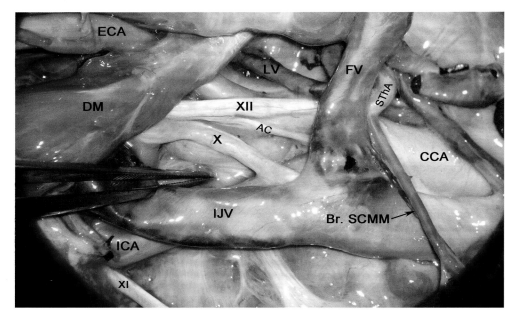

图 10.1.58 暴露舌下神经与迷走神经之间的位置
关系

ECA	external carotid artery，颈外动脉
DM	digastric muscle，二腹肌
LV	lingual vien，舌静脉
FV	facial vein，面静脉
IJV	internal jugular vein，颈内静脉
XII	hypoglossal nerve，舌下神经
AC	ansa cervicalis，颈袢
X	vagus nerve，迷走神经
SThA	superior thyroid artery，甲状腺上动脉
Br. SCMM	branches of sternocleidomastoid muscle，胸锁乳突肌支
ICA	internal carotid artery，颈内动脉
XI	accessory nerve，副神经
CCA	common carotid artery，颈总动脉

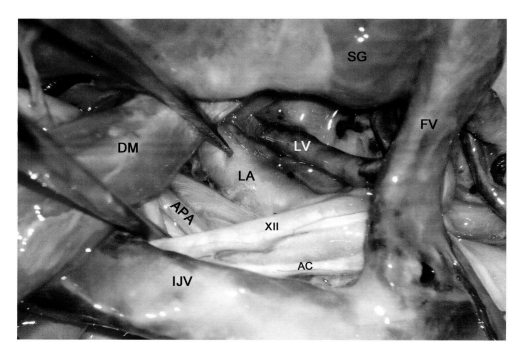

图 10.1.59 向后方牵开舌下神经，暴露咽升动脉，
以及舌动脉、舌静脉

DM	digastric muscle，二腹肌
SG	submandibular gland，下颌下腺
LA	lingual artery，舌动脉
LV	lingual vien，舌静脉
FV	facial vein，面静脉
IJV	internal jugular vein，颈内静脉
XII	hypoglossal nerve，舌下神经
AC	ansa cervicalis，颈袢
APA	ascending pharyngeal artery，咽升动脉

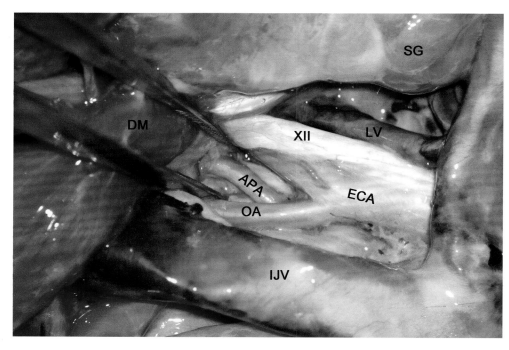

图 10.1.60 牵开枕动脉，暴露咽升动脉起始处

DM	digastric muscle，二腹肌
SG	submandibular gland，下颌下腺
LV	lingual vien，舌静脉
IJV	internal jugular vein，颈内静脉
XII	hypoglossal nerve，舌下神经
APA	ascending pharyngeal artery，咽升动脉
OA	occipital artery，枕动脉
ECA	external carotid artery，颈外动脉

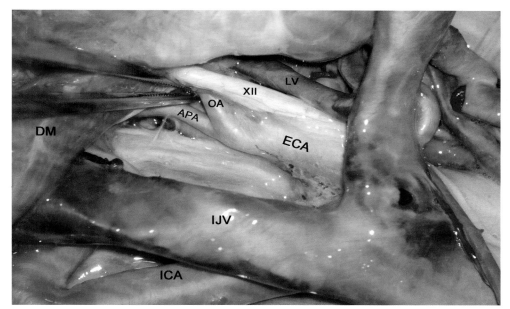

图 10.1.61 向前方牵开枕动脉，可见本例标本中咽升动脉与枕动脉共干起自颈外动脉

DM	digastric muscle，二腹肌
LV	lingual vien，舌静脉
IJV	internal jugular vein，颈内静脉
XII	hypoglossal nerve，舌下神经
APA	ascending pharyngeal artery，咽升动脉
OA	occipital artery，枕动脉
ECA	external carotid artery，颈外动脉
ICA	internal carotid artery，颈内动脉

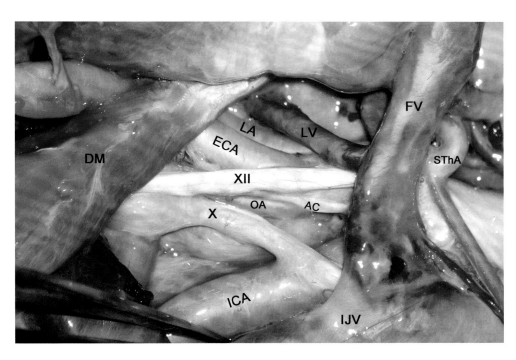

图 10.1.62 放大观

DM	digastric muscle，二腹肌
LA	lingual artery，舌动脉
LV	lingual vien，舌静脉
FV	facial vein，面静脉
IJV	internal jugular vein，颈内静脉
XII	hypoglossal nerve，舌下神经
AC	ansa cervicalis，颈袢
X	vagus nerve，迷走神经
OA	occipital artery，枕动脉
ECA	external carotid artery，颈外动脉
ICA	internal carotid artery，颈内动脉
SThA	superior thyroid artery，甲状腺上动脉

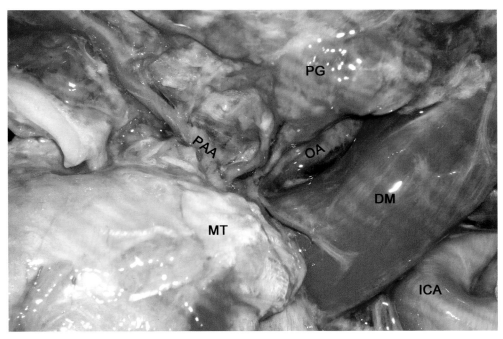

图 10.1.63 于乳突尖前方的腮腺组织内暴露耳后动脉，术中分离腮腺寻找面神经主干时常会引起该动脉出血。隐约可见位于二腹肌后腹深面的枕动脉

PG	parotid gland，腮腺
DM	digastric muscle，二腹肌
PAA	posterior auricular artery，耳后动脉
OA	occipital artery，枕动脉
MT	mastoid tip，乳突尖
ICA	internal carotid artery，颈内动脉

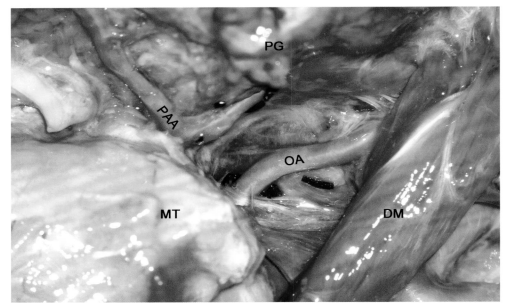

图 10.1.64 牵开二腹肌后腹，暴露走行于其深面的枕动脉。注意耳后动脉与枕动脉的位置关系

PG	parotid gland，腮腺
DM	digastric muscle，二腹肌
PAA	posterior auricular artery，耳后动脉
OA	occipital artery，枕动脉
MT	mastoid tip，乳突尖

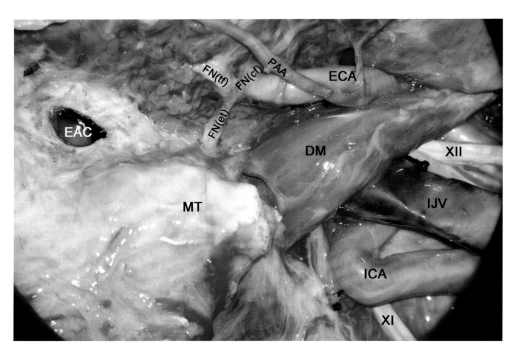

图 10.1.65 在面神经离开颞骨的出口处确认其走行。于外耳道软骨尖与乳突尖连线的垂直平分线处寻找面神经主干。在腮腺内追踪面神经主干，直至暴露出颞面干和颈面干

EAC	external auditory canal，外耳道
FN(et)	extratemporal segment of facial nerve，面神经颞外段
FN(tf)	temporofacial trunk of facial nerve，颞面干
FN(cf)	cervicofacial trunk of facial nerve，颈面干
MT	mastoid tip，乳突尖
DM	digastric muscle，二腹肌
ECA	external carotid artery，颈外动脉
PAA	posterior auricular artery，耳后动脉
XII	hypoglossal nerve，舌下神经
IJV	internal jugular vein，颈内静脉
ICA	internal carotid artery，颈内动脉
XI	accessory nerve，副神经

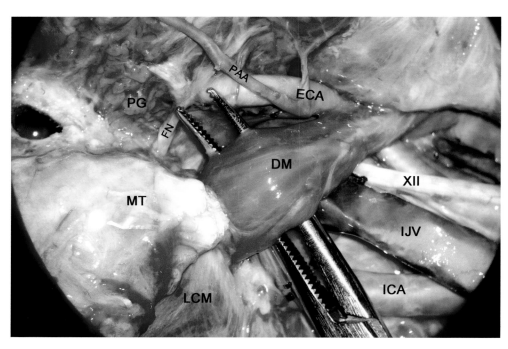

图 10.1.66 用止血钳游离二腹肌后腹。

PG	parotid gland，腮腺
FN	facial nerve，面神经
MT	mastoid tip，乳突尖
DM	digastric muscle，二腹肌
ECA	external carotid artery，颈外动脉
PAA	posterior auricular artery，耳后动脉
XII	hypoglossal nerve，舌下神经
IJV	internal jugular vein，颈内静脉
ICA	internal carotid artery，颈内动脉
LCM	longissimus capitis muscle，头最长肌

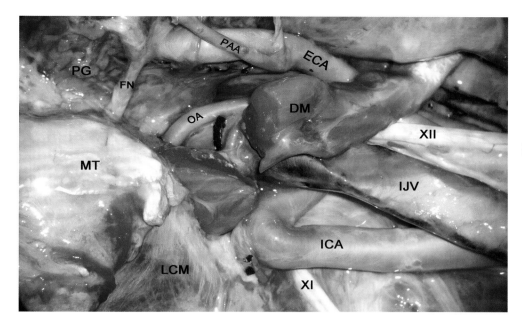

图 10.1.67　于二腹肌后腹的附着处切断该肌

PG	parotid gland，腮腺
FN	facial nerve，面神经
MT	mastoid tip，乳突尖
DM	digastric muscle，二腹肌
ECA	external carotid artery，颈外动脉
PAA	posterior auricular artery，耳后动脉
OA	occipital artery，枕动脉
XII	hypoglossal nerve，舌下神经
IJV	internal jugular vein，颈内静脉
ICA	internal carotid artery，颈内动脉
LCM	longissimus capitis muscle，头最长肌
XI	accessory nerve，副神经

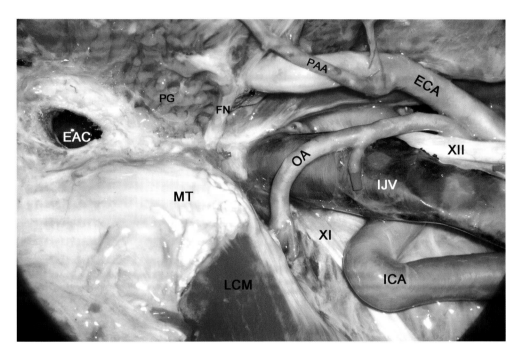

图 10.1.68　切断并向前下方牵开二腹肌后腹以暴露
颈内静脉

EAC	external auditory canal，外耳道
PG	parotid gland，腮腺
FN	facial nerve，面神经
MT	mastoid tip，乳突尖
ECA	external carotid artery，颈外动脉
PAA	posterior auricular artery，耳后动脉
OA	occipital artery，枕动脉
XII	hypoglossal nerve，舌下神经
IJV	internal jugular vein，颈内静脉
ICA	internal carotid artery，颈内动脉
LCM	longissimus capitis muscle，头最长肌
XI	accessory nerve，副神经

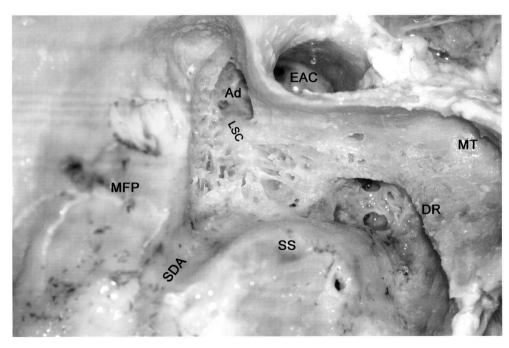

图 10.1.69　已行完壁式乳突切除术

EAC	external auditory canal，外耳道
Ad	aditus ad antrum，鼓窦入口
LSC	lateral semicircular canal，外半规管
MFP	middle fossa plate，颅中窝脑板
SS	sigmoid sinus，乙状窦
SDA	sinodural angle，窦脑膜角
MT	mastoid tip，乳突尖
DR	digastric ridge，二腹肌嵴

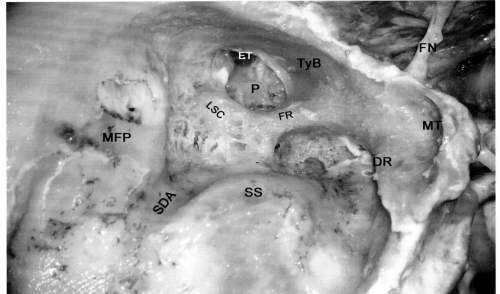

图 10.1.70 继续行开放式乳突切除术，去除乙状窦前、后方的骨质。已去除全部外耳道皮肤、鼓膜、锤骨和砧骨

ET	eustachian tube，	咽鼓管
TyB	tympanic portion of the temporal bone，	颞骨鼓部
P	promontory，	鼓岬
LSC	lateral semicircular canal，	外半规管
FR	facial ridge，	面神经嵴
MFP	middle fossa plate，	颅中窝脑板
SS	sigmoid sinus，	乙状窦
SDA	sinodural angle，	窦脑膜角
MT	mastoid tip，	乳突尖
DR	digastric ridge，	二腹肌嵴
FN	facial nerve，	面神经

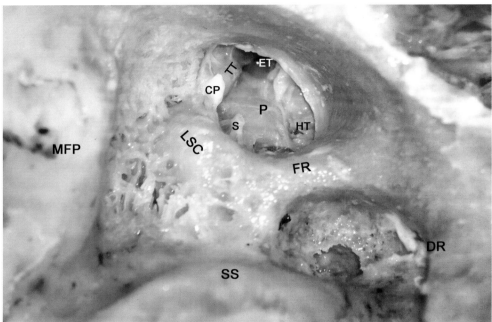

图 10.1.71 放大观

ET	eustachian tube，	咽鼓管
TT	tensor tympani muscle，	鼓膜张肌
CP	cochleariform process，	匙突
S	stapes，	镫骨
P	promontory，	鼓岬
HT	hypotympanum，	下鼓室
LSC	lateral semicircular canal，	外半规管
FR	facial ridge，	面神经嵴
MFP	middle fossa plate，	颅中窝脑板
SS	sigmoid sinus，	乙状窦
DR	digastric ridge，	二腹肌嵴

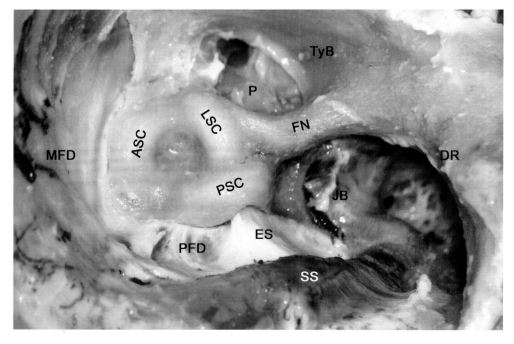

图 10.1.72 已磨除面后气房，暴露颈静脉球

P	promontory，	鼓岬
TyB	tympanic portion of the temporal bone，	颞骨鼓部
FN	facial nerve，	面神经
ASC	anterior semicircular canal，	前半规管
LSC	lateral semicircular canal，	外半规管
PSC	posterior semicircular canal，	后半规管
ES	endolymphatic sac，	内淋巴囊
JB	jugular bulb，	颈静脉球
MFD	middle fossa dura，	颅中窝硬膜
PFD	posterior fossa dura，	颅后窝硬膜
SS	sigmoid sinus，	乙状窦
DR	digastric ridge，	二腹肌嵴

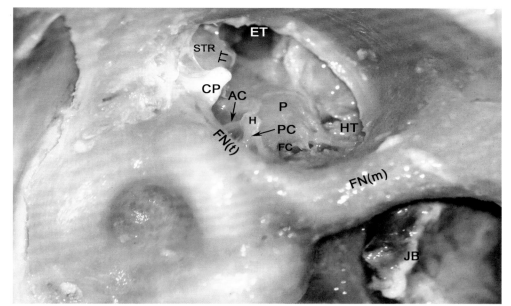

图 10.1.73 中耳腔内侧壁放大观，观察镫骨板上结构

ET	eustachian tube，咽鼓管
TT	tensor tympani muscle，鼓膜张肌
CP	cochleariform process，匙突
STR	supratubal recess；管上隐窝
H	head of the stapes，镫骨头
AC	anterior crus，镫骨前脚
PC	posterior crus，镫骨后脚
P	promontory，鼓岬
FC	fenestra cochlea，蜗窗
HT	hypotympanum，下鼓室
JB	jugular bulb，颈静脉球
FN(t)	tympanic segment of facial nerve，面神经鼓室段
FN(m)	mastoid segment of facial nerve，面神经乳突段

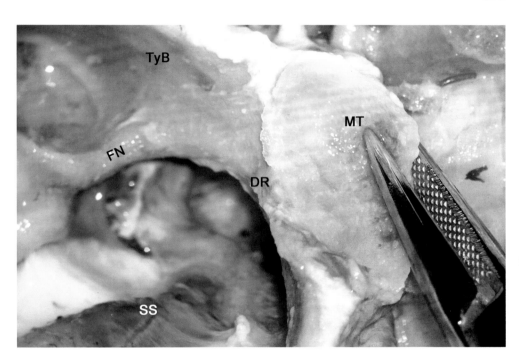

图 10.1.74 用咬骨钳去除乳突尖

FN	facial nerve，面神经
TyB	tympanic portion of the temporal bone，颞骨鼓部
SS	sigmoid sinus，乙状窦
MT	mastoid tip，乳突尖
DR	digastric ridge，二腹肌嵴

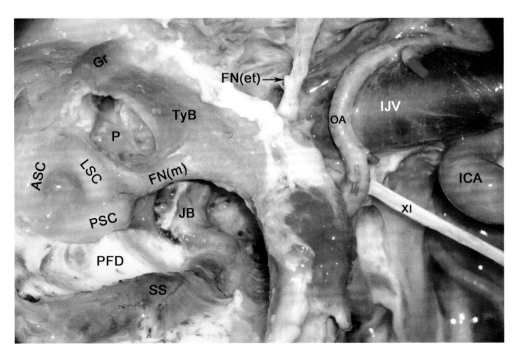

图 10.1.75 在咽鼓管上方颧弓根处磨出一个新骨槽以容纳改道后的面神经

Gr	new groove，新骨槽
P	promontory，鼓岬
TyB	tympanic portion of the temporal bone，颞骨鼓部
FN(m)	mastoid segment of facial nerve，面神经乳突段
FN(et)	extratemporal segment of facial nerve，面神经颞外段
ASC	anterior semicircular canal，前半规管
LSC	lateral semicircular canal，外半规管
PSC	posterior semicircular canal，后半规管
PFD	posterior fossa dura，颅后窝硬脑膜
JB	jugular bulb，颈静脉球
SS	sigmoid sinus，乙状窦
OA	occipital artery，枕动脉
IJV	internal jugular vein，颈内静脉
ICA	internal carotid artery，颈内动脉
XI	accessory nerve，副神经

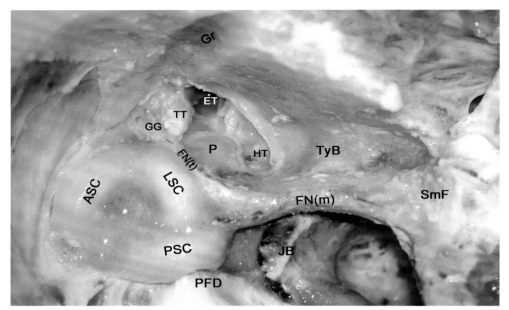

图 10.1.76 自茎乳孔至膝神经节行面神经减压。充分去除茎乳孔周围骨质

Gr	new groove，新的骨槽
ET	eustachian tube，咽鼓管
TT	tensor tympani muscle，鼓膜张肌
P	promontory，鼓岬
TyB	tympanic portion of the temporal bone，颞骨鼓部
GG	geniculate ganglion，膝神经节
FN(t)	tympanic segment of facial nerve，面神经鼓室段
FN(m)	mastoid segment of facial nerve，面神经乳突段
SmF	stylomastoid foramen，茎乳孔
ASC	anterior semicircular canal，前半规管
LSC	lateral semicircular canal，外半规管
PSC	posterior semicircular canal，后半规管
PFD	posterior fossa dura，颅后窝硬膜
JB	jugular bulb，颈静脉球
HT	hypotympanum，下鼓室

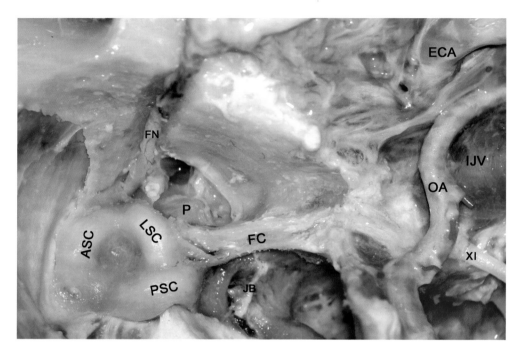

图 10.1.77 已完全将面神经改道置于新磨的骨槽内并用丝线固定于腮腺处

FN	rerouted part of the facial nerve，改道后的面神经
P	promontory，鼓岬
FC	fallopian canal，面神经管
ASC	anterior semicircular canal，前半规管
LSC	lateral semicircular canal，外半规管
PSC	posterior semicircular canal，后半规管
JB	jugular bulb，颈静脉球
ECA	external carotid artery，颈外动脉
OA	occipital artery，枕动脉
IJV	internal jugular vein，颈内静脉
XI	accessory nerve，副神经

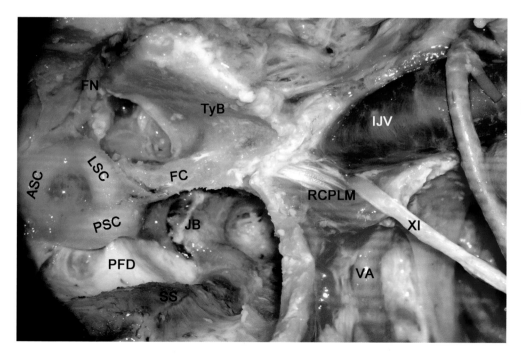

图 10.1.78 可见面神经改道后为控制颈静脉孔区提供了更宽敞的术野

FN	rerouted part of the facial nerve，改道后的面神经
TyB	tympanic portion of the temporal bone，颞骨鼓部
FC	fallopian canal，面神经管
ASC	anterior semicircular canal，前半规管
LSC	lateral semicircular canal，外半规管
PSC	posterior semicircular canal，后半规管
PFD	posterior fossa dura，颅后窝硬脑膜
JB	jugular bulb，颈静脉球
SS	sigmoid sinus，乙状窦
IJV	internal jugular vein，颈内静脉
XI	accessory nerve，副神经
RCPLM	rectus capitis posterior lateralis muscle，头后外直肌
VA	vertebral artery，椎动脉

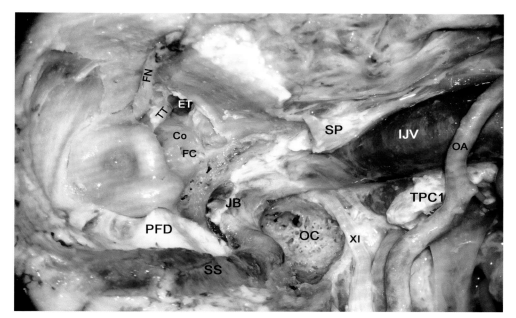

图 10.1.79 去除残余的面神经骨管和前下方的颞骨鼓部，暴露茎突。可见颈静脉球及其后方暴露出的枕髁区域

FN	rerouted part of the facial nerve，改道后的面神经
ET	eustachian tube，咽鼓管
TT	tensor tympani muscle，鼓膜张肌
Co	cochlea，耳蜗
FC	fenestra cochlea，蜗窗
SP	styloid process，茎突
PFD	posterior fossa dura，颅后窝硬脑膜
JB	jugular bulb，颈静脉球
SS	sigmoid sinus，乙状窦
IJV	internal jugular vein，颈内静脉
XI	accessory nerve，副神经
OA	occipital artery，枕动脉
OC	occipital condyle，枕髁
TPC1	transverse process of C1，寰椎横突

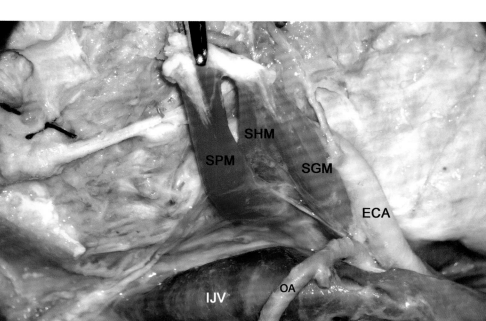

图 10.1.80 游离并牵开茎突，可见附着其上的茎突舌骨肌、茎突舌肌和茎突咽肌

ECA	external carotid artery，颈外动脉
OA	occipital artery，枕动脉
IJV	internal jugular vein，颈内静脉
SHM	stylohyoid muscle，茎突舌骨肌
SPM	stylopharyngeus muscle，茎突咽肌
SGM	styloglossus muscle，茎突舌肌

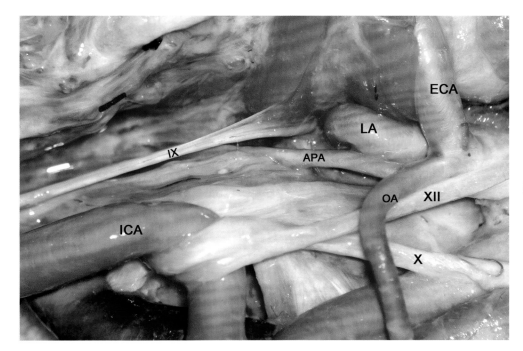

图 10.1.81 向后牵开颈内静脉，暴露走行于茎突肌群深面的舌咽神经。同时可暴露颈外动脉及其分支

IX	glossopharyngeal nerve，舌咽神经
X	vagus nerve，迷走神经
XII	hypoglossal nerve，舌下神经
APA	ascending pharyngeal artery，咽升动脉
LA	lingual artery，舌动脉
OA	occipital artery，枕动脉
ECA	external carotid artery，颈外动脉
ICA	internal carotid artery，颈内动脉

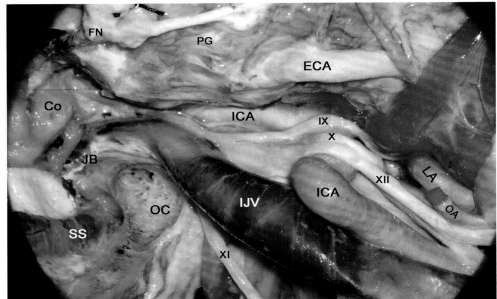

图 10.1.82　可见颞下颌关节阻碍了从侧方对于颈内动脉岩段的控制，因此术中适当向前方牵开颞下颌关节有利于更好地控制颈内动脉

FN	rerouted part of the facial nerve，改道后的面神经
PG	parotid gland，腮腺
Co	cochlea，耳蜗
IX	glossopharyngeal nerve，舌咽神经
X	vagus nerve，迷走神经
XI	accessory nerve，副神经
XII	hypoglossal nerve，舌下神经
LA	lingual artery，舌动脉
OA	occipital artery，枕动脉
ECA	external carotid artery，颈外动脉
ICA	internal carotid artery，颈内动脉
JB	jugular bulb，颈静脉球
SS	sigmoid sinus，乙状窦
IJV	internal jugular vein，颈内静脉
OC	occipital condyle，枕髁

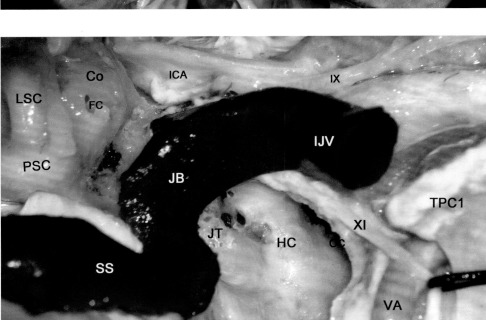

图 10.1.83　部分颈静脉结节及枕髁已磨除，显露舌下神经管

Co	cochlea，耳蜗
FC	fenestra cochlea，蜗窗
LSC	lateral semicircular canal，外半规管
PSC	posterior semicircular canal，后半规管
IX	glossopharyngeal nerve，舌咽神经
XI	accessory nerve，副神经
ICA	internal carotid artery，颈内动脉
JB	jugular bulb，颈静脉球
SS	sigmoid sinus，乙状窦
IJV	internal jugular vein，颈内静脉
OC	occipital condyle，枕髁
JT	jugular tubercle，颈静脉结节
HC	hypoglossal canal，舌下神经管
VA	vertebral artery，椎动脉
TPC1	transverse process of C1，寰椎横突

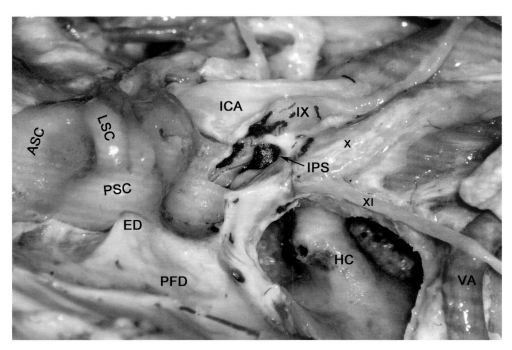

图 10.1.84　去除颈静脉球外侧壁，可见后组脑神经走行于颈静脉球前壁，分离时注意不要损伤相邻的后组脑神经。岩下窦开口位于颈静脉球前壁

ASC	anterior semicircular canal，前半规管
LSC	lateral semicircular canal，外半规管
PSC	posterior semicircular canal，后半规管
ICA	internal carotid artery，颈内动脉
IX	glossopharyngeal nerve，舌咽神经
X	vagus nerve，迷走神经
XI	accessory nerve，副神经
IPS	opening of inferior petrosal sinus，岩下窦开口
ED	endolymphatic duct，内淋巴管
PFD	posterior fossa dura，颅后窝硬脑膜
HC	hypoglossal canal，舌下神经管
VA	vertebral artery，椎动脉

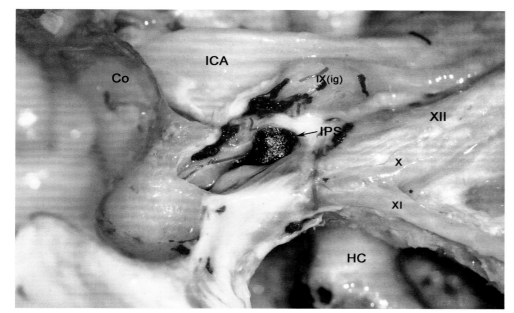

图 10.1.85 放大观。

Co	cochlea，耳蜗
ICA	internal carotid artery，颈内动脉
IX(ig)	inferior ganglion of glossopharyngeal nerve，舌咽神经下神经节
X	vagus nerve，迷走神经
XI	accessory nerve，副神经
XII	hypoglossal nerve，舌下神经
IPS	opening of inferior petrosal sinus，岩下窦开口
HC	hypoglossal canal，舌下神经管

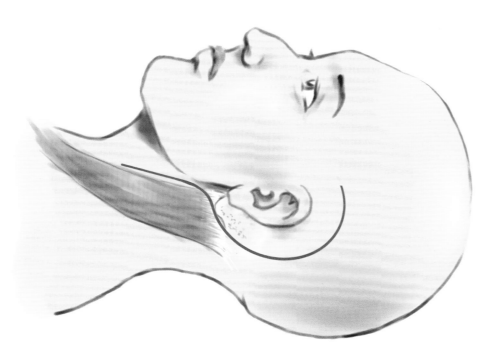

图 10.1.86 另一左侧尸头标本，作耳后 C 形皮肤切口并延伸至颈部

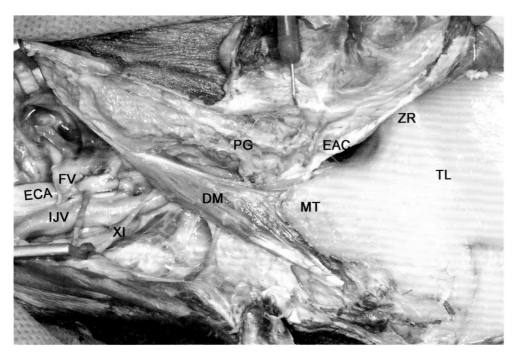

图 10.1.87 向前分离皮瓣，T 形切开肌骨膜瓣，于乳突皮质表面分离肌骨膜瓣并用丝线缝扎固定。颈部于胸锁乳突肌前缘分离颈深筋膜浅层间隙并识别二腹肌后腹、颈内静脉、面静脉、副神经、颈外动脉

ZR	zygomatic root，颧弓根
EAC	external auditory canal，外耳道
TL	temporal line，颞线
MT	mastoid tip，乳突尖
DM	digastric muscle，二腹肌
PG	parotid gland，腮腺
XI	accessory nerve，副神经
ECA	external carotid artery，颈外动脉
IJV	internal jugular vein，颈内静脉
FV	facial vein，面静脉

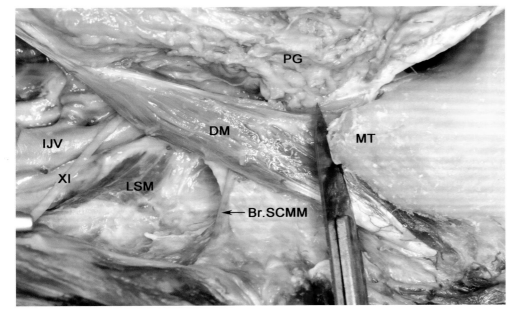

图 10.1.88　自乳突尖内侧的二腹肌后腹附着处切断该肌

MT	mastoid tip，乳突尖
DM	digastric muscle，二腹肌
PG	parotid gland，腮腺
XI	accessory nerve，副神经
IJV	internal jugular vein，颈内静脉
LSM	levator scapular muscle，肩胛提肌
Br. SCMM	branches of sternocleidomastoid muscle，胸锁乳突肌支

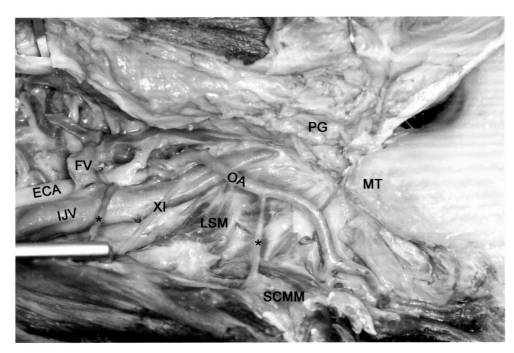

图 10.1.89　切断并向前下翻开二腹肌后腹，进一步增加颈部暴露，识别颈内静脉、面静脉、副神经、颈外动脉、枕动脉。注意副神经可以走行于颈内静脉的外侧，也可以走行于静脉内侧

PG	parotid gland，腮腺
MT	mastoid tip，乳突尖
ECA	external carotid artery，颈外动脉
OA	occipital artery，枕动脉
FV	facial vein，面静脉
IJV	internal jugular vein，颈内静脉
XI	accessory nerve，副神经
LSM	levator scapular muscle，肩胛提肌
SCMM	sternocleidomastoid muscle，胸锁乳突肌
*	胸锁乳突肌支

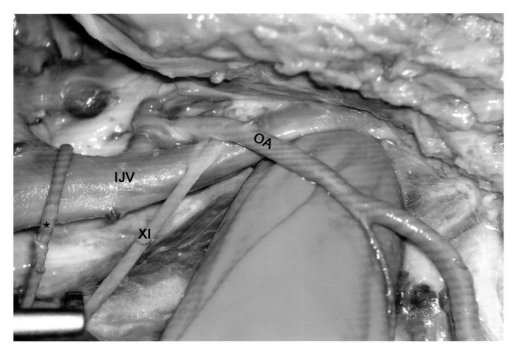

图 10.1.90　术中触摸寰椎横突是定位颈内静脉与副神经的可靠方法。枕动脉横跨于颈内静脉的浅面，术中常规结扎切断

OA	occipital artery，枕动脉
XI	accessory nerve，副神经
IJV	internal jugular vein，颈内静脉
*	胸锁乳突肌支

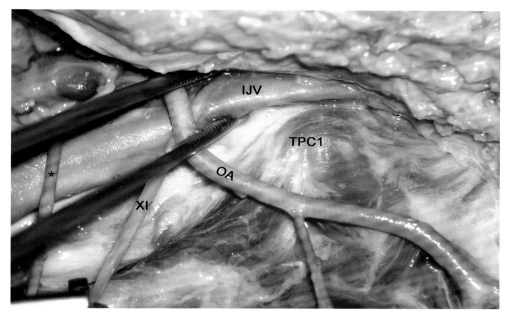

图 10.1.91　向前牵开颈内静脉，暴露其深面的寰椎
　　　　　　横突

IJV	internal jugular vein，颈内静脉
TPC1	transverse process of C1，寰椎横突
OA	occipital artery，枕动脉
XI	accessory nerve，副神经
*	胸锁乳突肌支

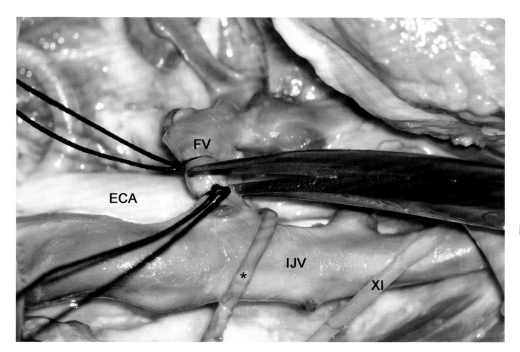

图 10.1.92　结扎并切断面静脉，以暴露其深面的舌
　　　　　　下神经、迷走神经、颈内动脉和颈外
　　　　　　动脉

FV	facial vein，面静脉
IJV	internal jugular vein，颈内静脉
XI	accessory nerve，副神经
ECA	external carotid artery，颈外动脉
*	胸锁乳突肌支

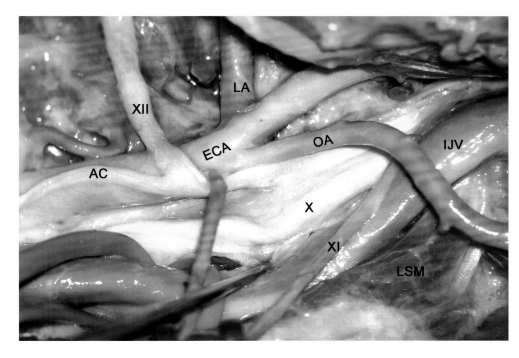

图 10.1.93　已将面静脉结扎切断，暴露其深面的迷
　　　　　　走神经和舌下神经。可见舌动脉和枕动
　　　　　　脉起自颈外动脉

X	vagus nerve，迷走神经
XI	accessory nerve，副神经
XII	hypoglossal nerve，舌下神经
AC	ansa cervicalis，颈袢
ECA	external carotid artery，颈外动脉
LA	lingual artery，舌动脉
OA	occipital artery，枕动脉
IJV	internal jugular vein，颈内静脉
LSM	levator scapular muscle，肩胛提肌

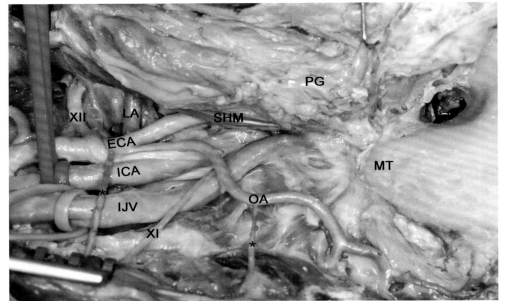

图 10.1.94 在确认迷走神经和舌下神经后，游离颈
动脉鞘内的血管并放置红蓝两条血管标
记带分别标记颈内动脉和颈内静脉

MT	mastoid tip，乳突尖	
PG	parotid gland，腮腺	
OA	occipital artery，枕动脉	
SHM	stylohyoid muscle，茎突舌骨肌	
XI	accessory nerve，副神经	
XII	hypoglossal nerve，舌下神经	
ECA	external carotid artery，颈外动脉	
LA	lingual artery，舌动脉	
OA	occipital artery，枕动脉	
IJV	internal jugular vein，颈内静脉	
ICA	internal carotid artery，颈内动脉	
*	胸锁乳突肌支	

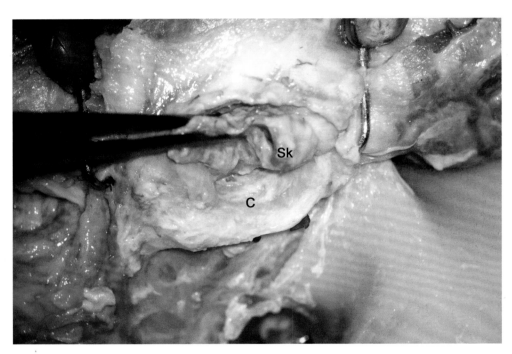

图 10.1.95 分离外耳道皮肤，并于外耳道骨与软骨
交界处外侧横断之。在确认软骨平面
后，自软骨表面环状分离外耳道皮肤

Sk	skin，外耳道皮肤
C	cartilage，外耳道软骨

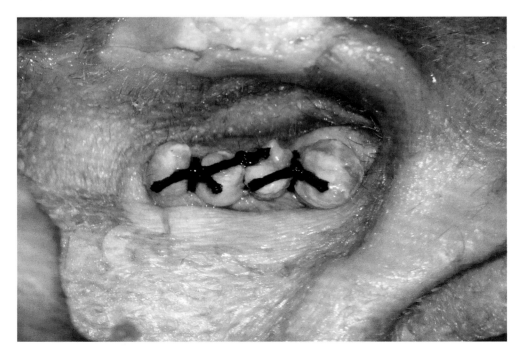

图 10.1.96 将从软骨上分离的皮肤自外耳道向外翻
出并用丝线紧密缝合

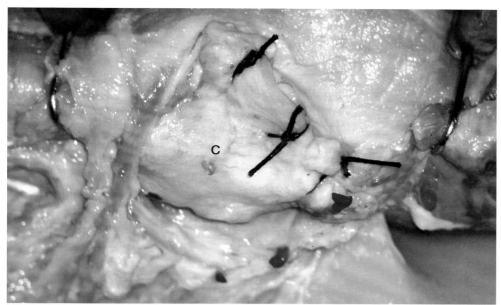

图 10.1.97 用保留下来的外耳道软骨对折后缝合，作为盲袋封闭外耳道的第二层

C　cartilage，外耳道软骨

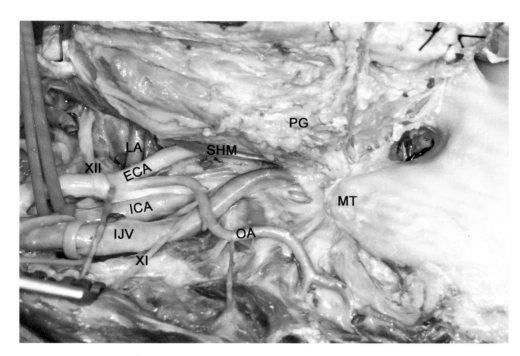

图 10.1.98 盲袋封闭外耳道并完成颈部结构暴露后整体观

MT	mastoid tip，乳突尖
PG	parotid gland，腮腺
OA	occipital artery，枕动脉
SHM	stylohyoid muscle，茎突舌骨肌
XI	accessory nerve，副神经
XII	hypoglossal nerve，舌下神经
ECA	external carotid artery，颈外动脉
LA	lingual artery，舌动脉
OA	occipital artery，枕动脉
IJV	internal jugular vein，颈内静脉
ICA	internal carotid artery，颈内动脉

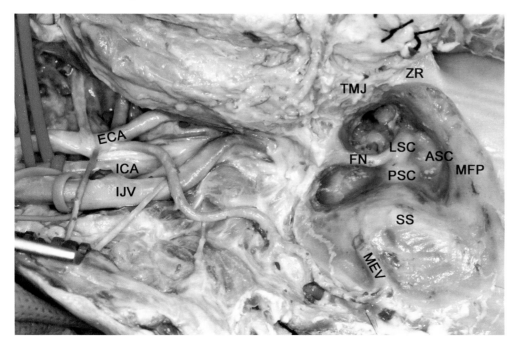

图 10.1.99 磨除乳突骨质，行岩骨次全切除术，去除乳突尖。注意术中要将所有上皮组织全部去除。磨除外耳道前壁，暴露前方的颞下颌关节囊

ZR	zygomatic root，颧弓根
TMJ	temporamandibular joint，颞下颌关节
FN	facial nerve，面神经
MFP	middle fossa plate，颅中窝脑板
SS	sigmoid sinus，乙状窦
MEV	mastoid emissary vein，乳突导静脉
ASC	anterior semicircular canal，前半规管
LSC	lateral semicircular canal，外半规管
PSC	posterior semicircular canal，后半规管
IJV	internal jugular vein，颈内静脉
ECA	external carotid artery，颈外动脉
ICA	internal carotid artery，颈内动脉

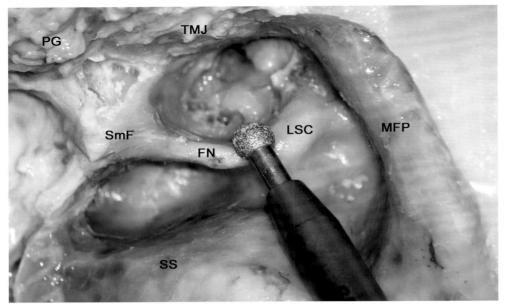

图 10.1.100 用金刚砂钻头进一步蛋壳化面神经表面骨质，注意钻头移动方向要平行于面神经的走行方向

MFP	middle fossa plate，颅中窝脑板
PG	parotid gland，腮腺
TMJ	temporamandibular joint，颞下颌关节
SS	sigmoid sinus，乙状窦
FN	facial nerve，面神经
LSC	lateral semicircular canal，外半规管
SmF	stylomastoid foramen，茎乳孔

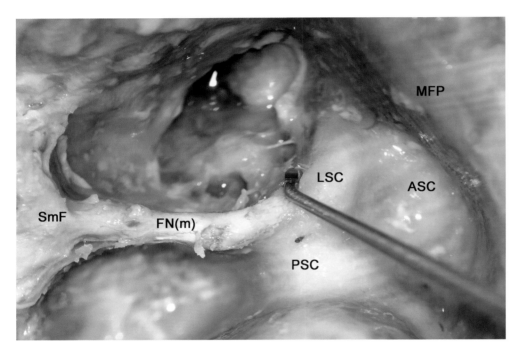

图 10.1.101 蛋壳化面神经表面骨质后，用 Fisch 剥离子去除覆于面神经表面的薄层骨质。至此，自膝神经节至颞外段面神经减压已完成

MFP	middle fossa plate，颅中窝脑板
ASC	anterior semicircular canal，前半规管
LSC	lateral semicircular canal，外半规管
PSC	posterior semicircular canal，后半规管
FN(m)	mastoid segment of facial nerve，面神经乳突段
SmF	stylomastoid foramen，茎乳孔

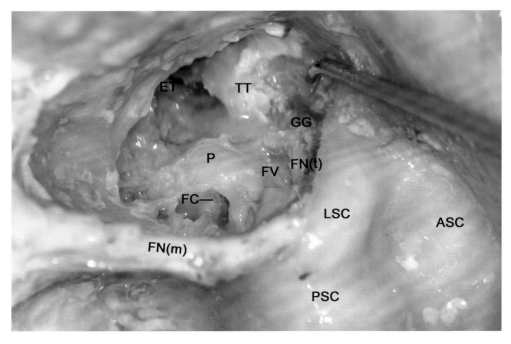

图 10.1.102 需充分去除膝神经节区域的骨质，以免移位时锐利的骨缘损伤面神经。尽量保留膝神经节区域的血供，该区域由与岩浅大神经平行走行的岩动脉供血

ASC	anterior semicircular canal，前半规管
LSC	lateral semicircular canal，外半规管
PSC	posterior semicircular canal，后半规管
FN(m)	mastoid segment of facial nerve，面神经乳突段
FN(t)	tympanic segment of facial nerve，面神经鼓室段
GG	geniculate ganglion，膝神经节
FV	fenestra vestibuli，前庭窗
FC	fenestra cochlea，蜗窗
P	promontory，鼓岬
ET	eustachian tube，咽鼓管
TT	tensor tympani muscle，鼓膜张肌

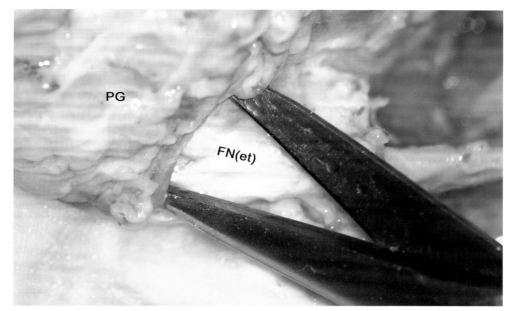

图 10.1.103 沿着面神经乳突段便可用剪刀分离、暴露出走行于腮腺中的面神经颞外段主干

FN(et) extratemporal segment of facial nerve，面神经颞外段
PG parotid gland，腮腺

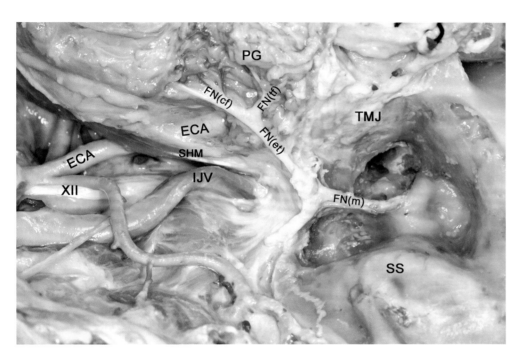

图 10.1.104 辨认面神经颞外段并暴露至分叉处

PG parotid gland，腮腺
FN(et) extratemporal segment of facial nerve，面神经颞外段
FN(tf) temporofacial trunk，颞面干
FN(cf) cervicofacial trunk，颈面干
FN(m) mastoid segment of facial nerve，面神经乳突段
TMJ temporamandibular joint，颞下颌关节
SS sigmoid sinus，乙状窦
IJV internal jugular vein，颈内静脉
ECA external carotid artery，颈外动脉
XII hypoglossal nerve，舌下神经
SHM stylohyoid muscle，茎突舌骨肌

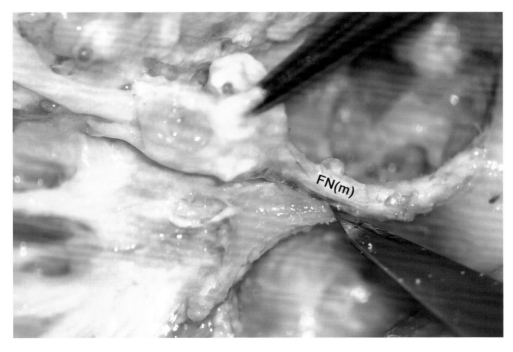

图 10.1.105 用剪刀整体游离茎乳孔处面神经及周围的软组织，不要将软组织与面神经分离。用尖刀切断面神经与骨管之间的纤维组织以游离面神经乳突段。注意尖刀的锐利面应朝向骨面进行切割以免损伤神经

FN(m) mastoid segment of facial nerve，面神经乳突段

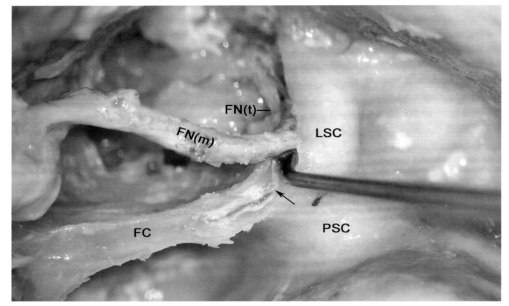

图 10.1.106　使用 Fisch 剥离子小心游离面神经鼓室段，直至膝神经节水平

FN(m)	mastoid segment of facial nerve，面神经乳突段
FN(t)	tympanic segment of facial nerve，面神经鼓室段
LSC	lateral semicircular canal，外半规管
PSC	posterior semicircular canal，后半规管
FC	fallopian canal，面神经管
→	与面神经粘连的滋养血管

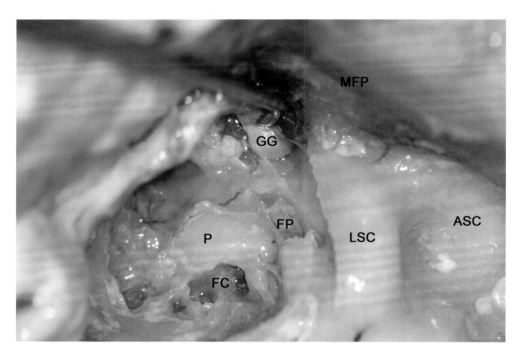

图 10.1.107　已将面神经充分分离至膝神经节水平

GG	geniculate ganglion，膝神经节
MFP	middle fossa plate，颅中窝脑板
P	promontory，鼓岬
ASC	anterior semicircular canal，前半规管
LSC	lateral semicircular canal，外半规管
FP	footplate of the stapes，镫骨足板
FC	fenestra cochlea，蜗窗

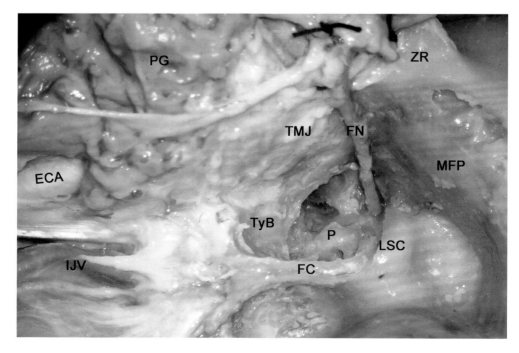

图 10.1.108　沿咽鼓管上方的颧弓根处磨出一个新的骨槽以容纳向前改道后的面神经。将面神经向前改道并缝合固定。术中将面神经置入新磨出的骨槽中并用纤维蛋白胶固定加以保护

FN	rerouted part of the facial nerve，改道后的面神经
PG	parotid gland，腮腺
ZR	zygomatic root，颧弓根
MFP	middle fossa plate，颅中窝脑板
TMJ	temporamandibular joint，颞下颌关节
LSC	lateral semicircular canal，外半规管
P	promontory，鼓岬
FC	fallopian canal，面神经管
TyB	tympanic portion of the temporal bone，颞骨鼓部
IJV	internal jugular vein，颈内静脉
ECA	external carotid artery，颈外动脉

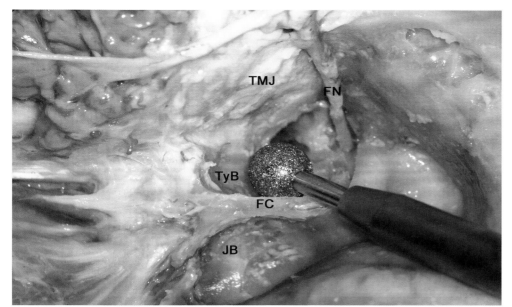

图 10.1.109　进一步磨除残留的迷路下气房和颞骨鼓部，从侧方暴露颈静脉球

FN	rerouted part of the facial nerve，改道后的面神经
TMJ	temporamandibular joint，颞下颌关节
FC	fallopian canal，面神经管
TyB	tympanic portion of the temporal bone，颞骨鼓部
JB	jugular bulb，颈静脉球

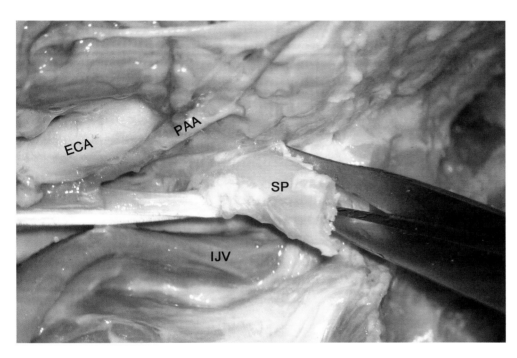

图 10.1.110　分离附着于茎突表面的茎突咽肌、茎突舌肌和茎突舌骨肌，暴露茎突。切除茎突以充分显露位于其内侧的颈静脉孔区和颈内动脉

SP	styloid process，茎突
IJV	internal jugular vein，颈内静脉
ECA	external carotid artery，颈外动脉
PAA	posterior auricular artery，耳后动脉

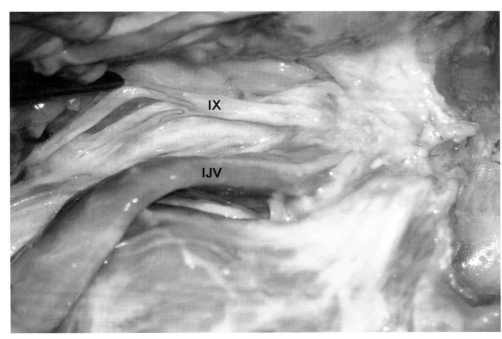

图 10.1.111　去除茎突后，可暴露其深面走行的舌咽神经

IX	glossopharyngeal nerve，舌咽神经
IJV	internal jugular vein，颈内静脉

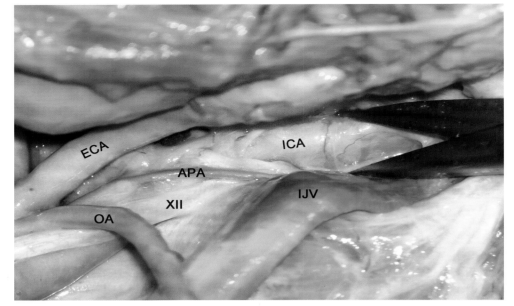

图 10.1.112 进一步向前分离，可暴露颈内动脉。可见在去除茎突的阻碍后，便可得到对颈内动脉自颈部至其入颅底处全程的控制

ICA	internal carotid artery，颈内动脉
ECA	external carotid artery，颈外动脉
OA	occipital artery，枕动脉
APA	ascending pharyngeal artery，咽升动脉
XII	hypoglossal nerve，舌下神经
IJV	internal jugular vein，颈内静脉

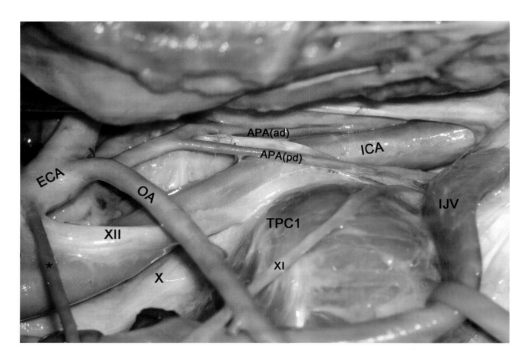

图 10.1.113 同时可见起自颈内动脉的咽升动脉。咽升动脉上行分为前后两支：前支为咽支，后支为神经脑膜支

APA(ad)	anterior division of ascending pharyngeal artery，咽升动脉前支
APA(pd)	posterior division of ascending pharyngeal artery，咽升动脉后支
ECA	external carotid artery，颈外动脉
OA	occipital artery，枕动脉
ICA	internal carotid artery，颈内动脉
XII	hypoglossal nerve，舌下神经
X	vagus nerve，迷走神经
XI	accessory nerve，副神经
TPC1	transverse process of C1，寰椎横突
IJV	internal jugular vein，颈内静脉
*	胸锁乳突肌支

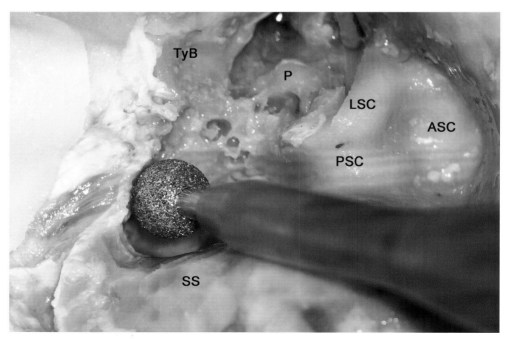

图 10.1.114 进一步磨除颈静脉突骨质，以充分暴露颈静脉球后壁

TyB	tympanic portion of the temporal bone，颞骨鼓部
P	promontory，鼓岬
ASC	anterior semicircular canal，前半规管
LSC	lateral semicircular canal，外半规管
PSC	posterior semicircular canal，后半规管
SS	sigmoid sinus，乙状窦

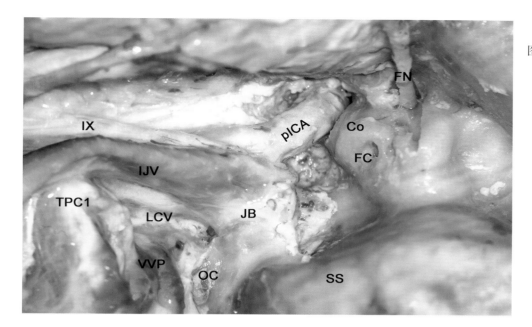

图 10.1.115 已充分磨除颈静脉突，暴露出颈静脉球后壁及其下方的枕髁。去除头外侧直肌和上斜肌，暴露位于枕髁外侧的髁外侧导静脉和椎动脉周围静脉丛。充分磨除颞骨鼓部，以控制岩段颈内动脉

FN	rerouted part of the facial nerve，改道后的面神经
Co	cochlea，耳蜗
FC	fenestra cochlea，蜗窗
pICA	petrous segment of ICA，岩段颈内动脉
IX	glossopharyngeal nerve，舌咽神经
IJV	internal jugular vein，颈内静脉
JB	jugular bulb，颈静脉球
SS	sigmoid sinus，乙状窦
OC	occipital condyle，枕髁
TPC1	transverse process of C1，寰椎横突
LCV	lateral condylar vein，髁外侧导静脉
VVP	vertebral venous plexus，椎动脉周围静脉丛

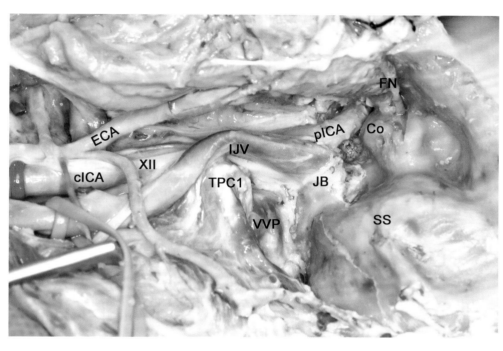

图 10.1.116 整体观

FN	rerouted part of the facial nerve，改道后的面神经
Co	cochlea，耳蜗
pICA	petrous segment of ICA，岩段颈内动脉
cICA	cervical segment of ICA，颈段颈内动脉
ECA	external carotid artery，颈外动脉
XII	hypoglossal nerve，舌下神经
IJV	internal jugular vein，颈内静脉
JB	jugular bulb，颈静脉球
SS	sigmoid sinus，乙状窦
TPC1	transverse process of C1，寰椎横突
VVP	vertebral venous plexus，椎动脉周围静脉丛

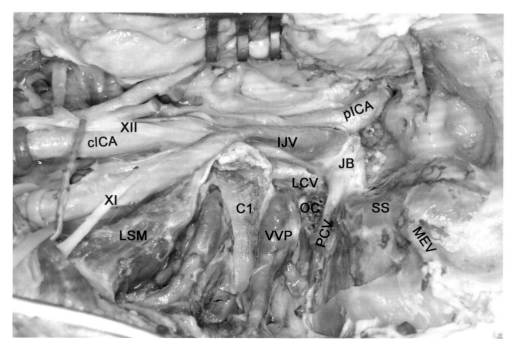

图 10.1.117 进一步去除下斜肌，可见椎动脉周围静脉丛通过髁后导静脉和髁外侧导静脉与颈静脉球相交通

pICA	petrous segment of ICA，岩段颈内动脉
cICA	cervical segment of ICA，颈段颈内动脉
XI	accessory nerve，副神经
XII	hypoglossal nerve，舌下神经
IJV	internal jugular vein，颈内静脉
JB	jugular bulb，颈静脉球
SS	sigmoid sinus，乙状窦
C1	atlas，寰椎
OC	occipital condyle，枕髁
LCV	lateral condylar vein，髁外侧导静脉
PCV	posterior condylar vein，髁后导静脉
VVP	vertebral venous plexus，椎动脉周围静脉丛
MEV	mastoid emissary vein，乳突导静脉
LSM	levator scapular muscle，肩胛提肌

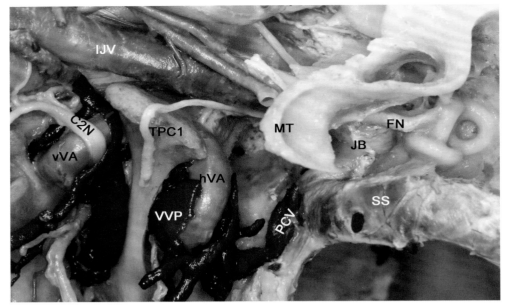

图 10.1.118 另一左侧标本。展示椎动脉周围静脉丛通过髁后导静脉与颈静脉球相交通

IJV	internal jugular vein，颈内静脉
hVA	horizontal segment of vertebral artery，椎动脉水平段
vVA	vertical segment of vertebral artery，椎动脉垂直段
FN	facial nerve，面神经
JB	jugular bulb，颈静脉球
MT	mastoid tip，乳突尖
SS	sigmoid sinus，乙状窦
PCV	posterior condylar vein，髁后导静脉
VVP	vertebral venous plexus，椎动脉周围静脉丛
TPC1	transverse process of C1，寰椎横突
C2N	C₂ ventral ramus，颈 2 神经腹侧支

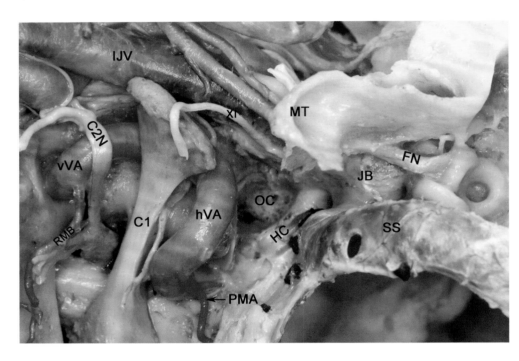

图 10.1.119 在去除髁后导静脉后，可进一步暴露出舌下神经管。二者的位置关系在术中经常容易混淆

IJV	internal jugular vein，颈内静脉
hVA	horizontal segment of vertebral artery，椎动脉水平段
vVA	vertical segment of vertebral artery，椎动脉垂直段
JB	jugular bulb，颈静脉球
HC	hypoglossal canal，舌下神经管
OC	occipital condyle，枕髁
PMA	posterior meningeal artery，脑膜后动脉
RMB	radiculomuscular branch，神经根肌支
C1	atlas，寰椎
C2N	C₂ ventral ramus，颈 2 神经腹侧支
XI	accessory nerve，副神经
SS	sigmoid sinus，乙状窦
FN	facial nerve，面神经

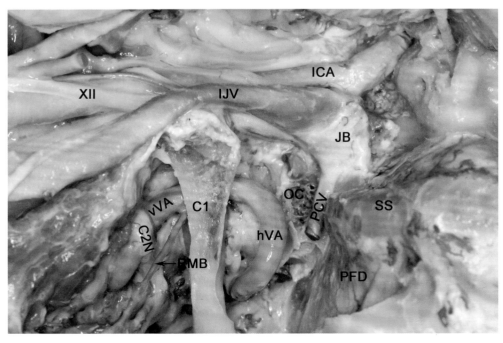

图 10.1.120 已去除椎动脉周围静脉丛，可见髁后导静脉位于枕髁后方

IJV	internal jugular vein，颈内静脉
hVA	horizontal segment of vertebral artery，椎动脉水平段
vVA	vertical segment of vertebral artery，椎动脉垂直段
JB	jugular bulb，颈静脉球
OC	occipital condyle，枕髁
RMB	radiculomuscular branch，神经根肌支
C1	atlas，寰椎
C2N	C₂ ventral ramus，颈 2 神经腹侧支
SS	sigmoid sinus，乙状窦
XII	hypoglossal nerve，舌下神经
ICA	internal carotid artery，颈内动脉
PCV	posterior condylar vein，髁后导静脉
PFD	posterior fossa dura，颅后窝硬膜

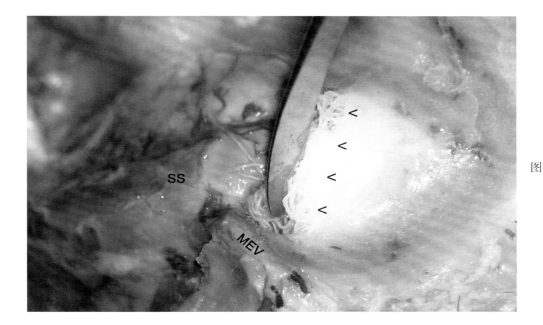

图 10.1.121 使用可吸收止血纱布腔外填塞乙状窦与横窦移行处，从而封闭乙状窦。使用这种方法可以避免传统缝扎乙状窦所导致的硬膜切口产生裂隙所致的术后脑脊液漏风险。注意连通乙状窦后缘的乳突导静脉

SS   sigmoid sinus，乙状窦
MEV   mastoid emissary vein，乳突导静脉
<   保留乙状窦近端的骨板

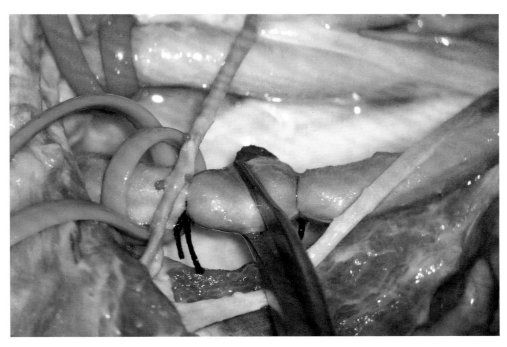

图 10.1.122 双重结扎颈内静脉并切断，或者使用血管夹夹闭血管

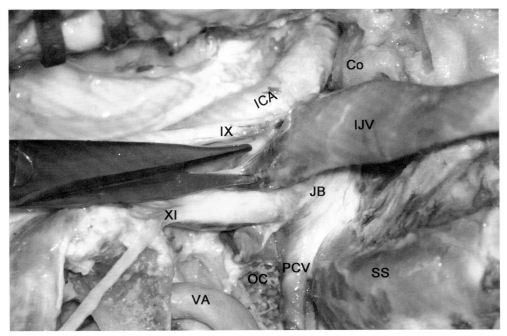

图 10.1.123 将切断的颈内静脉向上翻起，锐性分离其与前方后组脑神经之间的粘连

ICA   internal carotid artery，颈内动脉
IJV   internal jugular vein，颈内静脉
IX   glossopharyngeal nerve，舌咽神经
XI   accessory nerve，副神经
JB   jugular bulb，颈静脉球
PCV   posterior condylar vein，髁后导静脉
OC   occipital condyle，枕髁
SS   sigmoid sinus，乙状窦
VA   vertebral artery，椎动脉
Co   cochlea，耳蜗

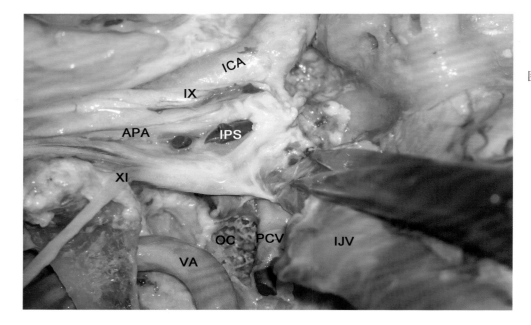

图 10.1.124 进一步分离并保留颈静脉球前壁硬脑膜，暴露岩下窦开口。注意岩下窦与后组脑神经之间的密切关系。这一关系在实际手术中非常重要，因为过度向岩下窦内填塞可吸收止血纱布会导致术后上述神经麻痹

IPS	opening of inferior petrosal sinus，	岩下窦开口
ICA	internal carotid artery，颈内动脉	
IJV	internal jugular vein，颈内静脉	
IX	glossopharyngeal nerve，舌咽神经	
XI	accessory nerve，副神经	
PCV	posterior condylar vein，髁后导静脉	
OC	occipital condyle，枕髁	
VA	vertebral artery，椎动脉	
APA	ascending pharyngeal artery，咽升动脉	

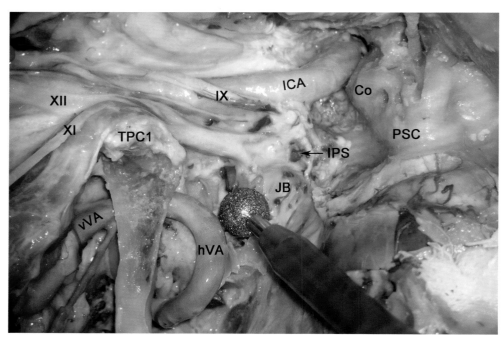

图 10.1.125 开始磨除枕髁，行经枕髁经颈静脉结节扩展径路

IPS	opening of inferior petrosal sinus，岩下窦开口	
hVA	horizontal segment of vertebral artery，椎动脉水平段	
vVA	vertical segment of vertebral artery，椎动脉垂直段	
JB	jugular bulb，颈静脉球	
IX	glossopharyngeal nerve，舌咽神经	
XII	hypoglossal nerve，舌下神经	
XI	accessory nerve，副神经	
ICA	internal carotid artery，颈内动脉	
TPC1	transverse process of C1，寰椎横突	
Co	cochlea，耳蜗	
PSC	posterior semicircular canal，后半规管	

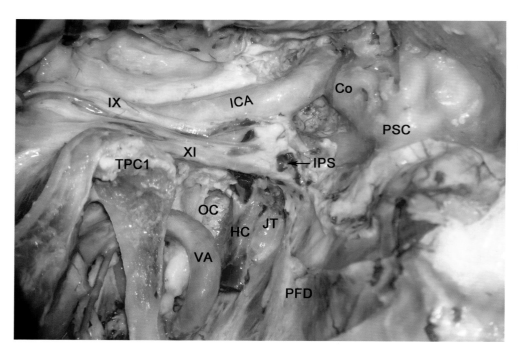

图 10.1.126 部分颈静脉结节和部分枕髁骨质已磨除，暴露舌下神经管

IPS	opening of inferior petrosal sinus，	岩下窦开口
VA	vertebral artery，椎动脉	
IX	glossopharyngeal nerve，舌咽神经	
XI	accessory nerve，副神经	
ICA	internal carotid artery，颈内动脉	
TPC1	transverse process of C1，寰椎横突	
Co	cochlea，耳蜗	
PSC	posterior semicircular canal，后半规管	
JT	jugular tubercle，颈静脉结节	
HC	hypoglossal canal，舌下神经管	
OC	occipital condyle，枕髁	
PFD	posterior fossa dura，颅后窝硬脑膜	

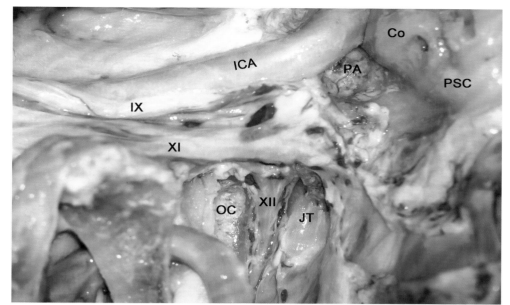

图 10.1.127　去除舌下神经周围静脉丛，暴露舌下神经

IX	glossopharyngeal nerve，舌咽神经
XI	accessory nerve，副神经
ICA	internal carotid artery，颈内动脉
PA	petrous apex，岩尖
Co	cochlea，耳蜗
PSC	posterior semicircular canal，后半规管
JT	jugular tubercle，颈静脉结节
OC	occipital condyle，枕髁
XII	hypoglossal nerve，舌下神经

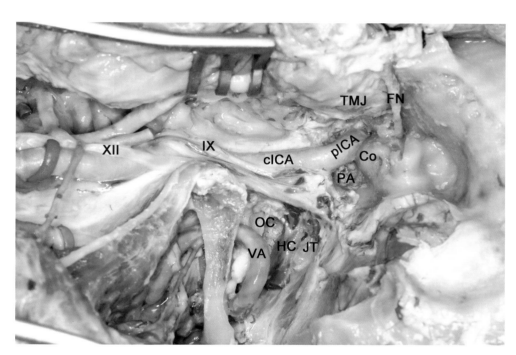

图 10.1.128　整体观，可见颞下颌关节阻碍了对于岩段颈内动脉进一步向前方的可暴露

FN	rerouted part of the facial nerve，改道后的面神经
TMJ	temporamandibular joint，颞下颌关节
pICA	petrous segment of ICA，岩段颈内动脉
cICA	cervical segment of ICA，颈段颈内动脉
VA	vertebral artery，椎动脉
IX	glossopharyngeal nerve，舌咽神经
XII	hypoglossal nerve，舌下神经
PA	petrous apex，岩尖
Co	cochlea，耳蜗
JT	jugular tubercle，颈静脉结节
HC	hypoglossal canal，舌下神经管
OC	occipital condyle，枕髁

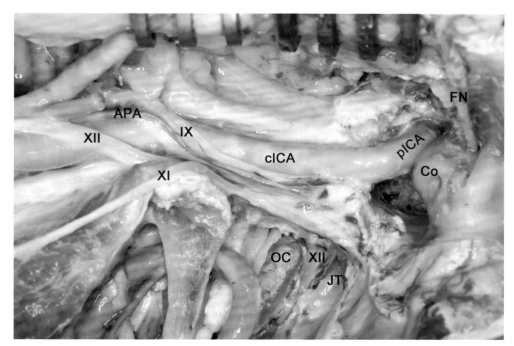

图 10.1.129　使用牵开器将颞下颌关节向前移位，注意操作时不要损伤改道后的面神经。牵开后即可进一步磨除岩段颈内动脉外侧的骨质，对岩段颈内动脉取得更佳的暴露与控制

FN	rerouted part of the facial nerve，改道后的面神经
pICA	petrous segment of ICA，岩段颈内动脉
cICA	cervical segment of ICA，颈段颈内动脉
APA	ascending pharyngeal artery，咽升动脉
IX	glossopharyngeal nerve，舌咽神经
XI	accessory nerve，副神经
XII	hypoglossal nerve，舌下神经
Co	cochlea，耳蜗
JT	jugular tubercle，颈静脉结节
OC	occipital condyle，枕髁

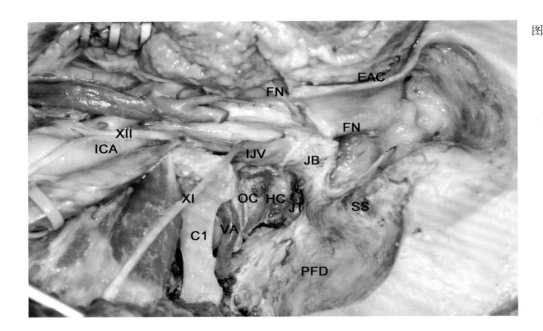

图 10.1.130 另一左侧标本，为 Fukushima 教授所提出保留外耳道和中耳结构的后颞下窝径路，可见该径路可对颈静脉孔、椎动脉和枕髁区域取得很好的暴露，但并不能取得对于岩段颈内动脉的控制

EAC	external auditory canal，外耳道	
FN	facial nerve，面神经	
IJV	internal jugular vein，颈内静脉	
JB	jugular bulb，颈静脉球	
SS	sigmoid sinus，乙状窦	
PFD	posterior fossa dura，颅后窝硬膜	
JT	jugular tubercle，颈静脉结节	
HC	hypoglossal canal，舌下神经管	
OC	occipital condyle，枕髁	
VA	vertebral artery，椎动脉	
C1	atlas，寰椎	
ICA	internal carotid artery，颈内动脉	
XI	accessory nerve，副神经	
XII	hypoglossal nerve，舌下神经	

10.2 颞下窝径路 B、C 型

Infratemporal Fossa Approach Type B and C

手术适应证

颞下窝径路 B 型：

• 岩尖区病变，如岩尖或迷路下型岩骨胆脂瘤，胆固醇肉芽肿。

• 斜坡病变，如脊索瘤、软骨肉瘤，侵及斜坡的巨大颈静脉球副神经节瘤。

• 其他侵及颞下窝的罕见病变。

颞下窝径路 C 型：

• 颞下窝及咽鼓管周围肿瘤。

• 放疗后残余或复发鼻咽癌。

• 侵及翼腭窝和颞下窝的鼻咽纤维血管瘤。

• 侵及鞍旁区的颞下窝肿瘤，如广泛的斜坡脊索瘤。

手术步骤

颞下窝径路 B 型：

1. 大 C 型皮肤切口，上起自眶外缘，距耳郭后沟后方 3～4cm 向下延伸，止于下颌角。

2. 掀开皮瓣，横断外耳道，将外耳道皮肤袖筒状分离并盲袋封闭。

3. 暴露出走行于腮腺内的颞外段面神经，并追踪解剖出面神经颞支直至其跨过颧弓处。

4. 分离颞肌，向前翻起。暴露颧弓时小心不要损伤面神经颞支。

5. 切开颧弓骨膜。先于颧弓表面钻二孔，用于关闭术腔时固定颧弓，然后横断颧弓。

6. 去除外耳道皮肤、鼓膜和锤骨，分离砧镫关节后取出砧骨。

7. 行岩骨次全切除术。轮廓化面神经，保留内耳结构。

8. 磨除外耳道前壁。定位并轮廓化颈内动脉垂直段。开放颞下颌关节囊，去除关节盘，暴露下颌骨髁突。

9. 在颅骨上开一小骨窗，用撑开器将下颌骨髁突牵向下方。

10. 磨除关节窝。以蝶骨棘为标志寻找脑膜中动脉。完全暴露动脉后，双极电凝处理后切断。

11. 进一步磨除骨质便可暴露下颌神经，术中需要双极电凝后切断。

12. 磨除骨性咽鼓管，进一步暴露和控制岩段颈内动脉水平部。

13. 最后缝合咽鼓管，将颧弓复位，用颞肌填塞术腔，逐层关闭术腔并放置引流。

颞下窝径路 C 型：

1. 开始步骤同颞下窝径路 B 型

2. 颞下窝径路 C 型是在 B 型的基础上向前延伸，切除翼突以暴露鼻咽、翼腭窝和蝶窦。

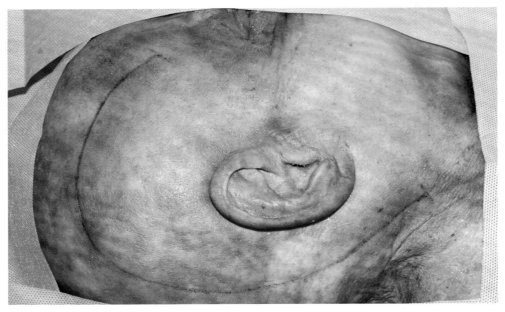

图 10.2.1 皮肤切口。上起自眶外缘，距耳郭后沟后方 3～4cm 向下延伸，止于下颌角

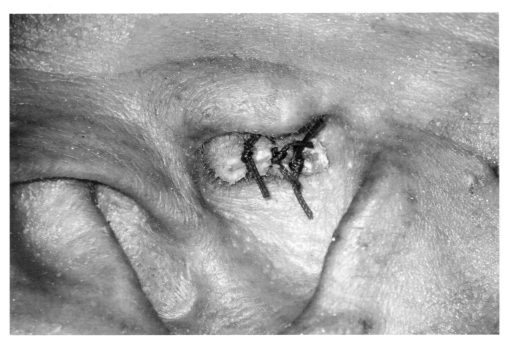

图 10.2.2 掀开皮瓣，横断外耳道，将外耳道皮肤袖筒状分离，将从软骨上分离的皮肤自外耳道向外翻出并用丝线紧密缝合

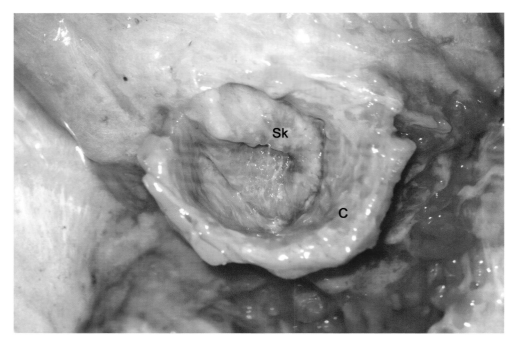

图 10.2.3 用保留下来的外耳道软骨对折后缝合，作为盲袋封闭外耳道的第二层材料

Sk   skin，外耳道皮肤
C   cartilage，外耳道软骨

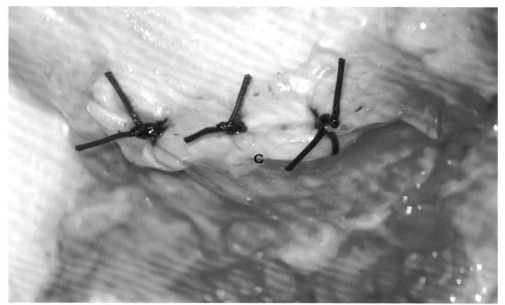

图 10.2.4 从内侧面将外耳道软骨与耳郭软组织缝
　　　　 合。在脑脊液漏的病例中，第二层的封
　　　　 闭是至关重要的

C　　　 cartilage，外耳道软骨

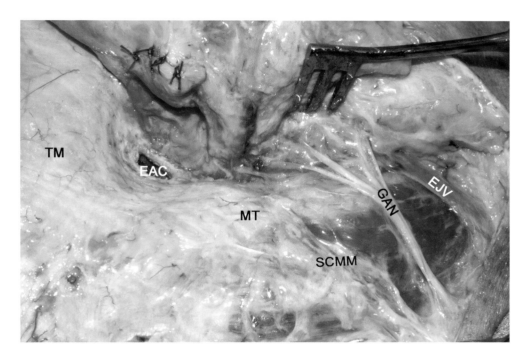

图 10.2.5 用牵开器向前牵开皮瓣

TM　　　 temporalis muscle，颞肌
EAC　　 external auditory canal，外耳道
MT　　　 mastoid tip，乳突尖
SCMM　 sternocleidomastoid muscle，胸锁乳突肌
GAN　　 greater auricular nerve，耳大神经
EJV　　 external jugular vein，颈外静脉

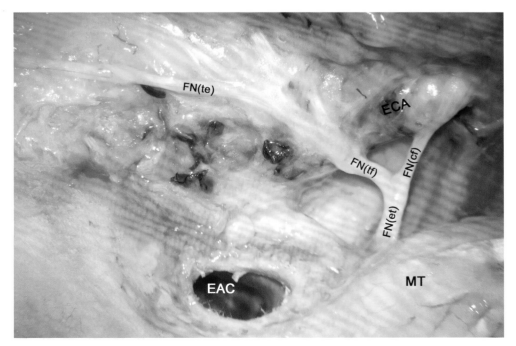

图 10.2.6 暴露出走行于腮腺内的颞外段面神经
　　　　 主干

EAC　　 external auditory canal，外耳道
MT　　　 mastoid tip，乳突尖
ECA　　 external carotid artery，颈外动脉
FN(et)　 extratemporal segment of facial nerve，面
　　　　 神经颞外段
FN(tf)　 temporofacial trunk，颞面干
FN(cf)　 cervicofacial trunk，颈面干
FN(te)　 temporal branches of facial nerve，面神经
　　　　 颞支

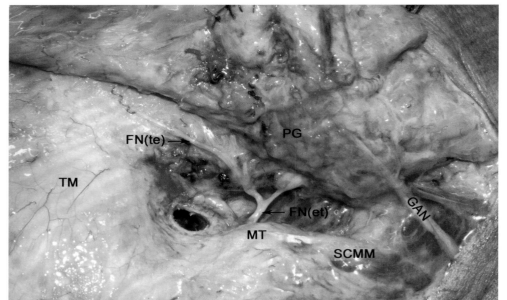

图 10.2.7 继续解剖面神经颞支直至其跨过颧弓处

TM	temporalis muscle，颞肌
MT	mastoid tip，乳突尖
PG	parotid gland，腮腺
SCMM	sternocleidomastoid muscle，胸锁乳突肌
GAN	greater auricular nerve，耳大神经
FN(et)	extratemporal segment of facial nerve，面神经颞外段
FN(te)	temporal branches of facial nerve，面神经颞支

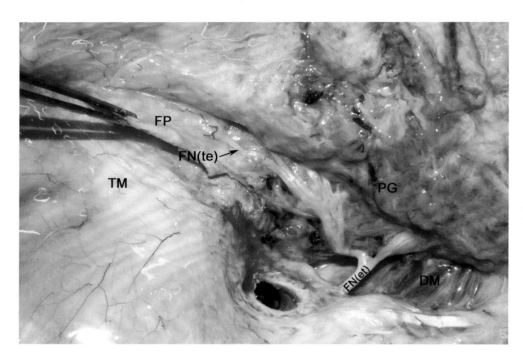

图 10.2.8 分离颞肌脂肪垫并向前翻起以保护暴露出的面神经颞支

TM	temporalis muscle，颞肌
FP	fat pad，颞肌脂肪垫
PG	parotid gland，腮腺
FN(et)	extratemporal segment of facial nerve，面神经颞外段
FN(te)	temporal branches of facial nerve，面神经颞支
DM	digastric muscle，二腹肌

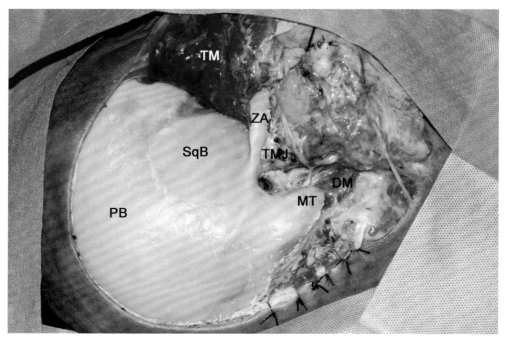

图 10.2.9 分离并向前翻起颞肌。暴露颧弓时小心不要损伤面神经颞支

TM	temporalis muscle，颞肌
SqB	squamosal portion of the temporal bone，颞骨鳞部
PB	parietal bone，顶骨
ZA	zygomatic arch，颧弓
TMJ	temporamandibular joint，颞下颌关节
MT	mastoid tip，乳突尖
DM	digastric muscle，二腹肌

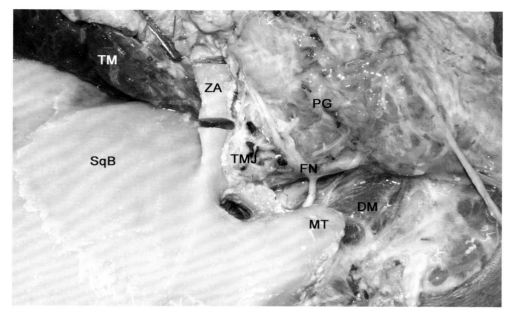

图 10.2.10　于颧弓表面钻二孔，然后横断颧弓

TM	temporalis muscle，颞肌
SqB	squamosal portion of the temporal bone，颞骨鳞部
ZA	zygomatic arch，颧弓
PG	parotid gland，腮腺
TMJ	temporamandibular joint，颞下颌关节
MT	mastoid tip，乳突尖
DM	digastric muscle，二腹肌
FN	facial nerve，面神经

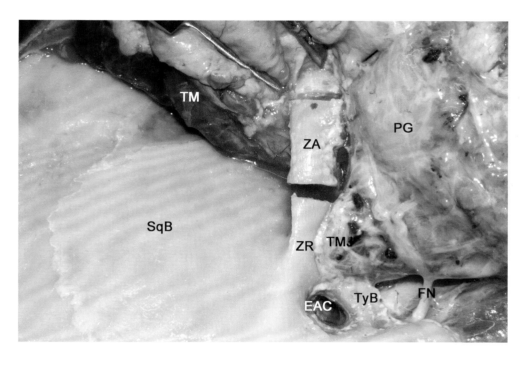

图 10.2.11　向前牵开软组织以显示颧弓上钻孔的位置

TM	temporalis muscle，颞肌
SqB	squamosal portion of the temporal bone，颞骨鳞部
ZA	zygomatic arch，颧弓
PG	parotid gland，腮腺
ZR	zygomatic root，颧弓根
TMJ	temporamandibular joint，颞下颌关节
EAC	external auditory canal，外耳道
TyB	tympanic portion of the temporal bone，颞骨鼓部
FN	facial nerve，面神经

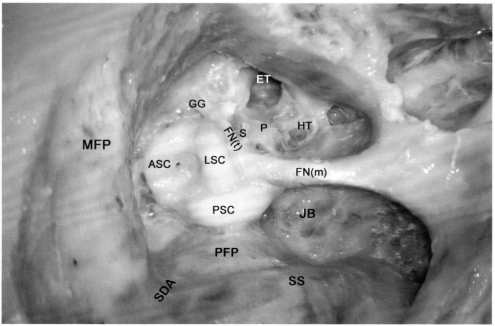

图 10.2.12　行岩骨次全切除术。轮廓化面神经，保留内耳结构

ET	eustachian tube，咽鼓管
P	promontory，鼓岬
S	stapes，镫骨
HT	hypotympanum，下鼓室
GG	geniculate ganglion，膝神经节
FN(t)	tympanic segment of facial nerve，面神经鼓室段
FN(m)	mastoid segment of facial nerve，面神经乳突段
MFP	middle fossa plate，颅中窝脑板
ASC	anterior semicircular canal，前半规管
LSC	lateral semicircular canal，外半规管
PSC	posterior semicircular canal，后半规管
PFP	posterior fossa plate，颅后窝脑板
JB	jugular bulb，颈静脉球
SDA	sinodural angle，窦脑膜角
SS	sigmoid sinus，乙状窦

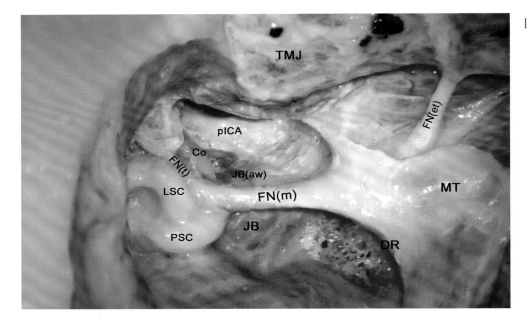

图 10.2.13　去除外耳道前壁骨质，磨除咽鼓管周围气房和颞骨鼓部下部，暴露岩段颈内动脉。注意面神经乳突段前方可暴露部分颈静脉球前壁

TMJ	temporamandibular joint，颞下颌关节
pICA	petrous segment of internal carotid artery，岩段颈内动脉
Co	cochlea，耳蜗
FN(t)	tympanic segment of facial nerve，面神经鼓室段
FN(m)	mastoid segment of facial nerve，面神经乳突段
LSC	lateral semicircular canal，外半规管
PSC	posterior semicircular canal，后半规管
JB	jugular bulb，颈静脉球
JB(aw)	anterior wall of jugular bulb，颈静脉球前壁
DR	digastric ridge，二腹肌嵴
MT	mastoid tip，乳突尖
FN(et)	extratemporal segment of facial nerve，面神经颞外段

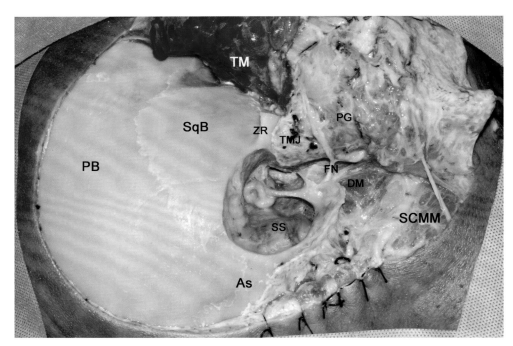

图 10.2.14　术腔整体观

TM	temporalis muscle，颞肌
SqB	squamosal portion of the temporal bone，颞骨鳞部
PB	parietal bone，顶骨
ZR	zygomatic root，颧弓根
TMJ	temporamandibular joint，颞下颌关节
PG	parotid gland，腮腺
FN	facial nerve，面神经
DM	digastric muscle，二腹肌
As	asterion，星点
SS	sigmoid sinus，乙状窦
SCMM	sternocleidomastoid muscle，胸锁乳突肌

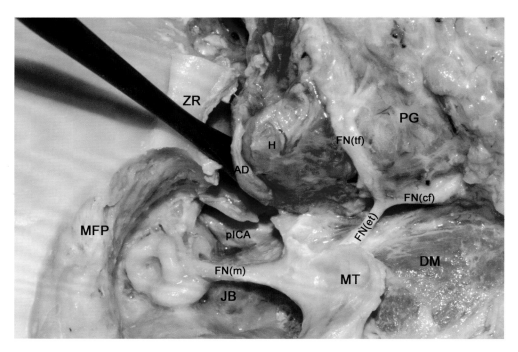

图 10.2.15　开放颞下颌关节囊，去除关节盘，暴露下颌骨髁突

ZR	zygomatic root，颧弓根
AD	articular disk，关节盘
H	head of mandible，下颌骨头
PG	parotid gland，腮腺
MFP	middle fossa plate，颅中窝脑板
pICA	petrous segment of internal carotid artery，岩段颈内动脉
FN(m)	mastoid segment of facial nerve，面神经乳突段
JB	jugular bulb，颈静脉球
MT	mastoid tip，乳突尖
DM	digastric muscle，二腹肌
FN(et)	extratemporal segment of facial nerve，面神经颞外段
FN(tf)	temporofacial trunk，颞面干
FN(cf)	cervicofacial trunk，颈面干

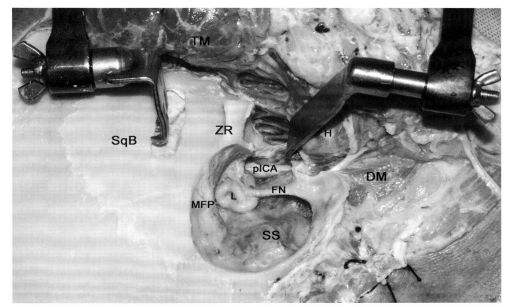

图 10.2.16 在颅骨上开一小骨窗，用撑开器将下颌骨头牵向下方

TM	temporalis muscle，颞肌
SqB	squamosal portion of the temporal bone，颞骨鳞部
ZR	zygomatic root，颧弓根
H	head of mandible，下颌骨头
MFP	middle fossa plate，颅中窝脑板
pICA	petrous segment of internal carotid artery，岩段颈内动脉
L	labyrinth，迷路
FN	facial nerve，面神经
DM	digastric muscle，二腹肌
SS	sigmoid sinus，乙状窦

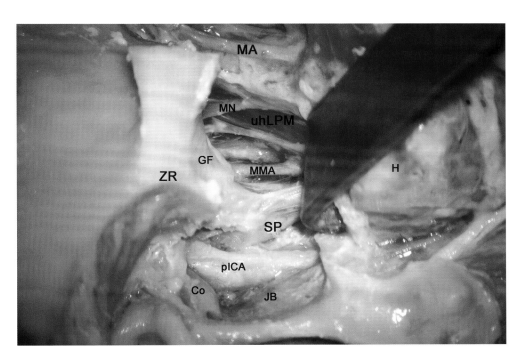

图 10.2.17 牵开下颌骨髁突后可暴露茎突、脑膜中动脉入颅处及翼外肌上头

MA	maxillary artery，上颌动脉
MN	masseteric nerve，咬肌神经
uhLPM	upper head of lateral pterygoid muscle，翼外肌上头
MMA	middle meningeal artery，脑膜中动脉
ZR	zygomatic root，颧弓根
GF	glenoid fossa，下颌窝
SP	styloid process，茎突
H	head of mandible，下颌骨头
pICA	petrous segment of internal carotid artery，岩段颈内动脉
Co	cochlea，耳蜗
JB	jugular bulb，颈静脉球

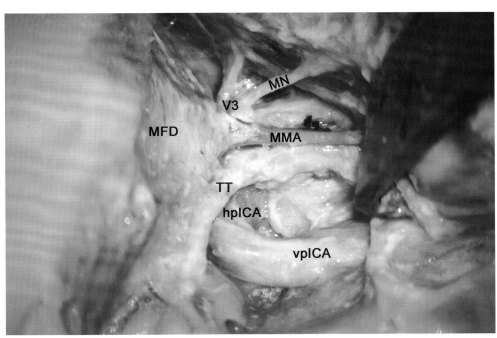

图 10.2.18 磨除颧弓根和下颌窝骨质后，可暴露脑膜中动脉和岩段颈内动脉的垂直部和水平部。注意不要损伤颅中窝硬脑膜

MFD	middle fossa dura，颅中窝硬脑膜
V3	mandibular nerve，下颌神经
MN	masseteric nerve，咬肌神经
MMA	middle meningeal artery，脑膜中动脉
TT	tensor tympani muscle，鼓膜张肌
hpICA	horizontal portion of petrous carotid artery，岩段颈内动脉水平部
vpICA	vertical portion of petrous carotid artery，岩段颈内动脉垂直部

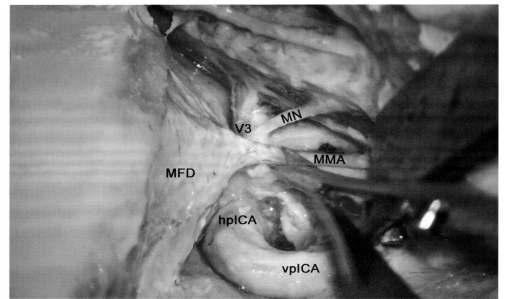

图 10.2.19　剪断脑膜中动脉

MFD	middle fossa dura，颅中窝硬脑膜
V3	mandibular nerve，下颌神经
MN	masseteric nerve，咬肌神经
MMA	middle meningeal artery，脑膜中动脉
hpICA	horizontal portion of petrous carotid artery，岩段颈内动脉水平部
vpICA	vertical portion of petrous carotid artery，岩段颈内动脉垂直部

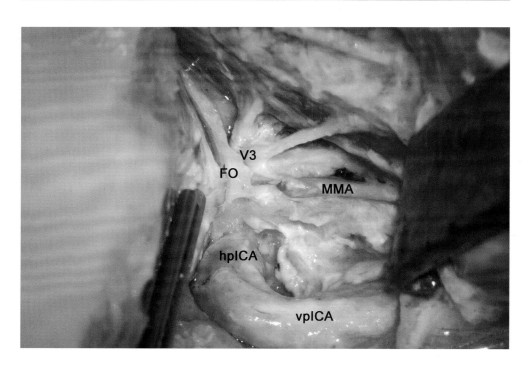

图 10.2.20　剪断脑膜中动脉后，即可暴露前方的卵圆孔区和三叉神经第三支（下颌神经）

FO	foramen ovale，卵圆孔
V3	mandibular nerve，下颌神经
MMA	middle meningeal artery，脑膜中动脉
hpICA	horizontal portion of petrous carotid artery，岩段颈内动脉水平部
vpICA	vertical portion of petrous carotid artery，岩段颈内动脉垂直部

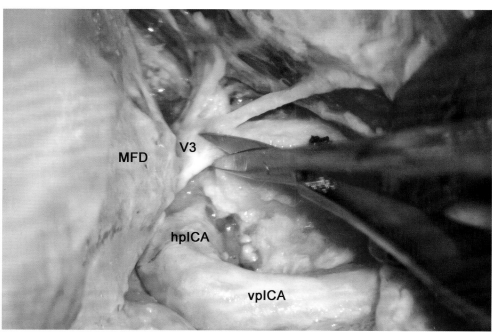

图 10.2.21　剪断三叉神经第三支（下颌神经）

MFD	middle fossa dura，颅中窝硬脑膜
V3	mandibular nerve，下颌神经
hpICA	horizontal portion of petrous carotid artery，岩段颈内动脉水平部
vpICA	vertical portion of petrous carotid artery，岩段颈内动脉垂直部

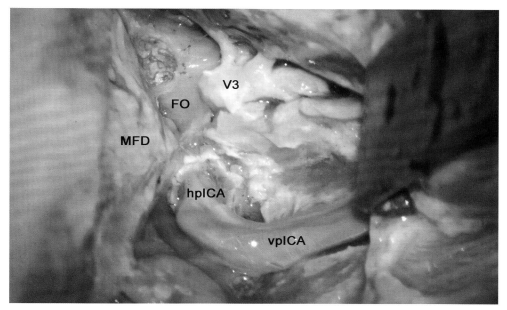

图 10.2.22 剪断下颌神经后，继续磨除卵圆孔区域骨质，可对岩段颈内动脉水平部取得更好地控制

MFD middle fossa dura，颅中窝硬脑膜
FO foramen ovale，卵圆孔
V3 mandibular nerve，下颌神经
hpICA horizontal portion of petrous carotid artery，岩段颈内动脉水平部
vpICA vertical portion of petrous carotid artery，岩段颈内动脉垂直部

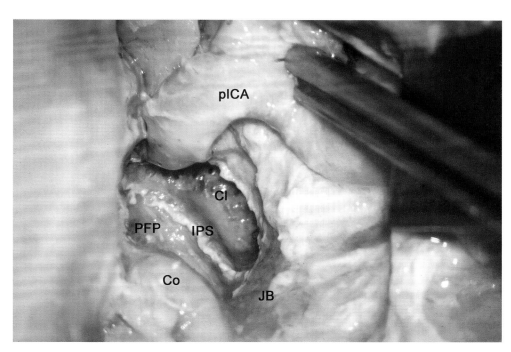

图 10.2.23 向外移位岩段颈内动脉，进一步磨除岩尖骨质，可暴露斜坡、岩下窦和部分颅后窝硬脑膜。注意磨除岩尖骨质时勿损伤耳蜗及颈静脉球前壁

pICA petrous segment of internal carotid artery，岩段颈内动脉
Cl clivus，斜坡
PFP posterior fossa plate，颅后窝脑板
IPS inferior petrosal sinus，岩下窦
JB jugular bulb，颈静脉球
Co cochlea，耳蜗

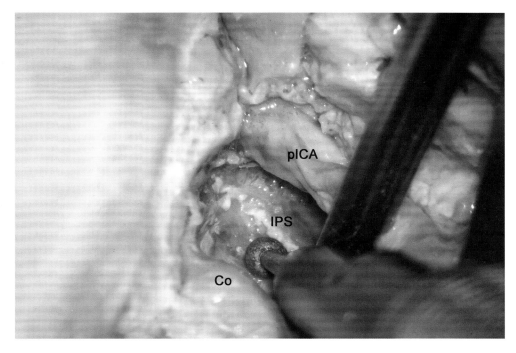

图 10.2.24 岩尖处骨质出血可以通过金刚砂钻头干磨止血。颞下窝径路 B 型操作已完成

pICA petrous segment of internal carotid artery，岩段颈内动脉
IPS inferior petrosal sinus，岩下窦
Co cochlea，耳蜗

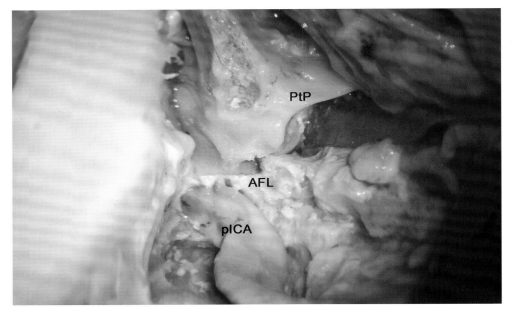

图 10.2.25 继续行颞下窝径路 C 型。用中隔剥离子将翼突根、蝶骨大翼和翼突外侧板的骨膜连同附着的翼外肌一并掀起

PtP pterygoid process，翼突
AFL anterior foramen lacerum，破裂孔前部
pICA petrous segment of internal carotid artery，岩段颈内动脉

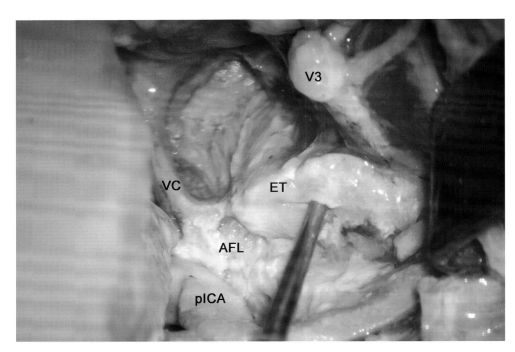

图 10.2.26 磨去翼突根骨质，暴露翼管、咽鼓管软骨部和破裂孔前部。注意标本中探针置于咽鼓管管腔中

V3 mandibular nerve，下颌神经
VC vidian canal，翼管
ET eustachian tube，咽鼓管
AFL anterior foramen lacerum，破裂孔前部
pICA petrous segment of internal carotid artery，岩段颈内动脉

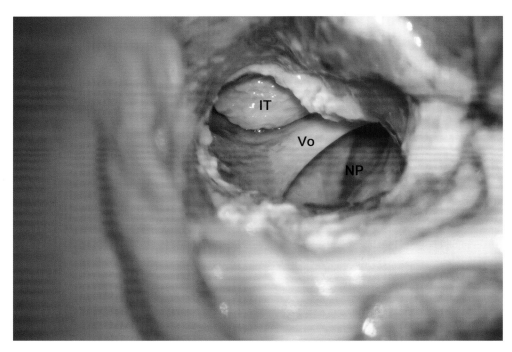

图 10.2.27 去除咽鼓管，开放鼻咽部，可见鼻中隔后缘及下鼻甲后端

IT inferior turbinate，下鼻甲
Vo vomer，犁骨
NP nasopharynx，鼻咽部

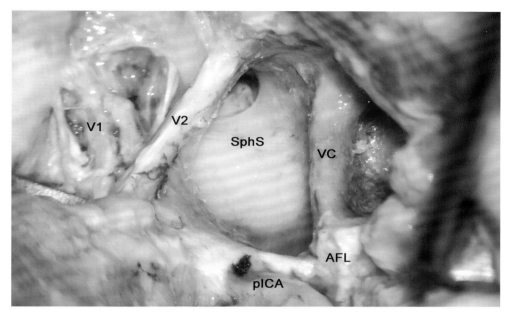

图 10.2.28 开放蝶窦，可见翼管位于蝶窦底壁，而上颌神经大致走行于窦顶水平。上方已暴露部分海绵窦外侧壁

V1 ophthalmic nerve，眼神经
V2 maxillary nerve，上颌神经
SphS sphenoid sinus，蝶窦
VC vidian canal，翼管
AFL anterior foramen lacerum，破裂孔前部
pICA petrous segment of internal carotid artery，岩段颈内动脉

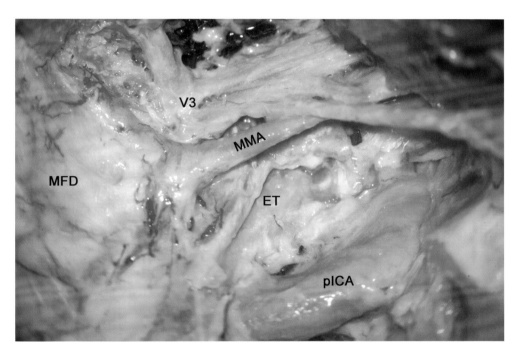

图 10.2.29 另一右侧尸头标本。已磨除颧弓根和下颌窝骨质，暴露颅中窝硬脑膜、脑膜中动脉、下颌神经、咽鼓管和岩段颈内动脉

V3 mandibular nerve，下颌神经
MFD middle fossa dura，颅中窝硬脑膜
MMA middle meningeal artery，脑膜中动脉
ET eustachian tube，咽鼓管
pICA petrous segment of internal carotid artery，岩段颈内动脉

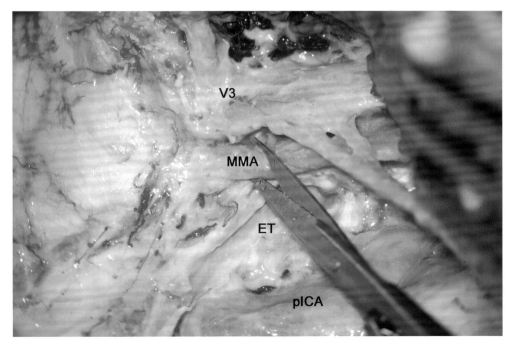

图 10.2.30 剪断脑膜中动脉

V3 mandibular nerve，下颌神经
MMA middle meningeal artery，脑膜中动脉
ET eustachian tube，咽鼓管
pICA petrous segment of internal carotid artery，岩段颈内动脉

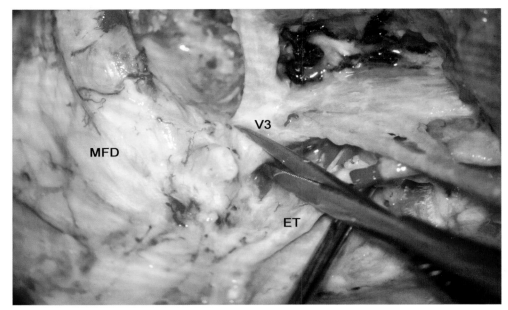

图 10.2.31 剪断下颌神经。注意下方探针置于咽鼓管腔内

V3 mandibular nerve，下颌神经
ET eustachian tube，咽鼓管
MFD middle fossa dura，颅中窝硬脑膜

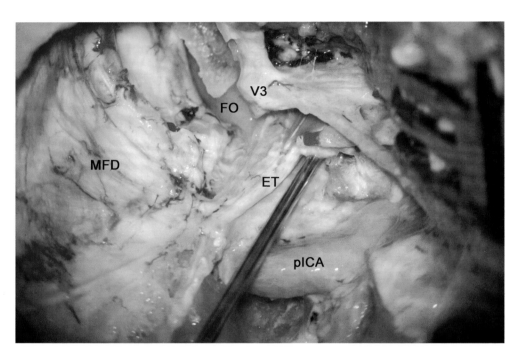

图 10.2.32 切断下颌神经后，可暴露卵圆孔的前内壁

V3 mandibular nerve，下颌神经
FO foramen ovale，卵圆孔
ET eustachian tube，咽鼓管
MFD middle fossa dura，颅中窝硬脑膜
pICA petrous segment of internal carotid artery，岩段颈内动脉

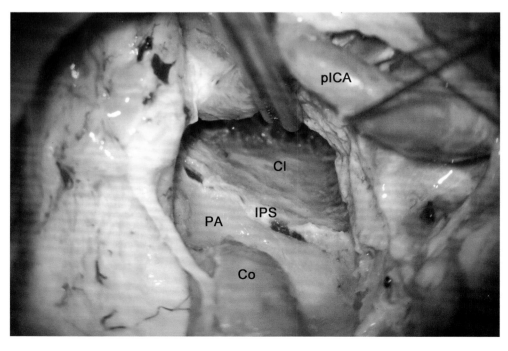

图 10.2.33 进一步磨除卵圆孔区域骨质，并去除部分位于岩段颈内动脉外侧的咽鼓管软骨部后，便可将颈内动脉牵向外侧，从而可以磨除岩尖骨质，暴露斜坡和岩下窦，注意勿开放耳蜗

pICA petrous segment of internal carotid artery，岩段颈内动脉
Cl clivus，斜坡
IPS inferior petrosal sinus，岩下窦
PA petrous apex，岩尖
Co cochlea，耳蜗

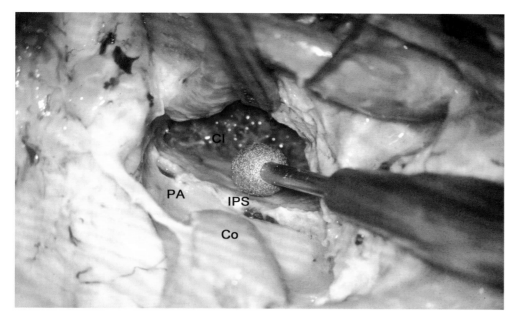

图 10.2.34 继续磨除位于岩下窦深面的斜坡骨质

CI	clivus，斜坡
IPS	inferior petrosal sinus，岩下窦
PA	petrous apex，岩尖
Co	cochlea，耳蜗

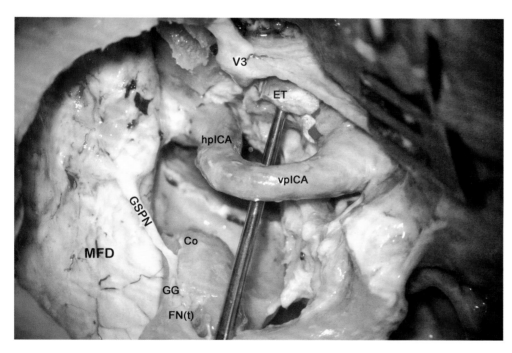

图 10.2.35 最终术腔。颞下窝径路 B 型已完成

V3	mandibular nerve，下颌神经
ET	eustachian tube，咽鼓管
hpICA	horizontal portion of petrous carotid artery，岩段颈内动脉水平部
vpICA	vertical portion of petrous carotid artery，岩段颈内动脉垂直部
Co	cochlea，耳蜗
MFD	middle fossa dura，颅中窝硬脑膜
GSPN	greater superficial petrosal nerve，岩浅大神经
GG	geniculate ganglion，膝神经节
FN(t)	tympanic segment of facial nerve，面神经鼓室段

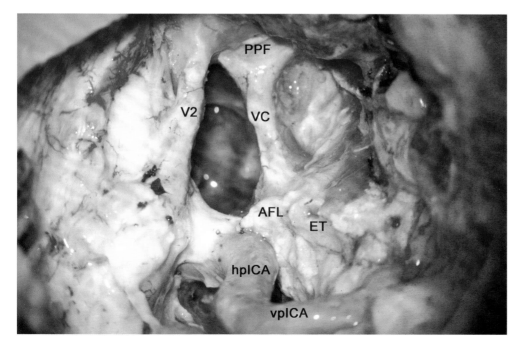

图 10.2.36 继续行颞下窝径路 C 型。磨去翼突根骨质，暴露蝶窦、上颌神经、翼管、咽鼓管软骨部和破裂孔前部。注意翼管的前端即止于翼腭窝

V2	maxillary nerve，上颌神经
PPF	pterygopalatine fossa，翼腭窝
VC	vidian canal，翼管
AFL	anterior foramen lacerum，破裂孔前部
ET	eustachian tube，咽鼓管
hpICA	horizontal portion of petrous carotid artery，岩段颈内动脉水平部
vpICA	vertical portion of petrous carotid artery，岩段颈内动脉垂直部

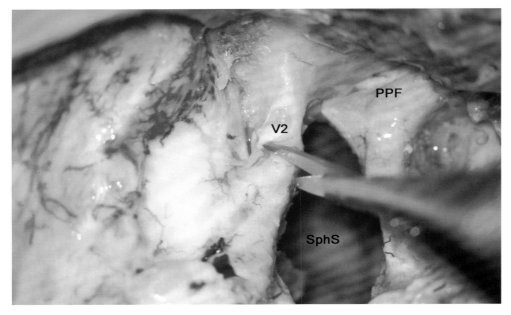

图 10.2.37 切断上颌神经以便暴露海绵窦

V2	maxillary nerve，上颌神经
PPF	pterygopalatine fossa，翼腭窝
SphS	sphenoid sinus，蝶窦

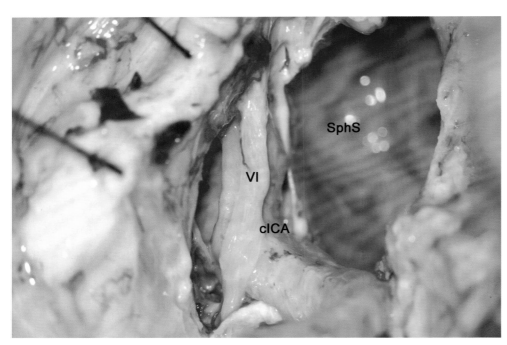

图 10.2.38 已切断上颌神经，同时牵开眼神经，暴露展神经和海绵窦段颈内动脉

VI	abducent nerve，展神经
cICA	cavernous segment of internal carotid artery，海绵窦段颈内动脉
SphS	sphenoid sinus，蝶窦

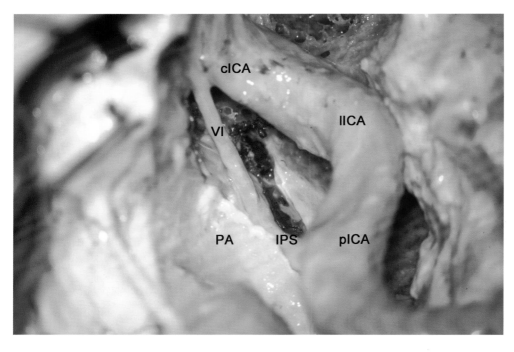

图 10.2.39 改变显微镜角度，可见展神经在岩尖上缘穿入构成海绵窦后壁下部的硬膜，进入 Dorello 管（与岩下窦相邻），而后进入海绵窦，行于颈内动脉外侧。本例标本中可见颈内动脉自破裂孔段向上移行为海绵窦段

VI	abducent nerve，展神经
cICA	cavernous segment of internal carotid artery，海绵窦段颈内动脉
lICA	lacerum segment of internal carotid artery，破裂孔段颈内动脉
pICA	petrous segment of internal carotid artery，岩段颈内动脉
IPS	inferior petrosal sinus，岩下窦
PA	petrous apex，岩尖

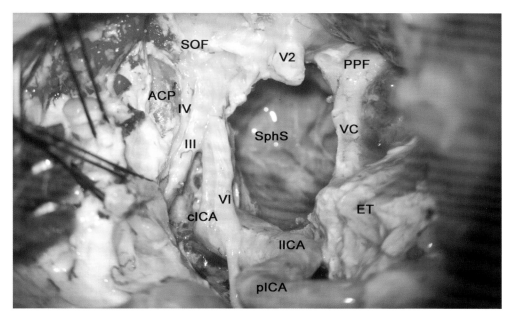

图 10.2.40 进一步牵开硬脑膜，可暴露走行于海绵窦外侧壁的滑车神经和动眼神经。注意眶上裂与前床突的位置关系

SOF	superior orbital fissure，眶上裂
ACP	anterior clinoid process，前床突
III	oculomotor nerve，动眼神经
IV	trochlear nerve，滑车神经
V2	maxillary nerve，上颌神经
VI	abducent nerve，展神经
cICA	cavernous segment of internal carotid artery，海绵窦段颈内动脉
lICA	lacerum segment of internal carotid artery，破裂孔段颈内动脉
pICA	petrous segment of internal carotid artery，岩段颈内动脉
SphS	sphenoid sinus，蝶窦
PPF	pterygopalatine fossa，翼腭窝
VC	vidian canal，翼管
ET	eustachian tube，咽鼓管

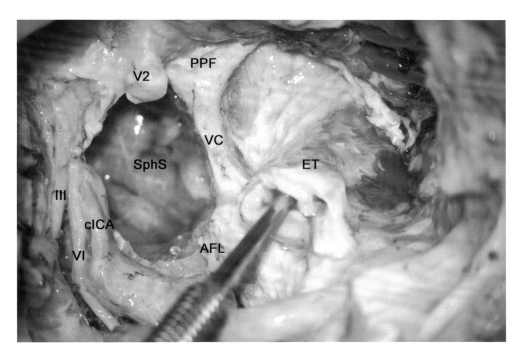

图 10.2.41 将探针置于咽鼓管管腔内

III	oculomotor nerve，动眼神经
V2	maxillary nerve，上颌神经
VI	abducent nerve，展神经
cICA	cavernous segment of internal carotid artery，海绵窦段颈内动脉
SphS	sphenoid sinus，蝶窦
PPF	pterygopalatine fossa，翼腭窝
VC	vidian canal，翼管
AFL	anterior foramen lacerum，破裂孔前部
ET	eustachian tube，咽鼓管

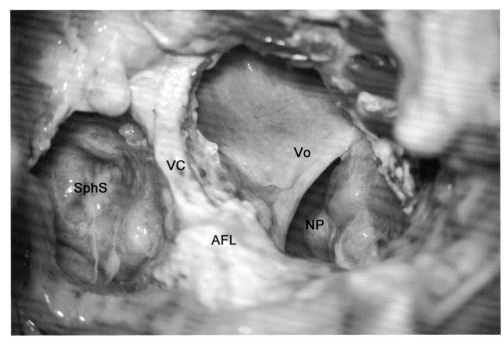

图 10.2.42 去除咽鼓管，开放鼻咽。可见翼管分隔蝶窦与鼻咽

SphS	sphenoid sinus，蝶窦
VC	vidian canal，翼管
AFL	anterior foramen lacerum，破裂孔前部
Vo	vomer，犁骨
NP	nasopharynx，鼻咽部

参考文献
Bibliography

1. Sanna M, Russo A, Taibah A, et al. The Temporal Bone: Anatomical Dissection and Surgical Approaches. Stuttgart: Thieme, 2018

2. Al-Mefty O, Fox JL, Smith RR. Petrosal approach for petroclival meningiomas. Neurosurgery, 1988, 22(3): 510-517

3. Bouthillier A, van Loveren HR, Keller T. Segments of the internal carotid artery: a new classification. Neurosurgery, 1996, 38(3): 425-432; discussion 432-433

4. Angeli RD, Piccirillo E, Di Trapani G, et al. Enlarged translabyrinthine approach with transapical extension in the management of giant vestibular schwannomas: personal experience and review of literature. Otol Neurotol, 2011.32(1): 125-131

5. Arìstegui M, Cokkeser Y, Saleh E, et al. Surgical anatomy of the extended middle cranial fossa approach. Skull Base Surg, 1994, 4(4): 181-188

6. Arriaga MA, Brackmann DE, Hitselberger WE. Extended middle fossa resection of petroclival and cavernous sinus neoplasms. Laryngoscope, 1993, 103(6): 693-698

7. Aslan A, Balyan FR, Taibah A, et al. Anatomic relationships between surgical landmarks in type b and type c infratemporal fossa approaches. Eur Arch Otorhinolaryngol, 1998, 255(5): 259-264

8. Aslan A, Falcioni M, Balyan FR, et al. The cochlear aqueduct: an important landmark in lateral skull base surgery. Otolaryngol Head Neck Surg, 1998, 118(4): 532-536

9. Aslan A, Falcioni M, Russo A, et al. Anatomical considerations of high jugular bulb in lateral skull base surgery. J Laryngol Otol, 1997, 111(4): 333-336

10. Bacciu A, Ait Mimoune H, D'Orazio F, et al. Management of facial nerve in surgical treatment of previously untreated Fisch class C tympanojugular paragangliomas: long-term results. J Neurol Surg B Skull Base, 2014, 75(1): 1-7

11. Takemura Y, Inoue T, Rhoton AL Jr, et al. Comparison of microscopic and endoscopic approaches to the cerebellopontine angle. World Neurosurg, 2014, 82(3-4): 427-441

12. Wang J, Yoshioka F, Joo W, et al. The cochlea in skull base surgery: an anatomy study. J Neurosurg, 2016, 125(5): 1094-1104

13. Komune N, Matsushima K, Matsushima T, et al. Surgical approaches to jugular foramen schwannomas: An anatomic study. Head Neck, 2016, 38 Suppl 1: E1041-1053

14. Komune N, Yagmurlu K, Matsuo S, et al. Auditory brainstem implantation: anatomy and approaches. Neurosurgery, 2015, 11 Suppl 2: 306-320

15. Matsushima K, Funaki T, Komune N, et al. Microsurgical anatomy of the lateral condylar vein and its clinical significance. Neurosurgery, 2015, 11 Suppl 2: 135-145

16. El-Khouly H, Fernandez-Miranda J, Rhoton AL Jr. Blood supply of the facial nerve in the middle fossa: the petrosal artery. Neurosurgery, 2008. 62(5 Suppl 2): ONS 297-303. discussion 303-304

17. Ben Ammar M, Piccirillo E, Topsakal V, et al. Surgical results and technical refinements in translabyrinthine excision of vestibular schwannomas: the Gruppo Otologico experience. Neurosurgery, 2012, 70(6): 1481-1491

18. Bhatia S, Karmarkar S, De Donato G, et al. Canal wall down mastoidectomy: causes of failure, pitfalls and their management. J Laryngol Otol, 1995, 109(7): 583-589

19. Tanriover N, Sanus GZ, Ulu MO, et al. Middle fossa approach: microsurgical anatomy and surgical technique from the neurosurgical perspective. Surg Neurol, 2009, 71(5): 586-596

20. Canalis RF, Black K, Martin N, et al. Extended retrolabyrinthine transtentorial approach to petroclival lesions. Laryngoscope, 1991, 101(1, Pt 1): 6-13

21. Rhoton AL Jr. The temporal bone and transtemporal approaches. Neurosurgery, 2000, 47(3 Suppl): S211-265

22. Rhoton AL Jr. The cerebellopontine angle and posterior fossa cranial nerves by the retrosigmoid approach. Neurosurgery, 2000, 47(3 Suppl): S93-129

23. Cokkeser Y, Aristegui M, Naguib MB, et al. Identification of internal auditory canal in the middle cranial fossa approach: a safe technique. Otolaryngol Head Neck Surg, 2001. 124(1): 94-98

24. Katsuta T, Rhoton AL Jr, Matsushima T. The jugular foramen: microsurgical anatomy and operative approaches. Neurosurgery, 1997, 41(1): 149-201.discussion 201-202

25. Gibo H, Lenkey C, Rhoton AL Jr. Microsurgical anatomy of the supraclinoid portion of the internal carotid artery. J Neurosurg, 1981, 55(4): 560-574

26. Falcioni M, De Donato G, Taibah A, et al. Modified body technique in the treatment of epithympanic cholesteatoma. Otologic group, Piacenza. Acta Otorhinolaryngol Ital, 1997.17(5): 325-328

27. 刘庆良. 实用颅底显微解剖. 北京：中国科学技术出版社，2004

28. 王正敏. 王正敏耳显微外科学. 上海：上海科技教育出版社，2004

29. 汤文龙，邱书奇. 侧颅底显微外科解剖图谱. 北京：人民卫生出版社，2015

30. Magnan J, Caces F, Locatelli P, et al. Hemifacial spasm: endoscopic vascular decompression. Otolaryngol Head Neck Surg, 1997. 117: 308-14

31. Magnan J, Chays A, Lepetre C, et al. Surgical perspectives of endoscopy of the cerebellopontine angle. Am J Otol, 1994, 15: 366-370

32. Magnan J, Sanna M. Endoscopy in neuro-otology. Stuttgart, New York: Thieme. 1999

33. Falcioni M, Taibah A, De Donato G, et al. Lateral approaches to the clivus. Acta Otorhinolaryngol Ital, 1997, 17(6) Suppl 57: 3-16

34. Fisch U. Tympanoplasty, Mastoidectomy and Stapes Surgery. Stuttgart: Thieme. 1994

35. Fisch U, Esslen E. Total intratemporal exposure of the facial nerve. Pathologic findings in Bell's palsy. Arch Otolaryngol, 1972, 95(4): 335-341

36. Fisch U, Mattox D. Microsurgery of the Skull Base. New York: Thieme. 1988

37. Fisch U. Infratemporal fossa approach for glomus tumors of the temporal bone. Ann Otol Rhinol Laryngol, 1982, 91(5, Pt 1): 474-479

38. Fisch U. Infratemporal fossa approach to tumours of the temporal bone and base of the skull. J Laryngol Otol, 1978, 92(11): 949-967

39. Fisch U. The infratemporal fossa approach for nasopharyngeal tumors. Laryngoscope, 1983, 93(1): 36-44

40. Gantz BJ, Fisch U. Modified transotic approach to the cerebellopontile angle. Arch Otolaryngol, 1983, 109(4): 252-256

41. Glasscock ME, III, Hays JW. The translabyrinthine removal of acoustic and other cerebellopontine angle tumors. Ann Otol Rhinol Laryngol, 1973, 82(4): 415-427

42. Tanriover N, Rhoton AL Jr. The anteroinferior cerebellar artery embedded in the subarcuate fossa: a rare anomaly and its clinical significance. Neurosurgery, 2005, 57(2): 314-319

43. Abe H, Rhoton AL Jr. Microsurgical anatomy of the cochlear nuclei. Neurosurgery, 2006, 58(4): 728-739

44. Hitselberger WE, Horn KL, Hankinson H, et al. The middle fossa transpetrous approach for petroclival meningiomas. Skull Base Surg, 1993, 3(3): 130-135

45. House WF, Hitselberger WE. The transcochlear approach to the skull base. Arch Otolaryngol, 1976, 102(6): 334-342

46. House WF, Luetje CM. Acoustic Tumors. Baltimore, MD: University Park Press. 1979

47. House WF. Middle cranial fossa approach to the petrous pyramid: report of 50 cases. Arch Otolaryngol, 1963, 78: 460-469

48. House WF. Surgical exposure of the internal auditory canal and its contents through the middle, cranial fossa. Laryngoscope, 1961, 71: 1363-1385

49. House WF. Transtemporal bone microsurgical removal of acoustic neuromas. Arch Otolaryngol, 1964, 80: 599-756

50. Tanriover N, Abe H, Rhoton AL Jr, et al. Microsurgical anatomy of the superior petrosal venous complex: new classifications and implications for subtemporal transtentorial and retrosigmoid suprameatal approaches. J Neurosurg, 2007, 106(6): 1041-1050

51. Rhoton AL Jr, Tedeschi H. Microsurgical anatomy of acoustic neuroma. Neurosurg Clin N Am, 2008, 19(2): 145-174

52. Matsushima K, Matsushima T, Kuga Y, et al. Classification of the superior petrosal veins and sinus based on drainage pattern. Neurosurgery, 2014, 10 Suppl 2: 357-367. discussion 367

53. Day JD, Kellogg JX, Fukushima T, et al. Microsurgical anatomy of the inner surface of the petrous bone: neuroradiological and morphometric analysis as an adjunct to the retrosigmoid transmeatal approach. Neurosurgery, 1994, 34(6): 1003-1008

54. Browne JD, Fisch U. Transotic approach to the cerebellopontine angle. Neurosurg Clin N Am, 2008, 19(2): 265-278

55. Browne JD, Fisch U. Transotic approach to the cerebellopontine angle. Otolaryngol Clin North Am, 1992, 25(2): 331-346

56. Pichierri A, D' Avella E, Ruggeri A, et al. Endoscopic assistance in the epidural subtemporal approach and Kawase approach: anatomic study. Neurosurgery, 2010, 67(3 Suppl Operative): ons 29-37. discussion ons 37

57. Day JD. The middle fossa approach and extended middle fossa approach: technique and operative nuances. Neurosurgery, 2012, 70(2 Suppl Operative): 192-201

58. Forbes JA, Rivas A, Tsai B, et al. Microsurgical localization of the cochlea in the extended middle fossa approach. J Neurol Surg B Skull Base, 2012, 73(6): 410-414

59. Sharma M, Ambekar S, Guthikonda B, et al. A Comparison between the Kawase and Extended Retrosigmoid Approaches (Retrosigmoid Transtentorial and Retrosigmoid Intradural Suprameatal Approaches) for Accessing the Petroclival Tumors. A Cadaveric Study. J Neurol Surg B Skull Base, 2014, 75(3): 171-176

60. Liu JK, Fukushima T, Sameshima T, et al. Increasing exposure of the petrous internal carotid artery for revascularization using the transzygomatic extended middle fossa approach: a cadaveric morphometric study. Neurosurgery, 2006,

59(4 Suppl 2): ONS 309-318. discussion ONS 318-319

61. Wanibuchi M, Murakami G, Yamashita T, et al. Midsubtemporal ridge as a predictor of the lateral loop formed by the maxillary nerve and mandibular nerve: a cadaveric morphological study. Neurosurgery, 2011, 69(1 Suppl Operative): ons 95-98. discussion 98

62. Tanriover N, Sanus GZ, Ulu MO, et al. Middle fossa approach: microsurgical anatomy and surgical technique from the neurosurgical perspective. Surg Neurol, 2009, 71(5): 586-96. discussion 596

63. Naguib MB, Aristegui M, Saleh E, et al. Surgical anatomy of the petrous apex as it relates to the enlarged middle cranial fossa approaches. Otolaryngol Head Neck Surg, 1994. 111(4): 488-493

64. Naguib MB, Saleh E, Cokkeser Y, et al. The enlarged translabyrinthine approach for removal of large vestibular schwannomas. J Laryngol Otol, 1994, 108(7): 545-550

65. Naguib MB, Sanna M. Subtemporal exposure of the intrapetrous internal carotid artery. An anatomical study with surgical application. J Laryngol Otol, 1999, 113(8): 717-720

66. Angeli S. Middle fossa approach: indications, technique, and results. Otolaryngol Clin North Am, 2012, 45(2): 417-438

67. Fukushima T, Day JD, Hirahara K. Extradural total petrous apex resection with trigeminal translocation for improved exposure of the posterior cavernous sinus and petroclival region. Skull Base Surg, 1996, 6(2): 95-103

68. Day JD, Fukushima T, Giannotta SL. Microanatomical study of the extradural middle fossa approach to the petroclival and posterior cavernous sinus region: description of the rhomboid construct. Neurosurgery, 1994, 34(6): 1009-1016. discussion 1016

69. Kanzaki J, Kawase T, Sano K, et al. A modified extended middle cranial fossa approach for acoustic tumors. Arch Otorhinolaryngol, 1977, 217(1): 119-121

70. Kawase T. Anatomical and surgical note: anterior transpetrosal approach. No Shinkei Geka. 1998, 26(4): 304-313

71. House WF. Surgical exposure of the internal auditory canal and its contents through the middle cranial fossa. Laryngoscope, 1961, 71: 1363-1385

72. Osawa S, Rhoton AL Jr, Tanriover N, et al. Microsurgical anatomy and surgical exposure of the petrous segment of the internal carotid artery. Neurosurgery, 2008, 63(4 Suppl 2): 210-238. discussion 239

73. Osawa S, Rhoton AL Jr, Seker A, et al. Microsurgical and endoscopic anatomy of the vidian canal. Neurosurgery, 2009,64(5 Suppl 2): 385-411. discussion 411-412

74. 戴朴，宋跃帅. 耳外科立体解剖图谱. 北京：人民卫生出版社，2016

75. Presutti L, Anschuetz L, Rubini A, et al. The Impact of the Transcanal Endoscopic Approach and Mastoid Preservation on Recurrence of Primary Acquired Attic Cholesteatoma. Otol Neurotol, 2018, 39(4): 445-450

76. Bonali M, Anschuetz L, Fermi M, et al. The variants of the retro- and hypotympanum: an endoscopic anatomical study. Eur Arch Otorhinolaryngol, 2017, 274(5): 2141-2148

77. Marchioni D, Alicandri-Ciufelli M, Pothier DD, et al. The round window region and contiguous areas: endoscopic anatomy and surgical implications. Eur Arch Otorhinolaryngol, 2015, 272(5): 1103-1112

78. Nogueira JF, Mattioli F, Presutti L, et al. Endoscopic anatomy of the retrotympanum. Otolaryngol Clin North Am, 2013, 46(2): 179-188

79. Marchioni D, Piccinini A, Alicandri-Ciufelli M, et al. Endoscopic anatomy and ventilation of the epitympanum. Otolaryngol Clin North Am, 2013, 46(2): 165-178

80. Tarabichi M, Marchioni D, Presutti L, et al. Endoscopic transcanal ear anatomy and dissection. Otolaryngol Clin North Am, 2013, 46(2): 131-154

81. Marchioni D1, Molteni G, Presutti L. Endoscopic anatomy of the middle ear. Indian J Otolaryngol Head Neck Surg, 2011, 63(2): 101-113

82. Prasad SC, Roustan V, Piras G, et al. Subtotal petrosectomy: Surgical technique, indications, outcomes, and comprehensive review of literature. Laryngoscope, 2017, 127(12): 2833-2842

83. Marchioni D, Alicandri-Ciufelli M, Piccinini A, et al. Surgical anatomy of transcanal endoscopic approach to the tympanic facial nerve. Laryngoscope, 2011, 121(7): 1565-1573

84. Marchioni D, Alicandri-Ciufelli M, Grammatica A, et al. Lateral endoscopic approach to epitympanic diaphragm and Prussak' s space: a dissection study. Surg Radiol Anat, 2010, 32(9): 843-852

85. Marchioni D, Alicandri-Ciufelli M, Grammatica A, et al. Pyramidal eminence and subpyramidal space: an endoscopic anatomical study. Laryngoscope, 2010, 120(3): 557-564

86. Russo A, Piccirillo E, De Donato G, et al. Anterior and posterior facial nerve rerouting: a comparative study. Skull Base, 2003. 13(3): 123-130

87. Li B, Doan P, Gruhl RR, et al. Endoscopic Anatomy of the Tensor Fold and Anterior Attic. Otolaryngol Head Neck Surg, 2018, 158(2): 358-363

88. Saleh E, Naguib M, Aristegui M, et al. Surgical anatomy of the jugular foramen area. In: Mazzoni A, Sanna M, ed. Skull Base Surgery Update. Vol 1. Amsterdam: Kugler. 1995: 3-8

89. Tarabichi M, Marchioni D, Kapadia M. The Epitympanum Revisited: Endoscopic Anatomy. Indian J Otolaryngol Head Neck Surg, 2016, 68(4): 490-495

90. Sanna M, Saleh E, Khrais T, et al. Atlas of Microsurgery of the Lateral Skull Base. 2nd ed. Stuttgart: Thieme. 2008

91. Sanna M, Piazza P, Shi SH, et al. Microsurgery of Skull Base Paragangliomas. Stuttgart: Thieme. 2013

92. Sanna M, Sunose H, Mancini F, et al. Middle Ear and Mastoid Microsurgery. 2nd ed. Stuttgart: Thieme. 2012

93. Sanna M, Merkus P, Free RH, et al. Surgery for Cochlear Implant and Other auditory Implants. Stuttgart: Thieme. 2015

94. Shaan M, Landolfi M, Taibah A, et al. Modified Bondy technique. Am J Otol, 1995. 16(5): 695-697

95. Wanibuchi M, Friedman A, Fukushima T. Photo Atlas of Skull Base Dissection. Stuttgart: Thieme. 2009

96. Sanna M, Agarwal M, Khrais T, et al. Modified Bondy's technique for epitympanic cholesteatoma. Laryngoscope, 2003. 113(12): 2218-2221

97. Mansour S, Magnan J, Haidar, et al. Comprehensive and Clinical Anatomy of the Middle Ear. Berlin Heidelberg: Springer. 2013

98. Magnan J. Functional Surgery of Cerebellopontine Angle by Minimally Invasive Retrosigmoid Approach. New Delhi: Jaypee. 2013

99. Presutti L, Marchioni D. Endoscopic Ear Surgery. Stuttgart: Thieme. 2015

100. Jufas N, Marchioni D, Tarabichi M, et al. Endoscopic Anatomy of the Protympanum. Otolaryngol Clin North Am. 2016, 49(5): 1107-1119

101. Marchioni D, Soloperto D, Colleselli E, et al. Round window chamber and fustis: endoscopic anatomy and surgical implications. Surg Radiol Anat, 2016, 38(9): 1013-1019

102. Sanna M, Facharzt AA, Russo A, et al. Modified Bondy's technique: refinements of the surgical technique and long-term results. Otol Neurotol, 2009, 30(1): 64-69

103. Sanna M, Falcioni M, De Donato G, et al. Facial nerve identification in the translabyrinthine approach: an alternative method. Acta Otorhinolaryngol Ital, 1999. 19(1): 1-5

104. Sanna M, De Donato G, Taibah A, et al. Infratemporal fossa approaches to the lateral skull base. Keio J Med, 1999, 48(4): 189-200

105. Sanna M, Dispenza F, Flanagan S, et al. Management of chronic otitis by middle ear obliteration with blind sac closure of the external auditory canal. Otol Neurotol. 2008, 29(1): 19-22

106. Sanna M, Flanagan S. Surgical management of lesions of the internal carotid artery using a modified Fisch Type A infratemporal approach. Otol Neurotol, 2007, 28(7): 994

107. Sanna M, Flanagan S. The combined transmastoid retro- and infralabyrinthine transjugular transcondylar transtubercular high cervical approach for resection of glomus jugulare tumors. Neurosurgery, 2007, 61(6): E1340-, author reply E1340

108. Sanna M, Jain Y, De Donato G, et al. Management of jugular paragangliomas: the Gruppo Otologico experience. Otol Neurotol, 2004, 25(5): 797-804

109. Saleh EA, Aristegui M, Taibah A, et al. Management of the high jugular bulb in the translabyrinthine approach. Otolaryngol Head Neck Surg, 1994, 110(4): 397-399

110. Sanna M, Mazzoni A, Saleh E, et al. The system of the modified transcochlear approach: a lateral avenue to the central skull base. Am J Otol, 1998, 19(1): 88-97, discussion 97-98

111. Sanna M, Mazzoni A, Saleh EA, et al. Lateral approaches to the median skull base through the petrous bone: the system of the modified transcochlear approach. J Laryngol Otol, 1994, 108(12): 1036-1044

112. Sanna M, Mazzoni A, Taibah A, et al. The modified transcochlear approach to the petroclival area and the prepontine cistern: indications, techniques and results. Acta Otorrinolaringol Esp, 1995, 46(4): 259-267

113. Sanna M, Mazzoni A, Taibah A, et al. The modified transcochlear approaches to the skull base: results and indications. In: Mazzoni A, Sanna M, eds. Skull Base Surgery Update. Vol 1. Amsterdam: Kugler, 1995: 315-323

114. Sanna M, Mazzoni A. The modified transcochlear approach to the tumors of the petroclival area and prepontine cistern. Skull Base Surg, 1996, 6(4): 237-248

115. Nonaka Y, Fukushima T, Watanabe K, et al. Less invasive transjugular approach with Fallopian bridge technique for facial nerve protection and hearing preservation in surgery of glomus jugulare tumors. Neurosurg Rev, 2013, 36(4): 579-86. discussion 586

116. Sanna M, Pandya Y, Mancini F, et al. Petrous bone cholesteatoma: classification, management and review of the literature. Audiol Neurootol, 2011, 16(2): 124-136

117. Sanna M, Saleh E, Russo A, et al. Identification of the facial nerve in the translabyrinthine approach: an alternative technique. Otolaryngol Head Neck Surg, 2001, 124(1): 105-106

118. Sanna M, Shin SH, Piazza P, et al. Infratemporal fossa approach type a with transcondylar-transtubercular extension for Fisch type C2 to C4 tympanojugular paragangliomas. Head Neck, 2014, 36(11): 1581-1588

119. Cohen MA, Evins AI, Lapadula G, et al. The rectus capitis lateralis and the condylar triangle: important landmarks in posterior and lateral approaches to the jugular foramen. J Neurosurg, 2017,127(6):1398-1406.

120. Martins C, Yasuda A, Campero A, et al. Microsurgical anatomy of the dural arteries. Neurosurgery, 2005, 56(2 Suppl):211-251. discussion 211-251

121. Mintelis A, Sameshima T, Bulsara KR, et al. Jugular tubercle: Morphometric analysis and surgical significance. J Neurosurg, 2006, 105(5):753-757.

图书在版编目（CIP）数据

颞骨与侧颅底手术径路图谱 / 汤文龙，邱书奇，
（意）桑纳·马里奥著 . —北京：人民卫生出版社，
2020

ISBN 978-7-117-29322-8

Ⅰ. ①颞…　Ⅱ. ①汤…　②邱…　③桑…　Ⅲ. ①颞骨－
外科手术－图集②颅底－外科手术－图集　Ⅳ.
①R651.1-64

中国版本图书馆 CIP 数据核字（2020）第 014458 号

人卫智网	www.ipmph.com	医学教育、学术、考试、健康，
		购书智慧智能综合服务平台
人卫官网	www.pmph.com	人卫官方资讯发布平台

颞骨与侧颅底手术径路图谱

著　　者：汤文龙　邱书奇　Mario Sanna
出版发行：人民卫生出版社（中继线 010-59780011）
地　　址：北京市朝阳区潘家园南里 19 号
邮　　编：100021
E - mail：pmph @ pmph.com
购书热线：010-59787592　010-59787584　010-65264830
印　　刷：北京盛通印刷股份有限公司
经　　销：新华书店
开　　本：787×1092　1/8　　印张：70
字　　数：1021 千字
版　　次：2020 年 2 月第 1 版　2020 年 2 月第 1 版第 1 次印刷
标准书号：ISBN 978-7-117-29322-8
定　　价：498.00 元

打击盗版举报电话：**010-59787491**　**E-mail：WQ @ pmph.com**
质量问题联系电话：**010-59787234**　**E-mail：zhiliang @ pmph.com**